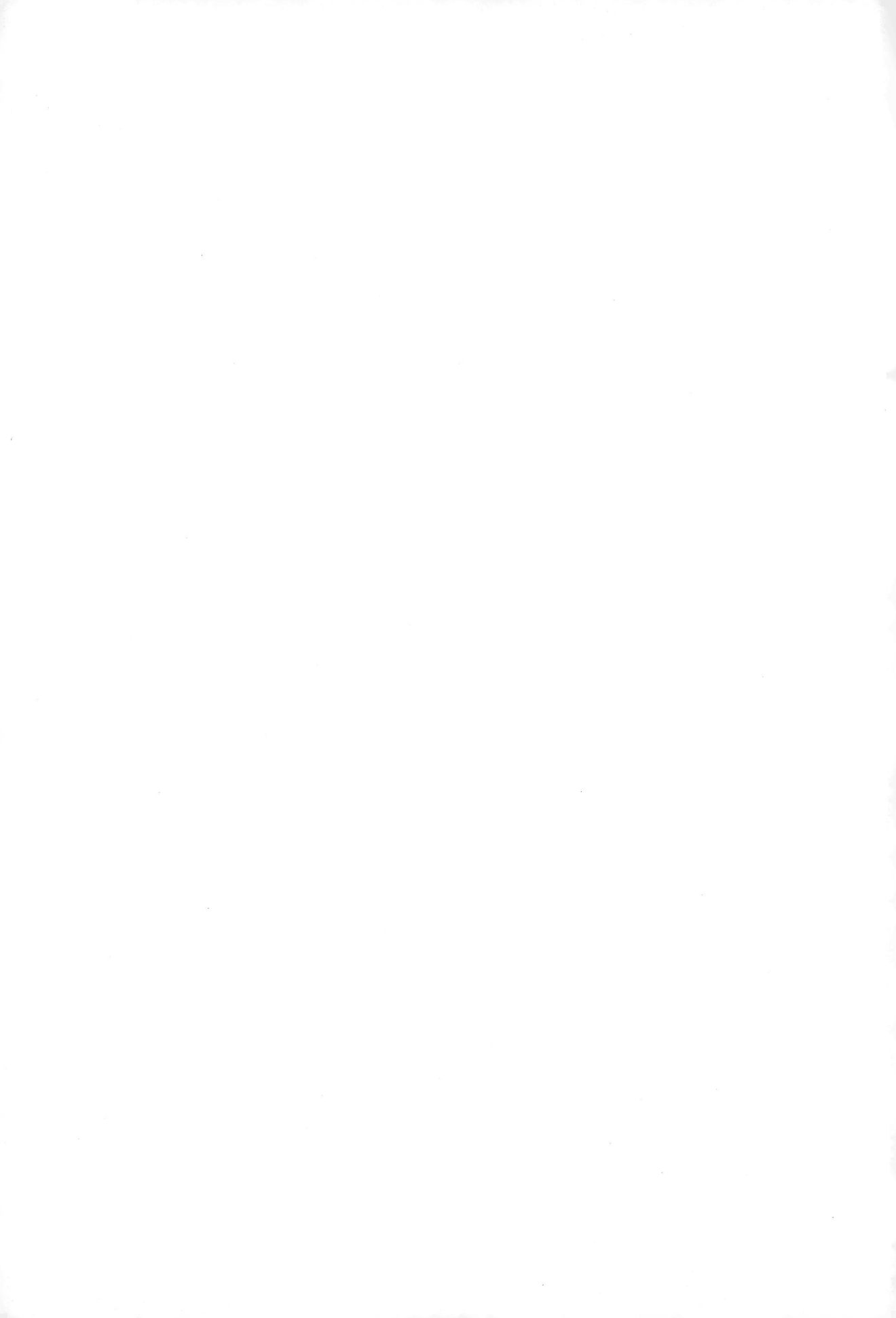

臨床外科学 2
胸部外科学・小児外科学

森岡恭彦
川島康生
森　昌造
水戸廸郎
編集

朝倉書店

編集者

森岡 恭彦（もりおか やすひこ）	関東労災病院院長
川島 康生（かわしま やすなる）	国立循環器病センター病院長
森 昌造（もり しょうぞう）	東北大学教授
水戸 廸郎（みと みちお）	旭川医科大学教授

序

　近年，医学の進歩は日進月歩で，また情報メディアの多様化，情報量の増加により医学の知識をどのようにして得るかということが問題になってきている．そして，医学の書も簡明なものが多く出版される傾向にある一方において，じっくりと物事を考える人にはそのような安直な書では物足りないといえよう．

　そこで従来より，内容の充実した外科書がいくつか発刊され，それなりに利用されている．しかし，このような書は数年もすると内容が古くなり，一部の改訂ではとても追いつかなくなるといった欠点がある．

　このような状況の中で，今般，しっかりした，しかも最新の知見に基づく新しい外科書の刊行を企図した．内容は，外科学総論，胸部外科学・小児外科学，消化器外科学に分け，全3巻とし，この領域のあらゆる事項を包括するようにした．とくに外科学総論には重点をおき，最新の知見を記載するように配慮した．

　ところで，企画にあたり最も苦労したのは，専門分化され多様化した外科学の内容の整理と項目の選択，また数多くの執筆者の依頼といったことであった．幸いにも，きわめて多忙な現職の教授の先生方が執筆にご協力くださり，やっと上梓にこぎつけることができた．

　また，この種の外科書の通例として，かなり多くの専門家の先生方に執筆をお願いしなければならないといったことから，記述様式の不統一，また一部の内容についての記載の重複が避けられず，また用語の統一についてもとくに意を用いたが，なお気になる点も残された．しかし全体として，記述された内容には各執筆者の見識がいたるところにうかがわれる．また現今のわが国の外科学の最高の内容が含まれており，充実した外科書となったと思う．第一線で活躍されている外科医，研修医，あるいは外科学を学んでいる学生の良き伴侶として，お役に立てれば幸いである．

　執筆にご協力くださった先生方，また企画立案にあたりご尽力をいただいた松田　暉，西平哲郎，江端英隆，跡見　裕先生にも厚く感謝する．

編 集 者 一 同

執筆者
(執筆順)

《胸部外科学・その他》

小池 明彦	愛知医科大学教授	
成瀬 隆吉	愛知医科大学助教授	
菅谷 昭	信州大学助教授	
飯田 太	信州大学教授	
小林 信や	信州大学講師	
田島 知郎	東海大学教授	
杉山 茂樹	富山医科薬科大学第一外科	
山本 恵一	富山医科薬科大学名誉教授	
三崎 拓郎	富山医科薬科大学助教授	
龍村 俊樹	富山医科薬科大学助教授	
宇山 正	徳島大学助教授	
門田 康正	徳島大学教授	
正岡 昭	名古屋市立大学教授	
富田 正雄	長崎大学教授	
河原﨑 茂孝	市立岸和田市民病院医長	
人見 滋樹	京都大学教授	
吉松 博	産業医科大学名誉教授	
前田 昌純	香川医科大学教授	
中村 憲二	国立呉病院医長	
中元 賢武	香川医科大学講師	
半田 政志	仙台厚生病院医長	
藤村 重文	東北大学教授	
森 透	鳥取大学教授	
小松 壽	東邦大学教授	
徳永 皓一	国立福岡中央病院院長	
木下 和彦	膳所医院院長	
羽根田 潔	東北大学助教授	
毛利 平	東北大学名誉教授	
古瀬 彰	東京大学教授	
川島 康生	国立循環器病センター病院長	
松田 暉	大阪大学教授	
今井 康晴	東京女子医科大学教授	
内藤 泰顯	和歌山県立医科大学教授	
小松 作蔵	札幌医科大学教授	
山田 修	札幌医科大学第二外科	
田中 稔	名古屋大学講師	
阿部 稔雄	名古屋大学名誉教授	
林 純一	新潟大学講師	
江口 昭治	新潟大学教授	
鈴木 章夫	東京医科歯科大学教授	
田中 啓之	東京医科歯科大学胸部外科	
伴 敏彦	京都大学教授	
長谷川 嗣夫	自治医科大学教授	
須磨 幸蔵	東京女子医科大学教授	
塩野 元美	日本大学講師	
瀬在 幸安	日本大学教授	
北村 昌也	東京女子医科大学循環器外科	
小柳 仁	東京女子医科大学教授	
勝村 達喜	川崎医科大学教授	
稲田 洋	川崎医科大学講師	
湯淺 浩	三重大学助教授	
草川 實	国立療養所静澄病院院長	
松本 昭彦	横浜市立大学教授	
矢野 孝	名古屋大学助教授	
宮内 好正	熊本大学教授	
後藤 平明	熊本大学講師	
堀口 泰良	霞ヶ浦成人病研究事業団センター長	
藤原 靖之	東京医科大学助教授	
吉﨑 聰	藤田保健衛生大学客員教授	
木村 忠広	藤田保健衛生大学講師	
坂野 哲哉	藤田保健衛生大学客員助教授	
金澤 曉太郎	自治医科大学教授	

《小児外科学》

河原﨑 秀雄　東京大学講師	鈴木 宏志　三重大学教授
中條 俊夫　神奈川県立がんセンター所長	大井 龍司　東北大学教授
佐伯 守洋　国立小児病院医長	橋本 俊　名古屋市立大学講師
池田 惠一　福岡逓信病院院長	由良 二郎　名古屋市立大学名誉教授
津川 力　兵庫県立こども病院部長	窪田 昭男　近畿大学講師
秋山 洋　国立大蔵病院院長	岡田 正　大阪大学教授
長屋 昌宏　愛知県心身障害者コロニー中央病院部長	大沼 直躬　千葉大学助教授
岩渕 眞　新潟大学教授	高橋 英世　千葉大学教授
木村 茂　愛媛大学教授	梶本 照穂　金沢医科大学教授
千葉 庸夫　国立仙台病院医長	内野 純一　北海道大学教授
岡本 英三　兵庫医科大学教授	佐々木 文章　北海道大学講師

目　　次

《胸部外科学・その他》

1. 顔面，頸部 …… 3
1.1　顔面疾患 …… 3
- A．顔面の奇形 …… 3
- B．顔面の神経疾患 …… 4
  - a．三叉神経痛 …… 4
  - b．顔面神経麻痺 …… 4

1.2　頸部疾患 …… 5
- A．先天性疾患 …… 5
  - a．正中頸嚢胞 …… 5
  - b．側頸嚢胞および瘻 …… 6
  - c．リンパ管腫 …… 6
- B．炎症 …… 7
  - a．癤，よう …… 7
  - b．深部蜂窩織炎 …… 7
  - c．急性リンパ節炎 …… 7
  - d．慢性リンパ節炎 …… 8
  - e．結核性リンパ節炎 …… 8
- C．腫瘍 …… 8
  - a．良性腫瘍 …… 9
  - b．悪性腫瘍 …… 9

1.3　口腔，舌，顎の疾患 …… 12
- A．口内炎 …… 12
  - a．アフタ …… 12
  - b．単純ヘルペス …… 12
  - c．鵞口瘡 …… 12
- B．口腔腫瘍 …… 12
  - a．白板症 …… 12
  - b．舌癌 …… 13
- C．顎骨骨髄炎 …… 13
- D．顎骨腫瘍 …… 13
  - a．エナメル上皮腫 …… 13
  - b．骨肉腫 …… 13

1.4　唾液腺疾患 …… 14
- A．損傷 …… 14
- B．炎症 …… 14
  - a．急性化膿性唾液腺炎 …… 14
  - b．慢性唾液腺炎 …… 14
  - c．唾石症 …… 15
- C．腫瘍 …… 15

1.5　甲状腺疾患 …… 17
- A．甲状腺炎 …… 17
  - a．急性化膿性甲状腺炎 …… 17
  - b．亜急性甲状腺炎 …… 18
  - c．慢性甲状腺炎 …… 18
- B．甲状腺機能亢進症 …… 19
  - a．Basedow 病 …… 19
  - b．Plummer 病，中毒性結節性甲状腺腫 …… 20
- C．甲状腺腫瘍 …… 21
  - a．良性腺腫 …… 21
  - b．腺腫様甲状腺腫 …… 22
  - c．甲状腺癌 …… 22
  - d．悪性リンパ腫 …… 26

1.6　上皮小体疾患 …… 26
- a．原発性上皮小体機能亢進症 …… 26
- b．続発性上皮小体機能亢進症 …… 27
- c．術後性上皮小体機能低下症 …… 27
- d．上皮小体嚢胞 …… 28
- e．PTH 様物質産生腫瘍 …… 28

2. 乳　腺 …… 29
- A．発育・生理的変化 …… 29
- B．解　剖 …… 29
- C．診断法 …… 30
  - a．問診・視診・触診 …… 30
  - b．画像診断法 …… 30
  - c．病理学的検査 …… 31

d． その他 …………………………… 31	c． 血　胸 …………………………… 62
D．手術法 ………………………………… 31	d． 胸　水 …………………………… 62
a． 皮膚切開法 ……………………… 31	e． 乳糜胸 …………………………… 63
b． 乳房形成術 ……………………… 31	f． 膿　胸 …………………………… 64
c． 乳腺部分切除術 ………………… 32	g． 胸膜腫瘍 ………………………… 65
d． 乳腺皮下切除術 ………………… 32	
e． 乳房切除術 ……………………… 32	**4. 縦　隔** …………………………………… 67
E．形態異常 ……………………………… 33	A．解　剖 ………………………………… 67
a． 副　乳 …………………………… 33	B．損　傷 ………………………………… 68
b． 陥没乳頭 ………………………… 33	a． 縦隔気腫あるいは気縦隔 ……… 68
c． 乳房形成不全 …………………… 33	b． 縦隔血腫 ………………………… 70
d． 乳腺肥大症 ……………………… 33	C．炎　症 ………………………………… 70
e． 女性化乳房症 …………………… 34	a． 急性縦隔炎 ……………………… 70
f． 乳房異物 ………………………… 34	b． 慢性縦隔炎 ……………………… 71
F．炎　症 ………………………………… 35	c． 硬化性縦隔炎，線維性縦隔炎 …… 71
a． 急性乳腺炎 ……………………… 35	D．腫　瘍 ………………………………… 72
b． 慢性乳腺炎・乳管拡張症 ……… 35	a． 縦隔腫瘍総論 …………………… 72
c． 乳腺脂肪壊死 …………………… 36	b． 胸腺腫 …………………………… 77
d． Mondor 病 ……………………… 36	c． 胸腺癌 …………………………… 80
G．乳腺症 ………………………………… 36	d． 胸腺カルチノイド ……………… 81
H．良性腫瘍 ……………………………… 37	e． 胚細胞性腫瘍 …………………… 81
a． 乳腺線維腺腫 …………………… 37	f． 神経原性腫瘍 …………………… 83
b． 乳管内乳頭腫 …………………… 38	g． リンパ性腫瘍 …………………… 85
c． 良性葉状腫瘍 …………………… 38	h． 先天性囊腫 ……………………… 87
I．悪性腫瘍 ……………………………… 39	i． 縦隔内甲状腺腫 ………………… 89
a． 乳　癌 …………………………… 39	j． その他の腫瘍 …………………… 90
b． 乳腺肉腫 ………………………… 46	E．重症筋無力症に対する胸腺摘出術 …… 91
3. 胸壁，胸膜 ……………………………… 48	**5. 呼吸器** …………………………………… 93
3.1 胸　壁 ………………………………… 48	5.1 総　論 ………………………………… 93
a． 形　態 …………………………… 48	a． 形　態 …………………………… 93
b． 機　能 …………………………… 49	b． 構　造 …………………………… 93
c． 診断法 …………………………… 49	c． 肺機能 …………………………… 95
d． 形成異常 ………………………… 50	d． 呼吸機能検査法 ………………… 95
e． 損　傷 …………………………… 52	e． 診　断 …………………………… 98
f． 炎　症 …………………………… 54	f． 開胸術 …………………………… 100
g． 腫　瘍 …………………………… 55	5.2 気管，気管支，肺 …………………… 103
h． 胸壁の再建法 …………………… 57	A．形成異常 ……………………………… 103
3.2 胸　膜 ………………………………… 59	a． 気管，気管支の奇形 …………… 103
a． 胸　膜 …………………………… 59	b． 肺分画症 ………………………… 104
b． 気　胸 …………………………… 60	c． 先天性肺葉性肺気腫 …………… 104

B．	損　傷 ……………………………	105
a．	気管，気管支の外傷 …………	105
b．	肺損傷 …………………………	105
C．	肺嚢胞 ……………………………	106
a．	先天性嚢胞症 …………………	106
b．	巨大ブラ ………………………	107
c．	ニューマトセル ………………	107
D．	炎　症 ……………………………	107
a．	肺結核 …………………………	107
b．	気管・気管支結核 ……………	108
c．	気管支結石 ……………………	108
d．	非定型抗酸菌症 ………………	108
e．	肺化膿症 ………………………	109
f．	肺真菌症 ………………………	109
g．	寄生虫症 ………………………	109
E．	肺血管の疾患 ……………………	109
a．	肺動静脈瘻 ……………………	109
b．	肺血栓塞栓症 …………………	110
c．	肺動脈瘤 ………………………	111
d．	肺静脈瘤 ………………………	111
F．	その他 ……………………………	111
5.3	気管支肺腫瘍 ………………………	112
a．	治療の歩み ……………………	112
b．	疫学的考察 ……………………	112
c．	気管支肺悪性腫瘍の臨床 ……	113
d．	気管支肺良性腫瘍の臨床 ……	132
5.4	肺切除術，気管気管支形成術 ……	134
A．	肺切除術 …………………………	134
a．	局所解剖 ………………………	134
b．	開　胸 …………………………	135
c．	肺切除術 ………………………	138
d．	気管支断端の処理と閉胸 ……	140
B．	気管気管支形成術 ………………	143
a．	適応疾患 ………………………	143
b．	診　断 …………………………	143
c．	術前処置 ………………………	145
d．	麻酔と術中換気 ………………	145
e．	手術経路 ………………………	146
f．	手術手技 ………………………	147
g．	術後管理 ………………………	151
h．	成績と術後合併症 ……………	151
5.5	気管支肺手術術前術後管理 ………	152
a．	術前管理 ………………………	152
b．	術中対策 ………………………	154
c．	術後管理 ………………………	155
5.6	肺移植 ………………………………	158
a．	肺移植適応基準 ………………	158
b．	移植肺の入手と保存 …………	159
c．	拒絶反応の治療と免疫監視 …	160
d．	移植肺の病態生理と合併症 …	161
6． 心　臓 …………………………………	163
6.1	総　論 ………………………………	163
A．	循環生理，検査，診断 …………	163
a．	循環生理 ………………………	163
b．	検　査 …………………………	165
c．	診　断 …………………………	169
B．	術前術後管理，心肺蘇生 ………	172
a．	術前管理 ………………………	172
b．	術後管理 ………………………	174
c．	心肺蘇生 ………………………	182
C．	開心術の補助手段 ………………	186
a．	体外循環法 ……………………	187
b．	低体温法 ………………………	199
c．	術中心筋保護法 ………………	201
6.2	先天性心疾患 ………………………	209
A．	左-右短絡を主とする疾患 ………	209
a．	心室中隔欠損症 ………………	209
b．	心房中隔欠損症 ………………	212
c．	動脈管開存症 …………………	213
d．	左室右房交通症 ………………	215
e．	部分肺静脈還流異常症 ………	216
f．	三心房症 ………………………	218
g．	大動脈中隔欠損症 ……………	219
B．	先天性心臓弁膜症 ………………	220
a．	先天性大動脈狭窄症 …………	220
b．	大動脈閉鎖症 …………………	222
c．	先天性僧帽弁膜症 ……………	222
d．	純型肺動脈狭窄症 ……………	223
e．	純型肺動脈閉鎖症 ……………	224
f．	三尖弁閉鎖症 …………………	225
g．	Ebstein病 ……………………	227

C．複合奇形 …………………………… 229	b．粘液腫 ……………………………… 316
a．Fallot 四徴症 ……………………… 229	6.5 川崎病，心筋症，不整脈，ペース
b．総動脈幹症 ………………………… 234	メーカー ………………………… 319
c．総肺静脈還流異常 ………………… 237	A．川崎病 ……………………………… 319
d．完全大血管転位症 ………………… 241	B．心筋症 ……………………………… 320
e．修正大血管転位症 ………………… 247	a．拡張型心筋症 ……………………… 320
f．両大血管右室起始症 ……………… 250	b．肥大型心筋症 ……………………… 321
g．無脾症，多脾症 …………………… 252	c．拘束型心筋症 ……………………… 321
D．大動脈異常 ………………………… 254	C．不整脈 ……………………………… 321
a．大動脈縮窄 ………………………… 254	a．早期興奮症候群 …………………… 321
b．大動脈弓離断 ……………………… 256	b．心室性頻拍 ………………………… 322
c．血管輪 ……………………………… 258	D．ペースメーカー …………………… 323
E．冠状動静脈異常 …………………… 259	a．ペーシング様式の種類 …………… 323
a．左冠状動脈肺動脈起始 …………… 259	b．心拍応答型ペースメーカー ……… 324
b．冠状動脈瘻 ………………………… 260	c．抗頻拍ペースメーカー …………… 324
c．冠状静脈洞と左房の交通 ………… 261	d．植え込み式自動除細動器 ………… 324
F．Eisenmenger 症候群，原発性肺高血圧 261	6.6 人工心臓，補助循環 ……………… 326
a．Eisenmenger 症候群 ……………… 261	a．大動脈内バルーンパンピング …… 326
b．原発性肺高血圧 …………………… 262	b．心補助装置 ………………………… 327
6.3 後天性心疾患 ……………………… 263	c．人工心臓 …………………………… 329
A．大動脈弁疾患 ……………………… 263	d．その他の補助法 …………………… 329
B．僧帽弁疾患 ………………………… 271	6.7 心臓移植，心肺移植 ……………… 331
C．三尖弁疾患，連合弁膜症，代用弁 … 283	a．現在までの成績 …………………… 331
a．三尖弁疾患 ………………………… 283	b．心臓移植，心肺移植の適応基準 … 331
b．連合弁膜症 ………………………… 287	c．心肺ドナーの適性評価 …………… 331
c．代用弁 ……………………………… 289	d．移植手術 …………………………… 331
D．冠状動脈疾患 ……………………… 292	e．免疫抑制療法 ……………………… 333
a．狭心症 ……………………………… 292	f．術後合併症の管理 ………………… 333
b．心筋梗塞および合併症 …………… 301	g．移植前後の補助循環 ……………… 334
6.4 心外傷，心嚢疾患，心腫瘍 ……… 309	
A．心外傷 ……………………………… 309	**7．大血管** ……………………………… 335
a．総 論 ……………………………… 309	7.1 総 論 ……………………………… 335
b．鋭的外傷 …………………………… 309	A．形 態 ……………………………… 335
c．鈍的外傷 …………………………… 310	B．検 査 ……………………………… 335
B．心嚢疾患 …………………………… 312	C．手術補助手段 ……………………… 340
a．総 論 ……………………………… 312	D．人工血管 …………………………… 342
b．心膜欠損 …………………………… 312	7.2 大動脈瘤 …………………………… 343
c．心膜炎 ……………………………… 312	a．分 類 ……………………………… 343
d．心膜腫瘍 …………………………… 315	b．病 因 ……………………………… 345
C．心腫瘍 ……………………………… 316	c．症 状 ……………………………… 345
a．総 論 ……………………………… 316	d．診 断 ……………………………… 346

e． 予後・手術適応 …………………… 348	b． 下肢深部静脈血栓症 ………………… 386
f． 外科治療 …………………………… 349	c． 静脈血栓後遺症候群 ………………… 388
g． 手術術式 …………………………… 351	d． 上肢静脈血栓症 ……………………… 388
h． 手術成績 …………………………… 357	B． 肺栓塞症 ………………………………… 389
7.3 大動脈炎，大動脈閉塞性疾患 ………… 358	C． 上大静脈症候群 ………………………… 391
a． 大動脈症候群 ……………………… 358	D． 肝部下大静脈閉塞症 …………………… 392
b． Leriche 症候群 …………………… 364	E． 下腿静脈瘤 ……………………………… 393
	a． 一次性静脈瘤 ………………………… 393
8. 末梢血管 ……………………………………… 367	b． 二次性静脈瘤 ………………………… 394
8.1 総論 ……………………………………… 367	9.2 リンパ管 ………………………………… 395
A． 末梢血管疾患の病態 ………………… 367	A． リンパ浮腫 ……………………………… 395
a． 器質性動脈疾患 …………………… 367	a． Kinmonth 分類 ……………………… 395
b． 神経性動脈疾患 …………………… 368	b． リンパ管造影法 ……………………… 395
B． 診断 …………………………………… 368	c． 一次性リンパ浮腫 …………………… 395
C． 手術法 ………………………………… 370	d． 二次性リンパ浮腫 …………………… 396
8.2 急性動脈閉塞，慢性動脈閉塞 ………… 372	
A． 急性動脈閉塞 ………………………… 372	**10. 外科的高血圧** ……………………………… 397
B． 慢性動脈閉塞 ………………………… 374	A． 総論 ……………………………………… 397
a． 閉塞性血栓性血管炎 ……………… 374	B． 副腎皮質疾患 …………………………… 397
b． 閉塞性動脈硬化症 ………………… 375	a． 原発性アルドステロン症 …………… 397
c． 特殊な慢性動脈閉塞 ……………… 377	b． Cushing 症候群 ……………………… 399
8.3 動脈瘤，動静脈瘻，機能性疾患 ……… 379	C． 副腎髄質および paraganglion 由来
A． 動脈瘤 ………………………………… 379	組織の疾患 …………………………… 400
B． 動静脈瘻 ……………………………… 381	a． 褐色細胞腫 …………………………… 400
C． 機能性疾患 — Raynaud 病 ………… 382	b． 神経芽細胞腫 ………………………… 402
8.4 外傷 ……………………………………… 384	D． 血管系の異常による高血圧 …………… 402
	a． 大動脈縮窄症 ………………………… 402
9. 静脈，リンパ管 …………………………… 386	b． 腎動脈異常による高血圧 …………… 404
9.1 静脈 ……………………………………… 386	E． 片腎疾患による高血圧 ………………… 405
A． 静脈血栓症 …………………………… 386	F． レニン産生腫瘍 ………………………… 406
a． 表在性血栓性静脈炎 ……………… 386	

《小児外科学》

1. 小児外科の特性 ……………………………… 409
　　　a． 形態と機能の発育 …………………… 409
　　　b． 主要症候と病態生理 ………………… 414

2. 手術前後の処置 ……………………………… 416
　　　a． 術前検査 ……………………………… 416
　　　b． 術前管理 ……………………………… 417
　　　c． 術後管理 ……………………………… 423
　　　d． 一般的な術後合併症とその対策 ……… 426

3. 顔面・頸部疾患 ……………………………… 429
　　　a． 正中頸嚢胞，正中頸瘻 ……………… 429
　　　b． 側頸嚢胞，側頸瘻 …………………… 430
　　　c． 頸部リンパ管腫 ……………………… 431

- d. 顔面, 頸部血管腫 …………… 432
- e. 頸部リンパ節疾患 …………… 433
- f. 頸部奇形腫 …………………… 434
- g. 頸部神経芽腫 ………………… 435
- h. 小児期甲状腺癌 ……………… 435
- i. 横紋筋肉腫 …………………… 436

4. 肺・縦隔疾患 …………………………… 437
    - A. 先天性肺嚢胞性疾患 ……………… 437
      - a. 一般的概念 …………………… 437
      - b. 先天性肺葉性気腫 …………… 437
      - c. 気管支性嚢胞 ………………… 438
      - d. congenital cystic adenomatoid malformation …………… 438
      - e. 肺分画症 ……………………… 439
      - f. 小児の肺切除術の予後 ……… 440
    - B. 気管気管支狭窄症 ………………… 440
      - a. 先天性気管狭窄症 …………… 440
      - b. 気管軟化症 …………………… 441
      - c. 気管支狭窄症 ………………… 442
    - C. 縦隔腫瘍 …………………………… 443
      - a. 神経原性腫瘍 ………………… 443
      - b. 胸腺腫瘍 ……………………… 443
      - c. 奇形腫 ………………………… 444

5. 食道・横隔膜疾患 ……………………… 445
    - a. 食道閉鎖症 …………………… 445
    - b. 食道裂孔ヘルニア, 胃食道逆流症 …… 449
    - c. 先天性横隔膜ヘルニア ……… 453
    - d. 横隔膜弛緩症 ………………… 458

6. 胃疾患 …………………………………… 460
    - a. 肥厚性幽門狭窄症 …………… 460
    - b. 胃破裂 ………………………… 462
    - c. 胃・十二支腸潰瘍 …………… 464

7. 腸管疾患 ………………………………… 467
    - a. 先天性十二支腸閉鎖・狭窄症 …… 467
    - b. 先天性小腸閉鎖・狭窄症 …… 469
    - c. 腸回転異常症 ………………… 472
    - d. メコニウムイレウス ………… 475
    - e. 胎便性腹膜炎 ………………… 477
    - f. 腸重積症 ……………………… 478
    - g. 腸管重複症 …………………… 480
    - h. Meckel 憩室 ………………… 481
    - i. 壊死性腸炎 …………………… 483
    - j. 腸管ポリープ・ポリポーシス …… 485
    - k. 虫垂炎 ………………………… 486
    - l. Hirschsprung 病 ……………… 488

8. 直腸肛門疾患 …………………………… 497
    - a. 直腸肛門奇形 ………………… 497
    - b. 肛門周囲膿瘍・乳児痔瘻 …… 502

9. 肝・胆道・膵・脾疾患 ………………… 503
    - a. 胆道閉鎖症 …………………… 503
    - b. 先天性胆道拡張症 …………… 509
    - c. 小児門脈圧亢進症 …………… 513
    - d. 脾摘の対象となる疾患 ……… 518

10. 腹壁疾患 ………………………………… 521
    - a. 臍帯ヘルニア ………………… 521
    - b. 腹壁破裂 ……………………… 527
    - c. 臍ヘルニア …………………… 530
    - d. 先天性腹筋欠損症 …………… 532
    - e. 臍腸管遺残 …………………… 533
    - f. 尿膜管遺残 …………………… 535
    - g. 外鼠径ヘルニア ……………… 536
    - h. 陰嚢水腫, 精索水腫 ………… 541
    - i. 停留睾丸 ……………………… 541
    - j. 睾丸捻転症 …………………… 542

11. 小児腫瘍 ………………………………… 543
    - a. 神経芽腫 ……………………… 543
    - b. 腎悪性腫瘍 …………………… 545
    - c. 肝腫瘍 ………………………… 547
    - d. 奇形腫群腫瘍 ………………… 549
    - e. 横紋筋肉腫 …………………… 551

索引 ………………………………………… 553

胸部外科学・その他

1. 顔面, 頸部

1.1 顔面疾患

A. 顔面の奇形

　顔面は，奇形が比較的多い部位で，頻度の高いものは口唇や口蓋の奇形すなわち唇裂，口蓋裂である．

唇裂，口蓋裂（cleft lip, cleft palate）
a) 発生頻度・分類
　統計的数値は年代や人種により異なるが，日本人では，ほぼ500～700の出産に1件の頻度でみられるとされている．白人に多い．
　口唇のみの唇裂，口唇口蓋双方にある唇裂口蓋裂，口蓋のみの口蓋裂の3群に分類され，1：2：1の比率で唇裂口蓋裂が多い．性別にみると唇裂，唇裂口蓋裂は男性に多く，口蓋裂は女性に多い．また，片側性と両側性があるが，左，右，両側の比率は6：3：1で左側に発生する頻度が高い．
b) 発生機序
　口唇は内側鼻突起と両側上顎突起の癒合により形成されるが，この癒合の過程で異常が生じて，癒合しないままに披裂した状態が唇裂であるとするHisらの癒合不全説がある．一方，Stark[1]らの中胚葉欠損説は，中央の中胚葉塊が欠損あるいは不足すると披裂を生じ，唇裂が起きるとする説である．現在は後者の説が支持されている．
　硬口蓋や軟口蓋は，胎生7～12週ごろに，舌の両側にある口蓋棚が舌の上方にあがり，たがいに癒合するとともに鼻中隔とも癒合し完成するとされている．この癒合の障害により口蓋裂が発生すると考えられている．
c) 症状・診断
　新生児の口唇の所見より唇裂の診断は容易である．また口腔内の所見から，口蓋裂の診断も容易である．頭部や他部位の奇形を伴うことも多く，全身的観察が必要である．
d) 治療
　手術が唯一の治療である．唇裂の手術時期としては生誕直後を勧めるものから，手術操作も比較的容易となる生後3カ月を勧めるものまで異論が多い．生後10週以後，体重10ポンド以上，血色素 $10 g/dl$ 以上に達したときが適切であるとする考え方もある（rule of ten）．また，口蓋裂を伴う唇裂や，両側唇裂を同時に手術するか否かについても異論がある．また，口蓋裂は発語障害をきたすことより，言語取得以前に手術をすることが望ましい．通常，生後1年から3年の間に行われる．
　唇裂の手術には多くの方法があるが，多くの場合 Z-plasty を応用した縫合が用いられる．最近よく利用されている唇裂の形成手術は，Millard や Tennison らの三角弁法の変法である．
　口蓋裂の形成術は単に披裂部を粘膜で縫縮するのみでは鼻咽腔閉鎖機能が改善されないので，現在では Wardill の push-back 法やその変法により，軟口蓋をできるかぎり後方に移動させる手術

が行われている．手術手技の詳細は形成外科手術書を参考とされたい．

e) 予　　後

手術により70〜90％の症例では，ほぼ満足できる状態に回復する．

B. 顔面の神経疾患

顔面の知覚や運動は眼球や舌など含めると多くの脳神経に支配されているが，主として顔面の知覚を伝達するのは三叉神経（第5脳神経）であり，また顔面の表情に関与する諸筋肉の運動は，大部分が顔面神経（第7脳神経）に支配されている．したがって，顔面の神経疾患として臨床的に問題となるものは，三叉神経痛と顔面神経麻痺である．

a. 三叉神経痛 (trigeminal neuralgia)

外傷，炎症，腫瘍など種々の原因によって生じる症候性神経痛と，原因不明で病理学的変化がみられない特発性神経痛に分けられる．

(1) 症候性三叉神経痛

帯状疱疹，鼻咽頭の炎症および腫瘍，髄膜炎，動脈瘤，小脳橋角部腫瘍，糖尿病など種々の原因で生じる．疼痛は一般に持続性で，疼痛の領域の知覚低下や異常感を伴う．治療は原因疾患に対する処置が必要である．

(2) 特発性三叉神経痛

原因は不明であり，30歳以下には少なく，50〜60歳代の女性に多い．疼痛の特徴は，片側顔面に発作性に起こる激痛である．疼痛の持続は数秒ないし数分で，発作を繰り返す．疼痛は自然にも起きるが，洗顔，食事，とくに顔面のある部の触刺激で起きやすい．発作は通常片側性で，第2枝領域にもっとも多く，次いで第3枝領域で，第1枝領域にはまれである．

治療は対症的に行うが，通常の鎮痛薬は無効で，抗てんかん薬である carbamazepine が有効である．また，局所麻酔薬やアルコールによる神経ブロックが試みられている．

b. 顔面神経麻痺 (facial palsy)

a) 病　　因

神経麻痺の原因部位により中枢性と末梢性とに

表1.1 末梢性顔面神経麻痺の原因

1. Bell麻痺（特発性）
2. 感染性
   帯状疱疹（Ramsay-Hunt症候群），単純ヘルペス，風疹，伝染性単核球症，耳下腺炎，中耳炎，髄膜炎
3. 外傷，手術
4. 腫瘍
   小脳脚部腫瘍，頭蓋底腫瘍，鼻咽頭腫瘍，耳下腺腫瘍
5. Guillain-Barré症候群
6. 糖尿病
7. 肉芽腫
   結核，サルコイドーシス，梅毒
8. その他

大別される．顔面神経核は橋中央から下部にかけて被蓋の中央よりやや側方によったところにあり，核上部の第一次ニューロンは橋上部で交叉するので，中枢性麻痺（核上性麻痺）では対側の顔面神経麻痺を生じる．原因は脳腫瘍や脳血管障害である．末梢性麻痺の原因には，外傷，炎症，腫瘍など多くのものがある（表1.1）．また，急に起こる原因不明の Bell 麻痺（Bell palsy）と呼ばれる末梢性麻痺がある．顔面に冷たい風を長時間受けたことが誘因として考えられる症例がある．

b) 症状・診断

核上性麻痺では対側の顔面麻痺を生じるが，額は両側支配のため麻痺がない．末梢性麻痺では同側性にすべての顔面筋がほぼ一様に麻痺する．重症例では兎眼を呈する．末梢性麻痺は臨床症状から病巣の局在診断を推定することができる．顔面筋の麻痺のみでは，茎乳突孔の近くでの障害で，味覚障害が加わると，鼓索神経の分岐部より中枢側で障害されている．さらに涙分泌の低下がなければ膝状神経節より末梢側に，低下があれば中枢側に障害がある．また，内耳道や小脳橋角部の障害では難聴や耳鳴りが加わる．

c) 治療・予後

腫瘍や動脈瘤など原因の明らかなものは，基礎疾患に対する治療を行う．神経損傷に対しては神

経縫合，神経移植を行う．原因不明の Bell 麻痺に対しては副腎皮質ホルモンが有効のことがある．また，星状神経節ブロックが有効である[2]．回復期には理学療法を行う．極期の麻痺が重症でなければ，治癒することが多い．

〔小池明彦・成瀬隆吉〕

文　献

1) Stark RB: Pathogenesis of hare lip and cleft palate. *Plast Reconstr Surg*, **13**: 20, 1954.
2) 若杉文吉 他：顔面神経麻痺の星状神経節ブロック療法．日医新報，2576：25, 1969．

1.2　頸　部　疾　患

A.　先　天　性　疾　患

a.　正中頸嚢胞（median cervical cyst）

a) 病因・病理

甲状腺の発生過程における甲状舌管の遺残から発生する．胎生第3週に咽頭腸底に出現する甲状腺原基は，咽頭腸の前を二葉に分かれた憩室となって下降する．この移動中に舌盲孔と細い管すなわち甲状舌管で連絡している．この甲状舌管は舌骨が中央で癒合する前に気管上部に達しているので，舌骨の中央を貫通あるいは舌骨に近接している．甲状腺の発育が進むとともに，この甲状舌骨は充実性となり消失する．したがって，本症は甲状腺の移動経路に沿うどの部位においても発生しうる．しかし，正中線上舌骨直下に発生するものがもっとも多い．嚢胞の内壁は円柱上皮であることが多いが，ときには扁平上皮のこともある．また，嚢胞壁に甲状腺組織を伴うことがある．

b) 症　状

生後まもなくから小児期に，舌骨を中心とし，ほぼ正中線上の半球状腫瘤として出現する．大きさは直径1～3 cm である．腫瘤の表面は平滑で，やや硬く，通常周囲組織との癒着はない．感染しやすく，炎症を合併すると腫瘤が増大し炎症症状を呈する．自潰または切開排膿後に難治性外瘻を形成することが多い．

c) 診　断

腫瘤の出現時の年齢，部位および性状から診断は容易である．腫瘤は嚥下運動と共動し，また舌を前方に突き出させると上方へ移動する．内容液は透明粘液性である．内容を排除後，造影剤を注入してX線写真を撮影し，嚢胞および瘻管の存在を確認する．

d) 鑑別診断

i) 異所性甲状腺　甲状腺原基が下降していく経路の途中で止まって発育することによって生じる．舌根部あたりに発生するものがもっとも多いが，舌骨の高さで，腫瘤として出現することがあり鑑別を要する．腫瘤が充実性のときは本症を疑い ^{123}I あるいは ^{99m}Tc シンチグラムで，腫瘤への集積をみて診断する．

ii) 正中皮様嚢腫　正中線上おとがい下から胸骨上部において，若年者によくみられる．腫瘤は軟らかで可動性であるが，嚥下運動とともに動くことはない．炎症を合併することは少ない．穿刺で内容を吸引することは困難であるが，穿刺針内にはクリームチーズ様内容物が存在するので，注意深く観察すれば診断は容易である．

iii) 甲状腺腫　甲状腺上極より発生する小結節が正中線上近くに発生することがある．嚢腫であればその内容液は一般に褐色である．充実性結節のときは甲状腺シンチグラム所見や穿刺吸引細胞診を行って診断する．

e) 治　療

嚢胞と瘻管を完全に摘除する．瘻管は舌骨の中央あるいは接して通っており，舌骨の中央部とと

もに切除しないと不完全な手術となることがある。感染しているときは，抗生物質を投与し，切開排膿はできるかぎり避ける．切開排膿をすると瘻孔を形成することが多い。

f) 予後

完全摘除をすれば予後は良好である．不完全な摘除では約20%に再発がみられる．

b. 側頸嚢胞および瘻 (lateral cervical cyst and fistula)

a) 病因・病理

胎生期の咽頭溝の遺残から発生する．第1咽頭溝の遺残から発生する瘻管は，舌骨上部と外耳道を交通している．第2咽頭溝から生じる瘻管は，胸鎖乳突筋の前縁と口蓋扁桃の間を交通している[1]．これら咽頭溝の遺残から発生する瘻は，瘻孔の状態により完全瘻，不完全瘻あるいは瘻孔が閉じて嚢胞となる．側頸嚢胞は第2咽頭溝の遺残によって発生し，嚢胞となることが多いとされている．本症は胸鎖乳突筋の前縁に沿って，どの高さにも見いだされるが，下顎角の直下にもっとも多い．

第1咽頭溝より発生した瘻孔および嚢胞壁は厚い結合組織を伴った扁平上皮であり，第2・第3咽頭溝より発生したものは，扁平上皮，立方上皮あるいは線毛上皮である．瘻管および嚢胞壁の上皮の下にはリンパ組織があることが特徴である．内容液は上皮の性質によって異なり，粘液状あるいは漿液状である．感染を伴って膿状のこともある．

外瘻孔を伴ったものは出生時に見いだされる．嚢胞の多くは青年期に明らかとなる．両側頸部にほぼ同率に発生し，両側性のものは約10%とされている．

b) 症状

径1〜2cmの球形の腫瘤で，胸鎖乳突筋の前縁で上1/3の深部にあることが多い．瘻孔も胸鎖乳突筋前縁に沿って，どの部位にも発生する．瘻孔から粘液性あるいは膿性分泌液を排出する．

c) 診断・鑑別診断

腫瘤あるいは瘻孔の存在部位から診断は比較的容易である．瘻管および嚢胞内に造影剤を注入してX線撮影を行い確認する．感染すると急性リンパ節炎との鑑別が必要となるが，腫瘤の位置，内容物などで鑑別できる．

d) 治療・予後

嚢胞および瘻管を摘除する．予後は良好である．

c. リンパ管腫 (lymphangioma)

a) 病因・病理

胎生期の頸部リンパ節から発生するリンパ管の先天的形成異常とされている．後頸三角に発生することがもっとも多い．大多数は生後1年以内に出現し，90%の症例が2歳までに明瞭となる．発生頻度に性差はみられない．

大きさは種々で，小児頭大に達するものもある．年齢，発生時期とは無関係に，出生時すでに大きいものがある．上気道感染後に急速に増大することがある．おそらく咳をすることにより，リンパ管が破裂する結果と考えられている．また，嚢胞内に出血したときも急に増大する．

リンパ管腫は，病理学的に次の3群に分類される．

① 単純性リンパ管腫：毛細リンパ管より形成されている．
② 海綿状リンパ管腫：やや太いリンパ管より形成されている．
③ 嚢胞状リンパ管腫：典型的な嚢胞より形成されている．

一般にこれらのリンパ管腫は混在し，0.1〜5cm大の無数の多房性，嚢胞性腫瘤を形成している．大嚢胞と小嚢胞の交通は不定である．嚢胞壁は薄く，内腔面は腹膜様である．

b) 症状

本症はほとんどが後頸三角に発生する．腫瘤は軟で波動性があり，分葉が触知される．透光性である．小さいときには境界が不明のことがある．大きくなると鎖骨上窩全体に，また鎖骨下から腋窩にまで及ぶものがある．ときには口腔底内や縦隔内に浸潤性に発育することがある．一般には無症状であるが，周辺臓器を圧迫することにより，呼吸困難や嚥下障害をきたすことがある．

c) 診断・鑑別診断

発生年齢，発生部位（後頸三角），軟らかい腫瘤などから診断は容易である．穿刺吸引により，水様リンパ液が得られる．側頸嚢胞は鑑別を要する疾患であるが，発生部位が多くは高位であり，胸鎖乳突筋前縁から胸鎖乳突筋部である．そして内容液が粘液性でコレステリン結晶を含んでいる．

d) 治療・予後

無症状であれば放置しておいてもよい．自然に消失するものもある．呼吸困難や，嚥下障害などの合併症を伴う症例は治療を要する．手術が唯一の治療方法とされているが，その発育進展形式のため，摘出術が困難なものもあり，手術に伴う合併症も少なくない．近年，bleomycin や picibanil (OK-432) の有効性が報告されている．とくに picibanil の局所注入は副作用も少なく，好成績が得られており，手術前に試みる方法である[2]．予後は一般に良好であるが，術後合併症としては，顔面神経などの神経損傷の頻度が高い．

B. 炎　　症

頸部の炎症としては癤，よう，急性および慢性リンパ節炎が多い．

a. 癤, よう (furuncle, carbuncle)

頸部は皮脂腺が多く，かつ，汗やほこりで汚れやすく，また衣服で摩擦されるために癤やようの好発部位である．とくに項部は皮膚が厚く，炎症が比較的深部に存在するために自潰しにくい．さらに深部周囲へ波及して蜂窩織炎となる．癤が多発して癤症となったり，ようを生じ難治性のこともある．難治性の症例では糖尿病を合併していることがあるので注意を要する．

治療は切開排膿し，抗生物質療法を行う．

b. 深部蜂窩織炎 (cellulitis in the deep neck)

深頸部には気管前隙，咽頭傍隙，椎前隙などの筋膜隙があって，これらの間隙が通路となって炎症が，頭蓋底や縦隔に波及する．

原因としては皮膚の炎症が深部へ波及するほか，咽頭，食道，気管の損傷，扁桃炎，唾液腺炎，う歯などがある．重篤となると全身症状を伴い，嚥下障害，呼吸困難，頸部神経症状を呈する．強力な抗生物質療法と排膿術を行う．抗生物質の発達した今日では，重症例はほとんどない．

c. 急性リンパ節炎 (acute lymphadenitis)

a) 病　　因

頸部の急性炎症としてもっとも多いのは，急性化膿性リンパ節炎である．この炎症は原発性でなく，扁桃炎，う歯，口内炎，顔面頸部の炎症に続発するものである．リンパ節炎の部位は，顎下リンパ節がもっとも多く，次いでおとがい下リンパ節である．一般に化膿性炎症は軽度のことが多いが，炎症が強度のときは，リンパ節は著しく腫大し，膿瘍を形成することがある．さらに炎症は上内深頸リンパ節へと波及する．乳幼児では炎症が著しいことがある．原因菌はブドウ球菌がもっとも多く，他はレンサ球菌，口内菌である．

b) 症　　状

頸部リンパ節，とくに顎下リンパ節が腫大し，疼痛がある．炎症が強度のときは，局所皮膚の発赤，熱感が認められる．全身的には発熱することもある．

c) 診断・鑑別診断

リンパ節が腫大し圧痛があれば，急性リンパ節炎と診断してよい．通常，原病巣が存在するので，これを確認する．膿瘍を形成しているときは末梢血液中の白血球増加がある．まれなことであるが，癌の転移リンパ節が炎症を併発することがある．疑わしいときは，原発巣を探索する必要がある．

d) 治療・予後

抗生物質療法を行い，同時に原病巣に対する治療を行う．膿瘍を形成しているときは，切開排膿術を行う．慢性化してリンパ節が腫瘤として存続することがあるが，予後は良好である．

d. 慢性リンパ節炎（chronic lymphadenitis, 慢性非特異性リンパ節炎）

a）病因

頭頸部領域の原病巣から細菌や炎症性産物などが，所属リンパ節に流入することによって起きる．しかし，急性リンパ節炎と異なり，長期間に，弱い刺激によって生じる．また，急性リンパ節炎が慢性化したものもある．原因となる炎症巣としては頭部，顔面，口腔，咽頭，頸部などの慢性炎症，とくに慢性湿疹，歯肉炎，皮膚炎などである．顎下三角，後頸三角部のリンパ節に多い．

b）症状

通常，無痛性のリンパ節腫大である．大きさは，示指頭大のものが多い．多くは扁平で可動性である．

c）診断・鑑別診断

無痛性，可動性のある腫大したリンパ節である．原因となる炎症巣の存在を確認する．原病巣が確認できないときは，悪性腫瘍のリンパ節転移，悪性リンパ腫，結核性リンパ節炎との鑑別を必要とする．悪性腫瘍の転移が疑わしいときは，腫大リンパ節の支配領域に原発巣がないかを十分検索する．不明のときは生検で診断する．

d）治療

炎症原病巣があるときには，その治療を行う．

e. 結核性リンパ節炎（tuberculous lymphadenitis）

a）病因・病理

頸部リンパ節結核は全身結核の一分症として，リンパ行性あるいは血行性に発症するとされている．しかし，口腔粘膜や皮膚から感染し，顎下リンパ節結核が発症し，さらに下方のリンパ節へ進展する場合もある．好発年齢は20〜30歳代で，女性に多い傾向がある．リンパ節結核は病理組織学的に乾酪型，類上皮細胞型，両型の混合型の3型に分類されるが，混合型がもっとも多い．病期は1期（初期），2期（盛期），3期（中間期），4期（晩期）に分けられる．臨床病型は初期腫脹型，浸潤型，硬化型，膿瘍型，潰瘍瘻孔型に分けられる．

b）症状

境界はやや不明瞭なリンパ節の腫脹が，1個あるいは複数個，主として側頸部にみられる．軽度の圧痛がある．リンパ節は徐々に増大し，相互に癒着し腺塊を形成する．さらに進行すると膿瘍を形成し，やがて自潰し難治性の瘻孔または潰瘍ができる．

c）診断・鑑別診断

ツベルクリン反応は通常陽性である．発症時軽度の発熱，局所の疼痛を認めることがあるが，多くは無痛性の頸部腫瘤である．確認を得るためには腫大リンパ節の生検により結核菌を証明するか，結核性肉芽腫を組織学的に診断する必要がある．頸部腫瘤として認められる慢性リンパ節炎，悪性腫瘍のリンパ節転移，悪性リンパ腫などとの鑑別が困難なことがある．鑑別できないときは生検により診断する．

d）治療・予後

rifampicin (RFP), isoniazid (INH), ethambutol (EB) の三剤併用療法を行う．リンパ節の生検材料から得た結核菌の感受性が判明すれば，その成績に従って薬剤を選択して投与する．三剤併用治療を3〜6カ月継続して腫大リンパ節が縮小したり，新たなリンパ節腫大が出現しなければ，二剤併用療法にして，さらに6カ月間治療する．予後は一般に良好である．

C. 腫　瘍

頸部腫瘍としてもっとも多い甲状腺腫瘍を除外すると，良性腫瘍としては唾液腺腫瘍，神経鞘腫，脂肪腫，頸動脈小体腫瘍，リンパ管腫（「A. 先天性疾患」の項を参照）がある．一方悪性腫瘍は約80％が頸部リンパ節転移癌であり，残りのほとんどは悪性リンパ腫，唾液腺癌である．

a. 良性腫瘍

(1) 神経鞘腫 (neurilemmoma)

a) 病因・病理

本腫瘍は末梢神経のSchwann細胞から発生する．好発部位は側頸部で，交感神経幹から発生するものが比較的多いが，上腕神経叢，迷走神経などからも発生する．

b) 症状・診断

表面平滑，境界明瞭で弾性硬の腫瘤である．通常，無痛性である．交感神経幹より発生したものではHorner症候群，上腕神経より発生したものでは上肢の運動時に上肢への放散痛，また迷走神経から発生したものは，触診時に咳嗽発作をみることがある．診断は腫瘤の性状と，可動性が横方向へは良好であるが，縦方向（神経と連なっている方向）へは不良であることなどから比較的容易である．

c) 治療

外科的に摘除する．しかし摘除により神経麻痺を生じることになるので，摘除後に障害を残す場合は腫瘤以外の症状のないかぎり摘除の適応はない．神経を温存して被膜下に摘除しても神経麻痺症状は出現することが多く，再発しやすい．

(2) 脂肪腫 (lipoma)

頸部には比較的多く発生する．とくに項部に多い．皮下の軟らかい腫瘤として触知する．深部筋肉間や気管，食道間に増殖するものもある．治療は外科的に摘除する．

(3) 頸動脈小体腫瘍 (carotid body tumor)

a) 病因・病理

頸動脈小体から発生する腫瘍で，若年者から高齢者まで広く分布し，性差はない．大多数が片側性で左右差はない．腫瘍は動脈周囲に緩徐に増殖し，周囲組織を圧迫するとともに，咽頭周囲あるいは頭蓋底にまで達する腫瘤に発育する．腫瘍は薄い線維性被膜におおわれた球形のゴム様硬の腫瘍である．組織学的には，① 正常の頸動脈小体様のもの，② 腺腫様のもの，③ 血管腫様のものがある．組織学的悪性所見はまれである．

b) 症状・診断

自覚症状は少なく，総頸動脈分岐部あたりに一致して，皮膚と癒着せず，深部に腫瘤として触知される．腫瘤は表面平滑あるいは不整で，ゴム様硬である．横方向への可動性はあるが，縦方向には動きがたい．拍動を触知することもある．腫瘤が増大すると舌咽，迷走，舌下，交感神経などの圧迫症状が起きることがある．本症を疑うときは頸動脈造影を行う．腫瘍は血管が豊富な腫瘍として造影される．

c) 治療・予後

手術による摘除が唯一の方法である．手術で完全に摘除できれば再発はみられない．手術の際に頸動脈を損傷せず脳循環が温存されれば予後は良好である．

b. 悪性腫瘍

(1) 頸部リンパ節転移 (cervical node metastases)

a) 病因

頸部腫瘤の5〜10%を占めて頻度は高い．転移癌症例の60〜70%では原発巣が見いだされるが，原発巣不明のことも少なくない．頸部転移癌の原発巣は大多数が頭頸部領域にあるが，軀幹の癌の転移もある．頭頸部領域の原発巣としては喉頭，下咽頭，甲状腺，上咽頭，扁桃，舌などである．鎖骨下のものとしては肺，胃，膵，食道，睾丸，子宮，乳腺などである．40〜70歳代の男性に多い．

転移の組織像と原発巣の部位との関係をみると，上側頸部の転移が，未分化癌，移行上皮癌，悪性リンパ腫の場合は，原発巣としてWaldeyer咽頭輪，分化型扁平上皮癌の場合は口腔，舌根，下咽頭が考えられる．下側頸部の扁平上皮癌は食道，声門，肺，扁平上皮癌以外のものは，甲状腺，肺，胃，膵，睾丸が考えられる．

b) 症状・診断

表面不整で可動性の少ない単発性頸部腫瘤である．ときには多発性，両側性のことがある．腫瘤の圧迫や浸潤による症状を伴うことがある．

転移癌の診断には腫瘤の局所所見が重要で，腫瘤の存在部位から原発巣の存在部位を推定し原発巣を探索する．まず頭頸部領域の視診，触診を入念に行う．異常所見がなければ，鎖骨下領域のX

線的および内視鏡的検査を行う．鎖骨上窩腫瘤のときは，泌尿器科あるいは産婦人科領域の検索もしなければならない．

以上のような基本的診断手順に従って検査を進めても原発巣が不明のときに，はじめて腫瘤の生検を行う．吸引細胞診で 70～80％ の確診が得られるが，必要に応じて切開生検を行う．この際には後に行うことになるかもしれない頸部郭清術を考慮に入れて皮切を加える．

c) 治療・予後

外科的治療は多くの場合根治的な意義は少ないが，原発巣をも含めて摘除できる頭頸部癌，甲状腺癌，唾液腺癌などでは手術適応がある．放射線治療は未分化癌，扁平上皮癌症例では効果が期待できる．放射線療法と抗癌剤の併用により奏効率の向上することもある．

原発巣不明転移癌の予後は一般に不良である．

(2) 悪性リンパ腫 (malignant lymphoma)

a) 病因・病理

悪性リンパ腫の初発部位としては，頸部リンパ節がもっとも多い．その頻度は約 50％ に及び，他のリンパ節も系統的におかされていることが多い．頸部リンパ節の転移性のものは，Waldeyer 咽頭輪に原発巣があるものがもっとも多い．

組織分類として Hodgkin 病と，それ以外の非 Hodgkin リンパ腫に大別されている．Hodgkin 病では，診断根拠となる巨細胞 Reed-Sternberg 細胞が存在する．Hodgkin 病は Rye 分類が用いられている (表 1.2)．非 Hodgkin リンパ腫は，わが国のリンパ腫に適したものとして，LSG (Lymphoma-Leukemia Study Group) 分類が用いられている（表 1.3）．40 歳以上の男性に多い．

b) 症状・診断

無痛性の比較的軟らかい頸部腫瘤としてみられる．多発性のことが多く，増大はすみやかである．全身症状として発熱，盗汗，体重減少，皮膚瘙痒感などがある．

診断は触診所見がもっとも重要である．慢性リンパ節炎，リンパ節結核，リンパ節転移癌などを鑑別する必要がある．最終的には生検により診断する．

病期分類としては Hodgkin 病を対象としてつ

表 1.2 Hodgkin 病の組織分類

1. リンパ球優性型
   lymphocyte predominance
2. 結節硬化型
   nodular sclerosis
3. 混合細胞型
   mixed cellularity
4. リンパ球脱落型
   lymphocyte depletion

表 1.3 LSG 分類と従来の分類の比較

LSG 分類	Rappaport 分類	慣用分類（赤崎, Gall & Mallory）
I．濾胞性リンパ腫		
1. 中細胞型 (B) ——ML.	poorly differentiated lymphocytic, nodular	（巨大）濾胞性リンパ腫 giant follicular lymphoblastoma
2. 混合型 (B) ——ML.	mixed, lymphocytic & histiocytic, nodular	
3. 大細胞型 (B) ——ML.	histiocytic, nodular	
II．び漫性リンパ腫		
1. 小細胞型 (B, T) ——ML.	well differentiated lymphocytic, diffuse	リンパ肉腫 lymphosarcoma リンパ球性 lymphocytic リンパ芽球性 lymphoblastic
2. 中細胞型 (B, T, N) ——ML. 　中間型 (B)	poorly differentiated lymphocytic, diffuse	
3. 混合型 (B, T) ——ML.	mixed, lymphocytic & histiocytic, diffuse	
4. 大細胞型 (B, T, N) 　免疫芽球型 (B) ——ML.	histiocytic, diffuse	細網肉腫 reticulum cell sarcoma
5. 多形細胞型 (T₂) ——ML.	undifferentiated non-Burkitt	
6. リンパ芽球型 (T₁)		
7. Burkitt 型 (B, N) ——ML.	undifferentiated Burkitt ……Burkitt 腫瘍 Burkitt's tumor	

（　）内は免疫学的細胞性格

（須知泰山：悪性リンパ腫．内科 Mook, p.22 より引用）

表 1.4 Hodgkin 病の Ann Arbor 病期分類

I期：単一リンパ節領域の病変（I），あるいは単一の非リンパ系組織または臓器の限局性病変（I_E）
II期：横隔膜の一側にとどまる複数のリンパ節領域の病変（II），あるいは横隔膜の一側にとどまり，非リンパ系組織または臓器の限局性病変を伴う一つ，あるいは複数のリンパ節領域の病変（II_E）
III期：横隔膜の上下に分布する複数のリンパ節領域の病変（III），非リンパ系組織あるいは臓器の限局性病変を伴う場合—III_E，脾病変を伴う場合—III_S，両方の病変を有する場合—III_{SE}
IV期：リンパ節病変の有無にかかわりなく，一つあるいは複数の非リンパ系組織または臓器のび漫性あるいは散布性の病変

1) 感染症によらない疾患本来のものと思われる 38℃ 以上の発熱, 2) 盗汗, 3) 6 カ月以内における 10% 以上の体重減少のうち，一つあるいはそれ以上の症状を有する場合は B, 症状を有しない場合は A を付記する．〔例：III_{IsB}〕

くられた Ann Arbor 分類が，非 Hodgkin リンパ腫にも用いられている（表 1.4）．

c) 治　　療

放射線感受性が高く，頭頸部悪性リンパ腫は stage I, II が約 80% を占めており，放射線治療が主な治療となる．必要な線量は 35～40 Gy である．化学療法を併用するときには減量する．放射線療法単独では高率に再発があり，化学療法が併用される．最近は doxorubicin（adriamycin），vincristine，cyclophosphamide（エンドキサン），prednisolone（プレドニン）などの併用療法が行われている．

d) 予　　後

Hodgkin 病の stage I, II では高率に根治が得られる．また stage III, IV も良好である．しかし，非 Hodgkin リンパ腫は Hodgkin 病に比べ予後は不良で，とくに stage III, IV は著しく不良である．頸部リンパ節に初発するものは，Waldeyer 咽頭輪に初発するものより不良である．

(3) 鰓性癌（branchiogenic cancer）

a) 病因・病理

胎生期の咽頭溝の遺残組織から発生するまれな癌とされている．側頸嚢胞の発生部位と同様に胸鎖乳突筋の前縁に沿う，どの部位にも発生しうるが，もっとも多いのは下顎角の直下である．腫瘍の組織像はほとんどが扁平上皮癌である．ときには腺癌のこともある．

b) 症状・診断

40～60 歳の男性に圧倒的に多い．多くは下顎角直下で胸鎖乳突筋の前縁あたりの深部に硬い可動性のない腫瘤として触知する．嚢腫を伴っていると軟らかい．大きさは 3～4 cm のことが多い．周囲組織に浸潤すると頸部の異和感，耳へ放散する疼痛が出現する．

腫瘤の触診所見から悪性腫瘍が疑われるときには，頭頸部領域に原発巣がないかを検索する．また，腫瘤が下側頸部にあるときには，軀幹の臓器の原発巣を考慮して検査を進める．このような検査を行っても原発巣が見いだしえないときに生検を行う．

c) 治療・予後

根治的な摘出術として頸部郭清術を行う．術後に放射線治療を併用する．リンパ節転移陽性例の予後は不良とされている．

〔小池明彦・成瀬隆吉〕

文　献

1) Langman J（沢野十蔵訳）：人体発生学，p 232，医歯薬出版，1980．
2) Ogita S, Tsuto T, Tokiwa K, et al: Intracystic injection of OK 432 : a new sclerosing therapy for cystic hygroma in children. *Br J Surg*, **74** : 690, 1987.

1.3 口腔，舌，顎の疾患

A. 口内炎 (stomatitis)

a. アフタ (aphtha)

原因は不明であるが，ウイルスにより発生すると考えられている．口腔粘膜に発生する径3～5mmの円形ないし楕円形の浅い潰瘍病変である．成人に多く発生する．通常，輪郭明瞭な灰白色の偽膜が付着しており，局所の疼痛がある．全身症状はない．口腔内を清潔にして，tetracyclineによる局所的治療を行う．通常1週間以内に治癒する．

b. 単純ヘルペス (herpes simplex)

単純ヘルペスウイルスによって生じる小水疱性口内炎で成人に好発する．口唇部粘膜皮膚移行部にもっとも多く，口腔粘膜，歯肉にも生じる．特徴のある小水疱，小膿疱の集簇で診断できる．顎下や，おとがい下の急性リンパ節炎を伴うことがある．小水疱は破れると，黄白色の浅い潰瘍を形成し，紅斑を残して治癒する．全身症状はない．

抗生物質加ステロイド剤による局所的治療を行う．しばしば再発することがあり，予防は困難である．

c. 鵞口瘡 (thrush)

カンジダアルビカンス (*Candida albicans*) によって起こる口内炎である．カンジダアルビカンスは口腔内に常在しているが，長期間の抗生物質治療，口腔咽頭の放射線治療，抗癌剤治療，副腎皮質ホルモン治療，糖尿病，肝疾患などが原因で異常に増殖し病原性をもつようになる．口腔粘膜の白色斑点状病変で局所に疼痛がある．病変部からカンジダアルビカンスを証明することにより診断は容易である．局所に pyoktanin blue 液 (methylrosaniline chloride) を塗布し，nystatin 口腔錠を投与する．

B. 口腔腫瘍 (tumors of oral cavity)

良性腫瘍としては歯肉腫瘍がもっとも多い．エプーリス (epulis) 線維腫，血管腫などがあるが，発生頻度は低い．このほかに前癌病変として口腔粘膜白板症がある．

悪性腫瘍としては舌癌がもっとも多い．そのほか，歯肉癌，口唇癌，口腔底癌，頬部癌などがある．40～70歳の男性に多い．喫煙者およびアルコール多飲者に多い傾向がある．臨床症状として初期には飲食時にしみる程度である．疼痛がないので，比較的進行した状態で診断されることが多い．腫瘍の肉眼型は腫瘤型，潰瘍型，乳頭型，白板型がある．組織学的にはほとんどが扁平上皮癌である．進行すると顎骨に浸潤して骨破壊をきたす．

また頸部リンパ節に転移することが多い．

a. 白板症 (leukoplakia)
a) 病因・病理

口腔粘膜の白色斑病変で，機械的，化学的あるいは温熱刺激（義歯，アルコール，タバコなど）によって生じる．組織学的には粘膜基底層の肥厚が生じ，のちに無核化層を生じて白色病変を形成する．30～40歳代の男性に多い．

b) 症状・診断

周囲粘膜からわずかに隆起した境界明瞭な白色病変である．ときにびらんを伴い局所痛がある．癌との鑑別が必要であり，生検を行う．

c) 治療・予後

手術的に切除するか，CO_2 レーザーで焼灼する．原因の明らかなものは原因を除去する．約15%の症例は前癌病変とされており，経過観察を厳重に行う必要がある．

b. 舌　癌 (carcinoma of the tongue)

a) 病因・病理

舌は前方 2/3 の口腔部と後方 1/3 の咽頭部に分けられる．舌癌は口腔部のとくに外側縁の中央 1/3 あたりに多い．舌背や舌尖ではまれである．40歳以上の男性に多い．組織学的にはほとんど扁平上皮癌である．癌はどの方向にも進展し，舌の運動障害をきたす．舌はリンパ管網が豊富のため，早期に患側のみならず対側頸部リンパ節にも転移する．

b) 症状・診断

舌の硬結，潰瘍，乳頭腫あるいは白板として見いだされる．進行症例では耳方向への放散痛や舌の運動障害がある．白板症，角化症，褥瘡性潰瘍，感染性潰瘍などとの鑑別を要し，生検により確診する．

c) 治療・予後

病変が小さいときは術後の機能障害が少ないので手術療法がよいが，一般に原発巣に対しては機能保持の点から放射線治療がすぐれている．しかし，放射線治療が有効でないときには手術を行う．また，大きい病変に対する術前照射は生命延長に有効である．頸部リンパ節腫大を認めなくても予防的頸部郭清術を行う必要がある．

腫瘍の大きさと，局在部位により予後は異なり，舌尖部のものは5年生存率 70〜80% であるが，側縁病変では 50% と低い．また，頸部リンパ節転移とも密接に関連し，転移陽性群では著しく不良である．

C. 顎骨骨髄炎

歯根炎，歯周囲炎から顎骨内に炎症が進展して顎骨骨髄炎を生じる．下顎骨に多い．歯肉および頬部の腫脹と局所の疼痛がある．上顎骨に起きると上顎洞炎を併発することがある．また炎症が顎関節に及ぶと開口障害をきたす．慢性化すると腐骨形成，瘻孔形成がみられる．治療は抜歯するなど原因を除去し，急性期には強力に抗生物質療法を行う．慢性化した症例では腐骨除去や排膿術などの外科的治療が必要である．

D. 顎 骨 腫 瘍

a. エナメル上皮腫 (adamantinoma, ameloblastoma)

胎生期のエナメル上皮胚組織から発生する腫瘍である．非常に緩徐に増殖する低悪性腫瘍で，主に下顎骨に生じる．組織学的には発育過程のエナメル上皮細胞に似た所見を呈する．顎骨内に囊胞として発育する．X線像で石けん泡様透亮像として認められる．生検で診断し，外科的に摘除する．

b. 骨肉腫 (osteosarcoma)

上顎骨あるいは下顎骨に発生する非常に悪性な疾患である．広範切除でまれに治癒することもあるが，早期に再発することが多い．術後腫瘍の残存が疑われるときには放射線治療を行う．

〔小池明彦・成瀬隆吉〕

1.4 唾液腺疾患

唾液腺は大唾液腺と小唾液腺に分けられる．前者には耳下腺，顎下腺，舌下腺があり，後者には口唇腺，頬腺，臼歯腺，口蓋腺，舌腺がある．外科的に治療を要する疾患は，大唾液腺とくに耳下腺，顎下腺に起きる．

A. 損　　傷

a) 病　　因
咬筋の前縁より後方の顔面外傷の際，耳下腺組織あるいは耳下腺導管が損傷されて唾液瘻を生じる．瘻孔が口腔内に開く内瘻と，顔面皮膚に開く外瘻がある．なお，顔面神経は耳下腺の浅葉と深葉の間を通るので，耳下腺損傷のとき神経も損傷されることがある．

b) 症状・診断
耳下腺部あるいは導管経路における外傷の既往と，外瘻孔からの唾液の流出があり容易に診断できる．顔面神経の損傷があれば表情筋の麻痺がみられる．

c) 治療・予後
吸収糸を用いて縫合する．耳下腺管が切断されているときは再建する．外傷後唾液瘻が3カ月以上継続しているときは手術的治療が必要である．顔面神経の損傷は顕微鏡下に縫合修復する．予後は良好である．

B. 炎　　症

a. 急性化膿性唾液腺炎
a) 病　　因
耳下腺，顎下腺に多く発生する．術後合併症として，あるいは唾石が原因として起こることが多い．術後の患者では口腔内の不潔，脱水，唾液分泌減少などが誘因となる．感染経路としては排泄管内の上行感染によるものが大部分である．

b) 症状・診断
発熱し，唾液腺部の腫脹と疼痛がある．また，咀嚼時痛や開口障害を訴える．唾液腺部に腫脹，熱感，圧痛が認められ診断は容易である．また，排泄管開口部の発赤や濃汁の流出が認められる．

c) 治療・予後
強力に抗生物質療法を行う．薬物療法で寛解しないときは切開排膿する．手術を行う際には，耳下腺炎，顎下腺炎ともに顔面神経を損傷しないように注意する．唾石が原因となっているときは除去する．

全身抵抗力が減弱した患者では敗血症に発展し，予後不良のことがある．小児で術後に起きたものは予後良好である．

b. 慢性唾液腺炎
a) 病　　因
急性化膿性唾液腺炎あるいはウイルス性唾液腺炎の結果として起きる．急性炎症を繰り返し，小葉の破壊，萎縮，小葉間の結合組織の増生と細胞浸潤により，唾液腺は非常に硬い腫瘤となる．腺周囲組織と癒着し，リンパ節腫脹を伴うことがある．耳下腺，顎下腺の両方に起こるが，後者に多い．

b) 症　　状
初期には食事中に，唾液腺部に繰り返し腫脹疼痛がある．さらに経過したものでは，唾液腺部の硬い無痛性腫瘤として触知される．

c) 診断・鑑別診断

急性唾液腺炎の既往がある唾液腺部の腫瘤で，容易に診断できる．唾液腺造影で導管の拡張がみられる．

周囲組織と癒着した硬い腫瘤となったときは，唾液腺腫瘍との鑑別は困難で生検が必要となることがある．

d) 治　療

初期例には，口腔内を清潔にし，レモン，食事などで唾液分泌を促すようにする．急性発作時には抗生物質療法を行う．唾石が存在するときは除去する．原因が不明で保存的治療で寛解しないときは唾液腺腫瘤を摘除する．

c. 唾石症（sialolithiasis）

a) 病　因

唾石は大唾液腺内に生じるが，顎下腺にもっとも多い．唾石が腺内の導管にある腺内唾石と，腺外の導管にある管内唾石がある．管内唾石の多くは排泄口の近くに存在する．唾石は1個から数個存在する場合がある．原因としては食餌および口腔内唾液のpHが関連していると考えられている．唾石は唾液の流出障害をきたし，唾液腺の急性あるいは慢性の炎症を起こす．

b) 症状・診断

食事の際に唾液腺部が急激に腫脹し，疼痛がある．唾液腺炎を併発しやすい．唾石は触知できることもあるが，単純X線像あるいは唾液腺造影により存在を診断する．

c) 治療・予後

唾石が自然に排出されることもあるが，多くは外科的に導管を切開して除去する．予後は良好であるが，再発することがある．

C. 腫　瘍

a) 疫学・分類

大唾液腺から発生することが多く，耳下腺腫瘍が約70％を占める．次いで顎下腺腫瘍が多く，舌下腺に生じることはきわめてまれである．良性対悪性の比率は，耳下腺では良性腫瘍が約80％と高率であるが，顎下腺ではほぼ1対1である．

良性腫瘍としては多形腺腫（図1.1）が約75％を占めてもっとも多い．次いでWarthin腫瘍（図1.2）が多い．多形腺腫は各年齢層にみられるが，40歳以上に多い．多形腺腫は女性に，Warthin腫瘍は男性に多い．

悪性腫瘍には比較的予後の良い低悪性癌（粘表皮腫，腺房細胞癌）と，予後の不良な高悪性癌（扁平上皮癌，腺癌，未分化癌）がある．粘表皮腫や腺癌が比較的多い．低悪性腫瘍は各年齢層にみられ，性差もないが，高悪性腫瘍は50歳以上の男性

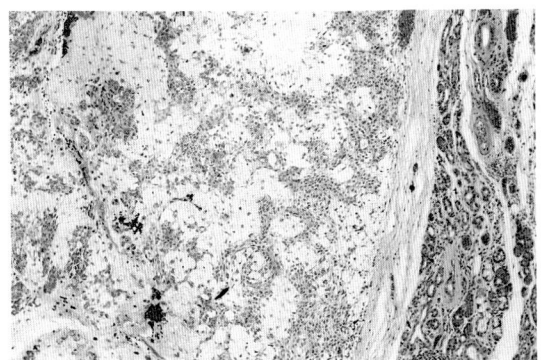

図1.1　多形腺腫
腫瘍は結合組織で被包されている．立方ないし短円柱上皮で腺腔を形成する．一方では敷石状や索状の配列もみられる．間質は粘液腫様や硝子様の部分がある．

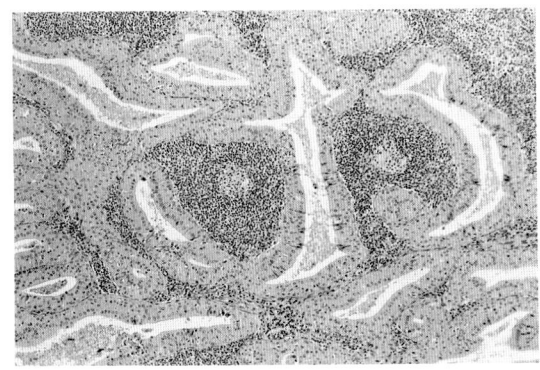

図1.2　Warthin tumor（adenolymphoma）
好酸性の円柱上皮細胞が乳頭状に発育し，腺腔を形成し，間質には胚中心を伴うリンパ組織の増殖が特徴的にみられる．

表 1.5 histological classification of salivary gland tumours（WHO 分類）

1　Adenomas	2.12　Adenocarcinoma
1.1　　Pleomorphic adenoma	2.13　Malignant myoepithelioma
1.2　　Myoepithelioma（Myoepithelial adenoma）	（Myoepithelial carcinoma）
1.3　　Basal cell adenoma	2.14　Carcinoma in pleomorphic adenoma
1.4　　Warthin tumour（Adenolymphoma）	（Malignant mixed tumour）
1.5　　Oncocytoma（Oncocytic adenoma）	2.15　Squamous cell carcinoma
1.6　　Canalicular adenoma	2.16　Small cell carcinoma
1.7　　Sebaceous adenoma	2.17　Undifferentiated carcinoma
1.8　　Ductal papilloma	2.18　Other carcinomas
1.8.1　Inverted ductal papilloma	
1.8.2　Intraductal papilloma	3　Non-epithelial Tumours
1.8.3　Sialadenoma papilliferum	
1.9　　Cystadenoma	4　Malignant Lymphomas
1.9.1　Papillary cystadenoma	
1.9.2　Mucinous cystadenoma	5　Secondary Tumours
2　Carcinomas	6　Unclassified Tumours
2.1　　Acinic cell carcinoma	
2.2　　Mucoepidermoid carcinoma	7　Tumour-like Lesions
2.3　　Adenoid cystic carcinoma	7.1　　Sialadenosis
2.4　　Polymorphous low grade adenocarcinoma	7.2　　Oncocytosis
（Terminal duct adenocarcinoma）	7.3　　Necrotizing sialometaplasia
2.5　　Epithelial-myoepithelial carcinoma	（Salivary gland infarction）
2.6　　Basal cell adenocarcinoma	7.4　　Benign lymphoepithelial lesion
2.7　　Sebaceous carcinoma	7.5　　Salivary gland cysts
2.8　　Papillary cystadenocarcinoma	7.6　　Chronic sclerosing sialadenitis of submandibular
2.9　　Mucinous adenocarcinoma	gland（Kütter tumour）
2.10　　Oncocytic carcinoma	7.7　　Cystic lymphoid hyperplasia in AIDS
2.11　　Salivary duct carcinoma	

に多い．腫瘍の病理組織学的分類は一般にWHOの分類が用いられている（表1.5）．

b）症状・診断

一般に唾液腺部に一致した無痛性腫瘤のみである．悪性腫瘍は進行してくると局所の皮膚に浮腫が生じ，さらに進むと潰瘍ができる．顔面神経麻痺もみられる．良性腫瘍は発育が遅く，可動性のある硬い腫瘤である．悪性腫瘍は発育の急速な可動性の乏しい硬い腫瘤である．耳下腺進行癌では顔面神経麻痺，顎下腺進行癌では舌神経，舌下神経麻痺が起きる．診断確立のために生検を行うと悪性腫瘍細胞を散布したり，局所再発の原因となることがあるので，生検は行わない．

c）検査法

i) 唾液腺造影法（図1.3）　良性腫瘍は境界が鮮明である．悪性腫瘍では腺内導管の断裂，消失，境界の不鮮明な欠損像がみられる．また，造影剤の漏洩は悪性腫瘍の特有所見である．

ii) CT　腫瘤の内部および辺縁所見は，良

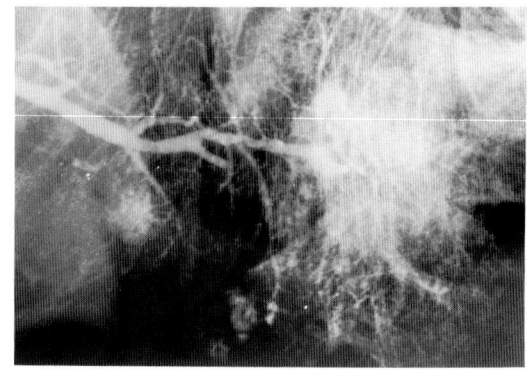

図 1.3　唾液腺造影
耳下腺腺癌例．耳下腺管の途絶，腺内導管の軽度圧排，造影剤の漏洩がある．

性，悪性の診断に参考となる．

d）鑑別診断

i) 慢性唾液腺炎　炎症所見がないときには鑑別は困難である．

ii) 好酸性肉芽腫　腫瘤は表面平滑，び漫性，弾性軟であるが，触診による鑑別は困難である．末梢血中の好酸球の増加していることが多い．

iii) **Sjögren症候群** 更年期前後の女性に好発し，両側の耳下腺腫脹をきたす疾患である．唾液腺および涙腺の分泌低下が特徴的症状である．

iv) **唾液腺部リンパ節への転移癌** とくに顎下リンパ節の転移は，顎下腺腫瘍との鑑別が困難である．疑わしいときには原発巣を探索する．

e) 治療・予後

耳下腺腫瘍は浅葉切除あるいは全切除を行う．多形腺腫も再発しやすいので，核出術は一般に行わない．顔面神経を温存するが，悪性腫瘍のときには根治するために一緒に切除することがある．顎下腺腫瘍は全切除を行う．顔面神経の下顎縁枝，舌神経，舌下神経を損傷しないように注意する．

良性腫瘍の予後は一般に良好であるが，多形腺腫では約30％に再発があり，悪性腫瘍に移行するものがある．悪性腫瘍の5年生存率は低悪性癌で30％，高悪性癌で20％[1]である．腫瘤の大きさ，可動性，顔面神経麻痺，頸部リンパ節転移と術後5年生存率の間には密接な関連がある．

〔小池明彦・成瀬隆吉〕

文　献

1) 奥田　稔，坂口幸作：耳下腺腫瘍の診断と治療．耳鼻臨床，**79**：867，1986．

1.5　甲　状　腺　疾　患

甲状腺疾患は，内科，外科両科で取り扱われ，疾患に対する考え方，治療法は両科の間で多少異なる．

A.　甲　状　腺　炎

主な疾患として，急性化膿性甲状腺炎，亜急性甲状腺炎，慢性甲状腺炎がある．

a. 急性化膿性甲状腺炎（acute suppurative thyroiditis）

a) 病　因

感染経路として，第3鰓嚢の遺残と考えられる下咽頭梨状窩瘻からの感染がもっとも多く，ほかに甲状舌管の遺残からの感染も報告されている．下咽頭梨状窩瘻は食道造影で左側に多く認められ（図1.4），瘻は甲状腺上極から甲状腺周辺あるいは甲状腺組織内に達する．

b) 症状・診断

個体発生上，原基の遺残が原因になっているため，小児期に初発することが多いが，ときには青春期あるいは成人してから発症することもある．扁桃炎，咽頭痛などの感冒様症状に引き続き，前頸部の甲状腺一側葉（多くは左側）に一致して，腫脹，発赤，疼痛，発熱を認める．局所の熱感も認められ，波動を証明することもある．血沈の促進，白血球増加などの急性炎症所見がみられる．

局所の切開，排膿により一応は治癒するが，ま

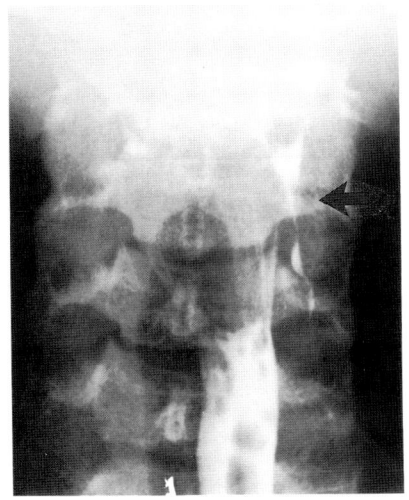

図 1.4　急性化膿性甲状腺炎にみられた下咽頭梨状窩瘻

もなく同様の炎症を繰り返す．

咽頭，食道造影により梨状窩瘻を証明することにより診断は可能である．鑑別診断として亜急性甲状腺炎が重要であるが，これは発赤，発熱，白血球増加などの急性炎症所見がみられず，甲状腺の限局性腫脹と，移動性のある疼痛が特徴的な所見である（次項参照）．未分化癌の急性増殖期には疼痛とときには発赤を認めることもあり，鑑別を必要とする．臨床症状は類似することがあるが，臨床経過および年齢が鑑別診断上の参考になる．

c) 治療

治療は外科手術によって根治が得られる．急性期には抗生物質投与，切開，排膿により，炎症の消退を待ってから手術を行う．手術は瘻孔の摘除であるが，すでに手術が行ってあることが多いので手術瘢痕の中から瘻孔を発見するのに副損傷を避けるべく注意が必要である．瘻孔の発見を容易にするため，手術中に経口的に瘻孔の染色を行うこともある．

b. 亜急性甲状腺炎 (subacute thyroiditis)

a) 病因・病理

原因としてウイルス説，アレルギー説などがあるが不明である．HLA-Bw 35 抗原を有する者に多いという報告が内外でみられる．病理組織学的には，濾胞上皮細胞の増殖，巨細胞の出現，濾胞構造の崩壊，肉芽組織による置換が特徴的な所見である（図1.5）．最終的には再生甲状腺上皮細胞で置換され，わずかな線維化を残して治癒する．

b) 症状・診断

臨床症状としては，上気道炎，不快感などの感冒様症状に続いて発熱とともに一側甲状腺の有痛性腫大がみられる（急性期）．疼痛はかなり激しく，下顎部，耳後部へ放散することもある．皮膚に発赤を認めることはない．発病初期には，一過性に動悸，手指振戦などの甲状腺機能亢進症状を認めることもある．病状は比較的急速に経過し，甲状腺の腫脹，疼痛の軽快とともに反対側腺葉に移動することがある (creeping thyroiditis)．疼痛が消退した後には硬い甲状腺腫を残す（移行期）が，数週ないし数カ月で自然に消失することが多い（治癒期）．

検査成績では，血沈の促進，CRPの陽性化がみられるにもかかわらず，白血球増加が認められないのが特徴的な所見である．発病初期には血中トリヨードサイロニン (T_3)，サイロキシン (T_4)，サイログロブリンは高値を示し，甲状腺刺激ホルモン (TSH) は低値を示すことがある．しかし，甲状腺ヨード摂取率は低値を示す．病変の軽快とともに，これらの諸成績も急速に正常化する．

診断は急性期，移行期には比較的容易であるが，ときとして未分化癌との鑑別に難渋することもある．また，治癒期が遅延すると，硬く，可動性のない甲状腺腫として触れるため，しばしば分化癌と誤診される．

c) 治療

治療にはステロイドホルモンが有効である．軽症の場合や，ステロイドホルモンが使用できない場合には鎮痛解熱剤や非ステロイド系抗炎症剤を使用することもある．本症は放置しても数週ないし数カ月で自然治癒するが，疼痛の除去，経過の短縮，癌との鑑別のためにも治療を加えるべきである．

c. 慢性甲状腺炎 (chronic thyroiditis)

本症の代表的疾患は橋本病であるが，橋本[1]の最初の報告以来，多数の研究者により種々の所見がつけ加えられたため，現在では橋本の記載に限定せず，広い意味で慢性甲状腺炎と称する場合が多い．

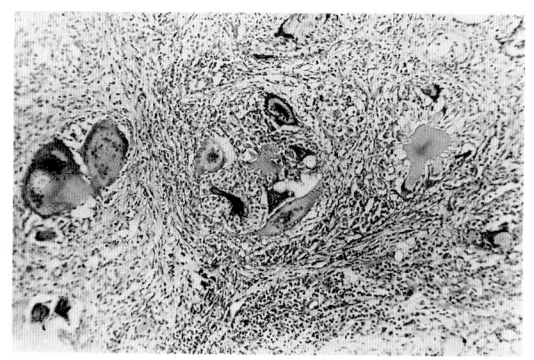

図 1.5 亜急性甲状腺炎にみられる巨細胞と濾胞構造の崩壊

a) 病因・病理

本症患者の血中には，甲状腺自己抗体が証明され，さらに種々の免疫異常が認められることから，本症は自己免疫疾患の代表的疾患とされている．

病理組織学的には橋本が記載した甲状腺の著明なリンパ球浸潤，上皮細胞の好酸性化，濾胞の小型化，線維化が基本的所見であるが，これらの所見がそろってみられることは少なく，いずれかの所見がとくに著明であることが多い．したがって甲状腺の腫大と，上記のいずれかの所見が認められ，かつ他に該当する疾患がない場合には，病理組織学的には慢性甲状腺炎と診断される．甲状腺においては，癌，Basedow病，腺腫様甲状腺腫などの疾患に際しても，リンパ球浸潤，結合組織の増生などがみられることがあるので注意を要する．

b) 症状・診断

本症は中年以上の女性に多い．両側甲状腺がび漫性に腫大して，硬く，表面はやや不平で，分葉状あるいは顆粒状に触れることが多い．軽症な場合や発病初期には比較的軟らかい，平滑な甲状腺腫として触れる．

本症は甲状腺機能低下症に発展する可能性のある疾患であるが，臨床上はeuthyroid stateとして観察されることが多い．ときとして，全身倦怠感，易疲労性，食欲低下などの不定愁訴を認めることがある．進行した場合には，硬い甲状腺腫のほか，浮腫，皮膚乾燥，体重増加などの甲状腺機能低下症状を認める．

T_3, T_4, TSHによって表現される甲状腺機能は病期によって異なる．すべての測定値が正常範囲にある正常群，T_3, T_4は正常ないし正常下限で，TSHが高値を示す潜在性機能低下群，T_3, T_4は低く，TSHが高値を示す顕性機能低下群などさまざまである．その他，本症では，無機ヨードの有機化障害がみられることが多いこと，抗サイログロブリン抗体，抗マイクロゾーム抗体の陽性率および抗体価が高いことなどが診断の参考となる．

甲状腺が無痛性に腫大するため，ときとして進行甲状腺癌と鑑別を要する場合がある．多くは左右均等な腫大と血中ホルモン値によって鑑別可能である．ときには，試験切除，吸引細胞診などによらなければならないこともある．

c) 治療

本症は甲状腺腫が小さく，甲状腺機能が正常に保たれている場合には原則として治療を要さない．甲状腺腫が大きく，ホルモン値に異常が認められる場合，およびeuthyroid stateでも患者が甲状腺腫を気にする場合には薬物療法を行う．通常，T_4製剤を投与する．T_3, T_4値の正常化よりもTSHの正常化を指標にしてT_4を50〜100 μg/日投与する．本症に対する甲状腺ホルモン剤による治療は一般に長期間を必要とする．投与中，甲状腺腫の消失あるいは縮小をきたした場合には一度投薬を中止して様子をみるのもよい．

B. 甲状腺機能亢進症

外科で扱う甲状腺機能亢進症としては，Basedow病とPlummer病が主なものである．

a. Basedow病

a) 病因・病理

甲状腺ホルモンの過剰産生にもとづく疾患であるが，病因としてTSH受容体に対する自己抗体（TRAb）が産生され，これが甲状腺を刺激して発生するものと考えられている．TRAbが産生される機序は不明である．

病理学的には甲状腺はび漫性に腫大し，濾胞上皮細胞は明るい胞体を有し，増高し，しばしば濾胞内に乳頭状に増殖する．コロイドはむしろ減少の傾向を示す．間質結合組織は種々の程度に増生し，しばしばリンパ球浸潤を認める．

b) 症状・診断

臨床症状に関しては，かつてはBasedowの報告を尊重して甲状腺腫，心悸亢進，眼球突出を本症の三主徴と称した時代もあった．しかし，眼球突出は明らかでない場合もあり，現在では広義に

理解されている．甲状腺腫はほぼ必発であるが，軟らかく，触知しにくい場合もある．両側び漫性に腫大し，表面平滑であるが，分葉状に触れることもある．上甲状腺動脈が流入する部に拍動を触れたり，聴診によって収縮期雑音を聴取することもある．これらの所見は甲状腺の血管の発達度を反映するもので，手術時の参考になる．

症状は甲状腺ホルモンの過剰による代謝亢進にもとづくものと，交感神経系の感受性亢進によるものとに大別される．

甲状腺ホルモンの過剰による症状としては，多汗，口渇，暑がり，食欲亢進，体動減少，微熱などが代表的なものであり，交感神経系の感受性亢進による症状としては動悸，息切れ，頻脈，振戦，眼球突出，不眠，精神不安などがみられる．その他，倦怠感，下痢，月経異常，皮膚色素沈着などがみられる．

本症患者は多汗であるため，皮膚が湿潤し，とくに夏は口渇を訴え，耐えがたい暑さに悩まされる．食欲が亢進し，多食するにもかかわらず体重が減少するのが本症の特徴の一つである．動悸が激しく，階段を昇る場合，途中で休憩したり，息切れのためスポーツができないとの訴えがみられる．振戦が著明な場合には手指のみでなく，下肢および全身にみられることもある．

Basedow病の眼症状としては，眼球突出のほか，Graefe徴候（視線を下方へ向けると，上眼瞼が下垂しないため上眼瞼と角膜の間に白い強膜を認める），Moebius徴候（輻輳不全），Stellwag徴候（瞬目運動の減少）などがある．

以上の臨床症状から多くは診断は容易であるが，診断の確定と疾患の程度および治療効果の判定のために血中ホルモンの測定は必須の検査である．血中甲状腺ホルモンとしては通常，遊離サイロキシン（free T_4），遊離トリヨードサイロニン（free T_3）の測定を行うが，Basedow病では，これらが高値を示し，さらに，下垂体ホルモンであるTSHは抑制され低値を示す．その他，^{123}Iを用いた放射性ヨードの甲状腺摂取率の上昇は診断のよりどころになる．Basedow病甲状腺腫に良性あるいは悪性の結節を合併することがあるが，このような場合には超音波検査あるいは^{123}Iシンチグラフィによって確認する．

c）治　療

本症に対する治療法は基本的には抗甲状腺剤 propylthiouracil（PTU），methimazole（MMI）による薬物療法である．薬物療法は一般に1年以上の長期間の継続が必要である．副作用により服薬できない場合，社会的条件により長期間の服薬が困難な場合，甲状腺腫が大きく，美容上問題がある場合には手術の適応となる．

手術は抗甲状腺剤により，甲状腺機能をほぼ正常域まで下げたのち，甲状腺亜全切除を行う．

Basedow病の手術成績はほぼ甲状腺残置量によって決定される（表1.6）．残置量を大きくすると再発率が高く，小さくすると甲状腺機能低下例の発生頻度が高くなる．現在，一般に，両側で5〜6gの残置量が適切と考えられている．

甲状腺亜全切除時の合併症として，反回神経麻痺，術後テタニー，気道浮腫，後出血などがみられるので，術後管理上，注意を必要とする．

合併疾患あるいは高齢のため手術が危険な場合や，手術後再発で再手術が困難であり，しかも抗甲状腺剤療法ができない場合には^{131}Iによるアイソトープ治療を行う．アイソトープ治療は長期間の追跡により甲状腺機能低下症に発展する頻度が高いことが明らかであるので，厳重な適応のもとに行うべきである．

b．Plummer病，中毒性結節性甲状腺腫（toxic nodular goiter）

結節性甲状腺腫に原因があって甲状腺機能亢進症状を示す疾患であり，病理組織学的には腺腫が

表1.6　残存甲状腺重量と手術成績（%）

残存重量	症例数	甲状腺機能状態			
		正常	再発	機能低下	潜在性機能低下
4g未満	33	17(52)	0(0)	11(33)	5(15)
4〜8g未満	121	72(60)	9(7)	17(14)	23(19)
8〜12g未満	95	54(57)	14(15)	10(10)	17(18)
12g以上	53	21(40)	17(32)	5(9)	10(19)
計	302	164(54)	40(13)	43(14)	55(19)

（信州大学第二外科）

多く，まれに腺腫様甲状腺腫の一部であることもある．

甲状腺には単発あるいは多発の結節を触知する．血中甲状腺ホルモンの高値を示すが，とくにT_3が高値を示すこと（T_3-toxicosis）もある．血中TSHは低下する．本症に特徴的なことは甲状腺機能亢進症状のほかに^{123}Iシンチグラフィで結節に強い集積を認め，結節以外の甲状腺組織には^{123}Iの集積を認めず，いわゆるhot noduleの像を示すことである（図1.6）．シンチグラム上，同様にhot noduleを示しながら，甲状腺機能亢進症状を認めないものもあるが，これは自律性機能性甲状腺結節（autonomously functioning thyroid nodule あるいは nontoxic hot nodule）と称し，別に扱うこともある．

治療法はBasedow病と同様，抗甲状腺剤によるコントロールののち，結節の摘出を行う．結節の摘出後，シンチグラフィを行うと甲状腺全体に^{123}Iの集積がみられる．

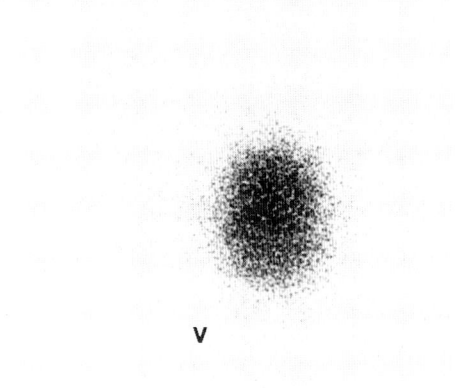

図 1.6　hot noduleのシンチグラフィ
V印は胸骨柄上縁．

C. 甲状腺腫瘍

甲状腺腫瘍には良性腺腫と癌，肉腫などの悪性腫瘍があるが，この他に腫瘍類似疾患として腺腫様甲状腺腫がある．

a. 良 性 腺 腫
a) 病　　理
病理組織学的にはわが国では表1.7（p.23）のように分類されている．

b) 症状・診断
多くは単発であるが，多発することもまれではない．大きさは診察時，触知できず，超音波検査でかろうじて発見されるものから，手拳大，超手拳大になり，気管を圧迫するものまで種々ある．表面平滑で，比較的軟らかいものから硬いものまであるが，可動性が保たれていることが悪性腫瘍と鑑別するうえで重要である．

通常は無痛性であるが，出血，炎症などが加わると急速に腫大し疼痛を訴える．大きな腺腫では圧迫症状を認めることがある．内頸静脈の圧迫により，前頸部皮下静脈の怒張が認められ，気管の圧迫により呼吸困難が，反回神経の圧迫により嗄声がみられる．

通常，甲状腺機能異常を伴わないので，血中ホルモン値は正常範囲内にある．^{123}Iシンチグラフィにより，腫瘤部に集積を認めず，cold noduleを示すことが多い．しかし，腫瘤が2cm以下の場合には，本来cold noduleであるにもかかわらず，部位によっては，周囲の甲状腺組織に摂取された^{123}Iによって，warm nodule（腫瘤部が周囲の甲状腺組織と同程度の集積を示す）であることもある．

腺腫の診断は触診によって可能であるが，確診のために超音波検査が行われる．境界明瞭で，均質な低エコー像を示す腫瘤として観察される．CTは本症の診断に必須の検査ではない．腫瘤が大きいか，上縦隔に達する場合には周囲臓器との関係を知るのに役立つ．

c) 治　　療
治療法としては手術による腫瘤の摘出がもっとも確実な方法である．しかし，本症の頻度はかなり高いので，手術適応を限定する必要がある．腫瘤が大きい場合には全例手術適応になるが，小さくても硬い場合，多発性の場合，超音波検査上，

悪性との区別が困難な場合には手術適応になる．また，良性腺腫に隣接して微小癌巣を認めることもあるので注意しなければならない．良性腺腫の悪性化も完全に否定されていない．

手術は原則として腫瘍の摘出であるが，大きい腫瘍に対しては一側葉切除を行うこともある．手術後反回神経損傷と後出血には注意しなければならない．

本症は手術後，再び腫瘍の出現をみることがあるが，これは真の再発ではなく，初回手術時，微小な腺腫をとり残したことによる．しかし，ときには手術後に癌の発生をみることもあるので，定期的に診察することが望ましい．

b．腺腫様甲状腺腫
a）病　理

本症は病理学的には甲状腺の過形成性疾患と考えられるが，Basedow 病のび漫性過形成（diffuse hyperplasia）に対し，結節性過形成（nodular hyperplasia）と理解されている．被膜の不完全な境界不明瞭な大小の結節からなり，集塊をつくって変性，壊死，出血，瘢痕化，石灰化を伴うことが多い．一側甲状腺に限局して認められる場合（単結節型）と両側甲状腺にび漫性に認められる場合（多結節型）がある．

b）症状・病態

本症の発生機序は明らかでなく，病態も多様である．境界不明瞭な多発結節が甲状腺の一側あるいは両側に触知され，硬度は比較的軟らかいものから硬いものまで種々である．可動性に乏しく，表面が不平であるので，硬い場合には癌との鑑別が困難である．

c）治　療

超音波検査法の出現により，甲状腺腫瘍の診断は正確になったが，腺腫様甲状腺腫と癌との鑑別は依然として困難な場合が多い．

甲状腺機能検査では，一般に異常はみられず，^{123}I シンチグラフィで腫瘍部に一致して不均一な集積を認める（図 1.7）．ときには甲状腺腫が上縦隔内に腫大して観察されることもある．

本症の治療法は症例によって異なる．まず本症

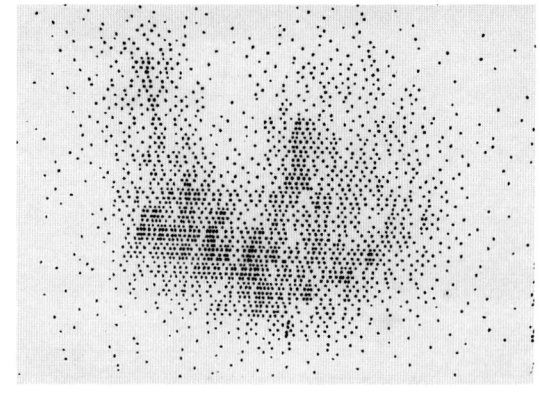

図 1.7　腺腫様甲状腺腫にみられるシンチグラフィ　不均一な集積がみられる．

はかなり多い疾患であり，軽症例も多いので，腫瘍が小さく，軟らかい場合には，甲状腺ホルモン剤投与で経過を観察する．腫瘍が大きいか，硬く，超音波検査で悪性疾患を否定できない場合には手術を行う．縦隔内甲状腺腫が明らかな場合も手術適応である．本症と癌との併存頻度が高いことが指摘されているが，両者の因果関係については現在のところ不明である．

手術としては，従来，腫瘍の摘出か，葉切除を行うことが多かったが，しばしば手術後再発がみられ，再発腫瘍の摘出を繰り返しているうちに，癌の発生をみたり，副損傷に悩む症例を経験するようになった．このような成績から，最近は腫瘍の高度な症例に対しては甲状腺全摘と甲状腺ホルモン投与を行う機会が増加しつつある．

c．甲状腺癌

甲状腺癌は発生母細胞によって，濾胞上皮細胞由来の乳頭癌，濾胞癌，未分化癌と，C 細胞由来の髄様癌に分けられる（表 1.7）．甲状腺癌の臨床像，治療方針は，癌の組織型によって異なる．

(1) 乳頭癌（図 1.8）

甲状腺癌の約 80% を占める．進行は緩慢で，数年間ほとんど不変であることもある．腫瘍は硬く，表面は粗あるいは小顆粒状で，周囲との癒着のため可動性に乏しい．気管へ浸潤すると固定される．反回神経へ浸潤して嗄声を認めることもある．増大すると気管を反対側へ圧迫し，呼吸困難を訴えることもある．また，下方へ腫大して上縦隔へ侵

1.5 甲状腺疾患

表 1.7 甲状腺腫瘍の組織学的分類（甲状腺癌取扱い規約，1991）

I. 良性腫瘍　Benign tumours
  1. 濾胞腺腫　Follicular adenoma
    特殊型　Variant
      1) 好酸性細胞型腺腫　Follicular adenoma, oxyphilic cell type
      2) 明細胞型腺腫　Follicular adenoma, clear cell type
      3) 硝子化索状腺腫　Hyalinizing trabecular adenoma
      4) 異型腺腫　Atypical adenoma
  2. その他の良性腫瘍　Other benign tumours
II. 悪性腫瘍　Malignant tumours
  1. 乳頭癌　Papillary carcinoma
    付) 組織学的分化度からみた分類
      1) 高分化型乳頭癌　Papillary carcinoma, well differentiated
      2) 低分化型乳頭癌　Papillary carcinoma, poorly differentiated
    特殊型　Variant
      1) 被包型乳頭癌　Papillary carcinoma, encapsulated type
      2) 濾胞型乳頭癌　Papillary carcinoma, follicular type
      3) び漫性硬化型乳頭癌　Papillary carcinoma, diffuse sclerosing type
      4) 好酸性細胞型乳頭癌　Papillary carcinoma, oxyphilic cell type
    付) 微小癌　Microcarcinoma
  2. 濾胞癌　Follicular carcinoma
    浸潤様式からみた分類
      1) 微小浸潤（被包）型濾胞癌　Follicular carcinoma, minimally invasive (encapsulated)
      2) 広汎浸潤型濾胞癌　Follicular carcinoma, widely invasive
    付) 組織学的分化度からみた分類
      1) 高分化型濾胞癌　Follicular carcinoma, well differentiated
      2) 高分化型濾胞癌　Follicular carcinoma, poorly differentiated
    特殊型　Variant
      1) 好酸性細胞型濾胞癌　Follicular carcinoma, oxyphilic cell type
      2) 明細胞型濾胞癌　Follicular carcinoma, clear cell type
  3. 未分化癌　Undifferentiated (anaplastic carcinoma)
  4. 髄様癌（C細胞癌）　Medullary carcinoma (C-cell carcinoma)
  5. 悪性リンパ腫　Malignant lymphomas
  6. その他の悪性腫瘍　Other malignant tumours
  7. 続発性（転移性）腫瘍　Secondary (metastatic) carcinoma
III. その他の腫瘍　Miscellaneous tumours
IV. 分類不能腫瘍　Unclassified tumours
V. 腫瘍様病変　Tumour-like lesions

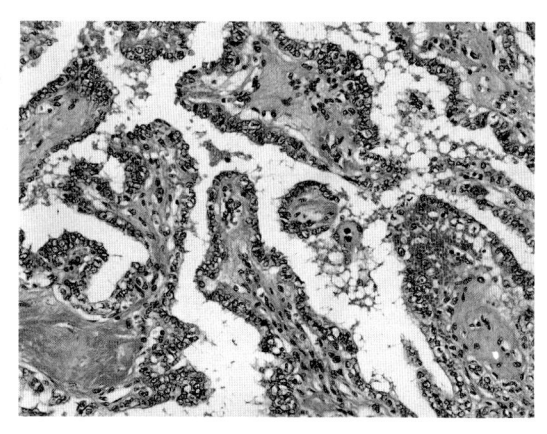

図 1.8 乳頭癌（H-E染色，150×）

入することもある．

リンパ節転移は前頸部および同側胸鎖乳頭筋に沿って硬く触れるが，実際に転移があっても触知しないことが多い．また，進行した場合には同側のみならず，反対側に腫脹リンパ節を触れることがある．甲状腺腫に気づかず，あるいは注意深い触診によっても甲状腺腫を触知できず，腫脹したリンパ節の病理学的検索によってはじめて甲状腺癌であることが判明する場合もある．血行性転移は癌末期以外は少ない．

軟X線像上，微細顆粒状の石灰化像を認める．超音波検査では，不均一な内部エコーの中にechogenic dotsを認め，腫瘤の辺縁は不明瞭である．^{123}Iシンチグラフィではcold noduleを示し，^{201}Tlでは，とくにdelayed phaseで腫瘤に一致して集積を認める．CTは腫瘍と気管および動静脈との関係，リンパ節転移，上縦隔への進展を知るうえで有用である．甲状腺腫の診断に，穿刺吸引細胞診は簡単で，信頼度が高いので汎用される．腫瘤に確実に穿刺するために，小さな腫瘤に対しては超音波ガイド下に穿刺することもある．すぐれたcytologistの協力が必要である．

手術は腫瘤が一側葉に限局している場合には葉切除とリンパ節郭清を行う．リンパ節郭清は甲状腺癌取扱い規約のⅠ，Ⅱ，Ⅲ，Ⅳ，Ⅴ，Ⅵを中心とし，必要に応じてⅦ，Ⅷ，Ⅸと郭清範囲を拡大する（図1.9）．乳頭癌では，反対側葉への腺内転移もしばしば認められるので，甲状腺全摘を行うこともまれではない．

手術に際しては，反回神経，副神経，上喉頭神経損傷には留意しなければならない．上皮小体の扱いに関しては，血行を温存して本来の場所に残す方法と，甲状腺とともに摘出して，細切し，筋肉内に自家移植する方法とがある．

治療成績は良好である（図1.10）．

(2) 濾胞癌（図1.11）

乳頭癌とともに分化癌として一括されるが，乳頭癌に比較して頻度は低く，甲状腺癌の7〜8％である．

病理学的には乳頭癌より被膜形成が著明で，被膜侵襲，血管侵襲がしばしばみられる．

触診所見は表面平滑で，可動性が保たれていることが多く，乳頭癌に比較して癌の所見に乏しい．

超音波検査ではechogenic dots，辺縁構造の不明瞭などの所見は著明ではない．軟X線像上，微細顆粒状石灰化像の出現頻度は低い．

以上の諸点から濾胞癌の術前診断は必ずしも容易ではない．

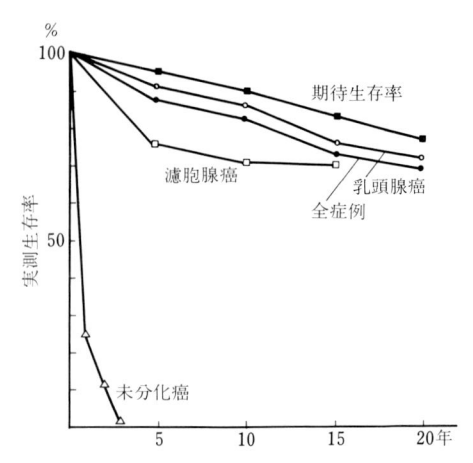

図1.10 甲状腺癌の組織型別生存率（信州大学第二外科）

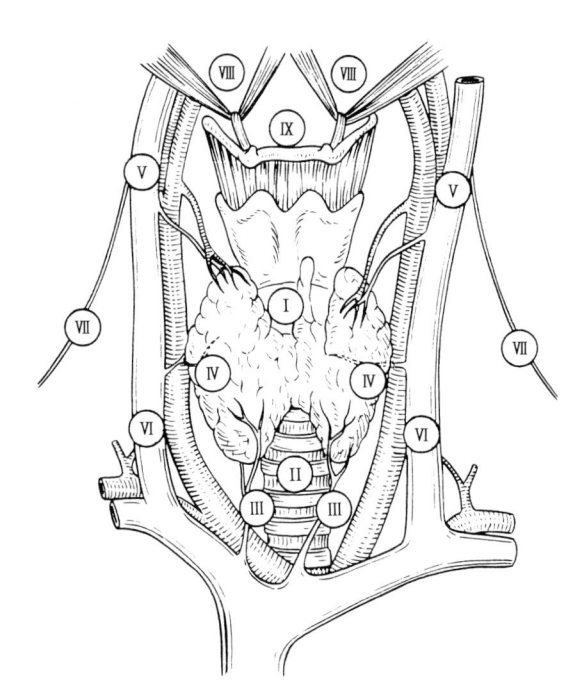

図1.9 甲状腺の所属リンパ節（甲状腺癌取扱い規約，1988）
Ⅰ：喉頭前，Ⅱ：気管前，Ⅲ：気管傍，Ⅳ：甲状腺周囲，Ⅴ：上内深頸，Ⅵ：下内深頸，Ⅶ：外深頸，Ⅷ：顎下，Ⅸ：オトガイ下，Ⅹ：浅頸．

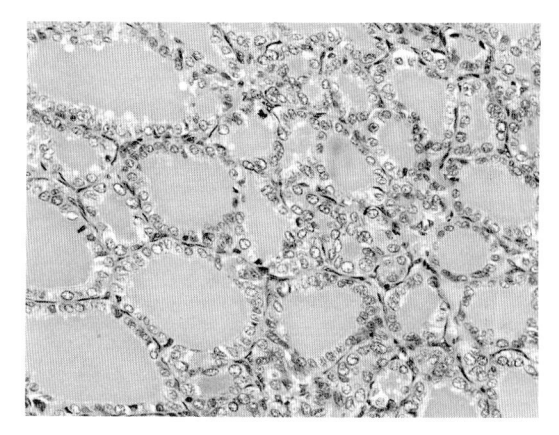

図 1.11 濾胞癌（H-E 染色，150×）

転移形式はリンパ節転移もさることながら，骨，肺への血行性転移の頻度が高いことが特徴的である．

治療はすでに血行性転移がみられる場合には，甲状腺全摘，リンパ節郭清を行ったのち，^{131}I 治療を行う．血行性転移が証明されていない場合には乳頭癌に準じた手術を行うが，腫瘍が大きい場合には甲状腺全摘を行うことが多い．遠隔成績は乳頭癌に比較してやや不良である．

(3) 未分化癌

甲状腺癌全体の 3〜4% を占める比較的まれな腫瘍（図 1.12）で，高齢者に多い．急速に経過し，甲状腺癌の中でも，もっとも予後不良な癌である．

病理学的には，未分化な癌細胞が濾胞構造を示さず，間質反応をほとんど伴わず，浸潤性に発育する．乳頭癌，濾胞癌から未分化癌に移行することもある（未分化転化）．

臨床上，急速に増大する腫瘤として発見されるが，病歴を詳細に聴取すると，長期間甲状腺腫の存在に気づいていることもある．腫瘤は硬く，境界不明瞭であり，初診時，すでに気管，血管へ浸潤し，固定されていることが多い．急速な発育のため，皮膚に発赤を伴い，疼痛を認めることもある．リンパ節転移は早期から認められるが，肺，骨への血行性転移もしばしば認められる．

根治手術の時期を失している場合が多いが，まれには血行転移成立前で，根治手術可能な場合もある．この場合には，喉頭全摘，上縦隔郭清，血管合併切除などの拡大手術を行う．放射線療法も一応は試みるべきであり，最近は放射線療法に化学療法，温熱療法を加えた集学的治療が行われている．

(4) 髄様癌（図 1.13）

甲状腺の C 細胞から発生し，カルシトニンを分泌する腫瘍で，組織学的には充実性増殖を示す腫瘍細胞群の間にアミロイド沈着を伴った間質が認められる特殊な腫瘍である．全甲状腺癌の 1〜2% を占めるまれな腫瘍である．

甲状腺髄様癌には家族性に発生するものと，散発性のものとがある．前者は多発性内分泌腺腫瘍症（multiple endocrine neoplasia, MEN）の 2 型の部分症であることが多い．髄様癌に副腎褐色細胞腫と上皮小体腺腫（あるいは過形成）を伴うものを MEN 2 a 型（Sipple 症候群）と称し，副腎褐色細胞腫と粘膜神経腫，Marfan 様体型を伴うものを MEN 2 b 型と称する．

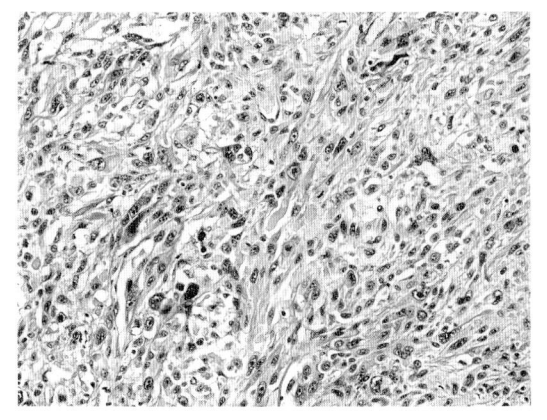

図 1.12 未分化癌（H-E 染色，150×）

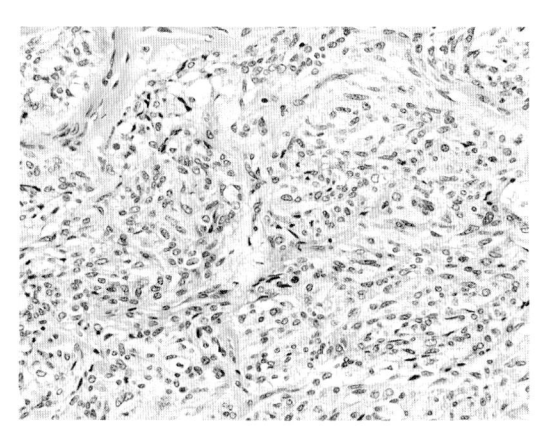

図 1.13 髄様癌（H-E 染色，200×）

腫瘤は家族性の場合は両側多発性，散発性の場合は一側単発性に触れることが多い．軟X線撮影で淡い，粗大な石灰化像が認められ，超音波検査では綿花状の高エコーを伴った低エコー腫瘤として観察される．血中カルシトニン，CEA の高値は診断に役立つ．

治療は乳頭癌，濾胞癌に準じた手術を行うが，家族性髄様癌は多中心性発生であることが多く，非癌部の甲状腺にも C 細胞の過形成を認めるので，甲状腺全摘を行う．MEN 2 型では，患者の術後管理の都合上，褐色細胞腫の手術を優先させる．予後は散発性より家族性髄様癌の方が良好である．

d. 悪性リンパ腫

全甲状腺悪性腫瘍の 1% 前後のまれな腫瘍である．甲状腺のリンパ組織，とくに慢性甲状腺炎からの発生が考えられる．

甲状腺は硬く，び漫性腫脹を示すことが多く，発育は比較的急速である．放射線療法が有効であり，これに手術，化学療法を適宜組み合わせて治療する．　　　　　　　　　　〔菅谷　昭・飯田　太〕

文　献

1) Hashimoto H : Zur Kenntniss der lymphomatösen Veränderung der Schilddrüse (Struma lymphomatosa). *Arch Klin Chir*, **97** : 219-248, 1912.

1.6　上皮小体疾患

a.　原発性上皮小体機能亢進症（primary hyperparathyroidism, I° HPT）

a)　病因・病理

原発性上皮小体機能亢進症は，特別の外的刺激がなく上皮小体機能が亢進し，上皮小体ホルモン（PTH）の分泌が増加する疾患である．発生頻度は 1000 人に対し 0.2〜3.3 人といわれている．男女比は 1：1〜2 で，40〜60 代に多い．

上上皮小体と下上皮小体はそれぞれ第 4，第 3 鰓囊から発生し，いずれの上皮小体も下甲状腺動脈を栄養血管としている．通常 4 個で，1 個あたり 20〜40 mg の小さな臓器である．過剰上皮小体（supernumerary）といって 5 個以上のこともある．上上皮小体は，甲状腺の上部から中部にかけての後面に多くみられ，下上皮小体は，甲状腺下極近傍から胸腺先端（thymic tongue）と分布範囲は広い（図 1.14）．

組織型では 80% が腺腫で，その多くが主細胞型である．過形成は 15〜20% にみられ，主細胞型が主で，水様明細胞型は少ない．癌は 0.5〜5% とまれである．

b)　症状・診断

主要な臨床症状により，以下の三病型に分けら

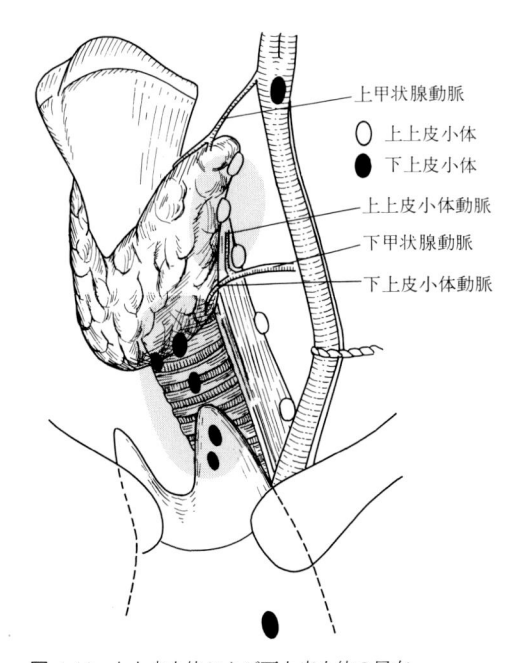

図 1.14　上上皮小体および下上皮小体の局在

れる．
①化学型：高カルシウム・低リン血症，血中PHT高値などの生化学所見を主とするもの
②腎型：尿路結石など腎変化を主とするもの
③骨型：線維性骨炎など骨変化を主とするもの

最近は早期発見されるため不顕性の化学型が増加している．骨変化としては，手指骨の骨膜下吸収像がみられ，高カルシウム血症のため尿路結石が発生しやすく，全身症状として，多尿，口渇，食欲不振，嘔吐，便秘，筋力低下，易疲労，うつなどを呈する．

高カルシウム血症クリーゼ：まれに血清カルシウム濃度が急激に上昇し，傾眠，昏睡，脱水，不整脈，電解質異常，腎機能低下などが出現し，重篤な状態になる．

検査により高カルシウム・低リン血症，血中PTH（M-PTH, intact-PTH）の上昇がみられ，リン尿細管再吸収率(% TRP)の低下，血清のCl/P比の上昇，腎原性 cyclic AMP の増加が認められれば診断は確実である．

局在診断として超音波検査（US）がもっとも簡便で，CTやMRIは前縦隔，後縦隔の検索に有用である．^{201}Tl-^{99m}Tc subtraction scintigraphy は異所性上皮小体の発見にも役立つ（表1.8）．再手術で局在診断がつかないときには選択的静脈血 sampling が行われることもある．

c) 治 療

治療は病的上皮小体の摘出である．単発の腺腫はその1腺の摘出であり，過形成に対しては上皮小体の亜全摘（3 1/2腺）あるいは上皮小体全摘とその一部を自家移植する術式がある．癌の場合は上皮小体を含め甲状腺の腺葉切除を行い，同側の頸部リンパ節郭清を行う．一般に，病理組織学的に腺腫と過形成の鑑別は困難なことが多い．

高カルシウム血症クリーゼに対しては，生理的食塩水の大量補液，強制利尿，カルシトニンの投与を行い，できるだけ血清カルシウム値を下げて緊急手術を行う．

d) 多発性内分泌腺腫瘍症（MEN）

原発性上皮小体機能亢進症は，常染色体優性遺伝を示す遺伝疾患である MEN 1［下垂体腫瘍（プロラクチノーマ，末端肥大症），膵腫瘍（ガストリノーマ，インスリノーマ），上皮小体機能亢進症］または MEN 2a［甲状腺髄様癌，褐色細胞腫，上皮小体機能亢進症：Sipple 症候群］の一病型として発症することもある．

b. 続発性上皮小体機能亢進症（secondary hyperparathyroidism, II° HPT）

主に慢性腎不全で透析中の患者に，血中リンの上昇にともなう血中カルシウムの低下が原因となって発生する．

骨症状は腎性骨異栄養症とよばれ，骨軟化症，線維性骨炎，骨硬化症および骨粗鬆症の4種の代謝性骨疾患の混合である．骨X線像では，頭蓋骨の顆粒状脱灰（salt and pepper），歯槽硬膜（lamina dura）の消失，手指骨の骨膜下吸収像，椎骨の辺縁の硬化と中心部の吸収によるラグビーのジャージー様（rugger jersey spine）像が見られる．本症はアルミニウム骨症との鑑別診断も重要である．組織型は過形成のため，手術は上皮小体全摘と自家移植が行われる．

c. 術後性上皮小体機能低下症

本症は上皮小体機能亢進症あるいは甲状腺の手術に際して上皮小体の摘出や血行障害によって発生する．軽度の場合は，四肢末端の知覚異常やしびれを訴え，Chvostek 徴候，Trousseau 徴候が陽性となる．重症の場合には四肢の緊張性痙攣に

表1.8 上皮小体疾患の局在診断（%）

	accuracy	
	sensitivity	specificity
腺腫・癌		
Tl-Tc	87	100
CT	82	96
US	80	95
過形成		
Tl-Tc	25	66
CT	47	100
US	40	80

Tl-Tc：^{201}Tl-^{99m}Tc subtraction scintigraphy
（信州大学第二外科）

よるテタニー(tetany)を起こし,助産婦手位をとる.急性期にはカルシウム剤の点滴静注を行うが,長期に補充が必要な場合は,経口でビタミンD[1α-(OH)-D_3 または $1,25$-$(OH)_2$-D_3] を投与する.未治療のまま長期に放置すると,白内障や大脳基底核の石灰化を起こす.

d. 上皮小体嚢胞

上皮小体に発生する嚢胞で,内容液中に高濃度のPTHを含む.原発性上皮小体機能亢進症の腺腫の嚢胞化とは異なり,血中のPTHは正常であり機能亢進症状はない.薄い被膜からなる嚢胞で,中に無色透明な内容液を透見できる.治療は摘出である.

e. PTH様物質産生腫瘍

扁平上皮癌(肺,食道癌),腎癌などの悪性腫瘍はPTH関連ペプチド(PTH-rP)という骨吸収因子を分泌し,高カルシウム血症を呈することがある.PTH-rPは生物学的活性を有するPTHのN末端と相同性があり,原発性上皮小体機能亢進症のような症状を呈する. 〔小林信や〕

2. 乳　　　　　腺

A. 発育・生理的変化[1]

　女児では8～12歳ごろに，第二次性徴の一部として乳輪下での乳腺の発育が始まり，初潮発来ごろには小葉の発達は不十分ながらも成熟乳房に近くまで発育・成長する．乳腺は月経周期に伴った周期的変化を示し，また妊娠・授乳によっても大きく変様する．容積は月経周期の第8～10日目ごろに最小で，その後はしだいに腫大し，月経直前には30～40％程度までの増大をみる．妊娠の成立で乳頭・乳輪は増大して色調を増し，乳輪部のMontgomery腺も顕著となり，小乳管・小葉の増殖新生が起こり，出産直前には一側で平常時より200 ml ほどの容積増大をみる．なお，閉経後には小葉構造は退縮し，結合組織・脂肪組織によって置換される．

　乳腺の変化には，主としてエストロゲン(estrogen)が乳管形成に，プロゲステロン（progesterone）が腺房・腺葉の形成に，プロラクチン(prolactin)が乳汁分泌に作用するほか，FSH，LH，GH，TSH，ACTH，副腎皮質ホルモン，インスリン（insulin）なども関与する．なお，妊娠中は胎盤性ホルモンの役割が大きい．

B. 解　　剖[2,3]

　成人女子の乳腺は上方は第2肋骨，下方は第6肋骨，内方は胸骨外縁，外方は前腋窩線に及び，基底面での直径が10～12 cm の円盤状であるが，腋窩方向には舌状に突出している．乳頭は第4～5肋骨の高さに位置する．乳腺は一側15～20個の乳腺葉（乳汁分泌腺である腺房の集団である多数の小葉で構成される）からなり，乳腺内に入り込んでいるCooper乳房提靱帯と呼ばれる発達した結合組織により支持されている．乳管それぞれには乳頭への開口直前に乳管洞と呼ばれる膨大部がある．なお，乳頭内と乳輪直下には平滑筋線維が豊富で，吸乳や触刺激により収縮し，射乳を促す（図2.1）．

　乳腺の栄養動脈には，内胸動脈の穿通枝，胸肩

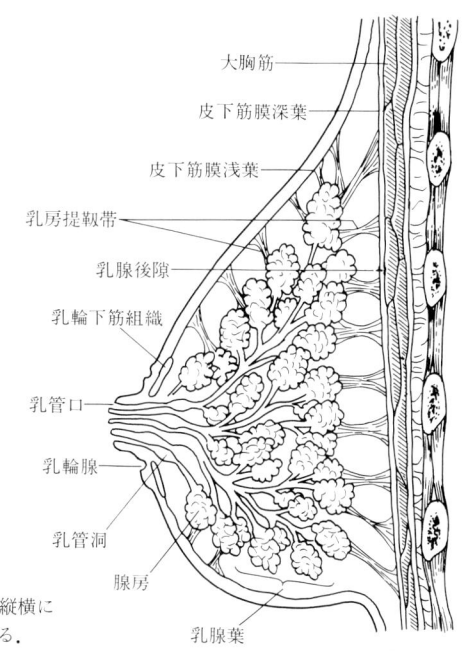

図 2.1　成熟女性乳房の垂直方向の断面模式図
乳腺は皮下筋膜浅葉と深葉の間にはさまれて存在し，縦横に組織内に入り込むCooper乳房提靱帯に支えられている．

峰動脈，外側胸動脈，肋間動脈，胸背動脈などがあり，静脈は同名の動脈に沿って走行する．

乳腺からのリンパ流の代表的経路には，腋窩リンパ路と胸骨傍リンパ節への内胸リンパ路とがある．腋窩リンパ路が主で，外側群・内側群の腋窩リンパ節，胸筋間リンパ節（Rotter）が介在し，鎖骨下リンパ節へと進む．鎖骨下リンパ節の最高位のものを Halsted リンパ節という．副路が胸骨傍リンパ節へのリンパ路で，鎖骨上リンパ節は両系統のリンパ流を受ける．

乳腺には，Th 3〜Th 7 の肋間神経の乳腺枝と交感神経が分布する．

C. 診　断　法

a. 問診・視診・触診

主訴としてもっとも重要なものが広義のしこり（腫大・腫瘤・硬結・結節）で，ほかに疼痛（自発痛・圧痛），乳頭分泌，ときには乳房皮膚や乳頭の変化，腋窩リンパ節腫大などがあり，乳腺疾患での主訴は局所症状・所見が中心である．これらについては，気づいた時期，その後の変化，月経周期との関係を聴取し，既往歴では月経，妊娠・出産・授乳，乳腺および婦人科診療歴，家族歴では母親・伯叔母・姉妹での乳癌既往の有無が大切である．なお，急性乳腺炎での発熱・悪寒・戦慄や，乳癌骨転移による腰痛など，全身症状や遠隔部での症状が表面に出るものもある．

視診では左右差が正常範囲のものかを判断し，膨隆・陥凹（引きつれ）・発赤・浮腫・静脈怒張，乳頭の陥凹・びらん・分泌などの変調の有無をみる．Cooper 乳房提靱帯の巻き込みや大胸筋〜筋膜への浸潤などを示唆する引きつれなどの変形は体位の工夫で明らかになることがあり，視診の間に乳房を支えて調べる lift-up test，腕の挙上や大胸筋を緊張させる動作などが役立ち，重点的に触診が必要な部位の目安が得られる．

触診は原則として座位・臥位の両方で行い，両手の第 2〜4 指を小刻みに動かす（波動触診法），あるいは小円を描く動作などを工夫して広い範囲を調べる．腋窩の触診は座位で，腋窩に深く差し入れた検者の指先を胸壁に押し付けるように下げ降ろしながら行う．アズキ大程度までの軟らかいリンパ節は正常者でもしばしば触れる．

乳頭分泌は圧迫あるいは吸引操作を加えると正常者でもかなりの頻度に認められるので，これだけでは異常とはいえないが，出血を疑わせる色調の場合が問題で，いずれにせよ細胞診の実施が望ましい．

b. 画像診断法

(1) マンモグラフィ（mammography）[4]

上下・内外の 2 方向で行う乳房の軟 X 線写真の撮影（図 2.2）で，病変部のよりよい描出のための拡大乳房撮影法や圧迫スポット撮影法も工夫される．被曝線量の低減とコントラスト向上のための screen-film system，X 線フィルムの代わりにセレン板を用い紙にプリントさせる xeroradiography，イメージプレートを用い画像をコンピュータ処理する computed radiography system（Fuji, FCR）なども利用されている．マンモグラフィの欠点は 1 枚の写真上に全体を描出させるために病巣像に前後像が重なる点である．

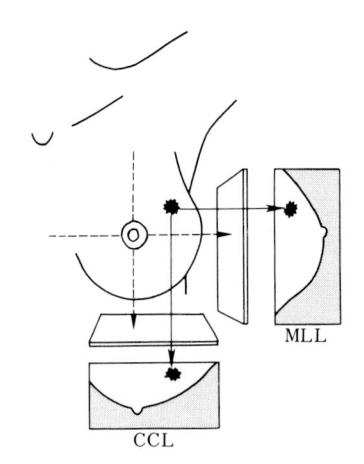

図 2.2　マンモグラフィ
図のように上下方向（cranio-caudal）と内外方向（medio-lateral）の 2 方向で行う．図中の MLL は左乳房での内外方向像，CCL は左乳房の上下方向像を示すので，この 2 枚の写真から病変の位置が立体的に判定できる．

(2) 超音波診断法 (ultrasonic examination；US, echography)[5]

一般的には触診やマンモグラフィでの有所見部位の精査に用いられる（図2.3）が，USだけで病変部がチェックされる場合もある．乳腺辺縁部・腋窩・胸骨傍リンパ節も検査対象になり，被曝の問題がないことも有利で，得られる画像は断層像で，マンモグラフィのように重なりはない．

(3) サーモグラフィ (thermography)

非接触法 (telethermography) と液晶板による接触法 (contact or plate thermography) とがあり，ブラジャー型の後者は自己検査用として普及の兆しがみえる．病変により上昇した局所皮膚温の熱像パターンを解析して診断するが，正診率がやや劣り，冷却法 (cooling test, dynamic method) による診断率向上が工夫されている．

(4) その他の画像診断法

乳頭分泌のある症例で微量の造影剤を乳管口から注入して撮影するのが乳管造影法 (ductography) で，最近では乳管内視鏡検査も開発されている．なお，CTやMRIは乳癌胸壁浸潤例，遠隔転移病巣など以外には通常は用いられない．

c. 病理学的検査
(1) 細胞診 (cytology)

① 実質性腫瘤の穿刺吸引細胞診 (fine needle aspiration biopsy cytology；ABC法)，② 乳頭分泌液や乳腺嚢胞穿刺液の細胞診，③ Paget病や皮膚潰瘍を伴う乳癌でのタッチ（スタンプ）細胞診または擦過細胞診などがある．ABC法は21～22G針付の10m*l*ディスポ注射器を用い手指またはピストル型吸引装置で行い，すみやかに塗抹・固定する．

(2) 生 検 (biopsy)

① 実質性腫瘤のVim-Silverman針またはTru-Cut™針による小栓状片の組織診，② 腫瘤を摘出する摘出生検 (excisional biopsy)，③ 腫瘤の一部を切り込んで得る切開生検 (incisional biopsy) があり，②と③とが外科的生検 (open surgical biopsy, プローベ) で，良性腫瘍では摘出生検が治療となる．

d. そ の 他

乳頭分泌液のある例では分泌液の潜血反応，CEA反応も有用である．なお，血液検査，細菌学検査については各論でふれる．

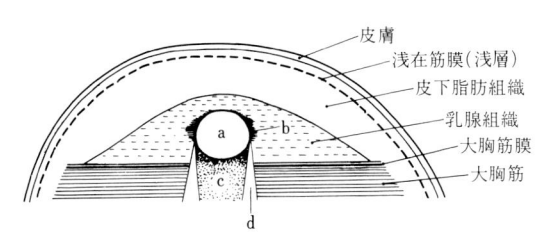

図2.3 乳腺疾患超音波画像分析のポイント
a：腫瘤像*（規則性・不規則性＝形状の整・不整，辺縁の平滑・粗雑，内部エコーの均一・不均一性を判断．縦長の腫瘤は乳癌を疑う）．
　　*低エコー腫瘤像中の高輝度点状エコーは石灰化を表す．
b：境界エコー（乳癌では側面の乳腺組織のエコーが不整に増強）．
c：後方エコー（嚢胞では著明に増強，良性腫瘍では一般に増強，乳癌では通常は減弱～消失するがときに増強）．
d：外側陰影（後方エコーの増強を伴う病変でその側方に出現）．
その他：皮膚，浅在筋膜，乳腺の輪郭線，大胸筋膜の変化にも注意．

D. 手 術 法

a. 皮 膚 切 開 法

良性腫瘍の摘出，外科的生検，乳腺皮下全切除術などに用いる切開線は，傷痕が目立たないようにLanger皮膚割線に沿う弧状・乳輪外縁・乳房下縁弧状切開などを用いるが，乳腺膿瘍の切開では乳管損傷を避ける意味で放射状切開も好まれる．乳癌根治手術の皮膚切開線は，非定型的乳房切除術の普及に伴い，斜切開や横切開が最近は好まれる（図2.4）．

b. 乳房形成術 (mammoplasty)

① 乳房発育不全が適応でプロテーゼ埋入法により行う乳房増大形成術（豊乳術）(augumentation mammoplasty)，② 乳房肥大症や下垂に行

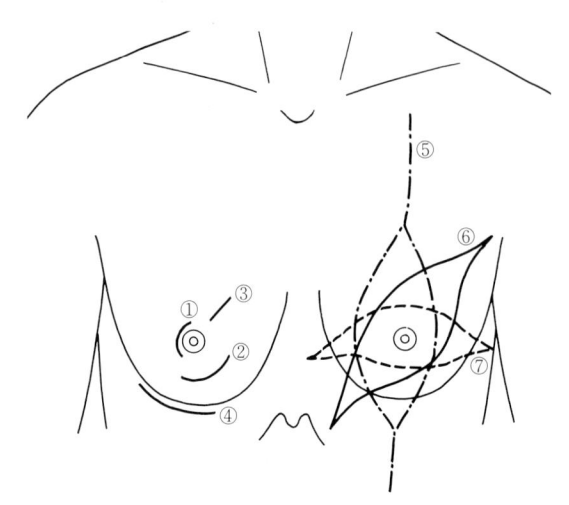

図 2.4 乳腺手術に用いられる皮膚切開法
右乳房に良性腫瘍摘出，生検，膿瘍切開などに用いられる皮膚切開法，左乳房に悪性腫瘍に対する乳房切除術に用いられる皮膚切開法を示した．
① 乳輪外縁切開，② 弧状切開，③ 放射状切開，④ 乳房下縁弧状切開，⑤ 縦切開（Halsted, Haagensen ら），⑥ 斜切開（Madden, Orr ら），⑦ 横切開（Stewart ら）．

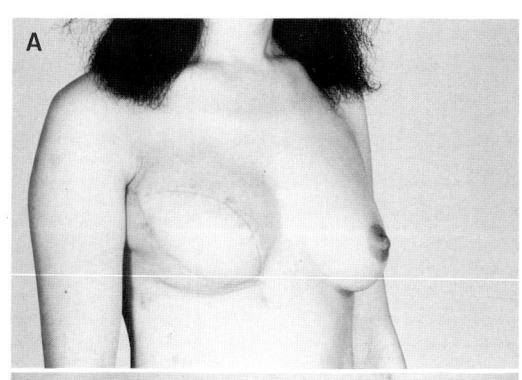

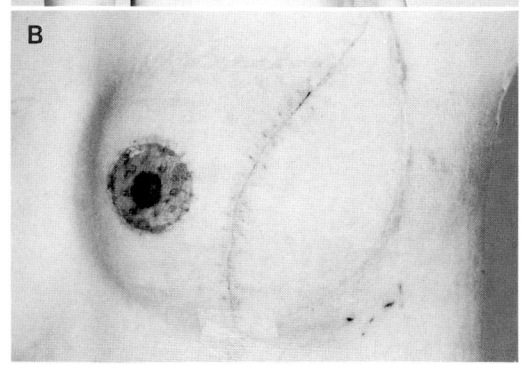

図 2.5 乳癌根治手術後の再建
A：非定型的乳房切除術後に広背筋皮弁を用いて再建した．最近は腹直筋皮弁を多用している．
B：非定型的乳房切除術後に広背筋皮弁を用いて再建し，乳輪は上部大腿内側から，乳頭は対側乳頭からの composite graft によって移植した．

う乳房縮小形成術（reduction mammoplasty），下垂だけを正す乳房固定術（整形術）（mammopexy），③ 筋皮弁（腹直筋・広背筋など）またはプロテーゼ埋入法による乳房切除術後の乳房再建術（図 2.5）とがある．乳房再建術ではシリコン袋埋入後に段階的に生理食塩水を注入し皮膚に余裕をもたせる skin expander 法が有用である．

c. 乳腺部分切除術（partial mastectomy）

良性腫瘍での摘出生検では腫瘤のみを切除すればよいが，欧米を中心に普及している小乳癌に対する乳腺部分切除では，腫瘤の周囲組織を全方向に 2〜4 cm 幅に含めて切除する lumpectomy，または乳腺の 1/4 分画を切除する quadrantectomy を行う．

d. 乳腺皮下切除術（subcutaneous mastectomy）

注入されたパラフィン・シリコンなどの乳房異物，症状のきわめて高度な乳腺症あるいは前癌性乳腺症などを適応として乳房下縁弧状切開，ときには乳輪外縁切開により行う．乳腺全切除（total mastectomy）を目指すが，組織切除は 95％ 程度に終わる．

e. 乳房切除術（mastectomy）

(1) 単純乳房切除術（単乳切, simple mastectomy）

乳腺全切除の意味では乳腺皮下切除術よりも確実で，一般的な適応には前癌性乳腺症，非浸潤性小葉癌，悪性葉状腫瘍などがあるが，欧米では浸潤性乳癌に対しても本術式に加えて，臨床病期と追加治療の必要性を判断するための下位腋窩リンパ節郭清またはサンプリングを行う方法もときに用いられる．

(2) 非定型的（根治的）乳房切除術（非定型乳切，modified radical mastectomy）

乳頭・乳輪・原発病巣上皮膚を含め，斜切開または横切開で広範囲の皮下脂肪組織の切除，乳腺全切除（Br），大胸筋筋膜切除，腋窩リンパ節郭清（Ax）を行うもので，大胸筋温存，小胸筋切除（Mn）

のPatey法（Br＋Ax＋Mn）と両胸筋温存のAuchincloss法（Br＋Ax）がある．大胸筋が温存されるので術後の変形は定型的乳房切除術よりも少ないが，リンパ節郭清の点で劣るとされ，わが国では大胸筋を開排し小胸筋を一時離断して完全な郭清を目指す児玉術式[6]が普及している．

(3) 定型的（根治的）乳房切除術（定乳切，standard radical mastectomy）

Halstedにより確立されて80年以上の歴史をもつ．縦切開，斜切開または横切開を用い，乳頭・乳輪を含め，腫瘍縁から2〜5 cm離して原発病巣上皮膚切除を広くし，広範囲の皮下脂肪組織の切除，乳腺全切除（Br），大胸筋切除（Mj），小胸筋切除（Mn），腋窩リンパ節郭清（Ax）をen blocに行う．大胸筋は鎖骨部を残すことが多く，また，創の一次的縫合閉鎖が不能の場合には皮膚移植を行う．

(4) 拡大（根治的）乳房切除術（拡大乳切，extended radical mastectomy）

定乳切に胸骨傍リンパ節郭清（Ps）あるいは鎖骨上窩リンパ節郭清（Sc）を追加する術式である．胸骨傍リンパ節が受けるリンパ流としては比較的少ないものの，乳腺の一次リンパ節であることから，わが国では現在でもこの術式に固執する外科医が少なくない．

E. 形 態 異 常

a. 副 乳（accessory breast）

腋窩から大腿に向かう外胚葉性の乳条（milk line）の胸部での乳堤から発生するものが乳腺で，他の部位にも乳腺・乳頭の遺残を認めるものが多乳房症（polymastia），多乳頭症（polythelia）である．腋窩近傍に痕跡的な副乳や副乳頭（accessory nipple）を数％に認めるが，副乳が妊娠時に腫大すること以外には臨床的な意味は少ない．無乳房症（amastia）・無乳頭症（athelia）はきわめてまれである．

b. 陥没乳頭（inverted nipple）

a) 概 念

先天性のものは胎生期の形成不全により，乳管短縮を伴う．外観，授乳困難，細菌感染が問題になる．乳癌や慢性炎症による乳頭陥凹（nipple retraction）との鑑別が大切である．

b) 治 療

マッサージ・用手牽引・搾乳器などで軽度のものは多少の効果が得られるが，中等度以上のものはZ形成の応用による手術を行う．

c. 乳房形成不全（hypoplastic breast）

内分泌学的背景を検索し，異常がなければ一定期間のエストロゲン療法を試みるが，乳房増大形成術の適応となるものが多い．

d. 乳腺肥大症（breast hypertrophy）

(1) 新生児乳腺肥大（infantile mastitis）

母体からのホルモンの影響によるもので，生後2〜3日目ごろに気づかれ，初乳に似た微量の魔乳（witch's milk）を分泌することがあるが，生後7〜10日目ごろには自然に退縮する．

(2) 早熟性乳腺肥大（premature breast hypertrophy）

思春期以前の女児で，乳房のみが他の第二次性徴を伴わずに発育を開始する早熟性乳腺発育開始（premature thelarche）と，性的早熟症候群（precocious puberty）の一症状によるものとがあり，内分泌的背景の検索が必要となる．

(3) 思春期乳腺肥大症（breast hypertrophy in adolescence）

ホルモン環境に過剰に反応して，生理的範囲を越えて乳腺が肥大するもので，massive virginal hypertrophyとも呼ばれる．

(4) 妊娠期乳腺肥大症（breast hypertrophy in pregnancy）

妊娠に伴うホルモン環境に対する過剰反応によるが，治療対象となるものはまれである．

e. 女性化乳房症（gynecomastia）

a）定　　義

男子乳腺の発育肥大をいう．生理的反応として，思春期男子の約半数で一過性に経験され，50〜60歳代の高年者にもホルモン内部環境の変化によってときに認められる．これら以外が狭義の女性化乳房症で，病因を調べる必要がある．本症が男子乳癌の発生母地になりうることが示唆されているが確証はない．

b）病　　因

内因として慢性肝疾患がもっとも多く，エストロゲンの不活化の低下による．その他，ビタミンB_2複合体の欠乏，睾丸・副腎皮質・下垂体などの腫瘍，甲状腺機能亢進症，Klinefelter症候群，肺癌などの異所性ホルモン産生腫瘍などによることがある．外因となる薬剤の代表が前立腺癌に用いるエストロゲン製剤で，このほかにisoniazid, digitalis, reserpine, phenothiazine, spironolactone, 各種ホルモン剤がある．

c）症状・診断・検査所見

乳腺は乳輪下の小硬結から女性の乳房に近くまで肥大する．自発痛は軽度であるが触診により圧痛がある．マンモグラフィでは濃淡がわずかに不均一な陰影を腫大の程度に応じて認め（図2.6），USでは境界がやや不鮮明な裾広がりの均一な低エコー領域として描出される．

d）鑑別診断

過剰な皮下脂肪による偽性女性化乳房症（pseudogynecomastia）は乳腺実質を欠如する．乳癌は硬く，一般に限局性腫瘤で浸潤性所見が触診でうかがえる．女性乳癌のところで詳述する画像診断上の特徴に留意する．

e）治　　療

原因病態の検索とその治療が主体で，外因となっている薬剤については原病の主治医と協議する．生理的なものでは治療を要しないものが大多数であるが，症状が高度であれば短期間，抗エストロゲン剤のmepitiostane, tamoxifenの投与が有効である．反応が不十分なものや精神的苦痛を伴う場合には乳輪外縁切開で切除する．

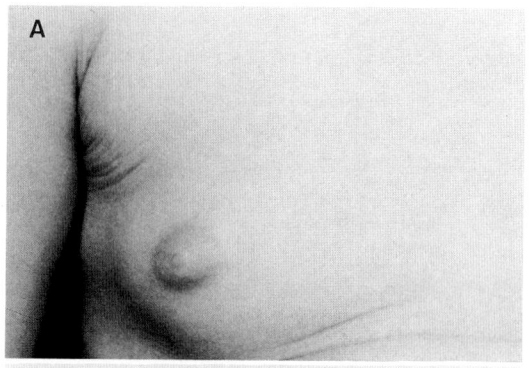

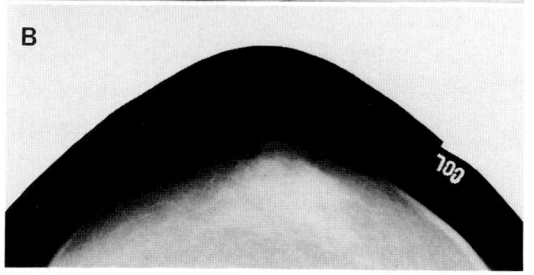

図2.6 女性化乳房症の局所所見とマンモグラフィ像
A：び漫性に腫大した乳腺により，一見して女性乳房様であるが乳頭が小さく男性であることが容易に判断される．
B：マンモグラフィ像では肥大した乳腺組織を認め，皮下脂肪組織も豊富にみえる．

f. 乳房異物（foreign body (granuloma) in the breast）

1950〜60年代ごろ豊乳術として注入されたワセリン・パラフィン・シリコン類が年月を経て，siliconoma, paraffinomaと呼ばれる異物性肉芽腫を形成し，乳癌を心配して受診する者が少なくないが，注入物質による発癌はほとんどないとされる．異物性肉芽腫での視触診所見と補助診断法による画像は多様であるが，注入式豊乳術の既往が診断の決め手となる．注入物質がアジュバントとして長年作用して，発熱・リンパ節腫大・関節痛・皮疹などの症状を伴うアジュバント病を発症することがまれにあり，この場合には膠原病類似の血液検査所見を呈する．

F. 炎　　　　症

a. 急性乳腺炎（acute mastitis）
a）定義・分類
　乳腺の急性炎症で，多くは初産婦の授乳開始後の2〜3カ月以内にみられ，乳汁うっ滞を主徴とするうっ滞性乳腺炎（stagnation mastitis），細菌感染の徴候が顕著な急性化膿性乳腺炎（acute suppurative mastitis），膿瘍形成にいたった乳腺膿瘍（breast abscess）とがある．慢性乳腺炎の急性増悪による乳腺膿瘍や，まれにはMontgomery腺の炎症などの表層の炎症の進展によることもある．

b）病　因
　乳汁うっ滞，脆弱な乳頭皮膚の小創傷などを授乳に不慣れであると起こしやすい．黄色ブドウ球菌，ときにレンサ球菌・大腸菌などが主な原因菌である．

c）症状・病態
　うっ滞性乳腺炎では乳汁うっ滞部に緊満感・疼痛・圧痛・発赤・熱感など，化膿性乳腺炎では炎症徴候が高度となり発熱・悪寒・戦慄などの全身症状を伴い，乳腺膿瘍では圧痛が強く波動をうかがわせる腫瘤を触知する．腋窩リンパ節の有痛性腫大を伴う．

d）診断・検査所見・鑑別診断
　現病歴から診断は比較的容易で，マンモグラフィは通常は施行しないが，USで乳腺膿瘍では内部エコー欠損・やや不規則な境界エコー・後方エコー増強などの特徴的な画像が得られ，膿瘍内の軟化が不十分であれば粗大で不均一な内部エコーが認められる．体温上昇や白血球増加症は化膿の程度による．まれに鑑別上問題となる炎症性乳癌では，局所炎症所見の割に自発痛・圧痛・発熱・白血球増加症などがほとんどない．

e）治　療
　乳汁うっ滞を避け，乳頭部を清潔に保つなどの予防処置が大切である．うっ滞性乳腺炎では搾乳・授乳・マッサージなどによりうっ滞を除き，冷罨法を行う．化膿性乳腺炎では抗生物質，ときに消炎酵素薬を投与し，提乳帯で局所の安静を保つ．乳腺膿瘍では切開または18G針による穿刺排膿を行う．

b. 慢性乳腺炎（chronic mastitis）・乳管拡張症（mammary duct ectasia）
a）定義・病因・分類
　乳腺分泌物やその分解産物の乳管内うっ滞，乳管の扁平上皮化生によるケラチン塞栓などが主因

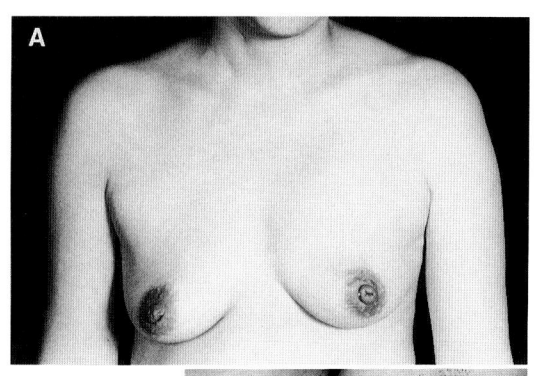

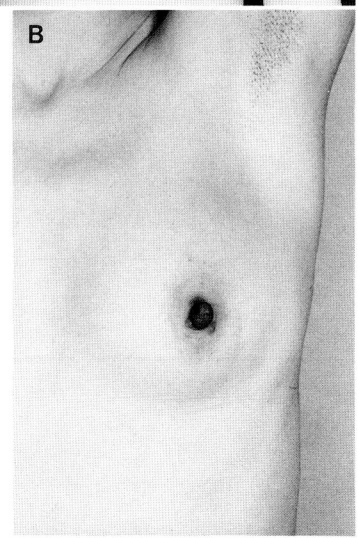

図 2.7　慢性乳腺膿瘍とMondor病の外観
A：再発性慢性乳腺炎による慢性乳腺膿瘍例の外観．左側乳房の乳輪から内側に強い発赤・浮腫を認め，左側乳房は全体に挙上し，乳頭も陥凹している．
B：皮下浅在性静脈の血栓性静脈炎：Mondor病．左乳房の乳輪外側から下方に弧線状の皮膚引きつれが左腕挙上により明らかに認められる．

となり，化学的刺激あるいは細菌感染を合併して発症する．しばしば乳管拡張症を伴い，慢性炎症～再発性乳輪下膿瘍の形を呈する．陥没乳頭も原因の一つになる．近似病変に形質細胞乳腺炎（plasma cell mastitis），面皰性乳腺炎（comedo mastitis），乳管周囲炎（periductal mastitis）などがあり，きわめてまれには結核や放線菌症が病因となる．

b） 症状・病態

化膿性炎症の程度に応じて，自発痛・圧痛を伴い，境界やや不鮮明で周囲組織と癒着する硬結・腫瘤を乳輪下に触知し，乳頭・乳輪部の皮膚の変形も認めることが多い（図2.7 A）．しばしば腋窩リンパ節の有痛性腫大を伴う．

c） 検査所見・診断・鑑別診断

多くは問・視・触診で見当がつくが，炎症を幾度か繰り返した例での硬固な腫瘤は触診だけでは乳癌との鑑別がしばしば困難である．画像診断でもマンモグラフィで不規則な濃厚陰影が乳輪下に描出され，この部はUSでは死角でもある．膿性分泌液の細菌学的検査・細胞診，切開排膿時での膿瘍壁・病巣切除標本の組織診を行う．

d） 治療

炎症が強い時期には抗生物質を投与し，膿貯留では切開排膿し，炎症を繰り返すものでは寛解期に病巣切除を行う．

c. 乳腺脂肪壊死（fat necrosis in the breast）

肥満傾向の中年女性にしばしばその部の打撲などを契機にして発症する脂肪組織の変性壊死に伴う肉芽腫性炎症反応で，しばしば皮膚の引きつれを伴う硬い腫瘤として触知し，画像でも乳癌との鑑別が困難で，摘出生検の適応となる．

d. Mondor 病

乳房またはその近傍の皮下浅在性静脈の血栓性静脈炎で，軽度の疼痛～引きつれ感で自覚される．病変部は軽度圧痛のある索状物として触知され，皮膚の線状の引きつれが特徴的である（図2.7 B）．2週間ほどで自然消退する．

G. 乳腺症（mastopathy, fibrocystic disease of the breast）

a） 定義・疫学

本症を単一の疾患とするには，診断基準が臨床的にも病理学的にも画然としない．乳腺疾患の中でもっとも頻度が高く，たとえば乳癌集団検診受診者の5～10％が乳腺症と診断されるが，これだけ頻度が高いと疾患とはみなしがたい．病理学的にも剖検例の20～30％に何らかの乳腺症の部分像が認められる．好発年齢は35歳以上で，40歳代にピークがあるが，閉経後には臨床的には認めない．

b） 病因・病理

エストロゲンとプロゲステロンとのバランスのうえで，前者の相対的または絶対的過剰を背景として，月経前症候群にみられる乳腺の変化が増強され，ある程度まで不可逆的になった状態である．基本的な病理部分像に乳管過形成（ductal hyperplasia），小葉過形成（lobular hyperplasia），腺症（adenosis），線維症（fibrosis）などがあり，これに肉眼的囊胞（gross cyst）から顕微鏡的囊胞までの囊胞症（cystic disease）やアポクリン上皮化生（apocrine metaplasia）などが認められる．乳管過形成では乳頭状の増殖が主体であれば乳管乳頭腫症（duct papillomatosis）と呼ばれる．このように乳腺症では増殖性変化と退行性変化とが混在している．上皮の増殖性が高度で，しかも異型性を示す異型小葉過形成（atypical lobular hyperplasia）・異型乳管過形成（atypical ductal hyperplasia, papillomatosisを含む）は前癌性乳腺症（precancerous mastopathy）とも呼ばれ，数年の経過で乳癌を発生するチャンスが高い．

c） 症状・病態

臨床像はどの部分像が主体かによって異なる．一般的には程度の差はあるものの両側性で，乳房緊満感を訴え，種々の程度の自発痛・圧痛のある境界不鮮明な乳腺の硬結が触知され，指で摘むようにすると腫瘤状に触れる（König 徴候）．腺症腫

瘤（adenosis tumor），線維症，大きめの囊胞では三次元的に腫瘤を触れる．

d）検査所見・診断

症状や徴候が月経周期に応じてかなり変化することが多く，局所所見の特徴から診断はさほど困難ではない．乳頭分泌液または囊胞穿刺液にしばしば泡沫細胞の集団やアポクリン化性上皮細胞を認める．マンモグラフィでは辺縁不鮮明，梁柱の増強したスリガラス様陰影を示すことが多いが，巨大囊胞では境界鮮明な類球状陰影を認める．USでは明瞭な実質性腫瘤像を欠く広範囲な不均一エコー像で大小の囊胞像（内部エコーがなく後方エコーが増強）を混在する．サーモグラフィでは高温部分や異常血管像を欠如し，大きな囊胞では低温を呈する．

e）鑑別診断

び漫硬結型の乳腺症や乳腺囊胞はともかく，腺症腫瘤や線維症のように限局性の腫瘤を示すものでは，乳癌との鑑別のためにABC法や生検が必要になる．

f）治療

経過観察ですむものから乳腺全切除の適応になるものまで幅が広い．月経前症候群の部分症で，月経開始で腫瘤が消失するものや症状が軽度のものでは治療はまったく不要で，疼痛などが高度であればホルモン治療（mepitiostaneなどの抗エストロゲン薬やdanazol）を短期間行う．腫瘤や硬結を認めるものはABC法や生検により癌と鑑別する．前癌性乳腺症では異型度や乳癌リスクに応じて乳腺全切除の適応を考える．肉眼的囊胞では穿刺し，細胞診を行う．

H. 良性腫瘍

a. 乳腺線維腺腫（fibroadenoma of the breast）

a）定義・疫学

乳腺良性腫瘍のうちでもっとも頻度が高い．10歳代後半から30歳代前半に好発し，発育は一般に緩徐で，30歳ごろになると発育は通常停止する．

b）病理

実際の被膜はないが灰白色被包性で多少とも表面は桑実状の球形または卵球形腫瘤で，通常は直径1～2cmのものが多いが，まれには数cm以上になる．10～15％で多発または両側性である．組織学的には乳管上皮の不規則な過形成と小葉間間質の増生からなる．

c）症状・検査所見・診断

境界鮮明，可動性良好，弾性硬，無痛性，ときに軽度圧痛のある腫瘤の特徴から，視触診で80％，補助診断法を加えれば90％に正診がつく．マンモグラフィでは境界鮮明で周囲にハロー効果を有する球形～卵球形腫瘤で，中高年でしばしば粗大な石灰化像を伴う．なお，若年者ではマンモグラフィの適応は厳格にする．USでは輪郭整，類円形，弱く均一な内部エコー腫瘤像で，後方エコ

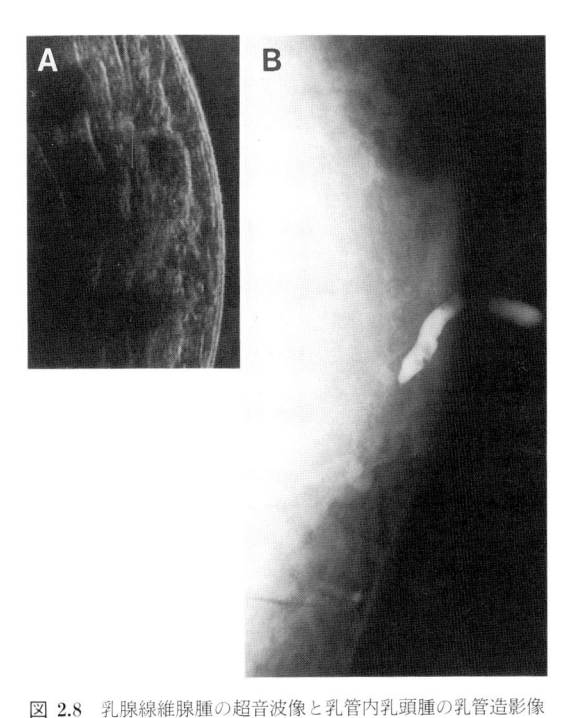

図2.8 乳腺線維腺腫の超音波像と乳管内乳頭腫の乳管造影像
A：乳腺線維腺腫の超音波像．ほぼ楕円形，境界鮮明で，均一で弱い内部エコー像を示し，底面エコーは増強している．
B：乳管内乳頭腫の乳管造影像．乳輪直下の乳管洞部に陰影欠損像を認める．

ーは両側方陰影を伴って増強する（図2.8 A）．若年者でABC法，25～30歳以上で摘除生検で最終診断をつけることを原則とする．

d) 治療

若年者で典型的所見を呈し，しかもABC法でそれと確認されれば経過観察でよい．25～30歳以上では摘除生検が原則である．

b. 乳管内乳頭腫（intraductal papilloma, IDP）

a) 定義・疫学・病理

乳頭に近い主乳管に発生することの多い乳頭状良性腫瘍で，まれに多発性であるが，乳腺症の乳管乳頭腫症（duct papillomatosis）とは区別する．乳管の著明な拡張を伴ったものは囊胞内乳頭腫（intracystic papilloma）と呼ぶ．40～45歳が好発年齢のピークで，発生頻度は乳癌の1/10弱と推測される．

b) 症状・病態

腫瘍は脆弱で出血しやすいので，大多数例で血性乳頭分泌を主訴として来院する．大きさは数mm以下のことが多く軟らかいので，腫瘤を触知することは少ない．

c) 検査所見・診断・鑑別診断

分泌液の細胞診で赤血球と乳頭状上皮細胞の集塊を認める．乳管造影で腫瘍に一致した陰影欠損・乳管拡張像を確認する（図2.8 B）．マンモグラフィ・USでは通常は描出不能であるが，大きなものや囊胞内乳頭腫ではそれぞれに応じた画像が描出される．乳管内視鏡も一部で試みられている．乳癌との鑑別は細胞診あるいは局所切除標本の組織診による．

d) 治療

生検と治療をかねて，乳管（腺葉）区分切除術（microdochectomy）により，当該乳管とその乳腺葉を楔状に末梢まで切除する．

c. 良性葉状腫瘍（benign phyllodes tumor）

a) 定義・疫学・病理

乳腺に特有な線維上皮性腫瘍という意味で線維腺腫の亜型とみなされるが，別に扱う．発生頻度は線維腺腫の2～3％に相当し，好発年齢の平均は40歳代であるが，かなり幅広い年齢層にみられる．WHOおよびわが国の乳癌研究会の分類[7]では，葉状腫瘍という項目の中で良性（benign）・境界病変（borderline）・悪性（malignant）と区分しているが，悪性のものは約10％と頻度が低いので本書では便宜上この良性腫瘍の項に入れ，悪性のものは肉腫の項で述べる．良悪性の組織診での判断がしばしば困難で，このために境界病変という名称がある．腫瘍は肉眼的には分葉状で被膜があり，割面の模様・色調とが不揃いで，実質・囊胞状・壊死・出血部分，ときに石灰化が混在する．組織学的には，線維腺腫に比較して線維性間質での細胞成分が豊富で，ときに骨・軟骨・脂肪・筋組織などへの分化もみられる．

b) 症状・病態・検査所見・診断

2～3 cmから小児頭大におよぶ孤立性，境界鮮明，軟硬部分を混じた分葉状（ジャガイモ状）の腫瘤を触れる．線維腺腫よりも発育速度は速く，大きくなると体表面に露出し，ときに壊死・潰瘍・出血を伴う．マンモグラフィでは，小さいものは線維腺腫と区別が困難であるが，大きくなると辺縁が分葉状で境界鮮明な不均一な腫瘤像が描出される．USでも大きくなったものでは，分葉状辺縁を示唆する境界エコーと粗大不均一で島状の内部エコーを伴う低エコー腫瘤像が認められる．ABC法の本疾患における役割は確立されていない．確定診断は，小さいものでは摘出生検による．大きなものではTru-Cut™針によるか，または生検なしに一足飛びに治療目的の手術を行う．

c) 治療・予後

小さいものは周囲組織を含めた乳腺部分切除とするが，良性での局所再発もまれではない．大きなものでは乳頭・乳輪を残す乳腺全切除または単純乳房切断術を行う．悪性の可能性も考慮して下位腋窩リンパ節の郭清を加えることもある．

I. 悪性腫瘍

a. 乳癌 (breast cancer)[8~10]

a) 定義・疫学・病因

乳腺悪性腫瘍の99%は乳腺原発の上皮性悪性腫瘍である乳癌が占め，非上皮性悪性腫瘍である乳腺肉腫の頻度は約0.5%と低く，他部癌の乳腺への転移も臨床上で問題になる頻度にはない．乳癌による毎年の死亡者数は過去20年間ほどの間に倍増し，現在6000人を越した(図2.9)．乳癌新患者数は年間に2万人程度と推測され，アメリカでの罹患率の約1/4にまで増加した[11]．この急激な乳癌罹患率の上昇の背景として，食生活の西欧化，とくに動物性脂肪摂取量の増加と初産年齢の高齢化とが重視される．乳癌罹患リスクは初産年齢が高く，出産数の少ない者に高い．母親・伯叔母・姉妹などの乳癌家族歴も重要で，体形では大型で肥満傾向の女性に多い傾向が示されている．好発年齢のピークは40歳代後半であるが，60歳前後に第二の低いピークが認められる[11]．

b) 自己検査法と集団検診

乳癌集団検診は全国市町村の半数以上で問視触診を中心にして実施されているが，乳癌発見率は平均で0.1%弱程度と低く，人手・経費，精度管理，受診者固定化などの問題もある．乳癌の治療成績を向上させるためにもっとも効果的な方法が自己検査法の普及である．触診の方法にはあまりこだわらずに，30歳以上の全女性にこれを毎月励行させるべきで，月経第8~10日目ごろが最適時期である．

表 2.1 乳癌の組織学的分類
(乳癌研究会の組織学的分類[7]による)

1. 非浸潤癌 noninvasive carcinoma
   a. 非浸潤性乳管癌 noninvasive ductal carcinoma
   b. 非浸潤性小葉癌 lobular carcinoma *in situ*
2. 浸潤癌 invasive carcinoma
   a. 浸潤性乳管癌 invasive ductal carcinoma
      a 1. 乳頭腺管癌 papillotubular carcinoma
      a 2. 充実腺管癌 solid-tubular carcinoma
      a 3. 硬癌 scirrhous carcinoma
   b. 特殊型 special type
      b 1. 粘液癌 mucinous carcinoma
      b 2. 髄様癌 medullary carcinoma
      b 3. 浸潤性小葉癌 invasive lobular carcinoma
      b 4. 腺様嚢胞癌 adenoid cystic carcinoma
      b 5. 扁平上皮癌 squamous cell carcinoma
      b 6. 紡錘細胞癌 spindle cell carcinoma
      b 7. アポクリン癌 apocrine carcinoma
      b 8. 骨・軟骨化生を伴う癌 carcinoma with cartilaginous and/or osseous metaplasia
      b 9. 管状癌 tubular carcinoma
      b 10. 分泌癌(若年性癌) secretory carcinoma (juvenile carcinoma)
      b 11. その他 others
3. Paget病 Paget's disease

c) 病理

病理組織学的には乳癌研究会の乳癌取扱い規約による分類[7] (表2.1) が用いられる．乳癌は，乳管内に癌の進展が止まる非浸潤癌と乳管外に浸潤する浸潤癌とに大別され，前者は非浸潤性乳管癌と非浸潤性小葉癌とに，後者は通常の浸潤性乳管癌と特殊型に分けられる．発生頻度では非浸潤癌は3~5%と低く，残りの大部分は通常型の浸潤性乳管癌(乳頭腺管癌，充実腺管癌，硬癌)である．

硬癌は全乳癌の25~30%と多く，浸潤性発育と間質の増殖が顕著で，視触診上および画像診断上でもっとも特徴的な乳癌像を示す．他の組織型に比較して予後が一般的に悪い．小葉癌は両側性の頻度が高いので手術時には対側乳房の生検を行う．髄様癌ではしばしば間質にリンパ球浸潤を伴い，この場合の予後は比較的良好である．Paget病は乳頭近くに発生した乳管癌が上皮内進展をして乳頭に表出して慢性湿疹~びらん様の外観を示すもので，組織学的には表皮基底層の中に明るい細

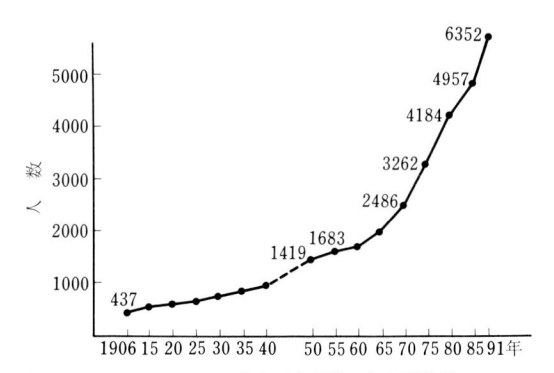

図 2.9 わが国における乳癌死亡者数の年次別推移
(厚生省人工動態統計による)

胞質を有する大型のPaget細胞が特徴的であり，予後はよい．

d) 発育・転移・病期分類

乳癌は局所で周囲乳腺組織，脂肪組織，表層の皮膚，深層の大胸筋膜に向かって浸潤性に発育増殖する．転移はリンパ行性あるいは血行性に起こる．

リンパ行性転移の主経路は腋窩リンパ節へのもので，進行して鎖骨下リンパ節，さらに鎖骨上リンパ節に及ぶ．副経路が内胸動静脈に沿う胸骨傍リンパ節へのリンパ路である．根治手術時の腋窩リンパ節転移陽性率は40～50％程度で，胸骨傍リンパ節への転移は15～20％（単独転移は数％以下）に認められる．

血行性転移は肺・胸膜・骨・肝・脳のほか，副腎・髄膜・卵巣など全身のあらゆる臓器に起こりうる．骨転移では胸腰椎や骨盤骨も多く，この場合，必ずしも肺を介せず，肋間静脈から脊椎静脈系を経て脊椎骨にいたるBatson経路が重要とされる．

臨床病期分類はTNM分類が用いられる[7]．腫瘍（T），リンパ節（N），遠隔転移（M）のそれぞれの因子について評価分類し，その組合せで臨床病期が決まる（表2.2）．手術標本の組織学的検査の結果を組み入れたTnm分類・tnm分類も用いられるが，ここでの小文字は組織学的検査の結果を表す．なお，症例の記載には腫瘍の部位を略号で示す．ちなみに乳癌は左右では左にやや多く，部位別では外上部（外上四分円C～腋窩方向の舌状部C'）にもっとも多く，以下，乳輪部（E），内上部（A），内下部（B）と続く．

早期乳癌（early breast cancer）と最小乳癌（minimal breast cancer）という用語がしばしば使用されるが，前者は転移がなく局所的にも進行病変を示す所見のない長径2cm以下のものとPaget病を含む非浸潤癌とを総括したもので，後者は非浸潤癌と直径0.5cm（または1cm）までの浸潤癌とをあわせたものをいう．また，T_0乳癌とは視触診上で原発巣を認めないもので，乳頭分泌液の細胞診，マンモグラフィ，まれには転移腋窩リンパ節などにより発見されたものをいう．

表2.2 乳癌のTNM臨床病期分類とT・N・M各項の定義（乳癌研究会の病期分類[7]による）

TNM臨床病期分類

転移＼腫瘍		T_0	T_1	T_2	T_3	T_4
M_0	N_0 / N_1a	☒				
	N_1b					
	N_2					
	N_3					
M_1						

Tis…非浸潤癌
☒ 病期0
□ 病期I
□ 病期II
□ 病期IIIa
□ 病期IIIb
■ 病期IV
（浸潤癌）

〔T：腫瘍〕

		大きさ(cm)	胸筋(膜)固定	胸郭固定	皮膚の浮腫，浸潤，潰瘍，衛星皮膚結節
Tis		非浸潤癌あるいは腫瘤を認めないPaget病			
T_0		腫瘤を認めない			
T_1	a	～2.0	(−)		
	b		(+)		
T_2	a	2.1～5.0	(−)	(−)	
	b		(+)		
T_3	a	5.1～	(−)		
	b		(+)		
T_4	a	大きさを問わず	(+)	(−)	
	b		(−)	(+)	
	c		(+)	(+)	

注：炎症性乳癌は別群とする．

〔N：リンパ節〕

		同側腋窩リンパ節			同側鎖骨下または鎖骨上窩リンパ節または上腕浮腫
		触知ただし可動		周囲組織またはリンパ節相互間の固定	
N_0		(−)			
N_1	a	(+)	軟*	(−)	(−)
	b		硬		
N_2		(+)		(+)	
N_3		(+)または(−)			(+)

*腫瘍を含まないと考えられるもの．

〔M：遠隔転移〕

	遠隔転移*
M_0	(−)
M_1	(+)

*乳房範囲を越える皮膚浸潤を含む．

e) 症状・病態（図 2.10, 2.11）

乳癌患者の 95% は自分で広義の「しこり」（腫瘤・結節・硬結など）を発見して来院する．まれには血性乳頭分泌液，あるいは乳頭びらん（前述の Paget 病）を主訴とする．

乳癌腫瘤は一般的には孤立性，表面凹凸不整，境界やや不鮮明，弾力性なく硬固，通常無痛性で圧痛欠如，などの特徴を有する．周囲への浸潤の状況によって，しばしば pseudolipomatous tumor（周囲は軟らかく，芯が硬い）と表現される．一般的に周囲組織を巻き込む発育形式を示すので，乳房の変形，腫瘤上皮膚の引きつれ・陥凹，乳頭の引きつれ・陥凹・病巣方向に向く pointing などが認められる．腫瘤上皮膚の引きつれは，体位の工夫，lift-up test（前出），腫瘤上皮膚を引き寄せるようにする plateau test（約 60% で陽性）などで証明されることが多く，これが「えくぼ症状」(dimpling sign) である．皮膚への直接浸潤により，腫瘍露出・潰瘍形成・出血を認め，さらには周囲に多数の皮膚転移巣をもつ衛星皮膚結節 (satellite skin nodule) が出現する．また，皮下リンパ管での癌細胞塞栓により皮膚の発赤・浮腫をきたし，これは橙皮様皮膚（peau d'orange）・豚皮様皮膚（pig skin）と呼ばれる．転移腋窩リンパ節は硬く，進行するとたがいにあるいは周囲組織と癒着するようになり，ときには上腕浮腫も出現する．

なお，まれには遠隔転移病変による症状・徴候を主訴に来院する者もある．

f) 検査所見・診断

問視触診により約 80% の症例で乳癌またはその疑いと診断されるが，小さいものでは補助診断法が不可欠である．なお，腋窩リンパ節への転移の有無の触診診断は誤陽性 15%，誤陰性 30% 程度とかなり不確実である．

マンモグラフィ（図 2.12）の診断率は疑診を含めて 80〜85% 程度で，乳癌の直接所見として，周囲に放射状ないしは棘状突起（スピクラ，spiculation）を伴う辺縁不整で不整型濃厚腫瘤陰影，病巣内部〜近辺に多数で砂粒状・線〜索状分布を示す微細石灰化像（microcalcification, minute punctate calcification）がある．微細石灰化像は全乳癌の 50〜70% に証明され，個々の大きさは 0.05〜0.1 mm とされる．間接所見には皮膚・乳頭の陥凹，皮膚の肥厚，Cooper 靱帯・乳管の引き込み像，血管怒張像などがある．血性乳頭分泌例では細胞診に加えて，乳管造影の適応となり，陰影欠損・乳管断裂〜狭窄像などに注意する．

US（図 2.13）の診断率は 75〜85% 程度で，乳癌では不整形・不規則な低エコー像，不規則・不均一な内部エコー像，不規則に増強した境界エコー（malignant halo），後方エコーの減衰〜欠損像，腫瘤像の縦横比（深さと幅の比：D/W ratio）が 1 以上，などが特徴的である．US では低エコー腫瘍像の中に微細石灰化巣が輝点として描出されやすい．US は腋窩リンパ節や胸骨傍リンパ節腫大の診断にも役立つ．

サーモグラフィの診断率は 70〜80% とやや劣

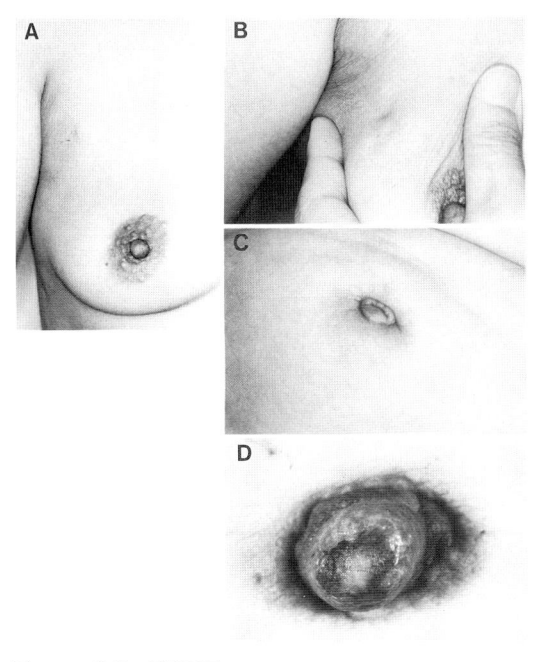

図 2.10 乳癌の局所所見
A：外上四分円に小指頭大の乳癌が存在するが，外見上はまったく異常がない．ちなみに本例には痕跡的な副乳頭が認められる．
B：A と同一症例で，しこり上の皮膚を引き寄せる plateau test によって「えくぼ症状」が出現する．
C：皮膚の広範囲な引きつれと乳頭の引きつれを示す乳癌で，乳頭は病巣方向に向き pointing 所見を呈している．
D：触知する腫瘤がなく，乳頭にびらんを認める Paget 病．

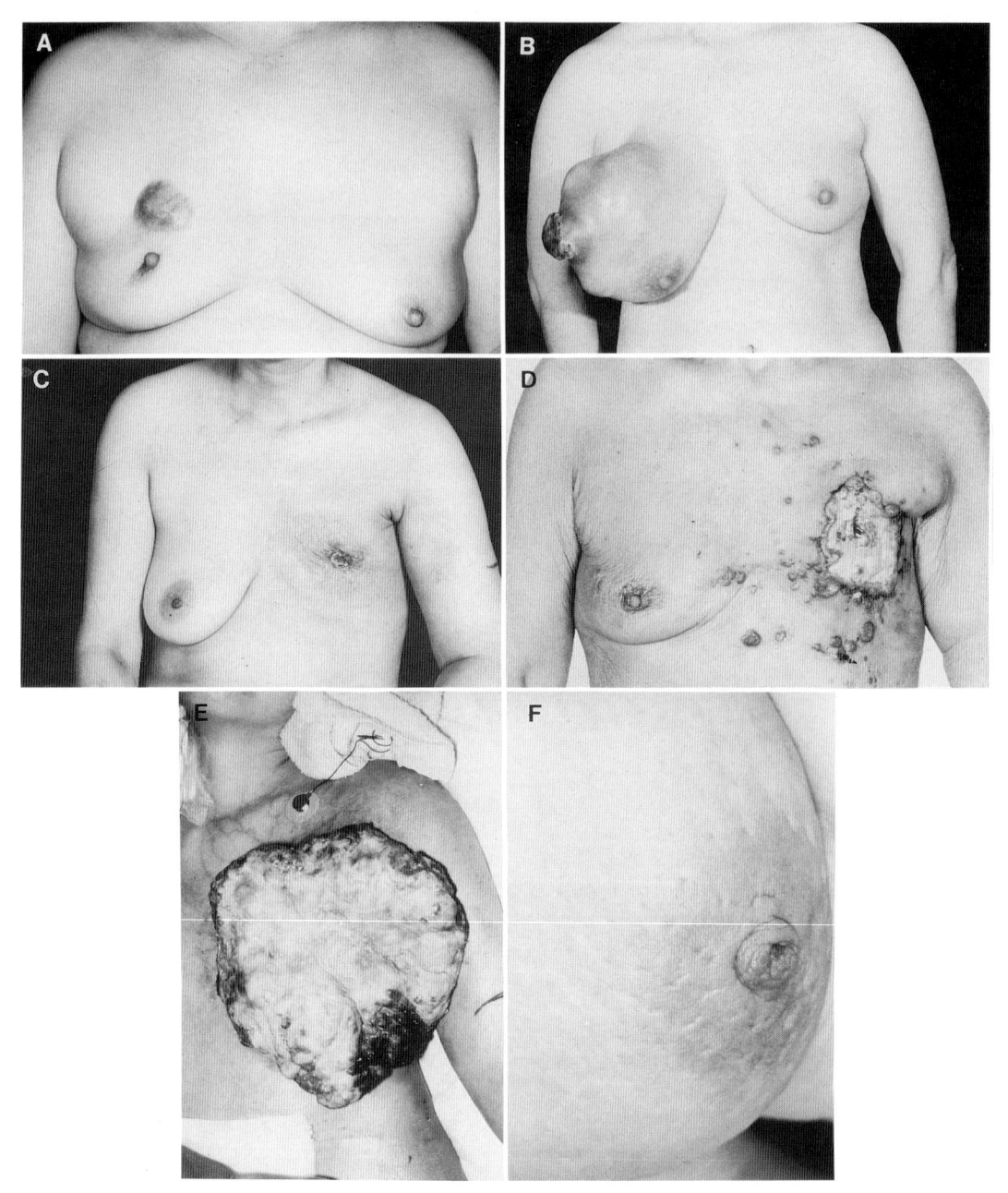

図 2.11 進行乳癌の局所所見
A：皮膚に直接浸潤する乳癌．右乳房は対側の正常乳房に比較して挙上し，乳頭は病巣に向けて pointing 所見を示している．
B：巨大な腫瘤を形成するにいたった乳癌．一部に潰瘍形成が認められる．全身状態は良好である．
C：癌浸潤は左乳房全体から周囲におよび，皮膚・下層と完全に固着し carcinoma encuirasse（胴甲癌）の状態となった乳癌．
D：皮膚浸潤，壊死脱落，広範囲潰瘍に加え周囲に多数の衛星皮膚結節を伴うにいたった乳癌．
E：広範な壊死・潰瘍形成・出血・多量の浸出液を伴い，全身状態の悪化を伴うにいたった巨大乳癌．
F：乳房皮膚の広範囲に発赤・浮腫（橙皮〜豚皮様皮膚）を示す炎症性乳癌．

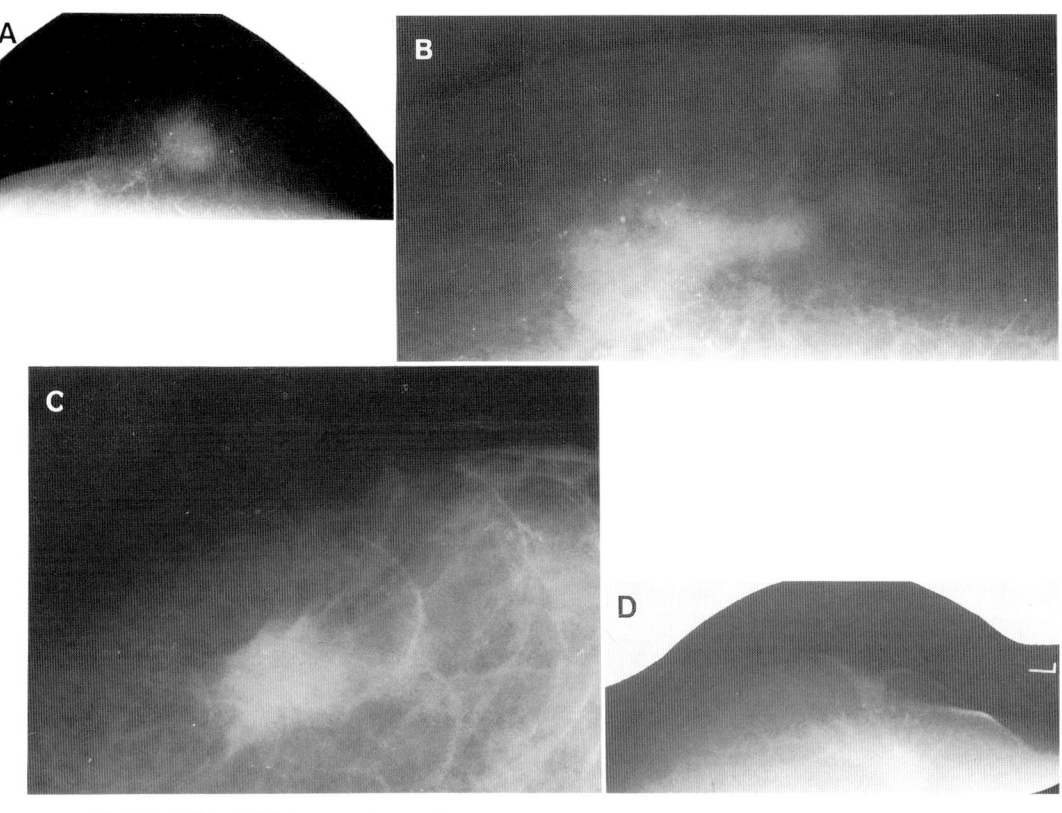

図 2.12 乳癌の典型的なマンモグラフィ像
A：ほぼ球形の濃厚腫瘤陰影とその内外に不規則な微細石灰化像が認められる．
B：不整形の濃淡不均一な濃厚腫瘤陰影と大小不揃いな多数の石灰化像が腫瘤陰影の内外に認められる．
C：周囲にスピクラを伴う濃厚な腫瘤陰影が特徴的に認められ，微細石灰化像も一部に存在している．
D：著明なスピクラを周囲に伴う濃厚な腫瘤陰影に加えて，乳頭陥凹と皮膚の引きつれも認められる．

る．乳癌では癌腫瘤上の高温像，周囲血管増生による不規則な高温像，冷却法による熱画像の残存・短時間での温度回復などが特徴的である．

問視触診と画像診断法による総合診断で90％程度の正診率が得られるが，乳癌では根治手術の前に病理学的診断を細胞診または組織診で得ておくのが一般的である．血性乳頭分泌液またはABC法による細胞診で確定診断が得られない場合には，針生検（組織診用），摘出生検，切開生検などを施行する．

一般的な術前例での血液生化学検査では乳癌によって起こる異常所見はない．腫瘍マーカーの検査にはCEA，CA 15-3，NCC-ST 439，TPAなどが乳癌では用いられるが，根治手術可能な例での術前陽性率はせいぜい15～20％程度と低い．しかし，病期IVの例や再発例では半数以上で陽性となり，血液生化学検査でもALP上昇が骨・肝，LDH上昇が肺・肝，高カルシウム血症が多発性骨転移を示唆する．なお，術前検査として，遠隔転移の有無をある程度まで画像診断で調べて手術に臨むのが一般的である．

g）鑑別診断

乳癌と鑑別を必要とする病態には，皮膚や乳頭の引きつれを伴いうる腫瘤病変として脂肪壊死，慢性乳腺炎など，腫瘤～硬結病変として乳腺症（嚢胞，線維症，腺症腫瘤），線維腺腫など，血性乳頭分泌では乳管内乳頭腫などがあげられる．局所所見の正しい把握と画像診断法の結果などから鑑別するが，もっとも危惧される事態は悪性を良性と見誤ることである．乳房のしこりは乳癌でないことが証明されないかぎり乳癌と考えて扱うことがポイントであり，誤った安心感を与えることは厳

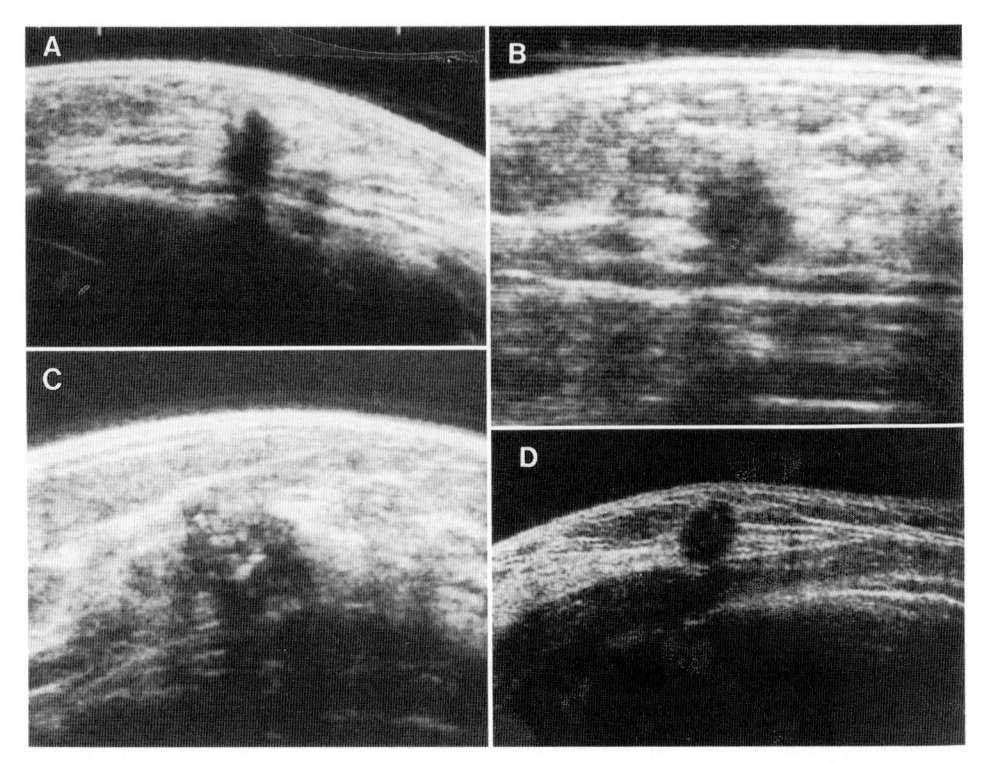

図 2.13 乳癌の典型的な超音波像
A：境界不規則で不整形な低エコー腫瘤像として描出され，内部エコーはほとんど認められず，縦横比が1以上で，後方エコーは消失している．
B：境界不規則で不整形の低エコー腫瘤像で上方に凸で，内部エコーは不規則で後方エコーは減弱し，悪性ハローも認められている．
C：境界不規則で不整形な低エコー腫瘤，高輝度で不規則に分布する石灰化像，後方エコーの減弱が特徴的である．
D：一見，良性腫瘍様であるが，縦長，境界エコーがやや不規則に増強し，内部エコーに高輝度の石灰化像があり，大胸筋膜への浸潤，周囲組織の巻き込みも示唆され，US上で乳癌と診断できる．

に慎むべきである．

h）治　療

i）根治的手術療法（radical surgical treatment）　根治手術が乳癌治療の中心であることにはゆるぎがないが，術式は大きく変革しつつある．1970年代に入り，定型的乳房切除術に対する疑問が出され，非定型乳房切除術や術後照射を加える単純乳房切除術などが試みられ，一方では手術による根治性向上を目的に拡大乳切が続けられた．結局これらの術式間の生存率には大差がないことが明らかになり，術後QOLにも配慮して，手術の縮小化傾向が定着してきた．欧米で普及した乳腺部分切除術＋病期決定のための下位腋窩リンパ節郭清（またはサンプリング）＋術後照射がわが国にも導入された．しかし，わが国では術後の多少の合併症や醜形よりも，根治性を重視する考え方，乳癌の乳管内進展や多中心性発生への対処としての乳腺組織全切除の必要性の重視と，局所療法としての切除治療への固執が外科医の間に根強い．

前述した各術式からどれを選択するかは主病巣の位置・大きさ・組織型，リンパ節転移の程度，患者年齢など多くの因子により決定するが，施設・執刀医によって考え方が異なる．一般的には進行したものほど手術はより規模の大きなものが選択される．たとえば，内側半の1～2cm以上のものや外側半の5cmを越す乳癌で腋窩リンパ節転移が高度なものには現在も多くの施設で拡大乳房切断術が行われている．

一方，病巣が小さく手術で治しうるからこそ根治性が確実に高い術式を選択するという考え方も成り立つ．術後の合併症では上肢の浮腫と肩関節

の運動制限とが代表的であり，手術規模が大きいほどこれらの発生率は高い．

ii) 術後補助療法（postoperative adjuvant therapy） 乳癌はかなり早期から systemic disease（全身病）であるとする考え方が最近出されており，根治手術のみでは限界のある治療成績を向上させる目的で補助療法が施行される．再発リスクの高さを推測してこの適応を決定するが，一般的には病期 II 以上，腋窩リンパ節転移陽性例を対象とする．術直後に adriamycin（ADM）や mitomycin C（MMC）を静脈内投与し，その後に 5-FU 系統（tegafur など）などの薬剤を 2～4 年間投与するのが一般的である．癌組織のホルモンレセプターが陽性の場合には抗エストロゲン薬（tamoxifen など）を単独投与または化学療法に併用する．

これらの補助療法の成果は全例に認められるわけではない．一般的には，閉経前または閉経期の女性で，リンパ節転移数の限られた群で再発までの期間（disease-free interval, DFI）が延長したという形での有効性の報告が多い．

術後照射は病期 III 以上で郭清しなかった鎖骨上リンパ節あるいは胸骨傍リンパ節領域に施行される程度であったが，単純乳房切除術や乳腺局所切除術にあわせて行われる機会が今後は増加すると予測される．

乳癌とホルモンレセプター： 正常乳腺組織のホルモンレセプターの消長は乳腺の発育・機能における変化とほぼ並行する．乳癌組織で調べると，50～60％ が ER（estrogen receptor）陽性で，この陽陰性がホルモン依存性の程度，ひいては内分泌療法に対する効果とよく相関する．PgR（progesterone receptor）はエストロゲンの作用により出現し，一般的には ER（+）の場合に PgR（+），ER（-）の場合に PgR（-）のことが多く，両方が陽性の場合に内分泌療法に対する効果はもっとも高い．なお，ER（+）例は一般に高分化型に多く，年齢では高齢者に陽性例が多い傾向がある．

iii) 進行・再発乳癌の治療法 初診時すでに根治手術不能な局所進行例，遠隔転移陽性例，根治手術後の再発乳癌などに対する治療である．治癒の見込みがない場合でも，局所進行例に対して局所の苦痛緩和の意味で，姑息的な乳房切除術，照射，動注療法，温熱療法なども試みられる．根治手術後の再発には局所再発と遠隔転移再発とがあり，前者で限局性の場合にはたとえば胸壁切除と欠損部の筋皮弁による再建などにより治癒の可能性は少ないが残されている．また，局所・遠隔を問わず，限局性病変では照射が有効である．しかしながら，これら進行・再発乳癌での治療法の中心は化学療法，内分泌療法などの全身的療法である．

乳癌は経過が長く，内分泌療法の方が副作用が少なく，有効例での寛解期間が長く，化学内分泌の両療法併用では奏効率は向上するが相乗～相加効果までは得られにくいことなどから，内分泌療法を第一選択とすることが多いが，ER（-）例や転移が著明な場合には時期を失しないように化学療法を優先させることが多い．内分泌療法としてもっとも広く用いられているものが抗エストロゲン剤（tamoxifen）で，合成黄体ホルモン（medroxyprogesterone acetate, MPA）の有効性も確認されつつある（図 2.14）．外科的内分泌療法としては卵巣摘除術が閉経前の主として ER（+）再発例にしばしば施行される．

化学療法では ADM, epi-adriamycin, tegafur (FT-207), 5-FU, UFT, cyclophosphamide (CPA), MMC, methotrexate (MTX) など，いずれも単剤で 20～30％ 前後の有効率を示し，これらを組み合わせた多剤併用療法での有効率の上限は通常 50％ 程度で，有効例での寛解期間は 5～6 カ月と内分泌療法による場合よりも短い．代表的な多剤併用療法に CAF（CPA+ADM+5-FU），CMF（CPA+MTX+5-FU），CMcF（CPA+MMC+5-FU），FEMP（5-FU+CPA+MMC+Pred），Cooper 法（CPA+MTX+5-FU+vincristine+Pred）などがある．

i) 予　後

初治療時の病期が予後とよく相関する．すなわち，T, N(n) 因子の進んだものほど予後が悪い．このほか，癌腫瘤割面での浸潤度，組織型，周囲組織や脈管への浸潤度，ER，フローサイトメトリ

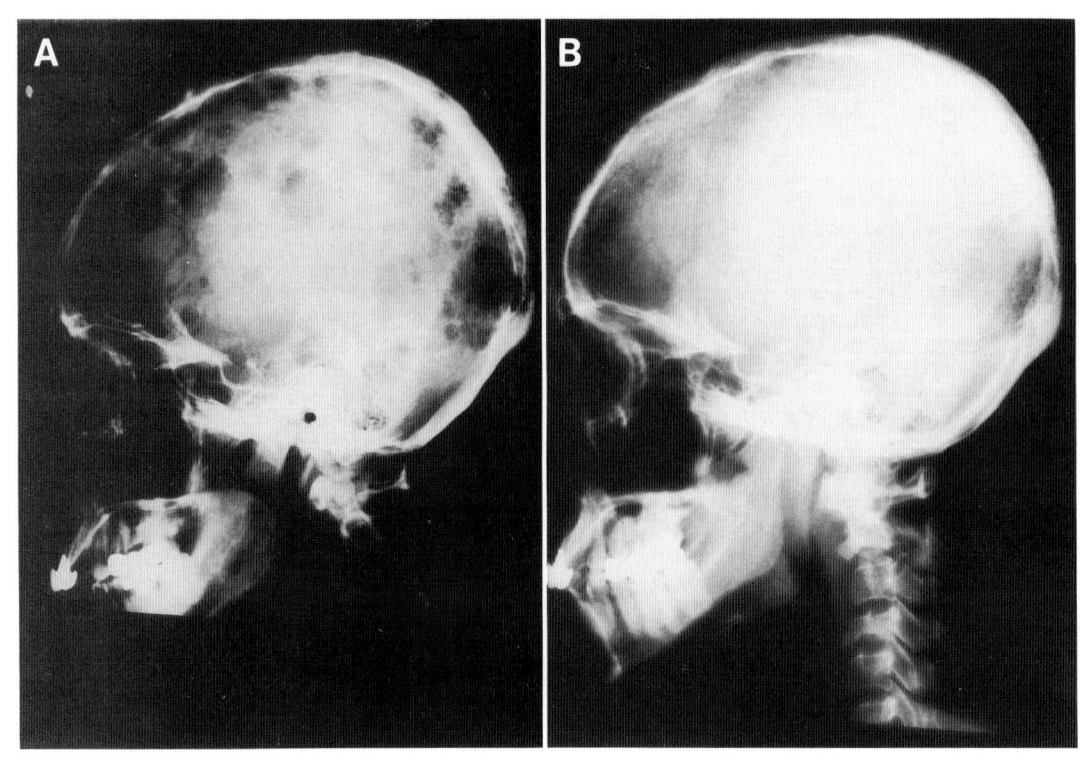

図 2.14 乳癌多発性骨転移の内分泌療法有効例
A：2年間にわたって民間療法を受け，全身骨転移が進行し，高カルシウム血症（8.8 mEq/l）と CEA 高値（27 ng/ml）を認めた進行乳癌例の頭部 X 線像．
B：内分泌療法（MPA）を6カ月間施行後の頭部 X 線写真で，見かけ上，ほぼ正常化し，血清カルシウムおよび CEA も正常化した．

や癌遺伝子産物の発現の程度などにより判定された悪性度が予後と相関する．TNM 分類による5年生存率は，病期 I で 85〜95％，II で 65〜80％，III で 40〜55％，IV で 5〜15％ であり，10年生存率はそれぞれ 10〜15％ 引いた数字となる．なお，根治術後丸4年の終わりまでに再発例の約 80％ でその再発巣が発見されるのが一般的である．

j）特殊な乳癌

i）炎症性乳癌（inflammatory breast cancer）
乳房皮膚の 1/3 以上の範囲に発赤・浮腫・腫脹などの炎症所見（橙皮〜豚皮様皮膚）を呈する乳癌で，広範囲のリンパ管内での癌細胞の塞栓による．全乳癌の 1〜3％ を占め，予後が悪い．

ii）妊娠期乳癌（breast cancer during pregnancy）　妊娠中に発見される乳癌は全乳癌の 1％ 以下とまれである．年齢的には 30 歳代までがほとんどである．腫瘤の発見が遅れ，診断も比較的困難であるために，手術時のリンパ節陽性率が 70〜80％ と高く，したがって予後も悪いものが多いが，病期別に一般乳癌と比較した場合の予後の差はあまりない．

iii）男子乳癌（male breast cancer）　全乳癌の約 0.6％ を占め，好発年齢は 50〜60 歳代と女性乳癌よりも平均年齢は高い．女性化乳房が癌発生母地になる可能性が示唆されている．症状・画像診断・手術治療などは女性の場合に準じるが，男子乳癌例の5年生存率は 40〜50％ と女性の場合より低い．外科的内分泌療法としては除睾術を行う．ER（＋）例が多く，除睾術の有効率も高い．

b．乳腺肉腫（sarcoma of the breast）

発生頻度は乳腺悪性腫瘍の約 0.5％ とまれである．この半数は良性腫瘍の項で述べた葉状腫瘍の悪性型で，悪性型は全葉状腫瘍の約 10％ 程度の頻

度である．このほか，白血病・悪性リンパ腫，線維肉腫(fibrosarcoma)，脂肪肉腫(liposarcoma)，血管肉腫(angiosarcoma)などがまれにみられる．罹患年齢は乳癌よりも若く，一般に腫瘍の発育は早く，診断時にすでに巨大になっているものが多い．腫瘍の増大により皮膚緊満感，皮下静脈怒張，発赤，ときに壊死，潰瘍，出血などを認める．手術は単純乳房切除術が標準的であるが，ときに認められるリンパ節転移の可能性から定型的乳房切除術や拡大乳房切除術となることもある．なお，悪性リンパ腫ではリンパ節郭清が必須で，化学療法に対する期待も大きい． 〔田島知郎〕

文　献

1) Nagasawa H, Yanai R: Normal and abnormal growth of the mammary gland. In: Physiology of Mammary Glands (ed by Yokoyama A, et al), pp121～159, Univ Park Press, Baltimore, 1977.
2) Gallager HS, Leis HP, Snyderman RK: The Breast, CV Mosby, Saint Louis, 1978.
3) Haagensen CD: Diseases of the Breast, W B Saunders, 1986.
4) Lamarque J-L: An Atlas of the Breast, Wolfe Med Pub, London, 1984.
5) 霞　富士雄：乳腺超音波診断学，篠原出版，東京，1983.
6) 児玉　宏：胸筋温存乳癌根治手術，金芳堂，京都，1988.
7) 乳癌研究会編：乳癌取扱い規約(第10版)，金原出版，東京，1989.
8) 久保完治：乳癌，篠原出版，東京，1981.
9) 泉雄　勝：乳癌，医学図書，東京，1986.
10) 泉雄　勝，妹尾亘明（編）：乳腺疾患，金原出版，東京，1986.
11) 田島知郎：乳腺悪性腫瘍，日本医師会雑誌，**100**(10)：193～208，1988.

3. 胸壁, 胸膜

3.1 胸　　　壁

a. 形　　態

胸壁は骨性胸壁と軟部組織性胸壁とで構成される．骨性胸壁は12個の胸椎，12対の肋骨，および胸骨からなり，胸骨は胸骨柄（manubrium sterni），胸骨体（corpus sterni）および剣状突起（processus xiphoideus）の三つで構成される．また胸骨と肋骨とは肋軟骨を介して結合しているが，第6肋軟骨以下の肋軟骨はたがいに癒合して肋骨弓を形成して胸骨体および剣状突起につらなっている．軟部組織性胸壁は皮膚，皮下組織に加えて，多数の筋群より構成される．筋群については，それらの最内側に肋骨および肋軟骨の間に，内肋間筋（m. intercostalis int.）ならびに外肋間筋（m. intercostalis ext.）があり，さらにそれらの外層に腹側では，大胸筋（m. pectolis maj.），小胸筋（m. pectolis min.）が主たる構成筋となっている．また左右の腹直筋が両側の第5, 6, 7肋軟骨にそれぞれ付着している．

背側では，外層に僧帽筋（m. trapezius），広背筋（m. latissimus dorsi）があり，その内層に大菱形筋（m. rhomboideus maj.），前鋸筋（m. serratus ant.），後下鋸筋（m. serratus post. inf.），外腹斜筋（m. obliques ext.）がある．

また，肩甲骨を覆い，肩関節周辺も被覆する筋群としては，三角筋（m. deltoideus），棘上筋（m. supraspinatus），棘下筋（m. infraspinatus），大円筋（m. teres maj.），小円筋（m. teres min.）がある．さらにそれらの内層に脊柱起立筋（m. sacrospinalis）がある（図3.1）．

胸壁の動脈系は二系統からなる．すなわちその一つは胸部大動脈から直接分岐する9対の肋間動脈（aa. intercostales）であり，他は鎖骨下動脈から分岐する内胸動脈（a. thoracica int.）である．肋間動脈は肋骨の下縁を走行して前方で内胸動脈肋間枝と吻合する．胸壁の静脈は肋間静脈（vv. intercostales），内胸静脈（v. thoracica int.）およ

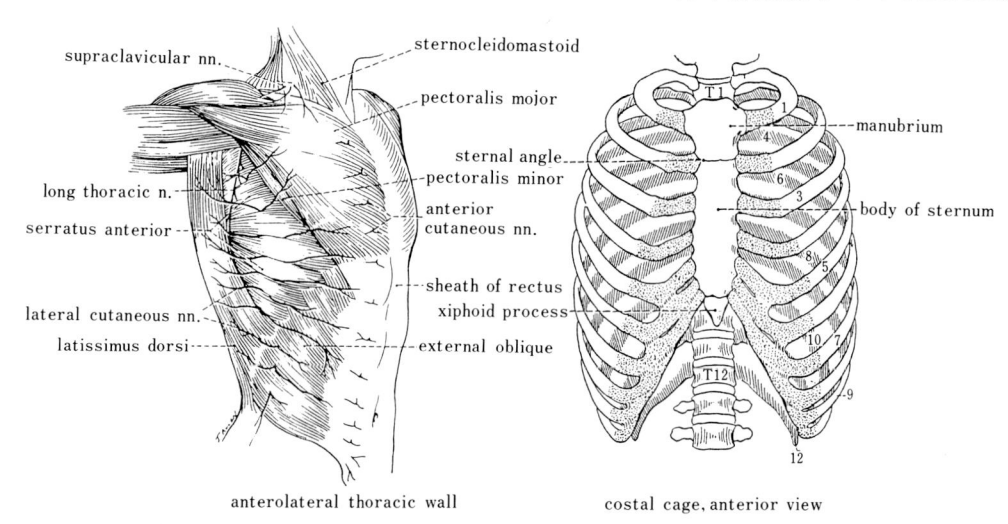

図 3.1　胸壁の解剖

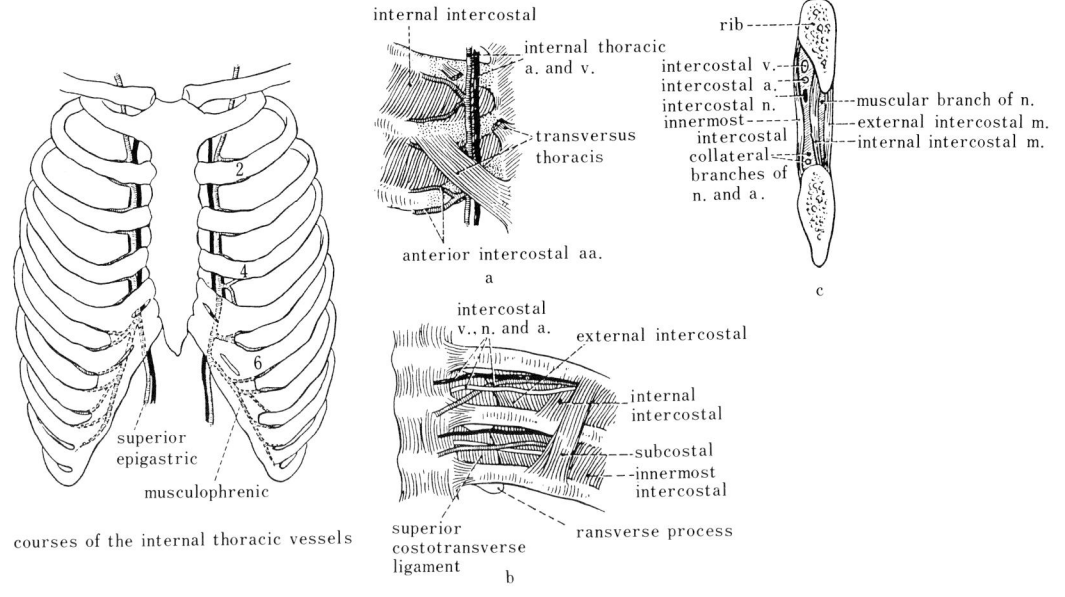

図 3.2 胸壁の脈管系

び奇静脈 (v. azygos)，半奇静脈 (v. hemiazygos) であり，多くの肋間静脈は同名の動脈と伴走して，奇静脈，半奇静脈に流入する（図 3.2）．

肋間のリンパ管系は主に縦隔のそれらと交通するが，第1から第5肋間のリンパ管は胸骨傍リンパ節群と交通する一方，さらに傍気管縦隔リンパ系とも交通している．

胸壁の神経はおおむね肋間神経により支配されているが，鎖骨下前胸壁の神経は C5 由来であり，また第8以下第12肋間神経の各枝は腹壁皮膚をも支配している．

b. 機　　　能

胸壁の機能の第一は，軀幹筋と連動して，横隔膜とともに肺換気の原動力となることである．第二には胸腔内臓器の保護，および上肢体の支持にあたることである．内外肋間筋および他の胸筋を働かせて肋骨群が脊柱となす角度を大きくすることにより横隔膜の下降と相まって胸腔容積を拡大し，それによる胸腔内圧の低下が肺内に大気を流入させる（吸気相）．呼気相ではこれら諸筋の収縮をとくだけである．吸気に際しては胸骨は前方へ隆起し，肋骨も前上方へ動くが，第1から4肋骨までのこの動きは少なく，第5から7肋骨までの動きが顕著である．

安静呼吸時の吸気量の 75～80％ は横隔膜の下降によるもので，20～25％ が肋間筋による胸郭運動に依存するとされている．他の軀幹筋は深呼吸，もしくは呼吸不全時にそれらの機能を発揮する．

c. 診　断　法

診断法には，理学的検査法として視診，触診，聴診所見および身体計測などのほか，胸部 X 線撮影，胸部 CT，MRI，超音波検査，核医学的検査などが用いられる．

(1) 胸部 X 線撮影

胸部正側面像，および必要時に第1斜位，第2斜位像を撮影する．さらに胸部断層撮影を行ってより詳細な情報を得ることもできる．

(2) 胸部 CT，MRI

胸部 CT により，胸壁横断面での変形，異常などについて診断する．さらに，MRI により縦断面での胸壁構造について観察する（図 3.3）．

(3) 超音波検査

胸壁内，およびそれに近接する胸腔内諸病変，とくに腫瘍性病変などに対しては超音波検査が有用である．とくに肺癌の胸壁浸潤の有無の診断には，胸部 CT に優る診断能を示すこともあるから，

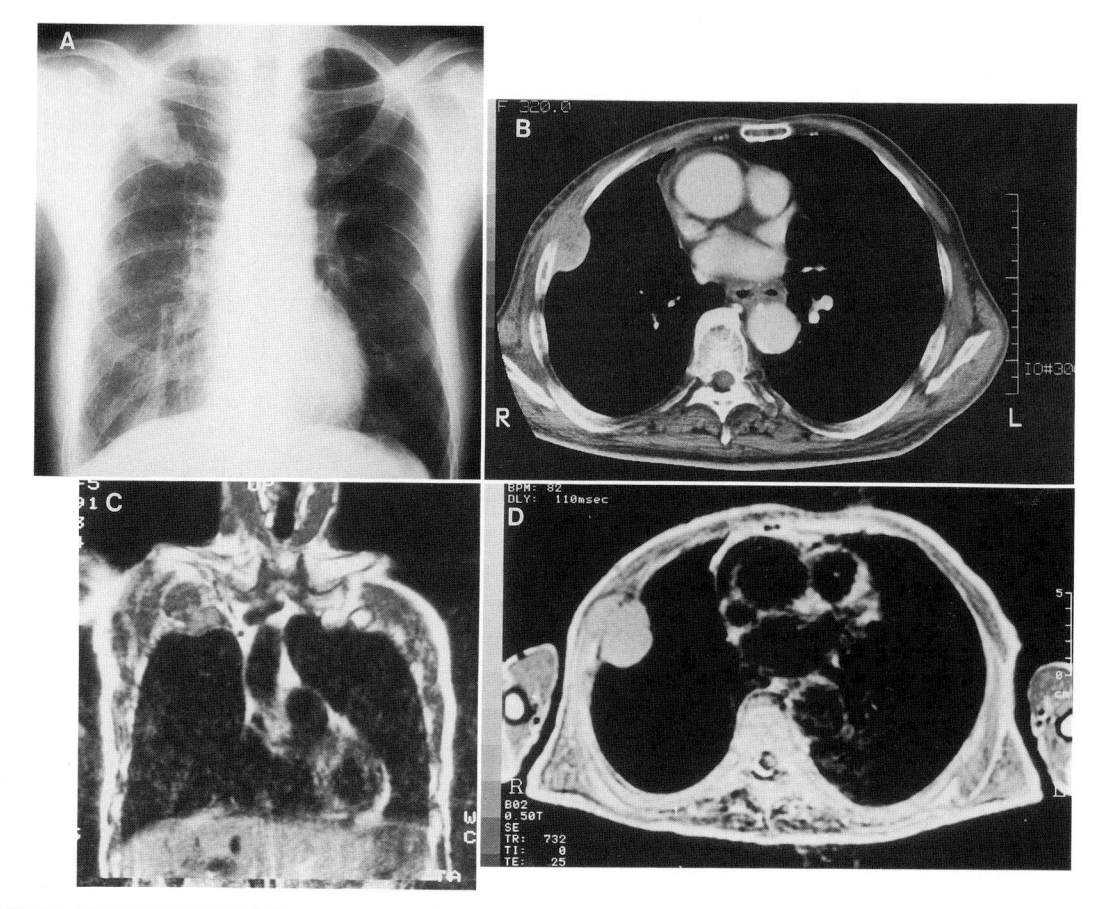

図 3.3 腎癌の右第 2 肋骨転移巣
胸部 CT（B）では胸腔内腫瘍のように認められるが，MRI（C, D）で軟部組織性胸壁である肋間筋に浸潤している像が確認された．

術中超音波診断を積極的に行うことにより治癒的切除範囲を決定することができる．

（4） 核医学的検査

^{99m}Tc 骨スキャンでは，転移性骨腫瘍および X 線 negative など肋骨骨折などを診断することが可能である．

d. 形成異常

胸郭を形成する軟部組織，骨の単独もしくは複合の異常によりもたらされるもので，①軟部組織の異常，②肋骨および肋軟骨の異常，③胸骨の異常，④脊椎の異常などがある．

（1） 軟部組織の異常

主に胸筋群の形成不全によるが，ほかに合併する奇形のないかぎり代償機能により障害をきたすことがなく，美容上の問題を残すだけである．

Poland 症候群

右側大胸筋の欠損，同側の第 2, 3, 4, または 3, 4, 5 肋軟骨の欠損，乳腺乳頭の欠損または発育不全のほか，合指症，短指症などの同側手指の発育異常を種々の頻度で合併した症候群をさす．

（2） 肋骨（cervical rib）および肋軟骨の異常

a） 頸肋（cervical rib）

第 7 頸椎から異常奇形肋骨が発生したもので，臨床症状を欠く場合が多いが，胸郭上孔が狭隘となり，斜角筋群とともにこの部を通る神経や血管を圧迫して，いわゆる胸郭出口症候群を呈することがある．

b） 胸郭出口症候群（thoracic outlet syndrome）

胸郭出口症候群は第 1 肋骨，鎖骨，前斜角筋などにより構成される胸郭出口において，この部を

3.1 胸壁

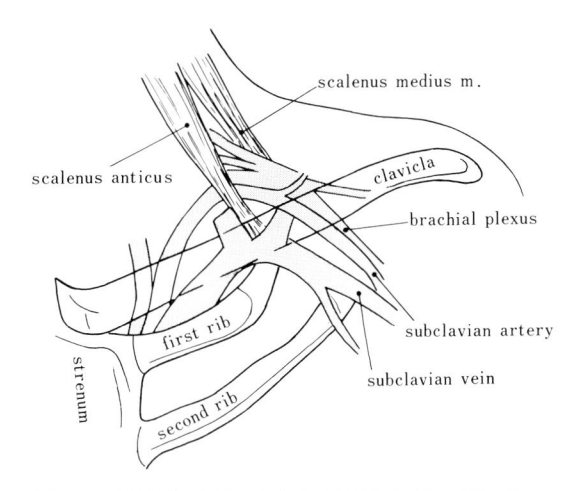

図 3.4 腕神経叢，鎖骨下動静脈と斜角筋群，第1肋骨，鎖骨との関係

表3.1 thoracic outlet の症状および兆候について

腕神経叢および脈管系の圧迫により症状が発現する	
pain, paresthesia	95%
筋力低下	10%
前腕筋群の萎縮	75%
（hypothenar, interosseous, etc.）	

1. Adson or scalene test：anterior and middle scalene muscle を緊張させる方法
   (1) 患者に深く呼吸をさせ
   (2) 頸部を伸展させながら，対側に顔面を向ける．
   (3) 橈骨動脈の減弱の有無について診察する．
2. costoclavicular test (military position)：clavicle と first rib との間隙について検査する方法
   (1) 患者の肩を下げ，後方にそらし橈骨動脈を触診する．
3. hyperabduction test：pectoralis minor tendon, coracoid process, 上腕骨頭による圧迫
   (1) 上肢を180°まで過外転させる．

通過する鎖骨下動静脈や，腕神経叢を圧迫することにより発生する（図3.4）．

〔症　状〕 上肢虚血による，疼痛，易疲労性が主であり，これら症状は上肢を過外転することにより，症状の出現，橈骨動脈拍動の減弱をみる（表3.1）．

〔診　断〕 胸部X線で頸肋を認めること，過外転で鎖骨下動脈造影を行いその狭窄を認めることなどであるが，最近では非侵襲的にMRアンギオグラフィで狭窄を認めることで容易に診断可能である．ulnar nerve conduction verocity を測定して神経伝導速度の遅延をみいだすことも重要である．

〔治　療〕 anterior approach または transaxillary approach（Roosの切開）により，第1肋骨を十分露出し，これを切除するとともに前斜角筋を切離する．

(3) 胸郭の異常

a) 漏斗胸（pectus excuvatum, funnel chest）

胸骨およびそれに付着する肋軟骨，肋骨の一部が脊椎に向かって接近し，漏斗状に陥凹したものである．上端は通常胸骨柄と胸骨接合部近傍から始まり，次第に陥凹し，剣状突起周辺で最低となる．

〔成　因〕 明らかでなく，下部肋軟骨，および肋骨の過成長，および横隔膜胸骨付着部の発育不全によることなどがいわれているが，今後胎内動物実験が進展すれば明らかにされると思われる．

本症の約20%は家族内発生といわれ，4：1で男性に多い．体型は一般に長身で痩せ型である．

〔病態・症状・検査所見〕 陥凹は生後1年くらいで気づかれるが，啼泣時の sternal traction などとの鑑別を要する．変形は漸進性であり，成人期に達して胸骨およびその周囲組織の骨化形成が完成するまで進行する．

幼少時には自覚症状を訴えず，従来は美容上の問題のみの疾患であると考えられていたが，矯正手術によって呼吸器感染の頻度が減少したり，食物摂取時間が短縮したり，運動能力の改善が得られることなどから，本症も諸障害の原因となる疾患と考えられるようになった．

胸部X線では心陰影は多くの場合左方に偏位して心輪郭の右第1弓がみられなくなる．また肋骨が前下方に斜走する異常がみられる．

胸部CTは胸郭変形の形態や程度の把握に有用であり，術後の胸郭の改善度などを評価するのにも有用である．

聴診上は50〜70%の症例に収縮期雑音を聴取し，心電図では右軸偏位，陰性T，V_1のP波の逆転，不完全右脚ブロックなどを認めることがある．

漏斗胸の程度については古くから和田らの生体計測による漏斗胸係数が使用されているが，最近では正岡らのCTを用いた胸郭変形計測法により測定されている．

〔治　療〕 本症に対する手術の目的は，美容的

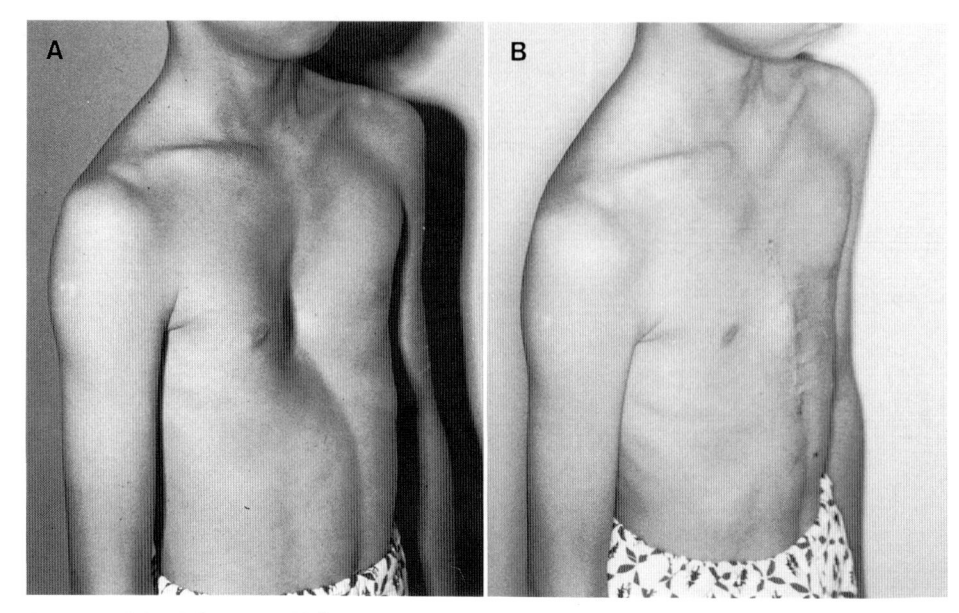

図 3.5 漏斗胸の術前(A)および術後(B)
小児の対称性漏斗胸に対して胸骨翻転術を施行したところ．

に変形を矯正するだけでなく，患者の身体的劣等感や内向的性格の形成を予防し，変形の強い場合の呼吸循環器症状の発現を緩和することにある．現在行われている術式は，胸骨挙上術と胸骨翻転術とに大別される．胸骨挙上術は変形肋軟骨部を切除し，胸骨裏面に横切開を加えて，胸骨を前方に挙上する方法であり，後者は胸骨体を上部で横断して胸骨および肋軟骨からなる変形胸壁部をいったん切除し，翻転して再固定する方法である(図3.5)．最近では，小児例に対してはむしろ胸骨挙上術が行われている．

b) 鳩 胸(pectus carinatum, pigeon breast, chicken breast)

鳩胸は胸骨体下部が前方に突出する型と，胸骨柄および胸骨下部がつらなって突出する型とがあり，一般には前者が多い．漏斗胸に比べると，はるかに頻度は低く，臨床症状，機能障害なども少ない．しかし変形が強い場合，胸郭の呼吸運動は制限され，精神的障害も問題となるために，矯正手術が必要となる（図3.6）．

本症の成因は，漏斗胸と同様に肋軟骨および肋骨の過成長が原因であるとする説が有力である．

手術は漏斗胸の手術と同様に，変形した肋軟骨を切除して胸壁突出部を沈下させる方法や，胸骨翻転術が行われる．

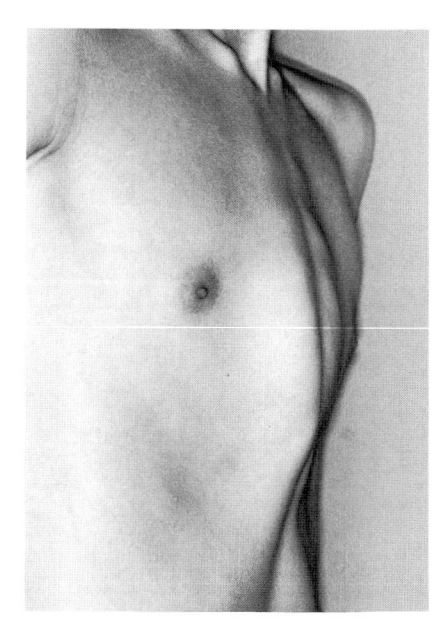

図 3.6 鳩胸（pigeon breast）

e. 損 傷

胸部外傷の中で最も多いもので，胸壁軟部組織の損傷と骨性胸壁の損傷とがある．銃弾などによる穿通もしくは貫通外傷と，鈍的外力による非貫通外傷とがあり，単に胸壁の損傷にとどまらず，

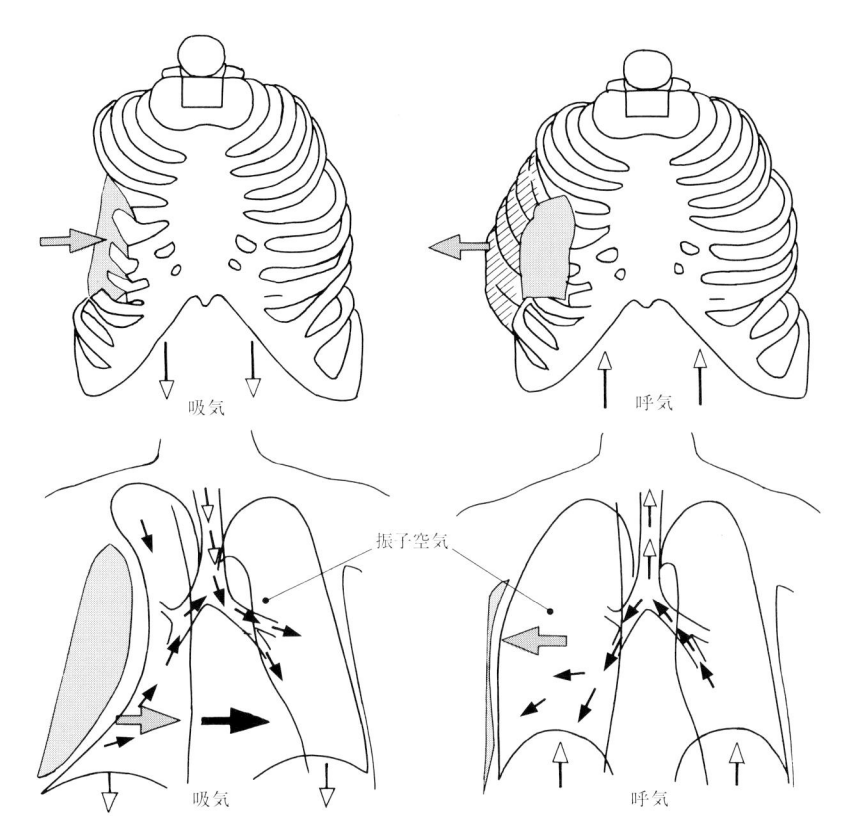

図3.7 flail chest における胸郭動揺と振子空気 (Pendelluft)

胸腔内臓器の損傷を合併することが多いため，これらに配慮した診断と治療とが必要になる．

(1) 貫通性外傷

胸壁の損傷に基づく開放性気胸とともに肺損傷による気胸，血胸の合併が必至である．ときに緊張性気胸の状態に陥ることがあり，治療として，脱気と貫通部胸壁創の縫合を要する．気胸と出血とが持続する場合には，開胸して損傷肺の修復，ときに肺切除が必要な場合もある．

大血管や心臓の損傷を合併する場合には，胸腔ドレナージによりさらに脱血が進行して状態が悪化することもあり，注意を要する．

(2) 非貫通性外傷

肋骨損傷などを主とする骨性胸壁の損傷は胸部外傷中軟部組織の損傷についで多く，肋骨皮下骨折がその大部分を占める．成因は交通事故，転落などの際の直達外力，および介達外力によるものやゴルフなどのスポーツ時における肋骨付着筋の急激な収縮時にも起こる．ときには肋間動静脈損傷，肺損傷などを合併して気胸や血胸を合併することがある．

治療は合併症の有無にもよるが，通常はバストバンドなどによる外固定にて軽快する．

flail chest

数本の肋骨がそれぞれ2カ所以上で骨折し，胸壁の広い範囲が機械的支持力を失って本来の胸壁呼吸運動相とは異なった胸壁動揺が起こる場合，呼気，および吸気に際して健側肺と患側肺との間で，短絡的な呼吸気の移動，すなわち振子空気（Pendelluft）が介在する状態が起こる（図3.7）．この場合，高炭酸ガス血症となり，意識の混濁などがみられる．

〔診 断〕 胸部X線，胸部CTのほか，X線所見陰性の肋骨骨折部の確認には骨スキャンが有用である．

〔治 療〕 まず胸腔ドレナージを介して持続吸引を行い，また胸壁の固定を加えるなどして軽快しない場合，気管内挿管の後，陽圧呼吸（内固定）

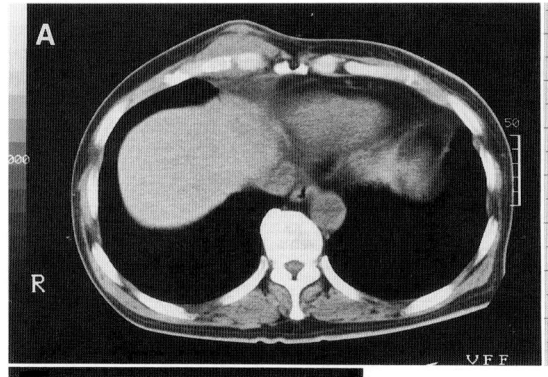

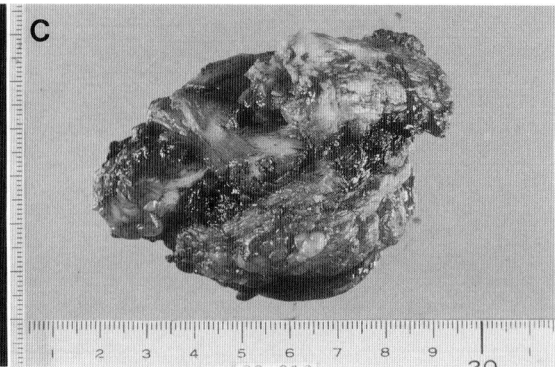

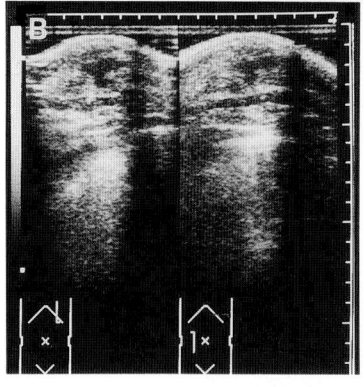

図 3.8 胸壁に炎症性腫瘤を形成した胸囲膿瘍
A：術前CT像．B：胸壁からのエコー像．腫瘤内部に一部膿瘍を形成していることがわかる．C：切除標本．

を行うことで換気障害は通常解除することができる．しかしながら転落，交通事故などの場合は縦隔内での気管断裂，広範な肺損傷を伴うこともあり，皮下気腫の著しい亢進，および胸腔ドレナージからの脱気がきわめて多いときは，気管支鏡による気管気管支の観察を行い，緊急開胸処置を要する場合がある．

f. 炎　　症

胸壁軟部組織の感染性炎症は，身体他部位の感染症ととくに変わりなく，抗生物質の発達によって最近はほとんどみられなくなった．

(1) 胸囲結核 (peripleural tuberculosis)

本症の成因は肋骨周囲のリンパ節結核と考えられているが，一部には，結核性胸膜炎の遺残病巣が乾酪化して胸壁内に拡大したものや，肺結核病巣が癒着部リンパ流を介して胸壁に波及進展したものも認められるようである（図3.8）．

〔診　断〕　肺結核の既往があり，膿瘍穿刺によって漿液と壊死性乾酪物質との入り混じった灰白緑色調の膿汁の排出が認められ，その中に結核菌が証明されれば確診できるが，結核菌が培養検査をまたなければ証明されないとき，ひとまずアデノシンデアミナーゼの測定，および結核菌DNAのPCR法による検出によってこれに変え，陽性値の場合抗結核剤の投与を開始する．

〔治　療〕　抗結核化学療法剤の投与を十分に行えば，膿瘍腔の消失をみる場合もあるが，切開排膿を要するのが一般的であり，そのような場合壊死組織および結核性肉芽の除去とともに肋骨（ときに腐骨形成）を切除し十分な搔爬を行うことで創治癒が確実化される．

(2) Mondor病

1939年，前胸壁の皮下静脈炎の4例をMondorが報告して以来この名で呼ばれている．本症は何ら誘因がなく突然発症するのが特徴で，胸腹壁皮下静脈に発生する一種の静脈炎である．

中年女性に好発し，臍近傍より前，もしくは側胸壁を走行して腋窩にいたる皮下の柔らかい索状物を触知する．ときに軽い圧痛を伴う．

〔治　療〕　数週から数カ月で自然に消退するのでとくに治療を必要としない．

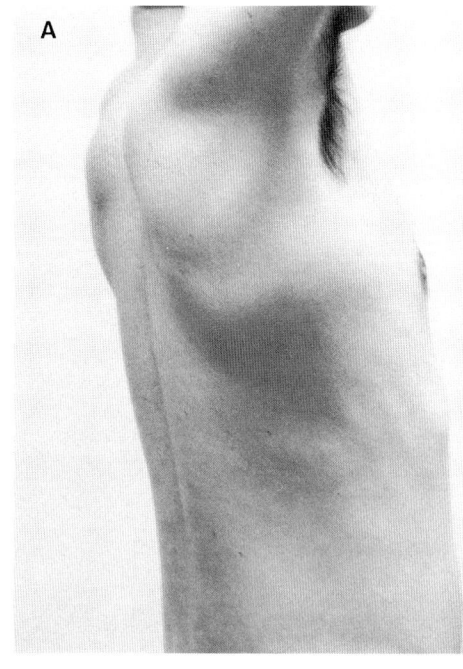

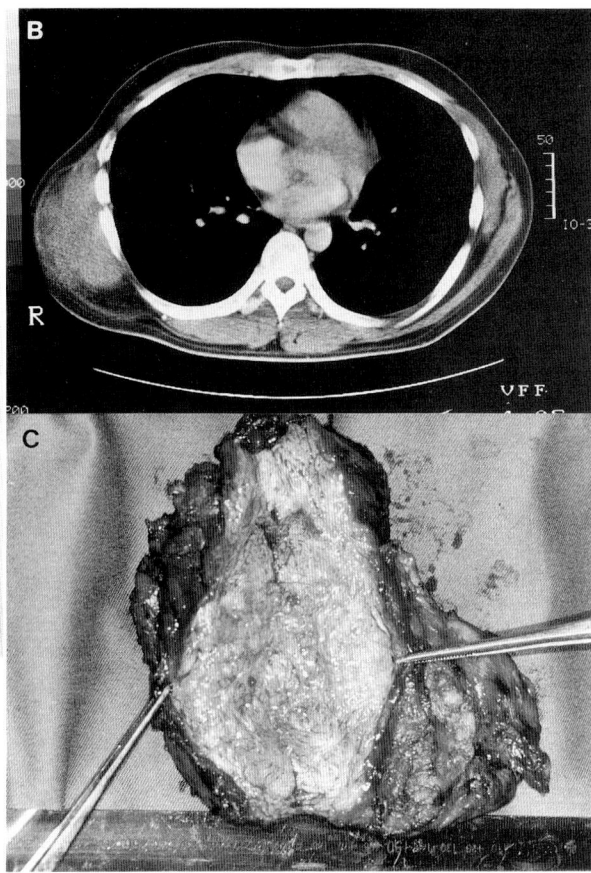

図 3.9 胸壁原発線維腫
A：受診時所見．肩甲骨に覆われた腫瘍が上肢の挙上により明らかになった．B：CT 像．軟部組織性胸壁の肥厚が認められるが，腫瘍組織は骨性胸壁には及んでいない．C：切除標本．

(3) Tietze 症候群

上部肋軟骨に原因不明の有痛性，非化膿性腫脹をきたすもので，成因は明らかでないが，咳嗽を伴う呼吸器感染の際に発症することが多く，反復する咳嗽，その他外力により肋軟骨部の有痛性の腫脹をきたすとの説がある．

20～40 歳代に好発し，やや女性に多く，第 2 肋軟骨がおかされることが最も多いが，第 3，4 肋軟骨にも発生する．臨床症状は種々の程度の自発痛と圧痛とを前胸部に訴えるが，検査値などはおおむね正常で，組織学的にも炎症所見を認めないとされている．

〔治　療〕　通常数カ月でとくに治療を要さずに自然に寛解するものが多いが，症状の強いものでは，局所麻酔剤，副腎皮質ホルモン剤などが使用される．鑑別すべき疾患として，肋骨，肋軟骨腫などがあげられる．

g. 腫　　瘍

胸壁腫瘍は胸壁軟部組織に生ずるものと骨性胸壁に生ずるものとがある．しかしいずれにしてもかなりまれで，全腫瘍中の約 1～2％ を占めるに過ぎない．それらのうちでも原発性の胸壁腫瘍はさらにまれで，切除された胸壁腫瘍中原発性のものは約 57％ であり，43％ が転移性の胸壁腫瘍である．転移性の場合の原発臓器は泌尿生殖器系，甲状腺，大腸の順に観察されている．

原発性腫瘍の良悪性の別では，その約 60％ が悪性であり，発生部位別では肋骨より発生したものがもっとも多く，ついで胸骨よりの発生がつづく．

表 3.2 胸壁腫瘍の報告例

	Eschapasse (1987)	Martini (1983)	Beattie (1985)	林 (1990)
良性胸壁腫瘍				
血管腫	3			
骨軟骨腫	3			
類骨骨腫	2			
線維腫	1			
神経鞘腫	1			
脂肪腫	1			
aneurysmal cyst	4			
計	16			
悪性胸壁腫瘍				
肉腫とのみ記載	27	83	62	
軟骨肉腫				8
Ewing 肉腫				1
脂肪肉腫				2
線維肉腫				2
神経原性肉腫				2
血管外皮腫	1			
血管内皮腫	1			
血管性肉腫				1
転移性腫瘍	12	36	10	
肺原発癌		127	73	
胸壁転移癌		71	22	
原発巣　乳腺		36		
腎臓		13		
大腸		6		
その他		16		
計	41	317	167	16

　軟部組織から発生した良性腫瘍には神経原性腫瘍である神経鞘腫，神経線維腫，脂肪腫，血管腫，リンパ管腫などがあり，悪性腫瘍には脂肪肉腫，線維肉腫，神経線維肉腫などがある．

　一方，骨性胸壁より発生したものでは，良性腫瘍では，線維性骨異形成，骨軟骨腫，軟骨腫，好酸球性肉芽腫症，骨嚢腫が多く，悪性では軟骨肉腫，骨髄腫，骨肉腫，Ewing 肉腫が多い（図 3.9，表 3.2）．

〔診　断〕

1) 胸部 X 検査が従来よりもっとも普遍的な所見を提供してくれるが，さらに斜位撮影，断層撮影などによって肋骨の破壊像などが見いだされる．

2) 胸部 CT では骨の破壊，腫瘍の胸腔内進展および皮膚皮下など軟部組織への浸潤などの情報が得られる．さらにそれらの CT 値を測定すれば，軟部組織発生の腫瘍の場合，その発生病理学的性状の推定がなされる．

3) MRI では，胸部 CT 同様胸壁外進展の様相について，とくに脊柱近傍への腫瘍進展に関する情報がより詳細に得られる．

4) 骨スキャンでは，X 線像で骨破壊が明瞭でないものや，転移性骨腫瘍の場合の単発性，多発性の診断上有用である．ときに骨膜反応などに対して診断し過ぎる場合（overdiagnosis）も起こりうるが，他所見と比較照合することで的確な判断がなされるべきであろう．

5) 超音波検査は，胸壁腫瘍に対しては触診とともに外来診療の際に欠くことのできない検査法である．腫瘍の質的診断に関しては他の理学的検査法に比べてとくに優るとはいえないが，進展範囲，および浸潤範囲の決定に関しては CT に優るものがある．また腫瘍の切除範囲の決定を迫られる術中において施行すれば，適切な切除限界を設定することができる．

いずれにしても良・悪性の確定診断には生検が必要であるが，腫瘍組織を他に散布しないように心掛けなければいけない．

h. 胸壁の再建法

胸壁の広範囲切除後，その欠損部に対して再建が必要な場合がある．

〔適　応〕　種々の考え方があり，従来胸郭形成時に2本から8本の肋骨を切除しても再建を必要

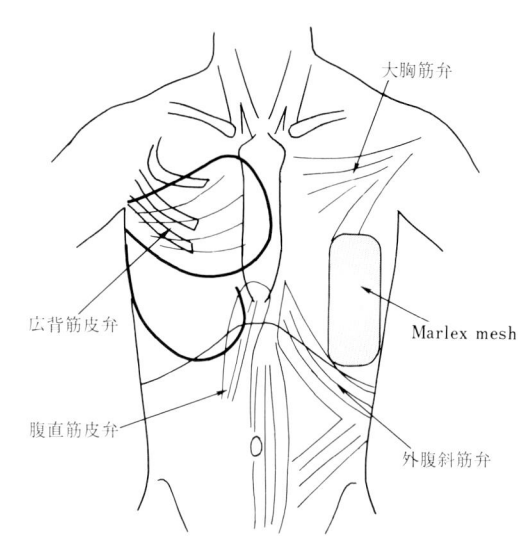

図 3.10　乳癌胸壁再発症例
A：再発腫瘍は胸壁浸潤を呈し，可動性は認められなかった．
B：Marlex mesh で骨性胸壁を再建し，対側乳房を移動して被覆した．

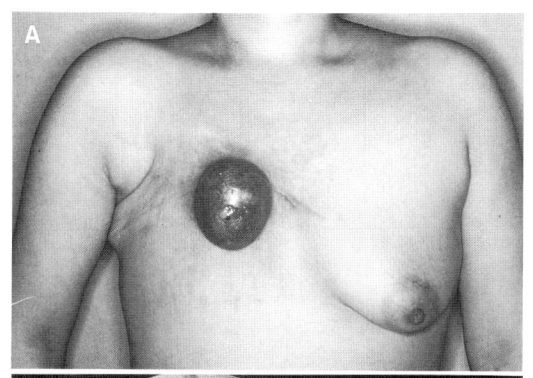

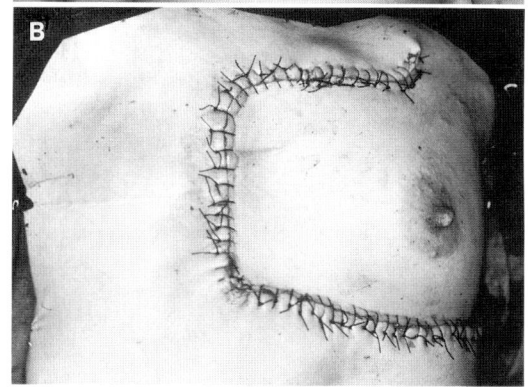

図 3.11　胸壁再建に使用する筋弁および人工材料
人工材料：Tantalum, Marlex mesh, resin 板, PTFE, ヒト硬膜
生体材料：広背筋皮弁，外腹斜筋皮弁，大胸筋皮弁，対側胸壁移動

としなかったとする再建不要論を主張する考え方もあるが，①胸壁欠損により術後ただちに flail chest を発生するような場合，②胸壁再建により術後の呼吸機能の保持をはかることが望ましい場合，③著しい胸郭の変形が経年後に脊柱側彎の原因になると思われる場合，④胸郭の変形による精神的影響が考えられる場合などには胸壁再建が必要であると考えられる．

〔再建方法〕　再建に用いられる補填材料は人工材料と生体材料とに大別できる．

人工材料としては，金属材料である tantalum や stainless steel, 高分子材料としては Marlex mesh, methylmethacrylate (resin), polytetrafluoroethylene (PTFE) などがある．胸壁の補填

表3.3　筋皮弁作成

筋皮弁	起　始	付　着	血管支配
広背筋	spine T4-L5 腸骨稜 下位3-4肋骨	上腕骨小結節稜	thoracodoral artery
大胸筋	鎖骨 胸骨 腹直筋鞘前葉	上腕骨大結節稜	pectoral branch of thoracoacromial artery internal mammary artery superior epigastric artery
腹直筋	第5〜7肋軟骨 剣状突起 剣肋靱帯	恥骨結合	superior epigastric artery inferior epigastric artery

材料としては，ある程度の強度が必要であるが，これらの人工材料は生体内でほぼ十分な強度を保ちえている．

また，生体材料としては，ヒト硬膜，ウマ心膜などが用いられている．

感染などが危惧される場合には，自家組織を使用する．この場合，広背筋皮弁，外腹斜筋皮弁，大胸筋皮弁が使用されることが多いが，広範な皮膚欠損を伴う胸壁欠損の場合には広背筋皮弁の使用が適当と思われる（表3.3）．また最近では胸骨などの感染壊死後の胸壁切除再建に際して，大網移植なども使用される．また，これら筋皮弁，人工材料などを用いずに，対側の胸壁組織の一部を遊離授動して一期的に胸壁欠損部を被覆する方法も工夫されているが，その際術後に拘扼性の換気障害を生ずる場合もあるため，低肺機能例に対しては適応となり難い場合が少なくない（図3.10, 3.11）．

〔杉山茂樹・山本恵一・三崎拓郎・龍村俊樹〕

参考文献

解 剖
1) Hollinshead WH: The Thorax, Abdomen and Pelvis: Aantomy for sugeons, pp 3-9, Harper & Row, New York, 1971.

形成異常
2) Caldwell JW, Crane CR, Krusen UI: Nerve conduction studies in the diagnosis of the thoracic outlet syndrome. *South Med J* **64**: 210, 1971.
3) Urschel HC Jr, Razzuk MA, Hyland JW, et al: Thoracic outlet syndrome masquerading as coronary artery disease. *Ann Thorac Surg* **16**: 239, 1973.
4) Urschel HC Jr, Razzuk MA: Current concepts: management of the thoracic outlet syndrome. *N Engl J Med* **286**: 1140, 1972.
5) Cikrit DF, Haefner R, Nichols WK, et al: Transaxillary or supraclavicular decompression for the thoracic outlet syndrome: a comparison of the risks and benefits. *Ann Surg* **55**: 347, 1989.

損 傷
6) Duff JH, Goldstein M, Mclean APH, Agrawal SN, et al: A clinical review and physiological study. *J Trauma* **8**: 63, 1968.
7) 原田邦彦，佐尾山信男，三木啓司ほか：奇異呼吸の病態生理と振子空気．日胸 **37**：275，1978.

奇 形
8) 秋山文弥，篠崎 拓，島本光臣ほか：漏斗胸に対する腹直筋有茎性胸骨翻転術―術式と遠隔成績―．臨床胸部外科 **1**：151，1981.
9) Ravitch MM: The operative correction of pectus carinatum (pigeon breast). *Ann Surg* **151**: 705, 1960.
10) Ravitch MM: Pectus carinatum. Congenital Deformities of the Chest Wall and Their Operative Correction (ed by Ravitch MM), pp 206-332, Saunders, Philadelphia, 1977.
11) Shamberger RC, Welch KJ: Surgical correction of pectus carinatum. *J Pediatr Surg* **22**: 48, 1987.

腫 瘍
12) Threlkel JB, Adkins RB: Primary chest wall tumors. *Ann Thorac Surg* **11**: 450, 1971.
13) McCaughan BC, Martini N, Bains MS, McCormack PM: Chest wall invasion of carcinoma of the lung: therapeutics and prognostic implications. *J Thorac Cardiovasc Surg* **89**: 836, 1985.
14) Grillo HC, Greenberg JJ, Wilkins EW Jr: Resecion of bronchogenic carcinoma involving thoracic wall. *J Thorac Cardiovasc Surg* **51**: 417, 1966.
15) Arnold PG, Pairolero PC: Chest wall reconstruction: experience with 100 consecutive patients. *Ann Surg* **199**: 725, 1984.
16) Jacobs EQ, Hoffman S, et al: Reconstruction of a large chest wall defect using greater omentum. *Arch Surg* **113**: 886, 1978.
17) Seyfer AE, Graeber GM: The use of latissimus dorsi and pectoralis major myocutaneous flaps in chest wall reconstruction. *Contemp Surg* **22**: 29, 1983.
18) Eschapasse H, Gaillard J, Henry E: Chest wall tumors. International Trends in General Thoracic Surgery (ed by Grillo HC, Eschapasse H), pp 293-307, Saunders, Philadelphia, 1987.
19) 林 賢，成毛韶夫，近藤晴彦ほか：原発性悪性胸壁腫瘍の臨床病理学的検討．日胸外会誌 **38**：1099，1990.

3.2 胸　　　膜

a. 胸　膜 (pleura)

胸膜は肺実質，縦隔，横隔膜および骨性胸壁をおおう漿膜で，臓側胸膜 (visceral pleura) と壁側胸膜 (parietal pleura) とに大きく分けられる．壁側胸膜はさらに肋骨胸膜，縦隔胸膜，横隔胸膜とに分かれる．臓側胸膜と壁側胸膜は肺門部で接合する．肺門部より肛門側では壁側胸膜と臓側胸膜は薄い膜様組織として存在し，肺靱帯 (pulmonary ligament) と呼ばれる．

臓側胸膜は肺実質をおおい気管支動脈により栄養される．胸膜下リンパ組織は肺リンパ組織と交通する．臓側胸膜は肺の構成成分として重要であり，容易には肺とは剝離できない．

壁側胸膜の結合組織層深部は内胸筋膜 (endothoracic fascia) に移行している．胸膜外剝離の際はこの層で剝離すると，通常は比較的容易に施行できる．しかし，横隔膜部では横隔膜筋膜が壁側胸膜の外弾性板となっており剝離はしばしば困難である．

壁側胸膜と臓側胸膜の間には通常は膜状に少量の水分が存在し減摩剤の役目を果たしている．壁側胸膜と臓側胸膜に囲まれた胸腔 (pleural space) は生理的状態では少量の胸水が存在するだけであり，潜在的な空間 (potential space) として存在する．

壁側胸膜は肋間動脈，内胸動脈，横隔膜動脈の分枝により栄養される．壁側胸膜は縦隔側を除き肋間神経に支配され，知覚神経が分布する．臓側胸膜には知覚神経は存在しない．

臓側胸膜，壁側胸膜は一層の扁平な中皮細胞におおわれる．胸膜表面には microvilli が存在する．この分布は一様でなく，臓側胸膜の下方と縦隔側の壁側胸膜に豊富に分布している．臓側胸膜に microvilli は豊富に存在するため，壁側胸膜側より産生された胸腔内の水分は臓側胸膜側に吸収されやすいことが考えられる．

(1) 胸腔の生理

胸郭の容積は内外肋間筋の収縮，横隔膜の収縮により拡張するが，肺自体はその elastic recoil により縮もうとし，胸腔内には陰圧が生じることになる．安静呼吸時にはこの圧は $-4\,\mathrm{cmH_2O}$ から $-8\,\mathrm{cmH_2O}$ の間を変動するが，努力呼吸時には $+4$ から $-20\,\mathrm{cmH_2O}$ を変動する．胸腔内圧は直接胸腔内にカテーテルなどを挿入して測定できるが，間接的に食道内にバルーンを挿入して測定することができる．胸腔内圧は胸腔内の場所により，その値が異なる．すなわち，人においては 1 cm の垂直距離により $0.2\,\mathrm{cmH_2O}$ の圧差を生じるといわれる．肺尖部では陰圧の程度は大きく，肺底部ではその程度は少なくなる．

(2) 胸腔内の水分の移動

胸膜における水分の移動は，胸腔内と胸膜および胸膜下組織との間の圧差により生じ，Starling の法則に従う．

この法則を胸膜に適応すると，

$$F = k[(P_c - P_{p1}) - (\pi_c - \pi_{p1})]$$

　F：毛細血管から胸腔への水分の移動
　k：濾過係数
　P_c：毛細血管圧
　P_{p1}：胸腔内圧
　π_c：血漿の膠質浸透圧
　π_{p1}：胸水の膠質浸透圧

壁側胸膜と胸腔内の水分の移動を考えると，壁側胸膜内の毛細血管圧 (P_c) は約 $30\,\mathrm{cmH_2O}$，胸腔内圧 (P_{p1}) は約 $-5\,\mathrm{cmH_2O}$ である．血漿の膠質浸透圧 (π_c) は $34\,\mathrm{cmH_2O}$ であるが，胸水中には蛋白質は少量のみしか存在しないため，その膠質浸透圧 (π_{p1}) は約 $5\,\mathrm{cmH_2O}$ である．したがって，水分は壁側胸膜より胸腔内に移動する．

次に胸腔内と臓側胸膜との間の水分の移動を考えると，違いは毛細血管圧にある．壁側胸膜は体循環系の毛細血管が分布するが，臓側胸膜には肺

3. 胸壁, 胸膜

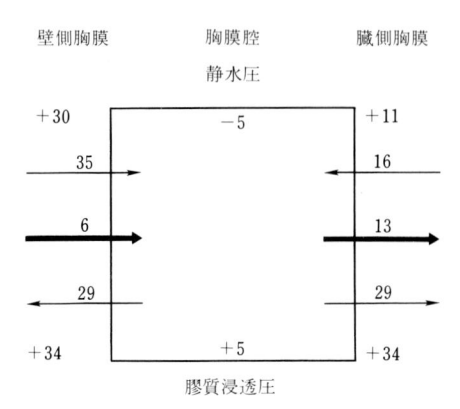

図 3.12 胸水と産生と吸収

動脈系の毛細血管が分布する．肺動脈系の毛細血管圧（P_c）は約 11 cmH$_2$O であるから，水圧に関しては臓側胸膜は胸腔内より 16 cmH$_2$O 高い．一方，膠質浸透圧に関して臓側胸膜は胸腔内より約 29 cmH$_2$O 高い．したがって，水分は胸腔より臓側胸膜に吸収される．

以上を要約すると図 3.12 のようになり，胸水は壁側胸膜から 6 cmH$_2$O の圧で浸出し，臓側胸膜から 13 cmH$_2$O の圧で吸収されることになる．この理論からすると正常状態では胸水はみられないことになる．しかし，実際には少量の胸水が膜状に壁側胸膜と臓側胸膜の間に存在し，それが潤滑剤として呼吸運動に伴う胸膜間の sliding を容易にしている．この少量の胸水の説明として，pleural liquid pressure という概念が導入された．この力は胸水の胸腔への流入，流出に関与する圧で，動物実験では pleural liquid pressure は pleural surface pressure よりも陰圧が強いことが示されている．この二つの圧に差がある説明として，胸腔内に存在する細胞，および中皮細胞表面の microvilli のため壁側胸膜，臓側胸膜が近接するにつれ局所的な胸膜の変形を生む deformation force が生じるためとされ，この結果，pleural liquid pressure が減少し少量の胸水が胸腔内に残存する．

(3) 蛋白, 細胞などの胸腔からの除去

壁側胸膜には胸腔に向かって stoma が開口しており，これが壁側胸膜内のリンパ管と交通している．このような構造は臓側胸膜にはみられない．蛋白，細胞，粒状物の大部分は壁側胸膜側より除去される．

(4) 正常状態で胸腔内にガスの存在しない理由

ガスの移動は胸腔内のガス分圧と壁側胸膜，臓側胸膜内の毛細血管内のガス分圧の差による．毛細血管内の総ガス分圧は 706 mmHg（酸素分圧＝40 mmHg，炭酸ガス分圧＝46 mmHg，窒素ガス分圧＝573 mmHg，水蒸気圧＝47 mmHg）であり，胸腔内のガス分圧の総和が 706 mmHg よりも少なくならないかぎり，すなわち胸腔内圧が大気圧（760 mmHg）より－54 mmHg 以上低くないかぎり胸腔内へのガスの移動はない．臓側胸膜直下まで肺胞腔は存在し，その部は大気圧と考えられるので，このガス分圧差で肺と胸郭は押し付けられた状態といえる．

肺摘除術後の遺残胸腔では，放置しておくと組織ガス分圧の差により遺残胸腔内のガスが吸収されていく．これに伴い胸腔内圧は減少し遺残胸腔は縮小，胸水の貯留をきたすようになる．したがって，縦隔の患側への変位，対側肺の過膨張により肺機能上も障害が起こることがある．

b. 気 胸 (pneumothorax)

潜在空間である胸腔に気体が貯留した状態で，肺は種々の程度に虚脱する．気胸は原因別に自然気胸（spontaneous pneumothorax），外傷性気胸（traumatic pneumothorax），医原性気胸（iatrogenic pneumothorax）に分類され，自然気胸はさらに特発性（idiopathic spontaneous pneumothorax）と続発性（secondary spontaneous pneumothorax）に分けられる．

(1) 特発性自然気胸

特発性自然気胸の原因の多くは胸膜直下のブレブ（bleb），ブラ（bulla）の破裂による．身長の高い痩せ型の若年者に起こることが多い．患側の肺虚脱に伴い，肺活量の減少と動脈血酸素分圧の低下がみられる．肺に既存の病変が存在する場合には肺胞低換気に伴い呼吸不全に陥る例もある．胸腔内圧が陽圧化し患側肺の虚脱，縦隔の対側への圧迫，静脈還流の減少，心拍出量減少などの重篤な症状を呈することもある（緊張性気胸）．

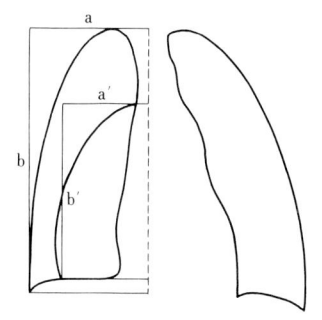

図 3.13 Kircher の虚脱度
ab−a′b′/ab×100

a) 臨床症状

症状として多いのは胸痛，呼吸困難で，頻脈，動悸，不整脈などの循環器系の症状を伴うこともある．肺の虚脱の程度により冷汗，顔面蒼白，血圧低下などのショック症状に陥ることもある．

理学的所見としては患側胸郭の拡大，呼吸性運動の減弱，打診上鼓音，呼吸音の減弱などがみられることがある．

b) 胸部 X 線像

X 線像上，透過性の亢進した肺紋理欠如領域と虚脱した肺の外縁である線状影を認めれば診断がつく．胸膜辺縁の一部に二重線状陰影，部分的胸膜肥厚がみられることがある．軽度の虚脱の場合には，鎖骨付近の所見は見逃されやすいので注意する．疑わしい場合には，深呼気時あるいは健側を下にした側臥位正面像が役に立つ．胸水を伴うものでは水面像を呈する．肺の高度の虚脱と縦隔の対側への圧迫性移動がみられる場合には緊張性気胸といい，胸腔内は陽圧になる．肺虚脱の程度を表すのに Kircher の式が利用される（図 3.13）．

c) 治療

内科的治療と外科的治療に分けられる．気胸の虚脱の程度が軽いものでは，安静のみでも再膨張の得られることがある．胸腔内に貯留した空気は肺胞気の流出したものであり，混合静脈血中の窒素分圧を酸素吸入により減少させ吸収を促進させる措置もとられることがある．虚脱の程度の30〜50％のものでは穿刺脱気するが，胸腔ドレーンを挿入する方が迅速に肺の再膨張が得られ，再発率も安静，穿刺脱気による治療例より少ない．高度の気胸症例や長期間肺が虚脱していた症例では，急速に再膨張を得たあとに肺水腫をきたすことがまれにある．十分注意する必要がある．胸腔ドレーンの先端は空気の貯留しやすい肺尖部に置くようにこころがける．一方向弁（Heimlich 弁）を胸腔ドレーンに装着すれば，患者のベッド上の拘束を避けられ歩行も可能となる．外来治療にも用いられることがある．再発防止のため胸腔内に胸膜癒着薬を注入することがある．

tetracycline 系抗生物質，quinacrine hydrochloride などが使用される．広範囲に高度の癒着を生じ，拘束性換気障害を生じたり開胸術を困難にしたりすることがある．適応の選択が重要で気腫性変化の強い高齢者や術後気胸再発例にはすすめられる．

i) 手術療法 手術療法は，気胸の原因となるブレブ，ブラを含め肺を縫縮あるいは部分切除するもので，保存療法に比べて再発率ははるかに少ない．手術療法の絶対適応として，① チューブドレナージでも再膨張の得られないもの，② 5日以上エアリークの続くもの，③ 両側気胸で再発性のもの，④ 血胸を合併するもの，があげられる．2回以上同側に再発を繰り返すものや気胸時明らかに囊胞を合併するものは相対的手術適応になる．

ii) 手術法 皮膚切開は腋窩法で行う．ブレブ，ブラの好発部位は上葉肺尖部，下葉 S^6 および葉間胸膜縁である．小囊胞を含む肺部分切除を行い胸膜縫合を atraumatic needle で連続縫合する．autosuture でも良好な成績が得られている．葉間胸膜縁に多数のブレブが存在する場合は葉間縁に沿って連続縫合で肺を縫縮する方法もとられる．胸膜癒着をはかるには短冊状の壁側胸膜切除あるいはガーゼによる胸膜擦過が行われる．

最近では，胸腔鏡下にブラ，ブレブを切除あるいは縫縮する方法が選択されることがある．手術創が小さくなり，術後の疼痛も少なく，開胸手術に劣らない成績が得られる．

(2) 続発性自然気胸

原疾患としては慢性閉塞性肺疾患（COLD），肺結核，肺膿瘍，肺癌，転移性肺腫瘍，び漫性過誤腫性肺脈管筋腫症などがあげられる．もともと低

肺機能状態にあることが少なくないので特発性自然気胸に比べて重篤になりやすい．気胸の治療とともに原疾患の治療が重要である．高度の肺気腫に合併する気胸の治療は難渋する．すなわちこのような患者は呼吸予備能が少なく，低酸素血症，アシドーシス，高炭酸ガス血症など容易に呼吸不全の状態に陥りやすい．また，末梢気道には air trapping を起こしやすく，緊張性気胸にもなりやすい．チューブドレナージを施行してもリークの閉鎖は遷延しやすく，したがって感染の機会も増加する．肺機能上，手術適応となりにくい症例には最近，気管支鏡的に空気漏れに関連した気管支を閉塞させる内視鏡的治療も試みられている．エアリークの観察期間も特発性自然気胸に比べて長くなり 8～10 日となることも少なくない．合併するブラが気胸の原因の場合，状態が許せばブラを含めて肺を部分切除するが，胸膜縫合部の針穴リークをきたしやすい．autosuture を使用してもリークをみることが結構多い．ブラを含め結紮切除することもある．

(3) 外傷性気胸

穿通性あるいは非穿通性の胸部外傷により起こる．穿通性胸部外傷で空気が創より胸腔内に出入りする場合には，胸腔内は平圧となり患側肺の虚脱，縦隔の対側への移動，対側肺の換気不全，心拍出量の減少を引き起こし重篤な状態となる (open pneumothorax)．即座に創を閉鎖し，胸腔ドレーンを挿入する必要がある．出血の持続や，肺の高度損傷，胸腔内汚染の危険性の高い場合には開胸する．胸部外傷直後には気胸の程度が軽度でも，人工呼吸器装着を必要とするときには必ず胸腔ドレーンは挿入するべきである．肺損傷以外に気管，気管支の損傷，食道の損傷でも気胸を認めることがある．

(4) 医原性気胸

経皮肺針生検，気管支鏡下の経気管支肺生検，鎖骨下静脈穿刺，針治療，人工呼吸器装着時の barotrauma，心肺蘇生術などが原因である．軽度の場合は経過観察するが，30% を越える肺虚脱の場合は自然気胸に準じ治療する．人工呼吸時には胸腔ドレーンの挿入が必要である．

c. 血胸 (hemothorax)

血胸とは胸腔内に血液の貯留する状態をいい，胸部外傷に伴うことが多い．その他，鎖骨下静脈穿刺時に静脈あるいは動脈を損傷したときにもみられる．

まれに大動脈瘤の破裂，胸腔内子宮内膜症などでも血胸となることがある．

(1) 外傷性血胸 (traumatic hemothorax)

鈍的あるいは鋭的胸部外傷に際し合併してみられる．肺に損傷を伴う場合には血気胸となることもある (hemo-pneumothorax)．心，大血管，気管，気管支などの損傷を合併することもあるので，十分な検索が必要である．

聴打診や X 線検査にて液貯留を認めたらすみやかに胸腔穿刺を行い，その性状を確認する．

治療 血胸と確認されたら，すみやかに胸腔ドレーンを挿入する．血液は凝固しやすいため太めのドレーンを挿入する．胸腔ドレーンよりの出血が 200 ml/h 以上が持続する場合は開胸術を施行すべきである．

一側胸腔を満たす血胸例，輸血にもかかわらずショック症状の改善しない例なども，開胸術の適応となる．凝血が胸腔内に残存する場合には，肺の圧迫虚脱と peel 形成の原因となるので，一側胸腔の 1/3 以上が血腫で満たされる例は開胸術を考慮する．

(2) 特発性血胸 (spontaneous hemothorax)

明らかな原因がなく発症する．胸膜の索状癒着部が断裂し，その部より出血をみることがある．この場合には胸痛を伴うことが多く，気胸を合併することがある．

(3) その他の原因による血胸

悪性腫瘍の胸膜転移巣よりの出血，大動脈瘤破裂よりの出血，出血性素因の患者（血友病，血小板減少症），肺梗塞の抗凝固療法治療中などにもみられることがある．

d. 胸水 (pleural effusion)

壁側胸膜より産生され臓側胸膜より吸収される胸水は血漿膠質浸透圧，毛細血管圧，胸腔内陰圧によりバランスが保たれているが，何らかの原因

表 3.4 cause of pleural effusion

```
transudates
    cardiovascular
        congestive heart failure
        constrictive pericarditis
        superior vena cave obstruction
    overexpanded fluid volume
        hypoalbuminemia
        salt-retaining syndromes
    intra-abdominal disease
        cirrhosis
        peritoneal dialysis
exudates
    neoplasm
        bronchogenic carcinoma
        metastatic carcinoma
        mesothelioma
        chest wall tumors etc.
    pulmonary embolism
    autoimmune disease
        lupus erythematosus
        rheumatoid arthritis
    intra-abdominal diseases
        subdiaphragmatic abscess
        pancreatitis
        hepatitis etc.
    infections
        tuberculosis
        bacterial empyema
        fungus
        viruses and mycoplasma etc.
```

によりこのバランスが崩れると胸水貯留がはじまる．胸水貯留は表3.4に示すような多くの疾患で起こる．

　胸水が多量に貯留すると肺は圧迫され，肺活量，全肺気量は減少する．胸水の吸収が遷延し，癒着や線維性肥厚を生じると肺・胸郭のコンプライアンスが減少し，換気障害の原因となりうる．

　胸水の貯留は胸部X線像により確認されるが，少量の胸水の診断には患側を下にした側臥位正面X線像 (lateral decubitus)，胸部CT，超音波検査などが有用である．

　胸水の性状，すなわち漏出性(transudate)か浸出性(exudate)か，胸水中の細胞数および細胞成分，糖，脂質の濃度，悪性細胞の有無などの検索が重要である．

　一般には浸出液は比重1.016以上，蛋白3.0g/dl以上，Rivalta反応陽性とされるが，漏出液との区別の困難なことも少なくない．Lightらの報告はLDHを加味し，

胸水中蛋白量/血清蛋白量＞0.5
胸水中LDH/血清LDH＞0.6
胸水中LDH＞200IU

を浸出液の診断基準としている．

e．乳糜胸 (chylothorax)

a) 定　　義

　乳糜が胸腔内に貯留した状態で，胸管またはその分枝の破綻により乳糜が漏れ出ることによる．

b) 病　　因

　胸管は乳糜槽 (cisterna chyli) よりはじまり横隔膜大動脈裂孔を通り，下行大動脈の右側，椎体の前面を上行し，第5～6胸椎の高さにいたり，椎体の左側に向きを変え，大動脈弓の後方より食道左壁に沿って上縦隔を上行したのち左頸部の鎖骨下静脈に流入する．解剖学的な理由により，下縦隔における胸管破綻は右乳糜胸を，上縦隔の胸管破綻は左乳糜胸を起こすことが多い．

　成因から，Bessoneらは乳糜胸を以下のように分類している．

　① 先天性（特発性）：　新生児の胸水の原因の大きな部分を占める．分娩時の静脈圧上昇や胸管，リンパ管系の異常などが原因として考えられている．

　② 外傷性（術後）：　胸部外科手術中の胸管損傷による．心臓手術時の大動脈弓，左鎖骨下動脈の授動操作，食道癌手術時，肺癌の縦隔リンパ節郭清操作中に胸管あるいは交通するリンパ管を損傷することがある．

　③ 外傷性（非手術）：穿通性，非穿通性胸部外傷時の胸管損傷による．脊椎過伸展や高度の咳嗽，嘔吐時にも胸管損傷をきたすことがある．

　④ 非外傷性：　縦隔内の悪性腫瘍により胸管が圧迫，閉塞され，胸管の破綻をきたす．悪性腫瘍のうちとくに悪性リンパ腫が原因として重要である．ほかに炎症，フィラリア症，頸静脈，鎖骨下静脈の血栓などが胸管の圧迫，閉塞をきたし，乳糜胸の原因となることがある．

c) 病態生理

　乳糜の貯留による圧迫により心肺症状がみられる．乳糜の貯留が急激に起こるときにはその症状

は強くなる．呼吸困難，頻脈，低血圧，ショックなどをきたすこともある．乳糜には蛋白質，脂質，リンパ球，電解質が含まれており，長期にわたる乳糜の喪失は低栄養，脂溶性ビタミン欠乏症，リンパ球減少，血清電解質異常などをきたす．外科手術後の乳糜胸は術直後に発生するよりは2,3日後に現れることが多い．術後，経口摂取がはじまり胸管を流れる乳糜の量が増加することと関係がある．乳糜には静菌作用があり，感染をきたすことは少ないとされる．また，刺激性もないため，胸腔内の癒着は起こりにくく線維性被膜をみることは少ない．

d) 診 断

胸部X線像で胸水貯留を認めその穿刺液により，また術後は胸腔ドレーンよりの排液により白色，無臭性，ミルク様の性状が得られたときには本症を疑う．鑑別診断として膿胸，コレステリン胸膜炎がある．エーテル試験はコレステロールが混濁の原因である場合には液は清澄化するが，カイロミクロンやレシチン複合体が混濁の原因である場合には完全には清澄化しない．トリグリセリドを測定し110 mg/dl以上である場合には乳糜である可能性が高いとされる．Sudan III 染色を行うと脂肪滴が確認される．液中の脂質分析によりカイロミクロンを認めれば乳糜である．脂溶性色素をバターと混ぜ投与して30〜60分後に色素により変色した胸水が得られれば診断できる．

e) 治 療

保存療法と手術療法がある．

i) 保存療法 胸管流量の減少をはかるために，脂肪制限食あるいはMCT (medium chain triglyceride) を投与する．MCTは吸収後，門脈系に入り胸管乳糜量を増加させない．乳糜の排除のため胸腔ドレナージを施行し，局所の癒着により閉鎖を期待する．肺摘除術後では当然，期待はできない．胸腔よりの乳糜の喪失に伴い，水分，電解質，脂肪，蛋白質の補給，栄養管理が重要である．中心静脈栄養が必要となる．2〜3週間の経過をみて乳糜排液量の減少がみられぬ場合には外科療法を考慮する．悪性リンパ腫などの悪性腫瘍が原因の場合には放射線治療，化学療法などを施行する．特発性乳糜胸が保存療法で治癒することは少ない．

ii) 外科療法 胸管を開胸下に結紮し，乳糜の漏出をコントロールする．手術に先立ち，牛乳やクリームを摂取させ，乳糜の漏出部を見やすくする．乳糜漏出部が確認できないときや漏出部が多数存在すると考えられるときは横隔膜直上で胸管を結紮する．このため乳糜胸がどちらの胸腔に発生しても右開胸が選択されることが多い．胸管は漏出部の中枢および末梢側を結紮する．しかし，食道癌術後で後縦隔経路の再建をなされているような場合には，左開胸が選ばれることもある．最近，胸膜腹膜シャントにより乳糜胸を治療する試みが報告されている．乳糜漏出部が外科的に完全に処理できないような症例には考慮すべき方法である．

f. 膿 胸 (empyema thoracis)

胸腔内に膿が貯留した状態を膿胸という．

(1) 急 性 膿 胸

肺感染症，横隔膜下膿瘍，他臓器の炎症などが胸膜に波及し発生する．また，胸部手術中の汚染，縫合不全，胸腔ドレーンの汚染などでも起こる．敗血症からの胸膜への炎症も波及しうる．

起炎菌毒素，膿の吸収により発熱，悪寒戦慄，意識混濁などを起こす．胸膜の炎症により胸痛も訴える．肺膿瘍が破裂した場合には，膿気胸となる．膿の貯留により胸腔内圧の上昇，肺圧迫，縦隔偏位を起こすと呼吸困難，チアノーゼ，頻脈などの症状を呈する．

診断は胸腔穿刺により膿を証明することにより確定する．起炎菌の検索と薬剤感受性の検討を行う．

治療としては感受性のある抗生物質の投与，膿の排除を行う．一般的には胸腔ドレナージによる排膿をはかるが，膿胸腔が多房性となり十分に排膿できなくなることも少なくない．挿入チューブは太いものを使用し，胸腔内洗浄も行う．

(2) 慢 性 膿 胸

急性膿胸から移行する場合が多い．不適当な排膿，排膿時期の遅れなど急性膿胸の治療の失敗が

原因となる．一般的には3カ月以上経過する場合に慢性膿胸とする．結核性胸膜炎後に遺残した胸膜病変が原因で慢性膿胸を発症することも多い．胸膜表面に厚い線維性被膜（peel）を形成し，肺の膨張不全，患側胸壁の萎縮，胸腔の縮小をきたし，胸壁の呼吸運動は制限され，胸郭コンプライアンスが減少する．脊柱側彎をきたすことが多い．

症状は微熱，全身倦怠，体重減少などであるが，ほとんど自覚症状を欠く例もある．貯留液が多い例では呼吸困難，頻脈，チアノーゼなどの心肺症状を呈する．気管支瘻を合併する場合には膿性痰をみる．

診断は，胸部X線像，CTで患側胸壁の萎縮，肋間腔の狭小化を伴う胸水貯留像が得られ，穿刺により膿が得られれば本症を考える．鏡面像を示す例は気管支瘻の存在を示唆する．CTにより肥厚した石灰沈着を伴う線維素性被膜が描出される．肺内病変の検出にもCTが有用である．治療は膿胸腔の清浄化，膿胸腔の閉鎖と醸膿層の除去をはかることが原則である．手術療法としては肺剝皮術，胸膜肺切除術，胸膜air plombage法（肺剝皮術＋骨膜外剝離術：近中法），胸郭成形術，開放術，筋肉あるいは大網充填術などがある．

肺剝皮術は胸膜表面のpeelを切除し，肺の膨張により膿胸腔の閉鎖をはかる術式である．したがって肺内に病変があり，肺の再膨張が期待できない例では効果は少ない．近中法は肺剝皮術によっても十分に肺の再膨張が得られない場合に，壁側胸膜側を骨膜外剝離し沈下させることにより腔の閉鎖をはかる術式である．

胸膜肺切除術は，荒蕪肺，肺内病巣や気管支瘻の高度な例に肺実質を含め膿胸腔を切除する術式である．大網充填術による成績が良好であり，最近では胸郭成形術例は減少傾向にある．

g．胸膜腫瘍

原発性胸膜腫瘍と転移性胸膜腫瘍に分けられる．原発性胸膜腫瘍は胸膜中皮細胞より発生した腫瘍で，良性線維性中皮腫と悪性中皮腫に分類される．

(1) 良性線維性中皮腫

限局性の被包性腫瘍で予後良好である．臓側胸膜より発生例が壁側胸膜発生例より頻度が高い．胸膜下の線維芽細胞由来説と胸膜中皮細胞由来説がある．組織学的には膠原線維，細網線維を混じる異型性のない紡錘細胞よりなる．細い茎を有する例もあり体位変換により移動することもある．臨床症状は乏しいが，咳，胸痛，呼吸困難，発熱を訴えることもある．巨大な例では骨関節症，低血糖をみることもある．これら腫瘍随伴症状は腫瘍の摘出後は消失することが多い．

診断は，骨関節症，低血糖など腫瘍随伴症状を伴う場合は疑うことができるが，術前診断は困難である．針生検で可能な例もある．

治療は外科的に切除する．大多数の例は予後良好であるが，中に再発する例もあり健常肺，胸膜を含め切除する．

(2) 悪性中皮腫

大多数が肺胸膜，壁側胸膜をび漫性に侵す．縦隔，胸壁，横隔膜，心膜などに浸潤したり血行性転移をみることもある．悪性胸膜中皮腫の病期は，Butchartらのものが汎用されている（表3.5）．病因としてアスベストの曝露との関係が重視されている．

臨床症状は病期によりさまざまである．早期に発見されることはまれで，通常は胸水を指摘されることが多い．胸痛を訴え，腫瘍が増大すると圧迫症状も強くなる．呼吸困難，心タンポナーデもみるようになる．

診断は胸水患者では本症を疑うことからはじまる．確診は胸膜生検によるが，組織診でも腺癌との鑑別が困難な例も少なくない．胸膜生検は数カ所採取し，電顕用資料も作成することが望ましい．PAS染色後ジアスターゼ消化すると中皮腫は陰性となる．免疫酵素組織染色でCEAを認めれば

表 3.5 悪性胸膜中皮腫の病期分類（Butchart）

I期：一側の壁側胸膜のカプセル内にとどまる
II期：胸壁，縦隔への進展；胸腔内のリンパ節転移
III期：横隔膜より腹腔への進展；対側胸膜への進展；胸腔外リンパ節転移
IV期：血行性遠隔転移の存在

上皮性腫瘍であり中皮腫との鑑別に有用である．組織中のヒアルロン酸の測定も参考となる．治療は早期のものであれば胸膜肺全摘術の適応となるが手術成績は必ずしも良好ではない．抗癌剤も多くは無効である．adriamycin, cisplatin の投与が行われることがある．対症的に放射線治療も行われることがある．

(3) 癌性胸膜炎

胸膜転移や肺癌，胸腺腫の播腫などにより起こる．肺癌，乳癌によることが多い．胸水貯留のための呼吸困難や胸痛を，全身症状として体重減少，倦怠感，食欲不振を訴える．診断は胸腔穿刺により胸水中に癌細胞を認めることにより得られる．治療としては胸腔ドレナージを行い，抗癌剤の胸腔内注入，OK-432, Nocardia-CWS などの注入により胸膜癒着を促進する方法もとられる．肺癌の胸膜播種例に胸膜肺全摘術が行われることがあるが，予後も悪く一般的な治療ではない．

〔宇山　正・門田康正〕

文　献

1) Agostini E: Mechanics of the pleural space. *Physiolol Rev*, **52**: 57～128, 1972.
2) Agostini E, Taglietti A, Setnikar 1: Absorption force of the capillaries of the visceral pleura in determination of the intrapleural pressure. *Am J Physiol*, **191**: 277～282, 1957.
3) Wang NS: The preformed stomas connecting the pleural cavity and the lymphatics in the parietal pleura. *Am Rev Respir Dis*, **111**: 12～20, 1975.
4) Miserocchi G, Agostini E: Pleural liquid and surface pressures at various lung volumes. *Respir Physiol*, **39**: 315～326, 1980.
5) Getz SB, Beasley WEI III: Spontaneous pneumothorax. *Am J Surg*, **145**: 823～827, 1983.
6) Granke K, Fisher CR, Gago O, Morris JD, Prager RL: The efficacy and timing of operative intervention for spontaneous pneumothorax. *Ann Thorac Surg*, **42**: 540～542, 1986.
7) Matsuura Y, Nomimura T, Murakami H, et al: Clinical analysis of reexpansion pulamonary edema. *Chest*, **100**: 1562～1566, 1991.
8) Cannon WB, Vierra MA, Cannon A: Thoracoscopy for spontaneous pneumothorax. *Ann Thorac Surg*, **56**: 686～687, 1993.
9) Wilson JM, Boren CH Jr, Peterson SR, et al: Traumatic hemothorax: Is decortication necessary? *J Thorac Cardiovac Surg*, **77**: 489～495, 1979.
10) Griffith GL, et al: Acute traumatic hemothorax. *Ann Thorac Surg*, **26**: 204～207, 1978.
11) Light RW, MacGregor MI, Luchsinger PC: Pleural effusions: the diagnostic separation of transdates and exudates. *Ann Intern Med*, **77**: 507～513, 1972.
12) Light RW: Pleural effusion. *Med Clin North Am*, **61**: 1339～1351, 1977.
13) Bessone LN, Ferguson TB, Burford TH: Chylothorax. Collective review. *Ann Thorac Surg*, **12**: 527～550, 1971
14) Milsom JW, Kron IL, Rheuban KS, Rodgers BM: Chylothorax: an assessment of current surgical management. *J Thorac Cardiovasc Surg*, **89**: 221～227, 1985.
15) Robinson CLN: The management of chylothorax. *Ann Thorac Surg*, **39**: 90～95, 1985.
16) Michael CM, Barry MN, Bradley MR: Pleuroperitoneal shunts in the management of persistent chylothorax. *Ann Thorac Surg*, **48**: 195～200, 1989.
17) Toomes H, Vogt-Moykopf I, Ahrendt J: Decortication of the lung. *J Thorac Cardiovasc Surg*, **31**: 338～341, 1983.
18) Iioka S, Sawamura K, Mori T, et al: Surgical treatment of chronic empyema. A new one-stage operation. *J Thorac Cardiovasc Surg*, **90**: 179～185, 1985.
19) 辰巳明利，北野司久，藤尾　彰ほか：気管支瘻を伴う胸壁穿孔性慢性膿胸に対する有茎性大網移植片の使用経験．日胸外会誌，**34**：1997～2001，1986．
20) Okike N, Bernatz PE, Woolner LB: Localized mesothelioma of the pleura. *J Thorac Cardiovasc Surg*, **75**: 363, 1978.
21) Gibbs AR, Harach R, Wagner JC, Jasani B: Comparison of tumour markers in malignant mesothelioma and pulmonary adenocarcinoma. *Thorax*, **40**: 91～95, 1985.
22) Butchart EG, Ashcroft T, Barnsley WC, Holden MP: The role of surgery in diffuse malignant mesothelioma of thepleura. *Sem Oncol*, **8**: 321～328, 1981.
23) Law MR, Gregor A, Hodson ME, et al: Malignant mesothelioma of the pleura: a study of 52 treated and 64 untreated patients. *Thorax*, **39**: 255～259, 1984.
24) Sahn SA: Malignant pleural effusion. *Clin Chest Med*, **6**: 113～125, 1985.

4. 縦　　隔

A. 解　　剖

　縦隔は両側の胸膜腔を隔てる領域であって，多数の重要管腔臓器が存在し，貫通している．また実質臓器としては胸腺とリンパ節があげられる．これらの臓器の縦隔内での位置，相互関係は縦隔疾患の理解にきわめて重要である．

　前方から後方に向かう順序に従って述べると，胸骨直下には胸腺がある．胸腺は成人で重量約30gの蝶形を呈する臓器であり，頭側では甲状腺に達し，尾側では脂肪組織に埋没するが，横隔膜高に達する．動脈血は内胸動脈の第1分枝たる胸腺動脈 (a. thymica) から受け，静脈血は左腕頭静脈に流入する複数の胸腺静脈 (vv. thymicae) にいたる．

　胸腺の裏側には左腕頭静脈 (v. brachiocephalica sin.) が横走し，縦隔右側で右腕頭静脈 (v. brachiocephalica dext.) と合して上大静脈 (v. cava sup.) となり，さらに中枢側で奇静脈 (v. azygos) を集めて右房に注ぐ (図4.1)．

　左腕頭静脈の背側には，大動脈弓とその3本の分枝，すなわち腕頭動脈幹 (truncus brachiocephalicus)，左総頸動脈 (a. carotis comm. sin.)，左鎖骨下動脈 (a. subclavia sin.) がある．下行大動脈からは，背側に肋間動脈 (aa. intercostales)，内側に気管支動脈 (aa. bronchiales)，食道動脈 (aa. esophagicae) が分岐している．

　大動脈の背側には気管，さらにその背側には食道，ついで椎体が配列している．

　縦隔に存在する重要な神経のうち，横隔神経 (n. phrenicus) は第3〜5頸椎から出て，前斜角筋の腹側を通って縦隔に達し，肺門の前方を下行する．迷走神経 (n. vagus) は横隔神経の背側に位置し，左迷走神経は大動脈を越えたところで反回神経 (n. recurrens) を分枝し，肺門の背側を下降する．右迷走神経は右鎖骨下動脈の下で反回神経を分枝し，気管側方から肺門背側を通る．肋間神経 (nn. intercostales) はそれぞれの肋骨下縁に沿って，肋間動脈と併走する．交感神経幹 (sympathetic trunk) は脊椎の側方に位置し，鎖状に連なる神経節が末梢神経交通枝を出している (図4.2)．

　胸管 (ductus thoracicus) は脊椎の前面で，下行大動脈の右側を上行し，第4胸椎の高さで左に偏位し，頸部で左静脈角に注ぐ．

　縦隔内リンパ節は肺癌取扱い規約で記号化されており，それぞれのリンパ節のマップ上の位置が決められている (肺癌の項参照)．

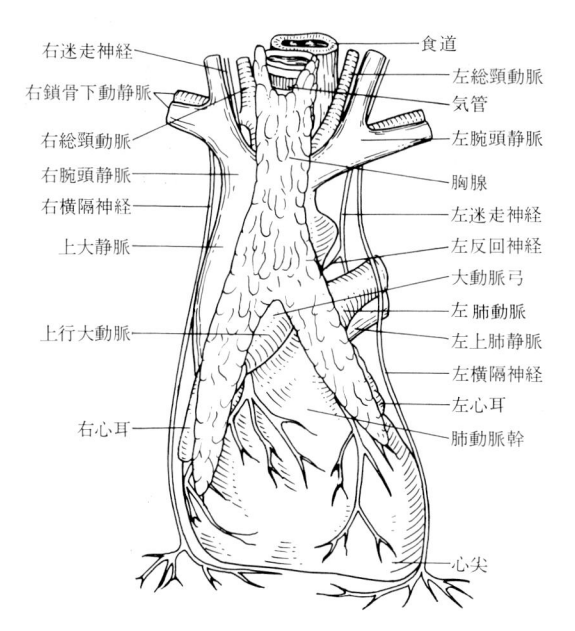

図4.1 縦隔の解剖 (前方からみたところ)

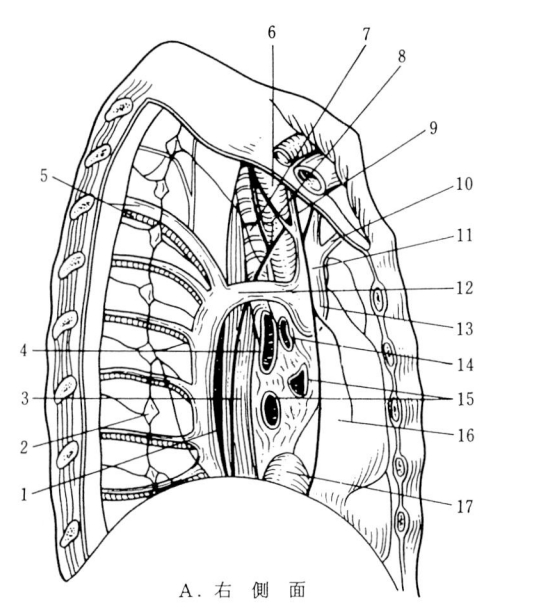

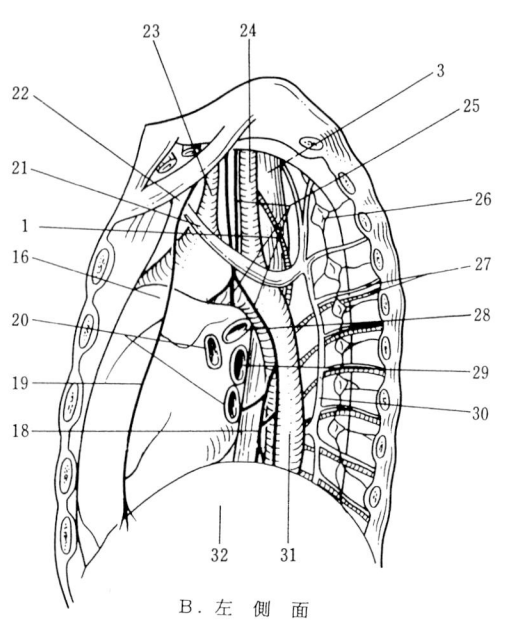

図4.2 縦隔の解剖（両側胸腔からみた）
1：胸管，2：右交感神経幹および第7交感神経節，3：食道，4：右主気管支，5：肋間動静脈，6：右鎖骨下動脈，7：気管，8：右迷走神経，右反回神経，9：右横隔神経，10：内胸静脈，11：右腕頭（無名）静脈，12：奇静脈（右縦胸静脈），13：上大静脈，14：右肺動脈，15：右肺静脈，16：心嚢，17：下大静脈，18：左迷走神経，19：左横隔神経，20：左肺静脈，21：左縦胸静脈弓（半奇静脈弓），22：左腕頭（無名）静脈，23：左総頸動脈，24：左鎖骨下動脈，25：左迷走神経・左反回神経，26：左交感神経幹および第2交感神経節，27：肋間動静脈，28：左肺動脈，29：左主気管支，30：半奇静脈(左縦胸静脈)，31：下行大動脈，32：横隔膜．

B. 損　　傷[1)]

胸膜腔と同様に，縦隔にも損傷によって空気や血液，乳糜などが脱出する．そしてその種類による病名が採用されている．

a. 縦隔気腫（mediastinal emphysema）あるいは気縦隔（pneumomediastinum）

a）病　　因

縦隔気腫の空気の由来については，三つの経路が考えられる．① 破裂した肺胞から，② 気管・食道の穿孔から，③ 頸部切開創から，の三者である（図4.3）．

破裂した肺胞（あるいは bulla）由来の空気は，臓側胸膜の損傷を伴うと気胸になるが，臓側胸膜が保持されている場合には，胸膜下を肺門にいたり，ここから縦隔胸膜下に移行して縦隔気腫を形成する．このような機構によるものを特発性縦隔気腫（idiopathic mediastinal emphysema）と呼ぶ．

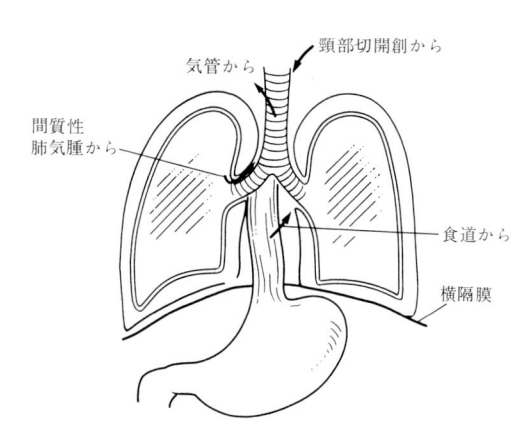

図4.3 縦隔気腫空気由来模式図

肺胞破裂の原因としては，気道の収縮，浮腫，気道液の増加など，肺胞内圧の上昇をきたすよう

な病態があげられる．すなわち，肺炎，麻疹，ジフテリア，インフルエンザなどの呼吸器感染症や，気管支喘息，気道異物などである．年齢層別には新生児・幼児期と青年期に多発するが，新生児期では IRDS などに対する呼吸管理に伴う barotrauma，幼児期には呼吸器感染症，青年期には特発性気胸と同様の素因の上に発症する．

第二の経路は食道・気管由来である．この経路をとるものは，① 内視鏡検査時の損傷，② 胸部鈍的外傷，③ 特発性食道破裂が主な原因をなす．このうち内視鏡検査に合併するものは食道鏡が多く，また鋭利な異物たとえば義歯の誤嚥などに伴う直達性の損傷によるものもある．胸部鈍的外傷に伴うものは，気管・気管支の破裂である．特発性食道破裂は嘔吐による大量の逆流に伴う急激な食道内圧の上昇がその原因で，下部食道の長軸方向の裂開をきたす．

第三の経路は頸部損傷からの空気の逆吸引である．通常気管切開部の皮下を通って縦隔にいたる．気管切開をおくときは，通常呼吸困難時であり，吸気に際しては胸腔内に強い陰圧が形成され，これが逆吸引の原因になる．異物を吸引していたり，末梢気道の閉塞のあるとき，気管切開を行っても呼吸困難を解除できず，逆に縦隔気腫の原因となる．

b) 症状・病態

自覚症状としては胸痛と呼吸困難である．成人では激しい咳嗽・怒責などに続いて起こる前胸部痛で，突発性のことが多い．呼吸困難は多くは原疾患に由来するもので，小児では呼吸困難が主たる症状であることが多い．

他覚所見としては頸部皮下気腫がもっとも特徴的である．縦隔内の空気は胸郭上孔を通って頸部皮下に達し，さらに胸郭や腋窩にも皮下気腫を形成する．この所見が縦隔気腫をもっとも示唆する所見である．

c) 診　　断

診断は胸部 X 線像による．上縦隔から頸部にかけ，また心臓辺縁に沿う，縦隔胸膜下の空気層を見いだすことで診断は確定する（図 4.4）．

本症の診断にあたって重要な点は縦隔気腫を発

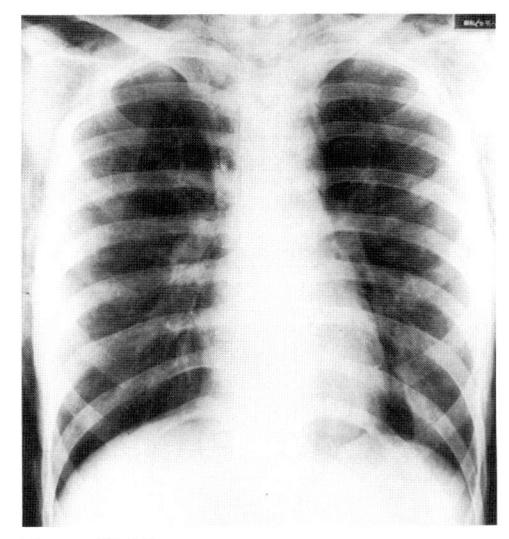

図 4.4 縦隔気腫
両側の心嚢外縁に沿う空気像（縦隔胸膜が押し上げられている）と頸部皮下気腫がみられる．

生せしめた原因の解明である．とくに食道・気管の損傷と気道異物は早い発見と適切な処置がとられないと致命的である．これらの疑われる場合は，食道造影や気管支鏡などの検査がただちに行われなければならない．

また縦隔気腫の診断がついた場合，その気腫が進行性か否か，静脈還流不全を伴うか否か，気胸を合併するか否かは，治療方針をたてるうえで重要なポイントとなる．静脈血の還流不全は縦隔内圧の上昇を意味し，頸部への空気の脱出が困難な条件の存在による．鑑別診断のうえでは冠状動脈疾患と鑑別を要するものがあり，その点では心電図も必須の検査法である．

d) 治療・予後

縦隔気腫の予後は原因疾患に支配される．特発性気腫は安静のみで数日間で治癒するものが多い．したがって安静，鎮痛剤，酸素投与を行って経過を観察する．また原因疾患に対する治療，すなわち感染症に対しては抗生物質，喘息に対しては気管支拡張剤や喀痰溶解剤の投与・吸入を行う．

気道異物に対しては気管支鏡による摘出術，気胸を合併するものでは胸腔ドレナージを行う．

とくに緊急を要するのは，食道・気管の大損傷で，手術による閉鎖が必要である．早い時期ほど予後がよいので，できるだけ早期に，とくに食道

の場合，できれば数時間以内の手術が望ましい．損傷の小さいものや穿孔部のわかりにくいものでは保存的に経過を観察するが，のちに縦隔炎を発生したような場合，排膿が必要となる．

縦隔気腫が進行性で，静脈還流不全のあるような場合，減圧の目的で縦隔切開術を行う．多くは胸骨上窩に小切開をおき，要すればドレーンを縦隔内に挿入する．

b. 縦隔血腫

本症は外傷によるものと心臓や食道，縦隔の術後に発生するものがある．外傷性縦隔血腫のうちには大動脈の破綻によるものもある．

診断は胸部X線像によるが，縦隔陰影の拡大や気管の偏位像などを認める．

出血量の多いもの，圧迫症状の強いものでは，ただちに手術を行って，止血・血腫の除去をはからねばならない．

C. 炎　　症

a. 急性縦隔炎（acute mediastinitis）
a）病　因

本症の大部分は食道の穿孔に基づく．穿孔の原因としては，食道癌や食道憩室の穿孔や特発性食道破裂などの非人為的穿孔のほかに，異物誤嚥や食道鏡，食道ブジー操作に随伴したりする．

b）症　状

食道の穿孔により発症するものは，ショック症状，烈しい胸痛，続いて悪寒を伴う発熱，嚥下障害，咳嗽，呼吸困難などをきたす．生体の防衛機転の保たれているものでは，その後，限局性膿瘍を発生するが，そうでないものでは敗血症に移行する．

c）診　断

上述の食道穿孔の諸症状に加え，胸部X線像における縦隔陰影の拡大により診断する（図4.5）．発症初期には縦隔気腫も伴うから診断上の意義は大きい．

本症はショック症状，烈しい胸痛のために消化性潰瘍の穿孔，急性膵炎，心筋梗塞，肺動脈塞栓，解離性動脈瘤，横隔膜ヘルニアの嵌頓，腸間膜動脈塞栓などが鑑別の対象となるが，胸部X線像が鑑別の決め手となる．

d）治　療

本症の治療方針をたてるには，穿孔の大きさが重要な因子となる．内視鏡など機械的損傷による

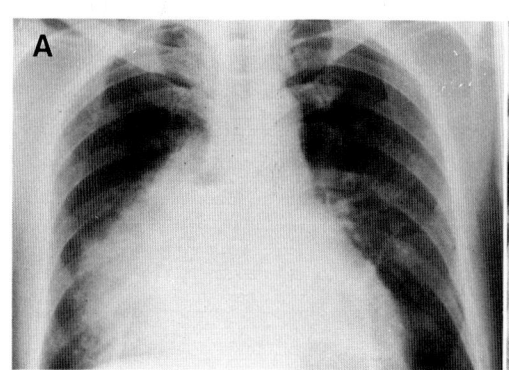

A. 胸部正面X線

図 4.5 急性縦隔炎
正面像にて縦隔から右胸腔に向かう大きい陰影がみられ一部 nibeau 形成もみられる．食道造影像にて食道癌の穿孔と判明．

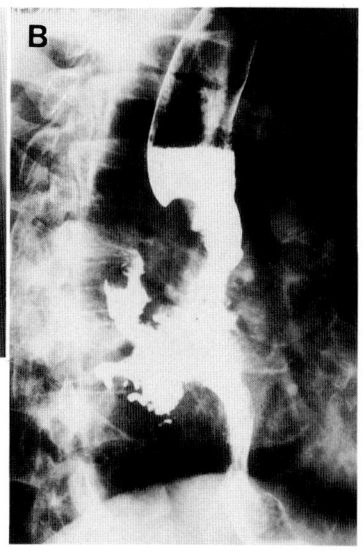

B. 食道造影像

4. 縦隔

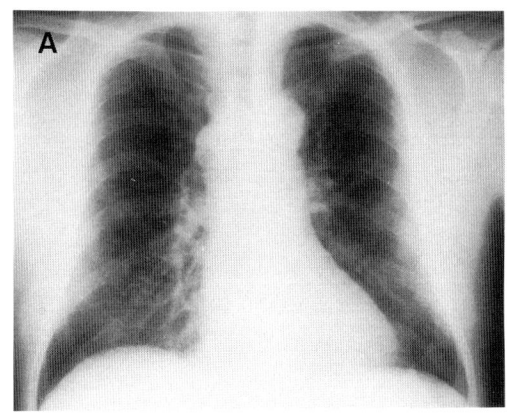

A. 胸部正面像

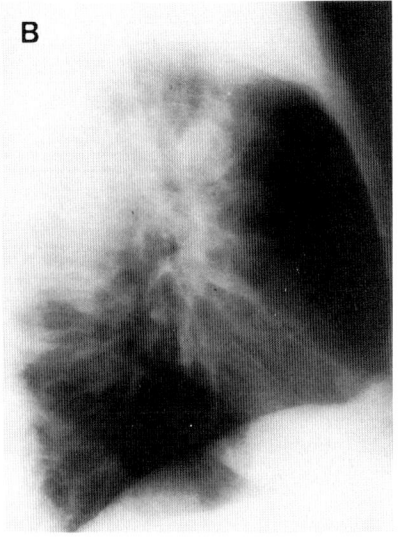

B. 胸部側面像

図 4.6 縦隔リンパ節結核
右気管気管支リンパ節に相当し，内部に石灰化を伴う腫瘤がみられる．

ものは穿孔が小さく，化学療法・絶飲食で治癒にもちこめる．

これに対し特発性食道破裂や食道に原因疾患を有するものでは穿孔は大きく，とくに特発性食道破裂の場合は周囲に癒着や線維化などの防壁がないため，病巣は広範に拡大する．したがって早急な閉鎖とドレナージが必要である．穿孔後24時間以上経過するようなものでは，胃瘻を造設し，胸腔ドレナージを行って，絶飲食・IVH・抗生物質の投与を行う．近時，救命例が増加してきた．

b. 慢性縦隔炎（chronic mediastinitis）

a）病因

慢性縦隔炎とは通常，縦隔リンパ節の特異性感染症とその節外進展を指す．病因としてはわが国では大部分が結核である．そのほかにはヒストプラスマ症，放線菌症などがある．

本症が縦隔内に広く肉芽腫様病変をつくるとき，縦隔肉芽腫（mediastinal granuloma），または肉芽腫性縦隔炎（granulomatous mediastinitis）と呼ばれることもある．

b）診断

本症は多くは無症状で胸部X線像上縦隔腫瘤を発見されることで見いだされることが多い．したがって腫瘤陰影は縦隔内のリンパ節存在部位に一致して認められる．好発部位としては，右の傍気管リンパ節，気管気管支リンパ節であり，単発のことが多い．腫瘤は通常辺縁明瞭で，陳旧性のものは石灰化をきたす（図4.6）．

鑑別すべき疾患としては，サルコイドーシス，気管支囊腫，悪性腫瘍縦隔転移，悪性リンパ腫などがあげられるが，診断の確定は縦隔鏡生検による．

c）治療

結核の化学療法を行う．外科治療の対象となることは少ないが，他臓器に穿孔したもの，穿孔の可能性が高いと判断されたものは摘出の必要がある．

c. 硬化性縦隔炎（sclerosing mediastinitis），線維性縦隔炎（fibrosing mediastinitis）

a）病因

本症は縦隔に著しい線維性組織の増殖をきたし，縦隔内臓器の圧迫，とくに上大静脈の閉塞をきたす疾患である．

本症の原因には，いくつかの説があるが，もっとも有力なのは感染説であって，前項の慢性縦隔炎の肉芽腫の線維化という過程が考えられやすい．

b）病態・診断

本症は縦隔内臓器を侵してはじめて症状を現すが，もっとも頻度の高いのは上大静脈およびその

関連静脈である．そのほかには食道，気管・気管支，肺静脈，肺動脈などがみられるが，いずれも少数である．

上大静脈が侵されると，上大静脈症候群を呈する．本症候群は頸部，顔面，上肢のうっ血・浮腫を主徴とする．Schowengerdt の集計では 77 例の硬化性縦隔炎のうち 49 例（63.6%）が上大静脈症候群を呈し，また逆に McIntire の 250 例の上大静脈症候群中 24.8% が硬化性縦隔炎によるものであったという．

本症の診断にあたっては，通常，上大静脈症候群を呈するのに縦隔内に腫瘤を発見できないところから疑いがもたれる．上大静脈造影によって，上大静脈あるいはその領域静脈の閉塞・狭窄，側副血行路の状況などを知りうる．

確定診断には胸骨縦断により大きな組織切片をとり組織診を必要とする．注意すべきは，腫瘍でも表層部は線維化していることがあるので，十分な組織量を採取せねばならないことである．

c) 治療・予後

本症は長い経過で進行し，生命の予後は悪くない．本症の診断がついたときは，すでに線維組織が完成していることが多いので，ステロイド療法には限界がある．

線維組織が完成したのちは外科的治療の対象で，Goretex 人工血管によるバイパス手術が行われる．

D. 腫　　瘍

a. 縦隔腫瘍総論

a) 定　　義

縦隔に発生する腫瘍を縦隔腫瘍（mediastinal tumor）と呼ぶが，縦隔内に存在する管腔臓器，たとえば食道や気管から発生する腫瘍はその臓器の腫瘍という分類上の位置を与え，縦隔腫瘍には含めない．しかしこれらの臓器由来と考えられる先天性囊腫は縦隔腫瘍に含められる慣例がある．

また原発性のもののみを縦隔腫瘍とし，転移性や連続浸潤性のものは除外される．しかし悪性リンパ腫のように多元発生が考えられるもの，von Recklinghausen 病のように多発する神経線維腫の分症として縦隔に発生したようなものは縦隔腫瘍に含められる．

炎症性腫瘤や肥大胸腺などは縦隔腫瘤をなすけれども，当然腫瘍ではない．また縦隔と胸壁との境界については，肋骨根部に位置するものは通常縦隔腫瘍に含められる．

b) 分　　類

縦隔腫瘍には多種類の分類が用いられてきたが，現在では分類法はほぼ固定し，筆者は表 4.1 に示すような粗分類を用いている．それぞれの分類項目は多くの種類から構成されている．筆者症例（大阪大学第一外科，名古屋市立大学第二外科）の内訳は表のとおりである．

表 4.1　縦隔腫瘍の組織型分類

胸腺上皮性腫瘍	221 (30.7%)
胚細胞性腫瘍	144 (20.0)
神経性腫瘍	129 (17.9)
リンパ性腫瘍	85 (11.8)
先天性囊腫	93 (12.9)
甲状腺腫	24 (3.3)
その他	24 (3.3)
計	720 例

胸腺上皮性腫瘍が最多であり，次いで胚細胞性腫瘍，神経性腫瘍，リンパ性腫瘍，先天性囊腫が高頻度発生腫瘍である．

c) 病　　理

臨床と関係の深い病現学的事項について要約する．

i) 年齢・性　小児期縦隔腫瘍の特徴として，胸腺腫がまれなこと，神経節由来腫瘍が多いこと，悪性腫瘍では神経芽腫，悪性リンパ腫が多いこと，などがあげられる．

また性別では，甲状腺腫が女性に多いこと，悪性胚細胞性腫瘍が思春期男性に多いこと，などが指摘されている．

ii) 良・悪性　縦隔腫瘍全体の良・悪性の比率は，手術対象例では，悪性が 25～30% を占めている．縦隔腫瘍各組織型において，悪性の占める

比率はそれぞれ異なっており，胚細胞性腫瘍と神経性腫瘍では約10%程度である．リンパ性腫瘍では大部分を悪性リンパ腫が占めている．胸腺腫では浸潤・播種・転移などの臨床的悪性像を示すものは約50%にみられるが，筆者は本来すべて悪性と考えている．

iii) 腫瘍占拠部位 縦隔腫瘍はそれぞれの発生母組織により，特定の占拠部位を示す．胸腺腫や胚細胞性腫瘍は胸腺から発生するから前縦隔に，神経性腫瘍は神経節や肋間神経から発生するから後縦隔に，リンパ性腫瘍は気管周辺部か前縦隔に，甲状腺は上縦隔で気管周辺に位置する．また気管支，胸腺，心嚢，食道などから発生する先天性嚢腫はそれぞれの発生母組織の周辺に存在する．

しかし神経性腫瘍の中には，迷走神経や横隔神経から発生するものがあり，これらはそれぞれの神経の走行に一致して発生する．また，奇形腫の中には胸腺とは無関係に発生するものも少数例ながら存在する．

d) 病　　状

腫瘍の圧迫により各種の症状を呈する．呼吸器症状としては，咳嗽，呼吸困難があげられる．気管周辺のものに高頻度であるが，蓄水によるものもある．また腫瘍内容が気道に穿破して，その内容を喀出することもある．これはとくに奇形腫に発生しやすい．

循環器症状としては上大静脈症候群がよくみられる．本症候群を呈するのは前縦隔の悪性腫瘍であり，肺癌の縦隔進展とともに，本症候群の2大原因をなしている．そのほかには心嚢内穿孔（奇形腫）や心嚢内播種（胸腺腫）による心タンポナーデ，肺動脈狭窄にもとづく心雑音などもみられることがある．

消化器症状としては嚥下障害があげられるが，これには腫瘍圧迫によるもののほか，胸腺腫に伴う重症筋無力症によるものもある．

神経症状としては胸痛，嗄声（反回神経），吃逆（横隔神経），Horner症候群（眼裂狭小，瞳孔縮小，眼球陥没）などがある．Horner症候群は交感神経節の障害による．また胸痛の中には胸腔内蓄水に

よるものがあり，とくに奇形腫の穿孔では突発する烈しい胸痛を訴える．

以上のような圧迫症状のほか，縦隔腫瘍には特殊な随伴症状を呈するものがある．胸腺腫には重症筋無力症や赤芽球癆を伴うものがあり，前者では眼瞼下垂，複視，嚥下・発語障害，四肢脱力を，後者では著しい貧血を呈する．胸腺カルチノイドではCushing症候群を示すものがあり，肥満や満月様顔貌を呈する．また神経性腫瘍の中には褐色細胞腫があり，高血圧に起因する心悸亢進や頭痛を訴える．

e) 診　　断[2]

縦隔腫瘍の診断には，① 縦隔腫瘍であることの診断，② 組織型診断，③ 摘除可能性の診断が行われねばならない．この目的のために多くの診断技法が駆使されている．

i) 単純X線撮影 縦隔腫瘍診断のスクリーニング検査である．おおむねこれで縦隔腫瘤陰影が発見され，側面像や断層像が撮影される．

発見された腫瘤陰影の位置は，鑑別すべき他疾患を明らかにし，また縦隔腫瘍の組織型診断への指針を与える．この理由から腫瘤の位置は重要であり，そのために縦隔区分が行われている．

縦隔区分法にはいくつかの種類があるが，筆者の採用している区分図を図4.7に示す．すなわち側面像で胸骨の柄部と体部の境界と第5胸椎上端

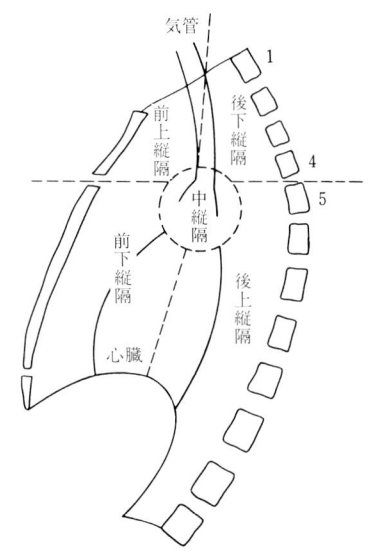

図 4.7　縦隔区分図（武田，1962）

4. 縦隔

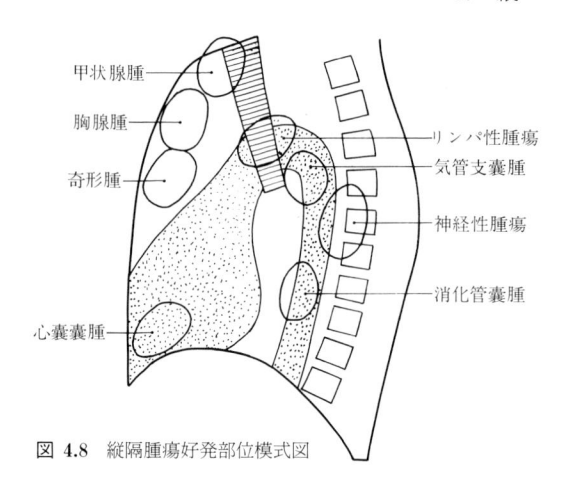

図 4.8 縦隔腫瘍好発部位模式図

とを結ぶ線で上下に分かち，さらに肺門部を通る垂線により前後に分かつ．また肺門部周辺は中縦隔とし，5区域に区分する方法である．このように区分すると，図4.8に示したように好発腫瘍が自ら限定されてくる．

X線像の特殊所見として，石灰化は胸腺腫，奇形腫で観察されるが，後者では骨や歯牙などの塊状物が内部に存在したり，小石灰化巣が被膜に散在性に認められるのに対し，胸腺腫では内部に粒状に散在することが多い．また嚢腫では体位によって位置や形状が変化する．

ii) 理学的検査 上大静脈症候群，von Recklinghausen病のcafé au lait斑，眼瞼下垂，Horner症候群，貧血などの有無について注意深く観察する．また頸部リンパ節や甲状腺について十分触診を行う．

iii) CTスキャン 縦隔腫瘍の診断に今やCTは必須の検査となった．縦隔腫瘍に対するCTの効用の第1は潜在性病変の検出であって，後述の潜在性胸腺腫なども容易に明示しうる（図4.9）．第2は腫瘤陰影の解析であって，存在部位の確定，周囲臓器との関係や内部構造の判定といった能力は通常X線像をはるかに凌駕する（図4.10）．

すなわち被膜と，周囲の low density layer とを検出すれば浸潤性の否定につながるし，石灰化や内容の均等性の判定も容易である．また，造影剤でenhanceすることにより嚢腫性病変を判定することもできる．

iv) MRI MRIはCTに比べ解像性が若干劣るものの，横断面のみではなく冠状断面や矢状断面の描出が可能なこと，血管が無信号域となるので判定が容易なこと，T_2強調画像で嚢腫性病変が適確に診断できること，などの諸点がCTにまさり，縦隔腫瘍診断の有力な武器となった（図4.10，4.11）．

v) 造影診断 血管造影と気縦隔法（pneumomediastinography）が行われている．

血管造影法としては，大動脈とその分枝（気管支動脈，内胸動脈，胸腺動脈，肋間動脈，甲状腺

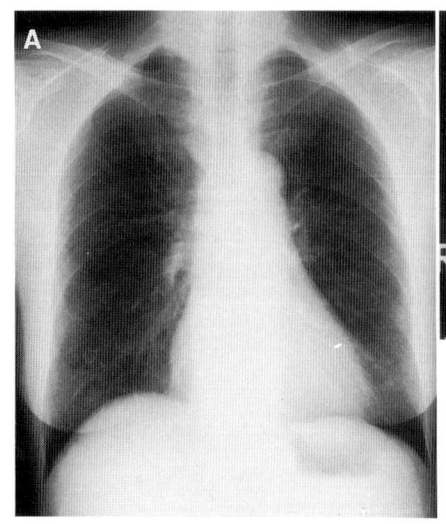

A. 胸部正面X線像

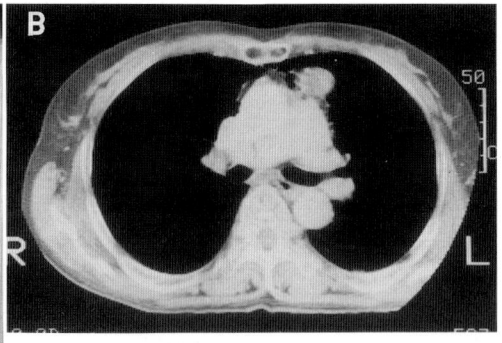

B. CT像

図 4.9 潜在性胸腺腫
胸部正面像をよくみると，大動脈弓直下にやや左側胸腔に向かう膨隆をみる．CT像で前縦隔腫瘤が明らかである．

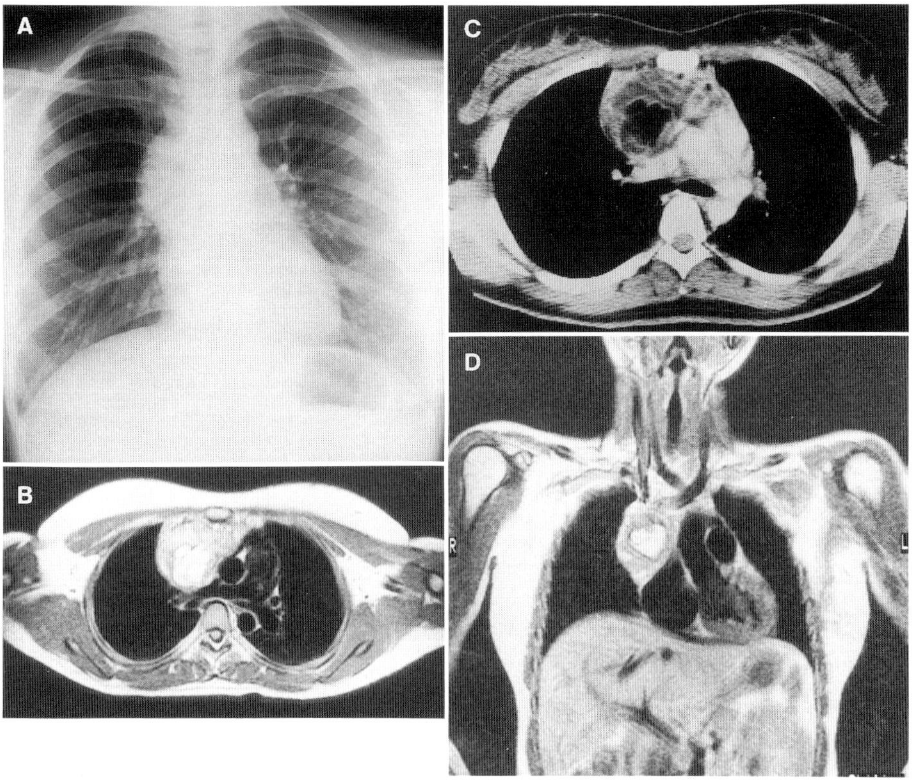

A. 胸部正面X線像
B. CT像
C. T_1強調MRI像（横断面）
D. T_1強調MRI像（冠状面）

図 4.10　奇形腫画像
前縦隔に存在し，右方に発育する．内部はきわめて不均等で中央部に大きい脂肪部分を有する．CT像ではlow density，T_1強調MRI像ではhigh densityに描出されている．

動脈），上大静脈造影などが行われる．前者は腫瘍灌流動脈の同定に，後者は腫瘍による浸潤の検出に用いられる．

気縦隔法は胸骨上窩より縦隔内に空気，酸素などを300〜500 ml 注入して胸腺や腫瘍を描出するものである．

vi） 生化学的診断　カテコールアミン分泌性の神経性腫瘍に尿中 VMA，HVA の測定，ACTH 分泌性のカルチノイドに血中 ACTH，尿中 17-OHCS，絨毛性腫瘍に HCG，卵黄嚢癌（yolk sac tumor）に AFP の測定が有意義である．また胸腺内副甲状腺腫の診断に胸腺静脈血中 PTH の測定が行われる．

vii） 内視鏡　縦隔鏡検査（mediastinoscopy）は頸部に小さい横切開を加え，ここから縦隔鏡を気管前面に沿って挿入し，主として気管周辺の観察，生検材料の採取を行う．したがってリンパ節病変の確定診断に有用である．前縦隔・後縦隔の腫瘍に対する診断的価値は少ない．

胸腔鏡検査（thoracoscopy）は胸腔側から腫瘍の観察・生検を行うものである．

viii） 生　検　上述の内視鏡生検のほか，胸壁に密着するものでは針生検が行われる．

f） 治　療

他の領域に発生した固型腫瘍と同様に，大部分の腫瘍は良・悪性を問わず外科治療が第一に選択される．ただし炎症性腫瘤やサルコイドーシス，肥大胸腺などは摘出の要なく，また悪性リンパ腫は手術の対象とならないことが多い．また先天性嚢腫も無症状で拡大傾向がなければ観察してさしつかえない．

縦隔腫瘍はそれぞれの症例が，大きさ，位置，

4. 縦　隔

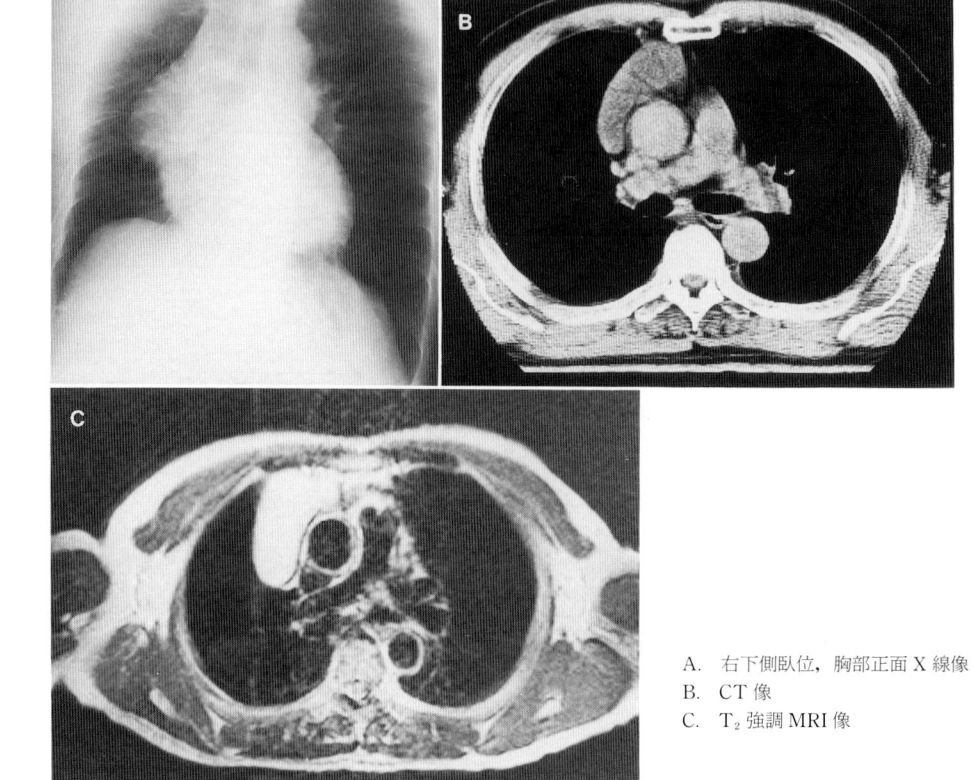

A. 右下側臥位，胸部正面 X 線像
B. CT 像
C. T_2 強調 MRI 像

図 4.11　胸腺嚢腫画像
右下側臥位をとると，嚢腫なるがゆえに，右に向かって下垂する．CT で曲玉状，内容均一で，浸潤性は認められない．T_2 強調 MRI で嚢腫と診断．

後側方経路　　腋窩経路　　U 字型経路　　胸骨横断経路

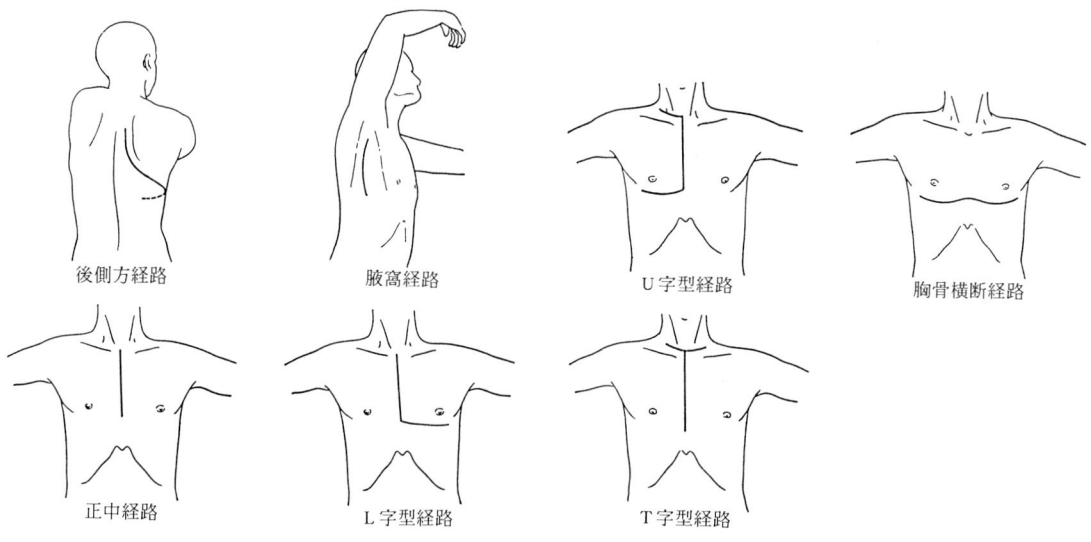

正中経路　　L 字型経路　　T 字型経路

図 4.12　縦隔腫瘍の手術経路

浸潤・癒着の有無などを異にするため，それぞれの症例に適した手術経路が選択されねばならない．繁用される手術経路を以下に示す（図4.12）．

① 後側方経路： 標準開胸法で，後縦隔・肺門周囲の腫瘍などが適応となる．

② 腋窩経路： 胸腔最上端に位置する神経性腫瘍が適応，手術創が目だたない．

③ 正中経路： 胸腺摘出術，前縦隔腫瘍が適応，ほかの経路と組み合わせ実施することもある．

④ L字経路： 正中経路に肋間開胸を組み合わす．前縦隔の大きい腫瘍に適用．

⑤ U字経路： 鎖骨下動静脈への浸潤のあるものに適用．

⑥ 胸骨横断経路： 両側胸腔に向かって発育する前縦隔腫瘍が対象．

⑦ T字経路： 上縦隔で気管周辺に位置するものに適用．

悪性腫瘍では手術に際し，浸潤臓器を合併切除することによって根治性を期し，要すれば合併切除臓器の再建を行う．たとえば上大静脈などである．

また，悪性腫瘍においては，放射線治療や化学療法が単独で，あるいは手術と併用して実施される．放射線に対する感受性の高い腫瘍として，セミノーマ，胸腺腫，悪性リンパ腫，神経芽腫があげられる．化学療法では悪性胚細胞性腫瘍，悪性リンパ腫，神経芽腫が良好な感受性を示す．

b. 胸腺腫 （thymoma）[3]
a) 定義・分類・病理

胸腺からは多種類の腫瘍が発生するが，これらは胸腺腫瘍（thymic tumor）と総称されている．Rosaiによるその分類内訳を表4.2に示す．

胸腺腫は胸腺の上皮性細網細胞由来の腫瘍と定義されている．したがって母細胞のT細胞誘導機能を保持しているので，上皮性腫瘍細胞とリンパ球が種々の割合で混在するパターンをとる．肉眼的には被包されたものと浸潤性のものがみられるが，通常病理形態学的な悪性所見を呈することは少ない．

胸腺腫の上皮性腫瘍細胞には，多角形を示すも

表4.2 胸腺異常の分類 （Rosai & Levine）

nonneoplastic conditions
    thymus in immunodeficiencies
    hyperplasia
        true thymic hyperplasia
        lymphoid (follicular) hyperplasia
tumors
    thymoma
    thymolipoma
    carcinoid tumor
    germ cell tumors
    malignant lymphoma
    secondary involvement by carcinoma
tumor-like conditions
    thymic cyst
    other conditions
other mediastinal tumor-like conditions and tumors
    giant lymphnode hyperplasia (Castleman's disease)
    other mediastinal tumors

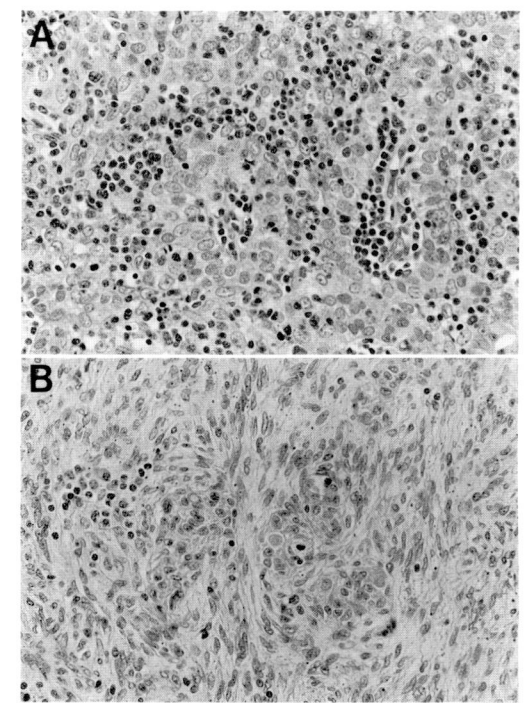

図4.13 胸腺腫組織型
A. 多角形型．中等度のリンパ球混在を示す．
B. 紡錘形型．少数のリンパ球混在を示す．

のと紡錘形を示すものの両者があり（図4.13），これらはそれぞれ単独に存在するものと，両者が混在するものがみられる．Rosaiは上皮細胞の形態とリンパ球混在度から表4.3のような分類を提唱し，これが現在もっとも広く受け入れられている．これらの病理学的所見のうち，上皮細胞型は合併

表 4.3 胸腺腫の組織型分類

A. Bernatz の分類
  1. predominantly lymphocytic
  2.   〃   epithelial
  3.   〃   mixed
  4.   〃   spindle cell

B. Rosai の分類
  shape of neoplastic epithelial cells
    1. round-oval
    2. spindle
    3. mixed
  degree of lymphocytic infiltration
    1. absent
    2. scant
    3. moderate
    4. predominant

表 4.4 胸腺腫の臨床病期分類（正岡）

Ⅰ：macroscopically completely encapsulated and microscopically no capsular invasion
Ⅱ：1) macroscopic invasion into surrounding fatty tissue or mediastinal pleura or both
　　2) microscopic invasion into capsule
Ⅲ：macroscopic invasion into neighbouring organ, i. e., pericardium, great vessels, lung and so on
Ⅳa：pleural or pericardial dissemination
Ⅳb：lymphogenous or hematogenous metastasis

症の種類と関係し，リンパ球混在度は悪性度と相関する．

　一方，臨床的な立場からみるとき，胸腺腫は緩徐ながらも浸潤，播種，転移など，他の悪性腫瘍と同様な進展を示すことが明らかとなり，ここに胸腺腫の臨床病期が設定されるにいたった．表4.4 に筆者の分類を示す．胸腺腫の臨床病期は予後と密接な関係があり，治療法の選択，予後の予測，治療効果の評価などに有用である．

b) 病態・合併症

　胸腺腫は特殊な合併症を伴うことで知られている．とくに重症筋無力症，赤芽球癆の合併頻度が高い．Rosenow はこれら合併症と胸腺腫の合併頻度について表4.5 に示すような数値をあげてい

表 4.5 胸腺腫と主要合併症の合併頻度 (Rosenow)

disorder	with thymoma：disorder, %	with disorder：thymoma, %
myasthenia gravis	35	15
pure red cell aplasia	5	50
hypogammaglobulinemia	5	10

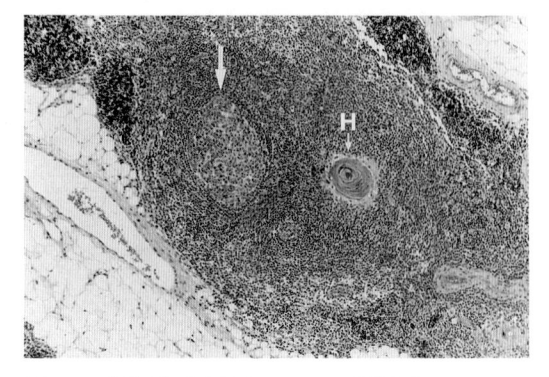

図 4.14 胸腺内胚中心(↓)と Hassall 小体(H)

る．すなわち重症筋無力症のうち胸腺腫を合併する頻度は 15％ で，胸腺腫のうち重症筋無力症を合併する頻度は 35％ というように読み取る．これらの合併症はいずれも比較的まれな疾患であるのに，胸腺腫との合併頻度はきわめて高い．

　重症筋無力症合併胸腺腫の組織型は多角形型で，胸腺腫に付属する胸腺には 80％ の高頻度に胚中心を有する（図4.14）．また胸腺腫を含む胸腺摘出により著明な治療効果が得られる（4-E 参照）．

　これに対し赤芽球癆合併胸腺腫では，その組織型は紡錘形型で，付随胸腺には胚中心を認めず，上皮細胞の胞巣が認められる（図4.15）．また手術による赤芽球癆に対する治療効果は重症筋無力症に比し著しく劣っている．すなわちわが国の報告例では 53 例中 9 例の改善をみるのみである．

　このほかに低あるいは無ガンマグロブリン血症，高ガンマグロブリン血症がある．胸腺腫に合併する前者は Good 症候群ともいわれ，再発性の気道・肺感染症や皮膚化膿症，慢性下痢をきた

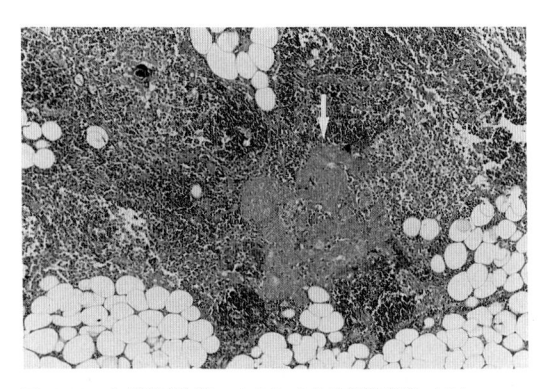

図 4.15 赤芽球癆胸腺にみられる上皮細胞胞巣（↓）

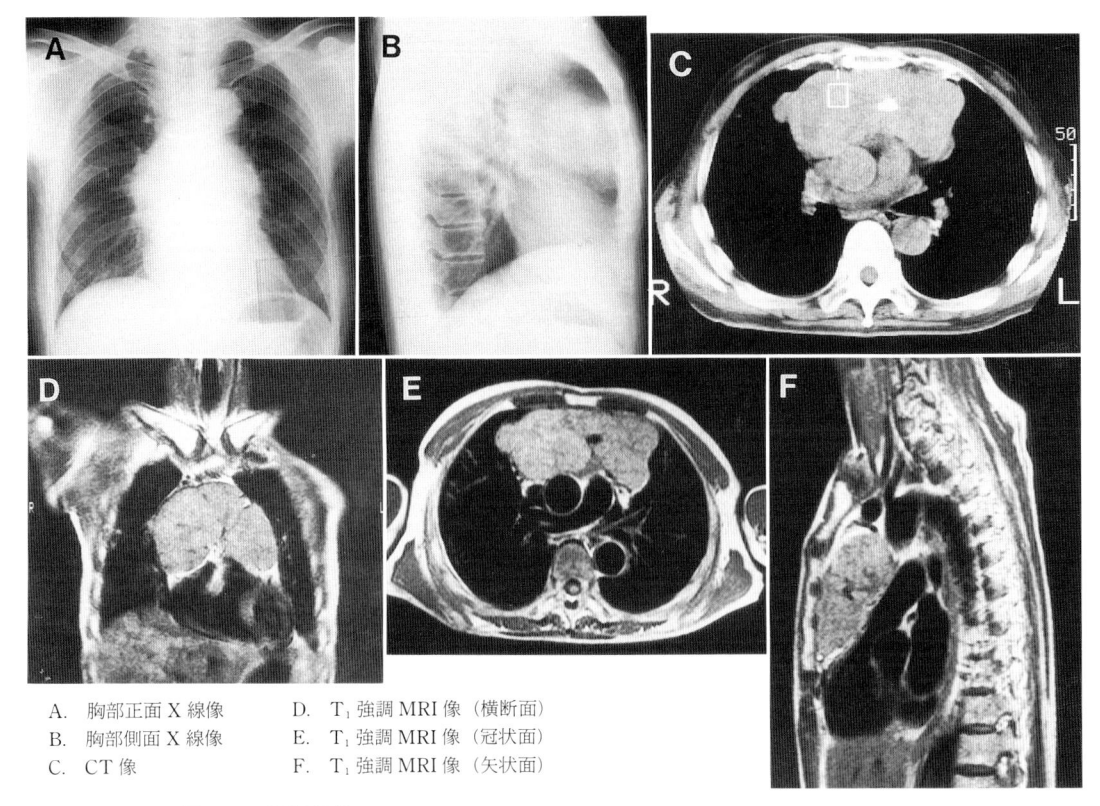

A. 胸部正面 X 線像
B. 胸部側面 X 線像
C. CT 像
D. T₁ 強調 MRI 像（横断面）
E. T₁ 強調 MRI 像（冠状面）
F. T₁ 強調 MRI 像（矢状面）

図 4.16 胸腺腫画像
正面像で両側発育性の腫瘤．側面像で前縦隔存在，CT にて前縦隔に存在する不整形腫瘤，中央に石灰化巣，MRI 像に腫瘍の形態，存在様式が描出されている．

す．後者は hyperviscosity syndrome すなわち血液粘度の増大による出血傾向，網膜変化，神経症状などを呈する．

その他の自己免疫疾患としては，全身性エリテマトーデス (systemic lupus erythematosus, SLE)，多発性筋炎 (polymyositis)，慢性関節リウマチ (rheumatoid arthritis)，甲状腺炎 (thyroiditis)，潰瘍性結腸炎 (colitis ulcerosa)，Sjögren 症候群，尋常性天疱瘡 (pemphigus vulgaris) などが知られている．これらの合併症は通常胸腺摘出による治療効果を示さない．

これら胸腺腫の特異な合併症と胸腺あるいは胸腺腫との関係はまだ十分解明されているとはいえない．

c) 症状・診断

胸腺腫はこのような特殊な合併症を有するものが多いため，症状としては腫瘍による圧迫症状（胸痛，呼吸困難，上大静脈症候群など）と合併症による症状を示す．診断は胸部 X 線像で前縦隔腫瘍陰影を発見することにはじまる．腫瘍の大きさはまちまちで，小さなものは正面像で見いだすことは困難であり，潜在性胸腺腫 (occult thymoma) と呼ばれる（図 4.9）．潜在性胸腺腫も CT では容易に発見されるため，重症筋無力症や赤芽球癆患者では，routine に CT 検査を行う必要がある．

胸腺腫の X 線像の特徴としては，分葉状外観を示すものが 40％ 程度に認められ，石灰化も 20％ 程度に認められる．

CT, MRI も重要な検査手段で，前縦隔の実質性腫瘤であることの認定，周囲への浸潤性の有無などについて観察する（図 4.16）．

他の実質性縦隔腫瘍，すなわち実質性胚細胞性腫瘍，胸腺カルチノイド，悪性リンパ腫などとの鑑別は，これらのうち特異な腫瘍マーカーの存在するものおよび合併症を有する胸腺腫を除いては困難である．

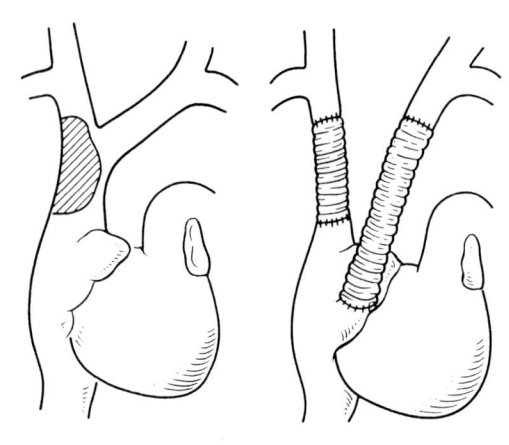

図 4.17 上大静脈全周切除後の再建

d) 治療・予後

胸腺腫は局在性が強く，かつ発育が緩徐なことから，外科治療が第一に選択される．非浸潤性のものは摘出は容易であるが，浸潤性のものでは浸潤臓器の合併切除が行われねばならない．高頻度浸潤臓器としては，胸膜，心嚢，肺，上大静脈があげられる．このうち広範な心嚢切除と上大静脈切除の後には再建の必要があり，前者では人工織布のシートで，後者ではリング付 Goretex 人工血管による再建が行われている．この再建方式には，左腕頭静脈と右心耳，右腕頭静脈と上大静脈中枢端の両者の再建が行われることが多い（図 4.17）．

重症筋無力症や赤芽球癆を合併するものでは，胸腺腫を含む胸腺摘出術が行われる．これは合併症治療を目的としたものである．

浸潤性のものに対しては合併治療が実施される．局所浸潤を主とするもの，すなわち臨床病期 III 期のものには放射線治療，IV 期のものには化学療法が選択される．化学療法の基本的なプロトコールはまだ確立していないが，cisplatin, vincristine, cyclophosphamide などの併用が行われている．

このような治療の結果得られる生存率は，overall で 5 年生存率 70％ 程度が見込まれる．筆者の成績を図 4.18 に示すが，臨床病期との相関も認められる（図 4.19）．

c. 胸腺癌 (thymic cancer)

胸腺腫は通常，病理組織学的には悪性所見を呈さないことが多いが，胸腺上皮細胞由来が推定されながら，著しい悪性像を呈するものがあり，これらは近時，胸腺癌と呼ばれるようになった（図 4.20）．本腫瘍は扁平上皮癌であるが，胸腺腫との間の境界は施設間で差が認められる．また胸腺扁平上皮癌は肺の扁平上皮癌に比べ，進行がゆるやかで予後もよいことが知られている．

一方，胸腺領域から発生する小細胞癌の存在も知られている．後述する胸腺のカルチノイドと同様，胸腺内の神経内分泌細胞由来と考えられ，肺

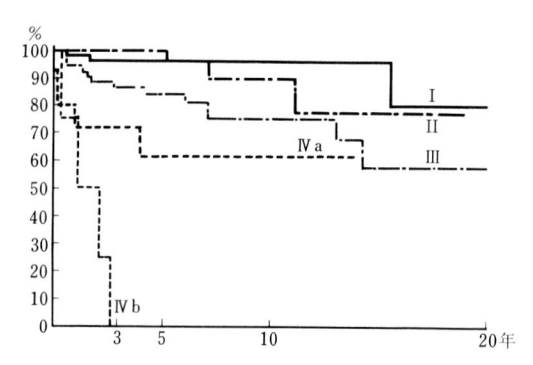

図 4.19 胸腺腫の病期別生存率（合併症死を除く）

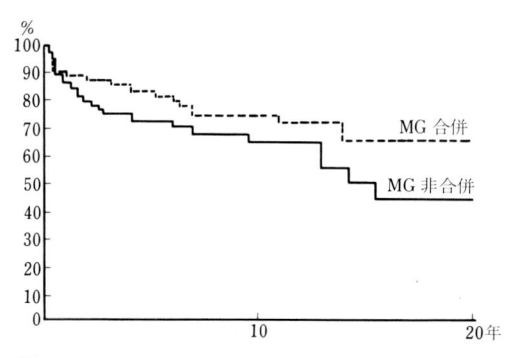

図 4.18 胸腺腫の生存率（MG 合併の有無別）

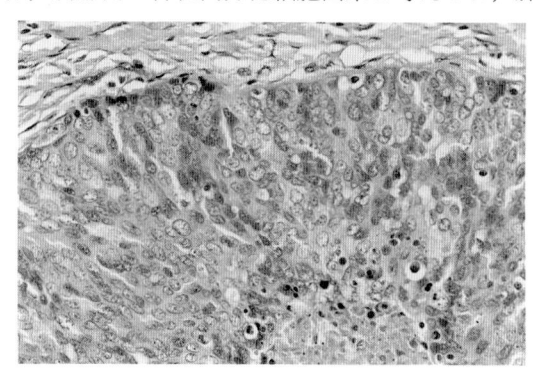

図 4.20 胸腺癌
細胞異形性を示す．扁平上皮癌．

の小細胞癌と同様，発育は急速で，予後は不良である．

d. 胸腺カルチノイド（thymic carcinoid）

胸腺カルチノイドは胸腺内に存在する神経内分泌細胞由来の腫瘍であり，ACTHやMSHなどの内分泌活性を示すものがある．Cushing症候群を呈する胸腺腫瘍は従来胸腺腫と考えられていたが，実際は胸腺カルチノイドであることが明らかとなった．

胸腺カルチノイドは胸腺腫や気管支カルチノイドよりaggressiveで予後は悪い．

e. 胚細胞性腫瘍（germ cell tumor）[4]

a）分類・病理

縦隔は胚細胞性腫瘍の好発領域であり，卵巣，睾丸に次いでいる．縦隔の胚細胞性腫瘍はほとんど胸腺発生であるが，胚細胞が胸腺をtargetとする理由については明らかでない．

胚細胞性腫瘍には多種類の分類が行われているが，縦隔の胚細胞性腫瘍を臨床的な意義を重視して分類すると，表4.6のようになる．すなわち成

表4.6 縦隔胚細胞性腫瘍の臨床的分類

1. 成熟奇形腫
2. 未分化胚細胞性腫瘍
    1）純セミノーマ
    2）非セミノーマ型胚細胞性腫瘍
        絨毛癌
        卵黄嚢癌
        胎児性癌
        複合セミノーマ

熟奇形腫（mature teratoma）と未分化胚細胞性腫瘍（undifferentiated germ cell tumor）とに2分し，後者を純セミノーマ（pure seminoma）と非セミノーマ型胚細胞性腫瘍（non-seminomatous germ cell tumor）に分ける方法である．後者は絨毛癌（choriocarcinoma），卵黄嚢癌（yolk sac tumor），胎児性癌（embryonal carcinoma）と複合セミノーマからなる．複合セミノーマとはセミノーマ成分に他の成分を混じるものである．この分類は治療法の選択，予後の予測に有用である．

成熟奇形腫は縦隔胚細胞性腫瘍のおよそ90%を占める．大多数は囊腫性である（図4.21）．縦隔の奇形腫の大きい特徴の一つは，膵組織を有する頻度が高く（50%），そのために腫瘍周辺の炎症性

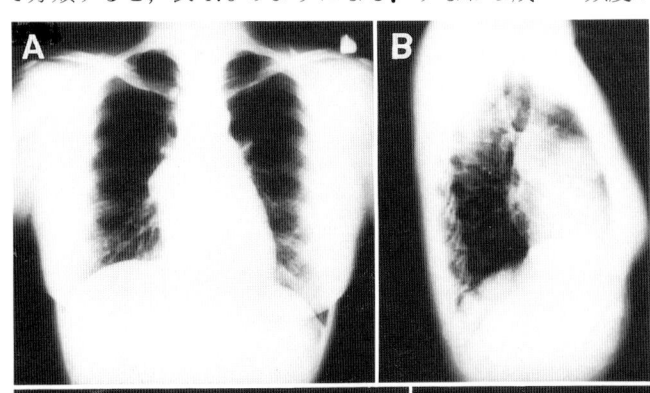

A. 胸部正面X線像
B. 胸部側面X線像
C. CT像
D. T_1強調MRI像
E. T_2強調MRI像

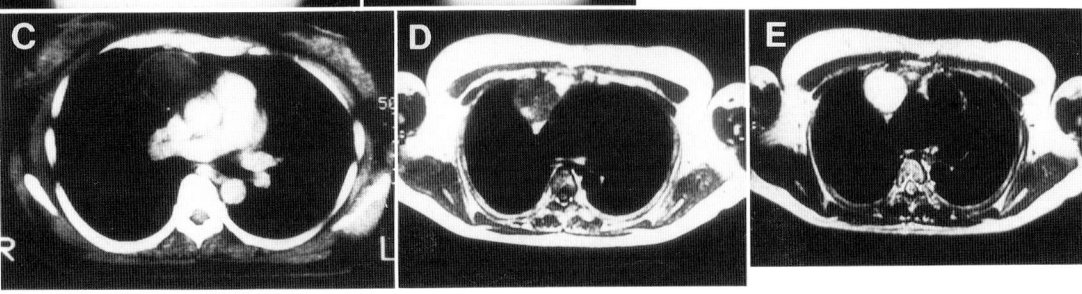

図4.21 縦隔囊腫状奇形腫
胸部X線像にて前縦隔占拠，右胸腔発育の腫瘤．CT像で内容は均等で，濃度低く，よく被包されている．T_1強調MRI像にて内容は不均等，T_2強調像で囊腫と判定．

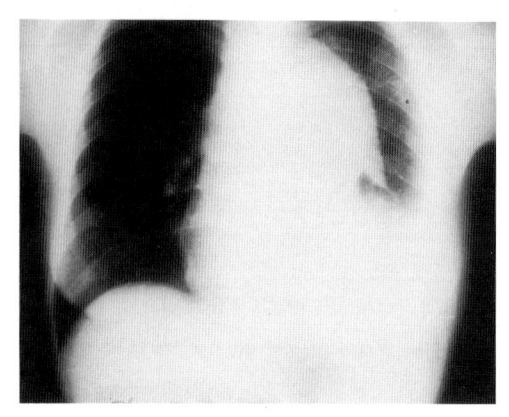

図 4.22 縦隔奇形腫の胸腔穿孔
縦隔腫瘤影と胸腔内蓄水がみられる．手術待機中，突然の胸痛，発熱で発症した．

癒着が強く，かつ穿孔の危険が高い（図 4.22）．
一方，未分化胚細胞性腫瘍はすべて実質性でほとんど若年男性に発生し，その発生メカニズムに性ホルモンの関与が想定されているが，確証はない．純セミノーマは放射線に対する感受性が高く，治癒にもちこめるが，非セミノーマ性胚細胞性腫瘍は他領域のそれに比較しても著しく悪性であり，縦隔腫瘍中でももっとも悪性度の高いグループを形成していたが，近時化学療法の進歩で治療成績の向上が期待されている．またこの群には有用な腫瘍マーカーがある．

b) 症状・診断

良性奇形腫で小型のものでは自覚症状を欠くが，前述したように本腫瘍は肺，胸腔，心嚢などに穿孔の可能性が高い．肺に穿孔すると血痰，嚢腫内容の喀出，肺膿瘍の発生をきたすし，胸腔に穿破すると急激な胸痛，発熱をきたす．心嚢内に破れると心タンポナーデとなる．

悪性のものは急速な増大，胸水貯留，遠隔転移，種々の圧迫症状を呈する．女性乳房を見いだすこともある．

診断は X 線，CT，MRI などの画像で前縦隔腫瘍を認め，良性であれば嚢腫を形成し，ときに内

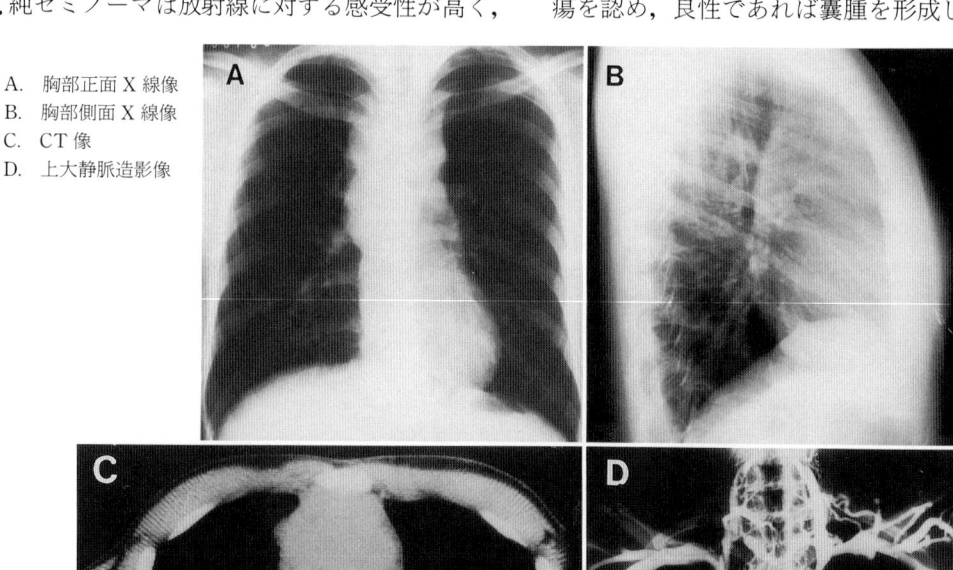

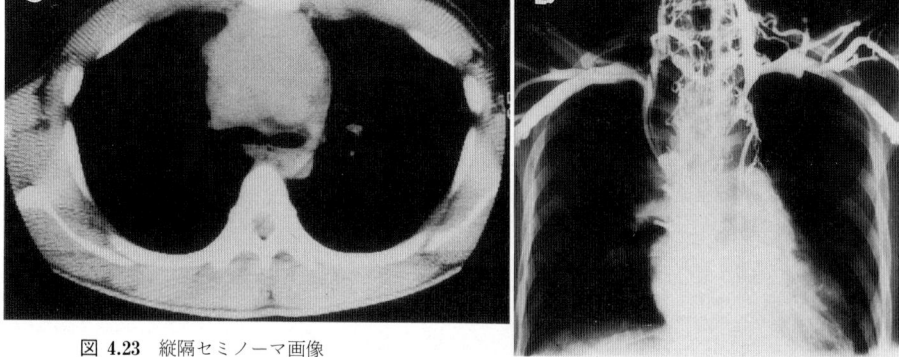

A. 胸部正面 X 線像
B. 胸部側面 X 線像
C. CT 像
D. 上大静脈造影像

図 4.23 縦隔セミノーマ画像
胸部正面像にて両側に発育する腫瘤影，右側はひょうたん形，側面像にて前縦隔を占拠．
CT 像で前縦隔に不整形腫瘤，血管をまきこんでいる．上大静脈造影像にて左腕頭静脈の閉塞，右腕頭静脈，上大静脈の著しい狭窄，副血行路の発達をみる．

部に歯牙や骨を認める．

未分化胚細胞性腫瘍では，急速な発育，不整形，浸潤性増殖を認める（図 4.23）．診断には腫瘍マーカーが有用で，絨毛癌では HCG，卵黄嚢癌では AFP の高値が特異的である．またこれら未分化性腫瘍には CEA 高値を示すものも多い．

c）治療・予後

嚢腫性の良性奇形腫でも，穿孔の危険があり，さらには発癌の頻度も高いため，手術の対象となる．

未分化胚細胞性腫瘍のうち，純セミノーマはきわめて放射線感受性が高いため，通常外科手術を先行せしめ，そのあと十分な放射線治療を行う．摘出が不完全であっても治癒せしめうる可能性が高い．

非セミノーマ性腫瘍に対しては，近時化学療法を先行せしめ，効果が発現したのちに手術，そして術後再び化学療法という方式が定着した．化学療法のプロトコールとしては，PVB (cisplatin, vinblastine, bleomycin) と VAB-6 (vinblastine, actinomycin D, bleomycin の VAB に 6 回修正を加え，上記に cyclophosphamide と cisplatin を追加したもの) が基本的な方法であり，60〜70% の完全寛解率を示している．

セミノーマについては上述の方式ですでに良好な予後が得られているが，非セミノーマ群ではまだこれからという段階である．

f．神経原性腫瘍（neurogenic tumor）
a）分類・病理

神経線維由来のものと，神経節由来のものに区別される．

1. 神経線維由来
   a) 神経線維腫 neurofibroma
   b) 神経鞘腫 neurilemmoma, neurinoma, schwannoma
   c) 悪性神経鞘腫 malignant neurinoma および悪性神経線維腫 neurofibrosarcoma
2. 神経節由来
   a) 神経節細胞腫 ganglioneuroma
   b) 神経節芽細胞腫 ganglioneuroblastoma
   c) 神経芽細胞腫 neuroblastoma
   d) 褐色細胞腫 pheochromocytoma
      副神経節腫 paraganglioma

のような分類が簡単である．

神経線維腫の中には，von Recklinghausen 病（神経線維腫症 neurofibromatosis）の一分症を構成する場合があり，縦隔内に腫瘍が多発することもある．

神経節細胞腫は交感神経節もしくは脊髄神経節から発生する良性腫瘍であり（図 4.24），後者の場合は椎間孔を通じて脊柱管内外に発育することがあり，砂時計腫瘍あるいは亜鈴形腫瘍（dumb-bell tumor）として知られている．

縦隔は神経芽細胞腫の好発部位であり，副腎・後腹膜腔に次ぐ．全神経芽細胞腫の 10〜15% を占める．

褐色細胞腫は縦隔発生例はまれで，ノルアドレナリン分泌性である．一方，非クロム親和性細胞由来のものは非機能性で，副神経節腫，あるいは chemodectoma と呼ばれている．

全体を通じて，悪性例の占める% は 10% 程度であり，神経芽腫がその大部分を占めている．

b）症状・診断

無症状のことが多いが，ときに Horner 症候群や発汗異常を呈するものがある．また von Reck-

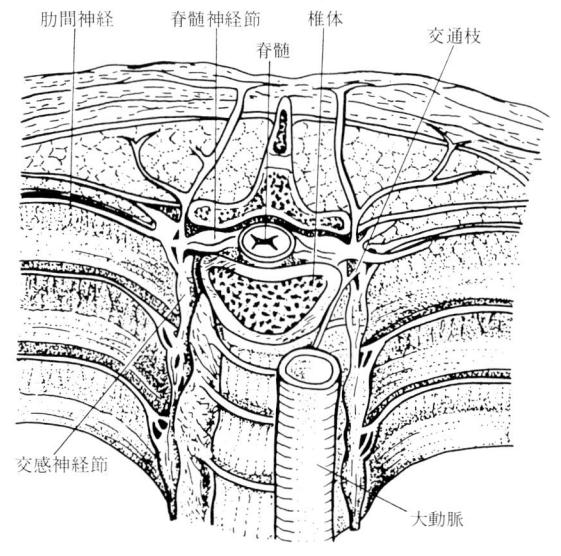

図 4.24　交感神経節と脊髄神経節

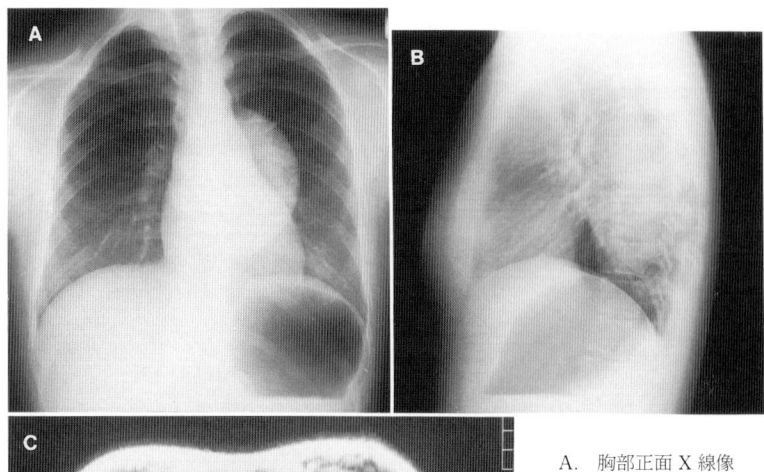

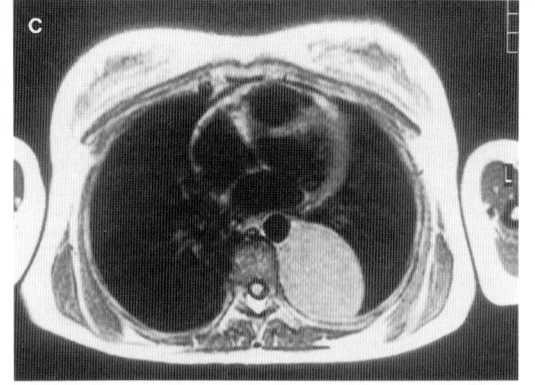

A. 胸部正面 X 線像
B. 胸部側面 X 線像
C. T_1 強調 MRI 像

図 4.25　縦隔神経節腫画像
　正面像にて左側胸腔に向かう大きい腫瘤と，胸郭上孔の高さで右方に向かう小さい腫瘤がみられる．側面像では後縦隔に位置する．MRI 像では大動脈の後方で，非浸潤性，内容均一な腫瘤がみられる．

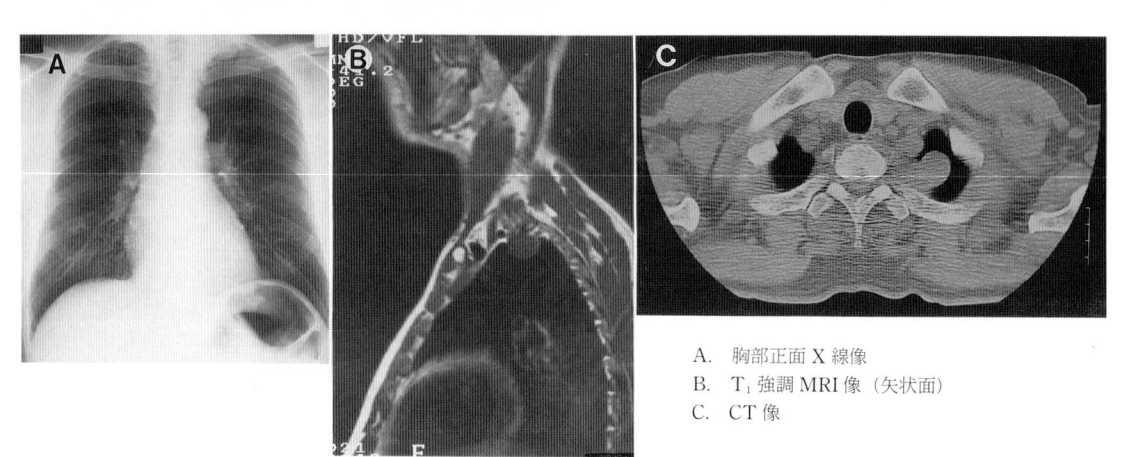

A. 胸部正面 X 線像
B. T_1 強調 MRI 像（矢状面）
C. CT 像

図 4.26　尺骨神経発生神経鞘腫
　胸部正面像にて左肺尖部に腫瘤陰影がみられる．矢状面 MRI 像にて胸壁より胸腔に向かう球形の腫瘤の突出．CT 像で腫瘤は胸腔を横切る方向に発育している．

linghausen 病では特異な色素斑や皮下結節を認める．
　画像診断では，後縦隔の均等性腫瘤が特徴的であり，とくに CT では腫瘤存在部位が肋椎溝に一致することが明瞭に認められる（図 4.25）．椎骨や椎間孔の変形のあるとき，神経節由来の dumb-bell type の腫瘍か，髄膜瘤（meningocele）が考えられる．注意すべきは横隔神経，迷走神経，尺骨神経から発生する腫瘍であり，いずれも非定型的な位置に存在するが，神経の走行に一致し，かつ神経走行方向に腫瘍の長軸が一致する（図 4.26）．

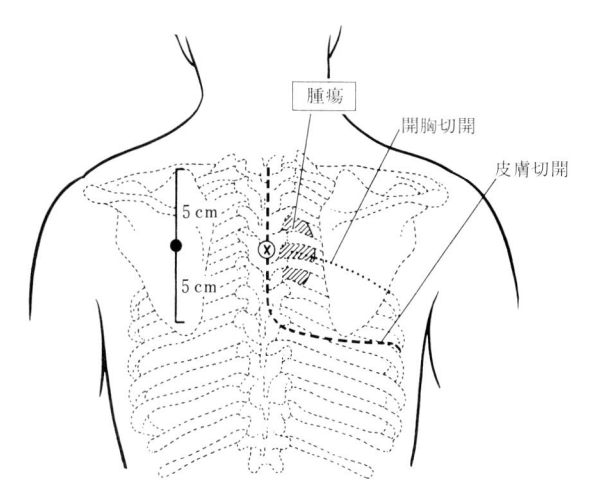

図 4.27 亜鈴型神経性腫瘍に対する一期的手術法 (Grillo)

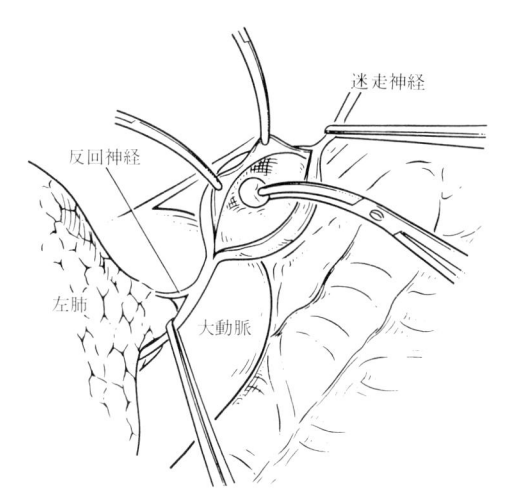

図 4.28 迷走神経発生神経鞘腫の手術

褐色細胞腫や神経芽腫では尿中の VMA, HVA が診断に有用である．

c) 治療・予後

外科的摘除が第一に選択される．von Recklinghausen 病では多発性なので，症状のあるもの，増大傾向の著しいもの，悪性化したものを除いて手術適応は成立しない．

良性腫瘍は通常摘出は容易であるが，dumb-bell 型のものでは，脊柱管内の腫瘍と管外の腫瘍を別々に二期的に摘出するか，あるいは図 4.27 に示すようなアプローチで一期的に摘出する．

尺骨神経，横隔神経，迷走神経から発生した神経鞘腫では，被膜を神経長軸方向に切開し，腫瘍を核出する（図 4.28）．

悪性腫瘍に対しては腫瘍摘出に化学療法や放射線療法を併用する．大部分は神経芽腫なので，vincristine と cyclophosphamide を中心とした方法から，actinomycin D, adriamycin, cisplatin などを用いた多彩な方法になり，治療成績も向上した．一般に縦隔の神経芽腫は腹部のものに比し，予後が良好といわれている．

g. リンパ性腫瘍（lymphogenic tumor）
(1) 悪性リンパ腫（malignant lymphoma）
a) 分類・病理

縦隔リンパ性腫瘍の大部分は悪性リンパ腫である．悪性リンパ腫は臨床的には Hodgkin 病と非 Hodgkin リンパ腫の二者に区分される．両者とも縦隔を含めた全身のリンパ節を侵すが，縦隔に病巣を発現するのは小児の非 Hodgkin 病に多い．

表 4.7 縦隔悪性リンパ腫病期分類

I 期	縦隔に単発性陰影があるのみ
II$_1$ 期	縦隔とそれに隣接する胸郭内リンパ節に病変の及ぶもの
II$_2$ 期	横隔膜より上で，頸部，腋窩部にも病変の及ぶもの
III 期	横隔膜より下，たとえば後腹膜，鼠径部リンパ節にも病変の及ぶもの
IV 期	骨，骨髄，皮膚，肝などの臓器にも病変の及ぶもの

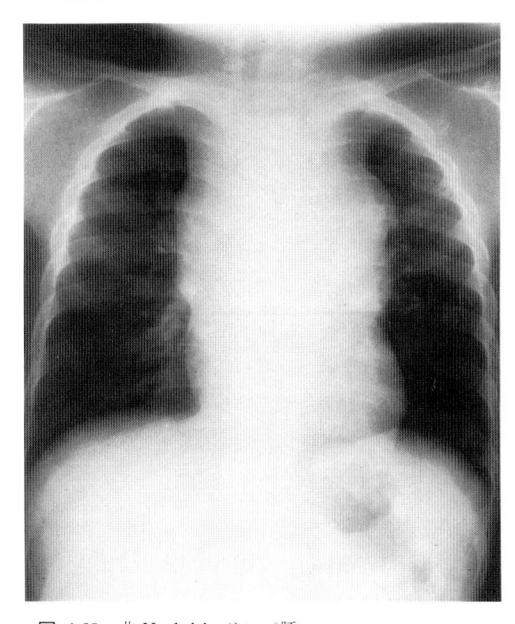

図 4.29 非 Hodgkin リンパ腫
Hodgkin 病と異なり，多数リンパ節の集塊として，両側発育性に描出されている．

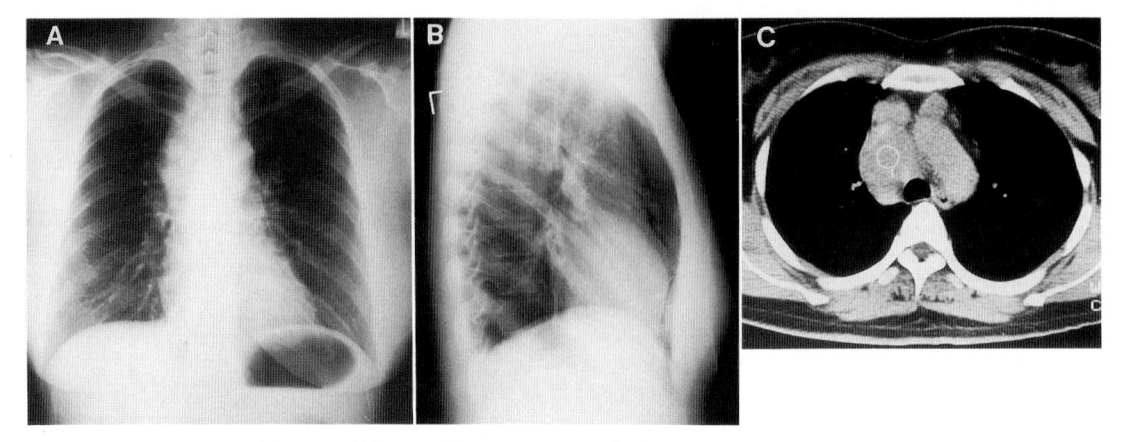

A. 胸部正面 X 線像
B. 胸部側面 X 線像
C. CT 像

図 4.30 Hodgkin 病画像
中縦隔発生，右側に発育する腫瘤．気管と上大静脈の間にあり，リンパ節起原を推定させる．

一方，初発領域からみると，Sheer は 198 例の I 期症例を検討し，頸部初発 106 例 (53.8%)，腋窩部 22 例 (11.2%) に対し，縦隔初発は 5 例であったとしている．しかし病期が進行すると，当然縦隔侵襲例は増加する．

縦隔腫瘤を呈する悪性リンパ腫の内訳は，わが国では非 Hodgkin 病が多いが，欧米では Hodgkin 病が多い．

縦隔悪性リンパ腫の臨床病期分類として，筆者らは表 4.7 に示すような分類を用いている．

b) 症状・診断

縦隔悪性リンパ腫は有症状で発見されるものが多く，表在リンパ筋腫脹，上大静脈症候群，咳嗽，呼吸困難などの局所症状を示す．画像の特徴としては両側性発育を示すものが多く，占拠部位は前縦隔あるいは中縦隔に存在する（図 4.29）．Hodgkin 病ではリンパ節が別個に腫大しているものが多く（図 4.30），非 Hodgkin 病では全体が一塊となっているような印象を与えるものが多い．

本症の診断は生検によらざるをえない．表在リンパ節，縦隔鏡，針生検，骨髄穿刺，胸水細胞診などによる．

c) 治療・予後

悪性リンパ腫は通常外科的治療の対象となるものは少なく，放射線治療と化学療法が第一選択とされる．これらの詳細については説明を省略するが，広範に分布するものについては化学療法，比較的限局するものには放射線療法が選択され，その治療効果も向上してきた．Hodgkin 病では 70% を越える 5 年生存率が得られているが，非 Hodgkin 病では著しく劣っている．

一方，I 期例については外科治療の適用も考慮される．筆者症例でも外科手術による長期生存例がみられ，早期例における外科治療の適応成立を示唆している．

(2) Castleman 腫 (Castleman's tumor)

本疾患は縦隔リンパ節腫大 (mediastinal lymphnode hyperplasia) とも呼ばれ，リンパ節の良性腫大を示す疾患である．組織学的には hyaline vascular type と plasma cell type の両者に分かたれる．前者は毛細血管内皮細胞の硝子化肥厚と毛細血管増生を主とし，後者はリンパ濾胞の形成を主とする．硝子化した内皮細胞が Hassall 小体類似のタマネギ様配列をとる点が特徴的である．

本症の病因については炎症，奇形，腫瘍の三説があり，まだ定説がない．

腫瘤は前，中，後縦隔のいずれにも発生し，肺門部にも多い（図 4.31）．多くは単発である．hyaline vascular type は臨床症状を伴わないが，plasma cell type は発熱，hyperglobulinemia，貧血などの症状を呈し，腫瘍摘出により正常化する．

治療は腫瘍の摘出であり，再発することはない．

4. 縦　隔

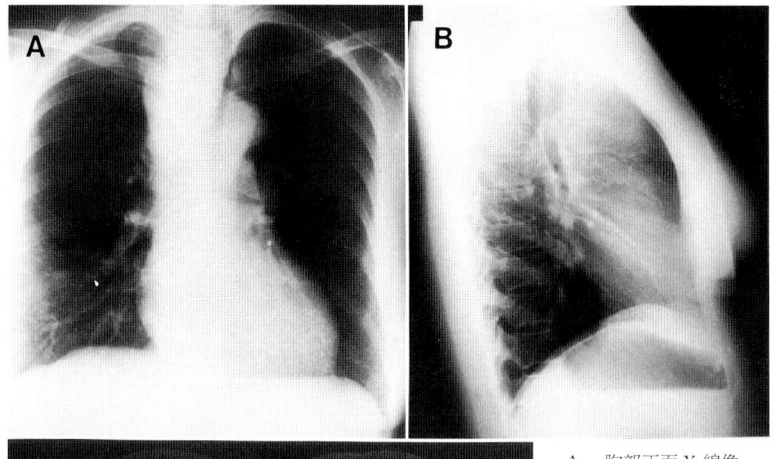

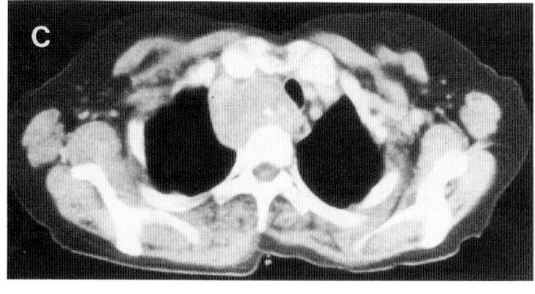

A. 胸部正面X線像
B. 胸部側面X線像
C. CT像

図 4.31　Castleman 腫画像
胸部正面にて胸郭上孔を占拠し，気管を左方に圧迫偏位せしめる腫瘤．側面像にて気管の前側方に存在．CT像にて内部に石灰化．画像からは甲状腺腫を疑ったが，組織像にて Castleman 腫と確定．

h.　先天性嚢腫 (congenital cyst)

先天性嚢腫は真正腫瘍というよりは，組織奇形と考えられるが，従来から縦隔腫瘍として取り扱われている．

縦隔の先天性嚢腫には種々のものが含まれるが，その種類別発生頻度は表 4.8 に示したとおりである．これらは種類によってその臨床像を異にするので，個別に記載したい．治療法としては手術以外にないが，先天性嚢腫と診断できれば経過観察にとどめてよい．

(1)　気管支嚢腫 (bronchogenic cyst)

薄壁単房性嚢腫で，内容は粘稠なクリーム状液のことが多い．嚢腫壁は典型的なものでは線毛上皮でおおわれ，内容には気管支腺分泌物が大量に含有される．

腫瘤存在部位としては，① 傍気管部，② 気管分岐部，③ 肺門部，④ 傍食道部などに多いが，食道壁内に存在するものや，横隔膜に付着するものもある．診断は気管周辺の辺縁鮮明，内容均一の円形・楕円形陰影で，MRIにより嚢腫と診断されれば，ほぼ確定する（図 4.32）．

(2)　心嚢嚢腫 (pericardial cyst)

きわめて薄壁性の嚢腫で，心嚢と索状物で連絡するが，通常交通はない．心嚢腔と交通を有するものは心嚢憩室 (pericardial diverticulum) と呼ばれる．心嚢嚢腫は一層の内皮細胞でおおわれ，漿液をいれている．好発部位は図 4.33 に示すとおりで，心横隔膜角がもっとも多いが，肺門高にも発生する．

診断は特異な発生部位とMRIによる嚢腫構造の判定により可能である（図 4.34）．鑑別すべき疾患としては Morgagni 孔ヘルニアがあげられるが，MRIで鑑別可能である．

(3)　胸腺嚢腫 (thymic cyst)

胸腺が第3鰓嚢から発生するとき，当初鰓嚢は

表 4.8　先天性嚢腫（大阪大学1外，名古屋市立大学2外，1988年末）

気管支嚢腫	37 例
胸腺嚢腫	24
心嚢嚢腫	7
胸膜嚢腫	2
食道嚢腫	1
胸管嚢腫	1
髄膜瘤	1
計	73

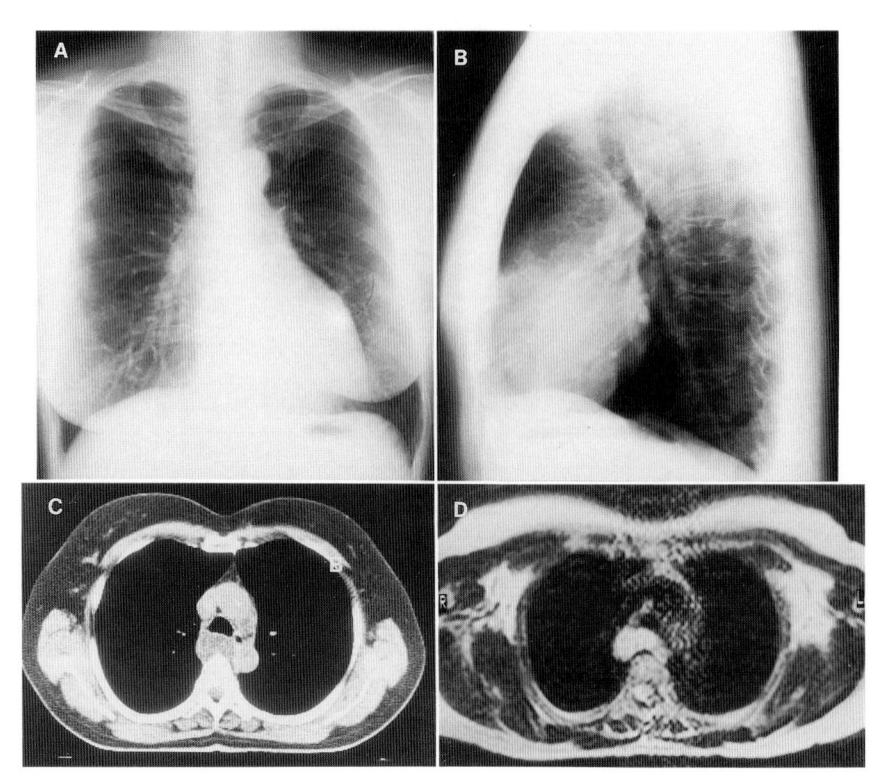

A. 胸部正面 X 線像
B. 胸部側面 X 線像
C. CT 像
D. T_2 強調 MRI 像

図 4.32 気管支囊腫画像
胸部正面像にて大動脈弓対側（右側）に縦隔から膨隆する小腫瘤，側面像で気管の前方への圧迫がみられる．CT 像にて気管を椎体の間に腫瘤を認め，MRI 像にて囊腫と判定される．

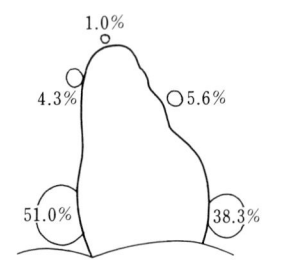

A. Grundmann の集計
B. わが国の心嚢憩室報告例集計

図 4.33 心嚢囊腫発生部位

咽頭と交通を有したまま陥入する．この導管を咽頭鰓管（pharyngo-branchial duct）と呼ぶが，この遺残囊腫が胸腺囊腫である．囊腫壁は線毛上皮細胞でおおわれ，きわめて薄壁性で漿液をいれる．

診断は前縦隔の薄壁性囊腫として行われる（図4.11）．

(4) 消化管囊腫（cyst of alimentary tract）

縦隔に存在する消化管囊腫は食道周辺に存在するので，食道囊腫（esophageal cyst）とも呼ぶが，囊腫壁の粘膜の種類によって食道性囊腫，胃性囊腫，腸性囊腫に分けることもある．Olenick は 74 例中 15 例が胃粘膜，3 例が小腸粘膜，6 例が食道・胃・小腸粘膜の混在，残りは食道粘膜であったとしている．浜路のわが国の集計では 19 例中 16 例が球状で，食道との交通を認めていない．

発生部位としては右後縦隔，脊椎に接して存在することが多く，左右比は 1：3〜5 といわれる．高さでは下部食道に接することが多く，食道壁内に存在することもある．

食道囊腫は乳幼児期には，巨大に発育して呼吸循環障害を呈したり，成人でも迷入胃粘膜による潰瘍形成や出血・穿孔をきたしたりすることがあるので，他の縦隔囊腫に比べ，手術適応となるものが多い．

(5) 胸管囊腫（thoracic duct cyst）

後縦隔に存在し，気管や食道を圧排・偏位させる．通常胸管と交通を有し，囊腫内容は乳糜で，

A. 胸部正面X線像
B. 胸部側面X線像
C. T_1 強調MRI像（冠状面）
D. T_2 強調MRI像（横断面）

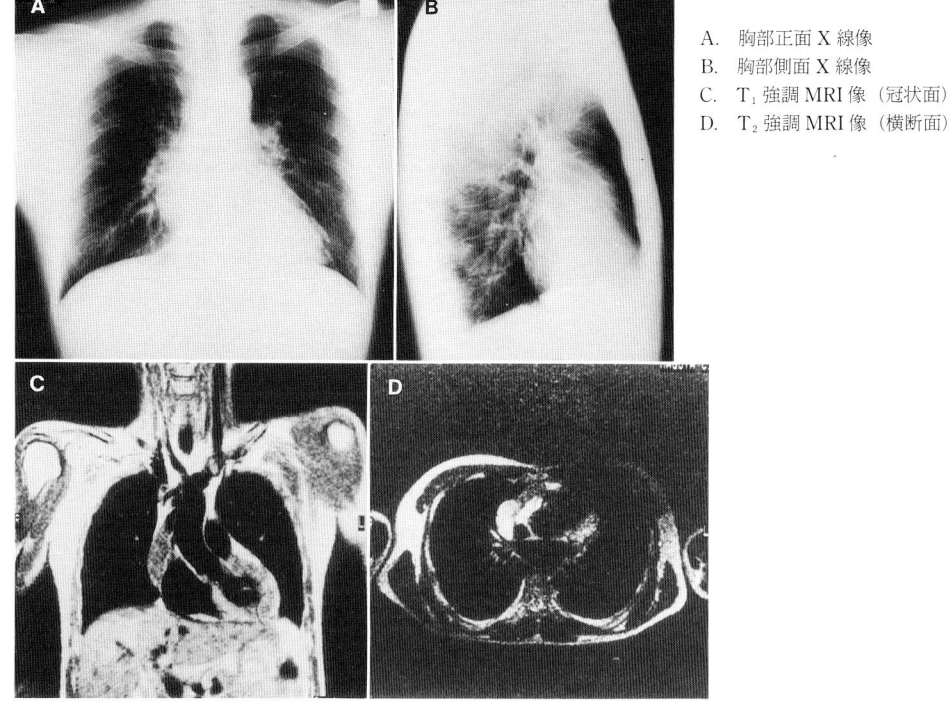

図 4.34 心囊囊腫画像
胸部正面X線像にて右第2弓の突出，側面像にて心陰影前方に向かう突出をみる．MRIにて心腔の右外側に腫瘤を認め，T_2 強調画像にて囊腫と判定．

緊満貯留したり，胸管内に流出，囊腫は縮小したりする．

リンパ管造影により確定診断を下すことができる．手術は囊腫の頭側と尾側で胸管を結紮切断して囊腫を摘出する．このような方法で胸管を閉鎖しても後遺症は残らない．

i. 縦隔内甲状腺腫（mediastinal goiter）

a）定義・分類

甲状腺腫の全部または一部が縦隔内に存在するものを縦隔内甲状腺腫，胸郭内甲状腺腫（intrathoracic goiter）と呼んでいる．

縦隔内甲状腺腫には本来の甲状腺から分離して存在する迷入性甲状腺腫（aberrant mediastinal goiter）と，本来の甲状腺から発生し，胸骨下に発育している胸骨下甲状腺腫（substernal goiter）に二分される．後者はさらに腫瘍全体が胸郭上孔より下にある完全型と，一部が頸部に及んでいる不完全型とに分かたれる．頻度からみると大部分が胸骨下甲状腺腫の不完全型である．

病理学的にみると，良性が多く，悪性の占める比率は10～45％である．

b）症状・診断

症状としては頸部腫瘤と呼吸困難である．胸郭上孔はその面積が小さいため，容易に気管の偏位・狭窄が出現する．

診断は腫瘤の画像描出によるが，注意すべきは，腫瘤は必ずしも気管の前方に存在せず，後方に存在することもある点である．確定診断でもっとも有用な所見はMRIの矢状面で縦隔内腫瘤が気管周辺にあり，頸部と連続している所見である（図4.35）．

c）治療・予後

無症状であっても手術の適応である．手術アプローチは他の縦隔腫瘍と異なり，部分型では頸部襟状切開のみで摘出可能のことが多い．完全型ではT字型切開を行う．

縦隔内甲状腺腫の予後は悪性度に依存する．

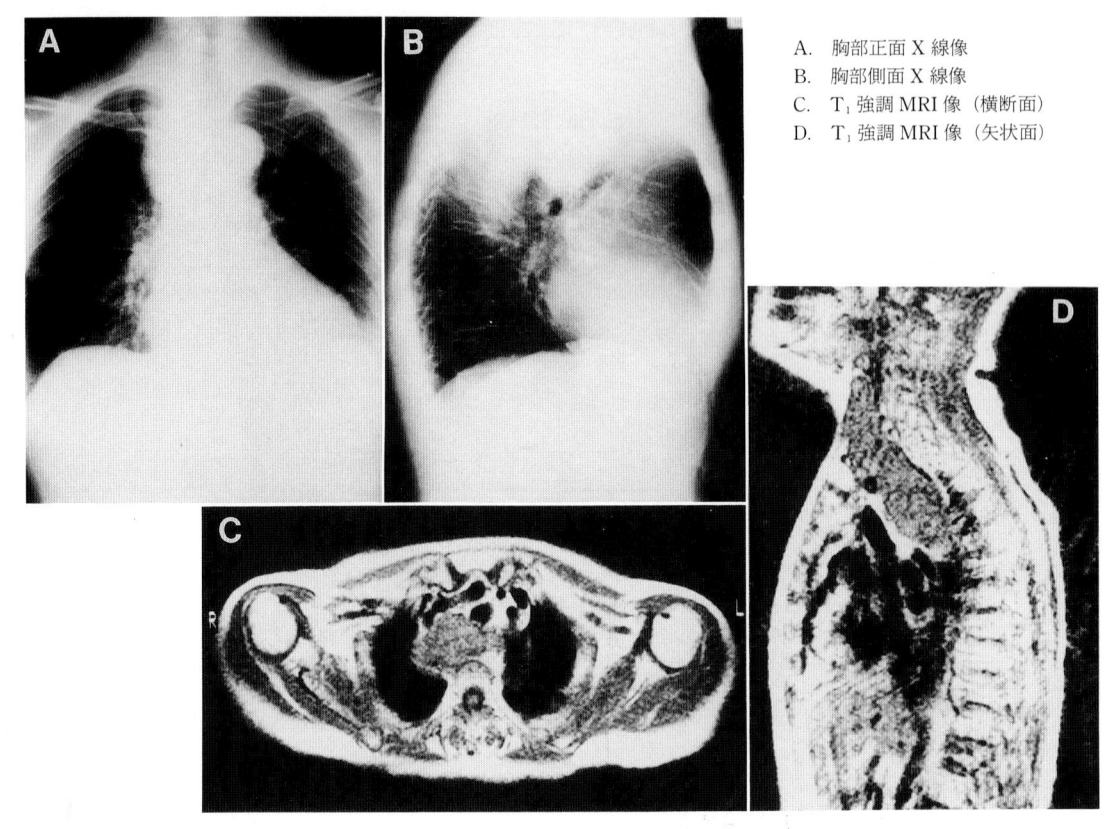

A. 胸部正面 X 線像
B. 胸部側面 X 線像
C. T_1 強調 MRI 像（横断面）
D. T_1 強調 MRI 像（矢状面）

図 4.35 縦隔甲状腺腫画像
正面 X 線像で胸郭上孔を占拠し，気管を圧迫偏位せしめる腫瘤がみられる．MRI 横断像で，気管の後側に腫瘤，矢状面像にて腫瘤は頸部と連続しており，甲状腺下極発生の甲状腺腫と判定．

j. その他の腫瘍

上述の腫瘍以外にもきわめて多種類の腫瘍があるが，① 脈管性，② 胸膜性，③ その他の間葉性，④ 迷入組織性に大別できる．

(1) 脈管性

リンパ管腫（lymphangioma）と血管腫（hemangioma）がある．小児では頸部と連続する大嚢腫を形成する嚢胞状リンパ管腫（cystic hygroma）がある．血管腫は通常，海綿状血管腫（hemangioma cavernosum）のことが多い．

(2) 胸膜性

胸膜中皮腫（mesothelioma pleurae）のほか胸膜嚢腫（pleural cyst）もみられる．

(3) その他の間葉性

線維腫（fibroma），脂肪腫（lipoma）など非特異的な多種類の間葉性腫瘍がみられる．そのほか軟骨腫（chondroma）や骨腫（osteoma）など，本来縦隔内には存在しないものもある．さらに粘液脂肪腫（myxolipoma）とか，線維血管腫（fibrohemangioma）のように複合組織のものもみられる．同様にこれらの悪性化した sarcoma も存在する．

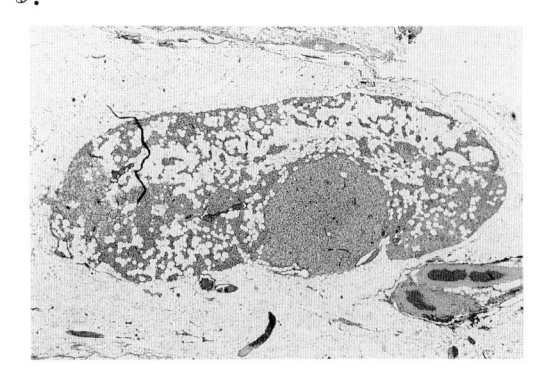

図 4.36 胸腺内副甲状腺腫

(4) 迷入組織性

副甲状腺腫（parathyroid tumor）が特異な腫瘍としてあげられる．胸腺は副甲状腺と同じ原基から発生するため，多くは胸腺内に迷入埋没した副甲状腺からの腫瘍発生である（図 4.36）．

症状として副甲状腺機能亢進症を呈するが，本腫瘍を診断検出することは困難である．症状を呈しながら頸部に腫瘤を発見できない場合，縦隔のCTを仔細に観察し，さらに胸腺静脈血を採取してPTHを測定する．

E. 重症筋無力症に対する胸腺摘出術[5]

a) 歴　史

1939年，Blalockが胸腺腫を摘出することにより重症筋無力症（myasthenia gravis, MG）の改善を得たことを報告した．その後，MG患者の胸腺には，正常人には観察されない胚中心が80%もの高頻度に認められることが判明し，腫瘍を伴わないMG患者においても胸腺摘出術（thymectomy）が実施されるようになった．さらに胸腺腫を伴うものにおいても，胸腺腫を含む胸腺摘出術（thymothymomectomy）が行われるようになった．

胸腺摘出術の術式としては，当初は胸骨正中切開による胸腺摘出が行われていたが，縦隔鏡の開発に刺激されて，頸部横切開による胸腺摘出が行われるようになった．しかしその後，頸部アプローチ法では治療効果が劣ること，胸腺の遺残が避け難いことが判明し，一方では前縦隔には胸腺被膜外の脂肪組織中にも胸腺組織が存在することが見いだされ，現在は胸骨正中切開により，周囲脂肪組織とともに胸腺を en bloc に切除する拡大胸腺摘出術（extended thymectomy）が広く行われるようになった（図 4.37）．

b) 適　応

ほとんどすべてのMGが適応となる．小児期や高齢者でも効果が期待でき，小児期でも明確な機能脱落をきたさない．眼型はやや治療効果は劣るが，術後は薬剤の治療効果が高まることもあり，適応から除外すべきではない．

c) 術　式

拡大胸腺摘出術の切除範囲は図 4.37 に示すように，頭側は甲状腺まで，尾側は横隔膜まで，深部は横隔神経までを目標とする．胸腺腫の存在するときも同様である．

d) 予　後

MGに対する手術の効果は即効的ではなく，ある程度の時間を要する．

MGに対する効果を寛解（remission），改善（improvement）とし，両者を合して有効（palliation）と規定する．筆者例368例を胸腺腫合併例と

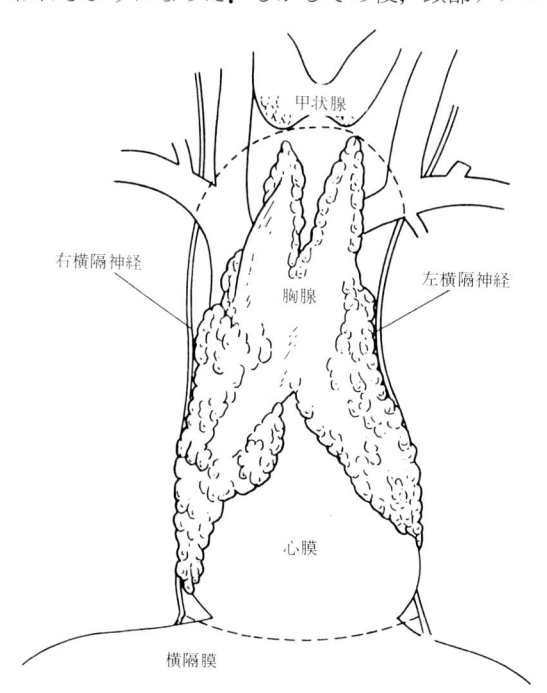

図 4.37　拡大胸腺摘出例の摘出範囲シェーマ

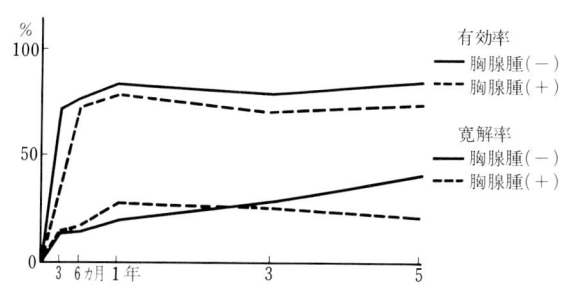

図 4.38　重症筋無力症の手術予後（拡大胸腺摘出例）

非合併例に分け，寛解例数/手術例数を寛解率，有効例数/手術例数を有効率として，その経年推移をみると，図4.38のように寛解率は胸腺腫非合併例では経年とともに上昇し，5年後には42%に達する．これに対し合併例は22%にとどまる．また有効率は3カ月から6カ月でplateauに達し，胸腺腫非合併例では85%，合併例で74%と，非合併例で高い．

MGに対する胸摘の効果は世界中で認められており，内科的治療の成績と対比されてその予後の佳良が認められている．

e) MGに対する胸腺摘出術の意義

まだ確定的な段階には達していないが，胸腺とMGの関係について次のようなプロセスが推測されている（図4.39）．ある種のウイルス感染の結果，胸腺内に存在するアセチルコリンレセプター（胸腺内には横紋筋様構造を有する上皮性細胞，すなわち筋様細胞がある）に若干の変化が発生する．その結果，アセチルコリンレセプター（AChR）は抗原性を獲得し，胸腺内のT細胞は感作されてAChRに対する抗体産生を促進する能力を有するようになる．AChR抗体産生性のB細胞とAChR抗体産生特異的T細胞により抗体が産生されるが，その形態学的表現が胸腺内の胚中心である．また抗体産生は末梢のリンパ組織でも行われるため，胸腺摘出の効果の発現に時間を要する．

結論的にいえば，MGに対する胸腺摘出術の意義は，AChR抗体の最大の産生部位を除去すること，抗原化AChRの除去，ひいては特異的T細胞の除去にあるといえよう．　　　〔正岡　昭〕

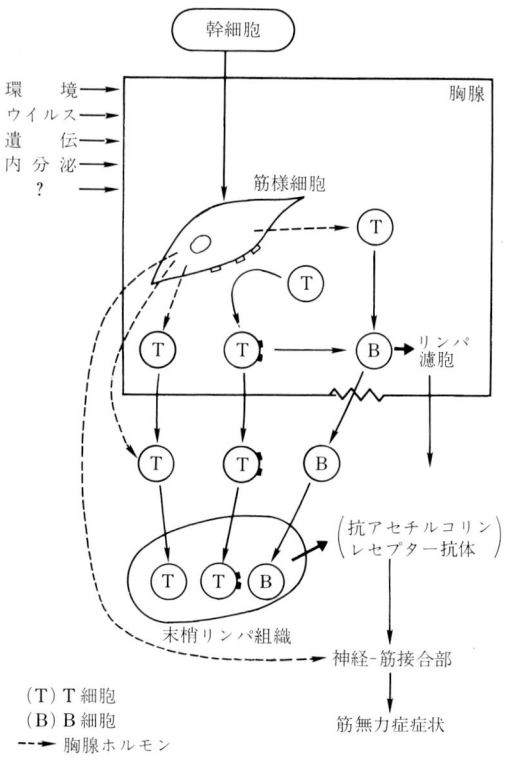

図4.39　重症筋無力症における胸腺の役割

文　献

1) 正岡　昭：縦隔．呼吸器外科学，p245～333，南山堂，東京，1989．
2) 河野通雄：胸部CTの読み方，第2版，p1～274，医学書院，東京，1989．
3) 有森　茂（監修）：胸腺上皮細胞——正常と異常，p1～174，メジカルビュー社，東京，1990．
4) 末舛恵一，下里幸雄（監修）：胚細胞性腫瘍の基礎と臨床，p1～207，協和企画通信，東京，1986．
5) 特集，重症筋無力症，筋無力症候群．神経進歩，**30**(1)：5～183，1986．

5. 呼　吸　器

5.1　総　　　論

a. 形　態

発　生：肺は胎生第4週に前腸腹側壁から肺芽（lung bud）として発生し，突起瘤状隆起（気管支芽 bronchial bud）となり，右は3枝，左は2枝を分岐させ肺葉気管支となる．気管支は，胎生6カ月には第17次気管支まで分岐し，さらに6～8歳までに第24次分岐を完成する．肺組織は，胎生17週まで腺状構造（grandular structure）をとり，次に細管期に移行し，気管支細気管支は胎生6カ月まで大きくなり続ける．次いで終末嚢期となり，壁の薄い終末嚢が発達する．さらに肺胞期となり，肺胞上皮とその下の毛細血管が終末嚢内に突出するようになり，たがいに機能的に関連をもつようになる．

b. 構　造

肺側は臓側胸膜（visceral pleura），胸壁側は壁側胸膜（parietal pleura）におおわれ，右肺は上・中・下葉の三葉，左肺は上・下葉の二葉に分かれている．下葉縦隔側胸膜は横隔膜より下肺静脈の高さまで二重となり，肺靱帯（lig. pulmonale）を形成する．

肺の上端部は肺尖（apex pulmonis），下部は肺底（basis pulmonis），気管支や血管の出入りする部を肺門（hilus pulmonis）という．

(1) 気管・気管支

気管は喉頭の下方に続く管状の気道で，第6～7頸椎の高さで輪状軟骨の下縁からはじまり，食道の前面を垂直に走行し，第5胸椎上縁で左右の気管支に分岐する．これは，前胸壁では第2肋軟骨または第2肋間の高さに相当する．

気管の大きさは，成人男子で横径2～2.2 cm，前後径で1.5～1.7 cmである．

気管軟骨輪の間は輪状靱帯で連結され，軟骨は半輪状となっており，後面は膜様部でつくられている．気管は16～20個の軟骨輪からなり，長さは9～13 cmである．気管から左右の主気管支が分岐する部を気管分岐部（tracheal bifurcation），分岐下の軟骨の隆起を気管竜骨部（carina）と称する．右主気管支は気管主幹と23°（20～40°），左主気管支は45°（40～60°）の角をなす．

気管より左右の主幹に分岐するが，右主幹は上幹と中（間）幹に分かれる．上幹より B^1, B^2, B^3 が分岐する．中（間）幹は中芽枝（B^4, B^5）と下幹（底幹と B^6）に分かれる．左主幹は上幹と下幹に分かれる．上幹より上区支（B^{1+2}, B^3）と舌支（B^4, B^5），下幹より底幹（B^8, B^9, B^{10}）と B^6 が分かれる．両側下葉では B^9, B^{10} から後方に分岐する上支下-下葉支（lobi inferioris subsuperius）が出ることがあり B^* で表す（図5.1）．

気管支は左右主気管支，葉気管支（lobar bronchus），区域気管支（segmental bronchus），亜区域気管支（subsegmental bronchus）よりさらに分かれて細気管支，終末細気管支（terminal bronchioles），肺胞（alveolus），肺胞嚢（alveolar sac）となる．肺小葉には50～60本の終末細気管支があり，その末梢は二分岐して第1次呼吸細気管支（primary respiratory bronchiolus）となり，さら

図 5.1 肺区域

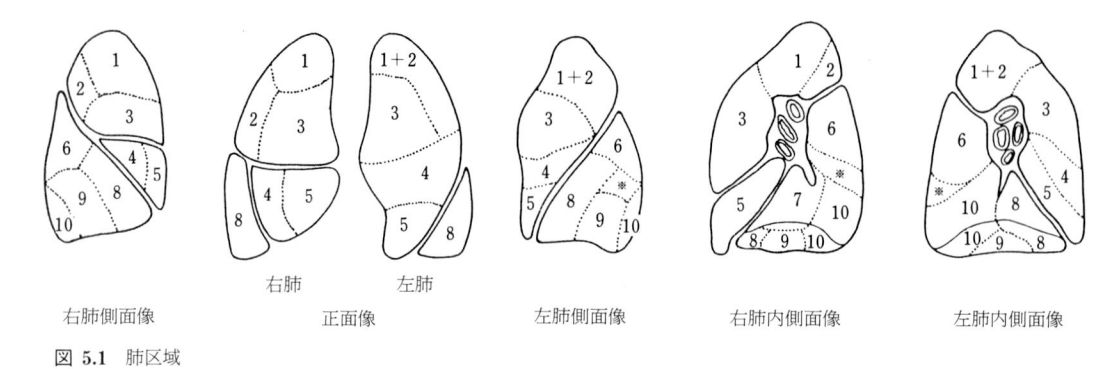

右肺側面像　　正面像（右肺・左肺）　　左肺側面像　　右肺内側面像　　左肺内側面像

に二分岐して第2次呼吸細気管支（secondary respiratory bronchiolus）となる．これは肺胞管（alveolar duct），肺胞に移行する．第1次呼吸細気管支末梢は細葉（acinus）という．

気管支内面は線毛円柱上皮（ciliated cylindrical cell）におおわれており，粘液を分泌する杯細胞（goblet cell）が存在する．また，神経内分泌細胞（neurosecretory cell, Kultschitzky cell）があり，カルチノイドや燕麦細胞癌（oat cell carcinoma）の発生母細胞とされている．

気管支軟骨気管支腺は第7次気管支まで存在するとされる．気管支腺には，粘液腺（気道清浄化に関連する粘液を分泌）と漿液腺（種々の酵素やIgAを分泌）がある．末梢気管支には分泌機能を有するclara細胞がある．

肺胞は，blood-air barrierであるI型，および肺サーファクタント産生に関連するII型肺胞上皮細胞によりおおわれる．肺胞腔内には肺胞食細胞（alveolar macrophage）があり，異物などの貪食を行っている．肺胞隔壁は肺胞中隔というが，その中隔に小孔があり肺胞孔（alveolar pore kohn pore）といわれ，肺胞間の換気が行われる．

(2) 肺血管系

a) 肺動脈

右心室から一本の主幹として出て，左右の肺動脈に分かれ左右の肺に入る．右肺動脈は肺門を通り，truncus superiorが分岐し，A^1，A^{2a}，A^3を出す．その後A^{2b}，A^{45}，次いでA^6A^Bとなる．左肺動脈は左主気管支の上を乗り越え，A^{1+2}，A^3，次いで$A^{45}A^6$を分岐してA^Bとなる．

中枢の肺動脈は弾性動脈と呼ばれ，中膜の弾性線維がよく発達している．一方，径1mmから0.3mmの細い肺動脈では中膜の筋層が発達し，筋性動脈と呼ばれて機能的調節（攣縮・拡張）を行っている．さらに末梢では毛細血管となり，一層の内皮細胞のみとなり網状構造を示し，肺胞壁に分布し肺胞のI型上皮細胞との間で肺胞・血液関門が形成される．

b) 肺静脈

肺静脈は左右とも上・下肺静脈となり左心房に注ぐ．肺静脈も肺循環調節に重要な役割を果たし，ヒスタミン，トロンボキサンチンなどのレセプターが存在するといわれている．

c) 気管支動脈

気管支肺胞の栄養をつかさどる血管で，大循環系に属し，その起始は変異であるが，右側は下行大動脈から分岐し1本が多い．一方，左側は二本であることが多い．心拍出量は1〜30%であるが，肺の炎症，腫瘍，複雑心奇形などで増加し，心拍出量の40〜60%に及ぶとされている．末梢では肺小動脈ないし肺小静脈と交通し，いわゆるsystemic pulmonary communicationを形成する．

d) 気管支静脈

気管支動脈分布領域の静脈を受け，肺静脈に入る．または奇静脈などを介して大循環系に還る．

e) リンパ系

肺末梢血管より間質に移行した間質液は毛細血管レベルの盲管となったリンパ管に入り，気管支，肺血管周囲を肺門に向かう．集合リンパ管には弁があり逆流はないが，閉塞が発生すると逆流し，逆行性リンパ流を発生する．しかし，通常では肺門リンパ流は縦隔リンパ節に入り，頸部に向かっ

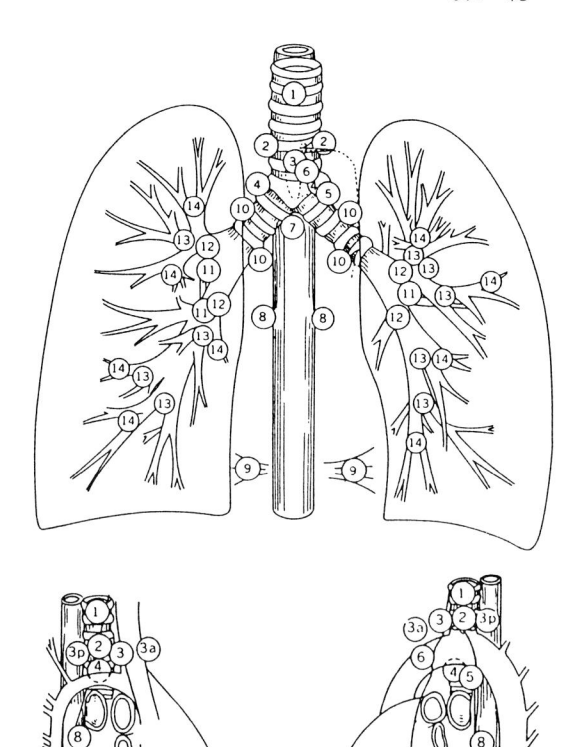

図 5.2 リンパ節の部位と命名（肺癌取扱い規約による）
#1 superior mediastinal or highest mediastinal
#2 paratracheal
#3 pretracheal, retrotracheal or posterior mediastinal (#3p) and anterior mediastinal (#3a)
#4 tracheobronchial
#5 subaortic or Botallo's
#6 paraaortic (ascending aorta)
#7 subcarinal
#8 paraesophageal (below carina)
#9 pulmonary ligament
#10 hilar (main bronchus)
#11 interiobar
#12 lobar
　　…upper lobe,
　　middle lobe
　　and lower lobe
#13 segmental
#14 subsegmental

て流れる．肺の上葉では同側縦隔に入るが，中・下葉リンパ流は気管分岐部リンパ節を介して他側縦隔リンパ節に入り，いわゆる cross lymphatic drainage を形成する．

気管支に伴うリンパ管には粘膜下および外膜リンパ管がある．両者が肺門に近づくに従って交流しながら外膜リンパ流が主となり上行経路を形成する．

肺縦隔のリンパ節の部位とその命名については肺癌取扱い規約により規定されている（図5.2）．

(3) 神 経 系

肺は迷走神経，交感神経から支配され，3/4 は迷走神経 dominant である．

神経主気管支周囲で肺神経叢をつくり末梢に向かうが，求心性線維と遠心性線維がある．また，有髄線維と無髄線維があるが，有髄線維には pulmonary stretch receptor と irritant receptor が存在し，Hering Breuer 反射（呼吸の深さとリズムを調節する反射），咳嗽反射（気道粘膜の刺激により咳嗽を誘発する反射），肺動脈主幹反射（肺動脈圧が上昇すると心機能が低下し圧低下に働く反射），Bainbridge 反射（肺静脈圧が上昇すると心壁機能が亢進し，肺動脈を収縮させ圧低下に働く反射），vago-vagal 反射（気管支や肺に刺激が加わると除脈，心停止，気管支収縮をきたす反射）に関連する．一方，無髄線維には J receptor があり肺胞中隔に分布するが，その生理的作用は明らかでない．

c. 肺 機 能

肺の機能には，酸素摂取のガス交換を中心とする呼吸機能として換気機能，肺拡散能，肺循環機能がある．そのほかに，感染防御機能（粘液産生，線毛運動による異物などの排除，IgA 分泌）や血管作働物質の産生やそのほか肺循環調節機能（プロスタグランジン産生，アンジオテンシン I から II への転換，プラスミノーゲンからプラスミンへの転換）がある．

肺機能の評価は，術前の手術適応の決定，術後の呼吸機能の評価，および術後呼吸器合併症の発生の予測に関連するので重要である．

d. 呼吸機能検査法 （図5.3）

換気能の観察（スパイロメトリ，死腔容量，残気量，コンプライアンスの測定），肺内分布の観察（N_2 洗い出し，flow-volume 曲線，^{133}Xe の換気分

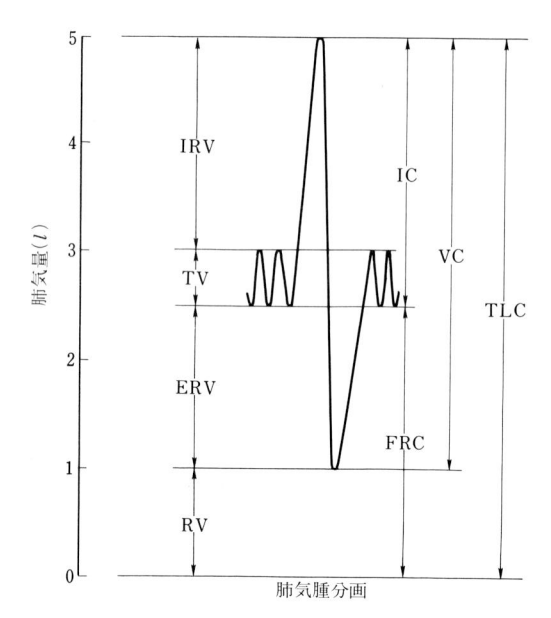

図 5.3 スパイログラム上の換気諸量
TLC：total lung capacity　全肺容量
VC：vital capacity　肺活量
IC：inspiratory capacity　最大呼気量
FRC：functional residual volume　機能的残気量
IRV：inspiratory reserve volume　吸気予備量
TV：tidal volume　1回換気量
ERV：expiratory reserve volume　呼気予備量
RV：residual volume　残気量

布の測定，closing volume），ガス拡散能の観察（D_{LCO}）・肺循環の観察（肺動脈圧，wedge 圧，肺血管抵抗測定）などがある．

(1) 換気諸量の測定・スパイロメトリ

一般臨床に用いられ，換気諸量をコンピュータで算出し拘束性・閉塞性ないし混合性換気障害の有無，その程度を知る．肺内気量を図 5.3 に示す．

i) 装置　Benedict-Roth 型に代わって，熱線式流量計や流速を積分し容量として電気的に測定する簡便な装置が用いられるようになった．

ii) 1秒率（$FEV_{1.0}\%$）　閉塞性換気障害の程度を示す．$FEV_{1.0}/FEV \times 100$（Gaensler）と $FEV_{1.0}/VC \times 100$（Tiffeneau）があるが，前者が一般に用いられ，70以下に障害がある．

iii) %肺活量（%VC）　拘束性障害の程度を示す．標準肺活量（Baldwin の式が一般に用いられる）

　　男性：（27.63－0.112×年齢）×身長
　　女性：（21.78－0.101×年齢）×身長

に対する被検者肺活量の比率で，80以下に障害がある．

iv) 最大換気量（maximal ventilation volume, MVV）　一定時間内に自発的努力によりなしうる最大の換気量で，呼吸筋・肺胸郭のコンプライアンス，気道抵抗を含めた呼吸予備力を示す．患者の検査に対する協力により検査結果は左右されるので注意を要する．Baldwin の予測式に対する比で%MVV として表す．

　　男性：（86.5－0.552×年齢）×体表面積
　　　　　　　　　　　　　　　　　　（l/分）
　　女性：（71.3－0.472×年齢）×体表面積
　　　　　　　　　　　　　　　　　　（l/分）

v) air-trapping 指数　気道の閉塞の有無を示す．深吸気から一気に呼出するとき，気道の閉塞があると呼出量（二段肺活量，IC＋ERV として算出）が低い値となる．これを定量的に次のように表し，air-trapping 指数として算出し，5%を超えるとき気道閉塞ありとする．

$$\text{air-trapping 指数 (\%)} = \frac{VC - FEV}{VC} \times 100$$

(2) flow-volume 曲線

中枢気道の閉塞の有無を示す．最大呼出 flow-volume 曲線（maximal expiratory flow-volume curve, MEFV）であり，横軸に volume，縦軸に flow をとる．flow の最高点を peak flow といい，吸気時の peak flow にいたる曲線が maximal inspiratory flow volume（MIFV）という．拘束性障害では横軸の狭い高さの高い曲線，閉塞性換気障害では高さが低い横軸の変わらない曲線となり，中枢気道の狭窄では曲線の下降脚が平坦となる．虚脱病変（気管・気管支軟化症）では peak flow

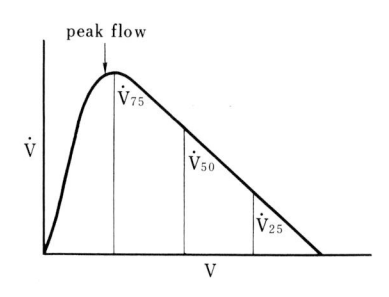

図 5.4 flow-volume 曲線

は低下する．末梢気道の閉塞で peak flow は減じ，下降脚が下に凸となる．肺活量の 75, 50, 25% の肺気量位の最大流速を V_{75}, V_{50}, V_{25} で表し grading が行われるが，V_{25} が一般に，用いられる（図5.4）．

(3) 残気量（RV），機能的残気量（FRC），残気率（RV/TLC×100）

RV は肺内に存在するガス量で，FRC は安静呼出位の肺内ガス量をいう．測定にヘリウムを用いる閉鎖回路や N_2 洗い出し法が一般に用いられる．

残気率（RV/TLC×100）は全肺容量に対する肺内残留ガス量をさす．

〔予測式〕

RV　男性：43.4×身長＋24.6×年齢－
　　　　11.0×体重－4570
　　　　　（Needham）
　　女性：7.9×年齢＋1320

FRC　男性：78.1×身長＋11.0×年齢－
　　　　43.8×体重－7200
　　女性：5500×体表面積－97.1×体重－583

残気率　男性：0.45×年齢＋0.245×身長－
　　　　0.264×体重－7.1
　　女性：0.34×年齢－0.154×体重＋31.3

(4) closing volume（CV）

末梢気道の閉塞を表す．transpulmonary pressure（肺胞内圧－口腔内圧の差）は肺尖部に高く，細気管支での気道の閉塞があると，とり込まれた気量で示し，100% O_2 1回呼吸法による呼気 N_2 濃度曲線か非溶解性ガス（He，A_6，^{133}Xe ガス）の吸入法により測定する．IV相（閉塞しやすい細気管支が閉塞しはじめその部からの肺胞ガスの呼出が減ずる時期）のはじまりから終わりまでの呼気量を CV といい，CV＋RV を closing capacity（CC）という．

〔予備式〕
　　男性：CV/VC(%)＝0.562＋0.357×年齢
　　　　　（Buist）
　　女性：CV/VC(%)＝2.812＋0.293×年齢

(5) 動脈血ガス

換気ガス分布・拡散・循環の総合機能の評価として示される．

1) PaO_2 低下の原因

① 肺胞低換気，胸部運動の障害，呼吸中枢障害，気道閉塞，② シャント量増大：無気肺，肺水腫，肺炎，ARDS，③ 拡散障害：酸素中毒，ARDS，④ 循環障害：心不全，肺血管床減少をきたす疾患すべて．

2) $PaCO_2$ 上昇 PaO_2 低下の原因

① 低換気，② 胸郭変形，③ 閉塞性肺疾患の急性増悪．

3) $PaCO_2$ 低下 PaO_2 低下の原因

① 代謝性アシドーシス，② 発熱，③ レスピレーター換気など．

(6) 死腔率（V_D/V_T）

ガス交換に関与しない換気量の全換気量に占める割合である．

解剖学的死腔（男性 150 ml，女性 120 ml）＋生理学的死腔（肺胞のガス交換に関与しない量）

$$V_D/V_T = P_{aCO_2} - P_{ECO_2}/P_{aCO_2}$$

(7) コンプライアンス

肺胸郭の弾性を単位圧変化あたりの容積変化で表す．$C = \Delta V/\Delta P$．

正常値は 50～100 ml/cmH$_2$O．

レスピレーターにより，呼吸中に気道内圧と換気量をモニターすることによる．コンプライアンスの低下は肺が硬く，肺の膨張，収縮ができず，肺胞の虚脱が起こる．肺間質浮腫，肺線維症，無気肺，胸膜肥厚，胸水貯留，胸壁障害．

(8) 肺循環動態の検査

右心カテーテルによる肺動脈圧・肺動脈楔入圧測定ないし Swan-Ganz カテーテルによる心拍出量の同時測定を行い，肺病変の進行に伴う肺動脈圧上昇，右心拡張期負荷の程度および低酸素血症に伴う血管収縮アシドーシスによる血管収縮による肺動脈圧上昇，低心拍出量性心不全を明らかにする．また，肺動脈閉塞試験，一側肺摘除の機能的適応を決定するのに一側肺血管床の予備能を端的に評価する目的で，一側肺動脈血流を遮断して圧の上昇・血管抵抗の上昇度をみて健側肺の予備

血管床より機能を評価する．

一側肺摘除の適応は残存肺の %VC＞40 で，肺動脈圧 25 mmHg 以下，全肺血管抵抗 600 dyne·sec·cm^{-5} 以下のものが適応の安全限界とされるが，許容限界としては体重あたり 700 dyne·sec·cm^{-5}，平均肺動脈圧 30 mmHg，PaO_2 60 mmHg，PvO_2 30 mmHg，Q 2 l/m^2 とされている．

e. 診　　断

肺門の異常に対する診断としては喀痰細胞診・気管支鏡検査が有力であるのに対し，肺末梢の異常に対しては胸部Ｘ線検査，経皮的穿針吸引生検が有力である．しかし，肺疾患の診断には種々の検査法による結果を総合的に判断することも必要である．

(1) Ｘ線検査

a) 単純Ｘ線検査

胸部の異常（肺野，縦隔，胸壁，横隔膜，胸水，脊柱，大血管，胃泡の変化）を発見するのに重要である．正面像，側面像により部位，性状がさらに明らかに把握できる．肺循環，とくに吸気，呼気時の肺血管抵抗の異常の検出や肺野における主として血管性病変の性状を明らかにするため，透視下に Valsalva 試験（強制呼気），Miller 試験（強制吸気）が併用されることがある．

b) 断層撮影

異常陰影の性状（腫瘍陰影の濃淡，形状，腫瘍と血管，気管支，胸膜との関係）を明らかにするため，正面断層，側面断層撮影が行われる．

(2) 造影検査

a) 気管支造影

気管支の走行・異常・変位・内腔の異常（狭窄・閉塞・拡張）とその部位や範囲，他の気管支との関係を明らかにするうえで重要である．方法として Metra のゾンデや気管支ファイバースコープ下の選択的気管支造影も行われる．

b) 血管造影

肺には動脈系として肺動脈位，気管支動脈が存在することから必要に応じて肺動脈造影，気管支動脈造影が行われる．また，大動脈造影，内胸動脈造影，上大静脈造影，奇静脈造影なども行われることがある．

肺動脈造影では肺疾患の部位およびその広がりを明らかにすることができるし，肺動脈分岐への侵襲度より肺切除術の適応を決定することができる．また，肺塞栓症や肺動静脈瘤および肺静脈部分還流異常（肺静脈瘤が左房に戻らずに上大静脈右房に漂流する Scimitar 症候群（肺静脈が下方静脈に異常還流する）などの血管の異常に起因する疾患の診断に不可欠である．気管支動脈造影では hypervascularity を示す．炎症性疾患ないし腫瘍性疾患の鑑別に重視される検査法で，いわゆる malignant vessel pattern（壁不整，屈曲，蛇行，腫瘍濃染）の所見の有無により判断される．また，治療の目的で血痰に対する気管支動脈塞栓術や選択的に制癌剤を注入する気管支動脈注入療法が行われる．

大動脈造影は大動脈瘤や大動脈の走行異常，その分岐の走行異常（腕頭動脈蛇行症，右鎖骨下動脈走行異常）による縦隔異常陰影の解明，さらに肺分画症（体動脈からの肺への流入異常，血管の検出）の確診などに用いられる．

内胸動脈造影は，胸壁の異常，胸腺由来の腫瘍，縦隔リンパ組織ないし他の縦隔腫瘍の診断病変の広がり，および手術適応の判定などに利用される．

上大静脈造影は，肺癌，悪性縦隔腫瘍の上大静脈への浸潤の有無・範囲の判定および手術適応決定のために用いられる．

奇静脈造影は脊椎近傍で第 6 胸椎以下に発生した縦隔腫瘍，胸壁腫瘍，食道腫瘍，とくに A_3 食道癌に対してその病変範囲を奇静脈の圧迫所見から明らかにする目的で行うことがある．

内胸動静脈造影は内胸動静脈から血液供給を受けている腫瘍炎症性病変の局在病変の広がり，隣接臓器との関係を知るうえで重要である．たとえば胸腺腫瘍，異所性甲状腺腫，肺癌の縦隔浸潤例，Castleman 腫瘍などに応用されることがある．

c) 縦隔造影

縦隔病変に対して正常組織との関連性浸潤癒着の有無を明らかにするため，胸骨上窩ないし剣状突起より縦隔に針を刺入して CO_2 ないし O_2 を注入する方法で，気縦隔造影（pneumomediastinography) という.

d) 食道造影

縦隔病変と食道との関係を明らかにしたり，食道癌との関係を明らかにする目的で食道造影を行う．

(3) 超音波検査 (ultrasonography)

胸部内病変に対しては超音波検査は利用しにくい．その理由は，本検査は主として含気性を有する肺の存在が骨組織により囲まれていることによる．胸膜，横隔膜などの病変を正確に知るうえで用いられる．

ときに術中超音波検査を行い，術前に不明とされた病変の広がり（肺静脈左房腔内への浸潤の有無など）を知ることもできる．

(4) CT検査 (computed tomography)

生体の横断像を描出するので，従来のX線検査の死角となっていた肺末梢，縦隔，胸壁の病変の検出に有力な検査法である．また，造影剤を併用したdynamic CTも施行され，血管との関係，血流，豊富な病変の存在を描出するのに用いられる．従来の検査より，① 縦隔リンパ筋腫大の存在，② 腫瘍の質的診断（嚢胞性，充実性，石灰化，脂肪成分など），③ 大動脈瘤の存在および大血管壁への浸潤の判定，④ 縦隔腫瘍の鑑別とくに胸腺の変化の描出，⑤ 肺内病変の正確な把握，⑥ 胸水の存在，⑦ 胸壁の変化とくに胸膜，骨性胸壁，胸壁軟部組織の異常などの診断に有力である．

(5) MRI (magnetic resonance imaging, 磁気共鳴映像法)

1946年BlockとPurcelltが核磁気共鳴映像を明らかにし，1973年Lunterbunにより画像に用いられたが，原子核による共鳴法（NMR法）が用いられ，MRIの表現が一般的に用いられるようになった．

非侵襲で裁断面が自由に選択できる，軟部組織の分解能がよい，骨組織や空気の存在によるartifactがない，などの利点があるが，撮影時間が長い．骨および石灰化の検出能が悪い．組織特性（組織型など）がなく，装置の設置維持費が高い．被検者に制限（ペースメーカー，クリップ装着患者など）がある．さらに血流の速い血管は無信号，遅い血管では信号強度はまちまちである．

肺の診断にはCTに比べて濃度分解能にすぐれ，高い組織間コントラストを有する．骨や石灰化によるartifactがない．横断面，冠状断面，矢状断面を得ることができる．心血管内腔は無信号領域となる．心拍周期法併用が可能の長所があるが，空間分解能は劣る．呼吸運動によるartifactが多い．撮影時間が長い．石灰化骨皮質は無信号，磁性体を有する患者は対象外となる．

一方，本法は縦隔病変の診断価値が高い．とくに肺癌の縦隔臓器への浸潤（大動脈左房）や胸壁への浸潤，リンパ節転移（大動脈下リンパ節）や気管・気管支リンパ節（冠状断面），気管分岐部（矢状断面）のリンパ節転移状況を知るうえで重要である．

(6) シンチグラフィ (scintigraphy)

肺シンチグラフィには換気シンチグラフィと血流シンチグラフィなどがある．

a) 換気シンチグラフィ

不活性ガス ^{133}Xe ないし ^{81m}Kr を吸入させ，肺内の分布および洗い出しの遷延（呼出障害）などの換気状態および障害部位を観察する．

b) 血流シンチグラフィ

10〜50 nmの粒子である ^{99m}TC-MAA (macro-agglutinated albumin) を静注すると肺毛細血管に捕捉される．その放射活性を測定し肺の局所血流状態を観察する．肺塞栓症などの診断には役立つ．

c) 吸入シンチグラフィ

^{99m}TC-HSA (human serum albumin) を吸入させ，気道の狭窄部の診断に用いる．

(7) 内 視 鏡 検 査

a) 気管支鏡検査

細いフレキシブルなファイバー気管支鏡の開発により，日常の臨床の可視範囲も広くなり，診断治療に広く用いられるようになった．ベッドサイドで診断治療が施行されるようになった．

① 早期肺門型の検出，② 多中心性気管支癌の発見，③ 閉塞狭窄病変の部位および生検による診断，④ これら病変に対するレーザー治療の応用，⑤ 肺末梢病変に対してはtransbronchial lung biopsy（TBLB）および肺胞洗浄液（bronchoalveolar lavage, BAL）の採取，⑥ 選択的気管支造影，⑦ 術後喀痰排出障害に対する吸引療法などが行われる．

b） 縦隔鏡検査

硬性縦隔鏡を鎖骨上窩の皮切部より気管周辺に沿って挿入し，縦隔病変を直接可視し，必要に応じて生検を行う．縦隔疾患（サルコイドーシス，悪性リンパ腫など）や肺癌のリンパ節転移の有無およびその範囲を正確に知ることができる．#5，#6，#7 の情報が得にくいことがある．出血，気胸，反回神経ないし横隔膜神経麻痺の合併症をきたすことがある．

c） 胸腔鏡検査

胸壁小皮切から胸腔鏡を挿入し，胸膜や肺の表面を直視し，診断および病変の広がりを把握するのに役立つ．また，必要に応じて生検可能で確診が得られる．癒着のある場合には可視範囲は制限されるので，あらかじめ気胸を行い肺を虚脱させて本検査を行う場合がある．

d） 食道鏡検査

食道病変の有無および影響を受けている二次病変の部位，その範囲を明らかにする目的で施行することがある．

(8) その他の検査

喀痰の擦過細胞診および吸引採集液の細胞診ならびに細菌学的検査，悪性腫瘍の存在，感染の起炎菌検出を行い病因の把握につとめる．

喀痰は早期痰を連続検査することが必要である．また，腫瘍の存在する気管支に対して気管支鏡下に Brown ないし鋭匙による擦過で得られた材料につき細胞診検査を行う．胸水や嚢胞内吸引採集液についても細胞診ならびに細菌学的検査を行う．

(9) 経皮的針生検

肺病変が末梢で胸壁に近く存在するとき，透視ないし超音波ガイド下に確実に針を腫瘍内に刺入し吸引して細胞ないし組織片を採取する．針生検の針として種々の針が市販され用いられているが，出血，気胸の合併があるので施行後は観察が必要である．また，腫瘍細胞散布の危惧もあり，針刺入胸壁に散布された細胞生着の合併症も報告されている．

a） 前斜角筋リンパ節生検

Daniels 手術と呼ばれ，肺縦隔の病変が病理組織学的に前斜角筋リンパ節群に反映されるので，この診断および病変の広がりを明らかにする目的でこの部のリンパ節生検を行う．

通常，脂肪組織とともに一塊として切除する．

b） 開胸生検

開胸下に病変部を切除し，術中迅速標本により組織学的検査を行い，必要に応じて手術術式を拡大する．手術侵襲が加わる欠点があるが，診断が確実で針生検の適応とはならない出血傾向のある疾患例にも行うことができる．また，合併症も最小限にくい止めることができる．

f． 開胸術 (thoracotomy)（図 4.12, 5.5）

胸腔への外科的到達法は開胸術による．開胸する方法としては肋間開胸と肋骨床開胸がある．

肋間開胸は基本的開胸法であるが，肋間動静脈の損傷を避け出血を最小限度に止めるため肋骨と肋骨との中間の肋間筋を切開して開胸する．胸膜を開くとき肺との癒着があれば肺を損傷しないように注意する．胸膜との癒着が部分的であれば鈍的ないし鋭的に結紮しながら行うが，広範囲のときは胸膜外剝離を行う．

肋骨床開胸は通常劣らないし，第 6 肋骨床で開胸される．肋骨骨膜を切開し，骨膜と肋骨とを剝離する．骨膜の切開は，出血を少なくするため電気メスを用いるが，肋骨との間の剝離はラスパトリウム，Doyer 剝離を用いる．可及的広範囲に剝離したのち，肋骨を刀で切断する．

開胸は肋骨床で骨膜と胸膜を切開して胸腔内に入るが，開胸についての注意点は肋間開胸と変わらない．

(1) 後側方経路 (posterolateral thoracotomy)

通常健側を下に側臥位とし，やや前傾させる．手術台との間に枕を入れ，患側胸壁を挙上伸展させる．上肢は前方におとし肩甲骨を前方に移動させる．骨盤部はベルトで十分支持し倒れないよう

5.1 総論

後側方経路　　後方経路　　腋窩経路　　前側方経路

図 5.5(1)　手術到達法 I

正中切開　　横断切開　　U字切開　　T字切開　　L字切開

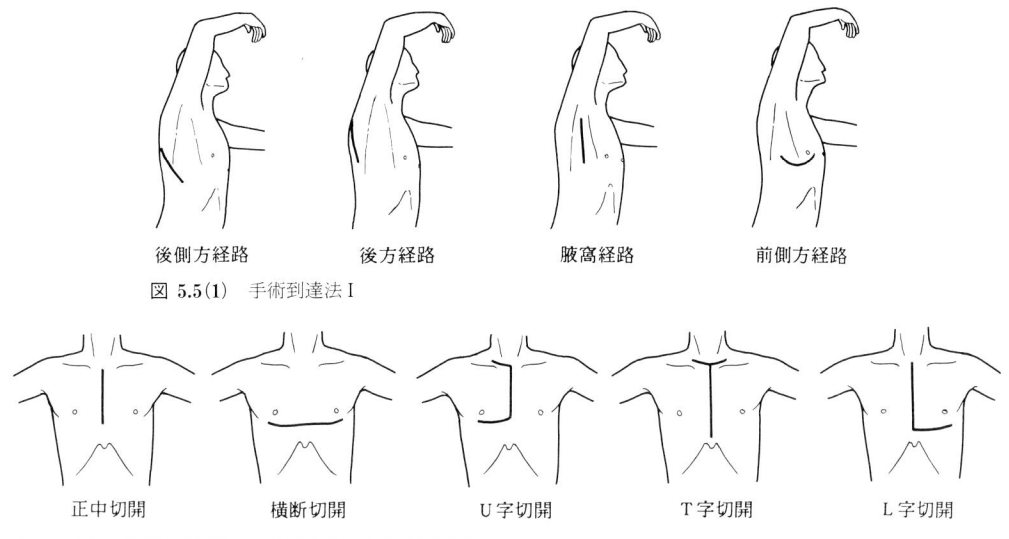

図 5.5(2)　手術到達法 II—胸骨正中切開を混じた到達法

にするか，幅広ベルトで固定する．

皮切は後方が高い弧状切開とし，前方は前腋窩線に後方は背部，背柱と肩甲骨間で第 4 胸椎の高さにいたる．必要に応じて，第 1 肋骨切除 Pancoast 肺癌手術などでは脊椎棘突起と肩甲骨内側縁の中間で肩まで延長することがある．次いで皮切に一致して僧帽筋，広背筋，大菱形筋，前鋸筋を電気メスで切断する．目的とする肋骨を数えるため肩甲骨を挙上し，後斜角筋（m. scalenus posterior）が上方より側面に付着しているのを目安にする．通常，第 5 肋間開胸（上葉肺門操作）が用いられるが，下葉に対する手術には第 6 肋間開胸が用いられる．開胸に際してはドレーンを設置する．出血した血液および胸腔内滲出液の吸引排除と，胸腔内陰圧を保持し残存肺の再膨張を促進する目的で低圧持続に吸引する．通常圧は -15 cmH$_2$O を原則とするが，小児では縦隔の未発達から強度の陰圧は縦隔のシフトをきたすため -5 cmH$_2$O waterseal とする．通常 32 F のファイコンチューブを挿入するが，前腋窩線より皮切を加え，斜後方の後腋窩線上に Kelly 鉗子を挿入し，チューブを体外に導き，先端近くに数個の側孔をあけて後壁に沿うように固定する．空気漏洩があるときは前胸部に 1 本追加することもある．

(2) 後方経路（posterior thoracotomy）

後側方経路の皮切を側方に延長しない切開法で，後方に限局した膿胸・胸成術・肺部分切除術に用いられる．

(3) 腋窩経路（axillary thoracotomy）

腋窩部の皮切の創が目立たない．開胸，閉胸操作時間が短いという長所がある一方，開胸創が小さく視野が狭い，肺門縦隔横隔膜が深くなるなどの短所がある．

体位は側臥位で術側上肢は屈曲挙上させ，腋窩部で広背筋前縁部に沿って腋窩有毛部の下縁を前方に弧状切開とする．通常，第 4〜5 肋間開胸が行われ，突出した第 3 肋骨が目安となる．前鋸筋を露出し，目的とする肋間で前鋸筋を開排し，肋間筋切開を行い，前鋸筋の一部を切断し，開胸創を広げる．同時に直角にもう一つの開胸器で広背筋，大胸筋を圧排し，開胸創を広げ視野を確保する．

開胸法は，ドレーン挿入後一層筋縫合が簡単に行うことができる．

(4) 前側方経路（anterolateral thracotomy）

背位で患側背部に枕を入れ，患側上肢を挙上し肘関節部を屈曲して固定する．乳房下縁を弧状にめぐる皮切を加えて大胸筋小筋節を切断し，目的とする肋間で開胸する．前縦上隔，肺前面の病変に対しては到達がきわめて容易ではある利点があるが，後面の病変とくに後縦隔の操作には不便である欠点がある．

(5) 胸骨正中切開 (midsternotomy) とその変法切開 (横断切開，U字・T字・L字切開)

前縦隔，心臓，両側肺の手術に適した開胸部である．そのほか，上大静脈，気管，気管分岐部の手術にも適用可能である．

患者体位は仰臥位とし，肩の下に枕を入れ，頸を後屈させる．皮切は胸骨柄上部より剣状突起まで直線状に切開するが，女性などでは頸部に傷を出さないために乳房下の横切開の皮切より皮下を剥離して胸骨中央を切開する．通常，骨鋸 (Stryker 社製や oscillating power saw) が用いられるが，胸骨鋸が安全で迅速である．切開後は骨膜骨髄からの出血があるので電気メス，骨ロウを使用して止血する．次いで開胸器で胸骨を開排するが，左腕頸静脈を損傷しないように周囲と剥離しながら開排していく．

両側開胸は胸膜を切開することにより行う．

目的とする手術操作が終わったら胸腔内や前縦隔にドレーンを挿入して閉胸することになる．胸骨は胸骨用のワイヤーを用いて固定を確実にする．不確実になり一本のワイヤーが切れたり，胸骨組織がもろかったりすると，閉胸した胸壁の固定が不十分となり，呼吸不全を招来することになる．その他，胸骨切開には横断切開，T字切開，L字切開，U字切開が行われるが，骨癒合に不利となったり骨の損傷が大きかったりすることがあるので注意を要する．

(6) Roos 法 (第1肋骨到達)

thoracic outlet syndrome，肺尖部病巣に対する手術や頸胸部交感神経節切除術などに用いる患者体位は，側臥位として術側上肢を挙上させ，腋窩部で横切開を第3肋骨に沿って行う．軟部組織を切離し胸壁に達すると鎖骨下動静脈と第1肋骨前斜角筋に到達する．

第1肋骨の手術，斜角筋の手術に適する．

(7) Paulson 法

体位は側臥位として，腋窩部よりの到達法として肩甲骨下縁をとり囲む弧状切開をおき，腋窩部横切開より第3肋間で開胸し，胸壁肺尖部に到達する方法である．

この方法は腫瘍や鎖骨下動静脈を直視する方法であるが，胸壁脊椎側の離断処置が困難である．

(8) 窓状前胸壁開窓開胸術

Pancoast 肺癌では，腫瘤や鎖骨下動静脈を直視して切除できるような前方よりの到達法として，胸骨正中切開，第3または第4肋間開胸，頸部半周襟状切開を行い，前胸壁を開排し，頸部から付着する前斜角筋，中斜角筋などの筋の切離を行い，鎖骨下動静脈を露出する．同時に切除するときは分岐を結紮切断しながら切除し，鎖骨下動脈は人工血管で置換するが，鎖骨下静脈一側では結紮してもさしつかえない．神経は腕神経最下肢 C_8 由来の尺骨神経となる神経に浸潤することがあるが，麻痺を残すので慎重を要す．

横隔膜神経，迷走神経切除時には気道の確保，呼吸管理に細心の注意が必要である．

〔富田正雄〕

文　献

1) O'Donohue WJ Jr : National survey of the usage of lung expansion modalities for the prevention and treatment of postoperative atelectasis following abdominal and thoracic surgery. *Chest*, **87** : 76, 1987.
2) Martin LF : Postoperative pneumonia, determinants of mortality. *Arch Surg*, **119** : 379, 1984.
3) Brion JP : Role of computed tomography and mediastinoscopy in preoperative staging of lung carcinoma. *J Comput Assist Tomogr*, **9** : 480〜484, 1985.
4) Glazer GM : Imaging of the pulmonary hilum. A prospective comparative study in patients with lung cancer. *AJR*, **145** : 245〜248, 1985.
5) Libshitz HI : Mediastinal evaluation in lung cancer. *Radiology*, **15** : 295〜299, 1984.
6) Pearlber JL : Computer tomographic and conventional lineal-tomographic evaluaition of tracheobronchial lesions for laser photoresection. *Radiology*, **154** : 759〜762, 1985.

5.2 気管，気管支，肺

A. 形成異常

a. 気管，気管支の奇形

(1) 先天性気管閉塞・狭窄症（congenital tracheal atresia, stenosis）

胎生3〜6週に laryngotracheal bud の発育が障害された場合に起こる．閉塞部より末梢の気管と食道の間に fistula を認める．先天性気管狭窄症は気管膜様部の欠損により気管軟骨輪の後壁開口部の閉鎖を呈するものである．全長型，ロート型，部分型の三型に大別される．生下時より呼吸困難，チアノーゼを示し，感染を繰り返す．全長型には肋軟骨グラフトあるいは心嚢によるパッチをいずれも気管前壁を縦切開して補塡する方法がとられる．部分型に対しては狭窄部の管状切除と端々吻合が行われる．本症には血管の奇形が多く合併することが知られており，とくに pulmonary arterial sling との合併が多い．

(2) laryngotracheoesophageal cleft

laryngotracheal bud の esophagus からの分離不全で非常にまれである．抑揚のない泣き声と食事による窒息で発見される．遠位の食道瘻，食道閉塞を合併することがある．

(3) 気管気管支軟化症（tracheobronchial malasia）

気管気管支軟化症とは，上部気道の脆弱化により呼気性の気道狭窄をきたす疾患で，その原因は不明である．従来，難治性喘息と診断されてきたものの中に本症がかなりみられること，肺気腫などの慢性閉塞性肺疾患，進行性ブラとの関係から，注目を集めつつある．

先天性と後天性とに分けられ，後天性の中で原発性と続発性とに分けられる．原発性は咳嗽時に膜様部が膨隆し，内腔を狭窄化する crescent 型と，咳嗽時軟骨輪両側壁が近接し，内腔を狭窄化する saber sheath 型とに分けられる．本症診断の criteria は確立していないが，船津らは以下の screening criteria を設定している．それは，① 喉頭部の閉塞感，② 聴診上胸骨部での笛声音，前胸部・背部での呼吸音減弱，③ 胸部 X 線像上気管陰影の左右径また前後径の狭小化，の三点である（図 5.6，5.7）．

確定診断には咳嗽時の気管支ファイバースコープや気管気管支動態撮影および上部気道 CT が有用で，胸部 X 線像上気管の air column の左右径または左右径と前後径との比が正常範囲を逸脱している場合を本症と診断する（H＝0.124 h－4.596＋4.12，H/S（正常比）＝0.89＋0.28，H：気管 air column 左右径(mm)，S：気管 air column

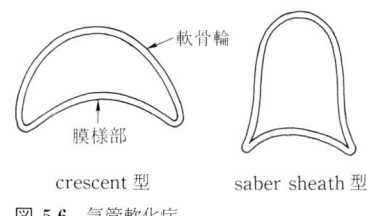

図 5.6 気管軟化症

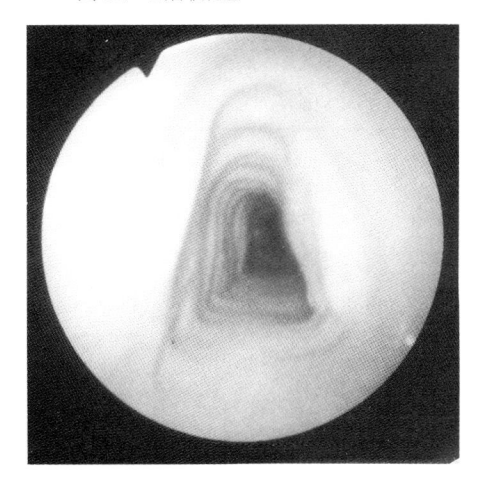

図 5.7 気管軟化症（saber sheath 型）

前後径 (mm), h：身長 (cm)). 一般的には, 気管前後径あるいは左右径が咳嗽時に 1/2 以下に縮小する場合を本症とすることが多い.

治療法としては, Nuutinen が喫煙により本症が中枢より末梢へ進行すると報告しているように, 慢性刺激および咳嗽の原因となる喫煙を止めさせ, さらに気道感染に対する治療も試みるべきである. また, 口すぼめ呼吸により上部気道の虚脱をある程度防止できる. しかし, 内科的治療はいずれもその効果が乏しい. 外科的治療は, R. Nissen が 1954 年に保存肋骨片を用いて行った気管膜様部固定術(spanplasty)が最初であり, 現在では膜様部補強の prosthesis として自家肋骨片のほかに腹直筋鞘や Marlex mesh などが用いられている.

(4) 肺形成不全 (pulmonary agenesis, aplasia, hypoplasia)

肺の発生過程における分化の中絶あるいは分離の不完全によって起こる. Schecter の分類では, ① aplasia, ② dysplasia, ③ hypoplasia, ④ ectoplasia の 4 型に分けられる. aplasia は一側あるいは両側肺に気管支・肺胞成分をまったく欠如するものを指す. dysplasia は気道は存在するが, 肺胞を欠くもので, 気道は痕跡程度のものから十分な分枝を形成するものまでさまざまである. hypoplasia は気道, 脈胞ともに存在するが, 量的あるいは質的に減少しているものである. ectoplasia は一側肺の全部あるいは一部が食道から発生しているもので total ectoplasia と partial ectoplasia とがある. 外科的治療の適応となるのは partial ectoplasia である. 本症の約 60% はほかの先天性異常 (PDA, TOF, vascular malformation, bronchogenic cyst, 横隔膜ヘルニアなど) を合併する.

b. 肺分画症 (pulmonary sequestration)

sequestration とは 1946 年に Pryce がつくった言葉であり, disconnected bronchopulmonary mass or cyst with an anomalous systemic artery supply を示す. 正常肺と分離する肺組織の存在と大循環系からの血流の存在を肺分画症と呼ぶ. 肺葉内肺分画症 (intralober pulmonary sequestration) と肺葉外肺分画症 (extralober pulmonary sequestration) とに二分される. この疾患は前述の ectoplasia および肺静脈還流異常症と定義上重複する部分があり, 体系づけた分類はまだ統一されたものがない.

発生部位は肺葉内肺分画症ではほとんどが下葉で縦隔よりに起こる. 肺葉外肺分画症は肺底部および気管分岐部の高さに多いが, 左右別ではどちらも左に多く発生する. 異常動脈は血管造影で同定することが比較的簡単であるが, 還流静脈ははっきりしないことが多い.

肺分画症自体は本来正常気道との間に交通のないものであるが, 交通が生じた場合には感染が反復してみられ, 咳嗽, 発熱, 血痰, 喀血などの症状を示す. この場合は外科的切除の対象となる.

c. 先天性肺葉性肺気腫 (congenital lober emphysema)

新生児, 乳児に特有な疾患であり, 葉気管支の何らかの原因による狭窄のため air-trapping が起こったために一肺葉に限局した気腫を認める. ほとんどが生後 6 カ月以内に発症し, 新生児例は重症であることが多い. 症状は呼吸困難, チアノーゼである. X 線像上過膨張した肺葉および縦隔の健側への偏位を認める. 狭窄の原因は動脈管, 肺動脈のこともあり, これらの場合は血管の外科的処置により症状の改善が得られるが, それ以外の原因によるものでは肺葉の切除が行われる. 麻酔時の陽圧呼吸による気腫の増大に注意が必要である.

B. 損　　　傷

a. 気管，気管支の外傷

(1) 気管狭窄 (tracheal stenosis)
a) 成　　因
気管切開の施行後には次の四種類の気道狭窄が起こりうる．

① 声門下腔狭窄 (subglottic stenosis, cricoid stenosis)：声門下腔に限局した肉芽性狭窄で，気管挿管抜去困難症とも呼ばれる．気管チューブによる粘膜損傷が原因である．

② 切開孔狭窄 (stomal stenosis)：気管切開孔の肉芽形成，瘢痕性の変形，気管虚脱によって起こる．

③ カフ狭窄 (cuff stenosis)：カフの側圧により気管内壁がnecrosisを起こしたために起こり，同心円状の瘢痕性狭窄をきたす．

④ チューブ先端狭窄 (tube-tip stenosis)：気管チューブ先端による気管粘膜の損傷によって起こる肉芽性狭窄である．

b) 診断・治療
X線像（正面，側面，断層）および気管支鏡により，部位，形状，程度を診断する．レーザー焼灼，アルコール注入などの方法で狭窄が解除されない場合は外科的に狭窄部の管状切除および，端々吻合が行われる．subglottic stenosisの場合は反回神経は輪状軟骨，甲状軟骨関節部から喉頭に入るため，これを温在するよう注意が必要である．また，術後は創部の感染に十分気をつけなければならない．

(2) 頸部気管損傷
刃物，交通外傷などによる開放性外傷によるものが多い．頸部は血管の走行が多いため，血管の損傷も伴うことが多い．このため血液の気道内吸入による窒息には十分注意が必要である．鋭的損傷であればそのまま縫合し，気管組織の挫滅があれば挫滅部を切除して縫合する．

(3) 胸腔内気管損傷
胸部外傷に伴って起こり，好発部位は気管分岐部周囲である．発生の機序に関してはいろいろな説があるが，声門の閉鎖による気道内圧の上昇，胸郭の横径の拡大による気管分岐部の左右への牽引などが重なることによって起こると考えられる．主気管支の場合は横断性の損傷がみられることが多いが，気管の場合は膜様部の裂開が多い．

症状としては呼吸困難，皮下気腫，気胸があげられる．合併する外傷として肋骨骨折，血胸，骨盤骨折，四肢骨折，頭部外傷，脊髄損傷などが多い．診断は胸部X線像上縦隔気腫，気胸を認めることによる．気道損傷の場合の気腫は deep cervical emphysema と呼ばれ，深頸部の筋層にみられる．確定診断は気管支鏡によって行う．

損傷が小さく保存的に治療できるものを除いて手術の対象となる．損傷部の縫合を行う．断裂の起こっている場合は端々吻合が必要である．損傷後期間が経ち肉芽により狭窄が起きている場合は狭窄部の切除をあわせて行う．

(4) 気道異物
好発年齢層は幼少児で，1～2歳に多い．中枢気道の異物は窒息をもたらす．除去できずに遺残した場合，炎症性に肉芽を形成し，末梢部に閉塞性肺炎を起こすこともある．その場合，異物が有機物の方が炎症は強い．既往歴と呼吸音，胸部X線像により診断するが，異物がX線透過性の場合は診断が困難である．確定診断は気管支鏡による．

治療は気管支鏡下に鉗子（バスケット，鰐口，三脚型など）を使用して除去する．鉗子の使えない軟らかなものに対しては吸引，バルーンによる摘出，洗浄が行われる．肉芽により内腔の狭窄を起こしたもの，上記の操作で除去できないものに対しては手術による除去が行われる．この際，気管支の切開は長軸に対して直角に行う．閉塞性肺炎が不可逆性であれば肺切除もありうる．

b. 肺損傷

(1) 肺挫傷 (pulmonary contusion)
交通事故，転落などの非穿通性外傷において胸郭を介して肺が挫滅する場合を肺挫傷と呼ぶ．肺

挫傷自体は外科的手術の対象とはならないが，血気胸，肺裂傷を合併する場合は手術による修復が必要となる．

(2) 肺裂傷（pulmonary laceration）
骨折した肋骨の断端による肺の損傷を肺裂傷と呼ぶ．ドレナージによりエアリークが消失しなければ外科的に修復を考える．その際，肋骨断端の処理が必要ならあわせて行う．

C. 肺嚢胞

a. 先天性嚢胞症

(1) 気管支性肺嚢胞（bronchogenic pulmonary cyst）

本来は気道との間に交通をもたない液状の内容物を伴った嚢胞で，嚢胞壁は気管支粘膜からなる．胸部X線像上肺門付近に孤立性の境界明瞭な円形陰影を認めるが，通常は無症状である．感染を伴った場合，気道との交通が生じ，内容が空気となることがある．多くの場合感染症を併発するため，嚢胞の摘出・肺切除が行われる．気道との交通を有する気管支性肺嚢胞において交通部のチェックバルブ機構によりair-trappingが起こると嚢胞が拡大し，周囲健常肺を圧迫し呼吸障害を起こす場合がある．この場合は嚢胞を含む肺切除が行われる．

(2) 先天性嚢胞性腺腫様奇形（congenital cystic adenomatoid malformation, CCAM）

細気管支上皮の腺腫様増殖により多数の嚢胞状病変をきたす先天性疾患である．Kwittkenの定義によれば嚢胞壁は重層線毛円柱上皮あるいは一層の立方上皮よりなり，粘膜上皮細胞がポリープ状に増殖し，実質内には軟骨組織が欠落して肺胞は粘液細胞でおおわれている．症状は出生直後から認められる呼吸困難で，胸部X線像上多房性の嚢胞を認める．先天性肺葉性肺気腫との鑑別にはCTが有用である．通常，一葉に限局して発生するため，治療は外科的に罹患肺葉の切除を行う．鑑別すべき疾患として気胸，横隔膜ヘルニア，肺気腫があげられる．

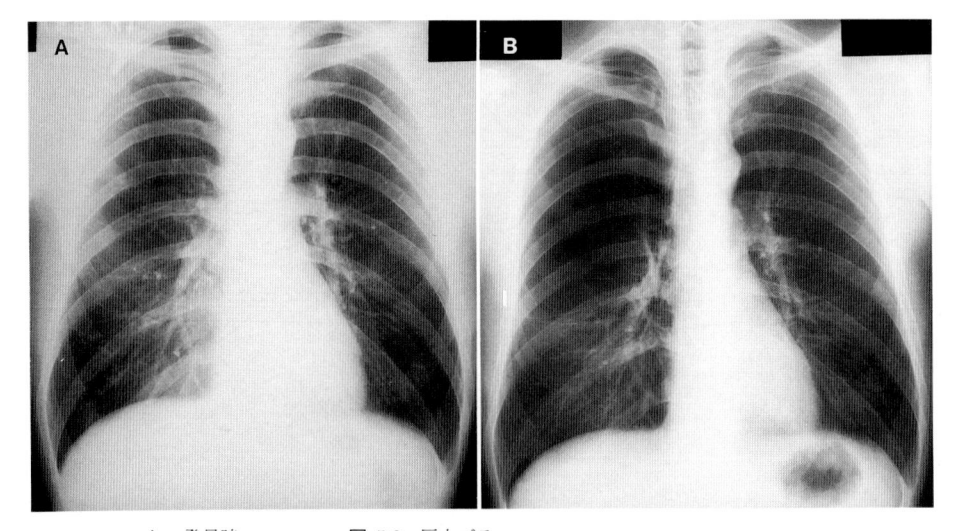

A. 発見時
B. 発見後6カ月

図5.8 巨大ブラ
発見時，右肺尖部にブラをみたが，6カ月後には右肺の2/3をしめる巨大ブラとなった．

b. 巨大ブラ (giant bullae)

ブラが発育して巨大化したもので，発生機序はair-trappingおよび血流の減少による栄養障害が考えられている．短期間に急速に増大する場合は肺癌もその原因として考える必要がある．その場合はブラの底部に腫瘤影を認めることが多い．

症状は労作性呼吸困難で，進行すれば安静時呼吸困難，チアノーゼを呈する．気道と交通するものとしないものがあり，交通しないものでは無効換気の増大，交通するものでは周囲健常肺の換気の妨害によりシャント率の増大をきたし症状が出現すると考えられている．

以上の肺機能障害の原因を取り除くためには外科的治療を必要とする．

囊胞を切除し，健常な肺組織をできるだけ温存するような術式が望ましく，Naclerio-Langerの方法が有名である．この方法は囊胞壁を切開し，底部の気管支開口部を結紮閉鎖して，囊胞壁を対側の囊胞底に縫着し，続いて対側の囊胞壁を底部に二層に重なるように縫着する方法である．針穴からの空気漏れにはプレジェットを使用する．最近ではauto-sutureが使用されることが多いが，この場合，ブラの底部を確認し，健常部にて切除することが重要である．病変が両側にある場合もあり，胸骨縦切開にて同時に両側の囊胞切除を行う場合もある．肺癌に合併する場合は肺癌の治療に準じる（図5.8）．

c. ニューマトセル (気囊腫, pneumatocele)

肺実質内に生じた過膨張性気腔を指す．肺内深部にでき，経時的に大きさの変化を認め，数カ月から数年で自然消滅する．乳幼児のブドウ球菌性肺炎に続発することが多く，穿孔を起こして膿胸を起こすことがある．通常は経過観察でよいが，感染には十分注意が必要である．穿孔が起これば
ドレナージを行い，場合によっては病巣の切除を行う．

D. 炎　　症

a. 肺結核 (pulmonary tuberculosis)

呼吸器外科の今日の発展は結核治療の歴史に負うところが大きい．結核菌は1882年に発見され，同じ年にForlaniniが治療法として人工気胸術を施行した．この後虚脱療法として胸膜外充填術，骨膜外充填術（extraperiostal plombage），胸郭成形術などの術式が施行されるようになった．一方，虚脱療法とは別に空洞内容を排除して内腔を浄化させる目的で空洞直達療法も行われた．これには空洞吸引療法，空洞切開法（cavernostomy）などがある．

1940年に入り開胸術が行われるようになり，肺切除術がスタートした．最初は肺門部の収束結紮が行われていたが，肺の解剖が明らかになり，肺葉切除，肺区域切除が行われるようになった．これにより肺機能の温存が図られるようになり，手術の適応症例が増加した．その後，抗結核薬の進歩によって保存的に治癒が可能になってきたため1960年以降肺結核の手術は激減した．

抗結核化学療法の進歩により外科的治療の対象となる肺結核の症例は減少したが，最近10年間の手術件数はほぼ一定である．rifampicin(RFP)が使われるようになってからは肺結核の外科的療法は例外的な治療法となった．X線像上空洞の消失しない症例でも，RFPにより生じた菌陰性空洞の再発率は1%と報告されている．手術の適応となるのはまず，長期の化学療法にもかかわらず排菌の止まらない場合であり，6カ月〜1年の内科的治療を目安とする．全手術例の70.1%が持続排菌例で占められる．

手術時に，すべての薬剤に完全耐性であると術後気管支断端瘻が生じる可能性が大きくなるため，一種類以上の薬剤に感受性があるうちに手術をすることが望ましい．術中および術後にそれらの薬剤で化学療法を行う．術後気管支瘻の予防のために切除時に筋肉弁や大網による気管支断端被覆術を行うこともある．全薬剤耐性の場合でも術後化学療法は行う．排菌はなくても病巣が拡大す

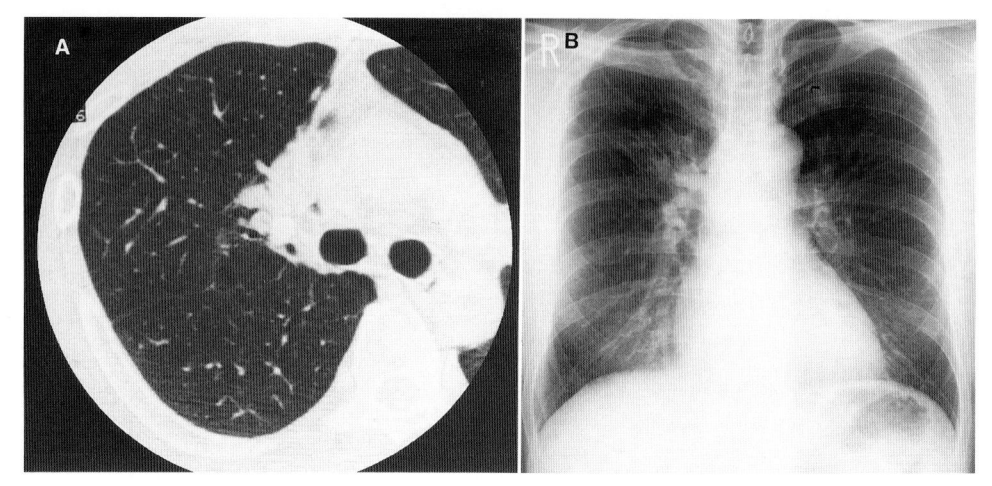

A. CT像
B. 同一症例の胸部単純X線像

図 5.9 気管支結核
石灰化したリンパ節の気管支腔内への穿孔により，内腔が狭窄を起こしている．

る場合，大きな空洞（3 cm以上）のある場合は切除の相対的適応となる．喀血をきたす場合も手術の適応となる．両側進展型においても手術が行われるが，十分な化学療法ののち主病巣を含む肺葉の切除を行い，対側は区切あるいは部切，または外科的処置を行わず化学療法を施行する．

術式の内訳では肺葉切除が大部分を占める．発生部位が上葉に多いため上切が多い．他に肺結核の手術としては胸郭成形術や空洞切開術が行われるが，現在では少ない．

現在，肺結核はほとんど内科疾患となっているが手術対象となる症例はこれ以上減少しないであろうと考えられる．

b. 気管・気管支結核（tracheal or bronchial tuberculosis）

肺内病巣の明確でない気管・気管支の結核を気管・気管支結核と呼ぶ．女性に多く，左主気管支に多い．気管支周囲のリンパ節の病巣から穿孔すると考えられている．気管支鏡の所見では粘膜面の白苔におおわれた隆起性病変を示すものと浅い潰瘍を示すものがあり，前者の場合は気管支軟骨の破壊，変形を示唆し，気道の狭窄をきたす．

狭窄が限局性の場合は外科的治療の対象となる．方法は狭窄部を含む末梢荒無肺の切除か，狭窄部輪状切除と端々吻合である．再建術の場合は化学療法にて菌が陰性化し，粘膜の炎症が消退していることが必要条件である．long segmentの狭窄の場合は姑息的な方法としてステントの挿入，レーザー焼灼などが行われる（図5.9）．

c. 気管支結石（broncholithiasis）

気管支内に結石ができることにより気道の狭窄，出血をきたす．原因は結核により石灰化したリンパ節の気道内穿孔，気管支軟骨の骨化，分泌物の石灰化などが考えられる．

症状は咳嗽，出血，肺炎，無気肺などである．治療は外科的手術（肺葉切除，区域切除，結石摘除）による．

d. 非定型抗酸菌症（atypical micobacteriosis）

肺結核の減少に伴い相対的に非定型抗酸菌症の割合が増加している．

手術適応は，① 多量の排菌の持続するもの，② M. kansasii 症では感受性のある薬剤があっても副作用などで十分な化学療法のできないもの，③ M. avium-intracellulare complex 症では有効薬剤がなく化学療法に期待できないもの，④ X線像上しばしば増悪，進行のみられるもの，⑤ 病巣が限局性のもの，⑥ 比較的若年者で，肺機能的にも手術に耐えられ，術後に肺機能が温存できるも

のである．

術式は肺結核と同じく肺葉切除が主となる．

e. 肺化膿症 (lung abscess)

細菌感染による肺の化膿性病変で，肺組織の壊死，膿瘍の形成を伴う．嫌気性菌による感染が多い．吸引によるもの，血行性，外傷性，隣接臓器からの波及などの成因が考えられる．慢性化していなければ抗生物質の投与で治癒するが，慢性化したものおよび壊死性変化の強いものでは空洞が遺残することがあり，菌交替による真菌感染あるいは喀血の原因となることもあるため，外科的切除の対象となる．外科的療法は排膿（経皮ドレナージ，切開排膿），肺切除である．手術にあたっては出血，術野の汚染および空洞内容の誤嚥に注意が必要である．

f. 肺真菌症 (pulmonary mycosis)

肺感染症に続発する菌交代現象により起こる場合が多い．放線菌，*Candida* による内因性のものと *Aspergillus*, *Cryptococcus*, *Nocardia* による外因性のものとに分けられる．手術の対象となるのはほとんどが fungus ball 型のアスペルギルスである．

(1) カンジダ症 (candidasis)

opportunistic infection の代表的なものであり，ほとんどが全身性で肺に限局したものは少ない．限局性であれば病巣の切除を行う．

(2) 放線菌症 (アクチノマイセス症，actinomycosis)

放線菌は健常人の口腔内に生息しており，胸部型は気管支壁，肺に膿瘍を形成する．膿瘍の切開排膿，肺切除が行われる．

(3) アスペルギルス症 (aspergillosis)

肺結核，気管支拡張症に続発することが多い．気管支炎型，肺炎型，菌球型に分けられる．菌球型は外科的手術の対象となる．

(4) クリプトコッカス症 (cryptococcosis)

胸部X線像上多彩な像を示す．診断はPAS染色，メテナミン銀染色により球菌を同定することによる．切除の対象となることは少ない．

(5) その他

以上のほかに藻菌症，ノカルディア症，ヒストプラズマ症などがある．

g. 寄生虫症

現在では薬物療法により治癒が期待できるため，ほとんどは外科的療法の適応とはならない．日本住血吸虫，肺ジストマ，肺アメーバ，ニューモシスティスカリニ，エヒノコックスなどがある．エヒノコックスの場合は単発性であれば外科的に包囊の切除を行うが，摘出できない場合も多い．肺アメーバの場合，膿胸，肺膿瘍となった場合で薬物の無効な例では切開肺膿する．

E. 肺血管の疾患

a. 肺動静脈瘻 (pulmonary arterio-venous fistula)

ほとんどが先天性で，肺動脈と肺静脈の間に短絡をきたしたものであるが，まれに体動脈と肺静脈の間の短絡もみられる．Rendu-Osler-Weber 病との合併率が欧米では60％程度であるが，わが国では20％程度である．後天性に起こる場合は外傷，肝硬変，住血吸虫症，転移性肺癌などによって起こりうるが，頻度は少ない．

短絡部は瘤状に拡大していることが多いが，毛細血管の拡張の形をとるものもある．単発と多発とがあるが，単発である場合の方が多い．

病態としては，短絡による右-左シャントの症状を示す．体動脈との短絡では左-右シャントとなり，左室負荷となる．短絡量が少ない場合は無症状のこともある．放置した場合，血痰，喀血，胸腔内出血を起こすことがあり，血栓塞栓症の原因にもなるため，多発性でなければ手術の適応となる．

胸部X線像にて腫瘤影を認め，聴診上は収縮期雑音と吸気時に増強する拡張期雑音を認める．X線単純撮影で流入血管，流出血管を読影できる場

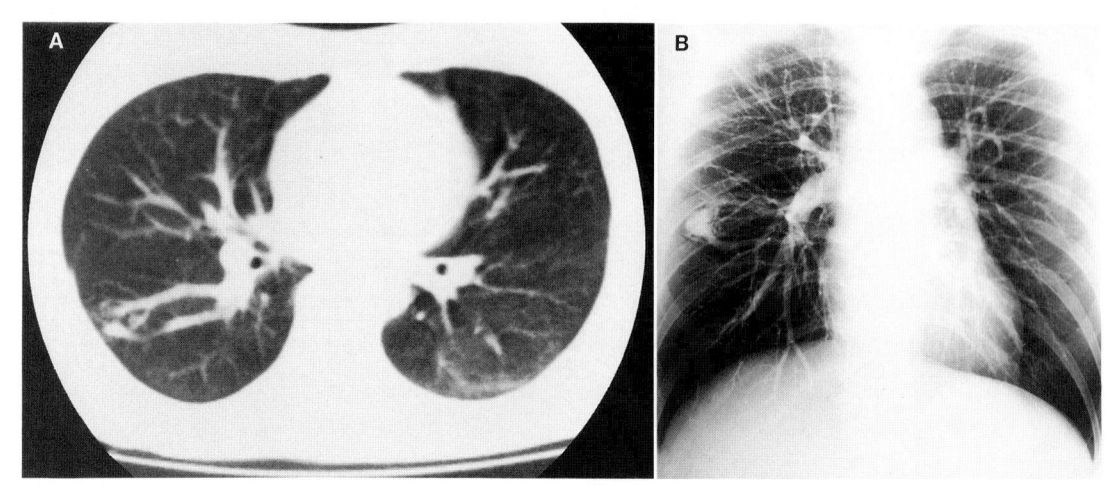

A. 肺動脈造影写真 図 5.10 肺動静脈瘻
B. CT 像（造影）　流入動脈と流出静脈が造影されている．動脈相で流出静脈がすでに造影されている．CT 像では，流入動脈と流出静脈が描出されている．

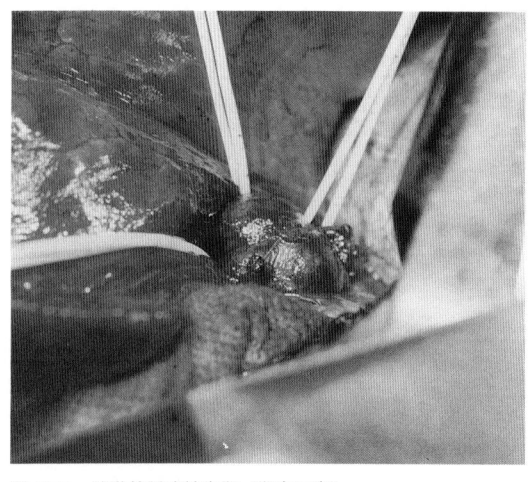

図 5.11 肺動静脈瘻核出術（術中写真）
流入血管，流出血管はテーピングをしてある．

合もあるが，確定診断にはカテーテル検査による肺動脈造影が必要である．体動脈との短絡が疑われる場合は大動脈造影および流入血管の選択的造影を行う（図 5.10）．

肺葉切除，区域切除が行われてきたが，健常な肺組織を少しでも多く残すように部分切除，核出術（図 5.11）が行われるようになってきている．手術適応とならない多発性の場合，カテーテルによる塞栓術も行われるようになった．

b. 肺血栓塞栓症 (pulmonary thromboembolism)

肺塞栓症 (pulmonary embolism) のうち血栓がその原因となったものおよび肺血管内で血栓が形成されたものを指す．欧米では以前より頻度が高かったが，日本でも近年増加傾向にある．血栓のほとんどは下肢の深部静脈に由来するといわれている．静脈血栓発生の原因として血流の停滞，血管壁の変化，血液凝固能の亢進があげられる．術後，長期臥床，脱水，妊娠，肥満，下肢静脈疾患，うっ血性心不全，悪性腫瘍，経口避妊薬，重症感染症などによって引き起こされる．

広範性肺血栓塞栓症，び漫性微小肺血栓塞栓症，反復性肺血栓塞栓症の三つに大別できる．広範性のものは急性に広範囲の肺動脈の閉塞をきたすものであり，ショック症状で発症する．肺血管床の 65〜70% が閉塞するとショック死する．び漫性および反復性の一般的な症状は胸痛，血痰，呼吸困難である．胸部 X 線像上は肺血管陰影の減少を示す．発症後 24〜48 時間たつと楔状の陰影がみられることもある．心電図は右心負荷の所見を示す．治療は抗凝固療法を行うが，広範性の場合でショック症状を呈する場合は人工心肺下に血栓の除去を行う．再発防止のためには下大静脈結紮，アンブレラ挿入などの方法がある．

c. 肺動脈瘤（pulmonary aneurysm）

中心性と末梢性の二つに大別される．原因は感染性（結核，梅毒など），先天性，肺高血圧症，動脈硬化に分けられる．孤立性の肺動脈瘤が先天性心奇形を伴わないことは非常にまれである．破裂の危険があるため外科的治療の対象となる．

d. 肺静脈瘤（pulmonary varix）

先天性の末梢肺静脈拡大と，肺静脈圧の上昇による肺静脈中枢の拡大の二つがある．X線像上の異常陰影として発見されるが無症状であることが多い．確定診断は肺動脈造影による．出血，血栓形成とそれに伴う脳塞栓などの危険があれば手術の対象となる．

F. そ の 他

気管支拡張症（bronchiectasis）

気管支内径がその中枢部気管支よりも拡大しているものを気管支拡張症と呼ぶ．成因別の分類では先天性（Kartagener症候群，cystic fibrosis），後天性に分けられるが，大部分は後天性で，乳幼児期に肺炎，百日咳，麻疹などに罹患したために起こる．形態的には囊状，紡錘状，円柱状の三つに分類される．両側の下葉とくに左肺底区に多い．症状は咳嗽，喀痰，呼吸困難，血痰などで，感染を繰り返して悪化していく．X線像上輪状影，線状影を認め，最終的には蜂巣肺（honeycomb lung）となる．保存的療法にて症状の改善しない場合および病変が一葉に限局している場合に外科的切除の対象となる．　　　　〔河原﨑茂孝・人見滋樹〕

5.3 気管支肺腫瘍

a. 治療の歩み

気管支肺腫瘍の大多数を占める悪性腫瘍—肺癌に対する診断法の進歩，治療法の開発により治療成績の向上がはかられてきた．悪性腫瘍に対する主な治療は，現在，肺摘除，肺葉切除を中心とし，放射線治療，化学療法および免疫療法が加えられ，最近はこれらの種々の組み合わせによる集学的治療が，多様な悪性腫瘍の病態に応じて適用され，治療成績向上の努力がなされている．

肺癌肺切除の試みとその成功については，わが国ではじめて成書として刊行された石川七郎「肺癌の臨床」(1958)に詳しいが，切除療法の第1例はKümmel (1910) の行った40歳肺癌例肺摘除例と考えられ，この例は術後6日目，肺炎にて死亡の記載がある．その後，世界で初の長期生存例はGrahamとSinger (1933) の48歳男性における右肺摘除例であり，本例は術後25年 (1957) の生存を得た医師で，肺癌治療史に名高い．わが国においては，小沢 (1942) の肺切除例1年以上の生存の報告がみられ，石川七郎の肺癌切除第1例は1949年 (昭和24) に左上葉切除を行った65歳男性で，その後2例を加えているが，これら3例は局所麻酔による肺手術例であった．第4例目が吸入麻酔による手術例で，この55歳男性例は右肺摘除により術後6年余生存の記載がある．石川はその後，1962年国立がんセンター開設により，同院で引き続き肺癌治療に専念，わが国の指導的施設の一つとして肺癌の外科治療例は約2000例に達し，その一門によりさらに治療成績向上の努力がなされている．

筆者も1962年以来肺癌治療に携わってきたが，本項では最近10年間の産業医科大学第二外科における気管支肺腫瘍治療例の成績をもとに検討したところを述べることとした．

b. 疫学的考察 (epidemiology)

わが国の気管支肺の悪性腫瘍に関しては，その発生と死亡例の著しい増加がみられ，その実態は厚生省統計部による人口動態統計—気管，気管支および肺の悪性新生物年次別死亡数および死亡率 (人口10万対) において知ることができる (表5.1).

1950年 (昭和25) の死亡数は1119人，20年後1970年に10489人，さらにその後10年，1980年には21294人と前半20年で約10倍，後半10年で約20倍とその激増の状況が明らかである．1981年以後も逐年増加し，1988年(昭和63)には33388人を数え，同年の悪性新生物による全死亡例205470人の27.4%を占めるにいたった．死亡例の男女比は1950年の2.4：1.0に対し，1988年には2.8：1.0とやや男性の比率が高くなっている．悪性新生物全死亡例の39.8%を占める上記の気道系死亡例数は胃悪性新生物死亡例数の約70%にあたる．その比率の上昇は，1950年時の胃悪性

表 5.1 気管，気管支および肺の悪性新生物の年次別死亡数および死亡率（人口10万対）

年次	総数		性別死亡数および率			
			男性		女性	
	死亡数	死亡率	死亡数	死亡率	死亡数	死亡率
1950	1,119	1.3	789	1.9	330	0.8
1955	2,711	3.0	1,893	4.3	818	1.8
1960	5,171	5.5	3,638	7.9	1,533	2.2
1965	7,725	7.9	5,404	11.2	2,321	4.6
1970	10,489	10.2	7,502	14.8	2,987	5.7
1975	14,759	13.3	10,711	19.6	4,048	7.2
1979	19,923	17.3	14,600	25.7	5,323	9.1
1980	21,294	18.3	15,438	27.0	5,856	9.9
1981	22,799	19.5	16,638	28.9	6,161	10.3
1982	24,216	20.5	17,555	30.2	6,661	11.1
1983	26,651	21.6	18,644	31.9	7,007	11.6
1984	27,356	22.9	19,877	33.8	7,479	12.3
1985	28,590	23.8	20,837	35.3	7,753	12.7
1986	29,535	24.4	21,447	36.1	8,088	13.1
1987	31,729	26.1	23,132	38.7	8,597	13.9
1988	33,388	27.4	24,333	40.6	9,055	14.6
1989	35,469	29.0	25,862	43.0	9,607	15.4

（厚生省人口動態統計，1990年6月）

新生物死亡例に対する気道系死亡例が35％で，対胃悪性腫瘍死亡例の割合も約2倍に増加していることがわかる．

c. 気管支肺悪性腫瘍の臨床

気管支肺腫瘍の大部分を占め，なお診断・治療上多くの課題を有する悪性腫瘍に関しては，内外ともに膨大な研究業績がみられる．日常遭遇するこれら病変の診断，治療および予後に関する主要点を検討した．

診断の第一歩たる胸部X線像に関しては，日本肺癌学会X線像分類委員会による分類法が原発巣組織型，進展様式，進展度を加味した分類法試案として提出されている．

腫瘍組織型分類および臨床病期分類に関しても，それぞれ，日本肺癌学会の専門委員会において多くの成績から長年検討され，これらは診断，治療さらに予後因子なども加味し，分類が行われてきた．

本項にて述べる筆者らの治験例にもとづく成績は，肺癌学会編・肺癌取扱い規約（1987；1992一部改訂）にのっとって検討した．

(1) 臨床症状

気管支肺の悪性腫瘍例の自覚症状は，その原発巣発生部位，組織型と進展状態，組織型に伴う特徴的随伴症状の有無などにより多彩である．発見の動機については，大学病院で取り扱う症例は定期健診で異常陰影を発見され精検を依頼される例が多く，自覚症状から発見された例は比較的少ない．

原発巣が肺門あるいはその近接部に発生した場合は比較的早期より呼吸器症状を呈する．多くは感冒として治療されていた例で，咳嗽，喀痰増加が続き精検により発見されるが，血痰を認めた例は発見が早い．その他，発熱，胸背部痛が加わり，進展例では嗄声，呼吸困難，鎖骨上窩リンパ節腫大などを呈するにいたる．

原発巣はその組織型により好発部位，進展速度が異なり，症状発現にも差異を生じる．すなわち肺門部好発病巣には扁平上皮癌，小細胞癌例が多く，早期より咳嗽，喀痰とくに血痰，気管支閉塞による呼吸困難，閉塞性肺炎併発などを認める．肺尖部発生，胸壁直接浸潤をきたす扁平上皮癌はPancoast腫瘍として頑固な胸痛，肋骨破壊像，Horner症候群を伴うことが知られている．反回神経に浸潤し，嗄声，横隔神経を包埋し，横隔膜挙上をきたす例なども少なくない．

血管系に対する影響は，肺門に近接するか，リンパ節腫大が高度となり圧迫し，上大静脈症候群を呈するにいたる．さらに心膜に浸潤し，心タンポナーデをきたし，後縦隔に進展し，食道浸潤により嚥下障害をきたす例がある．

胸腔内転移では癌性胸膜炎，遠隔転移では早期よりリンパ行性転移により癌転移リンパ節腫大，血行転移により肝，副腎，骨，脳などに転移巣を形成し，局所症状あるいは意識障害などを呈するにいたる．

さらに気管支肺の悪性腫瘍は機能性腫瘍としてホルモン，酵素などを産生し，特徴的随伴症状を呈する例がある．その主なものには内分泌症状を呈するもの，扁平上皮癌例に多い副甲状腺ホルモン（PTH）産生による高血圧症，小細胞癌例では副腎皮質ホルモン（ACTH）産生によるCushing症候群あるいは抗利尿ホルモン（ADH）産生による抗利尿ホルモン不適切分泌症候群（SIADH症候群）がみられ，扁平上皮癌あるいは大細胞癌例でHCG産生による女性化乳房症などがあげられる．

神経・筋異常を呈するものにはニューロミオパチー（neuromyopathy）として運動障害，知覚障害，視力障害を呈する例があり，また四肢とくに下肢筋萎縮，筋力低下をきたす筋無力症候群はLambert-Eaton症候群として知られる．結合組織，骨症状を呈する例で，肥大性骨関節症（hypertrophic osteoarthropathy），バチ状指がみられる．そのほか小細胞癌，気管支カルチノイド例のセロトニン産生によるカルチノイド症候群を呈するもの，血液異常で血栓性静脈炎，播種性血管内凝固（DIC）症候群を呈するものなどがある．

(2) 胸部X線像所見分類および記載法(radiographic studies)

a) 単純X線撮影像および断層撮影像

気管支肺腫瘍発見あるいは診断への第一歩はほとんどの例がまず胸部X線異常所見,異常像の解析からはじまる.腫瘍性病変のX線像はその原発巣の性格,二次的病変の有無によりさまざまな所見を呈するが,これら所見の基本的分類,記載法に関しては日本肺癌学会のX線像分類委員会によりその試案が示され,基本病型,付随病型をもとに,診断,治療に役立つようにまとめられている.

A. 基本病型(記号):1) 潜在型(O), 2) 原発巣型(I)—i. 腫瘤型(Ia), ii. 浸潤型(Ib), iii. 樹枝索状型(Ic), 3) 二次変化型(II).

B. 付随病型(記号):1) 肺外浸潤型(III)—i. 胸水貯留(IIIa), ii. 胸壁浸潤(IIIb), iii. 縦隔浸潤(IIIc), 2) リンパ節腫脹型(IV)—i. 肺門リンパ節(IVa), ii. 縦隔リンパ節(IVb), iii. 対側リンパ節(IVc), 3) 胸郭内転移型(V).

C. その他:1) 加療変形型(VI), 2) 分類不能型(VII).

以上の分類は単純撮影像と断層撮影像を用い,文字または記号で記載することにしてあるが,基本病型をはじめ肺病変の観察に重要な検索事項を網羅してあり,参考となる記載法である.組織型の差によるX線写真像,好発部位,進展型式などの特徴を加味した検索は,さらにX線撮影法(斜位,肺尖撮影など),コンピュータ断層(以下CT),磁気共鳴画像法(以下MRI)および核医学検査所見を加え進める.

主な悪性腫瘍の原発巣の特徴的X線像,切除肺と組織所見についてはそれぞれ症例を呈示し解説した(図5.12〜5.15).

b) 縦隔のCT,MRI検査

気管支肺悪性腫瘍の治療法選択,予後判定に重大な影響を与える縦隔リンパ節転移の検索は治療開始前のもっとも重要な検査の一つである.

胸部単純X線検査,断層撮影の不十分な点を従来 ^{67}Gaシンチグラフィなどの核医学検査を併用し検索してきたが,CTは縦隔内構造を横断面上に表示できること,そのすぐれた濃度分解能により縦隔リンパ節の状態の評価に不可欠な検査法として定着してきた.しかし,その限界も留意しておく必要がある.すなわちリンパ節転移診断の根拠はその大きさにもとづく点である.したがって,転移陽性であっても小さいリンパ節は検出困難であり,また炎症性変化で腫大したリンパ節を転移陽性と判定する可能性が高くなる.

i) CTスキャン スキャンは鎖骨上窩から横隔膜まで1cm間隔とし,スライス幅1cmで,肺門近接病巣に対しては血管との関係を明らかにするため,造影剤オムニパーク100 ml を点滴注射し行っている.肺門,縦隔リンパ節は成毛の分布区分(図5.2, p.95)に従って分類し,同部のCTおよび摘出リンパ節病理診断と対比し検討する.CT上,陽性の基準は短径1cm以上(気管分岐部#7のみ1.5cm以上とする)の大きさのリンパ節を転移陽性とした(図5.16).当然,陽性基準径を大きくすれば陰性正診率が高くなり,陽性正診率が低くなる結果となる.腫大リンパ節でも大部分が石灰化しているものは転移陰性としたが,これらの正診率は80%であった.骨への直接浸潤所見はきわめて明確に示される(図5.17).

CTで大きさのみを基準とする診断の不足を補うため量的要素を加味し検討(産業医科大学放射線科)を試みているが,リンパ節相互の癒合,縦隔脂肪組織内への浸潤,腫大リンパ節数数個以上,などの所見を呈する例は転移例が多く,かつ縦郭清困難例であった.

ii) 磁気共鳴画像法(MRI) 新しい診断法であるMRIは形態のほか,信号強度の差の観察が可能で質的診断の期待がかけられたが,現在までの報告ではその有用性については明らかではない.転移の判定にはCTと同様,腫大リンパ節の大きさを基準にせざるをえず,CTにまさる結果は得られていないが,MRIは横断像に加え,矢状断,冠状断が可能で,脈管内腔が疎となり壁が明示される利点もあり,今後の技術の進歩で有用性の向上が期待される(図5.18).

c) 肝,骨および ^{67}Gaシンチグラフィ

気管支肺悪性腫瘍の治療開始前に転移巣検出の

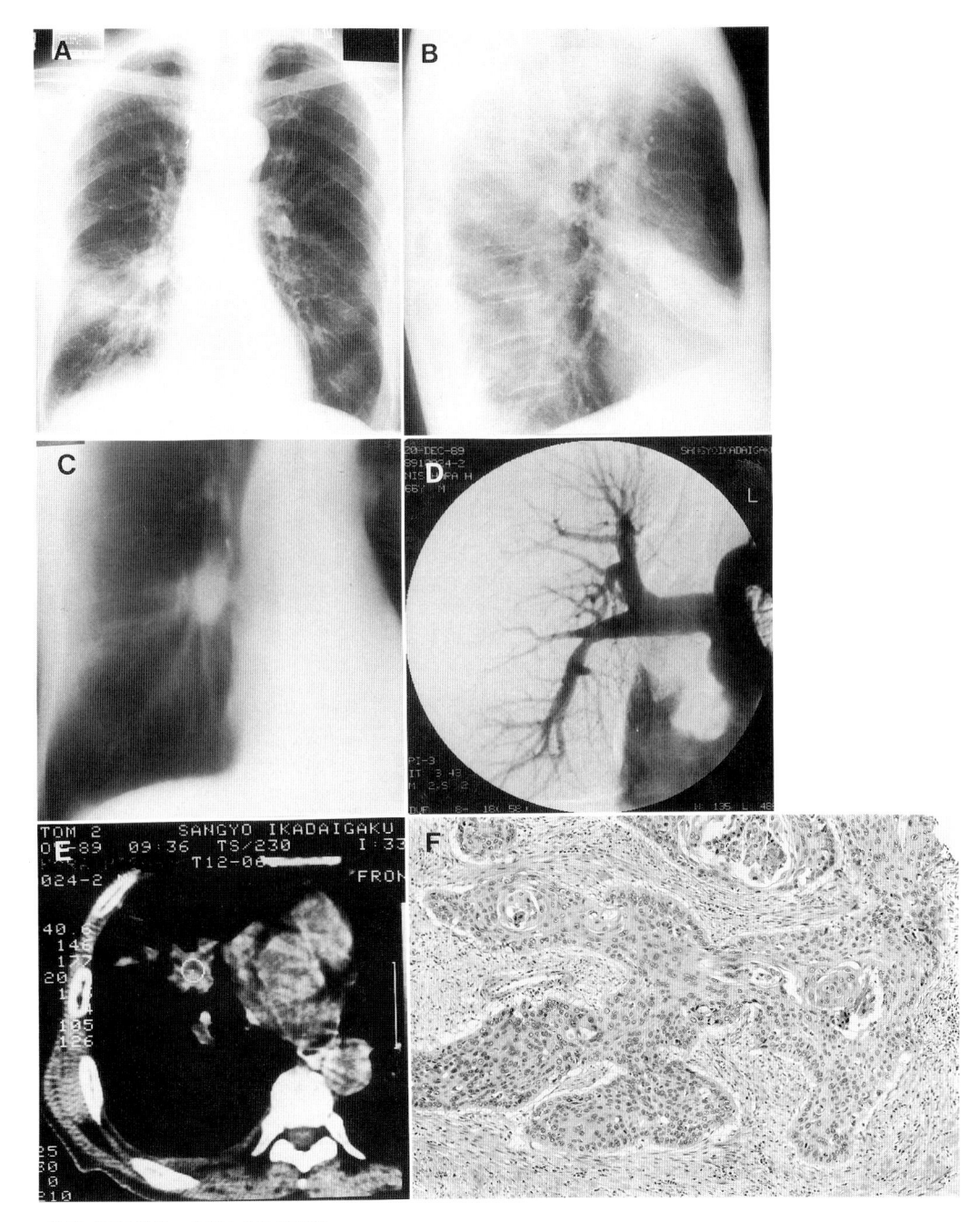

A. 胸部正面X線像．中葉支分岐部腫瘍．
B. 胸部側面X線像．中葉無気肺．
C. 断層撮影像．病巣辺縁浸潤性，気管支部狭窄．
D. 右肺動脈造影像．病巣部肺動脈狭窄，A^4A^5不明．右肺全摘除を要した．
E. X線CT像．辺縁不整，末梢側無気肺像を伴う部あり．
F. 切除肺組織所見

図 5.12　高分化型扁平上皮癌（66歳，男性）
　sheet状に配列した癌細胞は，不規則型の癌胞巣の中心へ向かって扁平化し，いわゆる cancer pearl を形成している．

A. 胸部正面X線像．右下肺野類円形病巣．
B. 胸部側面X線像．右Sに胸膜陥入索状影．
C. 右下葉切除肺．主病巣割面（←）および胸膜陥入溝（⇒⇐）．
D. 主病巣組織所見．

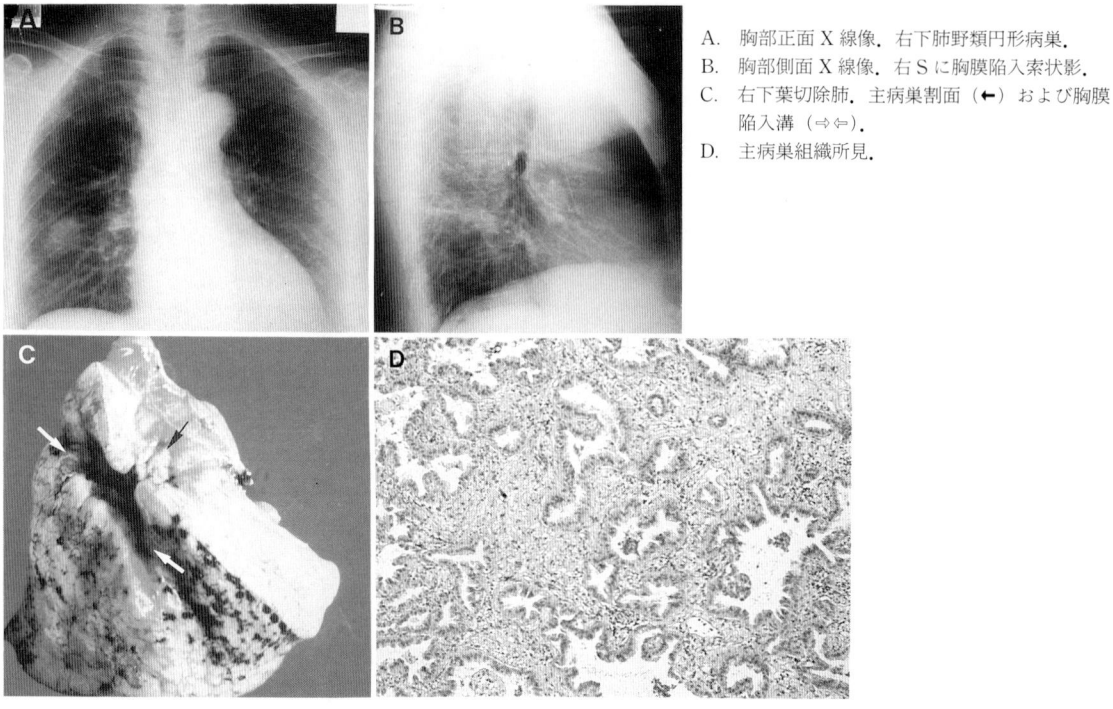

図 5.13 腺癌（71歳，女性）
中心部に炭粉沈着を伴う瘢痕を形成し，既存の胞隔を間質とする細気管支肺胞上皮型に相当する．腫瘍細胞は立方状ないし円柱状の細胞よりなり原形質に富み，核の大きさは比較的均等で，papillary pattern を示している．

A. 胸部正面X線像．右上肺野 1.8×1.9 cm 類円形病影 TBLB にて未分化細胞癌の診断．
B. 正面断層撮影像
C. 右上葉切除術
D. 切除肺病巣組織所見

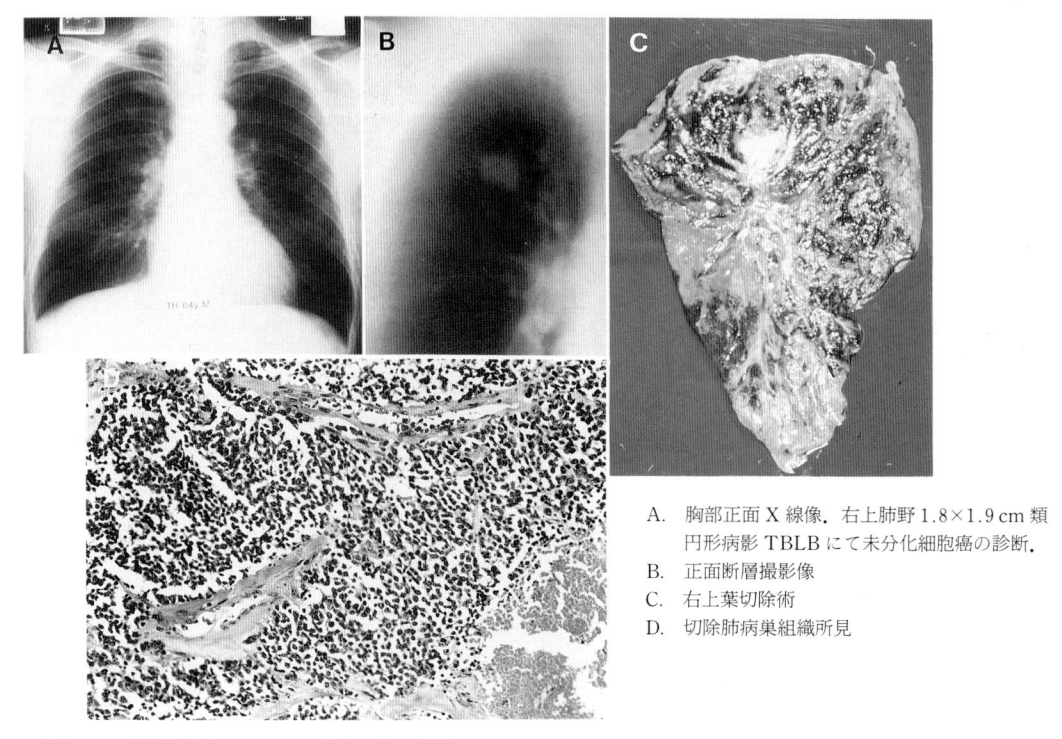

図 5.14 小細胞癌（oat cell type）（64歳，男性）
腫瘍は円形または楕円形の濃染する核をもち，裸核，少量の細胞質を有する．右下方に壊死に陥っている部分をみる．

5.3 気管支肺腫瘍

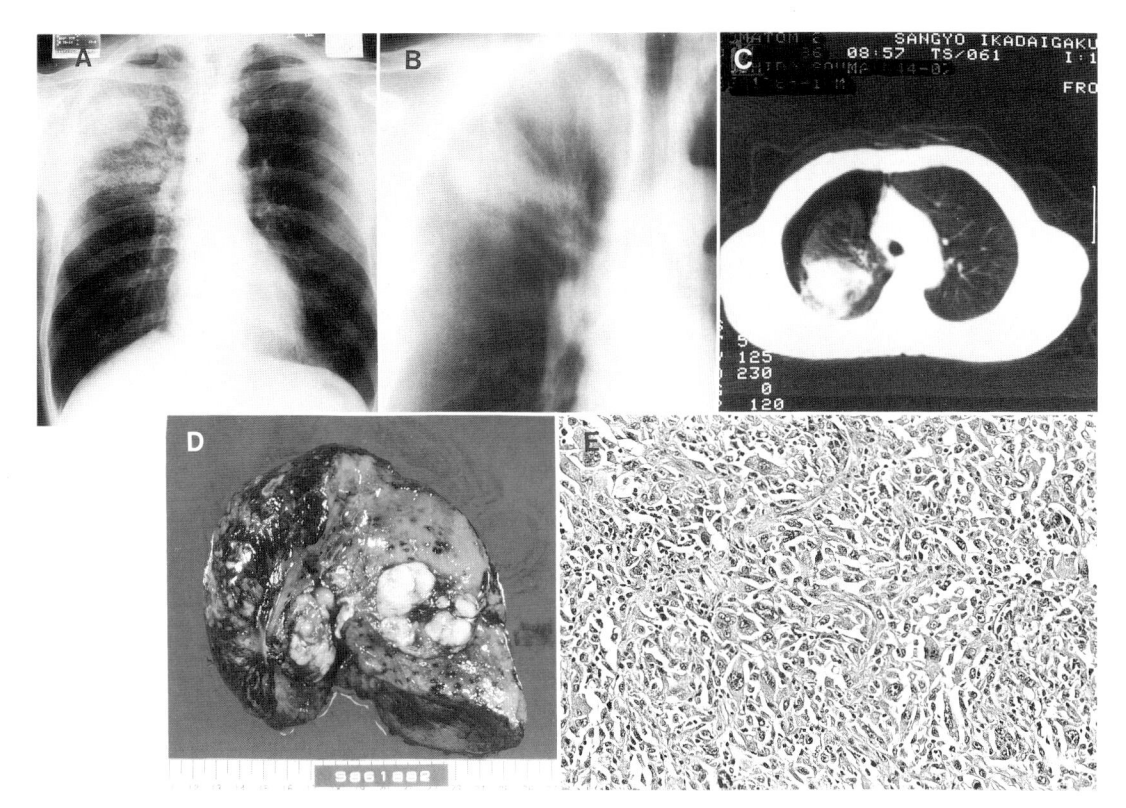

A. 胸部正面X線像．右上肺野 4.5×4.5 cm 腫瘤．
B. 正面断層撮影像．散在性に無気肺部を伴う砲弾形を呈する腫瘤影．
C. 人工気胸併用X線CT像．胸壁浸潤が疑われたが人工気胸併用CTにて直接浸潤のないことが明示された．
D. 右上葉切除肺所見
E. 切除肺病巣組織所見

図 5.15 大細胞癌（giant cell type）（73歳，男性．主訴，血痰）．
腫瘍細胞は大型で大小不同を呈し，核は不正型で明瞭な核小体を有している．はっきりした細胞間橋や，管腔形成などは認めない．随所に巨細胞を認める．

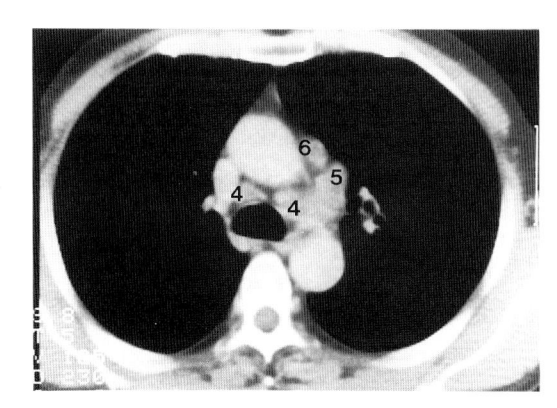

図 5.16 肺大細胞癌縦隔リンパ節の縦隔CT所見
左上葉原発腫瘍（大細胞癌，2×2 cm）の縦隔腫大リンパ節．両側 No.4，左 No.5，No.6 リンパ節は短径 1 cm 以上で，癒合も認められる．組織学的に転移陽性．

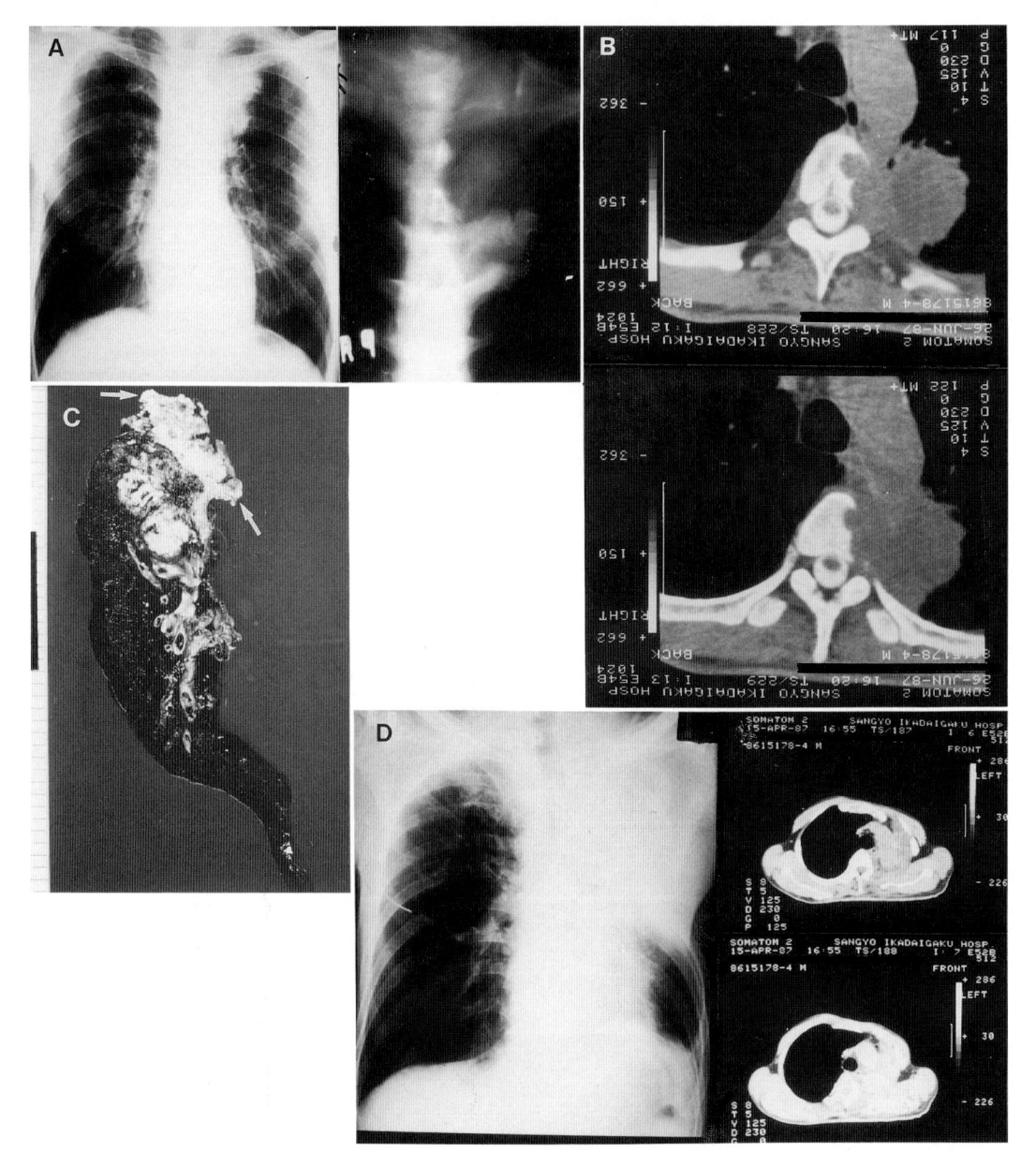

図 5.17 胸部 X 線 CT の応用（65 歳，男性．主訴，背部痛）
A. 胸部正面 X 線像および胸椎平面断層像
B. 胸部 X 線 CT 像．椎体浸潤 1/2 以下．脊髄症状認めず，合併切除を計画した．
C. 左上葉切除肺．左Ⅲ，Ⅳ，Ⅴ，椎体部分合併左上葉切除肺（矢印は椎体浸潤部）
D. 術後胸部 X 線像および椎体部分，横突起，肋骨部分切除後 CT 像（椎体切除欠損部には健常肋 3 本補塡）

ため核医学検査，肝シンチグラフィ（肝シンチ），骨シンチグラフィ（骨シンチ）および ^{67}Ga シンチグラフィ（^{67}Ga シンチ）を施行してきた．

肝シンチは ^{99m}Tc-phytate, 3 mCi 静注，30 分後より正面，背面，右側面および左前斜位からの撮像．骨シンチは ^{99m}Tc-MDP 20 ml 静注，4 時間後の全身前後像および局所スポット像の撮像．

気管支肺原発性悪性腫瘍 103 例（産業医科大学放射線科）の臨床病期に応じた成績の検討で，以下のような有用性が考えられる．肝シンチに関し

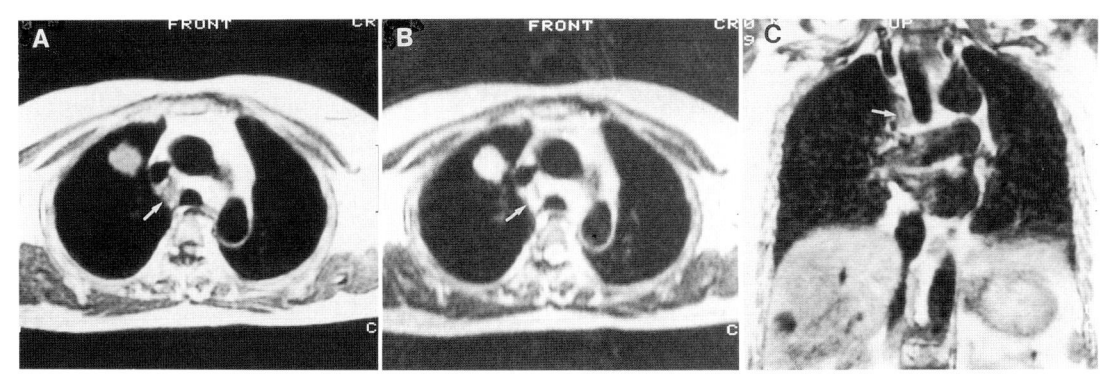

図 5.18 肺癌縦隔転移リンパ節の縦隔 MRI 所見
A. T_1 強調（790/150）横断像．No.2 リンパ節の短径は 1 cm 以上でやや低い信号強度を示している（⇒）．組織学的に転移陽性．
B. T_2 強調（1500/70）横断像．この画像では高い信号強度となっている（⇒）．
C. T_1 強調（750/15）冠状断像．気管および奇静脈との関係がより明瞭に描出されている（⇒）．

ては，同検査による肝転移検出例は病期進行例の 2 例のみで効率が悪く，最近では CT の有用性が高いところから，ほとんど使用されていない．骨シンチに関しては，同検査による転移陽性例は 21％で，病期 I 期例中 8％，II 期例中 13％の成績から，治療前全例に施行する価値が認められる．^{67}Ga シンチは手術適応となる早期例においても，肺門や縦隔転移巣検索で，偽陽性率，偽陰性率とも高く，手術前の転移検索としては前述の単純，断層 X 線検査の補助，遠隔転移の疑われる例に限定してよいと考えられる．

(3) **TNM 分類と臨床病期分類**（TNM classification and staging）

気管支肺悪性腫瘍の診断，治療法選択，予後などに関する成績の検討と比較研究に必要な一定の基準として，TNM 分類，臨床病期分類が日本肺癌学会と UICC・TNM 分類委員会により長年検討され，肺癌取扱い規約として，最新版は 1987 年に出版されたが，逐年検討が加えられている．

本分類は悪性腫瘍のみに適用し，症例と組織型によって分類できるよう組織学的確証が必要で，TNM 分類それぞれに理学的検査，画像，内視鏡および術中検索所見なども TNM 判定の診断資料とする分類規約がある．

治療法選択には TNM に従った臨床病期分類（stage I，II，III A，III B，IV）が基本となり，組織型を加味してさらに合併治療法の適否を検討

することとなり，気管支肺悪性腫瘍の臨床上，きわめて重要な必須の分類法である．肺癌取扱い規約（1987）に従いそれぞれの定義，分類の主要点を表 5.2 に記載した．

(4) **細胞および組織学的検索と分類**
 （cytological and histological study）

気管支肺の悪性腫瘍の細胞診断は原発巣確定診断のためのもっとも重要な手段の一つであり，組織型の推定を行い，治療法選択，予後判定に直接関連する．日本肺癌学会・肺癌細胞診判定基準委員会による判定基準には，喀痰検査法，標本の作製，細胞の判定ほか判定基準に関する注意事項が示され，さらに各種採取法による細胞の種々の所見が，取扱い規約にきわめて詳細な記載とともに図譜として掲載されている．

ここでは喀痰細胞診，経皮吸引針生検細胞診の手技（産業医科大学放射線科）を述べ，基本的細胞組織所見の特徴を産業医科大学第一病理堀江の記載に従い述べる．

a) **喀痰細胞診と経皮吸引針生検細胞診の手技**

i) **喀痰細胞診**

① 採取法： 早朝起床時，蓋付シャーレに十分な怒責とともに喀痰を喀出し，可及的すみやかに塗抹，固定する．塗抹方法はスライドグラスすり合わせ法にて行うが，2 枚のスライドグラスの間にアズキ大の喀痰をとり，すり合わせて喀痰を均

表 5.2 TNM 分類

A. TNM 臨床分類

T—原発腫瘍
- TX 診断できない腫瘍，または画像上または気管支鏡的には観察できないが気管支肺分泌物中に悪性細胞の存在することで腫瘍の存在がわかるとき
- T0 原発腫瘍を認めない
- Tis 浸潤前がん（carcinoma *in situ*）
- T1 腫瘍の主径は 3.0 cm またはそれ以下の大きさで，健常肺組織または肺胸膜に囲まれているもの．気管支鏡的に癌浸潤が葉気管支より中枢側に及ばないもの（例 主気管支に及んでいない）
- T2 腫瘍の大きさまたは進展度が以下のもの
  - —腫瘍の主径が 3 cm 以上のもの
  - —主気管支に浸潤が及ぶもの，腫瘍の中枢側が気管分岐部より 2.0 cm 以上離れているもの
  - —臓側胸膜に浸潤のあるもの
  - —肺門に及ぶ無気肺あるいは閉塞性肺炎が片肺全野に及ばないもの
- T3 大きさと無関係に隣接臓器，たとえば胸壁（superior sulcus tumour を含む），横隔膜，縦隔胸膜，壁側心膜などに直接浸潤する腫瘍．腫瘍の中枢側が気管分岐部より 2.0 cm 以内に及ぶもの[1]，しかし気管分岐部に浸潤のないもの．また無気肺・閉塞性肺炎が片肺全野に及ぶもの
- T4 大きさと無関係に縦隔，心臓，大血管，気管，食道，椎体，気管分岐部に浸潤の及ぶ腫瘍または悪性胸水を伴う腫瘍[2]
  1) 大きさと無関係に腫瘍の浸潤が気管支壁内に限局しているまれな表層浸潤型のもの．腫瘍が主気管支に及ぶものでも T1 とする．
  2) 肺癌と関係のある胸水の多くは腫瘍によるものである．しかし中には何回にも及ぶ細胞診検査にて陰性の例もある．非血性で非滲出性である．こういう場合は胸水が腫瘍と関係のないことを胸水の症状を臨床的判断で決めその病期から除外し，T1，T2，または T3 とする．

N—所属リンパ節
- NX 所属リンパ節が判定できない
- N0 所属リンパ節に転移がない
- N1 原発腫瘍の直接浸潤を含み，同側気管支周囲および/または同側肺門リンパ節の転移
- N2 同側縦隔リンパ節転移および/または気管分岐部リンパ節転移
- N3 対側縦隔，対側肺門，同側または対側鎖骨上リンパ節転移

M—遠隔転移
- MX 遠隔転移が判定できない
- M0 遠隔転移がない
- M1 遠隔転移がある
  - M1 について転移臓器を次の略号で記載する．
    - 肺：PUL　　骨髄：MAR
    - 骨：OSS　　胸膜：PLE
    - 肝：HEP　　皮膚：SKI
    - 脳：BRA　　眼　：EYE
    - リンパ節：LYM　その他：OTH

pTNM—病理学的分類
- pT—原発腫瘍
- pT, pN, pM 分類は T, N, M 分類に準ず．

G—病理組織学的分化度
- GX 分化度不明
- G1 高度分化
- G2 中等度分化
- G3 低分化
- G4 未分化

R 分類
治療後残遺腫瘍の有無は R 記号で記述する．
- RX 残遺腫瘍の存在は判定できない
- R0 残遺腫瘍はない
- R1 顕微鏡的残遺腫瘍
- R2 肉眼的残遺腫瘍

B. 病期分類法

occult cancer	TX N0 M0
stage 0 期	Tis N0 M0
stage I 期	T1 N0 M0
	T2 N0 M0
stage II 期	T1 N1 M0
	T2 N1 M0
stage IIIA 期	T1 N2 M0
	T2 N2 M0
	T3 N0,1,2 M0
stage IIIB 期	Any T N3 M0
	T4 Any N M0
stage IV 期	Any T Any N M1

C. 要約

TX	細胞診陽性
T1	≦3 cm
T2	>3 cm，または肺門への進展
T3	胸壁，横隔膜，心膜，縦隔胸膜など．一側全肺野の無気肺
T4	縦隔，心臓，大血管，気管，食道など，悪性胸水
N1	気管支周囲，同側肺門
N2	同側縦隔
N3	対側縦隔，または鎖骨上

等に押し広げる．この際，すり合わせの回数は3回程度とする．それ以上では細胞の破壊を招いて鏡検困難となる．

② 固定法（湿固定）： 塗抹後ただちに95％エタノールにて15分間固定する．

③ 染色法： Papanicolaou染色．(1)スライドグラスを固定液から出し，続いて80％→70％→50％とアルコール系列を下げ，10分間水洗する．(2)ヘマトキシリンS2倍希釈液で3分間核染色の後，軽く水洗する．(3)70％エタノール・1％ HClの塩酸アルコールの中にスライドグラスを3～4回出し入れする．(4)5～10分間静かに水洗し，塩酸を洗い落とす．(5)蒸溜水→50％エタノール→70％→80％→95％とアルコール系列をあげる．(6)OG-6で3分30秒間染色する．(7)95％エタノールを3槽通過させる．(8)EA 50で3分30秒間染色する．(9)95％エタノールを3槽，100％エタノールを4槽，キシロールを3槽通過させた後，封入する．

ii) 経皮吸引針生検細胞診

① 手技： 穿刺針は21G，長さ15 cm．針の先端は鋭く，外筒とマンドリンよりなる（産業医科大学放射線科 中田）．吸引用注射器は20 mlのディスポーザブルでよい．体位は病巣との距離が近くなるように仰臥位または側臥位とし，穿刺部位は病巣にもっとも近い部位を選ぶ．穿刺部には十分な局所麻酔を施し，穿刺針は可及的に垂直に肋骨上縁に刺入する．CアームX線テレビ装置で，前後方向と側方から位置を確かめ，針の先端が病巣に到達したことを確認した後，マンドリンを抜いて外筒のみをさらに数 mm病巣内に押し進める．外筒に注射器を接続し，吸引する．注射器をつけたまま穿刺針を抜去する．次いで針を注射器からはずし，注射器内部を空気で満たし，再び針を接続し，その内容をスライドグラスに吹きつける．なお，最近ではCTガイド下の穿刺を行うことが多くなっている．

② 固定法： 穿刺吸引細胞診の場合は採取検体量が微量のためきわめて乾燥しやすいので，湿固定→Papanicolaou染色と同時に乾燥固定→Giemsa染色もあわせて行うことが望ましい．

湿固定： 塗抹後，ただちに95％エタノールにて15分間固定．

乾燥固定： ドライヤー冷風で急速乾燥固定．

③ 染色法： Papanicolaou染色（前述）．Giemsa染色．(1)スライドグラス上にライト液を5分間盛る．(2)その上に同量のM/15リン酸緩衝液を加え，1分間放置．(3)30秒間，静かに水洗．(4)Giemsa希釈液（M/15リン酸緩衝液50 ml＋Giemsa原液3 ml）を10～15分間盛る．(5)数秒間水洗し，さらに水を30秒～1分間盛る．(6)水を捨てドライヤー冷風にて急速乾燥．(7)キシロールで透徹し，封入．

表5.3 肺癌組織分類（日本肺癌学会）

類表皮癌	（扁平上皮癌） Epidermoid carcinoma (squamous cell carcinoma)
	高分化 well differentiated
	中分化 moderately differentiated
	低分化 poorly differentiated
小細胞癌	Small cell carcinoma
	燕麦細胞型（リンパ球様型）oat cell type (lymphocyte-like type)
	中間細胞型 intermediate cell type
	管腔形成を伴う……，～with tubules
	角化を伴う……，～with keratinization
腺 癌	Adenocarcinoma
	高分化 well differentiated
	中分化 moderately differentiated
	低分化 poorly differentiated
	腺管型 tubular type
	乳頭型 papillary type
	細気管支肺胞型（肺胞上皮細胞型）bronchiolo-alveolar type (alveolar cell type)
	粘液結節性 muconodular，粘液細胞性 mucocellular
大細胞癌	Large cell carcinoma
	粘液形成型 with mucin
	粘液非形成型 without mucin
	巨細胞型 giant cell type
腺表皮癌	（腺扁平上皮癌）Combined epidermoid and adenocarcinoma (adenosquamous carcinoma)
	高分化 well differentiated
	中分化 moderately differentiated
	低分化 poorly differentiated
カルチノイド	Carcinoid
	（定型的）カルチノイド (typical) carcinoid
	非定型的カルチノイド atypical carcinoid
腺様嚢胞癌	Adenoid cystic carcinoma
粘表皮癌	Mucoepidermoid carcinoma
癌肉腫	Carcinosarcoma
その他の癌	Others
分類不能癌	Unclassified carcinoma

髄様 medullary，硬化性 scirrhous

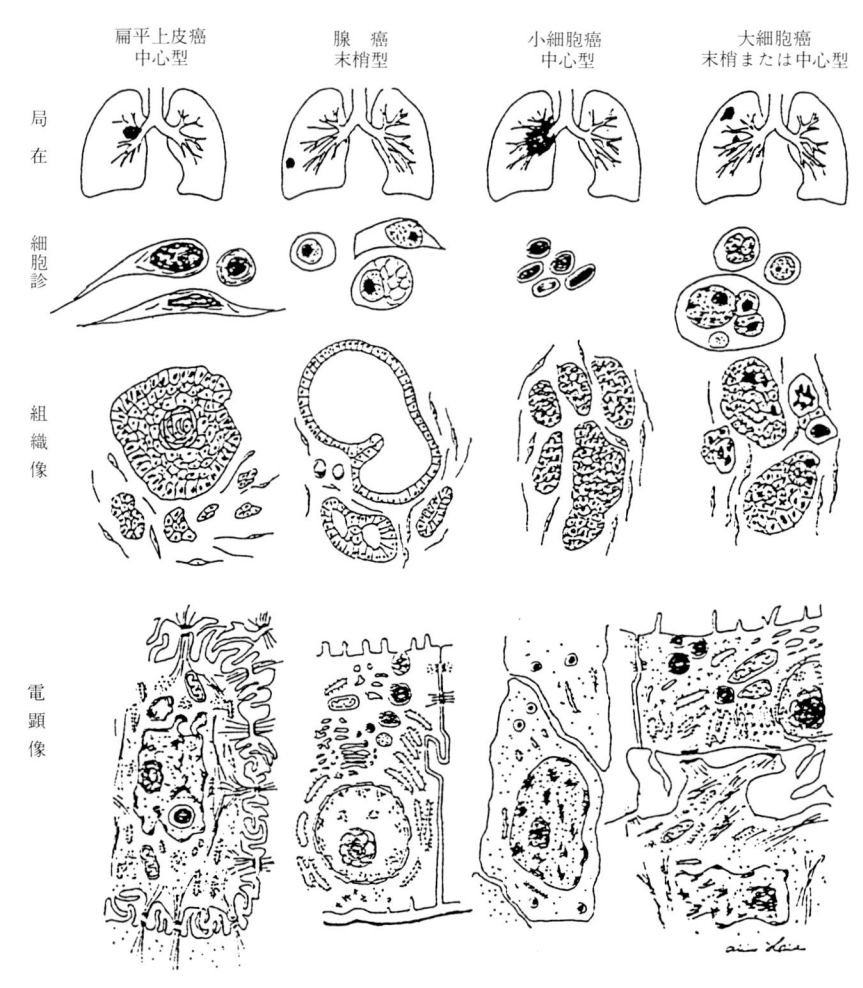

図 5.19 気管支上皮癌（産業医大第一病理 堀江原図）

b) 細胞診と組織学的所見（図 5.19, 表 5.3）

i) 扁平上皮癌（squamous cell carcinoma, epidermoid carcinoma）（図 5.19） 細胞診にて核質クロマチンは粗凝集を示し，核小体は不明瞭，核優位の異常角化細胞診として，オタマジャクシ型やヘビ型のものが認められる．細胞が集団として採取された場合，敷石状配列が認められる．PAS 染色や Alcian blue 染色で粘液産生はみられない．

喀痰細胞診による検出率が高く，肺門部発生の中心型肺癌例が多く，X 線像による早期診断困難例での細胞診の判定結果が重要視される．

組織学的に充実性の胞巣を形成して敷石状に配列し，細胞間橋がみられる．腫瘍細胞は多少とも角化傾向を示すが，分化型では癌胞巣内に癌真珠 (cancer pearl) 形成が認められる．

ii) 腺癌（adenocarcinoma）（図 5.13, 5.19） 細胞診で核は楕円形を呈し，核質クロマチンの分布は均等で，明瞭な核小体を認める．核は偏在することが多く，細胞質は幅広く，粘液空胞を有する．腫瘍細胞はしばしば重積性の集塊を形成し，ときに乳頭状ないし腺管状の配列が認められる．

組織学的に分化型では乳頭状ないし腺管状に配列した腫瘍胞巣を形成しており，低分化型では充実性小胞巣状発育を示すことが多いが，PAS 染色や Alcian blue 染色で粘液分泌像を認めることができる．

腺癌には多様性がみられ，細気管支肺胞上皮癌 (bronchiolo-alveolar carcinoma) と乳頭状腺癌 (papillary carcinoma) とが含まれる．

その他，特殊型腺癌として気管支粘膜下腺癌（bronchiolar gland carcinoma）があり，腺様嚢胞癌（adenoid cystic carcinoma），粘表皮癌（mucoepidermoid carcinoma），腺房細胞癌（acinic cell carcinoma）などに分けられる．これらにカルチノイド（carcinoid）を加え，低悪性度肺癌として取り扱っており，v)（右段）で改めて述べる．

腺癌は肺野末梢に発生し，女性肺癌の50～60%を占める特徴があり，リンパ節転移，遠隔転移も扁平上皮癌に比べて高い傾向があるのも明らかである．

iii) 小細胞癌（small cell carcinoma）（図5.14，5.19）　細胞診では核質クロマチンに富み，核小体が不明瞭な類円形ないし楕円形の核を有する腫瘍細胞が裸核状に認められ，核胞体比は高い．細胞密度が高い細胞集団を形成することが多く，核が濃染し，多形性も少ないため，リンパ球との鑑別が問題となる．その場合，長楕円形で燕麦細胞に似た細長い核が含まれていること，細胞分裂像が散見されること，細胞の集積に流れるような方向性がうかがわれることなどが小細胞癌の特徴となる．

組織学的に濃染性小型の核をもち，細胞質に乏しい腫瘍細胞が充実性の胞巣を形成しており，癌胞巣は細胞密度に富み，分裂像も多く，ときにロゼット様に配列している．小細胞癌は次の3型に細分類されている．① 燕麦細胞型（oat cell type），② 中間細胞型（intermediate type），③ 複合細胞型（combined cell type）．

小細胞癌の特徴の一つは，細胞質内に神経内分泌顆粒を認めることで，Grimelieus染色で検出される．扁平上皮癌と同様，肺門部を中心に発生すること，未分化であるため放射線や化学療法に対する感受性の高いことも特徴の一つで，治療の面から，肺癌を小細胞癌と非小細胞癌（non small cell carcinoma）とに分けて検討した成績の報告が多い．

iv) 大細胞癌（large cell carcinoma）（図5.15，5.19）　細胞診により小細胞癌より大型で，異型の多核巨細胞を有し，核小体は比較的明瞭で，しばしば細胞質内に空胞が認められる．腺上皮や扁平上皮への分化の所見が明らかでなく，未分化で多形性に富む腫瘍細胞よりなる．

大細胞癌の中でもきわめて多形性に富み，大形異形の単核ないし多核の巨細胞が多数含まれ，細胞質内に好中球を貪食している群が認められるが，これは大細胞癌の特殊型—巨細胞癌（giant cell carcinoma）として区別されている．男性の末梢型が多く，予後はきわめて不良である．また大細胞癌には分類困難な低分化癌が含まれ，日本肺癌学会は，① 粘液形成型，② 粘液非形成型，③ 巨細胞型に分類している．小細胞癌より大型，多形性腫瘍細胞が充実性胞巣を形成して増殖し，壊死巣を伴うことの多い腫瘍である．

v) 気管支肺低悪性度腫瘍（low grade malignant neoplasms）　日本肺癌学会・取扱い規約の分類にはカルチノイド，腺様嚢胞癌，粘表皮癌が分類されているが，これらは低悪性度肺癌として取り扱われている（表5.3）．

① カルチノイド（carcinoid）：（定型的）カルチノイド（typical），非定型的カルチノイド（atypical）とに分ける．定型的カルチノイドは細胞成分に富む腫瘍で，腫瘍細胞はエオジンに淡染する細胞質とほぼ均等な大きさの円形，楕円形の核をもち，それら細胞が索状，胞巣状，リボン状などに配列している所見を呈する．非定型的カルチノイドでは腫瘍細胞は細胞質に乏しく，核は多様な大きさと形などの非定型的組織像を呈し，部分的に定型的カルチノイドの像，あるいは神経分泌顆粒の物質を証明しうる．Grimelius染色にて陽性顆粒を証明する．

② 気管支粘膜下腺癌：　いずれも肺門部の大型気管支に発生し，限局性腫瘍を形成するものが多い．粘膜下に生じるので通常の喀痰細胞診で発見されるときにはかなり増大しており，多くの例で粘膜面にびらんを形成している．腫瘍の擦過細胞診では粘液産生性腫瘍の像と一致することが多いが，核質クロマチンに富む割合に比し核の多形性が軽い．角化扁平上皮を含むこともあり，腫瘍細胞の特徴は唾液腺腫瘍のそれに一致している．

組織学的に腺様嚢胞癌は球状の核をもつ腫瘍細

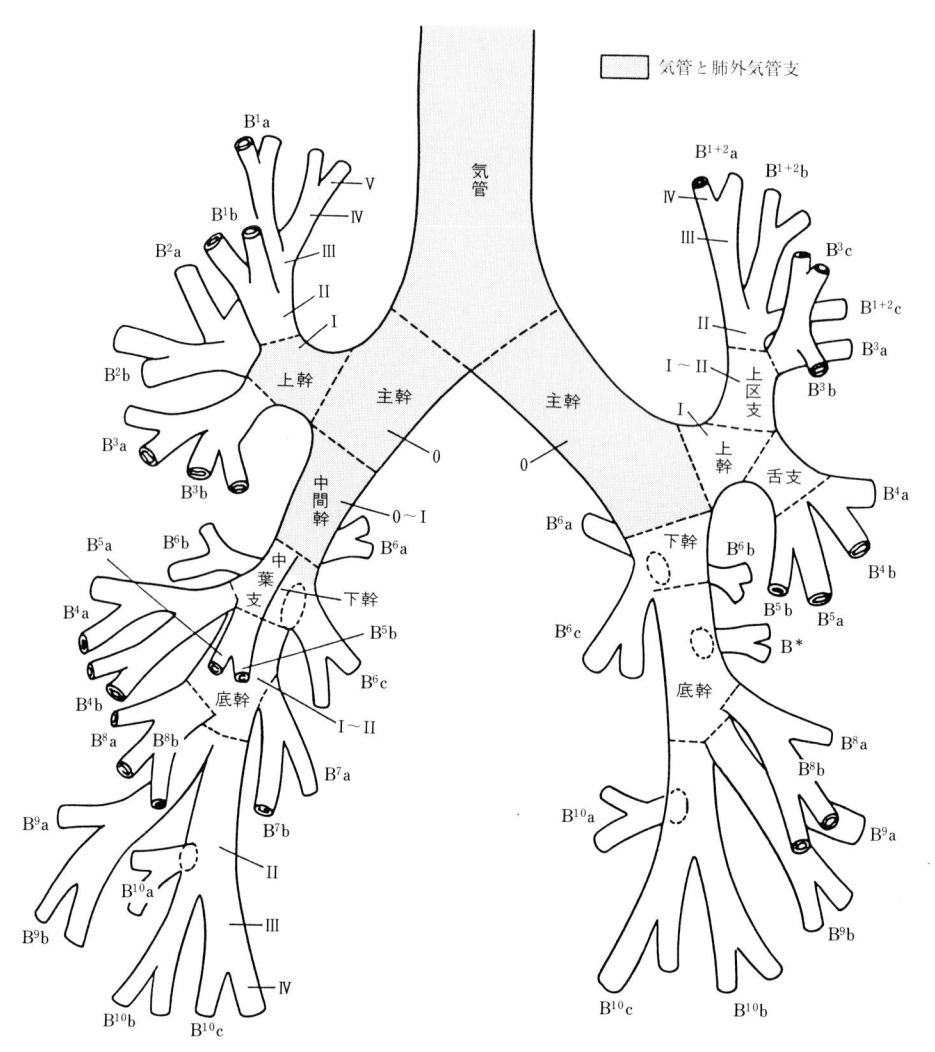

図 5.20 気管支分岐と分岐次数(肺癌取扱い規約,1987)
分岐命名は日本気管支分岐命名委員会(1950年)に準じた．また分岐次数については

主幹	0次
中間幹	0－Ⅰ次
上幹，中葉支，下幹	Ⅰ次
上区支，舌支，底幹	Ⅰ－Ⅱ次
区域支	Ⅱ次 …B^1
亜区域支	Ⅲ次 …B^1_a B^1_b
亜々区域支	Ⅳ次 B^1_{ai} B^1_{aii}
	Ⅴ次 $B^1_{ai\alpha}$ $B^1_{ai\beta}$

Ⅳ次，Ⅴ次気管支の命名に関しては，すでに命名されている亜区域支 a, b の分岐に準じて i, ii, および，α, β と命名する．したがって，その気管支の分岐方向と分布領域からみて上方，後方または外側方のものを i あるいは α とし，下方，前方または内側方のものを ii あるいは β とする．

表 5.4 気管支鏡所見分類の要約（肺癌取扱い規約，1987；1992 一部改訂）

I．正常気管支鏡所見
　1．気管支壁の各層における所見（詳細省略）
　2．気管および気管支の分岐形態（詳細省略）

II．腫瘍の増殖により形成される気管支鏡所見
　1．各層における所見

A. 上皮層	B. 上皮下―筋層	C. 筋外―軟骨層	D. 外膜
1) 蒼白，不透明化	1) 腫脹（浮腫）	1) 異常縦走襞	1) 膨隆
2) 光沢の消失	2) 発赤	｛圧縮強調された不整な縦走襞｝	｛上皮層，上皮下層および平滑筋外層に異常所見を認めない｝
3) 上皮下層既存血管の消失	3) 上皮下出血斑	2) 腫瘤（膨隆）	
4) 粘膜の凹凸，微細顆粒状	4) 上皮下血管の怒張	｛表面滑沢，上皮層および上皮下層に異常所見を認めない｝	
5) 腫瘤	5) 粘膜の凹凸		
a. ｛i ポリープ状／ii 結節状／iii 顆粒状｝	6) 軟骨輪の不明瞭化		
b. ｛i 腫瘍内血管の怒張／ii 赤色点｝	7) 上皮下の腫瘤		
6) 壊死，粘液変性物質	a. ｛i ポリープ状／ii 結節状／iii 凹凸，滑沢｝		
7) 粘膜襞の変化（肥厚，消失）	b. 上皮下腫瘍内の血管の怒張		
8) 潰瘍	8) 粘膜襞の変化（不明瞭，消失）		
	9) 潰瘍		

　2．気管支内腔の形態からみた変化
　　1) 狭窄（a. 上皮層，b. 上皮下―筋層，c. 筋外―軟骨層，d. 外膜の病変による）
　　2) 閉塞（a. 上皮層，b. 上皮下―筋層，c. 筋外―軟骨層，d. 外膜の病変による）
　3．腫瘍による気管および気管支の分岐部の形態異常
　　1) 分岐の開大ないし鈍化（肥厚）

胞が胞巣状に増殖し，粘液を入れた篩状の嚢状を形成している．粘表皮癌では，扁平上皮と粘液分泌細胞ならびにその中間型の細胞が腫瘍実質を構成している．したがって，腫瘍胞巣内に癌真珠と腺腫が隣接して認められることが多い．腺房細胞癌では，腫瘍細胞が腺房状に配列し，類円形の核を有し，細胞質は豊富で，好酸性顆粒状に染まる．漿液ないし粘液を分泌し，一部には小嚢胞を形成する．

(5) 内視鏡検査（endoscopic examinations）

気管支肺腫瘍の確定診断のための必須，重要検査法として，気管支鏡検査は気管支，区域支，亜区域支にわたる病変に対しては直接所見を，さらに末梢病変に対しても細胞，組織診に有用で，良性悪性腫瘍を問わず必要となる．

縦隔鏡検査は E. Carlens (1949) により開発されすでに 40 年余を経た．悪性腫瘍の縦隔転移の有無の直接検索，生検が可能で，縦隔病変の的確な情報を得て治療法選択，鑑別診断に役立つ．さらに縦隔郭清の前処置としても有意義で，開胸直前に施行するにいたった．

a) 気管支鏡検査（bronchoscopy）（図 5.20，表 5.4）

i) 前処置と手技　通常，外来で行うことが多く，検査前は禁食とする．分泌，反射抑制のため，咽・喉頭麻酔開始前に atropin sulfate 0.5 mg を皮下注射しておく．過敏な患者には弱い鎮静剤を同時に筋注しておくことがある．咽・喉頭麻酔は xylocaine (2〜4%) の噴霧法を主とし，気管内への吸引を指導し，終了時には喉頭部へ塗布および気管内へ 1〜2 ml 注入すれば，後の操作が容易となる．

気管支鏡は主としてファイバースコープ Olympus BF 各型を用い，カバー付細胞診ブラッシで擦過，腫瘤や粘膜病変部では生検鉗子を用い組織生検（TBLB）を行う．ときに洗浄液 5〜10 ml 採集により細胞診資料とする．

気管支内局所は取扱い規約にも記載してある気管支分岐命名（日本気管支分岐命名委員会，1950）（図 5.20）により記録し，病変の記載は同じく取扱い規約による気管支壁 4 層分類を基本とした腫瘍の内視鏡分類に従って行う．

ii) **所見と成績**　検査にて腫瘍，粘膜異常などの直接所見を認めた例は当然陽性率は高く，検査開始早期に確定診断を得るのに役立つ．発赤，浮腫，狭窄などの間接所見のみの例においても透視下擦過，生検にて陽性率は高く，同様確定診断に有用である（表5.4）．

b) 縦隔鏡検査(mediastinoscopy)（図5.21, 5.24 A）

i) **前処置と手技**　全身麻酔による検査であり，検査のみの例も1日入院とする．検査時体位は胸骨部挙上の仰臥位をとる．胸骨上窩の4～5 cm横切開創から気管前壁に達し，気管前筋膜を切開，気管周囲は上部は用手剝離，以下は球頭吸子による剝離に従い縦隔鏡を進め，縦隔の直視下検索とともに腫大リンパ節および腫瘍が明らかであればその一部の直接生検を行い病理組織学的検索に資する．縦隔鏡は日本人気管支造影の計測値をもとに長，短，細の三種類，長さ15～13 cm，外径12～10 mmを使用し，気管分岐部，右は奇静脈，左は主気管支のほぼ中間までの範囲を検索する．

ii) **検索成績**　わが国の主要施設の612例における検査成績（厚生省がん研究助成研究班，1976）では，総合的に縦隔転移陽性例は284例（46.4%）で，臨床病期別にはI期123例中10例（8.1%），II期191例中70例（36.6%）が陽性であった．I期例はいずれも複数の医師が，断層所見，血管造影所見などを参考とし，厳しい判定を行った例であったが，I期例で8.1%の縦隔転移陽性であった成績は当時の縦隔病変検査の限界がうかがえる．約15年後の現在，筆者らの手術例を主とした検索成績では，I期例の術前縦隔鏡下検索で転移陽性例は5%と減少しており，CTを加えたX線検査などによる成績向上が推測される．

縦隔鏡検査の利点はさらに対側傍気管のリンパ節転移を検索しうる点である．とくに左肺原発の例では対側の縦隔処理は通常の開胸法による処置が困難であり，あらかじめ転移の有無を明らかにしておくことはその後の合併治療の選択あるいは予後判定に重要な資料を提供することとなる．

現在，開胸直前に本検査を行うことにしているが，縦隔のリンパ系の解剖学的関係にもとづく筋膜構築に従って，気管周囲を同一筋膜層で均等に縦隔リンパ組織が遊離されている点は縦隔郭清の前処置として有用と考えられる．肺切除例の開胸直前に本検査を施行した例の成績は(7) a)（p. 128）に述べる．

(6) 呼吸・循環機能検査（pulmonary and cardiovascular function tests）

気管支肺腫瘍の高齢患者手術の増加とともに呼吸器系，循環器系さらに泌尿器系と多種の既往歴，機能障害を有する例も増加し，術前のこれらの検査成績の評価が重要となってきた．呼吸器系で換気機能低下，循環器系では不整脈例，心筋梗塞既往例，高血圧など，加えて泌尿器系で腎機能低下例が多い．

a) 術前主要呼吸機能・循環機能検査

一般的に努力肺活量（FVC），1秒率（$FEV_{1.0}$%），最大努力換気量（MVV）を基本とし，その障害の種類，程度により血液ガス検査成績や全肺血管抵抗計測値を加え，適応選択の条件とする．

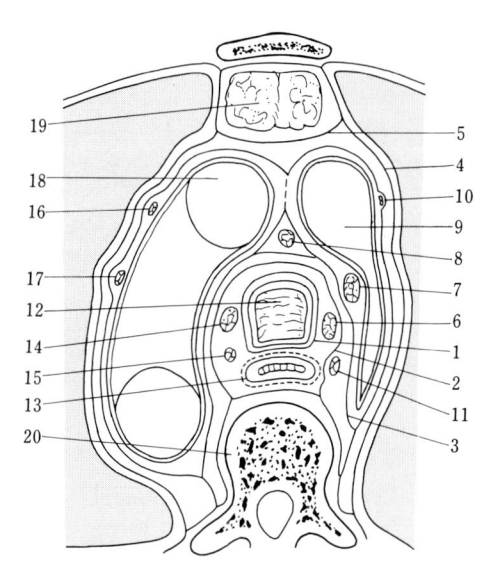

図5.21　縦隔リンパ節群と主要器官の筋膜構築．第4胸椎高縦隔横断図（Sarrazin, 1971）
1. 気管鞘（tracheal sheath），2. 気管食道鞘（visceral sheath），3. 血管鞘（vascular sheath），4. 内胸筋膜，5. 甲状・心嚢筋膜，6. 右傍気管リンパ節，7. 奇静脈リンパ節，8. 気管前リンパ節，9. 上大静脈，10. 右横隔神経，11. 右迷走神経，12. 気管，13. 食道，14. 左傍気管リンパ節，15. 左反回神経，16. 左横隔神経，17. 左迷走神経，18. 大動脈，19. 胸腺，20. 第4胸椎．

表 5.5 腫瘍の占居部位とリンパ節群

腫瘍占居部位　リンパ節群	右 肺							左 肺		
	上葉	中葉	下葉	上中葉	中下葉	上下葉	上中下葉	上葉	下葉	上下葉
第1a群（肺内）	13　14	13　14	13　14	13　14	13　14	13　14	13　14	13　14	13　14	13　14
第1b群（肺門）	10　11 s　12 u	10　11 s　12 m	10　11 s 11 i　12 m	10　11 i　12 l	10　11 s 11 i　12 u 12 m	10　11 i　12 ml 12 l	10　11 s 11 i　12 u 12 l	10　11 s 11 i　12 u 12 m 12 l	10　11　12 u	10　11　12 l	10　11　12 u 12 l
第2a群（縦隔）	1　2　3　4　7	1　2　3　4　7	1　2　3　4　7　8　9	1　2　3　4　7	1　2　3　4　7　8　9	1　2　3　4　7　8　9	1　2　3　4　7　8　9	1　2　3　4　7　8　9	1　2　3　4　5　6　7	1　2　3　4　5　6　7　8　9	1　2　3　4　5　6　7　8　9
第2b群（縦隔）	3 a　3 p	3 a　3 p	3 a　3 p　8　9	3 a　3 p	3 a　3 p　8　9	3 a　3 p	3 a　3 p	3 a　3 p	3 a　3 p　8　9	3 a　3 p

第 3α 群とは対側縦隔リンパ節
第 3β 群とは対側肺門リンパ節
第 3γ 群とは鎖骨上窩リンパ節をいう．

循環機能検査成績も既往症とともに重要因子となる．

　肺切除術の場合は切除後の残存肺機能の予測が重要となるが，残存機能の一端を検索するため肺血流，肺換気シンチグラフィも有用で，一側肺動脈閉塞試験は肺全切除例の最終的適応決定の成績となりうる．一側肺動脈閉塞試験は閉塞時平均肺動脈圧 20 mmHg を指標に，安全限界を 25 mmHg とし，I 型：軽度の上昇を認めるが経時的に変動が少なく経過，あるいは前値に戻る型，II 型：圧上昇を示すが 25 mmHg 前後に止まる型，III 型：閉塞直後より上昇傾向が著明で 25 mmHg よりさらに上昇を続ける型などに分けると，III 型は一側肺全切除を避け，肺葉あるいは区域切除以下にとどめる基準としている．

　閉塞時の肺血管抵抗の安全限界値は体表面積あたり 500 dyne・sec・cm^{-5}/m^2，肺切除許容限界値は 700 dyne・sec・cm^{-5}/m^2（仲田，1977）とされている．

　循環機能検査は心電図所見をもとに既往歴を参考とし，不整脈例，心筋梗塞既往例，狭心発作例などは負荷心電図を加え，異常が明らかで換気障害あるいは腎機能低下のいずれかを伴うか，術前縦隔鏡検査で縦隔リンパ節転移陽性であれば開胸手術の適応から除く．

b) 低換気機能症例の検査成績の評価

　換気機能検査のうち，％肺活量（％VC），1秒率（FEV$_{1.0}$％）の検査値分布を図 5.21 に示したが，60 歳以上症例 78 例中 44 例（56％）が閉塞性障害を呈し，70 歳以上 86 歳に及ぶ高齢患者では 30 例中 18 例（64％）が同様の成績を示した．これら高齢患者の術後合併症をみると，18 例中 3 例の術後死亡例があるが，その原因は突発性のくも膜下出血，心筋梗塞および晩期気管支瘻兼膿胸による敗血症であった．低換気高齢症例は術後の積極的な呼吸管理によって早期呼吸不全に陥ることなく良好な経過をとった．また，心電図異常を認めた低換気症例は肺葉または区域切除にとどめ，肺合併症も少数例の一過性無気肺例はあったが，呼吸不全を防止しえた．

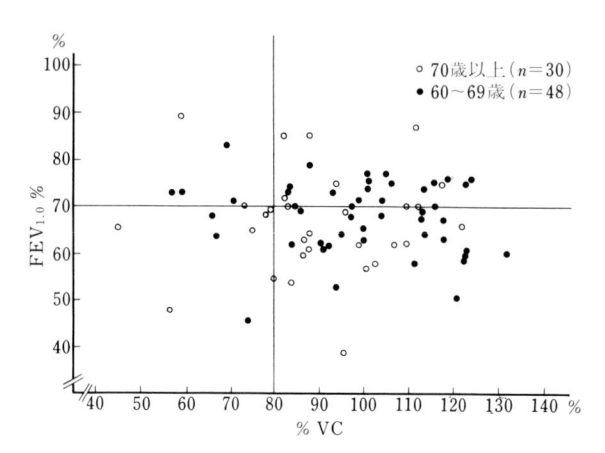

図 5.22 肺癌手術例の術前換気機能（吉松，1990）

(7) 原発性悪性腫瘍例の治療法と予後
(therapy and prognosis)

現在，気管支肺悪性腫瘍に対する治療の主役は肺切除術を中心とする外科治療で，臨床病期，組織型を基礎とし，呼吸・循環機能，全身状態，既往歴などの条件を検討し，術式を選択する．

手術適応のない例，手術拒否例では放射線あるいは化学療法を選ぶが，これらの治療で病変の縮小をはかり，手術可能となった例もあり，より有効な治療方法の開拓が望まれる．化学療法も多剤，多種方式で行われているが，温熱療法を加え，治療成績の向上を目指している．産業医科大学第二外科では温熱療法に高血圧化学療法を加える方式を考案，補助療法の開発を試みている．

a) 外科治療法と予後

手術術式，手術所見などの記載は日本肺癌学会取扱い規約中，手術記載検討委員会により詳細に取り決められている．手術法は，a. 肺摘除術，b. 肺葉切除術，c. 区域切除術，d. 部分切除，e. 気管，気管支形成術（気管管状切除，気管楔状切除，気管支管状切除，気管支楔状切除），f. 試験開胸術，g. 審査開胸術，h. その他の開胸術に分けられる．

原発巣の大きさは長径×短径×高さ cm を記載する．占居部位は右 (rt)，左 (lt) と記し，右肺は上 (U)，中 (M)，下 (L) 葉に分ける．胸膜浸潤の程度は肉眼的 P (0～3)，組織学的 p (0～3)．胸膜播種の程度は D (0～2)．胸水の程度は E (0～2)．肺内転移は PM (0～2) とする．リンパ節転移の程度の肉眼的分類 N (0～3) は，N 0：リンパ節転移なし，N 1：第1群リンパ節（1 a：肺内，1 b：肺門）までの転移，N 2：第1群リンパ節（2 a：気管前，傍気管，気管分岐部，傍食道，肺靱帯，2 b：前縦隔，気管後，傍食道，肺靱帯）までの転移を認めるもの，N 3：第3群リンパ節（対側肺門，対側縦隔および鎖骨上窩）までの転移で，これらを N 3 α（対側縦隔），N 3 β（対側肺門）および N 3 γ（鎖骨上窩）と記載する．

リンパ節郭清範囲による肺切除術分類：表5.6 に示したように，R (R 0, R 1, R 2 a, R 2 b) を相当リンパ節群郭清の範囲により記載する．

〔注〕R3α は N3α を，R3β は N3β を，R3γ は N3γ を郭清した肺摘除術，または肺葉切除術をいう．ただし，これら R3 は学問的にも未解決な点を含んでいるため，R3 の施行の有無は手術根治度の判定には当分の間，考慮に加えない．これら R3 を施行した場合は，その旨を手術記録に記載するにとどめることとする．

切除術の根治性の評価は原発巣の浸潤状態，リンパ節郭清範囲と転移巣の有無の検索所見の組み合わせにより，絶対的治癒切除，相対的治癒切除，相対的非治癒切除，絶対的非治癒切除に分けられる．各手術の条件についての評価は表5.6（取扱い規約）に示した．

肺切除例の治療成績　わが国における気管支肺腫瘍診療の指導的主要施設の一つ，国立がんセンターの手術例の成績（成毛ら，1988）で，術後病期別生存率を次に示す．5年生存率について，stage I 65%，stage II 42.9%，stage IIIA 22.2%，stage IIIB 5.6%，stage IV 7.5%，と当然ながら病期 I の5年生存率は高い．組織型別，stage I 症例の検討では腺癌例 69%，扁平上皮癌例 63.6%，大細胞癌例 64.5%，小細胞癌例 33% の成績で，stage IIIA では扁平上皮癌例が 28.3% と他に比べややよいが，他の組織型ではいずれも 20% か，それ以下の成績となっている（図5.23，表5.7）．

産業医科大学第二外科の肺切除例について同様の検討を加えたが，これら症例はほとんどの例に開胸直前の縦隔鏡検査を施行し，縦隔の直接検索とともに気管周囲を剝離，縦隔郭清に有利な条件

5.3 気管支肺腫瘍

表 5.6 根治性に基づく肺切除術式分類（取扱い規約）

切除術の根治性の評価
切除術を以下のごとくわける．
1. 絶対的治癒切除
   治癒切除とは，原発巣が組織学的に，肺胸膜面に露出しておらず（p0, p1），かつ切除断端に癌浸潤のない症例で，原発巣の存在する肺葉の切除，あるいは肺摘除とそれに伴う第1群，及び第2a群のリンパ節郭清が完全に行われたもの（R2a）で，かつ第2a群リンパ節転移および遠隔転移のないもの（n0, n1）をいう．原発巣が2葉にまたがって存在するが，存在する2葉がともに肺切除，あるいは肺摘除され，かつその所属する各々の第1, 2a群リンパ節郭清が行われ，かつ第2a群リンパ節転移および遠隔転移のないものを含む．
2. 相対的治癒切除
   相対的治癒切除とは以下のa), b), c)をさす．
   a) 原発巣が組織学的に肺胸膜を超えているが（p2, p3），その切除が完全と思われ，かつ原発巣の存在する肺葉の切除あるいは肺摘除と，それに伴う第1群，第2a群のリンパ節郭清が完全に行われ（R2），第2a群リンパ節転移のないもの（n0, n1），原発巣が隣接葉にわずかに浸潤し（p3），隣接葉の部分切除，または区域切除が行われ，その断端に癌浸潤のないものを含む．
   b) 原発巣が組織学的に肺胸膜面に露出しておらず（p0, p1），かつ切除断端に癌浸潤のない症例で，原発巣の存在する肺葉の切除あるいは肺摘除とそれに伴う第1群，2a群のリンパ節郭清が完全に行われた（R2a）が，第2a群リンパ節転移を認めたもの（n2）．
   c) a), b) 両項にともに該当するもの．
3. 相対的非治癒切除
   a) 組織学的に切除断端に癌浸潤がなく，原発巣の存在する肺葉切除術あるいは肺摘術が行われたが，第2群のリンパ節の郭清が行われなかったもの．
   b) 組織学的に切除断端に癌浸潤がなく，原発巣の存在する肺葉または気管，気管支の腫瘍摘出術，部分切除術，区域切除術，あるいはいわゆる単純肺葉切除術が行われたもの．
   c) 組織学的に切除断端に癌浸潤がなく，原発巣の存する肺葉切除或いは肺摘除術が行われ，第1群，2群リンパ節の郭清が行われた（R2b）が，第2b群リンパ節転移を認めたもの．
4. 絶対的非治癒切除
   明らかに癌を遺残したもの．
   部位を記載する．
   a) 術前または，術中胸水に癌細胞陽性である場合．また，壁側胸膜に播種があり，全胸膜切除が行われ，癌の遺残がないと思われる場合にも絶対的非治癒切除とする．
   b) 術前または，術中胸水を認めた症例で，胸水の細胞診が陰性であれば，他の条件が該当するならば絶対的治癒または相対的治癒切除と評価する．
   c) 胸水を認めたが，胸水の細胞診を施行しなかった場合には，nおよびpが治癒切除の条件1)に該当しない場合はすべて絶対的非治癒切除とする．
   d) 肺内転移（pm）を認めるものはそれを切除しても絶対的非治癒切除とする．

とした（図5.23B）．病期別5年生存率で，stage I 63.3% stage II 44%，stage IIIA 24% とほぼ同様の成績を得た．さらに組織型別，とくにstage I 症例の成績は，扁平上皮癌例75.3%で，腺癌例62.9%よりよい結果であった．その他の例は少数のため全病期集計例の5年生存率をみると大細胞癌例（13例）で18%，小細胞癌例（10例）0%で，これら小細胞癌例の4年生存率は10%の成績で，国立がんセンターの多数例の成績に比べ，これら二群の生存率は著しく低い．

第二外科肺切除例は，(5)b)(p.126)で述べたように，縦隔リンパ系を加味した縦隔筋膜構築にも

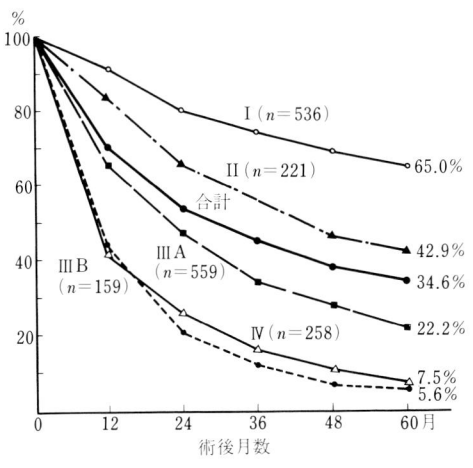

図 5.23A 肺切除術後臨床病期別5年生存率（成毛，1988）

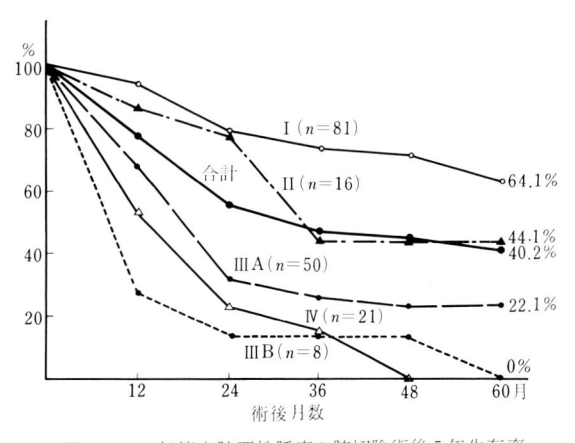

図 5.23B 気管支肺悪性腫瘍の肺切除術後5年生存率（産業医大第二外科，1990）
肺切除直前縦隔鏡検査施行176症例．

表 5.7 組織型分類別症例の臨床病期に基づく5年生存率（成毛，1988）

	症例数	生存率(%)
adenocarcinoma ($n=884$)		
stage I	305	69.0
stage II	84	40.4
stage IIIA	248	17.4
stage IIIB	77	4.5
stage IV	170	7.8
squamous cell carcinoma ($n=598$)		
stage I	179	63.6
stage II	109	47.8
stage IIIA	213	28.3
stage IIIB	51	5.5
stage IV	44	0
large cell carcinoma ($n=111$)		
stage I	24	64.5
stage II	11	26.0
stage IIIA	44	18.3
stage IIIB	15	15.2
stage IV	17	5.9
small cell carcinoma ($n=57$)		
stage I	9	33.3
stage II	9	44.4
stage IIIA	19	21.8
stage IIIB	5	0
stage IV	13	11.5

60 patients with adenosquamous carcinoma and 27 patients with unclassified carcinoma are excluded.

とづき，肺切除前に気管周囲を遊離し，縦隔リンパ組織郭清に有用な一定の条件下におかれた症例である（図5.24）．手術直前の縦隔鏡検査処置に基づく縦隔郭清の有用性を，十分広範な郭清可能な右肺原発手術例の予後の面からみると，とくに I 期扁平上皮癌例の検査施例5年生存率は86%以上で，検査非施例の5年生存率40%に対し2倍以上の成績を得ており，微小転移巣 en bloc 郭清に有効な一手段といえる．今後さらに，再発の病態の把握，転移巣の処理と合併治療の合理化などの積極的対策により，組織型の特徴および進行度（IIIA，IIIB）に応じた治療を選択し，成績向上をはかる必要がある．

b) 放射線治療法と予後

i) 根治照射 肺野型 stage I の癌，とくに腺癌および肺門型 stage I，II の癌，とくに扁平上皮癌が適応であるが，通常手術を第一選択とするため，手術不能例が本治療の対象となる．照射野は原発巣側肺門，縦隔を含め，腫瘍の縮小に応じ縮小し，正常肺組織の障害を最小限にとどめる．産業医科大学放射線科では Linac 10 MVX 線を用い，1回1.5〜2.0 Gy，週5回照射法で，総線量は小細胞癌で40〜50 Gy，扁平上皮癌，腺癌で60〜70 Gy を目標とし，1日2回の多分割照射を

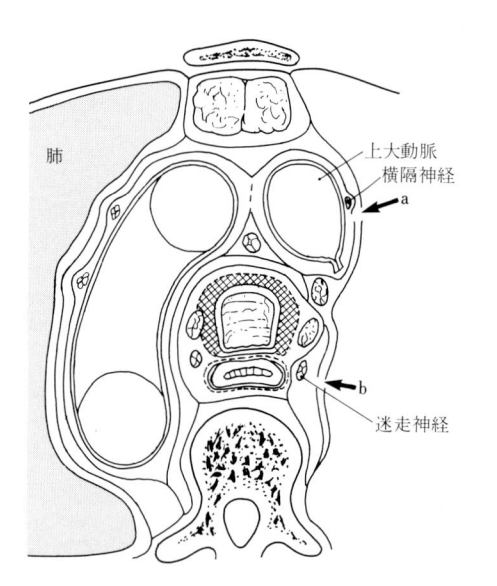

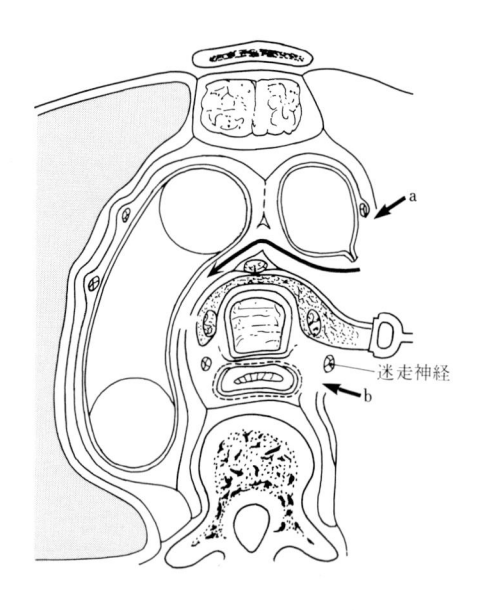

図 5.24 右開胸縦隔郭清（吉松，1982）
A：縦隔胸膜切開部位（a, b）
▨▨部は開胸直前縦隔鏡にて剝離，検索済みの気管周囲の範囲．
B：縦隔郭清
血管鞘および気管食道鞘を目標とした進行経路と郭清手技

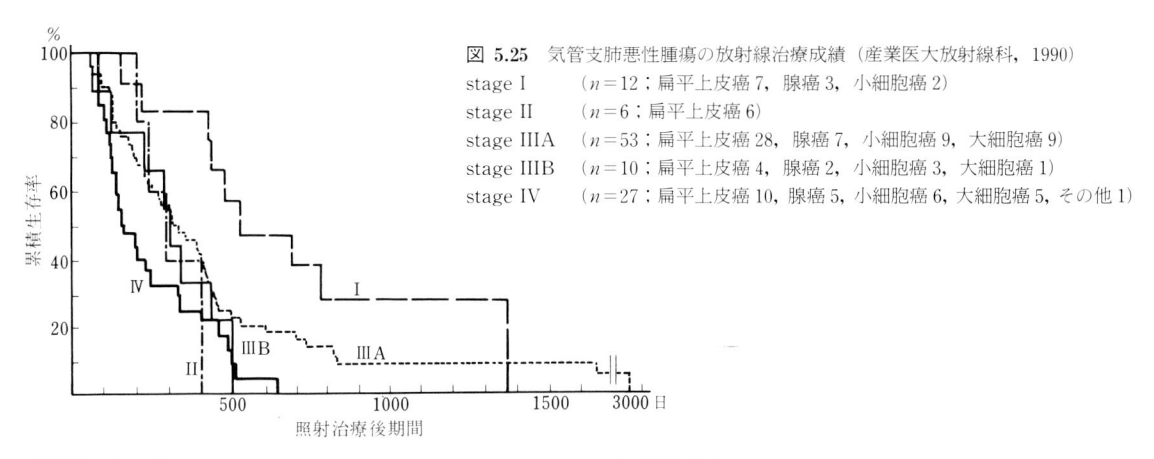

図 5.25 気管支肺悪性腫瘍の放射線治療成績（産業医大放射線科，1990）
stage I   （n＝12：扁平上皮癌7，腺癌3，小細胞癌2）
stage II   （n＝6：扁平上皮癌6）
stage IIIA （n＝53：扁平上皮癌28，腺癌7，小細胞癌9，大細胞癌9）
stage IIIB （n＝10：扁平上皮癌4，腺癌2，小細胞癌3，大細胞癌1）
stage IV   （n＝27：扁平上皮癌10，腺癌5，小細胞癌6，大細胞癌5，その他1）

採用している．

ii) **術後照射** 根治手術により縦隔リンパ節転移陽性例（相対的治癒切除または相対的非治癒切除），または限局性腫瘍遺残例（絶対的非治癒切除）が対象となる．患側肺門，中～上縦隔，両鎖骨上窩を含め，1回1.5～1.8 Gy，週5回，計50 Gy照射とする．非治癒切除例では病巣を中心に60～70 Gy照射とする．

iii) **照射治療例の治療成績**（図5.25） 根治照射ではstage III症例のうちN因子すなわち縦隔リンパ節転移（N 2）の方がT因子（T 3，T 4）よりも制御しやすいことはIIIA症例に5年生存例（5%）を得ていることから考えられる．その他の病期の群でstage I 3年6ヵ月，II 3年9ヵ月，IIIB 3年9ヵ月，IV 1年の例があるが，4年以上生存の例は得られなかった．

相対的治癒手術例で術後照射により局所再発率の低下と生存率の向上の報告があるが，必ずしも一致しない．

c) **化学療法と予後**

気管支肺悪性腫瘍のうち，小細胞癌は放射線療法とともに化学療法に対する感受性がきわめて高い．小細胞癌例でstage I, IIは現在では外科療法の対象としているが，このときも化学療法あるいは放射線療法との併用により治療成績の向上をはかっている．

現在用いられている抗腫瘍薬はcisplatin (CDDP)をはじめ，cyclophosphamide (CPA)，adriamycin (ADM)，vincristine (VCR)，さらにVP-16 (epipodophyllotoxon誘導体）などが主なものである．

それぞれ単剤でも有効であるが，通常は多剤併用療法が採用されており，以下のような組み合わせがある．

① CAV療法： CPA 750 mg/m^2，ADM 50 mg/m^2，VC 1～2 mg，静注，3週ごと．CR率24～40%．② PVP療法： CDDP 60～100 mg/m^2，1または3～5分割，VP-16 180～500 mg，2～3分割，3～4週ごと．CR率48～86%．③ CAE (CPA・ADH・VP-16)療法： CR率4～46%，④ CAVE (CPA・AAM・VCR・VP-16)療法：CR率13～52%．

悪性腫瘍のうち非小細胞癌は化学療法の効果の低い腫瘍であるが，外科治療の適応とならないstage III, IVの進行例には放射線療法とともにしばしば化学療法を行う．非小細胞癌例に対する多剤併用療法にはCPA, ADM, methotrexate (MTX), bleomycin (BLM), CCNUなどの組み合わせが試みられ，CDDPの出現で小細胞癌例と同様，本剤を主としVDS, ADM, mitomycin C (MMC), BLM, etoposideなどの組み合わせを選択する．stage IIIA例は積極的に切除の対象としてきたが，最近では化学療法を1～2クール術前に行ってから外科療法を行うneoadjuvant chemotherapyが試みられ，成績の向上をはかっている．

d) **特殊治療法**

i) **レーザー治療**（加藤ら，1988）

腫瘍焼灼治療： 腫瘍を焼灼，蒸散させる治療法でNd：YAG (neodynamium yttrium aluminium gamet) レーザーおよび炭酸ガスレーザーがあるが，内視鏡的誘導の容易な Nd：YAG レーザーが気管支ファイバースコープにより応用される．適応は中枢気管支閉塞，狭窄例で緊急気道確保にきわめて有用である．

光線力学的治療（photodynamic therapy, PDT）法： 光感受性物質の光化学反応を応用した癌の特異的治療法で，現在臨床に用いられるものはヘマトポルフィリン誘導体（HpD）で，腫瘍親和性があり，アルゴンダイレイレーザーの 630 nm の赤色光線で励起される．

早期肺癌の完全消失率は 76.9% である．PDT は低出力レーザーで正常組織に影響を与えず癌組織治療が可能で，他の種々の治療法との合併により適応拡大が期待できる．

ii) 温熱化学療法　悪性腫瘍細胞に対する加温の障害作用と放射線あるいは化学療法との併用による相乗効果にもとづく殺細胞作用を目的として応用されている．局所加温法にはマイクロ波，RF 波（高周波加熱），超音波などによる方法，全身加温法としては体外循環による方法（脱血と送血系に A→V 法，V→A 法があり）がある．その他，発熱物質を加える方法も試みている．

iii) 免疫療法　悪性腫瘍に対する免疫療法は第四の癌治療法として，最近約 10 年間他の治療法と併用し行われてきたが，その効果は現在疑問視され，再評価が必要となっている．肺悪性腫瘍例に投与された主な免疫賦活剤は次の 2 剤がある．① OK-432（ピシバニール）： ヒト由来 A 群溶血レンサ球菌 Su 株を培養，処理した粉末．溶解後皮内分注．② PSK（クレスチン）：サルノコシカケの一種担子菌カワラタケ菌糸体を培養，処理した乾燥物質．経口投与．

(8) 転移性腫瘍の治療法選択と予後

近年，転移性腫瘍に対しては，胸部 X 線検査とくに X 線 CT による早期発見と各診療科の積極的治療の導入により，転移巣切除による長期生存例の報告も少なくない．

転移性腫瘍に対して積極的外科治療の行われるようになった 1960 年から 1970 年にかけ，転移性肺癌診療例 322 例について検討した成績では，切除を主とした例 20%，照射治療を主とした例 26%，化学療法を主とした例 54% であったが，切除可能例は明らかに長期生存を得ている．1 年以上 10 年にわたる生存例の原発臓器は，四肢骨（肉腫），乳腺，胃，子宮，腎，大腸，睾丸などであった．その後の全国集計（石原ら，1976）の肺転移巣切除術後 5 年生存率は，絨毛癌 45.8%，子宮癌 39.1%，大腸癌 38.1%，腎癌 28.6%，骨肉腫 22.2%，乳癌 16.6% などの成績であった．

手術適応については，Thornfold らの条件（1965）は現在でも有用である．すなわち ① 手術侵襲に耐えられる状態であること，② 原発巣の治療が行われていること，③ X 線像上転移巣が一側肺に限局していること，などをあげているが，一側肺に限らず可能なかぎり両側肺病巣の切除も行っている現状である．

絨毛癌例に対する methotrexate（MTX）は著効を示し，乳癌例では内分泌療法として卵巣摘除，化学療法として cyclophosphamide, tegafur, adriamycin などの有効性も明らかにされている．

d. 気管支肺良性腫瘍の臨床（benign neoplasms of bronchopulmonary system）

気管支肺の良性腫瘍自験例は 16 例で，悪性腫瘍を含めた診療例 344 例の 4.6% で，諸家の報告の頻度とほぼ一致する．良性腫瘍中もっとも多いのは肺過誤腫（hamartoma）で，自験 16 例中 9 例を占める（図 5.26）．

気管支肺良性腫瘍の分類の報告は少ないが，本態不明の腫瘍病変を非特異性炎症性腫瘤の群にまとめた伊藤の分類を表 5.8 に掲げたが，臨床的に有用である．自験例では，1. 上皮性腫瘍 乳頭腫 1 例，2. 非上皮性腫瘍 海綿状血管腫 1 例，3. 非特異性炎症性腫瘤 硬化性血管腫 2 例，その他の肉芽腫 4 例，4. 奇形腫瘍 過誤腫 9 例などが認められた．

診断は悪性腫瘍との鑑別を重視し，胸部 X 線検査，X 線 CT 検査でその病像の性状を追求するが，腫瘍病変の均等性，隣接肺組織との非浸潤性の明確な境界形成，きわめて緩徐な増殖が主要所見となる．したがって定期健診などの経時的変化

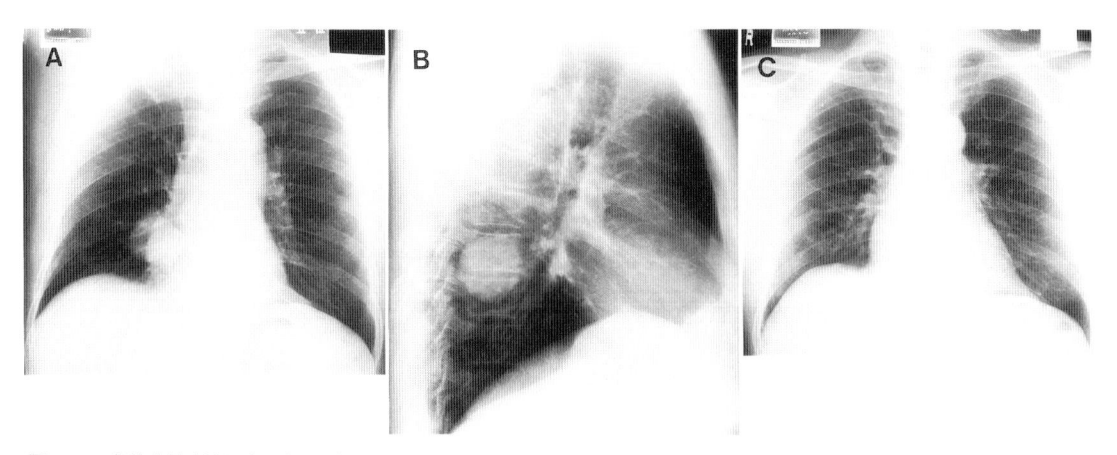

図 5.26 気管支肺良性腫瘍（過誤腫例）（50歳，男性）
A. 胸部正面 X 線像，B. 胸部側面 X 線像，C. 右開胸，病巣核出術術後

表 5.8 肺の良性腫瘍の分類（伊藤，1990）

1. 上皮性腫瘍
    1) 乳嘴腫（papilloma）および乳嘴腫症（papillomatosis）
    2) 気管支粘液腺腺腫（bronchial mucus gland adenoma）
2. 非上皮性腫瘍
    1) 線維腫（fibroma）
        （i） 肺線維腫（pulmonary fibroma）
        （ii） 胸膜線維腫（benign local pleural fibroma）
    2) 血管性腫瘍
        （i） 肺動静脈瘻（A-V fistula）および海綿状血管腫（cavernous haemangioma）
    3) 脂肪腫（lipoma）
    4) 神経原性腫瘍
        （i） 神経線維腫（neurofibroma）および神経鞘腫（neurinoma）
        （ii） chemodectoma
    5) 淡明細胞腫（benign clear cell tumor, sugar tumor）
    6) 平滑筋腫（leiomyoma）
    7) 軟骨腫（chondroma）および骨軟骨腫（osteochondroma）
    8) 顆粒細胞性筋芽腫（granular cell myoblastoma）
    9) リンパ球腫（lymphocytoma, pseudolymphoma, benign lymphoma）
    10) 粘液腫（myxoma）
3. 非特異性炎症性腫瘍（post inflammatory tumor, inflammatory pseudotumor）
    1) 硬化性血管腫（sclerosing haemangioma）
    2) 組織球腫（histiocytoma）
    3) 黄色腫（xanthoma）
4. 奇形腫瘍
    1) 過誤腫（hamartoma）
    2) 奇形腫（teratoma），皮様囊腫（dermoid cyst）およびheteroplasia

検索可能な資料はきわめて有用である．呼吸器刺激症状の明らかな例は内視鏡検査が有効なことはいうまでもない．

治療は多少とも増大傾向を示すか，管内性発育で無気肺を呈する例では切除術の適応となる．術式は腫瘍核出，肺部分切除または区域切除など小範囲の切除が望ましい．左 B^6 分岐部発生乳頭腫の自験例は開胸の上，左 B^6 分岐部を胸腔内より切開し，腫瘍摘除，気管支壁再縫合にて治癒した例があり，気管支内可動性の腫瘤は気管支鏡下焼灼にて摘出可能だった例もあった．

〔吉松 博〕

文　献

1) 石川七郎（編）：臨床腫瘍学，pp 303〜399，朝倉書店，東京，1982．
2) Roth JA, et al：Thoracic Oncology, pp 3〜290, W B Saunders Co, Philadelphia, 1989.
3) 日本臨牀増刊・癌治療学 上，pp 147〜266，pp 372〜389，pp 695〜776，日本臨牀社，大阪，1988．
4) Naruke T, et al：Prognosis and survival in resected lung carcinoma based on the new international staging system. *J Thorac Cardiovasc Surg*, **96**(3)：440〜447, 1988.
5) 吉松 博：開胸直前の縦隔鏡検査施行による肺癌肺切除術．外科診療，**24**(11)：71〜76，1982．

5.4 肺切除術，気管気管支形成術

　肺は実質と導管からなりたっている．そのような構築からいえば，気管・気管支形成術は，肺切除術の中で，肺葉切除術などと同一カテゴリーの術式といえるかもしれない．実際，ごく簡単な記載にとどめてあるものも多い．しかし，形成術は，従来の肺葉の切除術より新しく，合併症頻度などからみても完成途上にある術式である．そのため少し多く紙数を割いた．それだけ，従来の肺切除術の記載は圧縮され，要点のみにとどめてある．詳細は，さらに他の成書も参考にしていただければと思う．

A. 肺切除術

a. 局所解剖

　手術を行う際，"orientation"を身につけることが先決で，その基礎になるのが局所解剖である．surgical anatomy の観点にたって以下の解説を行う．

　胸壁筋を図5.27 A，B に示した．これら筋肉の胸郭，前，側，後面での局在，辺縁，層性などを知る必要がある．後述のように，最善の手術経路を決定するために必須の知識といえる．筋性胸壁の一つの特異な部位として，聴診三角 (auscultatory triangle) がある．僧帽筋，菱形筋，広背筋に囲まれた三角形の筋欠如部で，深層筋膜を切開すればただちに骨性胸壁にいたる．

　骨性胸壁は，左右12対の肋骨，胸骨，脊椎からなる．その特徴として，① 胸郭断面積が上方から下方へ大であること，② 肋間幅が後方よりも前方，また上方よりも下方が大であること，③ 隣接する二つの肋骨は下方の方が長いこと，④ 肋骨の走行は後方から前方へ斜め下に向かっていること，などがあげられる．肋間動脈は，第1～3肋間では鎖骨下動脈から，第4肋間以下は大動脈から分枝している．これらは，内胸動脈とアーケードをつくる．肋間静脈は後方で右は奇静脈，左は半奇静脈，前方で内胸静脈との間にアーケードをつくる．surgical anatomy 上の一特徴は，図5.28のように腋窩線を境として前方と後方では肋間の動静脈，神経の走行部位が異なることにある．

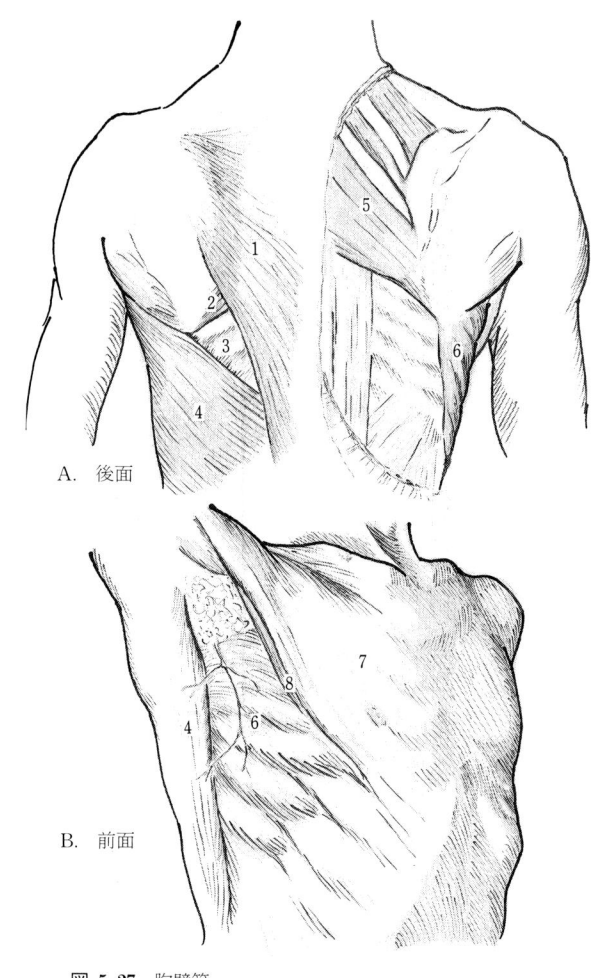

図 5.27　胸壁筋
1. 僧帽筋，2. 棘下筋，3. 聴診三角，4. 広背筋，5. 大菱形筋，6. 前鋸筋，7. 大胸筋，8. 小胸筋

5.4 肺切除術，気管気管支形成術

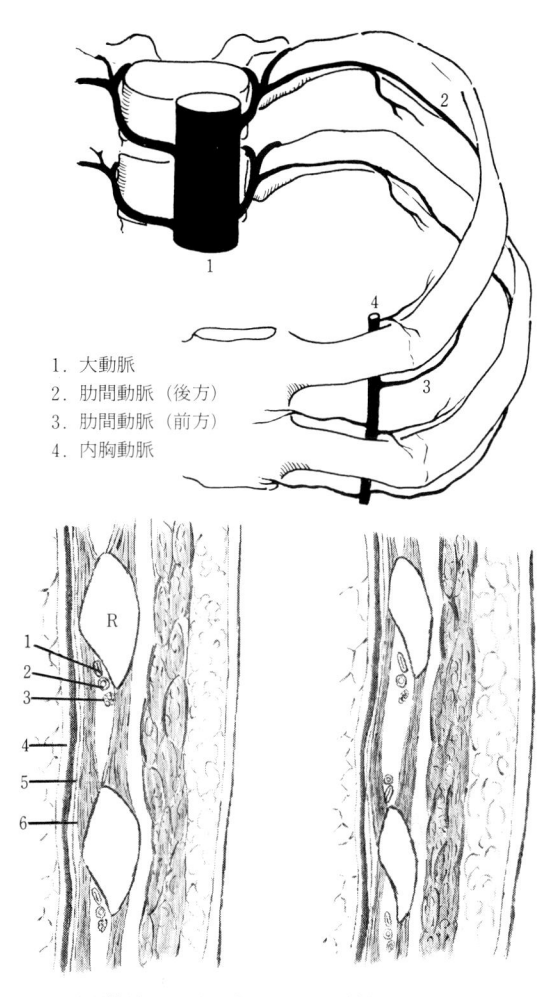

1. 大動脈
2. 肋間動脈（後方）
3. 肋間動脈（前方）
4. 内胸動脈

1. 肋間静脈，2. 肋間動脈，3. 肋間神経，4. 臓側胸膜，
5. 壁側胸膜，6. 胸内筋膜

図 5.28 肋間動脈アーケードと胸壁の垂直断面
(Callander's Surgical Anatomy より)

肋間の筋層内面をおおう胸内筋膜 (endothoracic fascia) と，その内側の壁側胸膜 (pleura parietalis) との間には細血管の多い結合組織層があり，胸膜外剝離術を行う層となる（図5.28）．壁側胸膜は薄い弾性漿膜で，胸壁，縦隔，横隔膜をくまなくおおい，臓側胸膜 (pleura visceralis) との間に胸膜腔 (pleural space) を形成している．壁側胸膜は透見できるのが通常で，透明度の消失は，肥厚その他の病態を意味する．

胸腔縦隔側に，左右の主気管支と肺動静脈の起始部があり，いわゆる肺門を形成している．その前方に心膜に包まれて心臓がある．心膜の表面を上下に横隔膜神経が走っている．主気管支の背側に気管支動脈，迷走神経が走行，肺実質内に分枝を出す．迷走神経は，頸部で気管に伴走し胸部上口から胸腔にいたるが，右は右鎖骨下動脈，左は大動脈弓の後面をくぐるように反回神経 (recurrent nerve) が上行する．

肺門，縦隔のリンパ節の局在を，図5.29に示した．

上部縦隔の気道，心，血管系の位置関係を，前方，側方，後方，いずれの方向からみても把握しえていることが，メスを握る前提条件となる．

肺の分葉は，右が三肺葉，左が二肺葉の分葉形態を基本とする．しかし，完全に分葉しているのは，たとえば右では16%にすぎず，分葉不全，さらに分葉のみられないものもある．また一方では，左舌区，S_6 で過分葉がみられることもある．この際一つのポイントは葉間の高さにあり，葉の含気度により変化しうる．区域切除を行う場合には，区域の形，気管支，血管系の立体把握が必要となる．

b. 開　　　胸

基本的に後方，側方，前方と縦隔からの開胸がある．それらに応じて皮切と体位がきまる（図 5.30 A, B)．

開胸経路は後側方経路が多用されているが，ほかに聴診三角経路，腋窩経路，前側方経路，また縦隔経路は，胸骨縦切開経路が基本であるが，左右いずれかの肋間へ切開線を延長するL字，逆L字経路，また，鎖骨線上の皮切を追加する場合，さらに胸骨横切開経路などもある．これらは，目的により選択される．

(1) 後側方開胸術 (posterolateral thoracotomy)

標準開胸法ともいわれ，もっとも多用されている．

側臥位，患側上肢挙上位に固定する．その際肩甲骨が開胸予定肋骨位にかぶさらないよう前方にひいた位置で固定する必要がある．側臥位で側彎体位をとらせるために体下に枕をいれる．この操作で術側の肋間が開き，胸腔内術野が開胸部に近

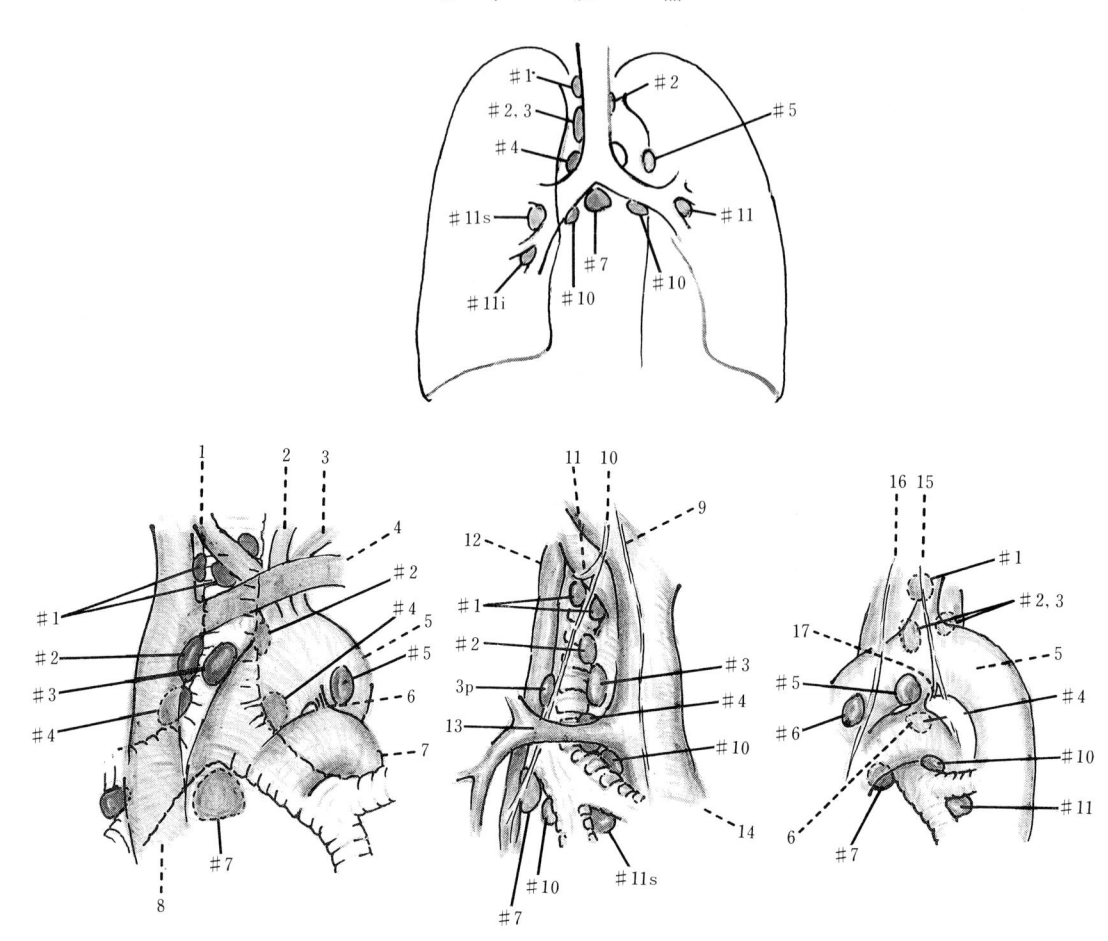

図 5.29 縦隔リンパ節
1. 右腕頭動脈, 2. 総頸動脈, 3. 左腕頭動脈, 4. 左腕頭静脈, 5. 大動脈弓, 6. Botallo 靱帯, 7. 左肺動脈, 8. 上大静脈, 9. 右横隔膜神経, 10. 迷走神経, 11. 左反回神経, 12. 食道, 13. 奇静脈, 14. 上大静脈, 15. 左迷走神経, 16. 横隔膜神経, 17. 左反回神経

くなり,かつ,対側腕神経の圧迫障害の防止にも有用である.

皮切は,肩甲骨下縁を迂回するS字状線が基本となる(図5.30 A).その際,第5,6肋骨の高さでの開胸が基準となる.この高さは,葉間の肺動静脈にもっとも近い位置である.仰臥位で前方肋骨を数えて,高さを確かめておくとよい.開胸の高さは,1肋間誤っても胸腔内操作がむずかしくなる.術野は大きいほど手術が容易である.surgical anatomy から考えて肋骨間の開大は低位ほど,また前方ほど大である.すなわち,下位ほど,また前方へ切開をのばすほど肋間開大幅は大きくなる.さらに,肋間を開胸器で開大すると,下方への広がりの方が大である.ともすると皮切皮膚弁の前下方縁が肋間開大部の前方の一部をおおい術野をさまたげるのは,以上の理由による.

筋肉の切開を層々に行う.広背筋を切断すると聴診三角部で深層筋膜の全貌が現れ,これを切開すると胸壁肋骨層が現れる.その層で,前鋸筋の一部を切開すると,肩甲骨の挙上が可能となり,下面を用手剥離して上部から肋骨をカウント,目的とする肋骨の高さと走行を確認する.それにあわせて,前方は前鋸筋,後方は僧帽筋の上行部,大菱形筋(切断しない者もいる)を層々に切開する(図5.27 A).

開胸は,肋骨床と肋間の二法がある.

肋骨床開胸の原法は,肋間中央部で骨膜を縦切開,ラスパトリウムで剥離,肋骨を露出,後面を

5.4 肺切除術，気管気管支形成術

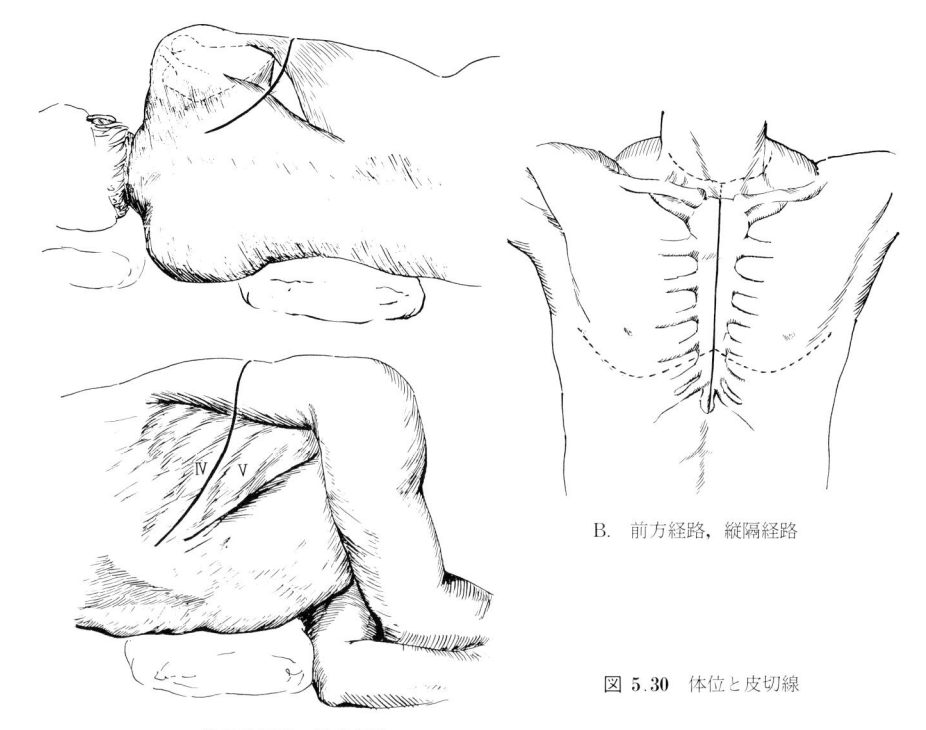

B. 前方経路，縦隔経路

図 5.30 体位と皮切線

A. 後側方経路，腋窩経路

肋骨の走行に沿ってラスパトリウムで骨膜内剥離する方法である．厳密に本法が行えれば，肋骨筋の切離は不要で，肋骨切断までに肋間動静脈の損傷もない．骨膜の縦切では oozing が多く，それをさける方法として，肋骨の側面から電気メスで骨膜切開し肋骨床から肋骨を遊離する場合もある．肋骨は切除する方法と，後方のみを切断，多くは肩甲骨下に圧排し，閉胸時にもとの肋骨床にかえす方法とがある．開胸は肋骨床部で胸膜切開が行われるが，肋間動静脈，神経を損傷しないよう注意が必要である（図 5.31 B）．

肋間開胸は，内外肋間筋を電気メスで切断，胸膜を直視して胸膜切開，小開胸部から前後に電気メスで開胸線を前後に延長していく．後方で下部肋骨を切断すると無理なく十分な肋間開大が得られる（図 5.31 A）．

以上二法は，術者により選択はさまざまである

A. 肋間開胸法
a：肋間筋切開，b：胸膜切開，c：後方肋骨切断
B. 肋骨床開胸法
a：骨膜切開（前面，側面の切開），b：肋骨床からの肋骨遊離，c：肋骨切断と胸膜切開

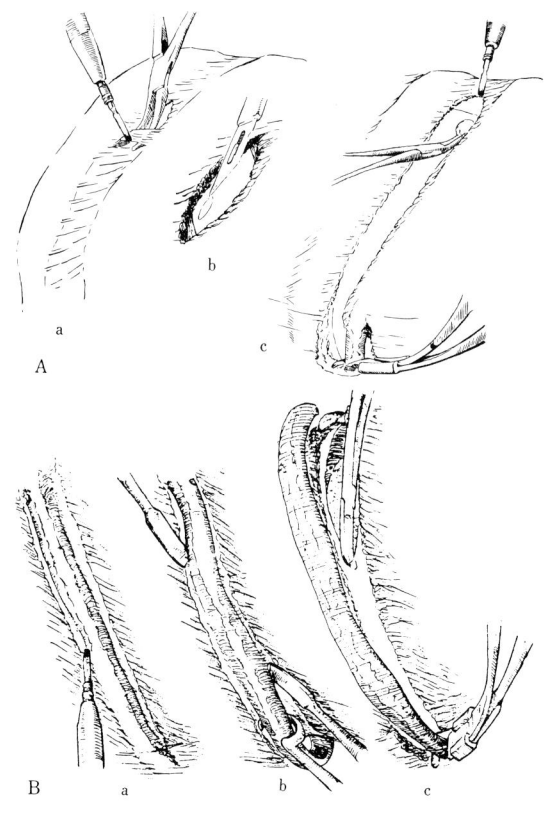

図 5.31 開胸法

が，開胸，閉胸時間，手技的難易，出血量，術後の疼痛などをもとに決めればよい．

(2) 腋窩開胸術（axillary thoracotomy）

広背筋の前縁に沿う縦方向の皮切を行う（図 5.30 A）．その際，上方は腋窩内に入らないよう後腋窩線に沿い，目的とする肋間位を中心に皮切を行う．肋間の高さは，後側方切開時に比べて1肋間高い位置となる．肋骨のカウントは，前方第2肋骨が参考となる．広背筋，大胸筋を前後に圧排，下方の前鋸筋を一部切開，骨性胸壁にいたり肋間開胸する．開胸器は，肋間の開大用と筋肉の圧排用と二つ必要となる．本法は美容的な目的がある一方，術野が狭く肺門まで後側方経路に比べて，距離がある．そのため，簡単な肺葉切除，部分切除，簡単な縦隔腫瘍の摘出などに用いられている．

(3) 前方開胸術（anterior thoracotomy）

本法は一般的な開胸法ではない．縦隔経路の追加，また側方へ切開線をのばした前側方経路（anterolateral approach）として適用されることが多い．

仰臥位となる．皮切は，図 5.30 B のように乳房下をめぐる弧状切開が多い．胸筋を上方に圧排，第4肋骨の高さで開胸するのが一般的である．

(4) 縦隔開胸術（mediastinal throracotomy）

仰臥位，水平挙上位に両腕を固定する．皮切は，胸骨体部上縁から剣状突起まで，胸骨開大に必要最小長とする（図 5.30 B）．とくに下方，胃窩部にいたると術後，ケロイドが多発する．一般的に前胸部の縦切開は，ケロイドが発生しやすいので，皮下の縫合は非吸収糸で少し丹念にした方がよい．換気をとめ胸骨鋸で胸骨を縦切し，胸骨断面の止血後（骨髄面は骨ロウ，骨膜は電気メス），開胸器で開大，縦隔肋膜を縦切開，胸腔にいたる．

最近，両側性病変（転移性肺腫瘍，気腫性嚢胞，肺動静脈瘻など），縦隔内または対側肺操作（左側肺癌での縦隔郭清，左 sleeve pneumonectomy など）のために縦隔経路の利用が増加している．この経路は，両側胸腔の操作が可能，また術後疼痛が少ないといった利点がある．しかし一方，胸腔内操作のための視野が狭い．とりわけ左下葉切除が困難という欠点がある．そのため，左肋間へ切開線を延長するL字経路となることがある．その他，逆L字経路，鎖骨線上へ皮切を追加する場合，さらに胸骨横切開経路などを目的により選択する．

c. 肺切除術

(1) 右上葉切除

開胸部位は通常第5肋骨の高さになる．肺尖部を肋間から引き出すように軽く索引し，肺門部周

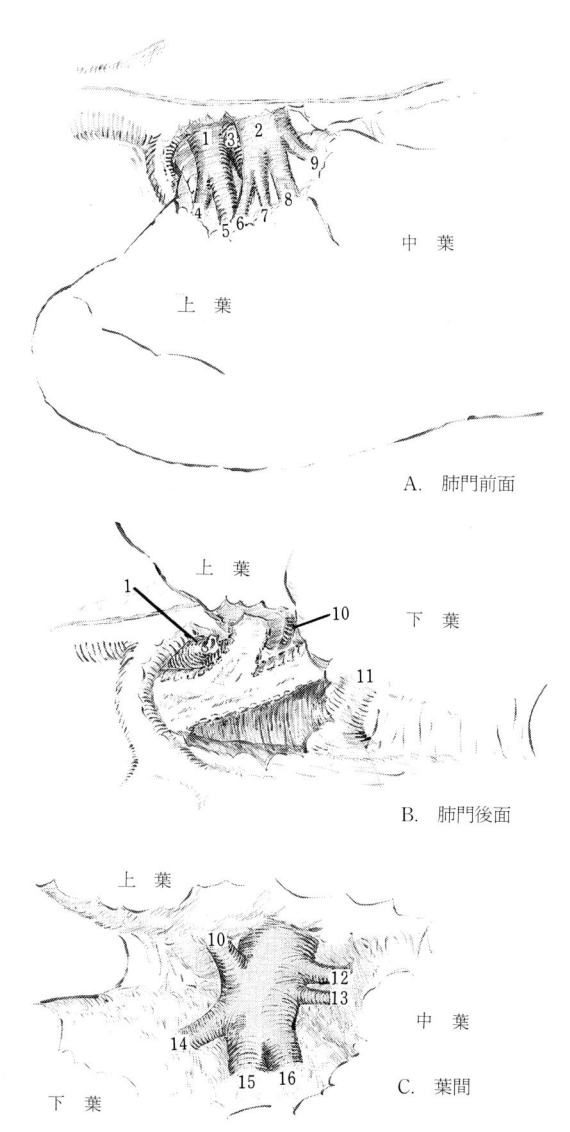

A. 肺門前面

B. 肺門後面

C. 葉間

図 5.32 右肺門部と葉間
1. 上肺動脈，2. 上肺静脈，3. 左肺動脈本幹，4. A^1，5. A^{3+2a}，6. V^1，7. V^{2+3}，8. V^4，9. V^5，10. A^2_b，11. 下肺静脈，12. A^4，13. A^5，14. A^6，15. A^{8+9+10}，16. A^7

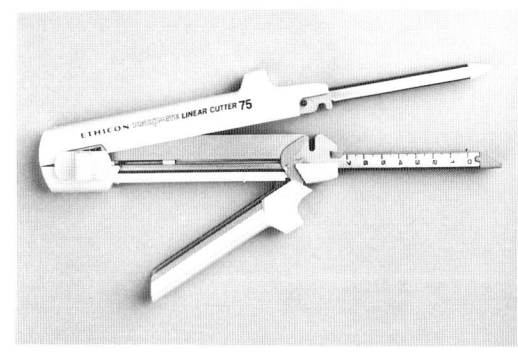

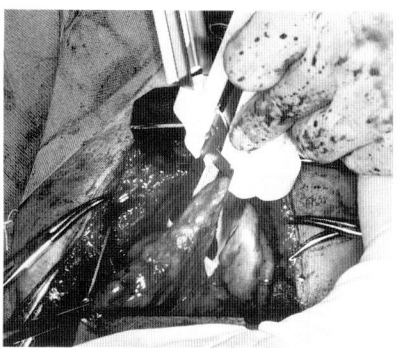

図 5.33　GIA 自動吻合器

囲の縦隔胸膜を切開する．その際，近接して下向する横隔神経を確認，損傷しないよう，注意が必要である．肺を後方に圧排すると肺門部が図 5.32 A のようにみえる．血管でもっとも前方に位置しているのは上肺静脈（v. pulm. sup）で，その分枝 V^1 の奥に上肺動脈（truncus superior），さらに後方に気管支が位置している．血管処理の第一の要点は，表面をおおううすい被膜を縦切開し，血管を露出することにある．この操作で血管の後面剝離が容易となる．その際，剝離鉗子を blind で開大，剝離すると，とくに肺静脈の"裂け"の原因となりうる．上肺動脈，V^1，V^{2+3} を二重結紮，切断する．

　葉間部の剝離は，肺葉を膨張させると容易となる．後方で上下葉間，前方で上中葉間を開いていくことになるが，その時の要点は，V^{2+3}，V^{4+5} 間（図 5.32 A），葉間肺動脈の基部（pars basilaris），A^6（図 5.32 C）の三点の露出にある．前二者を確認し上・中葉間を剝離，または切離する（GIA 自動吻合器を使用すると時間短縮となる，図 5.33）．pars basilaris の部位で上下葉間を剝離，または切離する．葉間が開くと，pars basilaris からの各分枝をすべて同定することが重要である．分枝異常がまれでないからである．A^2b を結紮，切断すれば上葉の血管処理が終わるが，A^2b が A^6 から分枝していたり，2本であったり，欠損していることもある．血管処理後，上葉気管支を切断，閉鎖，上葉切除が終わる．

(2) 中葉切除

　肺静脈は前方での V^{4+5} の処理のみである（図 5.32 A）．この際，上中葉間の肺静脈，あるいは上下葉間の肺静脈が葉間を通り中葉の肺静脈のすぐ裏側に注ぐことを知っている必要がある．肺動脈は葉間部で pars basilaris からの A^{4+5} 分枝を結紮，切離する（図 5.32 C）．中葉全体の肺動脈が 1 本の場合が多いが，A^5，あるいはその一部が A^8 から注ぐこともある．中葉支を切断，閉鎖して切除が終わる．

(3) 右下葉切除

　縦隔肋膜を肺門部で切開，下肺静脈の位置まで肺靱帯を切断，肺底部を遊離する．葉間は，上下葉，中下葉の 2 カ所あり，容易な方から遊離，pars basilaris をめざす．肺動脈の結紮処理は A^6 と中葉支分岐下の下行肺動脈となる（図 5.32 C）．肺静脈は下肺静脈のみの結紮，切離となる（図 5.32 B）．中葉気管支を温存させ，下葉気管支を切断，閉鎖して下葉を切除する．

(4) 右中下葉切除

　肺門前面の上肺静脈，下肺静脈，後面の中間気管支の部位まで縦隔胸膜を切開，肺靱帯切断，pars basilaris をめざして葉間を開く．A^2b を温存し，可能なら同血管分岐下で結紮を行う．pars basilaris からの分岐形態，また分岐の位置は種々で，それにみあった結紮，切断が求められる．肺静脈は肺門前面で上肺静脈の分枝 V^{4+5} と（図 5.32 A），下肺静脈を結紮，切断する（図 5.32 B）．気管支の処理は中間気管支が長いので，むしろ容易である．

(5) 右上中葉切除

　肺静脈は前方肺門から上葉，中葉への分枝（上

肺静脈)ですべて処理可能である(図5.32 A)．肺動脈は上葉切除(上肺動脈, A^2b), 中葉切除(A^{4+5})時の血管処理となる(図5.32 A, C)．気管支は上葉気管支, 中葉気管支, 2カ所での切断, 閉鎖となる．

(6) 右肺全摘除

血管処理は, 肺動脈主幹(図5.32 A), 上, 下肺静脈(図5.32 A, B)の3本となる．とくに主肺動脈の結紮, 切断は, 結紮輪の技去, cuttingに注意が必要である．血管鉗子がただちに使用できる準備をしておく方がよい．気管支は, 主気管支の切断, 閉鎖となる．

(7) 左上葉切除

肺動脈分枝の形は右と比べてvariantが多い．よくみられる分岐形態は肺門部の前方より順にA^3を縦隔面に平行に分岐し, ついでA^{1+2}を通常2～3本の亜区域枝として出しながら気管支や肺を迂回して背側に回り上下葉間に入る．この部位でA^{1+2}の分枝と後下方にA^6分枝を出し, 少し下がってA^4, A^5が前方に分岐している(図5.34)．A^4, A^5は, 全部あるいは一部がA^3と共通幹であったり, または単独の形で縦隔面にでることも少なくない．これらvariantは, 上葉との関連は容易にわかるが, 他の血管処理の際に損傷しないよう注意が必要である．肺静脈は, 肺門前方に位置し, 右上肺静脈と同様形態をとる．これを結紮, 切断する．上葉気管支を切断, 閉鎖し左上肺切除を完了する．

(8) 左下葉切除

葉間剝離の方法は上葉切除時と同様である．肺動脈は葉間部でA^6, A^4, A^5分岐下で$A^{8\sim10}$を切断することになる．この場合も同様, 各分枝の分岐variantに注意する必要がある．たとえば舌区へのA^4, A^5がA^8から分枝することもある．葉間の血管分枝の全景を確認して, 各分枝を処理する心掛けが求められる．肺静脈は, 下肺静脈のみの処理でよい．下葉気管支の切断と閉鎖で切除が終わる．

(9) 左肺全摘除

葉間での処理は不必要で, 肺門最上部において左主肺動脈, 前面で上肺静脈, 下方で下肺静脈を結紮, 切断すれば血管処理が終わる．ただ, 本術式を必要とする症例では主肺動脈の標準的な処理に困ることが多い．このような場合には心膜切開, また, 血管鉗子をかけて主肺動脈の断端縫合が必要になる．あらかじめBotallo靭帯を切断しておくと操作が容易となる．主気管支の切断, 断端閉鎖で左肺摘出が終わる．

(10) 肺区域切除

多用される右S_6区域切除を記す．葉間部でA^6を同定, 結紮, 切断する．それによりA^6の裏側にB^6が可視される(図5.32 C)．ついでS_6区域内のV^6aを結紮, 切断する．区域の認定は, B^6を遮断, 下葉を膨張させたいわば陰性描出よりも, B^6に空気注入したいわば陽性描出の方が境界認識がよい．あらかじめ, GIA自動吻合器(図5.33)を準備, 使用すれば, 区域の切離はただちに終わる．手縫いで行う場合は, 切断したB^6気管支を支点にしながら肺を裏返すような力を加え区域間に近い肺実質を用手剝離するように区域断面を露出していく．区域切除面に葉間の肺静脈の残存が確認できる．その際, S_6側の臓側胸膜を縫い代として長めに残すと断面縫縮が行いやすい．使用糸はatraumatic needle付ナイロン5-0がよく用いられている．B^6気管支の断端を閉鎖し区域切除が終了する．

(11) 肺部分切除

肺部分切除は, 転移性腫瘍, ブラ切除, 肺動静脈瘻などの切除, 開胸肺生検などに行われる．GIA自動吻合器(図5.33)の使用が多くなっている．

d. 気管支断端の処理と閉胸

断端処理の第一点はいかに切断するかにあり, 気管支の分岐部から, どれぐらいの距離を残して切断するかが問題となる．長すぎると, その断端部に気管支ポケットをつくり, 分泌液が貯留, 縫合糸感染を起こし, 気管支瘻の原因になると古くはいわれていた．しかし短すぎると, 縫合部の開排力によるcutting, また分枝の親気管支側の屈曲を起こすことにもなり, 狭小化の原因となりうる．断端は, 後述のように, 軟骨を有した断端部を折りたたむように接着させ縫合閉鎖する必要があ

5.4 肺切除術，気管気管支形成術

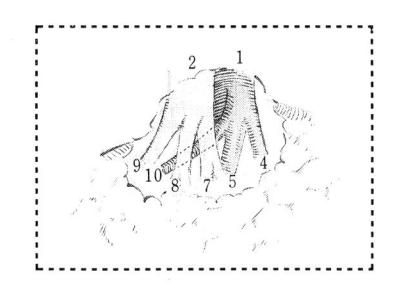

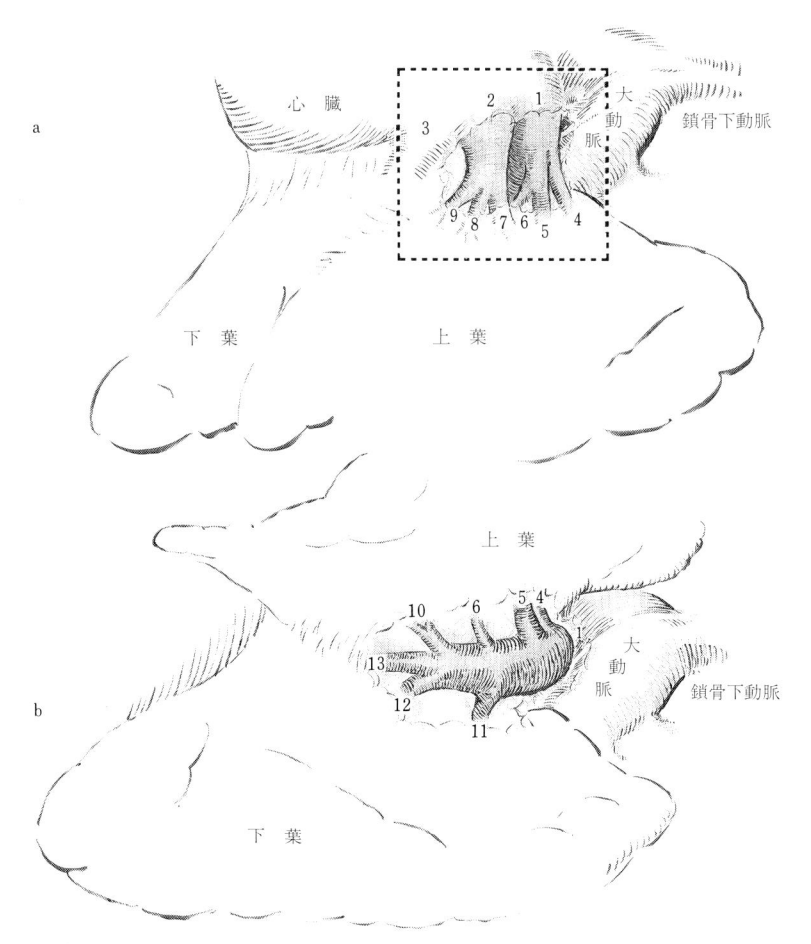

図 5.34 左肺門部と葉間
1. 左肺動脈主幹，2. 上肺静脈，3. 下肺静脈，4. A^3，5. A^1，6. A^2，7. V^{1+2}，
8. V^3，9. V^{4+5}，10. A^{4+5}，11. A^6，12. A^8，13. A^{9+10}
┌┄┄┐ は縦隔型分岐

る．それだけの縫い代をとり，かつ親気管支の屈曲を起こさない長さが，断端距離として適切である．

第二点は，いかに縫合するかにある．縫合糸は，感染に抵抗性のある単線維糸（ナイロン糸など），表面コーティングのダクロン系の糸などが繁用されている．撚り糸，または編糸であったかつての絹糸は，毛細管現象により有菌性液の糸線維間停滞が気管支瘻の原因になったといわれている．

糸結節の方法には，結節縫合（Sweet 法）と連

5. 呼吸器

Sweet 法

Overholt 法

Overholt-宮本変法

over-and-over 法

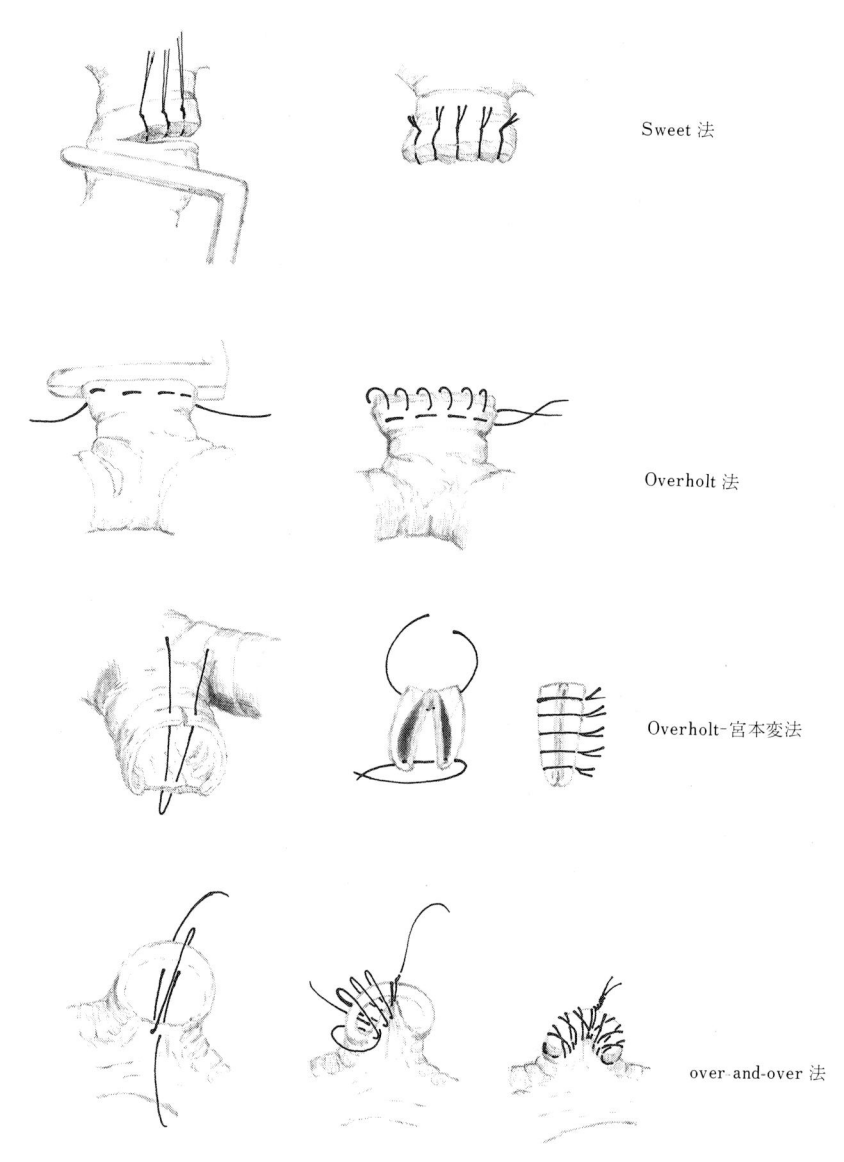

図 5.35　気管断端閉鎖法

続結節縫合（Overholt 法），またその変法である over-and-over 法などがある（図 5.35）．いずれにしろ，気管支瘻の好発部位は断端を折りたたんだ両端部であり，この部位の縫合には注意が必要である．また，糸掛け結紮時に折りたたんだ断端の接着が密になるように注意すべきで，そのため Overholt 法では連続結節縫合を追加，宮本変法では図 5.35 のように軟骨の中央に切開を入れ折りたたみを容易にする工夫などが行われている．同様の意味で，結節，連続いずれの縫合でも断端縁から 5 mm 程度，深めにかけたり，折りたたみの両縁で断端と平行に，1/4 幅の結紮を加えたりされている．

断端閉鎖が終了すると，25～30 cmH$_2$O の気道内圧，5～6 秒間，リークのないことを確認する．同時に，肺面からのリークの有無も調べる．気腫性変化の強い肺では多くのリークに難渋することがある．これらに対しては，縫縮よりも結紮の方が有効である．最近，ベリプラストが小リーク止めによく使われている．これは，A 液（フィブリ

ノーゲン XIII 因子をアプロチニン液で溶かす）と，B 液（トロンビンを塩酸カルシウム液で溶かす）を別個の注射器にとり，リーク部で混和しながら塗りつける．永久的な被覆法ではないが，残存肺葉が切除肺の残遺スペースを埋めて膨張するまでのリーク止めには有用である．とくに高齢者の気腫性肺では小リークを丹念に止めないとリークが遷延したり，場合によれば肺瘻となり，再手術が必要となる．リークと胸腔内小出血を確実に止めることは良好な術後経過を得るためのポイントといえる．

胸腔内生食洗浄，必要に応じて抗生物質を注入する．

ドレーンは，内径 7 mm 程度のシリコンチューブを開胸部より 1 肋間下位の前腋窩線部から胸腔内に挿入する．仰臥位では，胸腔上部背側に血液，浸出液がたまるので，その部位が十分吸引できるようドレーンの位置を決める．ドレーンの側口はリューエルであければ，スムーズな穴があく．この部位に角がつき穴が大きすぎると，術後のドレーン抜去時にドレーンの先端部がちぎれて切断片が残留したりする．ドレーンが自然抜去しないよう，挿入部皮膚に縫合糸で固定する（図5.36）．

閉胸は，肋骨床開胸では胸膜切開部を縫合することになるが，肋間神経の縫いこみのないように注意しないと，術後の頑固な胸痛の原因となりうる．肋間開胸では，開胸前後角の肋膜にまず 3～4 針，糸をかけ，開胸部より上下 1 肋間にバリラックス糸を 5，6 針をかけて閉鎖する．この際，デキソン結び（図5.37）で締めると閉胸器は不要でそ

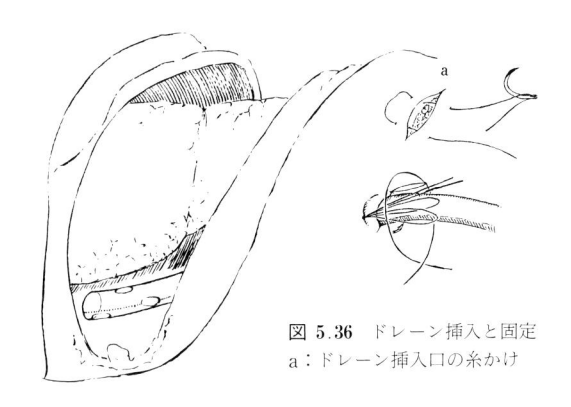

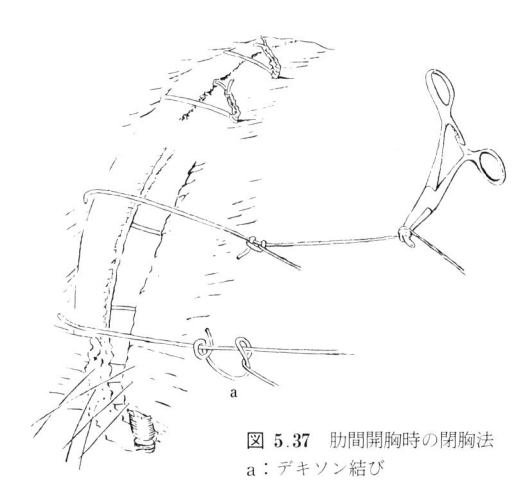

図 5.36　ドレーン挿入と固定
a：ドレーン挿入口の糸かけ

図 5.37　肋間開胸時の閉胸法
a：デキソン結び

のまま閉胸が可能である．このような結節法は，胸骨切開の閉鎖にも利用しうる．続いて開胸角にかけておいた糸を結紮すると，この部の胸膜の縫合が行われることになる．

筋肉を層々に縫合，皮膚を縫合して手術が終了する．

B. 気管気管支形成術

a. 適応疾患

適応対象は多彩であり，奇形，損傷，炎症，腫瘍のあらゆる領域にわたっている（表5.9）．もっとも多いのが肺癌で，1984 年施行の全国集計では全体の 58.8% を占めていた．欧米と比べるとわが国では，結核性気管・気管支狭窄，甲状腺癌への適応が多い．とくに後者は，わが国の甲状腺癌が局在性を保ち，遠隔転移の少ない乳頭癌が欧米に比べて多いことによる．気管切開後狭窄もわが国では少なく，民族差がある．

b. 診　　　断

本術式を行うには，手技に関係した術前診断が必要である．その際，参考になる事項を要約する．

① 気管換気障害の種類：　固定性の狭窄と虚脱に区別される．flow-volume 曲線の型からみる

安静呼出時　　　　　　　　**咳嗽時**

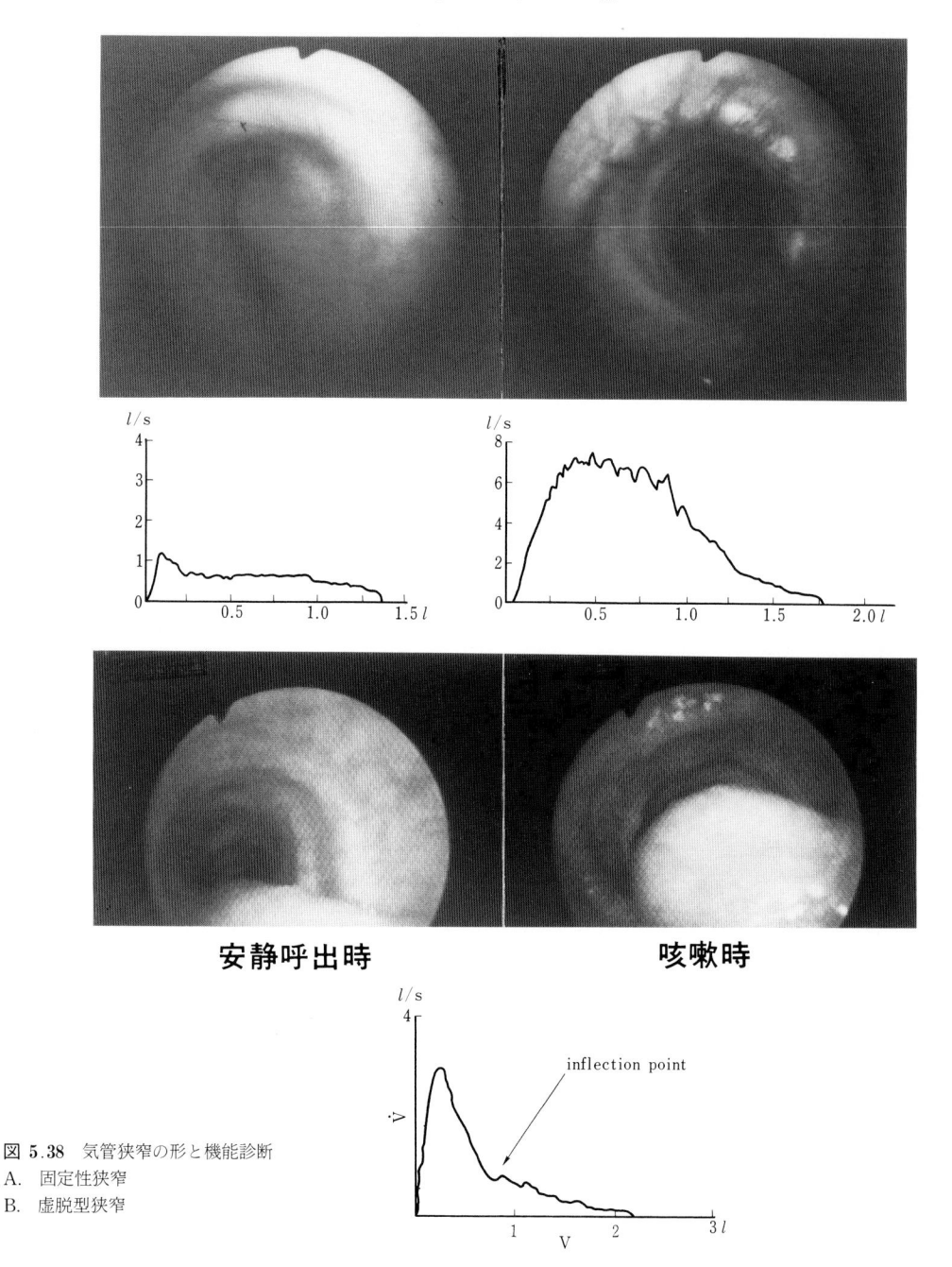

図 5.38　気管狭窄の形と機能診断
A．固定性狭窄
B．虚脱型狭窄

と前者は，folw plateau，後者は inflexion point としてとらえられる（図5.38）．

② 気管の狭窄度：　気管は50％断面の余備能をもち，それ以下の狭窄では無症状，また機能検査でも異常値が出ない．症状が出はじめるのは70％狭窄で，喘鳴が聴かれれば90％以上の狭窄がある．Empey指数（$FEV_{1.0}$ ml/PEFR l/分）は，70〜75％狭窄であがりはじめ，10以上では手術の適応と判断される．この指数は，喘息など，主気管支以下の狭窄では異常値を示さない．

③ 気道の切除限界：　通常，気管の全長は軟骨輪が16個認められるが，そのうち7軟骨輪長以下の切除であれば，気管の伸びの個体差，年齢差，授動制約に影響されることなく切除・吻合が可能

表 5.9 気管・気管支形成術の対象疾患（全国集計，1984）

	症例数	%
先天性疾患	13	0.8
損傷性疾患		
胸部外傷	94	6.0
気切後狭窄	63	4.0
その他	7	0.4
炎症性疾患		
結核性狭窄	108	6.9
吻合後狭窄	18	1.2
その他	6	0.4
腫瘍性疾患		
肺癌	918	58.8
甲状腺癌	151	9.7
食道癌	17	1.1
気管・気管支腫瘍	147	9.4
その他	9	0.6
その他	11	0.7
計	1562	100.0

である．しかし，1/2長，すなわち8軟骨輪を越すと合併症が有意に多くなる．それ以上の切除は，個々の症例また術者の技術により切除可能範囲と成績が変わってくる．気管分岐部切除は気管支のつりあげ距離により制約を受ける．右は中間気管支を気管分岐部4軟骨輪上までつりあげ吻合しうる．左は大動脈弓があるため，上葉支分岐直前の主幹を分岐部までつりあげるのが限度である．もし上葉または下葉を切除すれば，大動脈弓下をくぐらせて下葉支または上葉支を気管分岐部3軟骨輪上までつりあげ端側吻合が可能である．

④ 局在的制約：気道の切除上限は，甲状軟骨輪状軟骨の前面関節部から，後面関節の反回神経入口部を残した部を結ぶ斜めの面で，それより上部に吻合ストーマを求めることはできない．末梢側は，通常葉気管支レベルまでとされているが，最近，区域支の吻合なども試みられている．

⑤ その他の制約：形成術が無意味となる場合として，両側声帯麻痺，温存肺葉の血行障害（結核性気管支狭窄など），膨張不全（頻回のobstructive pneumonitis後など）などがあげられる．同様，吻合部近位に感染巣が残存するときには，吻合不全のリスクが高く，手術が行えない．たとえば，結核性気管・気管支狭窄で活動性病変が残存していたり，気切後狭窄でストーマ近辺の皮下炎症が強いときなどは，それら病変の鎮静化をまつ必要がある．

以上の諸点をもとにした術前診断が必要となる．そのための検査は多岐にわたるが，そのうち内視鏡診断は手術の適応決定にはじまり，切除部位と長さ，その他手術に必要な所見がもっとも豊富である．ただ，気管の狭窄度が強い場合には，挿入刺激で壁の浮腫が増強，窒息死の危険があり，注意すべきである．そのため，検査前，予防的に速効性抗浮腫薬として hydrocortisone（ソルコーテフ，検査前30分，300〜500 mmg，静注）などを使用したりする．

c. 術 前 処 置

手術に際しては，細菌の存在下に異物（糸）が残るので，吻合部感染予防に注意が必要である．とくに，細菌は口側ほど多いので，気管形成術では重要である．そのため，手術3日前から抗生物質投与を始めたり，経静脈栄養管理（術後2週間）を行ったりする．同様の意味で，予防的気切は行わない方がよい．

d. 麻酔と術中換気（図5.39）

気管狭窄が強いときには，挿管の可否が問題となる．その際，術前の内視鏡検査で膜様部が intact (non-fixed type stenosis) であれば，まず，チューブ挿入は可能である．内径5mmチューブで2,3時間の手術は可能である．挿管不能な場合，また特殊な場合（たとえば他側荒蕪肺の気管支形成術など）は人工心肺が必要となる．その頻度は1%以下である．

胸腔内での形成術では，一側肺換気を必要とする．その場合，長めの挿管チューブを用いて術者ガイドで対側主気管支に挿入するのがもっとも簡便で問題が少ない．麻酔薬は，ボスミンガーゼ（後述）使用の場合は halothane（フローセン）が禁忌となる．

術中換気法には，Belseyの術野挿管法，jet injection，HFJVの三法がある．一番確実なのは術野挿管で，他法を用いる予定でも，チューブ（スパイラルチューブ），コネクター，蛇腹を清潔状態で準備しておいた方がよい．HFJVの換気条件は個体差があり，血液ガスデータをもとに決定する．

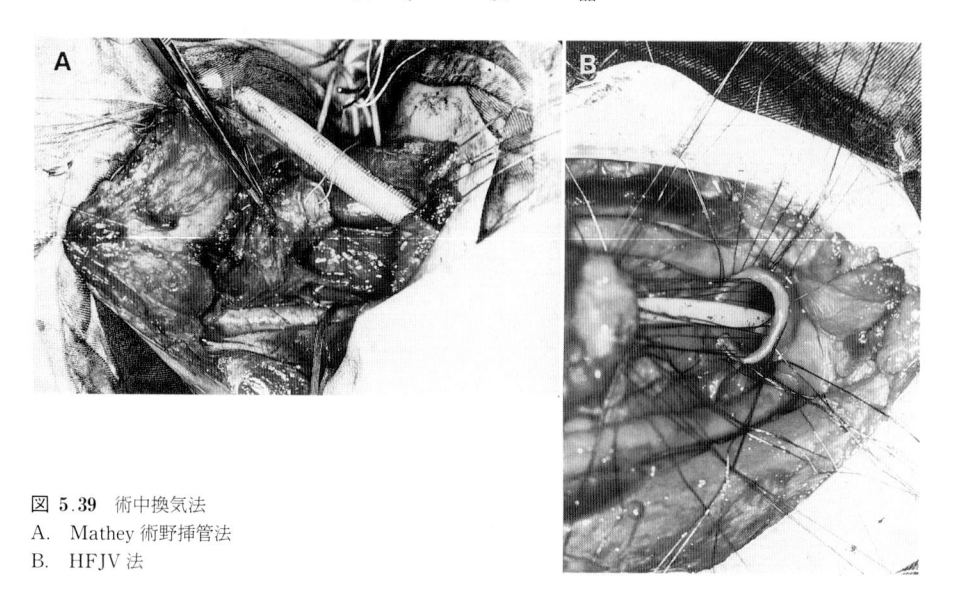

図 5.39 術中換気法
A. Mathey 術野挿管法
B. HFJV 法

ときに，本法のみで維持できないことがあり，術野挿管の併用を要することがある．本法は，とくに分岐部の形成手術の場合には，術野を妨げないので手術時間の短縮につながる．jet ventilation は，気道内乾燥，barotrauma，術野血の気道内吸引の欠点から最近では用いられなくなった．

e. 手 術 経 路

頸部経路，縦隔経路，開胸経路の三法がある．これらの選択は，基礎疾患と切除予定気道の局在により決定される．

頭部後屈と縦隔授動による縦隔気管の引き出しで，第5～6気管輪までの切除は頸部経路で切除・吻合は可能である．それ以下の場合には胸骨縦切開が必要となる．気管分岐部への到達経路は三法がある．右開胸経路が一般的で，とくにモンテージ型（montage type）の分岐部再建術では本経路が常用される．しかし，左肺の sleeve pneumonectomy は，両側開胸，左開胸，胸骨切開の三経路で行われている．授動の可否，術後経過などから，縦隔経路が最適という指摘がある．

左開胸経路での分岐部到達法には，大動脈弓を下方に脱転，その上位で切除・吻合する経路（drawing up 法；Björk，1954）と縦隔気管授動と動脈管靱帯を切離，分岐部を大動脈弓下に引きおろす経路（drawing down 法；前田，1984）とが

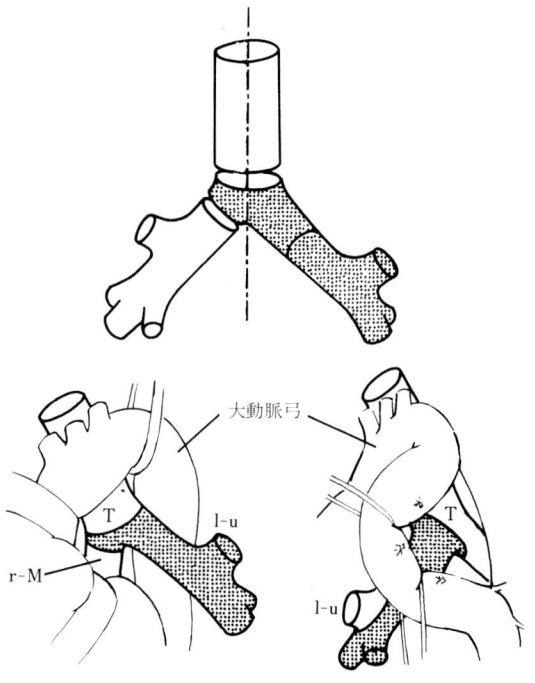

左：drawing down 経路（前田，1984）
右：drawing up 経路（Björk 法，1954）
図 5.40 左開胸大動脈弓下の気管分岐部へのアプローチ

ある（図 5.40）．とくに後者では，左 sleeve pneumonectomy を始めとして，いくつかの分岐部の再建術式が可能となる．

f. 手術手技
(1) 基本的手技

切断，糸かけ，結紮の三つに区別しうる．

気道の切断は，軟骨輪間で行うのが一般的で，軟骨の輪状構造がなくなってくる気管支レベルでも軟骨遊離片をつくらない注意が必要である．気管の切断時には，軟骨膜が損傷されると基質の吸収が起こり耐張力が低下するので吻合縁には十分軟骨輪間組織をつけるよう心がける．その意味で，一挙にメスで切断するより，ハサミでトリミングしながら切断する方がよい．膜様部は長めに残せば初期吻合が容易である(図5.41)．側口の作製は大動脈パンチ(図5.42)を使用すれば便利である．とくに気管の切除時，その断端からのoozingと気管内へのたれこみに悩まされることがある．その際100000倍ボスミンガーゼによる圧迫，止血が最良の方法である．

糸かけ時，使用糸は吸収糸が一般的で，spiting(糸拒絶反応でみられる小肉芽)は少ない．その選択は，非吸収糸を含めて，糸すべりなど自らの手にあったものが最善である．吻合縁の糸かけの方法と要点は図5.43Aに示した．針刺入部位は軟骨，軟骨輪間いずれがよいか，結論はついていない．前者では吻合のできあがりはよいが軟骨のcuttingを起こしやすい．後者はcuttingは起こりにくいがlappingをきたしやすい．また，軟骨輪間を走るarcade arteryの縫いこみが問題となる．U字縫合の利用法は図5.43Bに示した．上下吻合部ストーマの口径差は，断面をそろえる方法(大きい方の縫縮法と小さい方の拡大法―膜様部で行う)と両ストーマの糸間隔での調整法の二つがある．断面の3倍差(円周で1.73倍)までは後者で無理なく処理できる．糸さばき(全周に糸をかけて後，結紮する方法)をしないと手術できないこ

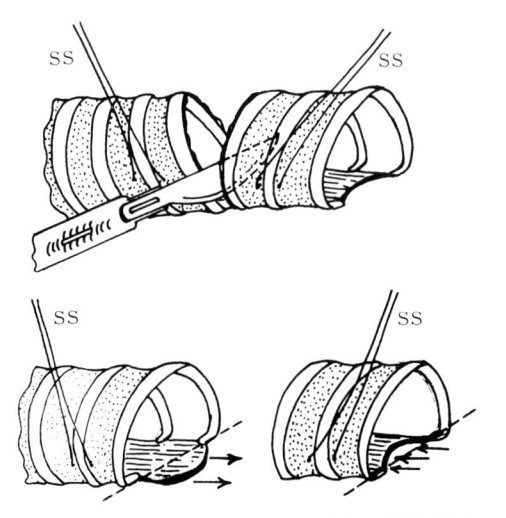

図5.41 気管の切断 (図説耳鼻咽喉科・頭頸部外科手術書より)

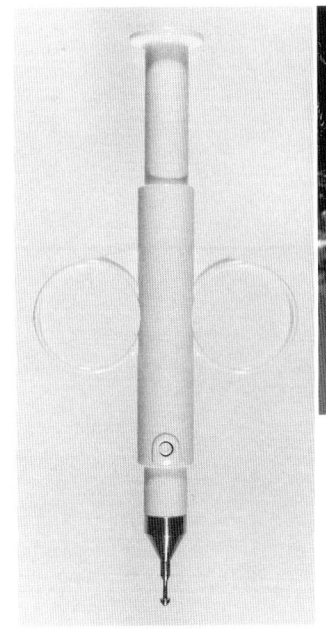

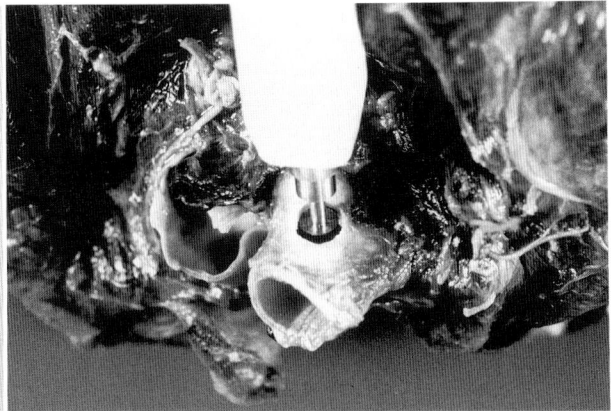

図5.42 大動脈パンチによる側口作製

a：通常の糸かけ部位
b：cutting の原因となりうる．
c：lapping の原因となりうる．
$d_1 \sim d_3$：U字縫合
a″：軟骨輪外側での糸かけ

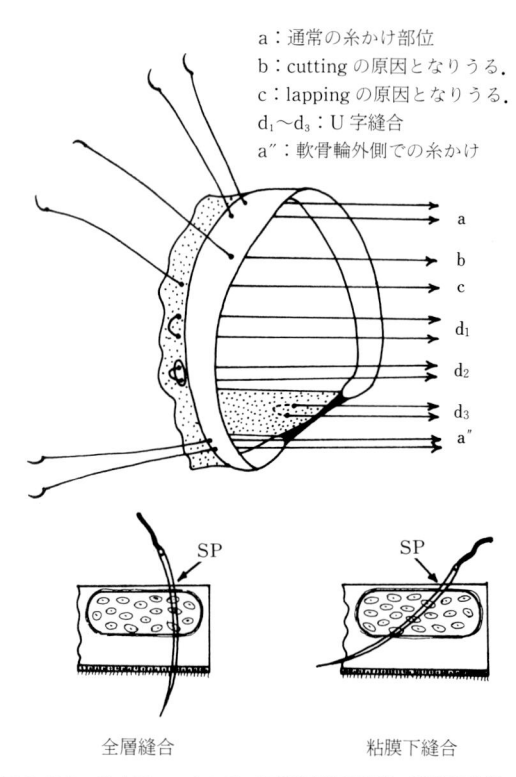

全層縫合　　　粘膜下縫合

図 5.43A　吻合縁への糸かけ（図説耳鼻咽喉科・頭頸部外科手術書より）

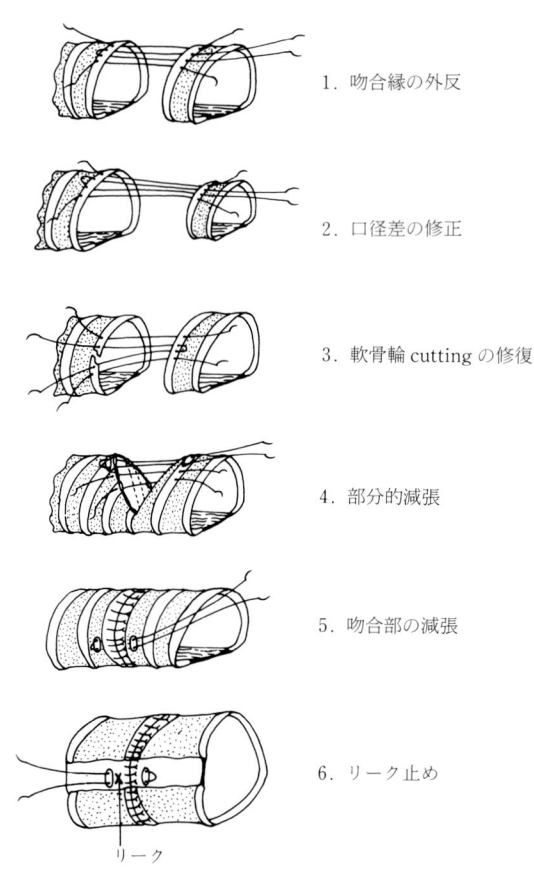

1. 吻合縁の外反
2. 口径差の修正
3. 軟骨輪 cutting の修復
4. 部分的減張
5. 吻合部の減張
6. リーク止め

リーク

図 5.43B　U字縫合の利用法

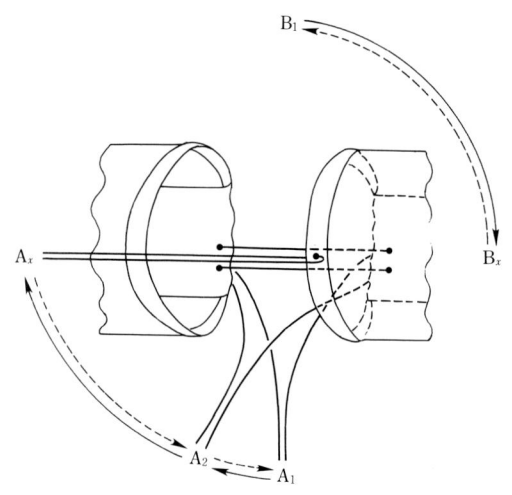

図 5.44　Grillo の糸さばき法
気道の糸さばきの区分をAとBの両側に分ける．糸かけは術野の深いところ．A_1 からはじめ，その上に A_2 をおき，順次 A_x にいたる．B側を同様にさばくが，両者は両側に独立して糸を固定する．実線が糸さばきの方向であるが結紮は点線方向に逆に向かう．

とがある（特殊術型，吻合部張力が大きい場合など）．簡便な Grillo の方法を図 5.44 に示した．吻合部張力が大きい場合，その減張を図りたいことがある．吻合部から1～2軟骨輪に吸収糸で stay suture をかけて結紮，吸収までの期間減張を期待することがある．また，吻合糸でもっとも張力がかかりうる部位にプレジットを装着，結紮する場合もある．このプレジットつき結紮は，吻合終了時のリーク（膜様部にみられることが多い）を止める方法として最良である．

結紮は，吻合縁がよりリークのない最小の強さが最良である．意外に小さい結紮の強さで吻合部リークは起こらない．結紮が強すぎると，術中，また術後でも軟骨輪の cutting が起こり，吻合部の縫合不全の原因となりうる．

(2) 授動手技

気管は最大限，$0.3 L_0$（L_0：張力0の時の気管

5.4 肺切除術，気管気管支形成術

(1) EXTENSIBILITY OF TRACHEA (4.5RS)
(2) NECK FLEXION (6.4RS)
(3) LARYNGEAL RELEASE
　(A) MONTGOMERY法 (3RS)
　(B) OGURA法 (5RS)
(4) PULLING DOWN OF CERVICAL TRACHEA (?)
(5) MEDIASTINAL RELEASE (3RS)
(6) Z PLSTY OF TRACHEA (?)
(7) TRANSECTION OF LEFT MAIN BRONCHUS
　1) PNEUMONECTOMY (+)
　2) PNEUMONECTOMY (−)
　3) BARCLEY'S OP. (5.5RS)
(8) HILAR RELEASE (5.9RS)
(9) DIVISION OF PULMONARY LIGAMENT

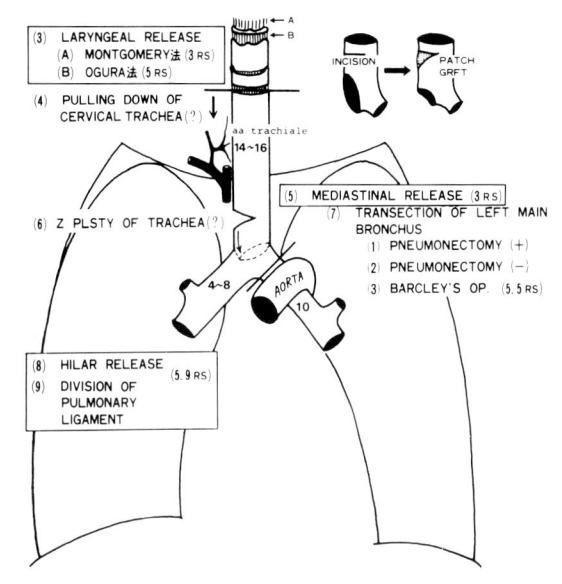

図 5.41 気管の切断（図説耳鼻咽喉科・頭頸部外科手術書より）

長）の伸びがあり，両端が固定されていれば3cm（6軟骨輪）以上切除すれば上下吻合縁はよらないことになる．それ以上の切除が実際可能なのは，気管の固定部位に授動効果を与える手技によっている．それらの部位と授動距離を図5.45にまとめた．これらの中でもっともよく利用されるのは，縦隔気管の授動で，気管前側面を用手剝離する．supralaryngeal release は，Montgomery と Ogura の二法がある．前者は舌骨上，後者は舌骨・甲状軟骨間の筋肉を切離し喉頭を降下させる．しかし，いずれも，嚥下運動に必要な喉頭挙上が障害されて嚥下障害がみられることがある．同様機作の合併症は長い気管切除でもみられることがある．そのためにも，術後2週間ぐらいは完全絶食にした方がよい．

(3) 吻合部被覆

吻合部を保護するために，種々組織による被覆を行うのがよいとする意見がある．一方，多数症例の経験から無用とする主張もある．有茎被覆組織として胸膜，肋間筋，fat pad，胸腺組織，奇静脈などが用いられている．omentum の revascularization の特性をいかした吻合部被覆も行われている．omentopexy は明らかに被覆効果が期待できるが，一方では開腹と手技に伴う demerit も否定できない．そのため適用を選ぶ必要がある．被覆の適応は，術型の難易度と術者の吻合技術に依存している．

(4) 術　　型

本術式には多数の術型があり，現在までに少なくとも62の術型が行われている．それらのうち，基本となる基幹術型を図5.46にまとめた．

喉頭と気管の吻合（LT）には，上位ストーマが甲状軟骨（$L_T T$），輪状軟骨（$L_R T$）の2術型が区分される．気管吻合術は，部分吻合（TS）と全周吻合（TT）とに分けられる．TT は気管切除が7軟骨輪以下の標準術式（sdTT）とそれ以上の切除を必要とする術式（extTT）とに区別される．喉頭を摘出，縦隔気管ストーマを外に開口する術式

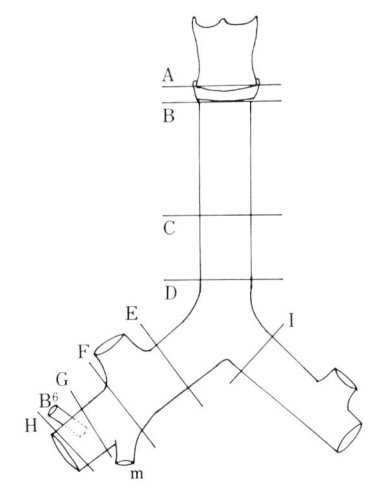

A-C 吻　合　：$L_T T$
B-C 吻　合　：$L_R T$
C-D 吻　合　：TT
　　　　　　　{ sdTT（7軟骨輪以下切除）
　　　　　　　{ extTT（7軟骨輪以上切除）
C-D 部分補塡　：$T'g$
C-D 全 補 塡　：T_R
C-D 虚脱補強　：T_W
D ストーマ形成：TMT
DIE 再　建　：CR
D-I 吻　合　：TB
　　　　　　　（SP：一側肺全摘＋TB）
E-F 吻　合　：BB
　　　　　　　SL（葉切除＋BB）
　　　　　　　SS（区域切除＋BB）
　　　　　　　sdBB（上葉切除＋BB）
E-F 部分補塡　：Bg

図 5.46　気管・気管支形成術の基幹術型

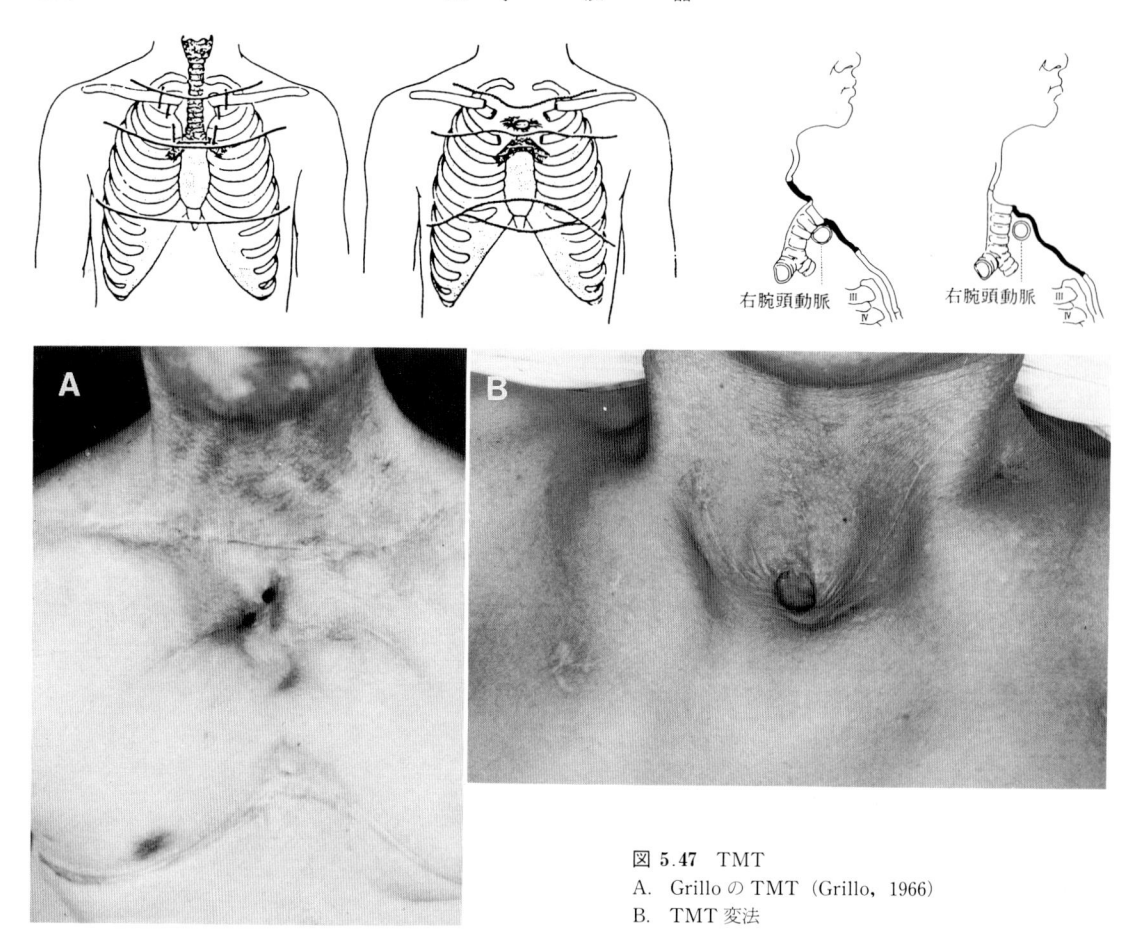

図 5.47 TMT
A. Grillo の TMT (Grillo, 1966)
B. TMT 変法

を terminal mediastinal tracheostomy (TMT) といっている(図 5.47). 気管分岐部を部分,または全切除,左右肺への分岐を再建する術型は気管分岐部再建術(CR)と定義されている. この術型はさらに,吻合ストーマが一つの場合は one stoma type,二つ以上の場合を montage type の CR 術型としている (図 5.47). CR 以外の気管・気管支吻合を TB 術型として群別することができる. 気管の部分補塡は T_g, 全補塡は代用気管 (T_R) となる. 気管虚脱を矯正する手術術型があり,これを虚脱補強 airway widening (Tw) と群別した. 以上を気管形成術 (tracheoplasty) とまとめることができる.

気管支吻合は,部分吻合 (B_S) と全周吻合 (BB) が区分される. BB の中で上葉切除の BB 術型 (sleeve lobectomy) を標準術型,sdBB と群別できる. 欠損部分の補塡法には部分補塡 (Bg) と管状補塡とがあるが,現実的に後者は,他の吻合法が行われるので用途はない. 以上を気管支形成術 (bronchoplasty) とまとめることができる.

上記術型のうち,CR,TB,BB は,さらに多数の subtype 術型がある.

(5) 術直後の処置

吻合部リークは water seal test (気道内圧 $25\sim30\,cmH_2O$, 5〜6 秒)で行う. 手術終了時,気管支ファイバースコーピーは必須である. その目的は,吻合部の状態をみることと,術中の血液のたれこみを吸引することにある. 術後,抜管して帰室するのが原則である. とくに,LT 術型,extTT 術型などでは,病室での抜管はよりリスクを伴う.

g. 術後管理

術後2週間までが第一段階の管理期間となり，この時期に吻合部哆開が起こりやすい．管理の要点は，吻合部の減張と感染予防にある．

減張のために頭部の最大前傾が有効である（図5.45）．長い気管切除，気管分岐部再建術のときには2週間以上の前傾保持が必要となる．頭部前傾の方法は，ギプス固定，頤部と前胸部の縫着などもあるが，マジックバッグは操作が簡便で持ち運びも容易である（図5.48）．減張に対する注意として，無意識咳嗽（頭部が後屈し，吻合部張力の原因となる），レスピレーター（周期的張力），不必要な気管支ファイバースコピー（無意識咳嗽）などは避けた方がよい．対感染のために少なくとも2週間，抗生物質投与と創部感染予防が必須である．術後の気切は禁忌と考えるべきである．

長期的に手術効果を追跡する必要がある．吻合不全の中で肉芽，瘢痕性狭窄は，3～6カ月後に起こりやすい．そのため術後6カ月は要観察期間である．特殊例として結核性気管支狭窄では，2年を越えて吻合部狭窄をきたすことがあり，3年にわたる観察が必要である．

h. 成績と術後合併症

全国集計でみられた術後合併症は16.9%を占め，吻合部狭窄39.8%，哆開33.3%，反回神経麻痺17.0%の順となる．三者あわせて90.1%となり代表的な合併症といえる．気管支肺動脈瘻など血管損傷は0.7%にみられた．合併症による死亡率は22.3%で，血管損傷は100%，哆開は47.7%となっている．

術式別に合併症発生率をみると，気管形成術が25.3%，気管支形成術が12.2%で，両者の差は有意である．TT（21.8%）とBB（10.8%）術型との比較でもTTの方が合併症が多い．術型別にみると，T_Rは別としてCRが34.4%，Tw 37.9%，TMT 40.0%が目立つ．sdTTは4.9%，sdBBは2.0%という報告があり，標準術型は少なくとも5%以下であるべきである．合併症の中で，血管損傷は気道内への大出血で死亡する．すなわち，吻合部の哆開が原因と考えられるので，その対策が必要といえる．吻合不全の中で哆開は上位気道ほど死亡率が高い．minor leak（内視鏡で分泌液のto-and-froがみられる）の時点で再手術にふみきった方がよい．もっとも有効な方法はomentopexyである．狭窄は肉芽性と瘢痕性とがある．局在的な肉芽性狭窄はレーザーで改善することもあるが，全周性，遅発性に起こる肉芽を伴った虚脱性の狭窄はレーザーが無効である．瘢痕性狭窄もブジーによる拡張などが試みられているがあまり効果がない．いずれも再手術しか方法はない．

以上，吻合不全は，哆開，狭窄いずれもが術中，あるいは術後に起こる軟骨輪のcuttingが主因と考えられる．

〔前田昌純・中村憲二・中元賢武〕

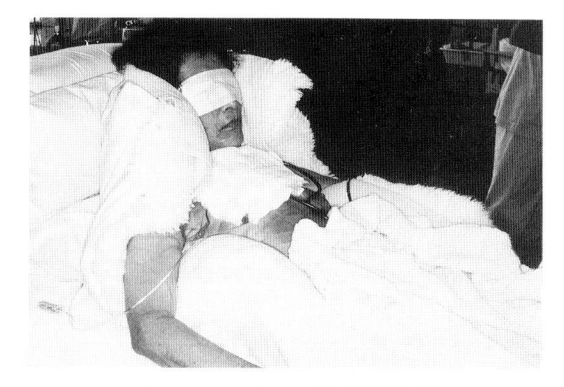

図5.48 マジック・バッグによる頭部前傾保持法
（図説耳鼻咽喉科・頭頸部外科手術書より）

5.5 気管支肺手術術前術後管理

集検の普及は，各種疾患の早期発見に多大な貢献をもたらしたと同時に，呼吸器科領域ではとくに高齢者肺癌患者の増加を招来した．今日，抗生物質をはじめとする各種化学療法の発達と麻酔を含む術前・術後管理の進歩に伴い，手術適応は拡大の傾向にある．しかし，高齢者症例においては慢性非可逆的疾患を有することが多く，心肺機能の予備力に乏しいため，術後合併症の発生はときとして致命的である．

気管支肺手術における最重要課題は，術後の心肺機能不全の発現を予測した手術術式の選択であり，術前からのきめ細かな呼吸管理による術後合併症の防止にある．本稿では，以上の点をふまえた気管支肺手術における術前・術後管理について述べる．

a. 術前管理

術前管理のポイントは，術後に予想される合併症をいかにして未然に防止するかまたは最小限にとどめるかにある．ここでは，気管支肺手術予定症例の術前管理においてもっとも重要と思われるいくつかの点について述べることとし，その他必要な項目については他章を参照されたい．

(1) 病歴と喫煙歴

胸部疾患の既往については，疾患名と治療経過および現時点における病状の詳細を把握しておく必要がある．これらの問診あるいは既往疾患に関する関連病院への照会は必須項目であり，一般検査では気づかれない疾病の発見が可能となる．

喫煙は，気道上皮の線毛運動を著しく阻害し，気道内分泌物の貯留とともに末梢気道の閉塞すなわち closing volume の増大をきたす．喫煙は術後の microatelectasis の発現に大きく関与しており，入院後はただちに禁煙するよう患者に注意を促すべきである．

(2) 気道の清浄化

急性あるいは慢性の気道感染がある場合は，手術を延期するかもしくは十分に治療を行った後に手術に踏み切るべきである．肺化膿症や気管支拡張症の手術では，グラム陰性桿菌や緑膿菌などの日和見菌が起炎菌である場合が多く，感染の鎮静化に難渋するが，原則的には感受性試験にもとづいた化学療法を確実に行い，気道内分泌がもっとも減少した時期に手術を行うのが安全である．病変部が特定される場合は，積極的な体位ドレナージが効果的である．

一方，肺結核の手術または肺結核を合併している症例の手術では，抗結核薬の投与により喀痰中の結核菌は術前に陰性化していることが望ましい．なお，胸膜炎の中には，胸水中に結核菌が証明されなくても抗結核薬が著効を示す場合があり，原因不明で遷延する胸膜炎がある場合は，一般検査を熟考のうえ，抗結核薬の投与を検討すべきである．

また貧血，低蛋白血症，低ガンマグロブリン血症などは，肺合併症の増悪因子となるので，肺感染症の術前治療に際しては，これらの補整と改善に不備のないよう留意する．

術前に気道感染が確認できない場合でも，術後肺合併症の防止対策を講じておく必要がある．腹式呼吸や咳嗽・去痰訓練を励行し，IPPB（間欠的陽圧呼吸）や CPAP（持続的陽圧呼吸）などを用いた呼吸訓練や肺理学療法を行い，各種の喀痰融解剤や界面活性物質による吸入療法を併用して，気道分泌物の排除をはかることが肝要である．

(3) 喀痰検査

正常人では，末梢気道内は線毛運動や咳嗽反射による自浄作用とマクロファージによる食菌作用や補体・IgG・IgA などの免疫学的作用により，基本的には無菌状態にある．化膿性肺疾患はもとより担癌体においては，自浄作用・免疫能ともに低

下しており，とくに高齢者では気道内感染を惹起しやすい状態にあると予想される．術後肺炎を防止するためには，術後の適切な抗生物質の選択が鍵をにぎることになるが，術前は1回に限らず喀痰培養検査を行い，感受性試験による抗生物質の選択をしておく必要がある．しかしながら，喀痰細菌検査では口腔内細菌の混入は避けられず，肺内の起炎菌を正確に表しているとは限らないため[1]，気管支鏡施行症例では全例に吸引物の培養検査を行い抗生物質選択の一助とすることが望ましい．なお，参考までに述べるが，化膿性肺疾患や気道内に直接所見を有する肺悪性腫瘍症例では，摘出肺の気道分泌物からの起炎菌検出率が高いことから，これらの症例ではとくに，術中摘出標本からの細菌培養をすすめたい．

(4) 機能的評価による手術適応の決定

肺切除後の心肺機能を予測するためには，単一の検査方法では不十分であり，換気能力や血行動態，ガス交換能など多角的な検査成績にもとづいた検討が必要である．スパイロメトリによる肺気量や肺容量の測定，肺拡散能の測定と血液ガス分析，放射性同位元素を用いた肺血流の観察と換気血流不均衡の検索など，呼吸器を中心としたルーチン検査はもとより，一般検査や理学所見，さらには performance status や Hugh-Jones・NYHA などの各指標を参考として，機能的な手術適応を決定しなければならない．

表5.10に，各施設で採用されている術前の機能的肺切除限界値を示す．表中の基準値はすべて換気機能を指標としたものであり，施設によりまちまちである．しかも，肺切除に伴う呼吸ガス交換機能の喪失と循環負荷の増加を個々の症例について評価するものではない．努力性要因の大きい換気機能検査では，被検者の努力の度合いが直接換

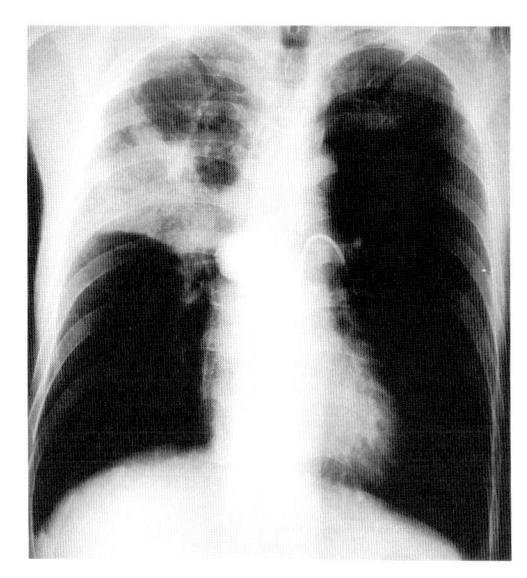

図 5.49 一側肺動脈閉塞試験
右肺動脈閉塞試験を示す．バルーンつきカテーテルを挿入して右肺動脈を閉塞し，左肺動脈に Swan-Ganz カテーテルを挿入して閉塞前後の肺循環動態を調べる．

気機能成績に反映するため，厳密な意味での個体ごとの切除量を考慮した適応基準とはなりえない．

肺切除にもっとも近似した状態は，術側の肺動脈閉塞試験[2]によって表現される．これは，右心テーテル法によってバルーン付きカテーテルを肺動脈に挿入し，バルーンを膨らませて術側肺動脈を閉塞するものである（図5.49）．同時に挿入したSwan-Ganz カテーテルにより，閉塞前後の肺動脈圧と心拍出量を測定し，肺血管抵抗および血液ガス分析の成績から肺切除の適否を決定する．表5.11に一側肺動脈閉塞試験による肺切除許容限界値を示す．これは，他の換気機能を指標とした適応基準に比べ非常に厳しいものである．しかし，本検査によって換気機能成績上，肺切除が不可能とされたものの中には多数の切除可能症例があり，一方では反対に肺切除が不可能と診断されて

表 5.10 肺機能検査による肺切除限界

日本	肺活量 60〜70% %最大換気量 70% および 1 秒率 55% 以上 % 肺活量×1 秒率 2400 以上
欧米	% 肺活量 50% 1 秒量 50% 1 秒量 2.0 *l* MVV 50%

表 5.11 一側肺動脈閉塞試験による肺切除限界

全肺血管抵抗（TPVR/m²）	700 dyne・sec・cm⁻⁵/m² 以下
平均肺動脈圧（$\bar{P}_{pA}$）	30 mmHg 以下
心係数（CI）	2 *l*/min 以上
動脈血酸素分圧（Pa_{O_2}）	60 Torr 以上
混合静脈血酸素分圧（Pv_{O_2}）	30 Torr 以上

術後の心肺不全死を回避できた症例もあることが明らかとなっている[3]．しかしながら，肺切除予定症例のすべてに本検査を行うわけではない．対側1秒量が 800 ml/m² 以上（体表面積あたりの1秒量を肺血流量の左右比で算出したもの）の症例では，本検査による全肺血管抵抗は 700 dyne 以下であるので，対側1秒量が 800 ml/m² 以下のものを対象とするべきである．

なお，緊急手術などで術前の機能検査が不十分で肺切除を余儀なくされる症例では，術前にSwan-Ganz カテーテルを挿入し，術中の患側肺動脈遮断時の心肺動態に関する諸成績によって肺切除の適否を判定する方法がとられている．

b. 術 中 対 策

術中の呼吸管理は，麻酔にかかわる項目が主である．そのポイントの第一は，気道内の分泌物を確実に吸引排除し，対側肺への吸引汚染を防止することであり，第二は，無気肺の防止にある．

(1) 気道内吸引

自然気胸や開胸肺生検などの手術では，single lumen の気管内チューブによる気道確保が一般的であるが，側臥位で行う葉切以上の肺切除術では，double lumen 気管内チューブ（Robert-Shaw チューブまたは bronco-cath チューブ）による呼吸管理を基本とすべきである．症例によっては，術側気管支を遮断できるチューブ（ユニベントチューブ）を利用する（図5.50）．これらのチューブ

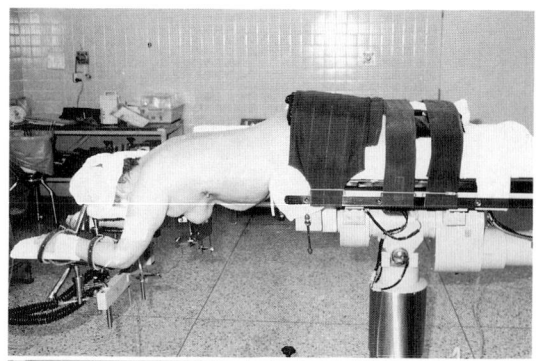

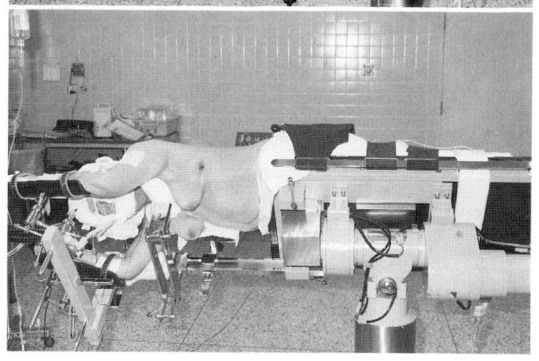

図 5.51 顔面位
180°回転可能な抗研式回転手術台による顔面位（上）と右側臥位（下）を示す．

は分離肺換気が可能なことはもとより，左右の気管支内分泌物の吸引を効率的に行うことができるからである．このようなチューブの使用が困難な場合は，顔面位（図5.51）かあるいは仰臥位でのアプローチの検討が必要である．これらの方法もかなわぬときは，術中早期に気管支鉗子を術側気管支にかけて操作を進めることが必要となる．いずれの方法においても，術中頻回の気道内吸引は避けられず，吸引物からの正確な起炎菌の同定と気道内汚染を防止するうえで，清潔なゴム手袋の着用と滅菌吸引チューブの頻回の交換・洗浄を義務づける必要がある．

なお，前述したように，術前に気道内感染が明らかな症例や気管支鏡所見で直接所見を有する肺悪性腫瘍症例では，摘出肺からの起炎菌の検索は術後肺合併症防止のうえで積極的に行うべき方法と思われる．

(2) 無気肺の防止

術中は，麻酔ガスや気管支循環の低下などにより気道の清浄化機能が低下し，分泌物の貯留をき

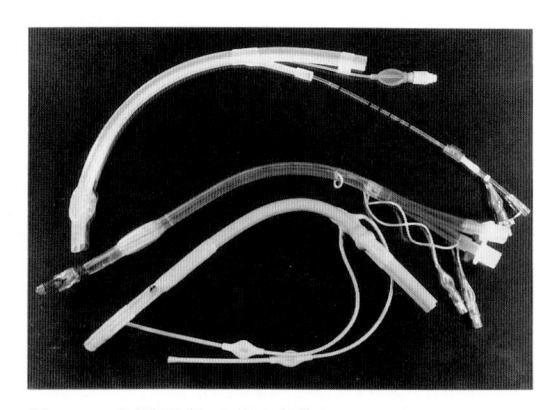

図 5.50 分離肺換気が可能な気管内チューブ
上から，ユニベントチューブ，broncho-cath tube, Robert-Shaw tube を示す．

たす．また，術側肺の乾燥・冷却・圧排や，さらにはdouble lumenチューブを用いた分離肺換気による術側肺の虚脱などの影響が加わり，無気肺を発生しやすい状況にある．手術が長時間に及ぶと肺表面活性機能の低下が進み，容易にmicroatelectasisを惹起するが，これは換気血流比の不均等を招き低酸素血症の原因となる．したがって，術中は気道の加湿に留意し分泌物の排除に努めるとともに，breath holdingを有効に用いた換気とover inflationを随時行って，無気肺の発生を防止することが肝要である．

c. 術後管理

気管支肺手術の術後においては，麻酔剤や鎮痛剤などによる呼吸抑制，術後疼痛による換気運動の制限，肺に対する外科的侵襲(traumatic lung)などにより，患者は呼吸不全に陥りやすい状況にある．したがって，術後管理のポイントは，これらの呼吸不全の原因を取り除くとともに，循環動態を考慮した呼吸管理を行う点にある．

(1) 高炭酸ガス血症と対策

分時換気量($\dot{V}_E$)と動脈血炭酸ガス分圧(Pa_{CO_2})の関係式は，次式によって示される．

$$\dot{V}_E = V_T \times f = \dot{V}_A + \dot{V}_D$$

V_T：1回換気量，$\dot{V}_A$：肺胞換気量
$\dot{V}_D$：死腔換気量，f：1分間の呼吸数

$$Pa_{CO_2} = 0.863 \times \dot{V}_{CO_2} / \dot{V}_A \quad (\dot{V}_{CO_2}：CO_2排出量)$$

この式から，V_Tの低下やfの減少，もしくは$\dot{V}_D$や$\dot{V}_{CO_2}$の増加によって肺胞換気量は低下し，P_{CO_2}の上昇によって呼吸性アシドーシスが招来される．

Pa_{CO_2} 50 mmHg以上の高炭酸ガス血症は換気機能の障害を意味する．原因として，① 気密な閉胸がなされていないこと，② 胸腔ドレーン吸引回路の漏れ，③ 胸壁動揺(flail chest)，④ 縦隔動揺，⑤ 麻酔からの不十分な覚醒，⑥ 術後疼痛による呼吸抑制，などがあげられる．したがって，高炭酸ガス血症の対策は，以上にあげた原因の有無について順にチェックしなければならないことになる．まず創部の気密性を確認するとともに，胸腔ドレーンが確実に機能しているか否かを点検

する．胸壁動揺は，外傷による多発肋骨骨折を除けば，悪性腫瘍の胸壁合併切除によることが多い．しかし，閉胸後の開胸肋間のズレに伴う皮下筋層の断裂もしくは閉鎖不良が原因で肋間が開き，発現する場合がときにみられる．胸壁動揺に対しては，呼吸運動の妨げとならないよう留意しながらテープまたは砂嚢による固定を行う．一方，縦隔動揺は，肺摘除で横隔神経の切断ないし麻痺を伴う場合に発現することが多い．縦隔動揺に対しては，人工呼吸器による補助換気がfirst choiceであり，早くとも胸腔ドレーンの抜管時まで行うのが安全である．麻酔の影響が遷延している場合も補助換気の適応となるが，一般に補助換気は，空気呼吸下Pa_{O_2} 60 mmHg以下，Pa_{CO_2} 55 mmHg以上，f 35以上を適応としている．術後疼痛に対して，術前からの硬膜外麻酔が一般化しつつあるが，除痛効果をはかるためには，薬剤自体の呼吸抑制作用に配慮した各種鎮痛剤の併用や肋間神経ブロックなどの除痛対策も必要である．疼痛対策の詳細については別章に譲る．

(2) 低酸素血症と対策

術後低酸素血症は，肺胞換気量の減少もしくは肺拡散能の低下によるものである．前者は前述したような術後呼吸抑制と無気肺が主因であり，後者は肺間質に異常に水分が貯留した状態すなわち肺水腫が原因である．

a) 無気肺

麻酔をかけることによって，機能的残気量(FRC)の低下とclosing volume (CV)の増加をきたすことが知られている[4]．側臥位や顔面位を必要とする呼吸器の外科手術では，FRCの低下は大きく，とくに下部に位置する肺葉の気道閉塞を惹起しやすい．また，麻酔中は高濃度の酸素による換気が行われていることが多く，気道内分泌物の増加とあいまって，換気ガスの取り込みと吸収による末梢気道の閉塞(microatelectasis)を生じる可能性が高くなる．高齢者や慢性器質性肺疾患をもつ患者では，とくに術前からsmall airway closureと相対的FRCの低下を伴っていることが多く，術後は低酸素血症が必発と考えてよい．

無気肺は，換気はないが血流のある肺の領域の

存在，すなわちシャント(shunt)を形成し換気血流比($\dot{V}_A/\dot{Q}$)の不均等の原因となる．いわゆるmassive atelectasisは胸部X線像で診断可能であるが，microatelectasisは判別が困難である．喀痰が多く，発熱と呼吸数・脈拍の増加，および聴診上細かい断続性ラ音(fine crackle)を認める低酸素血症では本症を疑う．

無気肺に対する治療の基本は，気道内分泌物の排除にある．massive atelectasisでは，ただちに気管支ファイバースコープによる吸引を行う．wet caseで喀痰の粘稠性が高く吸引しきれない場合は，加湿はもとより各種の喀痰融解剤を併用し，積極的には生理食塩水10〜20 mlを気管内に注入して気管支洗浄を行う．低肺機能患者で無気肺の反復が予想される場合には気管切開による気道管理を躊躇してはならない．microatelectasisに対しては，人工呼吸器による陽圧呼吸が効果的である．

b) 肺水腫

肺水腫は，その発現機序により心原性肺水腫と透過性肺水腫に分けて考えることができる(表5.12)．

心原性肺水腫は，左心不全ないし過剰の輸血により肺微小血管内圧の上昇をきたし，結果的に肺間質への水分の漏出が起こることにより発現する．肺微小血管内圧(P_{mv})と平均肺動脈圧($\bar{P}_{pA}$)，肺動脈楔入圧(P_w)との関係は次式によって示される．

$$P_{mv} = (2\bar{P}_{pA} - 3P_w)/5$$

心原性肺水腫に対しては，利尿剤やジギタリス剤あるいはカテコールアミンを併用した心不全の治療と，血液蛋白濃度を考慮に入れた適切な輸液管理が要求される．

一方，透過性肺水腫は，肺血管内皮細胞の障害が主因と考えられており，肺コンプライアンスの低下と低酸素血症を特徴とする．長時間の肺虚脱による肺血流低下と再膨張に伴う再灌流障害，感染症とくにグラム陰性菌のエンドトキシンによると思われる肺障害，多臓器不全など，本症を発現しうる原因は多岐にわたる．その最終病態は同一であり，adult respiratory distress syndrome (ARDS)と一般に呼ばれている．ARDSの発現機序は複雑であるが，白血球やマクロファージの作用あるいはエンドトキシンやアラキドン酸代謝物との関係から，しだいに解明されつつある．透過性肺水腫に対しては，今のところ確立された治療法はなく，ステロイド剤の効果に対しても疑問視する報告がある．しかし，現時点ではステロイド剤が依然として治療の中心であり，蛋白分解酵素阻害剤やsuper oxide dismutase (SOD)，プロスタグランディン合成阻害剤などの併用による治療が有効かと思われる．

肺水腫では原因の種別にかかわらず，PEEPを併用した人工呼吸器による呼吸管理を必要とする．

c) 酸素療法

低酸素血症に対しては，酸素療法がfirst choiceとなる．動脈血酸素濃度を高めることにより心の仕事量を軽減し，末梢循環の改善に好影響が期待できる．しかし，吸気ガスの酸素濃度に比べ著明な改善が得られない場合は，補助換気の適応となる．呼吸管理のポイントは，酸素消費量(V_{O_2})に対応した換気・循環の管理を行うことにある．酸素消費量と換気条件・循環条件との関係式は，次式によって示される．

(1) $V_{O_2} = F_{IO_2} \cdot V_I - F_{EO_2} \cdot V_E$

    F_{IO_2}：吸入ガス酸素濃度
    F_{EO_2}：呼気ガス酸素濃度
    V_I：吸気量
    V_E：呼気量

(2) $V_{O_2} = Q \cdot (C_{aO_2} - C_{vO_2})$

    Q：心拍出量
    C_{aO_2}：動脈血酸素含量
    C_{vO_2}：混合静脈血酸素含量

換気条件から有効なV_{O_2}を得るためには，F_{IO_2}の

表5.12 術後肺水腫の臨床像

		心原性	透過性
X線所見	心胸郭比	拡大	正常
	葉間胸膜線	増強	特変なし
	胸水	一般的	まれ
検査所見	肺動脈楔入圧	25 mmHg以上	正常
	BALF蛋白濃度	低い	高い

BALF：bronchoalveolar lavage fluid (気管支肺胞洗浄液)

上昇と V_I の増加が必要となる．しかし，PEEPによって microatelectasis を除去し，FRC を増加せしめ肺胞換気量を大きくすることによって，これに対応することが可能である．一方，循環条件として(2)式より Q の値を維持しなければならないことがわかる．Q の低下は CaO_2-CvO_2 の開大となり，CvO_2 低下すなわち組織酸素濃度の低下を意味する．

〔半田政志・藤村重文〕

文　献

1) 半田政志，藤村重文，仲田　祐：胸部外科手術における重症肺合併症の検討．臨床外科，**42**：1937～1945，1987．
2) 仲田　祐，新田澄郎，藤村重文，小林俊介，小池加保児，大貫恭正，斉藤泰紀，近藤　丘：肺機能からみた肺切除の適応限界の設定．呼吸器外科，**1**：1～12，1987．
3) 石木幹人：低肺機能肺癌患者の肺切除の機能的適応決定と術後急性期及び遠隔期の心肺動態に関する研究．抗研誌，**36**：159～169，1985．
4) Nunn JF: Applied Respiratory Physiology, Butterworths, London, Boston, 1977.

5.6 肺移植

肺移植の実験は，1907年にCarrelがネコの心肺を頸部に移植したのが先駆けとなり，1947年Demikofによるイヌ左肺下葉同種移植によって本格的にはじまった．1963年には肺移植臨床応用の第1例目がHardyらによって報告され，肺癌で左肺摘出を受けた58歳の低肺機能患者に対して行われた．しかし，肺移植臨床の初期の成績は惨たんたるものであり，1980年までの移植総数は38例で，術後成績も1968年のDeromらの右肺移植例の10カ月を最長に，1カ月以上生存はわずかに3例のみであった．臨床成績の不振から，肺移植は実験・臨床ともに一時低迷のやむなきにいたっている．

1981年以降，免疫抑制剤としてcyclosporineが開発され心や腎の移植成績が向上するに伴い，肺移植再開の気運が高まり，トロントの肺移植グループ[1]を中心として臨床数は急増した．1989年10月現在，片肺移植144例，両肺移植73例が登録されるまでになっている．臨床成績も飛躍的に向上し，片肺移植4.5年以上，両肺移植でも16カ月以上の最長生存例が報告されている．

今日の肺移植の問題点をまとめると，次のようになる．すなわち，① 肺移植適応基準の確立，② 移植肺の入手と保存法の確立，③ 拒絶反応早期診断法の確立，④ 移植肺病態生理の解明と合併症対策，などである．本稿では，以上の問題点に対する現況について概説する．

a. 肺移植適応基準

1980年以前の肺移植38例の適応疾患をみると，慢性閉塞性肺疾患15例，慢性肺疾患8例，肺癌6例のほか，気管支拡張症，珪肺，肺結核，中毒性肺臓炎，肺高血圧，外傷性呼吸不全，線維性肺疾患，肺熱傷と多彩である．しかし，今日，肺移植の適応疾患は明確にされつつある（表5.13）．

一側肺移植の適応疾患の第一は特発性肺線維症

表 5.13 肺移植の適応疾患

一側肺移植	特発性肺線維症
	職業性肺疾患
	アスベストーシス，珪肺
	サルコイドーシス
両肺移植	閉塞性肺疾患
	特発性
	α_1-antitrypsin欠損症
	好酸性肉芽腫
	肺気腫
	感染性肺疾患
	囊胞性肺線維症
	気管支拡張症
	原発性肺高血圧症
	（右心不全を伴わない）

であり，そのほか臨床では，肺気腫，アスベストーシスや珪肺症などの職業性疾患，サルコイドーシスなどに対して行われている．しかし肺気腫では，横隔膜の筋力低下と非移植側の高い肺血管抵抗により，一側肺移植を行うと換気血流に不均衡を生じる可能性があり，両肺移植が理想的である．また両肺に発症する囊胞性肺線維症や気管支拡張症では，immuno-compromised hostの宿命を負うレシピエントにとって感染原を残すことは恐怖であり，両肺移植の適応である．なお，アスペルギルスやヒストプラズマ，肺結核などの感染症を基礎疾患とする場合は，肺移植の対照とはならない．心肺移植の適応疾患の第一である原発性肺高血圧症でも，右心不全を伴わないものに対しては，一側肺移植や両肺移植の適応拡大がはかられている．一方，拘束性・閉塞性・感染性肺疾患の中で右心不全を伴うものは心肺移植の適応であり，心肺移植の20%[2]はこれらの疾患で占められている．このように，心肺機能を総合的にとらえた移植の選択基準がなされるようになった．

肺移植以外に社会復帰を望む道のない進行性の非可逆的肺疾患を有する患者は，多いと予想される．アメリカの臓器移植システムUNOS (united network for organ sharing)の集計では，1989年

4月までにアメリカで31例の肺移植と74例の心肺移植が行われたが，待機中のレシピエントの数は肺72例，心肺217例と圧倒的に多い．しかし，移植治療には失敗は許されず，安全に移植治療を行うためには，厳格なレシピエントの選択が必要である．

肺移植レシピエントの選択基準は以下のように考えられている．すなわち，① 60歳以下，② 肺以外の枢要臓器に機能的・器質的疾患をもたない，③ 精神的欠陥がない，④ 悪性疾患がない，⑤ 保存的治療では1年以上の延命が期待できない，⑥ 栄養状態がよくステロイド治療が移植1カ月前より中止可能である，の6項目である．最後の項目は，後述するようにステロイド治療による気管支吻合部合併症の危険性を回避するためである．

b. 移植肺の入手と保存

肺移植の対照は，heart beating cadaver donor すなわち脳死者である．心停止後の肺を用いた移植の研究は緒についたばかりであり，可能性についての定説はない．一般的に心停止後の肺はshock lungに陥っていると考えるのが妥当であり，ドナー肺には不適当と考えられる．わが国においては，脳死に対する社会的なコンセンサスを確立するための努力が各方面で活発であるが，たとえ脳死者からの提供が可能となっても，胸部外傷や心肺の基礎疾患の存在，肺水腫の併発など，すべての対象がドナーになりうるとはかぎらない．一方，親族からの片肺提供は摘出後の心肺機能の保証がなく，倫理的に許されるものではない．表5.14にドナーの選択基準を示す．肺移植では気管もしくは気管支の吻合が不可欠であり，吻合部合併症は致死的因子となりうる．脳死者は気道確保のうえ生命維持装置が取り付けられており，気道の損傷あるいは感染の危険性は高いと予想される．また喫煙指数600以上の場合，X線無所見肺癌の存在の可能性も否定できず，気道内の観察はとくに慎重に行う必要がある．なお，長期間のレスピレーターの使用は，肺の線維化によるコンプライアンスの低下を招来するため，その使用期間は10日以内と限定される．

さて，肺移植の臨床では適切な肺保存法がないことから，ドナー肺の摘出はレシピエントに隣接する手術室でするのが一般的である．保存肺移植の臨床応用は少なく，トロント肺移植グループのatelectatic topical cooling法とミネソタグループによるflush法の二法のみである．前者は，摘出肺を虚脱させたまま4℃のEuro-Collins液に浸漬し冷却保存するものであり，4～5時間の保存が可能である．一方後者は，後述する単純浸漬冷却保存に相当するものであり，ドナーをヘパリン化した後に心停止させ，肺動脈に挿入したカニューレより肺保存液を数分間灌流して心肺を摘出し，摘出心肺を4℃の生理食塩水に浸漬して保存するものである．本法による5時間30分の保存肺の移植が報告されている．希少なドナー肺を有効に利用するためには，遠隔地輸送を前提とした肺保存法の確立が急務である．表5.15に，これまで報告されてきた肺保存の実験成績を示す．

臓器保存は冷却を基本とするが，肺保存では保存液で肺血管床を持続的に流して保存する方法（持続灌流保存）と，保存開始前に洗い流しただけで（flush）保存液に浸して冷却する方法（単純浸漬冷却保存）の二法が主流である．しかし，手技的な簡便さと経済性，長時間保存の可能性の点では後者がもっとも有力と考えられている．flushに用いる保存液が成績の鍵を握っており，近年，摘出肺を空気で持続膨張させ，保存液にリン酸緩衝液とした細胞外液組成液を用いた48～96時間の保存成績[3]が報告されている．適当な保存装置とそれを収納できる保冷庫さえあれば，遠隔地輸送はほぼ可能な段階にまで到達したといえる．

表 5.14 ドナーの選択基準

1. 50歳以下
2. 胸部外傷がなく，肺に基礎疾患をもたない
3. 悪性疾患がない
4. X線写真で肺野に異常所見がない
5. Pa_{O_2} が300 Torr以上（Fi_{O_2} 1.0, PEEP 5 cmH$_2$O）
6. 気道内に膿性分泌物がない
7. レシピエントとのサイズの差が20%以内
8. 糖尿病や重篤な高血圧，動脈硬化がない
9. ABO血液型の一致，リンパ球クロスマッチが陰性
10. HBs-Ag(−), HIV-Ab(−)

表 5.15 各種肺保存法による実験成績

methods	investigators		solutions	preservation time (hours)	successful cases /no. of experiments
continuous perfusion	Kondo T	(1980)	ICF	6	3/4
	Handa M	(1982)	ICF	12	4/4
simple hypothermia	Veith FJ	(1976)	Sachs	21	2/3
	Toledo-Pereyra LH	(1978)	MSGF	24 (〜72)	8/— (〜6/—)
	Hoyer J	(1980)	Collins 3	48	3/—
	Kondo T	(1983)	ECF	24	6/6
	Handa M	(1986)	Ep 3	48	4/4
	Handa M	(1987)	Ep 4	96	3/4
hyperbaric	Garzon AA	(1968)	Ringer's lactate blood, HES	24	11/37
subzero temperature	Okaniwa G	(1973)	5% LMD	4	4/9

ICF : intracellular fluid　　　MSGF : modified silica gel fraction
ECF : extracellular fluid　　　Ep 3, Ep 4 : phosphate buffered extracellular solution
LMD : low molecular weight dextran

c. 拒絶反応の治療と免疫監視

1981 年以降，免疫抑制剤として cyclosporine が開発され，臓器移植の成績は飛躍的に向上した．気管もしくは気管支吻合を必要とする肺移植では，吻合部創傷治癒に配慮した免疫抑制が考案されている．肺移植臨床例のもっとも多いトロント肺移植グループは，cyclosporine と azathioprine の二剤を軸として術前より投与を開始し，ステロイドの使用は 2〜3 週以後としている．この間の免疫抑制効果は，抗リンパ球グロブリンの投与により補強する(表 5.16)．他施設の免疫抑制のプロトコールは，ほぼこれに準じたものであり，拒絶反応発現時には methylprednisolone のパルス療法で対処している．

しかし，いかに強力な免疫抑制剤を用いても拒絶反応は起こるのであり，ほとんどの肺移植症例は移植後 3 週以内に 2〜3 回の拒絶反応を経験する．一方，肺は直接外界と接する臓器であり，容易に感染症を惹起する．拒絶反応・感染症ともに，その反復は器質的変化の積み重ねを意味し，移植肺の機能は廃絶することになる．拒絶反応と感染症とでは治療がまったく異なるため，両者を明確に鑑別できる方法が必要となる．

(1) 拒絶反応の X 線所見

拒絶反応の X 線所見の特徴は，体温の上昇や低酸素血症などの症状の出現に伴い，12〜36 時間で出現する比較的均一な陰影である．拒絶反応の初期には，intraalveolar pattern または popcorn appearance と呼ばれる陰影を呈する場合もあり，しだいにび漫性陰影に進展する．心肺移植における移植肺の拒絶反応では，下葉とくに右肺に出現することが多く，拒絶反応と肺血流分布との関連が示唆されている．しかし，以上の X 線所見は，肺感染症はもとより移植後急性期ではとくに traumatic lung と呼ばれる肺障害や，後述する reimplantation response などに際しても認められ，X 線所見による診断には限界があるといわざるをえない．

表 5.16 肺移植免疫抑制法（トロント肺移植グループから）

before Tx.	1. cyclosporine	5 mg/kg, orally
	2. azathioprine	1.5 mg/kg, iv
after Tx.	1. cyclosporine (plasma-through level	10 mg/kg/day, orally 150〜200 ng/ml)
	2. azathioprine	1.5 mg/kg/day, iv → orally
	3. Minnesota antilymphocyte globulin	10〜15 mg/kg, iv (5〜7 days)
	4. prednisone (started at 2〜3 weeks after Tx. ultimately 15mg/2 nd day)	0.5 mg/kg/day, orally
rejection	bollus doses of methylprednisolone	10 mg/kg, iv (3 days)

(2) 組織診断法

拒絶反応の診断法としては，組織診断法がもっとも有力である．経静脈的肺生検や経皮的肺生検などのほか，近年では気管支鏡下肺生検 (transbronchial lung biopsy, TBB)[4] が注目され好成績をあげている．移植後経時的に肺機能検査を行い，拒絶反応に伴う臨床症状とともに flow volume 曲線における $FEV_{1.0}$ と FVC の低下が認められた場合には，TBB がルーチンに行われており，overall の診断率 84% の成績が得られてる．immuno-compromised host である移植患者は，ウイルス感染や日和見感染にかかることがしばしばであるが，サイトメガロウイルス (CMV) 肺炎では owl's-eye inclusion body を, helpes simlex 感染では好酸性封入体を, ニューモシスティスカリニ (Pneumocystis carinii) 肺炎では気道内分泌物の Groccott 染色陽性の原虫をそれぞれ確認することによって診断がなされている．しかし，拒絶反応の早期では肺の中枢側と胸膜直下とでは組織所見に著明な差があること，気胸や気道内出血などの合併症の危険性があること，小児では頻用できないことなどから，TBB による診断には慎重でなければならない．

一方，免疫学的手法を加味した生検として，気管支鏡下に気管支粘膜生検による Lew-7 陽性リンパ球の検索があり，検査手技，合併症，診断率をめぐり今後の展開が期待されている．

(3) 気管支肺胞洗浄 (bronchoalveolar lavage, BAL)

拒絶反応と感染症の診断には，侵襲が少なくて頻回に検査が可能な方法が理想的である．肺血流シンチグラフィの併用による画像診断やトロンボキサン B_2 の測定などの生化学的アプローチによる方法が試みられているが，今のところ補助診断としての意義にとどまっている．

一方，HLA phenotyping による検索から，移植肺の BAL によって得られたリンパ球とマクロファージは，移植後6週程でドナー由来のものからレシピエント由来のものにほぼ置換されることが知られている．したがって，BAL によって回収された液 (bronchoalveolar lavage fluid, BALF) の中の細胞構成を明らかにできれば，拒絶反応と感染の有無を察知しかつ両者の鑑別が可能となるはずである．

近年，BALF 中の細胞動態に関する研究が進み，胸部 X 線所見よりも早期に拒絶反応を認知できる可能性のあることが明らかとなってきた．BALF はすでに肺感染症の診断に威力を発揮しており，拒絶反応と感染症の両面をモニターできる方法として期待されている．

d. 移植肺の病態生理と合併症

移植後の合併症として，直接死因となりうる重要なものをあげ，それぞれの病態と防止対策について述べる．

(1) 気管・気管支吻合部合併症

吻合部合併症とは，移植肺気管支粘膜の潰瘍や壊死による離開，吻合部周囲の膿瘍形成と肺動脈穿孔，および晩期吻合部狭窄などである．原因としては，第一に拒絶反応に伴う吻合部障害[5]があり，この点からも拒絶反応早期診断法の重要性が指摘される．第二には，移植肺気管支の循環障害があげられる．吻合部合併症の大部分は，術後急性期に集中する．これは正常な気管支循環をたたれた吻合部の血行が，酸素濃度・血流量ともに乏しい移植肺動脈からの逆行性の気管支循環によりまかなわれるからである．移植後の reimplantation response やステロイド療法が，吻合部の創傷治癒を遅延させるものであることはいうまでもない．

近年，血管やリンパ網に富む胃大網による吻合部被覆 (omentopexy) が注目され，吻合部合併症は激減した．しかし，気管吻合を行う両肺移植では，移植肺気管支が長くなることから吻合部合併症は依然として多い．両肺移植では，心肺移植におけるような coronary-bronchial bypass が期待できないことによる．したがって，両肺移植でも気管支での吻合が再び見直されるようになってきた．

(2) reimplantation response

これは移植後3日をピークとして移植肺に発症する肺水腫様変化である．通常は3週以内に吸収

されるが，高度になると肺機能は廃絶し graft loss となる．原因は，移植肺の阻血とリンパ流の途絶，阻血後の再灌流障害，除神経と外科侵襲など多岐にわたり，いまだ明快な結論は得られていない．移植後急性期のステロイドの使用は，気管支吻合部創傷治癒の点から適当とはいえず，人工呼吸器による PEEP の使用と利尿剤による治療が実情である．最近，再灌流障害に対する治療として，SOD（superoxide dismutase）などの free radical scavenger の効果が明らかにされつつあるが，原因・対策ともに早期解決が望まれる．

(3) 閉塞性細気管支炎

心肺移植では，遠隔期合併症として 30～50％ に閉塞性細気管支炎がみられる．肺移植では，長期生存例がまだ少ないためか報告はみられない．原因は，ウイルス感染とくにサイトメガロウイルス感染をトリガーとする慢性拒絶反応であろうと考えられている．除神経が本症に関与するとの報告がある一方，遠隔期の移植肺の肺動脈には arteriosclerosis が高頻度にみられ，本症によって表面化するとの報告もある．本症の治療は，その病態から免疫抑制剤が中心となるが，最悪の場合は再移植の適応となる．

以上，肺移植における問題点と対策について，実験的研究と臨床成績にもとづいて概説した．肺移植にまつわる問題は多岐にわたり，未解決の部分は多い．しかし，移植治療に対するひたむきな熱意とたゆまぬ研究により，わが国においても近い将来確立された治療になるものと期待される．

〔半田政志・藤村重文〕

文　献

1) Pattweson GA, Cooper JD: Status of lung transplantation. *Surg Clin North Am*, **64**: 545～558, 1988.
2) Reiz BA: Heart-lung transplantation. *Chest*, **93**: 450～452, 1988.
3) Handa M, Fujimura S, Kondo T, Ichinose T, Shiraishi Y, Nakada T: A study of preservation solution for 48- and 96-hour simple hypothermic storage of canine lung transplants. *Tohoku J Exp Med*, **159**: 205～214, 1989.
4) Higenbottan T, Stewart S, Penketh A, Wallwork J: Transbronchial lung biopsy for the diagnosis of rejection in heart-lung transplant patients. *Transplantation*, **46**: 532～539, 1988.
5) Fujimura S, Kondo T, Handa M, Yamauchi A, Okabe T, Saito R, Ichinose T, Shiraishi Y, Nakada T: Histologic assessment of anastomotic healing in canine lung transplantation. *J Thorac Cardiovasc Surg*, **94**: 323～330, 1987.

6. 心　　臓

6.1　総　　論

A. 循環生理，検査，診断

a. 循環生理
(1) 心血管系の構築と機能[1]

体循環の動脈系は循環血液量の約20%を包含し，左心室に対して体血管抵抗，すなわち後負荷を形成し，高い血圧と心周期ごとの大きい脈圧を特徴とする抵抗血管系である．毛細血管は5〜10 μm の直径で，循環血液量の約5%を包含する．その直径が細いので高い動脈圧は減圧され低圧（動脈圧の約1/4）となる．全毛細血管の表面積は膨大で，周辺組織との物質転送に有効に機能している．体静脈系には循環血液量の約70%が貯留し，容量血管系を構成する．そのうち，胸郭内にあって胸腔内圧の影響を受ける大静脈などを中心静脈といい，中心静脈圧は循環血液量，心ポンプ機能，末梢静脈系のトーヌスや胸腔内圧の影響を受けて変動する．中心静脈圧を代表する右心房平均圧は右心室に対する拡張期充満圧，すなわち前負荷の程度を示す．

肺循環系は体循環系に比べて約1/8の低血管抵抗系である．非常な高地生活者以外，正常の平均圧は 25 mmHg を越すことはなく，それ以上は肺高血圧症とされる．僧帽弁膜症がない場合，左心房平均圧は左心室拡張末期圧を反映し，前負荷の指標となる．この左心房圧は肺動脈楔入圧をもって代用される．また，拡張末期容積に占める1回拍出量の割合を駆出率といい，心ポンプ機能の指標となる．

(2) 心拍出量とその規制因子

1分間に心室の拍出する血液量を心拍出量といい，それを体表面積 1 m² に換算した値を心指数という．安静時にこれが 2.5 l/min/m² 以下では低値で，心原性ショックでは 2.2 以下となる．逆に高心拍出量状態は運動負荷，発熱，妊娠，貧血，甲状腺機能亢進症，体動静脈瘻で認められる．心拍出量を規定する因子は心拍数と1回拍出量である．心拍数の増加は心拍出量を増加するための有効な因子である．洞調律の成人では 160〜180/min までの心拍数増加に伴って心拍出量は増加する．高齢期ではこの範囲は 120〜140/min 程度に減少することがある．これら以上に心拍数が増加すると逆に心拍出量は減少するが，それは心室拡張時間の短縮により心室充満および冠血流量の減少することによる．心房細動では心室充満に対する心房収縮の効果がなくなるため約 20〜25% 心拍出量は減少する．徐脈では前負荷の増加による1回拍出量の増加は心拍数の減少による影響を代償できず，心拍出量は減少することが多い．心拍出量を規定するもう一つの因子である1回拍出量は拡張期の心室充満と収縮期における駆出の程度により規制される．したがって，前負荷の増加（Starling 心臓法則）および後負荷の軽減は1回拍出量増加因子となる．循環諸量の正常値を表 6.1 に示

表 6.1 循環諸量の正常値

1. 心内圧 (mmHg)			
右心房圧 (平均圧)	5 以下	左心房圧 (平均圧)	12 以下
右心室圧 (収縮期)	15～35	左心室圧 (収縮期)	100 以上 140 以下
(拡張末期)	5 以下	(拡張期)	12 以下
肺動脈圧 (平均圧)	25 以下	大動脈圧 (収縮期)	100 以上 140 以下
肺動脈楔入圧 (平均圧)	12 以下	(拡張期)	50 以上 90 以下
2. 心拍出量			
心指数 ($l/min/m^2$)	2.3～3.9	1 回拍出係数 (ml/m^2)	35～70
3. 血管抵抗 (dyne・sec・cm^{-5})			
全肺血管抵抗	300 以下	末梢血管抵抗	約 2000
肺小動脈血管抵抗	160 以下		
4. 左心機能			
左室拡張末期容積 (ml/m^2)	70±10	左室駆出率	0.67 (0.56～0.78)
左室収縮末期容積 (ml/m^2)	30±10	平均円周短絡速度 (circ/sec)	1.09～1.63
左室拡張末期圧 (mmHg)	12 以下	max dp/dt (mmHg/sec)	841～1696
左室仕事量 ($/m^2$)	50～90	E_{max} (mmHg/ml)	5.2±0.9

す．

(3) 冠循環系

冠状動脈は大動脈起始部左右冠状動脈洞より分岐する左右冠状動脈よりなる．左心室後壁の血流支配において後室間溝を下降する後下降枝，さらに後側壁枝が右冠状動脈に支配されている場合を右優勢型，左冠状動脈に支配されている場合を左優勢型，後下降枝は右冠状動脈から，後側壁枝は左冠状動脈から血流を受ける場合を中間型といい，右優勢型が過半数を占める．

また，冠状静脈系に帰来する血液のうち約 70% は冠状静脈洞に還流し，しかもその大部分は左冠状動脈からの還流血である．他は Thebesius 静脈により直接いろいろな心腔に還流する．安静時心筋酸素消費量は約 8～10 ml/100 g/min，冠血流量は 70～90 ml/100 g/min とされている．冠状動脈血から組織への酸素の転送は最大限に行われ，そのため冠状静脈洞血酸素飽和度は約 30% と低い．したがって心筋酸素需要の増加は冠血流量の増加で行われ，冠血管床は安静時の 5～6 倍までの血流量の増加に対応しうるといわれる．冠循環の血流は，左心室では収縮期の高い血圧による壁張力と冠血管の捻れのため主として拡張期に流れる．右心室では両期とも，ほぼ同程度である．したがって冠状動脈への駆動圧は大動脈拡張期血圧であり，それが 50 mmHg を下回ると冠循環不全となりうる．また冠状動脈径に関しては約 2/3 程度以上に狭窄すると血流量の減少が起こるとされてい

る．心筋の酸素需要と供給（冠血流量）がバランスを保つことが重要であるが，前者の指標として心拍数と収縮期血圧の積（double product）が簡便である．左心室圧の駆出時間面積（TTI）もその指標となる．後者の指標の一つとして大動脈圧と左心室圧の圧差を大動脈弁閉鎖時から開放時まで積分した値を diastolic pressure time index（DPTI）といい，その比の DPTI/TTI が心筋酸素需要供給の程度，および貫壁性の局所冠血流分布の指標として用いられる．

正常心筋のエネルギー代謝の基質は遊離脂肪酸が中心であり，糖代謝もより少ない程度に関与している．

(4) 刺激伝導系

心房の動きと心室の動きが協調する房室関連は刺激伝導系の生理的機能による．その刺激発生源は洞結節で，上大静脈右心房入口部に存在する．この結節は安静時 60～80/min で放電し，その刺激が心房筋を収縮させる．本結節には交感神経，副交感神経線維が豊富である．心房を興奮させた刺激は房室結節（A-V node）に至る．これは冠状静脈洞，Torado の靱帯，三尖弁輪に囲まれた三角（Koch の三角）に局在する．房室結節は不応期が長く，刺激伝導速度は 200 mm/sec ともっとも遅く，心電図 PQ 時間の約 1/2 がここで費やされる．自動能は 40～60/sec である．房室結節は中心線維体を穿通して心室中隔上部に至り His 束となり，左脚後枝を分枝し，次に左脚前枝，右脚を分枝す

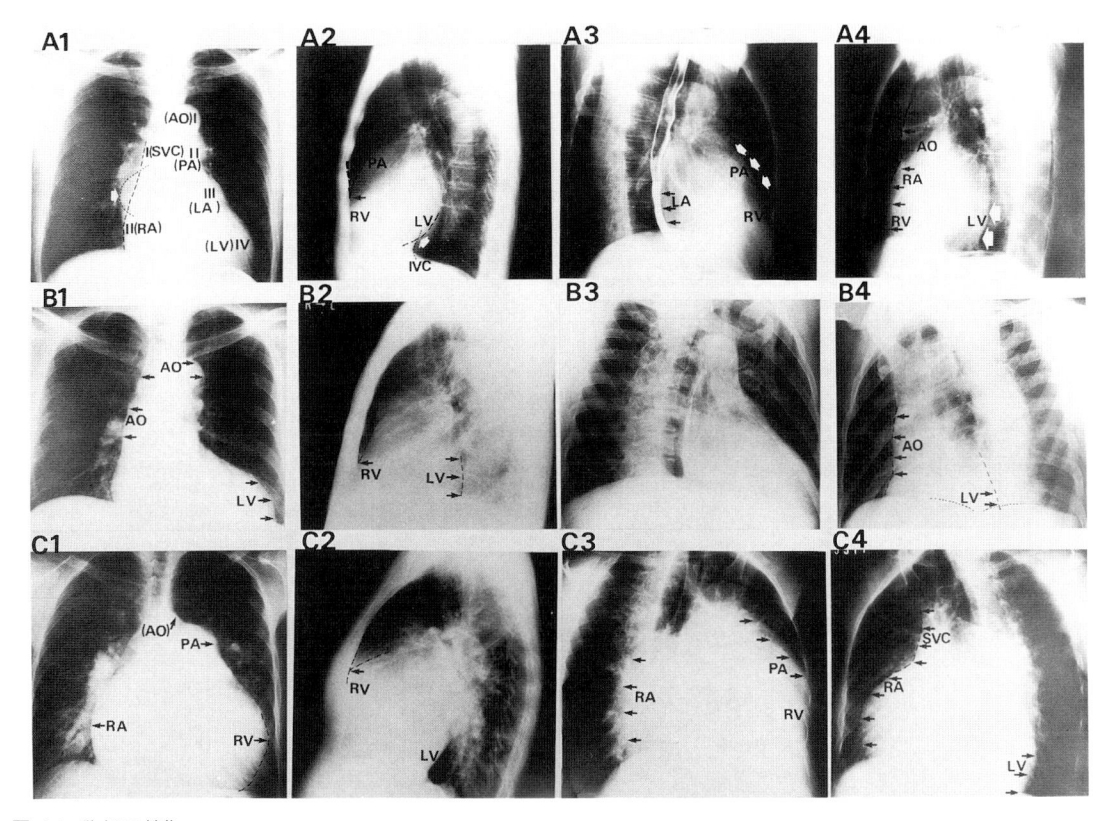

図 6.1 胸部 X 線像
1：正面像，2：側面像，3：第 1 斜位，4：第 2 斜位，I：第 1 弓，II：第 2 弓，III：第 3 弓，IV：第 4 弓，AO：大動脈，PA：肺動脈，LA：左心房，RA：右心房，LV：左心室，RV：右心室，SVC：上大静脈，IVC：下大静脈．
A1：白矢印は左心房拡張の double shadow を示す．A2：左心室後壁，脊椎前壁，横隔膜で形成される心後下腔は左室肥大で狭小化する．正常では左心室後壁と下大静脈の交点（白矢印）は横隔膜上 1～2 cm である．B：大動脈弁閉鎖不全による左室肥大（反時計方向回転心）．C：心房中隔欠損による右心系の拡大と肺血管陰影増強．C2：右心室と前胸壁の交点（矢印）は前胸壁長の 1/3 以上で右室肥大を示す．C4：上大静脈・右心房交点の位置が高く，時計方向回転心を示す（B4 と比較せよ）．

る．右，左脚は末端で Purkinje 線維となり心室作業筋に接続する．心室自動能は 20～40/min と緩徐である．

b. 検　　査
(1) 胸部単純 X 線検査
本検査は妊娠中の婦人らを可及的に除いたすべての心疾患が適応となる．通常，立位で正面像，側面像，第 1 斜位（右前斜位），第 2 斜位（左前斜位）の 4 方向で診断する．心腔・肺野・心臓の位置・その他の異常について評価を行う．心腔，および肺野の所見については図 6.1 に示した．心臓の位置は通常は正位で，これと鏡像関係の位置を逆位といい，その分化を示さないのが錯位である．その他，正面像で左上大静脈遺残を診断しうる．

(2) 心電図学的検査
安静時標準 12 誘導心電図，運動負荷心電図，Holter 心電図が一般的である．

安静時標準 12 誘導心電図では不整脈，前額面 QRS 電気軸，心房負荷，心室肥大，虚血性変化の有無を解析する．

運動負荷心電図としては Master 2 階段運動負荷，エルゴメーターやトレッドミル運動負荷が一般的である．虚血性心疾患の診断に，また心疾患の運動耐容能の評価に有用である．

Holter 心電図は 24 時間の連続心電図記録により，心拍数の日内変動，ST レベルの日内変動，不整脈の頻度，不整脈および虚血性心疾患の発作時心電図の記録に用いられる．

このほかに His 束心電図は His 束近傍の心内

心電図を記録することにより刺激伝導障害や副伝導路の局在を診断するのに有用である．

(3) 心音図検査

心音では I 音，II 音の増強，減弱，分裂を，III 音，IV 音の存在の有無を知る．心雑音についてはその聴取部位（胸骨右縁第 2，左縁第 2，第 3，第 4 肋間，心尖部），周波数特性（high-pitch or low-pitch），雑音の形，雑音の発生時期を分類することができ，また亜硝酸アミルで体血管抵抗を低下し心拍出量を増加して心雑音の強さの変化から心雑音発生の病因を推察する．頸動脈波もしくは心尖拍動図を同時に記録して心機図を作成し，心機能評価に用いる．

(4) 心エコー図 (図 6.2)

断層心エコー図，M モード心エコー図，カラードプラ心エコー図，連続波ドプラ法，パルスドプラ法がある．

断層心エコー図は，一平面上で断層された心臓の構造を描記する方法である．M モード心エコー図は，ある方向へ射入した超音波ビームに対する反射波を掃引することにより時間的に連続した動きとして記録する方法である．これらにより，心・大血管内部構造物の形態と動き，心腔・大血管の大きさ，心室壁の厚さと壁運動，心膜腔の広がりなどを評価することができる．また，左心室長軸径，短軸径を計測することにより心室容量解析，心筋収縮能の指標を得る．心エコー図による計測値の正常値[2]を表 6.2 に示す．

超音波シグナルに対する赤血球の動きによるドプラ効果を血流情報として，血流速度分布を断層心エコー図上に血流方向により異なる色調で重乗して記録するのがカラードプラ心エコー図である．心内血流が可視化され，弁逆流，短絡血流などの検出に便利である．連続波ドプラ法ではビーム上の最高血流速度を求めることができ，無侵襲的に心内圧や圧差を求めることができる．

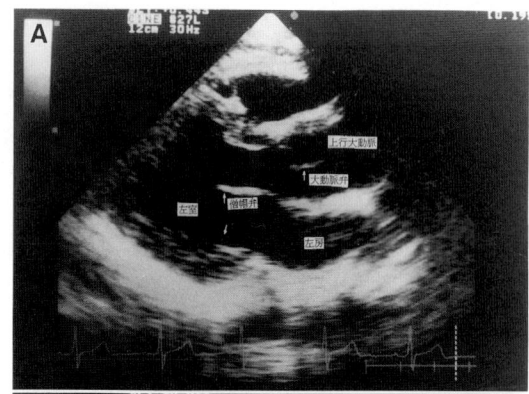

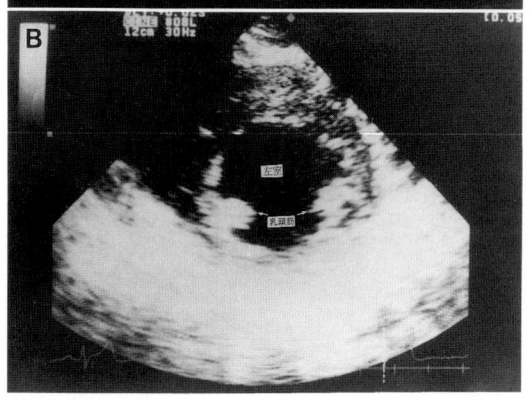

図 6.2 心エコー図
A：長軸断層像，B：短軸断層像

(5) 核医学的検査 (図 6.3)

放射性同位元素（RI）の原子核壊変に伴い発生する γ 線の光電効果を増幅して心臓の機能，形態，心筋の viability を評価する方法である．核種は ^{99m}テクネチウム（^{99m}Tc），または ^{201}タリウム（^{201}Tl）を用いる．

心プールイメージングでは，第 1 回循環時法（first pass 法）により形態診断とともに，心拍出量，心室容量解析，駆出分画などの計測が可能である．続いて核種が循環血液中に均等に分布した

表 6.2 心エコー図計測正常値

左室拡張末期径 (mm)	50±3	左室駆出率	0.68±0.10
左室収縮末期径 (mm)	33±2	平均内周短縮速度 (circ/sec)	1.26±0.3
右室拡張末期径 (mm)	15±6	fractional shortening (%)	33±3
心室中隔厚 (mm)	9±1	大動脈弁口径 (mm)	16〜29
左室後壁厚（拡張期）(mm)	9±1	僧帽弁前尖後退速度 (mm/sec)	90±20
心室中隔振幅 (mm)	5±1	僧帽弁 A/E 比	0.65±0.1
左室後壁振幅 (mm)	11±2	左房径 (mm)	27±6

ときの平衡時法（gated equilibrium 法）で，多方向からの心室局所壁運動の評価，駆出分画の計測，局所収縮開始時相とその収縮振幅の位相解析が可能である．

心筋イメージングには，planar imaging, SPECT (single photon emmision computed tomography), PET (positron emmision tomography) がある．planar imaging は initial image で心筋虚血による分布低下，心筋壊死による陰影欠損（cold area）の存在，その部位と範囲を知りうる．また，エルゴメーター運動負荷終了直前に核種を投与する負荷心筋シンチグラフィで，安静時にない冠血流障害を描出できる．いずれも約3～4時間後の画像を描出することにより cold area の消失，すなわち再分布を認めることで心筋の viability を評価することができる．

SPECT は核種の心筋内分布を断層像として描出する方法である．安静時，運動負荷時とも詳細に評価可能である．

PET は positron 放射核種を用い，心筋血流分布，心筋代謝の評価を行うが，その普及は将来の問題である．

(6) MRI（図 6.4）

核磁気共鳴信号を画像化する MRI は前額面，

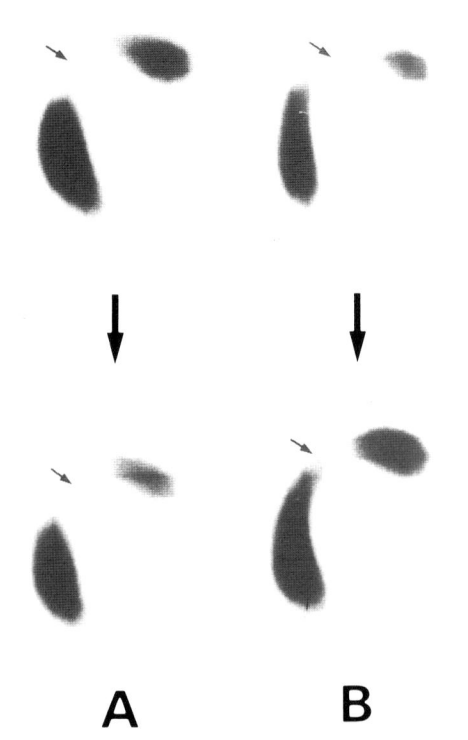

図 6.3 心筋イメージング（SPECT）
上段：初期像，下段：遅延像．A では欠損部の再分布はない．B では遅延像で薄く再分布がみられる．

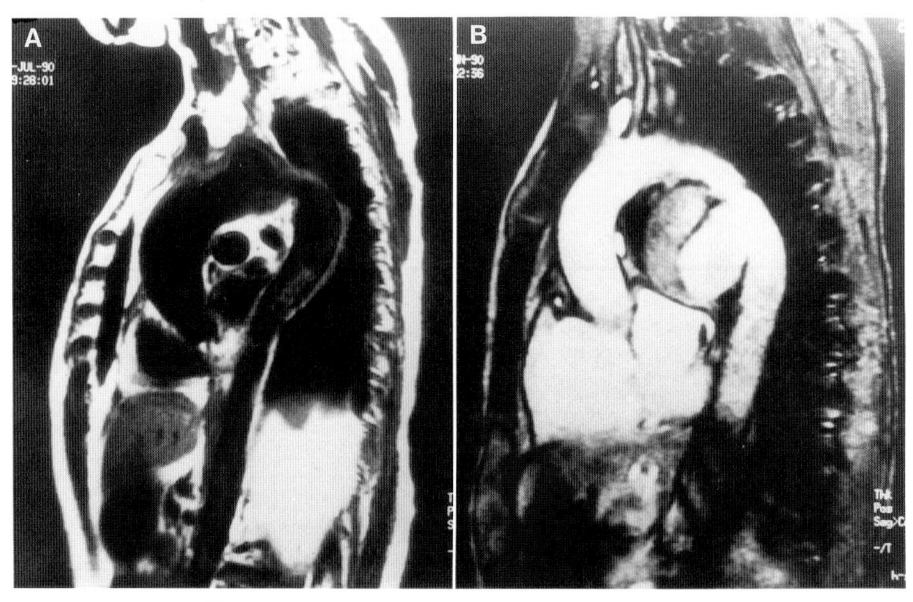

図 6.4 MRI
A：スピンエコー法 T_1 強調像，B：グラジエントエコー法．

表 6.3 循環諸量の計算式

1. 血流量

$$\text{体血流量 (ml/min)} = \frac{\text{酸素消費量} \times 100}{\text{動脈血酸素含量} - \text{混合静脈血酸素含量}}$$

$$\text{肺血流量 (ml/min)} = \frac{\text{酸素消費量} \times 100}{\text{肺静脈血酸素含量} - \text{肺動脈血酸素含量}}$$

$$\text{有効肺血流量 (ml/min)} = \frac{\text{酸素消費量} \times 100}{\text{肺静脈血酸素含量} - \text{混合静脈血酸素含量}}$$

2. 短絡量とその指標

左-右短絡量 = 肺血流量 − 有効肺血流量
右-左短絡量 = 体血流量 − 有効肺血流量

$$\text{左-右短絡量 (\%)} = \frac{\text{肺動脈血酸素含量} - \text{混合静脈血酸素含量}}{\text{肺静脈血酸素含量} - \text{混合静脈血酸素含量}} \times 100$$

$$\text{右-左短絡量 (\%)} = \frac{\text{肺静脈血酸素含量} - \text{大動脈血酸素含量}}{\text{肺静脈血酸素含量} - \text{混合静脈血酸素含量}} \times 100$$

$$\text{肺体血流量比} = \frac{\text{肺動脈血酸素含量} - \text{混合静脈血酸素含量}}{\text{肺静脈血酸素含量} - \text{肺動脈血酸素含量}}$$

3. 血管抵抗等

$$\text{肺体血圧比} = \frac{\text{肺動脈平均圧} - \text{左心房平均圧}}{\text{体動脈平均圧} - \text{右心房平均圧}}$$

$$\text{末梢血管抵抗} = \frac{\text{体動脈平均圧} - \text{右心房平均圧}}{\text{心拍出量 (ml/sec)}} \times 1333 \ (\text{dyne} \cdot \text{sec} \cdot \text{cm}^{-5})$$

$$\text{全肺血管抵抗} = \frac{\text{肺動脈平均圧}}{\text{肺血流量 (ml/sec)}} \times 1333 \ (\text{dyne} \cdot \text{sec} \cdot \text{cm}^{-5})$$

$$\text{肺小動脈血管抵抗} = \frac{\text{肺動脈平均圧} - \text{左心房平均圧}}{\text{肺血流量 (ml/sec)}} \times 1333 \ (\text{dyne} \cdot \text{sec} \cdot \text{cm}^{-5})$$

$$\text{肺・体血管抵抗比} = \frac{\text{肺・体血圧比}}{\text{肺・体血流量比}}$$

4. その他

$$\text{酸素含量} = 1.36 \times \text{ヘモグロビン濃度} \times \text{酸素飽和度} \times \frac{1}{100} + 0.003 \times \text{酸素分圧}$$

(酸素含量の単位; vol% 酸素飽和度の単位; %
酸素消費量の単位; ml/sec 酸素分圧の単位; mmHg
ヘモグロビン濃度の単位; g/dl)

矢状面,水平面などいろいろな方向からの断層像が得られ,種々の先天性・後天性の心・大血管疾患の形態診断に広い適応がある.また本法による血行力学の解析も行われている.

強力な磁場のため磁気反応性金属を体内外に装着した患者での計測は禁忌となる.

(7) X 線 CT

断層面に多方向からX線を射入し透過したX線の減衰の程度を集積しコンピュータにより画像の再構築を行う方法である.大血管の形態診断にX線造影CTが有用である.心内構造の詳細な評価には限界がある.

(8) 心カテーテル法

心カテーテル法は左心カテーテル法と右心カテーテル法に分けられる.前者は,カテーテルを体動脈内を逆行性に中枢にすすめ,大動脈弁を通過して左心室,左心房に至る逆行性左心カテーテル法と経静脈的に右心房から心房中隔を穿通して左心系に至る経心房中隔左心カテーテル法とがある.後者は体静脈血流に順行性にカテーテルをすすめ,肺動脈楔入部に至る間の心血管腔の血圧測定,血液酸素含量測定,指示薬希釈法による心拍出量や冠状静脈洞血流計測などを行う.同時に心血管造影や冠状動脈造影が行われる.表6.3に循環諸量の計算式を示す.心内圧測定時の基点は仰臥位では検査台上10 cm,もしくは第3肋間中腋窩線とする.

(9) 心血管造影法

各種造影用カテーテルの先端を目的とする心血管腔に置き,造影剤を注入し,必要な角度で連続X線撮影,もしくは高速シネ撮影を行うのが心血管造影法である.カテーテル先端の位置する心血管腔により左心室造影法,右心室造影法,冠状動脈造影法などと命名され,冠状動脈造影では上腕動脈から行うSones法と大腿動脈から行うJudkins法がある.心血管腔の造影に使用されるカテーテルもNIH, pig tail, Lehmanカテーテルなど多彩である.太さはFrench gaugeで表され,3で割ることによりmm単位に換算できる.

左右心室造影では心室容量の解析が行われ,駆出率などを計測する.また左心室壁運動についてはnormal, hypokinesis, akinesis, dyskinesis (左心室壁の一部が収縮期に逆に膨隆), asynchrony (左心室の一部が正常部より遅れて収縮)などと表現する.また,冠状動脈狭窄についてはその狭窄状態を横径の狭窄率で表すことが一般的である.冠状動脈狭窄の部位と程度,および左心室壁運動異常の性質と部位を記載するためのAHA

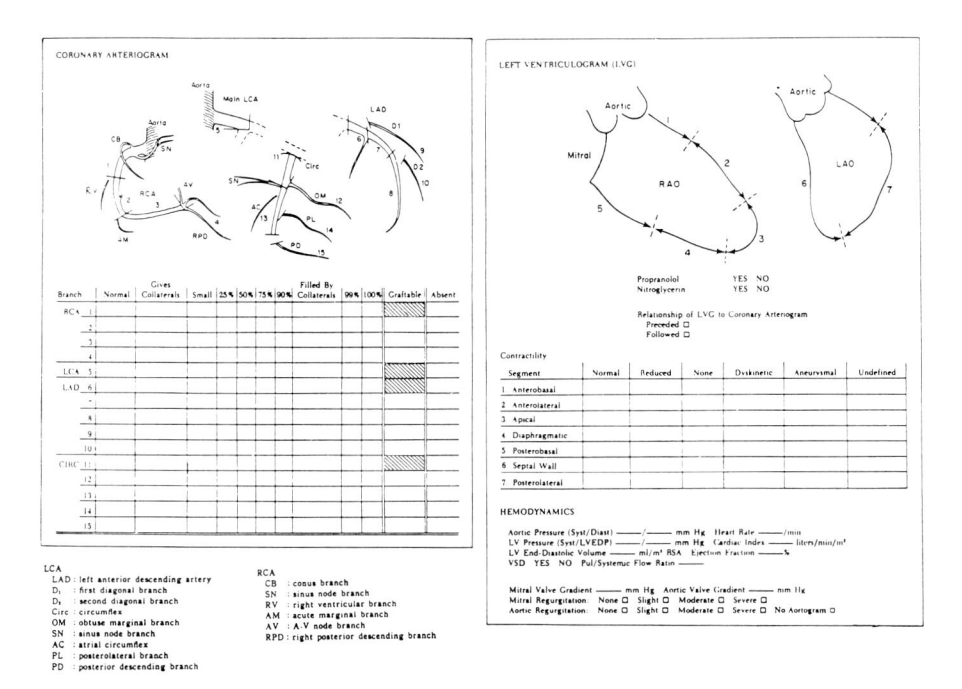

図 6.5 American Heart Association の冠状動脈および左室造影結果の報告システム

表 6.4 僧帽弁・大動脈弁の逆流度分類

A. 大動脈弁閉鎖不全
 I度：逆流ジェットがみられるが，左室全体は造影されない．
 II度：左室全体が造影されるが，大動脈より造影濃度が薄い．
 III度：左室全体が造影され，左室と大動脈の造影濃度が等しい．
 IV度：左室が大動脈よりも濃く造影される．

B. 僧帽弁閉鎖不全
 I度：逆流ジェットがみられるが，左房全体は造影されない．
 II度：左房全体が造影されるが，左室より造影濃度が薄い．
 III度：左房全体が造影され，左房と左室の造影濃度が等しい．
 IV度：左房が左室より濃く造影され，肺静脈も造影されることがある．

(American Heart Association) の規約[3] を図 6.5 に示した．

造影検査による弁逆流の程度の表現としては Sellers の分類[4] が用いられる（表 6.4）．

(10) ベッドサイドでの緊急検査

心筋梗塞合併症，心タンポナーデ発生時などのベッドサイドでの検査と診断に Swan-Ganz カテーテルでの心内圧計測や各心腔の血液酸素含量測定，超音波検査法が用いられる．

c. 診 断

診断は問診，理学的所見，検査の順序に行って情報を総合する．

(1) 問 診 (history)

先天性，後天性の別を判断し，前者の場合は非チアノーゼ性かチアノーゼ性か，後者の場合は心不全症状を主徴とするか（弁膜症，心筋梗塞後遺症，心膜疾患など），胸痛を主徴とするか（狭心症，心筋梗塞，大動脈解離，大動脈弁膜症など），不整脈を主徴とするかにより疾患群を大別できる．また，種々の症状の時間的経過で疾患の進行の程度を把握しうる．心予備力の表現には New York Heart Association (NYHA) 機能分類[5] を用いる．

(2) 理学的所見 (physical examination)

a) 視 診 (inspection)

顔面では口唇チアノーゼと眼瞼結膜充血（チアノーゼ性心疾患），顔面の浮腫（心不全），大動脈弁上狭窄症などでみられる両眼解離（occular hyperterolism）などの特異顔貌をみる．頸部では仰臥位での頸静脈怒張（心不全，心タンポナーデ）をみる．胸部では努力性呼吸（心不全，重度チアノーゼ性心疾患）や前胸部膨隆（先天性心疾患）

の有無をみる。腹部では腹水などによる膨隆の有無をみる。四肢などでは指趾爪床のチアノーゼと太鼓ばち指，下半身のチアノーゼ（differential cyanosis），上半身のチアノーゼ（reversed differential cyanosis），下肢の発育低下（coarctation）などをみる。また，四肢冷感と皮膚湿潤は重度心不全で認める。眼瞼，関節部皮膚，アキレス腱黄色腫の存在は高脂血症を考える。

b) 触　　診

脈拍では高血圧，不整脈，速脈，遅脈，交互脈，奇脈などの異常脈拍を知る。上肢に比し下肢の脈拍が弱い場合は大動脈縮窄症のような血管狭窄を意味する。前胸壁触診により振戦を触知することがあり，その部で心雑音をもっともよく聴取する。

c) 打　　診

心濁音界により心拡大の程度を評価する。また，胸水，腹水の診断に有用である。

d) 聴　　診

心音は通常 I 音，II 音を聴取する。若年者以外の III 音や IV 音は異常心音で，奔馬調律をなし，心機能障害による。また，心尖部 I 音の強勢は僧帽弁狭窄症で，開放音（opening snap）は房室弁の絶対的もしくは相対的狭窄状態で聴取する。II 音の異常はとくに第 2 肋間胸骨左縁で聴取することが多い。この部位の II 音が右縁のそれに比して高調の場合，II 音亢進を示し，肺高血圧症を疑わせる。II 音の分裂が呼吸性に変化しない場合は固定性分裂と称し，肺血流量増加によることが多い。また，II 音が右縁のそれとまったく同じ単調な高調の音調の場合，II 音肺動脈成分の消失を示す（肺動脈狭窄症）。

心雑音強度は表 6.5 に示す Levine の分類を用

表 6.5　心雑音の強度分類（Levine 分類）

Levine 1/6 度	聴診器を当てて注意深く聴いていると，聴こえる程度の非常に弱い雑音。
2/6 度	弱いが聴診器を当てると，すぐに聴こえる雑音。
3/6 度	中等度。
4/6 度	強い雑音。通常 4 度以上では振戦を伴う。
5/6 度	非常に強いが聴診器を胸壁から離すと聴こえなくなる雑音。
6/6 度	聴診器を胸壁から少し離してもよく聴こえるきわめて強い雑音。

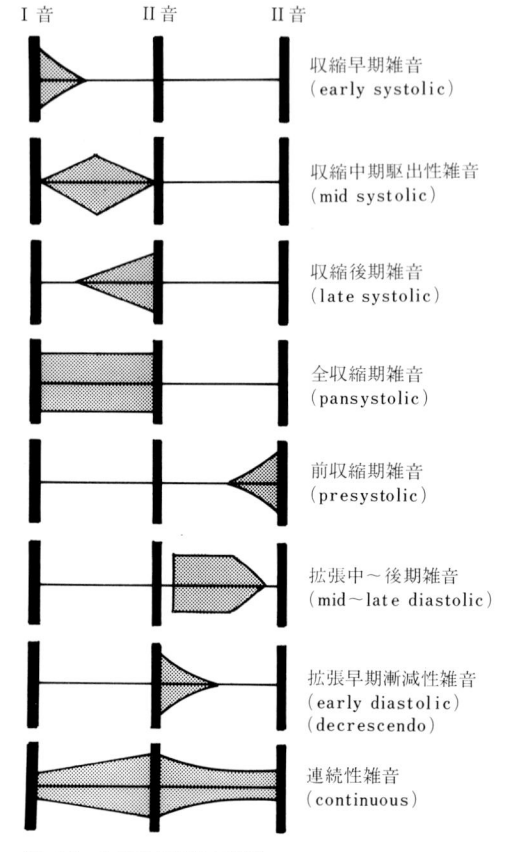

図 6.6　心雑音の時期と形状

- 収縮早期雑音（early systolic）
- 収縮中期駆出性雑音（mid systolic）
- 収縮後期雑音（late systolic）
- 全収縮期雑音（pansystolic）
- 前収縮期雑音（presystolic）
- 拡張中～後期雑音（mid～late diastolic）
- 拡張早期漸減性雑音（early diastolic）（decrescendo）
- 連続性雑音（continuous）

いる。その性質は「荒い」（harsh），「柔らかい」（soft），「機械様」（machinary），「吹鳴様」（blowing），「灌水様」（high-pitched decrescendo），「輪転様」（rumbling）などの表現を用いる。その聴取時期は収縮期，拡張期，連続性と表現される（図 6.6）。

(3) 検　　査

上下肢の血圧測定，胸部 X 線（正面，側面，第 1，第 2 斜位），安静時心電図はすべての心疾患患者に行われる。

a) 先天性非チアノーゼ性心疾患

形態診断には心エコー法，心血管造影法で行われるが，心房中隔欠損の診断には前者が有用である。短絡性疾患の機能診断は半定量的には超音波カラードプラ法が，より詳細な短絡量および肺循環動態諸量の定量的計測には心カテーテル法が適当である。弁膜疾患などの機能診断では，狭窄性病変は心カテーテル法による狭窄部をはさむ圧差

の計測により，また逆流性病変では超音波カラードプラ法もしくは心血管造影法による半定量的評価が一般的である．

b) 先天性チアノーゼ性心疾患

新生児期に緊急手術を要する本症の場合は全身状態の悪化を防ぐため心エコー法による形態診断のみで治療することが多い．

本疾患群は形態的に複雑であるため，その形態診断は，心血管造影法によるのが一般的で，心エコー法は補助的である．

機能的には体動脈血酸素飽和度，赤血球数，ヘモグロビン濃度，ヘマトクリット値の計測が必要である．肺動脈狭窄症が有意でない本疾患群では心カテーテル法による肺循環動態の検索が必要となる．カテーテルが肺動脈に挿入されえない疾患の場合には心房間交通路から肺静脈楔入圧を計測して肺動脈圧の代行とする．

c) 後天性弁膜疾患

心エコー図，心カテーテル法，心血管造影法が用いられる．

Mモード心エコー図は僧帽弁狭窄症の診断によく利用されてきた．しかし，断層心エコー図により，とくに僧帽弁，大動脈弁，三尖弁について弁尖の肥厚や石灰化，弁口面積，弁輪径，房室弁弁下構造，感染性疣贅などの形態診断とともに，連続波ドプラ法により弁をはさむ圧較差の計測，カラードプラ法による弁逆流の半定量的計測が可能である．

心カテーテル法では，狭窄性病変では弁をはさむ圧差を実測し，機能的弁口面積を計算する．逆流性病変では大動脈弁閉鎖不全症では動脈圧拡張期血圧の程度が逆流のよい指標となり，房室弁閉鎖不全では心房圧およびその圧波形が逆流の程度の参考となる．

心血管造影法では，狭窄性病変は弁尖の肥厚，可動性，ドーム形成，弁口を通過するJET流の幅，半月弁狭窄症ではさらに大血管の狭窄後拡張を指標として診断する．逆流性病変については前述したように逆流像の程度を評価して層別している．また，指示薬希釈法と心室容量解析による1回拍出量から逆流量，逆流率を求める．

d) 虚血性心疾患

本症では冠状動脈病変の局在と程度，心機能，心筋viabilityの評価を行う必要がある．

冠状動脈病変の評価には選択的冠状動脈造影が必要である．その際，器質的病変は冠血管拡張剤を投与して攣縮による因子を除外して評価する．また，逆に症状に対する攣縮の関与を再現するためにはエルゴノビン負荷を行う．

心機能の評価には，左心室造影，心エコー図による左心室駆出率で左心ポンプ機能，心筋収縮速度(mVcf)で左室心筋収縮能の指標とする．また，左心室造影の第1，第2斜位像から左心室壁運動を評価する．

心筋viabilityの評価には，心筋イメージングでの核種の再分布の有無から評価される．

e) 不整脈疾患

固定した不整脈の診断は，安静時標準誘導心電図で診断する．発作性に起こる不整脈では検査室で誘発するか，自然発作をHolter心電図で診断する．WPW症候群や発作性心室頻拍症などで，リエントリー(re-entry)型の頻拍型不整脈の最早期興奮部位の決定には体表面電位マッピング法，心内膜電位マッピング法，さらに術中に心外膜電位マッピング法で行う．洞機能不全症候群や発作性房室ブロックのような発作性徐脈型不整脈は電気生理学的検査による．洞機能の評価には洞房伝導時間，洞結節回復時間の計測が，房室結節，His-Purkinje系の機能評価にはHis束心電図検査が用いられる．

f) 心膜疾患

心タンポナーデは特有の臨床症状とともに静脈圧上昇，奇脈，心エコー図で診断されるが，診断に長時間をかけるべきではない．とくに心筋梗塞続発症としての心破裂の場合，心電図モニター上には波形は存在するのに血圧モニター上の動脈圧波形は急峻に低下するelectromechanical dissociationで診断し，対処しなければならない．

収縮性心膜炎では臨床症状とともに心カテーテル法により静脈圧，心房圧の上昇，心室圧波形上early diastolic dipとそれに続くhigh plateauにより機能的に診断される．形態的には胸部X線像

やX線CTでの心膜の石灰化が参考になる．

g） 大動脈疾患

大動脈疾患の診断は形態診断により，そのため心エコー図(とくに食道探触子)，X線CT，MRI，心血管造影法により行われる．　〔森　透〕

文　献

1) Rushmer RF: Properties of the vascular system and the cardiac output. In Cardiovscular Dynamics, 2nd ed, pp 1〜29 and pp 53〜97, WB Saunders, Philadelphia and London, 1965.
2) Felner JM: Echocardiography. In The Heart (ed by Hurst JW), 6th ed, pp 1926〜1973, McGraw-Hill, New York, 1986.
3) Austin WG, Edwards JE, Frye RL, Gensini GG, Gott VL, Griffith LSC, McGoon DC, Murphy ML, Rose BB: A reporting system on patients evaluated for coronary artery disease: Report of the Ad Hoc Committee for grading coronary artery disease, Council on Cardiovascular Surgery, American Heart Association. Circulation, 51 (suppl 4): 30, 1975.
4) Sellers RD, Levy MJ, Amplatz K, Lillehei CW: Retrograde cardioangiography in acquired cardiac disease: Technique, indications, and interpretation of 700 cases. Am J Cardiol, 14: 437, 1964.
5) New York Heart Association: Nomenclature and Criteria for Diagnosis of Diseases of the Heart and Great Vessels, 7th ed, p viii, Little Brown, Boston, 1973.

B.　術前術後管理，心肺蘇生

a.　術前管理

手術の安全性と成功率向上のための術前管理の重要性は，外科領域一般に共通した問題であるが，とくに心臓外科領域においては，症例に対する不十分な全身的，局所的評価と準備は，術中術後における不測の事態と致命的合併症を誘発し，不幸な転帰を招来することとなりかねない．したがって術前における全身的評価としての既往歴とともに，脳・肺・肝・腎などの重要臓器機能，血液凝固能，ならびに局所的評価としての心臓自体の形態的機能的病態についての十分な把握がなければならない．

本項では，心臓手術に際する術前管理としての留意すべき既往歴，検査項目，服用薬，血液準備，術前訓練，術前処置について概説するが，個々の重要臓器機能評価と管理については，外科手術一般に共通する問題として，他項(第1巻「総論」14章)に詳述されているので参照されたい．

(1) 既　往　歴

重要臓器，血液，代謝疾患に関する既往については十分にチェックし，必要に応じ，より詳細な検査による病態評価とともに，その改善，治療に努め，あわせて術中術後対策のための資料とすることは，他の外科手術と変わるところはないが，心臓手術に際しては下記の疾患にも留意する．

i) 動脈硬化症　中枢神経症候の既往に際しては，脳実質，脳室，くも膜下腔，槽の検索も必要ではあるが，頸動脈雑音にも注意する，狭窄病変が存在するときは，体外循環中の脳灌流圧低下による術後意識障害，片麻痺などの重篤な中枢神経障害をきたすことがあるので，心臓手術時は体外循環開始前に血行再建術を施行する．

その他，体外循環や大動脈内バルーンパンピング(IABP)装着予定部位の血管性状についても把握しておかないと，術中に不測の困難に遭偶することがある．

ii) 高血圧症　術後高血圧をきたしやすく，末梢循環抵抗・後負荷増大や心筋酸素需要供給不均衡から，術後出血，脳血管障害のみならず，心不全の原因となることがあるため，術前よりの十分なコントロールを必要とする．

iii) 表在性静脈瘤・下肢深部静脈血栓症　術後肺塞栓症の原因ともなる．また，冠状動脈バイパス手術に際しては，バイパスグラフト選択に影響してくるので見落としてはならない．

iv) 皮膚・口腔内感染症　手術野における皮膚感染巣は，創のみならず胸骨・縦隔感染から敗血症の原因となり，歯牙う蝕は術後心内膜炎の原因ともなるため，術前治療を必要とする．

(2) 術前検査項目

血液・生化学的検査：RBC，WBC，Hb，Ht，Pl，Na，Cl，K，Ca，CRP，血糖，コレステロール，トリグリセリド，尿酸，鉄．

尿検査：比重，糖，蛋白，ビリルビン，ウロビリノーゲン，アセトン体，沈渣．

肺機能検査：血液ガス分析，呼吸機能検査 spirometry（肺活量VC，％肺活量％VC，1秒量 $FEV_{1.0}$，1秒率 $FEV_{1.0}$％）．

肝機能検査：トランスアミナーゼ（GOT，GTP），乳酸脱水素酵素（LDH），アルカリホスファターゼ（AlP），γ-グルタミルトランスペプチダーゼ（γ-GTP），チモール混濁試験（TTT），硫酸亜鉛混濁試験（ZTT），ビリルビン，コリンエステラーゼ（ChE），インドシアニングリーン（ICG）負荷試験．

腎機能検査：尿素窒素（BUN），クレアチニン，クレアチニンクリアランス，自由水クリアランス．

血液凝固能検査：出血時間，全血凝固時間，プロトロンビン時間（PT），部分トロンボプラスチン時間（PTT）．

胸部X線写真．

心電図，心エコー図．

心臓カテーテル・心血管造影検査．

以上は最低必要限の検査であり，所見に応じてさらに精密検査計画を立てる．

(3) 術前服用薬

心疾患者の多くは，長期間強心利尿剤，血管拡張剤，β遮断剤，抗血小板製剤などを服用している．手術直前にこれらの薬剤を整理することは，術中術後合併症回避に重要である．

i) ジギタリス製剤 かつてはジギタリスによる陽性変力作用は，飽和によってのみ可能であるとされてきた．近年必ずしも飽和の必要はなく，その治療効果は血中濃度に比例することが知られ，濃度測定も容易なことから，心臓手術前後の継続投与方針をとる施設もある．しかし術後48時間はジギタリス耐容能低下をきたすこと，低酸素血症，低カリウム血症，アシドーシスや，治療薬としての塩化カルシウム，insulin使用時は中毒症状をきたしやすいため，digoxinは術前2日前に中止する．

ii) 利尿薬 心機能が安定しているときは，電解質喪失を避けるため，術前2日前に中止する．継続を必要とするときは電解質補正に留意する．

iii) β遮断薬 心筋に対する陰性変力作用を有するが，本薬の副作用は量依存性であるので，狭心症，高血圧，頻脈治療として用いられているときは，周術期心筋梗塞あるいは術後高血圧予防のため，継続または減量使用とする．

iv) 亜硝酸薬・カルシウム拮抗薬 狭心症，逆流性弁疾患，高血圧，心不全などの治療に繁用されているが，これら血管拡張薬は，β遮断剤同様，手術当日の朝まで継続使用とする．

v) 抗血小板製剤 aspirin, ticlopidineなどの血小板凝集抑制作用は，3～7日間持続するため，術後出血予防のため術前7日前に中止する．同様に非ステロイド性消炎酵素薬も術前7日前に中止する．

vi) 抗凝固薬 warfarinの半減期は15～60時間と個体差があるため，術前3日前までに漸減中止とする．不安定狭心症で抗凝固療法の継続を必要とするときは，heparin投与とし，PTTを正常の1.5～2.5倍にコントロールする．

vii) 抗生物質 主要抗生物質皮内テストは術前に施行しておく．術後感染症は手術予後を不良とするため，術前2日前より予防的抗生物質投与を開始するが，第一選択は耐性ブドウ球菌用penicillin，セフェム系とする．これらが副作用のため使用しえないときは，マクロライドまたはアミノグリコシド系抗生物質を使用する．

(4) 血液準備

同種保存血液，とくに新鮮血輸血は発熱やアレルギー反応をきたしやすい．その他の副作用として輸血後肝炎，マラリア，まれではあるが移植片対宿主反応（graft versus host reaction, GVHR）や後天性免疫不全症候群（acquired immunodeficiency syndrome, AIDS）が問題となるため，その使用は極力制限する．この目的のための術前自己血採血保存，体外循環回路無血充填，自動血液濃縮装置による術野血液と体外循環回路内残留血

液回収再利用，術後ドレーン血返血などにより，70～90％の症例に完全同種血開心術が可能である．この場合術前同種血液準備は赤血球濃厚液6単位あるいは保存血液10～12単位で十分である．

(5) 術前訓練

i) 呼吸訓練　術後低酸素血症，無気肺，肺炎予防として，術後急性期における正しい呼吸は重要である．そのため術前に腹式・胸式深呼吸を指導し訓練しておく．あわせて咳嗽，喀痰排出訓練も行っておく．

ii) 間欠的陽圧呼吸 (intermittent positive pressure breathing, IPPB) 訓練　人工呼吸器による吸気時陽圧を加えた吸入療法は，術後の肺再拡張と気道内分泌物喀出を容易とし，肺機能改善に有用であることを説明し，その目的と使用法を理解させる．

iii) ベッド上排尿，排便訓練

iv) 禁煙　喫煙者は術後喀痰量が多い．このため入院後は禁煙を守らせる．

(6) 術前処置

i) 入浴，剃毛，清拭　手術前日にシャワー浴あるいは入浴させる．剃毛，清拭は前胸部，腹部，両鼠径部・大腿・前膊と広範に施行するが，剛毛部のみでもよい．

ii) 食事　前日の夕食以後は固形物摂取を禁じ，術当日の朝は絶食とする．

iii) 鎮静薬　精神的緊張と不安を除き，十分な睡眠をとらせるため，前日就寝時に鎮静薬 (nitrozepam または diazepam 10 mg) を投与する．

iv) 浣腸　術当日の朝，glycerin 80～110 ml の浣腸を施行するが，心不全あるいは不安定狭心症患者では体血圧低下をきたし，状態が悪化することもあるので注意する．

v) 身装品，義歯　手術室移送前にすべてを取りはずし，家族に保管させる．

b. 術後管理

適正な心臓術後管理の基本は，術前心肺機能を中心とした重要臓器機能，術中経過と手術術式，体外循環の生体に及ぼす影響に関する十分な把握と理解にある．

表 6.6　体外循環の生体に及ぼす影響

血行動態	体血圧低下，末梢循環抵抗増大，循環血液量減少，臓器血流配分異常，微小塞栓（空気，脂肪，フィブリン，血球，体外循環回路材）
血液性状	赤血球・血小板破壊，フィブリノリジン産生，白血球減少，凝固因子希釈・変性
代謝	酸塩基平衡異常，糖・脂質代謝異常
内分泌	抗利尿ホルモン（ADH）増加，カテコールアミン増加，レニン・アンギオテンシン・アルドステロン系賦活，キニン・カリクレイン系賦活

体外循環は低体温とともにきわめて非生理的な循環であり，生体に与える影響は多岐多様にわたる（表6.6）．これらの変動が複雑に関与し，結果として術直後における生体は，心・肺・脳・肝・腎機能低下，細胞外液増加，ナトリウム貯留，カリウム喪失，酸塩基平衡異常，血液凝固能低下，感染防御能低下といった状況にある．したがって術後管理の要点は，これらの変動を早期に是正し，生体の許容範囲内にとどめ，生体の homeostasis による回復の円滑化をはかるとともに，予測される合併症の予防と早期発見，早期治療に努めることである．

(1) 患者観察と術後モニター

すべての心臓術後患者は，心肺機能が安定するまで集中治療室 (intensive care unit, ICU) に収容し，24時間継続監視体制下に管理される．患者入室に際しては，vital sign 確認，人工呼吸器装着，輸液ラインと輸注速度確認，各種モニターライン（II 誘導心電図，橈骨動脈圧，中心静脈圧，Swan-Ganz カテーテル，胸部ドレーン，膀胱カテーテル，胃管チューブ，直腸温プローブ）の迅速な接続が重要である．以後は常に患者の体動，顔貌，胸郭呼吸運動と肺呼吸音，皮膚・口唇・爪色調，末梢皮膚温に注意し，各種モニターと経時的記録および検査により，異常の早期発見，治療に努める．

経時的記録と検査

① vital sign：体血圧，脈拍数，呼吸数，体温，瞳孔，皮膚色調，② 胸部ドレーン時間出血量，③ 時間尿量，④ 中心静脈圧，肺動脈圧，肺動脈楔入圧，心拍出量，⑤ 血液成分，電解質，血糖，尿素窒素，クレアチニン，プロトロンビン時間，部分トロンボプラスチン時間，ACT (activated clotting time) 値，⑥ 血液ガス分析，⑦ 12誘導心電図，胸部X線写真，⑧ 時間水分・血液出納．

入室12時間まで，①は15〜30分ごと，④〜⑦は3〜6時間ごと，以後は状態の安定度により適宜延長していってさしつかえない．

(2) 呼 吸 管 理

術直後は麻酔，手術操作，体外循環，低体温などの影響による微少無気肺，肺換気血流比異常，拡散障害のため，肺胞換気減少，肺内シャント増大を原因とする低酸素血症や呼吸性アシドーシスをきたしやすい．そのため，呼吸循環動態が安定してくるまで，全例気管内挿管のまま，12〜24時間は人工呼吸器による呼吸管理とし，胸部理学的所見とともに経時的血液ガス分析，胸部X線像を参考とし，条件の適正化をはかる．人工呼吸器は患者入室前に点検し，換気条件を設定しておかねばならない．

a) 人工呼吸器点検と条件設定

電源と圧縮ガスを入力し，呼吸器の正常作動，呼気弁可動性，アラーム機構について確認し，回路内リークの有無についても点検しておく．

初回換気条件は，1回換気量（TV）10〜15 ml/kg，呼吸数14〜16/min，呼気終末陽圧呼吸（positive endexpiratory pressure，PEEP）0，吸呼気時間比1対1.5〜2.0，加湿70〜100%，吸入酸素濃度（inspired oxygen tension，F_{IO_2}）1.0とし，開始20〜30分後に血液ガス分析を施行し，その結果により換気条件を補正する．換気条件変更後は必ず血液ガス分析を再施行し判定に供する．その目標値は，Pa_{O_2} 100〜170 mmHg，Pa_{CO_2} 35〜45 mmHg，pH 7.35〜7.45である．

なお，PEEPとは，人工呼吸器の終末呼気圧を5〜8 cmH_2Oと陽圧にするもので，肺胞拡張と機能的残気量増加による換気血流関係改善により，Pa_{O_2}上昇をはかることができるが，一方肺胞過膨張，肺血管抵抗増大，右室負荷から心拍出量減少をきたすこともあるので，その適応は多発性無気肺，肺内シャント増大が基本となる．

b) 人工呼吸器装着患者管理

・左右対称的換気状態にあることを，胸郭運動，呼吸音により確認することも重要である．

・気道内分泌物に対しては，時間ごと体位変換，胸背部叩打・振動などの理学療法とともに，少なくとも1時間に1回の気道吸引を行う．吸引は無菌カテーテル，手袋を使用し，1回5〜10秒以内とし，吸引後はアンビューバッグ加圧呼吸により肺拡張をはかる．必要なら気管支ファイバースコープ下に洗浄，吸引する．

・人工呼吸器と患者の呼吸が同調しない，いわゆるファイティングの原因は，不適正換気条件か疼痛，不安のいずれかであることが多い．気道内分泌物吸引，アンビューバッグ過換気による自発呼吸消失後の呼吸器（換気条件補正）再装着，鎮静薬投与（diazepam 0.1〜0.2 mg/kgまたはmorphine 0.1〜0.2 mg/kg静注）で改善される．コントロールできないときは筋弛緩薬（pancuronium bromide初回量0.08 mg/kg，追加量0.02〜0.04 mg/kg静注，乳児は半量）使用も考慮される．

c) 人工呼吸器離脱（ウィーニング）

ウィーニング開始基準は次のとおりである．

意識清明，自発呼吸運動良好，循環動態安定，胸部X線所見良好，胸部ドレーン出血量問題なく，血液ガス分析（F_{IO_2} 1.0，PEEP 0 cmH_2O）でpH 7.35〜7.45，Pa_{O_2} > 300 mmHg，Pa_{CO_2} < 45 mmHg，Aa_{DO_2}（動脈血肺胞気酸素分圧較差）< 350 mmHg，Q_S/Q_T（肺内シャント率）< 25%．

以上の基準が満たされれば，調節呼吸からF_{IO_2} 0.40，Pa_{O_2} > 80 mmHg，Pa_{CO_2} < 45 mmHgを目標とする補助呼吸とし，さらに問題がないときは人工呼吸器をはずし，気管内挿管チューブにTピースを接続し，F_{IO_2} 0.40の自然呼吸下で，Pa_{O_2} > 70 mmHg，Pa_{CO_2} < 45 mmHg，TV > 10 ml/kg，呼吸数 < 20/min，努力性呼吸なく，喀痰喀出力も良好と判断されたら，最終的に気管内チューブ抜去とする．

d) 気管内チューブ抜去後管理

気管内チューブ抜去後4〜6時間から経口摂取を開始する．抜去後も肺機能維持・改善のため，3〜4回/dayのIPPB・ネブライザー療法による肺拡張と気道内給湿に努め，一定時間ごとに体位変換，胸背部叩打・振動法，強制咳嗽・喀痰喀出，

胸式腹式深呼吸などの理学療法を施行する．

(3) 循環管理

循環動態把握のための，もっとも重要で信頼しうる指標は心拍出量であり，術後急性期における循環管理の基本は心係数 $2.5\ l/min/m^2$，体血圧 90 mmHg 以上に維持することにある．したがって心拍出量規定因子である前負荷，後負荷，心拍数・調律，心筋収縮力の異常を早期に発見し是正することが重要であり，この目的のため，Swan-Ganz カテーテルによる経時的各心内圧，肺動脈系圧と心拍出量測定は，動脈圧，心電図モニターとともに欠くことのできないものであり，同時に各指標の正常値(表 6.7)と，その変動に関する解釈と対策を知らねばならない．

i) 前負荷(preload) 前負荷とは，心収縮直前の負荷（拡張末期心筋線維長）のことで，心房機能，心室コンプライアンス，収縮終期容積にも影響されるが，もっとも大きく関与する因子は静脈還流量，すなわち循環血液量である．循環血液量減少は体血圧とともに，左房圧，肺動脈楔入圧，肺動脈圧，中心静脈圧の低下をきたす．その補正は血液性状により，全血，赤血球濃厚液・浮遊液，凍結血漿，アルブミンなどの適宜選択輸注とするが，この際，血液ヘマトクリット目標値は $30\sim45\%$ とする．

ii) 後負荷(afterload) 後負荷とは，心収縮時血液駆出に抵抗する負荷のことで，心臓自体や大動脈コンプライアンスの影響も受けるが，主たる因子は全末梢循環抵抗である．全末梢循環抵抗増大は心拍出量減少，心筋酸素消費量増大，臓器血流分布異常の原因となるため，1500 dyne・sec・cm^{-5} 以上を示すときは，強心カテコールアミン，血管拡張薬により，その軽減をはかる（表 6.8 参照）．

表 6.7 循環動態指標正常値一覧

指標	正常値
心拍出量 cardiac output (CO) CO＝SV×HR SV＝1 回心拍出量　HR＝心拍数	$4\sim8\ l/min$
心係数 cardiac index (CI) CI＝CO/BSA BSA＝体表面積	$2.5\sim4.2\ l/min/m^2$
全末梢循環抵抗 total systemic vascular resistance (SVR) $SVR=\dfrac{MAP-CVP}{CO}\times 80$ MAP＝平均動脈圧　　CVP＝中心静脈圧	$800\sim1200$ dyne・sec・cm^{-5}
肺循環抵抗 pulmonary vascular resistance (PVR) $PVR=\dfrac{PAP-PCWP}{CO}\times 80$ PAP＝平均肺動脈圧　　PCWP＝肺動脈楔入圧	$50\sim250$ dyne・sec・cm^{-5}
大動脈圧 aortic pressure (AoP)	1 歳未満　　$96\sim80/66\sim50$ mmHg $2\sim4$ 歳　　$110\sim90/70\sim60$ mmHg $6\sim10$ 歳　$115\sim100/70\sim60$ mmHg 成人　　　　$140\sim90/90\sim60$ mmHg 平均大動脈圧＝$70\sim105$ mmHg
左室圧 left ventricular pressure (LVP) 左房圧 left atrial pressure (LAP) 肺動脈楔入圧 pulmonary capillary wedge pressure (PCWP, PAw) 肺動脈圧 pulmonary arterial pressure (PAP) 右室圧 right ventricular pressure (RVP) 右房圧 right atrial pressure (RAP) 中心静脈圧 central venous pressure (CVP)	$140\sim90/12\sim5$ mmHg $2\sim12$，平均 8 mmHg $4\sim13$，平均 9 mmHg $9\sim15$，平均 15 mmHg $17\sim32/1\sim7$，平均 25/4 mmHg $1\sim5$，平均 3 mmHg $5\sim8$ cmH$_2$O
心拍数 heart rate (HR)	1 歳未満　　$170\sim70/min$ $2\sim4$ 歳　　$130\sim80/min$ $6\sim10$ 歳　$110\sim70/min$ 成人　　　　$100\sim60/min$

表 6.8 強心カテコールアミン，血管拡張薬およびカルシウム拮抗剤

	薬剤	投与量	心拍数	心拍出量	末梢抵抗	腎血流量	冠血流量
強心カテコールアミン	dopamine（イノバン）	5〜20 μg/kg/min	→〜↗	↑	↘〜↗	↑〜→	↑
	dobutamine（ドブトレックス）	5〜20 μg/kg/min	→〜↗	↑	↘	↑	↑
	epinephrine（ボスミン）	0.01〜0.1 μg/kg/min	↑↑	→〜↗	↑↑↑	↓	↑
	norepinephrine（ノルアドレナリン）	0.02〜0.2 μg/kg/min	→〜↗	→〜↗	↑↑↑	↓	↑
	isoproterenol（プロタノール）	0.01〜0.1 μg/kg/min	↑↑↑	↑↑↑	↓	→〜↑	↑
血管拡張薬	nitroglycerine（ミリスロール）	0.25〜0.5 mg/5〜10 min 静注 0.5〜2.0 μg/kg/min	↗	↑	↓	→	↑↑↑
	isosorbide dinitrate（ニトロール）	5 mg/5〜10 min 静注 1〜2.0 μg/kg/min	↗	↑	↓	→	↑↑↑
カルシウム拮抗薬	nifedipine（アダラート）	30〜40 mg/day，経口	↗	↗	↓↓	→	↑↑
	diltiazem（ヘルベッサー）	90〜180 mg/day，経口	↓	↗	↓	↗	↑
	verapamil（ワソラン）	120〜240 mg/day，経口 5〜10 mg/5〜10 min 静注，または点滴	↓	↘	↓	↗	↑

iii）心拍数・調律（heart rate・rhythm）

心拍数は，洞結節に対する温度，甲状腺ホルモン，自律神経，カテコールアミンなどの影響により変動する．心拍数×1回心拍出量＝心拍出量の関係から，120/min 以上の頻脈や期外収縮頻発による調律異常は，拡張期心室充満圧低下による1回心拍出量減少をきたし，結果的に心拍出量減少をみることとなる．また，60/min 以下の徐脈も心拍出量を維持しえず，心不全の原因となるため，術後急性期は各種強心カテコールアミン，血管拡張薬，抗不整脈薬，心臓ペースメーカーなどにより，心拍数・調律の維持，改善をはかる．

iv）心筋収縮力（myocardial contractility）

心ポンプ機能の原動力であり，拡張末期心筋線維長に対する短縮量と速度に関する生理学的特性である．ICU ベッドサイドでの心筋収縮力に関する指標はないので，その評価は間接的指標に依存することとなる．すなわち左室収縮力低下は心拍出量減少から体血圧低下，左房圧と肺動脈楔入圧の上昇を伴った肺うっ血と乏尿，低酸素血症，アシドーシスを招来し，心断層エコー図にて左室容積拡大と壁短軸短縮率低下が認められる．治療は後述の「術後合併症」の項での低心拍出量症候群に準じる．

表 6.7 は各循環動態指標と正常値一覧表であるが，術後における時間尿量も間接的指標として重要である．心拍出量減少による重要臓器血流分布異常に際し，もっとも早期に強く影響を受けるのは皮膚とともに腎動脈系であり，その血流減少は尿量減少に直結していることを知らねばならない．したがって，時間尿量 0.5 ml/kg/h（小児では 1.0 ml/kg/h）以上が維持されているかぎり，全身組織灌流も良好に維持されていると考えてよい．その他，肺動脈血で代表される混合静脈血酸素飽和度（mixed venous oxygen saturation, SvO_2，正常値 65〜80％）も全身組織灌流と酸素化状況をよく反映し，その低下は心拍出量減少を示唆するものである．

（4）水分・電解質・酸塩基平衡管理

i）水分

前述したように，開心術直後はナトリウム貯留とともに細胞外液量は増大している．この傾向が，細胞外液血管内移行と自発利尿により改善されてくる術後 3〜4 日目くらいまでは水分制限とする．したがって，術当日および第 1 病日は最低必要量輸液による負バランスとするが，経過順調な場合は，成人で翌日の昼，乳幼児でも 2〜3 病日には経口摂取開始となるので，その摂取量，尿量，不感蒸泄量（成人 15 ml/kg，小児 20 ml/kg，乳児 30 ml/kg，発熱時増加），異常喪失量などから intake と output 量を概算し，過剰輸液にならないよう留意する．

目安としての標準的輸液量は，術当日で成人

40～50 m*l*/m²/h, 小児 1～2 m*l*/kg/h, 第 1～2 病日では成人 50～60 m*l*/m²/h, 小児 2～4 m*l*/kg/h であるが, 第 3 病日以降は浮腫がなければ正のバランスとしてよい.

輸液の種類としては 5～10% 糖液を基本とし, 晶質液を用いるときはナトリウム含有量の少ない電解質維持液とするが, 血清電解質値, 尿中電解質喪失量を参考とし, 適宜追加補正する.

ii) ナトリウム　血清ナトリウム値 130～150 mEq/*l* を目標として管理する. 開心術後低ナトリウム血症のほとんどは, 体外循環中血液希釈によるもので, 水分制限と利尿により改善される. 高ナトリウム血症はまれであり, アシドーシス治療目的の炭酸水素ナトリウム多量投与が原因となることがある. ナトリウム制限と自由水補給で改善される.

iii) カリウム　術直後血清カリウム値は一般に低値を示すことが多く, 低カリウム血症は心筋被刺激性亢進, 不整脈, 低心拍出量, アルカローシスの原因となり, とくにジギタリス薬使用時は中毒症状をきたしやすいため, 4.0～5.0 mEq/*l* と少し高値を目標として管理する.

低カリウム血症に際しては, KCl 0.2 mEq/kg/h 点滴を 3 時間施行し再検する. グルコース・インスリン・カリウム (GIK, 50% ブドウ糖 500 m*l* + insulin 32 単位 + KCl 40 mEq) 溶液 24 時間点滴も有用である. いずれにしろ術後急性期では血清カリウム値の頻回チェックと補正が必要であるが, 補正に際してカリウム急速投与は心室細動を誘発するため, 0.5 mEq/kg/h の速度を超えてはならない. また, 乏尿傾向に際しては, 急速に高カリウム血症をきたすため, 再検により血清カリウム値が 5 mEq/*l* を超えるときはただちに輸液類からカリウムを除かねばならない.

高カリウム血症は心機能, 腎機能低下例に多く, 6 mEq/*l* を超えるときは, 利尿改善をはかるとともにグルコース・インスリン療法 (50% ブドウ糖 + insulin : 糖 2.5 g に 1 単位), 炭酸水素ナトリウム (7% Meylon, 1 m*l*/kg) 静注, イオン交換療法 (ポリスチレンスルホン酸ナトリウム 1 g/kg + 5% ブドウ糖 100 m*l* 注腸)や, 拮抗薬としての 10% 塩化カルシウム 0.1～0.2 m*l*/kg 静注, 交換輸血などにより治療するが, コントロール困難なときは腹膜灌流または血液透析を施行する.

iv) カルシウム　術直後は低値を示す傾向にあるが, 成人で問題となることはまれである. 乳幼児では低カルシウム血症により神経過敏や痙攣をきたすことがあるため, 7 mg/d*l* 以下のときは, 10% グルコン酸カルシウム 10～20 mg/kg を緩徐静注, 以後は 1 mg/m*l* 希釈液の点滴静注とする.

v) 酸塩基平衡　代謝性アシドーシスは心筋収縮力低下, 心筋被刺激性亢進, 細動閾値低下, 全末梢・肺血管抵抗増大をきたし, 心拍出量減少と末梢循環不全との間に悪循環を形成する. この悪循環を断つため, 血液ガス分析で塩基余剰 (base excess, BE) が −8 を越えるときは, 早急な循環動態改善とともに補正しなければならない.

・7% 炭酸水素ナトリウム補正
　補正量 (m*l*) = BE × 体重 (kg) × 0.3
　初回投与は計算補正量の 1/2～1/3 量とする.
・0.3 M, THAM (tris-hydroxy-methyl-aminomethane, tris buffer) 補正
　補正量 (m*l*) = BE × 体重 (kg)

呼吸性アシドーシスは, 通常人工呼吸器における分時換気量増加により容易に改善される.

代謝性アルカローシスが進行することは少ないが, pH 7.6 以上では心筋収縮力低下をきたしたり, 低カリウム血症を助長することがあるので治療を要する. 治療には利尿薬や炭酸水素ナトリウムの多量投与をさけ, 血清カリウム補正と acetazolamide (Diamox) 250～500 mg 投与が有効である.

呼吸性アルカローシスは主として過換気によるものであり, $PaCO_2$ 30 mmHg 以下の場合は分時換気量減少か, 人工呼吸器回路に死腔 (dead space) を設けて $PaCO_2$ の改善をはかる.

(5) 術後合併症

心臓術後合併症としては, 術後出血, 心タンポナーデ, 呼吸不全, 低心拍出量症候群, 不整脈, 腎不全, 周術期心筋梗塞, 術後高血圧, 術後肺高

血圧クリーゼ，心嚢切開後症候群，中枢神経障害，感染などがあげられるが，呼吸不全，低心拍出量症候群，不整脈，腎不全，感染については，すでに第1巻の各項で詳述されているので，本項では概説するにとどめる．

a) 術後出血（postoperative bleeding）

病因： 手術創部出血（開胸創，心血管縫合創，冠状動脈バイパスグラフト側枝），血液凝固能低下（長時間体外循環，大量輸血，ヘパリン・リバウンド現象，血小板減少，凝固因子欠乏，線維素溶解現象，術前抗凝固療法）．

症状・診断： 循環血液量減少により体血圧・左房圧・右心系圧・中心静脈圧低下とともに皮膚貧血色，頻脈，尿量減少をきたす．

胸部ドレーン出血量が多いときは，血液成分，出血・凝固時間，ACT（activated clotting time）値，プロトロンビン時間（V, VIII, X 因子関与），部分トロンボプラスチン時間（V, VIII, IX, X, XI, XII 因子関与）を測定し，出血原因を究明する．

治療： 術後出血原因のほとんどは手術創部出血（surgical bleeding）で，血液凝固能低下によることは少ない．循環血液量減少と貧血は，ヘマトクリット値を参考とし，全血，血漿あるいは赤血球濃厚液により充足するが，胸部ドレーンより 3～5 ml/kg/h 以上の出血が3時間以上持続し，その原因が手術操作によるものと考えられるときは，即刻再開胸止血術を施行する．

ACT 値 150 以上のときは，protamine 0.3 mg/kg を緩徐に追加静注，血小板減少 $<50000/mm^2$ に対しては，1単位/10 kg の血小板輸血，凝固因子欠乏時は新鮮凍結血漿または新鮮血輸血，線維素溶解現象が疑われるときは epsilon aminocaproic acid 100 mg/kg/4 h 点滴静注を試みる．

b) 心タンポナーデ（cardiac tamponade）

病因： 心嚢内血液および凝血塊貯留による心嚢内圧亢進のため，心室拡張制限，静脈還流減少から心拍出量減少をきたし，循環動態悪化，重篤な場合は心原性ショックとなる．

症状・診断： 体血圧低下，脈圧減少，頻脈，奇脈（調節呼吸下では認めない），頸静脈怒張をきたし，肺動脈楔入圧，右房，中心静脈圧の上昇を認める．とくに胸部ドレーンよりの出血が急減したにもかかわらず，循環動態が改善せず，強心カテコールアミンに対する反応が悪いときは本合併症を疑う．診断上胸部 X 線像における心陰影と縦隔の経時的拡大，心電図における低電位差，ST上昇とT平低化，電気的交互脈は参考となるが，心エコー図における心嚢内音響透亮層（echo free space）の証明は，より信頼性が高い．

本合併症は比較的遅い時期，すなわち術後2～3週の回復期にも，抗凝血療法患者や心嚢切開後症候群に際し，晩発性心タンポナーデとして発症をみることがある．

治療： 緊急時または診断不確実な際は，正中切開創の下端数 cm を開放し，用手的に心嚢内検索，血液排除を試みる．診断確定時は手術室にて再開胸，貯留血排除，止血術を施行する．通常，循環動態はタンポナーデ解除により瞬時にして劇的改善をみる．

c) 呼吸不全（respiratory insufficiency）

病因： 人工呼吸器条件設定不良，気管チューブ不適合，術前低肺機能，肺高血圧症，血気胸，無気肺，肺うっ血，肺水腫．

症状・診断： 体血圧上昇または低下，脈拍増加または減少，不整脈が発現し，覚醒時は体動不隠，精神的興奮をみる．両側胸郭呼吸運動，呼吸音に注意し，血液ガス分析値と胸部 X 線所見，左心・右心系圧推移から原因を究明する．

治療： 人工呼吸器条件設定および術後無気肺の予防と治療については，すでに呼吸管理の項で述べた．肺高血圧症に対しては呼吸器管理下に強心カテコールアミン，血管拡張薬，プロスタグランジン E_1（PGE_1）投与，血気胸に対しては胸腔内ドレーン挿入・吸引療法．肺水腫治療は循環血液量増大と血漿浸透圧低下を厳重に規制し，F_{IO_2} 1.0, PEEP 下に気道内分泌液吸引，アルコール吸入，強心カテコールアミン，血管拡張薬，利尿薬，モルヒネ，副腎皮質ホルモン投与が有効である．

d) 低心拍出量症候群（low cardiac output syndrome, LOS）

開心術後急性期に心機能低下から心拍出量の減

少をきたし，全身臓器の進行性血流不全をみる状態で，術後合併症としてもっとも頻度が高く，治療抵抗性でしばしば致命的となる重大合併症である．下記に示すように種々な要因から誘発される．

病因：

前負荷減少——循環血液量減少，肺高血圧，心タンポナーデ．

後負荷増大——全末梢循環抵抗増大，循環血液量過多．

心拍数・調律異常——頻脈，徐脈，不整脈．

心筋収縮力低下——術前低心機能，不完全心手術，術中心筋保護不良，周術期心筋梗塞，低酸素血症，アシドーシス．

症状・診断：不安顔貌，冷汗，末梢チアノーゼを呈し，四肢は冷たい．体血圧<90 mmHg，心拍出量<2.2 $l/\min/m^2$，肺動脈楔入圧>18 mmHg，尿量<0.5 ml/kg/h で強心カテコールアミンに対する反応鈍く，Pao$_2$ 低下と進行性のアシドーシスを認めたら本症と診断する．

治療：

① 原因療法．前負荷・後負荷調節，心調律・電解質酸塩基平衡異常・低酸素血症治療などの原因療法が基本となる．

② 薬物療法．ジギタリス薬，強心カテコールアミン薬，血管拡張薬，カルシウム拮抗薬（表6.8），利尿薬が主体となる．強心カテコールアミンの第一選択は dopamine または dobutamine とし，全末梢循環抵抗，心調律に対応して，適宜各種薬剤を選択併用する．

③ 大動脈内バルーンパンピング法(intraaortic balloon pumping, IABP)．大腿または外腸骨動脈よりバルーン付きカテーテルを胸部下行大動脈内に挿入し，駆動装置によりバルーンを心周期にあわせた加圧膨張と減圧縮小を繰り返すもので，心拡張初期のバルーン膨張 (diastolic inflation) は大動脈拡張期圧上昇による冠血流量増大効果を有し，心収縮直前のバルーン縮小 (systolic deflation) は左室駆出抵抗減少による左室1回仕事量 (left ventricular stroke work, LVSW) と心筋酸素消費量軽減，左房および左室拡張末期圧低下と心拍出量増加効果を有する．原因および薬物療法の効果不十分なときは早期使用にふみきる．

④ 左心補助循環装置 (left ventricular assist device, LVAD)．心臓ポンプ機能を直接代行しうる拍動性の流量補助循環装置であり，現在臨床使用されているものは左房より脱血し，上行大動脈へ空気圧駆動により拍動流として送血する型のものが一般的である．IABP は体血圧の時相を変える圧力補助循環であり，間接効果で得られる心拍出量増加は 0.5〜0.8 $l/\min/m^2$ 程度であるので，IABP 駆動によっても体血圧<70 mmHg，心係数<1.8 $l/\min/m^2$，肺動脈楔入圧>25 mmHg を示すときは，現時点では本装置による補助循環以外の救命手段はないと考えてよい(6.6「人工心臓，補助循環」参照)．

e) 不整脈 (cardiac arrhythmia)

病因：基礎心疾患，外科的心組織傷害，電解質酸塩基平衡異常，低酸素血症，薬物（ジギタリス，カテコールアミン），機械的刺激（心内カテーテル，心嚢内ドレーン），発熱，疼痛．

症状・診断：動悸，胸部圧迫感，息苦しさ，冷汗を自覚し，術後急性期における不整脈は，循環不全に移行したり心停止をきたしたりすることがあるので，心電図モニターによる監視と，経時的12誘導心電図記録による解析を怠ってはならない．不整脈は徐脈性不整脈（洞機能不全症候群，房室ブロック），頻脈性不整脈（心房性・心室性頻拍と粗動，細動），期外収縮（心房性・心室性期外収縮）に大別され，心房性期外収縮はおおむね無害であるが，高度徐脈頻脈や心室性期外収縮，とくに1分間5回以上，多源性，3回以上連続(short run)して出現したり，R on T を示すような心室性期外収縮は心室性頻拍や粗細動に移行しやすいため治療を要する．

治療：電解質酸塩基平衡異常では，とくに低カリウム血症とアシドーシス補正に留意，適正な呼吸管理による低酸素血症防止など，原因および助長因子の除去を基本とし，各種抗不整脈薬，心臓ペースメーカーなどにより治療するが，その詳細は他項を参照されたい．

心室性頻拍，心室粗細動に対しては，電気的除

細動が絶対適応となるが，心房性頻拍や心房粗動・細動に対しても，抗不整脈剤無効の場合は適応となる．電気的除細動の実際については後述する．

f) 腎不全 (renal insufficiency)

病因： 術前低腎機能，高齢，長時間体外循環，溶血，心拍出量減少，薬剤（血管収縮薬，抗生物質）などに影響されるが，病態の基本にあるものは急性尿細管障害である．

症状・診断： 乏尿と低比重尿が初発症状であり，尿比重＜1.010，尿浸透圧＜350 osm，尿浸透圧対血清浸透圧比＜1.1，尿中クレアチニン対血清クレアチニン比＜20，尿中尿素窒素対血清尿素窒素比＜14，自由水クリアランス〔free water clearance (CH_2O) ＝尿量×（1－尿浸透圧／血清浸透圧，正常値－25～－100 ml/min〕が－15～＋15 ml/min で，尿沈渣中に赤血球および円柱を認めるときは急性腎不全と診断される．

治療： 乏尿に際しては，循環動態の改善とともに少量のカテコールアミン（dopamine 2～3 μg/kg/min），利尿薬(furosemide 500 mg または etacrynic acid 50 mg 静注)などにより利尿をはかるが，急性腎不全と診断されたら，水分制限，高カリウム血症治療（前述）を施行し，血清尿素窒素＞150 mg/dl，血清クレアチニン＞6 mg/dl，血清カリウム＞6.5 mEq/l，BE が－10 を越え補正不能なときは腹膜灌流または血液透析の適応とする．

g) 周術期心筋梗塞 (perioperative myocardial infarction, PMI)

心臓手術の術中・術後急性期に発生する心筋梗塞で，左心系弁疾患手術に際しても，石灰化弁組織片や血栓により発生することがあるが，主として虚血性心疾患手術，とくに冠状動脈バイパス手術時に多く，その発生頻度は 5～10% である．一般に内科的心筋梗塞に比べ，その予後は良好とされるが，しばしば心肺危機を招来し術後管理に難渋，また社会復帰と遠隔成績不良の原因ともなるので，その発生防止が重要である．

病因： 既往心筋梗塞，術前低心機能，冠状動脈多枝病変，長時間体外循環，術中不良心筋保護，心筋再灌流傷害，不完全血行再建術，術後循環不全，術後高血圧，重症不整脈．

症状・診断： 前胸部重圧感，絞扼感を訴えることが多いが，術後創部痛と混同しやすい．一般に循環動態は不安定となり，体血圧低下，不整脈出現，左心不全傾向となり胸部 X 線像で肺うっ血像を認め，心電図上新 Q 波（new Q wave＞0.04 sec）とともに ST，T 波の変化が出現し，血清 CK-MB (serun creatine kinase MB fraction) の増加をみる．^{99m}Tc-PYP (technetium-99m-pyrophosphate)，あるいは ^{99m}Tc-PYP と ^{201}Tl (thallium-201) の 2 核種同時撮影による心筋灌流イメージングは診断精度が高いが，病状不安定な急性期における施行は難しい．

治療： 循環管理の基本である前負荷・後負荷調節，心拍数・調律コントロール，心収縮力増強を目的とした強心カテコールアミン，利尿薬，血管拡張薬，カルシウム拮抗薬，抗不整脈薬の選択投与による循環動態の維持改善に努め，早期に IABP を施行し，後負荷調節による心筋酸素消費量軽減と，冠血流量増大による心筋サルベージをはかる．循環動態破綻をみるときは左心補助循環施行．

h) 術後高血圧 (postoperative hypertension)

心臓術後高血圧はそれほどまれではなく，大動脈弁置換術後，とくに冠状動脈バイパス術後に多くみられる．

病因： 術前高血圧症，低体温による血管収縮，麻酔薬（揮発性麻酔薬，fentanyl），内因性カテコールアミン増加，レニン・アンギオテンシン系賦活，疼痛．

症状・診断： 手術終了 4～6 時間後，徐脈または頻脈とともに，全身末梢循環抵抗増大を伴う体血圧異常上昇をみる．心拍出量は正常かやや高値を示すが，減少をみることもある．遷延すると心ポンプ機能低下をきたしたり，手術部位出血増加，高齢者では脳出血の原因ともなったりするので治療を要する．

治療： 血管拡張薬，カルシウム拮抗薬，鎮静・鎮痛薬が有効である．無効な場合は星状神経節ブロックを試みる．

i) **術後肺高血圧クリーゼ**（postoperative pulmonary hypertensive crisis, PHC）

術後，発作性に肺動脈圧異常上昇をきたす状態で，先天性心疾患手術後に多く，治療に抵抗し死の転帰をとることもまれではない．

病因：肺動静脈，肺胞内における酸素分圧低下または炭酸ガス分圧上昇による肺動脈平滑筋収縮，すなわち hypoxic pulmonary vasoconstriction（HPV）で，ときに無気肺が誘因になることがあるといわれる．

症状・診断：体血圧低下，脈圧減少，心拍出量減少，肺体動脈圧比（Pp/Ps）≒1.0，PaO_2 低下，$PaCO_2$ 上昇，末梢温低下とともに中心静脈圧上昇，肝腫大などの右心不全症状をきたす．

治療：適正呼吸管理とともに強心カテコールアミン・血管拡張剤併用療法（dopamine, dobutamine, nitroglycerin, nitroprusside）が有効．またプロスタグランジン E_1（PGE_1）30〜150 ng/kg/min 右房内点滴，あるいは tolazoline hydrochloride 0.5〜2 mg/kg 肺動脈内注入，続いて維持量としての 1 mg/kg/h 持続投与も有効とされる．

j) **心嚢切開後症候群**（postpericardiotomy syndrome）

病因：自己免疫反応説，ウイルス感染説があるが，その本態はなお未解明である．

症状・診断：術後2〜3週における発症が多く，発熱，前胸部痛，心膜摩擦音を主徴とし，血沈亢進，白血球増加あるいは減少を認め，胸水や心嚢液貯留をみることがあり，心タンポナーデをきたすこともある．この場合胸部X線像で心陰影増大，心電図上 ST 上昇，心エコー図で心嚢液貯留を認める．

治療：aspirin，非ステロイド性消炎酵素薬，副腎皮質ホルモンが有効である．

k) **術後中枢神経障害**（postoperative central nervous system disorder）

病因：脳動脈硬化，術中術後脳灌流圧低下（<40 mmHg），長時間体外循環，術中術後脳塞栓（空気，脂肪，血小板凝集塊，フィブリン，体外循環回路原性異物，大動脈硬化組織，心内血栓），低酸素血症．

症状・診断：一過性意識昏迷，譫妄状態から，痙攣，瞳孔不同，偏視，片麻痺を伴う昏睡まで，障害部位と程度により種々である．幼小児においては低血糖，低カルシウム血症との鑑別を要する．診断は神経学的検査と脳CTスキャン，MRIが有用である．

治療：痙攣には phenobarbital 3〜5 mg/kg か，diazepam 0.1〜0.2 mg/kg，または phenytoin 1〜5 mg/kg 静注，脳圧亢進には高張糖液，mannitol 1〜2 g/kg，副腎皮質ホルモン（dexamethasone 1 mg/kg または methylprednisolone 10〜20 mg/kg）静注と glycerin 2 g/kg/day を4分割して経鼻管投与，あるいは Glyceol 0.5〜1 g/kg 点滴静注も有用である．

l) **術後感染**（postoperative infection）

皮膚切開創・胸骨感染，前縦隔炎，肺感染症，血栓性静脈炎，血清肝炎，心内膜炎，敗血症などがあげられるが，術前・術中・術後を通じての感染予防がもっとも重要で，無菌的手術を基本とし，術後1週間は広範囲スペクトル抗生物質の予防的投与，急性期管理中における気管内分泌物吸引，静注用側管部位，種々カテーテル類とその接合部位などの無菌的操作に留意し，随時分泌物や器具の細菌培養を施行し，適切な抗生物質の選択投与とすることが重要である．個々の予防と治療の詳細は第1巻の「炎症・感染」を参照されたい．

c. **心肺蘇生**（cardiopulmonary resuscitation, CPR）

急性心停止または急性循環停止とは，突発的心ポンプ機能脱落で，1〜2分後には呼吸停止をも伴うため，急性心肺停止とも称される．生体は脳虚血10〜15秒で意識喪失をきたし，3〜5分後には不可逆性脳障害をきたす．したがって，それ以前に迅速な心肺蘇生を必要とし，脳蘇生をも目的とするため，心肺脳蘇生（cardiopulmonary cerebral resuscitation, CPCR）ともいわれる．

急性心停止（acute cardiac arrest）

心停止には心室細動（ventricular fibrillation），心静止（cardiac standstill），および電導収縮解離

(電気的機械的解離, electromechanical dissociation)の三つの型があり，心室細動では個々の心室筋興奮収縮はあるがまったく無秩序であり，心静止では心室筋興奮収縮はまったくみられない静止状態であり，電導収縮解離では心電図上QRS波を認め電気的活動の存在が証明されるが，有効心室筋収縮は認めない状態で，三者とも有効な血液駆出はみられない．以下その原因，症状，診断，治療としての心肺蘇生法について述べる．

a） 原　　因
- 低酸素血症，高炭酸血症
- 低または高カリウム血症
- 心タンポナーデ
- 急性心筋虚血
- 不整脈，完全房室ブロック
- 肺塞栓，敗血症
- 薬剤過量投与（麻酔薬，強心カテコールアミン，血管拡張薬，抗不整脈薬）
- 事故（外傷，窒息，溺死，感電）

b） 症状・診断
- 意識喪失（10～15秒後）
- 呼吸停止（心静止時40～60秒後，心室細動時2分後）
- 痙攣（20～45秒後），瞳孔散大（2分以内）
- 頸動脈・大腿動脈拍動消失
- 心音消失，体血圧測定不能，皮膚蒼白
- 心電図上心室細動波または静止波，あるいは高度徐脈を認める．

c） 治　　療
もっとも重要なことは，心停止発見者が即刻，血液酸素化を目的とした人工呼吸と，循環再開のための心臓マッサージを同時併行して開始することであり，医療要員が参集し，治療態勢が整うまでその場を離れてはならない．

i） 人工呼吸　気管内挿管中患者における人工呼吸開始は容易であるが，しからざる場合における緊急時は，気道確保（下顎掌上法，頭部後傾頸部掌上法，頭部後傾頤部掌上法のいずれかの体位とともに air way 口腔内挿入）とともに，mouth to mouth breathing, mouth to nose breathing（図6.7）や，AMBU bag による人工呼吸を施行

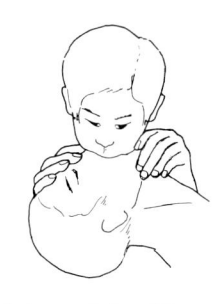

図6.7　mouth to mouth breathing
片手で患者の下顎を掌上し，他の手で鼻孔をつまみ閉鎖する．息を深く吸いこんだら，患者の口を自分の口で閉じ，大きく息を吹きこんでやる．乳幼児の場合は鼻腔を半閉鎖としておく．mouth to nose breathing は，同様に片手で患者の口を閉じ，鼻孔から大きく息を吹きこむ．

し，準備が整いしだい気管内挿管とし人工呼吸器に接続する．

ii） 前胸壁叩打法　手掌基部で胸骨中央部を鋭く叩打する方法であるが，心室性頻拍や心室細動発生早期に施行すると洞調律に復することがある．また完全房室ブロックによる心静止に際しては，本法を続けることにより（40～60回/min）心室収縮が誘発され，心臓ペーシング開始までの循環を維持することも可能である．しかし本法は心電図モニター下にのみ施行すべきであり，しからざるときはただちに心臓マッサージを選択するべきである．

iii） 心臓マッサージ　心臓マッサージ (cardiac massage) には，閉胸式心臓マッサージ (closed-chest cardiac massage) と，開胸式心臓マッサージ (open-chest cardiac massage) がある．

① 閉胸式心臓マッサージ：新生児，乳児（1歳未満）では，片手の第Ⅰ指を胸骨中央に，他の4指を背部に回し，胸骨中央部を100回/min，1.5～2.5cm圧迫する（図6.8A）．この際，他方の手を同じように対側から回し，両Ⅰ指で圧迫してもよい．また第Ⅱ・Ⅲ指の尖端のみで胸骨中央部の圧迫を繰り返してもよい（図6.8 B, C）．

幼小児（1～8歳）では片手を背部に当て，他側の手関節部で胸骨の下方1/3の部を80回/min，2.5～4.0cm圧迫する（図6.9）．

8歳以上では成人と同じ方法となる．

成人では固い板を背部に敷き，下半身挙上位と

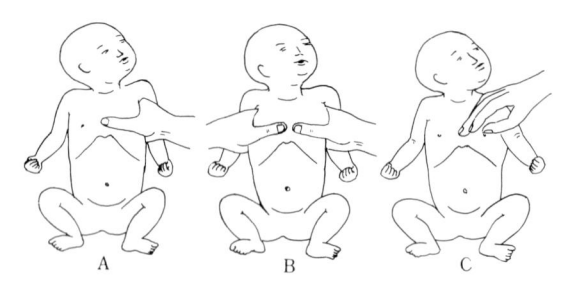

図 6.8 新生児・乳児閉胸式心臓マッサージ
A．片手の第Ⅰ指を胸骨中央に，他の4指を背部に置き，第Ⅰ指でマッサージする．
B．患児の左右から両手で胸部を挟みこむようにもち，胸骨中央に置いた両Ⅰ指でマッサージする．
C．胸骨中央部に置いた第Ⅱ・Ⅲ指尖端のみでマッサージする．

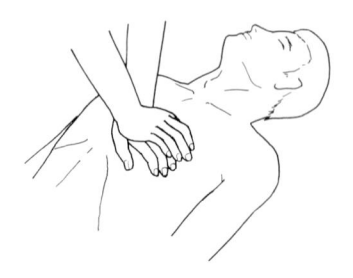

図 6.9 幼小児閉胸式心臓マッサージ

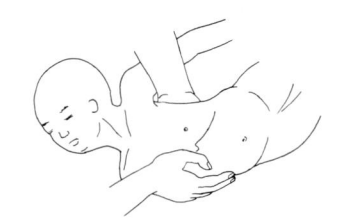

図 6.10 成人閉胸式心臓マッサージ

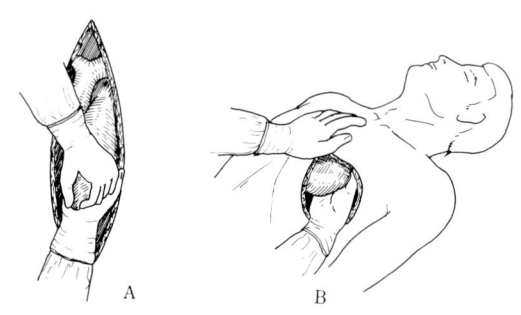

図 6.11 開胸式心臓マッサージ
A．両手で左右心室を挟みこむようにしてマッサージ．
B．左開胸では心臓後方より前胸壁に押しつけるようにしてマッサージをしてもよい．

し，両手掌を重ねて胸骨の下方1/3の部に置き，60～80回/min，4～5 cm の圧迫を繰り返す（図6.10）．

本法による合併症として，肋骨・胸骨骨折，心・肺損傷，血気胸，肝・脾損傷を生じることがあり，また心臓術後では胸骨離解，心修復部損傷をきたすことがあるので注意を要する．

② 開胸式心臓マッサージ： 閉胸式心臓マッサージで頸動脈拍動を触知せず，動脈圧モニターでも有効な血液駆出が得られていないと判断されるときは，ただちに開胸心臓マッサージとする．

心臓術後では胸部手術創より，しからざるときは左第4肋間前側方開胸とし心嚢を開く．マッサージは片手または両手で左右心室を挟みこむように，あるいは心臓後方より胸壁に押しつけるようにして（図6.11），律動的圧縮を60～80回/min の頻度で続ける．この際，心臓挙上や捻転をさけ，指尖部による心筋挫傷や穿孔に注意する．またマッサージ中における下半身挙上位や間欠的下行大動脈圧迫遮断は脳および冠灌流上有利である．

マッサージが有効な場合は，頸動脈拍動を触知し，モニター上 80 mmHg 以上の動脈圧曲線を認め，瞳孔径も正常化してくる．

iv） 電気的除細動（electrical defibrillation）
心停止直後2～3分以内であれば，ただちに電気的除細動を試みるが，時間が経過しているときは，少なくとも2分間の人工呼吸，心臓マッサージとアシドーシス補正をしてからでないと成功しにくい．現在，臨床に用いられているのは直流による除細動法で，R波同期と非同期法があるが，心室細動時はR波同期法を用いる必要はない．

① 体外式電気的除細動（external electrical defibrillation）： 両パドル（電極）に電導ゲルを塗り，心尖心基部法（apex-base法）では胸骨上部右縁と左前腋窩線上乳頭外側に，前後法（antero-posterior法）では左前胸壁と心臓の後方背部とに電極面を均等に押しつけ，成人では3 J/kg，幼小児では2 J/kgの放電エネルギーで通電する．この際に施行者はゴム手袋着用とし，他の医療要員は患者に接触していないように注意する．

② 体内式電気的除細動（internal electrical defibrillation）： 心臓に直接パドルを当てて施行するもので，皿状パドルで右房外側と左室心尖部近くか，または心臓の前後から両心室を挟みこ

むようにし，0.2〜0.5 J/kg の放電エネルギーで通電する．

いずれの方式による除細動でも，不成功の場合は人工呼吸，心臓マッサージ，薬物療法を施行しながら放電エネルギーを漸増し，施行を繰り返してさしつかえないが，上限は倍量までとする．

v) 薬物治療　　薬物治療の目的は，代謝性アシドーシス補正，心筋収縮力増強，心筋異常興奮性抑制により，早期正常心拍再開と，その維持をはかることにある．

① 代謝性アシドーシス補正：心臓マッサージ開始と併行して7%炭酸水素ナトリウム(Meylon)1〜2 ml/kg 静注，以後5分ごとにその半量投与とするが，心拍再開後は血液ガス分析値により補正量を決定する．

② 心筋収縮力増強：緊急時は心腔内注射が施行される．閉胸式心臓マッサージ中における心腔内注射は，心尖部よりの左室内注射と，第4〜5肋間胸骨左縁または剣状突起直下から左上背方向へ刺入する右室内注射とがあるが，前者は冠状動脈や心筋損傷または肺損傷による不整脈，心タンポナーデ，気胸などをきたすことがあり，後者の方法が，より安全である．いずれの方法でも穿刺針は8 cm以上の長針を使用し，心筋内薬液注入は絶対にさけねばならない．開胸式心臓マッサージ中における心腔内注射は，左室心尖部または右室前壁の無血管領域よりの刺入とする．

ⓐ 0.1% epinephrine, 0.5〜1 ml 心腔内注射は，心臓マッサージ中の灌流圧上昇により冠血流量を改善するとともに，心室細動強度を増大し，電気的除細動効果を高める．

ⓑ isoproterenol, 0.5〜1 ml 心腔内注射は心収縮力増強とともに末梢血管拡張，心拍数増加作用を有する．

ⓒ 10%塩化カルシウム，0.1 ml/kg 心腔内注射は心収縮力増強とともに心室自動能亢進作用を有する．

ⓓ 心筋異常興奮性抑制．主として lidocaine, procainamide, verapamil, mexiletine hydrochloride, aprindine hydrochloride などの抗不整脈薬の心房内あるいは静脈内投与が有効である．

vi) 心臓ペーシング　　心静止，または除細動後の不整徐脈に対しては，一時的ペーシングの適応となる．非開胸時におけるペーシング電極としては，皮膚電極，食道カテーテル電極，経皮的心筋電極，経静脈カテーテル電極などがある．開胸時は心房あるいは心室にペーシング電極を直接装着（鰐口電極，ワイヤー電極，双極カテーテル電極）し，刺激閾値の2〜3倍の出力，刺激レート90〜110 回/min の demand pacing とする．

vii) 蘇生後管理　　体内式心臓マッサージのための切開創は，心拍再開後30分以上良好な心調律と収縮ならびに体血圧90 mmHg以上が持続し，瞳孔正常化とともに自発呼吸や意識レベルの改善がみられたら，無菌的に縫合閉鎖する．すべての患者は蘇生後24〜48時間は ICU 管理とし，前述の心臓術後管理方式に準じた呼吸・循環管理により，心・肺・腎機能の維持，改善に努める．

意識障害が遷延するときは，脳浮腫対策として軽度過換気とともに浸透圧またはループ利尿薬，鎮静鎮痙薬投与とする．また消化管出血予防のための経鼻的制酸薬投与，ヒスタミン H_2 受容体拮抗薬静脈内投与や，感染予防としての抗生物質投与も重要である．

〔小松　壽〕

C. 開心術の補助手段

直視下に心内病変を外科的に修復する開心術を施行するに際して，心臓および肺機能を代行しつついかに全身循環を維持するかは重要な問題である．18世紀の終わり頃から19世紀にかけては人工的にガス交換を行う実験研究がなされており，それ以後の研究においても臓器灌流・保存を主目的としていた（Lindbergh, 1935）．1937年，Gibbonがネコによる肺動脈遮断実験30分の体外循環（extracorporeal circulation）を使用，2時間の生存例を報告した[1]．さらに研究改善の結果として1953年，彼自身による心房中隔欠損症の臨床第1例の成功を得るにいたり，人工心肺装置（artificial heart-lung machine, pump-oxygenator）による体外循環の基礎は確立された（表6.9）．

一方，体外循環法の循環・呼吸代行の原理とは異なり，体温を低下させ，代謝を抑制して心・血流遮断時間の安全限界を延長させようとする「低体温（general hypothermia）」は，Waltherら（1862）の基礎的研究がBigelowら（1950）により体系づけられ，1953年，LewisとTaufic[2]，さらにはSwanらによって初めて低体温法のみによる開心術成功例を得るにいたった．このように体外循環法および低体温法の臨床応用は奇しくもほぼ時期を同じくしてはじめられたが，両者相まっての改善，進歩によって，その後両者併用法による開心術は，超低体温循環停止下開心術へと進展し，とくにそれまで危険とされていた乳児期複雑心奇形の心内修復術における優れた補助手段として本法がとり入れられ，普及するにいたった．

体外循環法，低体温法に加え，術中の心筋保護法（myocardial protection）も今日の心臓外科の発展に大いに寄与してきた要因の一つである．すなわち，開心術における三大補助手段（表6.9）と称される所以である．開心術中に発生する心筋虚血障害が，術後心臓のポンプ不全をもたらし，低心拍出量症候群（low cardiac output syndrome, LOS），さらに極端な場合としてはstone heart[3]といわれる不可逆性心筋虚血障害にいたることが判明し，虚血障害の病態解明への努力によって，局所心筋冷却法（topical cardiac cooling）[4]，心筋保護液（cardioplegia）[5]使用による術中心筋保護法の確立へと進展した．それによって本法は1970年代後半より普及し，手術の確実性，安全性を一段と増すにいたり，本法を含む体外循環法，

表6.9 開心術の補助手段

```
1. 体外循環 extracorporeal circulation ECC (cardiopulmonary bypass CPB)
    ＊人工心肺装置 artificial heart-lung machine (pump-oxygenator)
        人工心        : blood pump
        人工肺        : oxygenator
        熱交換器      : heat-exchanger
        血液フィルター : blood filter
        気泡除去装置   : air trap (debubbling)
        除水装置      : extracorporeal ultrafiltration method ECUM
        自動返血装置   : autotransfusion system
                     （赤血球洗浄装置 Hemonetics）
2. 低体温 general hypothermia
    1) 表面冷却 surface cooling
        浸漬法      : immersion method
        ブランケット法: blanket method (ice bag)
    2) 中心（循環）冷却 core (circulation) cooling
    3) 両者併用法 combined method
3. 心筋保護法 myocardial protection
    1) 心停止・保護液 chemical cardioplegia
            crystalloid cardioplegia
            blood cardioplegia
    2) 心局所冷却 topical cardiac cooling
```

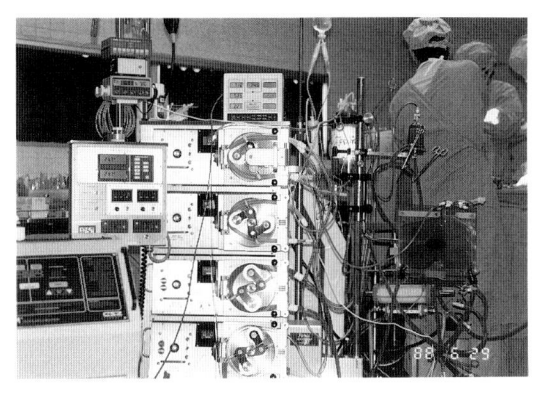

図 6.12 人工心肺装置（PEMCO，縦型 4 連ローラーポンプ）
人工肺：Sarns 膜型肺（熱交換器付き），吸引貯血槽，膜型貯血槽，血液フィルター，冷・加温槽．

低体温法の三者は，開心術における三位一体となった必須の補助手段として大いに活用され今日にいたっている．

a. 体外循環法（extracorporeal circulation）
(1) 人工心肺装置（pump-oxygenator）

上・下大静脈，または右心房より体外に脱血された静脈血を人工肺（oxygenator）にて動脈血とし，人工心（blood pump）によって上行大動脈，時には大腿動脈に送血する．心臓内への血流を遮断し，心内手術操作中，本法が心・肺に代わって循環能，呼吸能を代行するには，可能な限り生理的要件を満足するものでなければならない．本法の臨床応用以来 40 年，装置，方法は格段の進歩を遂げ，今日においては臨床的にほぼ安全，確実な補助手段の一つとして普及し，認められている（図 6.12）．この人工心肺装置は開心術の補助手段としてのみならず，心臓のポンプ不全に対する補助循環（assist circulation）の装置としての venoarterial bypass（VAB），さらには，ガス交換能が著しく低下した肺不全患者に対する長期間呼吸補助手段としての extracorporeal membrane oxygenation（ECMO）にも応用されている．人工心肺装置は血液ポンプ（人工心），酸素化装置（人工肺）がその主要構成装置となっており，その他の補助装置としては熱交換器，血液フィルターなどがある（表 6.9）．

a) 血液ポンプ（人工心）（表 6.10）

i) ローラー型（rotary roller pump） ラテックス，タイゴンなどの弾性管をローラーでしごき，一定方向の血流をもたらす無拍動流ポンプの代表ともいうべきポンプである（図 6.13）．1920 年代より輸血用に考案されたポンプがそのはじまりであり，体外循環用へと改善され，その完成型ともいうべき double roller type の DeBakey 型ポンプへと発展した．ローラーポンプは，①構造が単純，そして堅牢であり，弁機構なし，②血流をもたらす部分は弾性管であるので滅菌は容易である（近年は disposable 製品として使用），③回転数を流量に換算できる，④操作が簡便であり，万一，電源事故の緊急に際しても，手動操作が可能である（図 6.13）といった血液ポンプとして優れた特性をもち，一般に広く普及し，その主流を占めている．しかし，回転するローラーがチューブをしごいて血液を送り出す性質上，血液損傷を免れな

表 6.10 人工心（血液ポンプ）（blood pump）

1. tube 型
    1) sigmamotor 型（multiple metal finger type）
    2) rotary roller 型：single, double, triple
    3) pulsatile roller 型：Cobe, Sarns, Shiley
2. 遠心ポンプ centrifugal（non-pulsatile）型
    1) vaneless 型（Biopump：Medtronic）
    2) impeller 型（Sarns 7800：3M）
3. pulsatile balloon 型（ローラーポンプとの併用）
    1) 回路内：pulsatile balloon pump（PBP）
                pulsatile assist device（PAD）
    2) 大動脈内：intraaortic balloon pumping（IABP）
4. valved pulsatile（補助心臓）型
    1) diaphragm 型（ventricular assist system, VAS）
    2) sac 型（ventricular assist device, VAD）

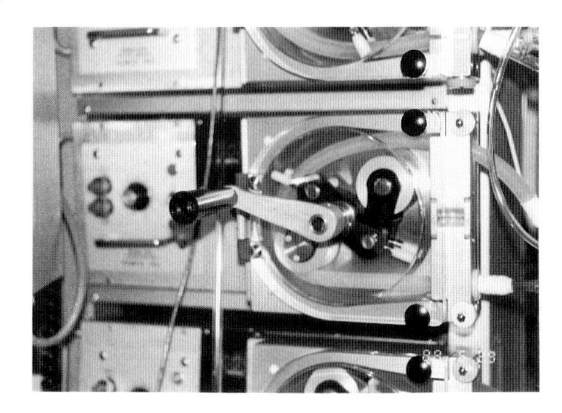

図 6.13 ローラーポンプ
手動用ハンドルがみられる．

い短所をもつ．また，この血液損傷はローラーによるポンプ用チューブの圧閉程度によっても左右されるので注意を要する．

ii) 遠心ポンプ（centrifugal pump） この型も無拍動流タイプであり，マグネットカップリングにより corn または impeller を回転させ，血液の粘性のみを利用して血液を拍出せしめるポンプである．そのユニークな構造をもったこのポンプは，① 赤血球，血小板の損傷が少なく，凝固線溶系に対する影響も少ない，② ポンプ内に弁機構をもたず，乱流が少ない，③ 脱血に過度の陰圧が生じないため微細気泡の発生が少ない，④ 回路内に空気が混入してもポンプヘッドにトラップされ，送りだされ難い，⑤ 送血量は後負荷に依存するため，送血回路の偶発的閉塞に際し，過剰な陽圧がかからない，⑥ 長時間の使用に耐える，⑦ 必ずしもヘパリンによる抗凝血を必要としない，⑧ 装置がコンパクトで携帯性を有する，といった長所をもち，重篤な左心不全に際しての左心補助循環，さらには両心補助用に，または胸部大動脈瘤手術時の循環補助などにと広く臨床に使用されるようになった．現在，わが国では2種類の遠心ポンプの入手が可能である．すなわち，① 2層の円錐形の corn の回転により血液を駆出する vaneless 型（図6.14），② impeller 型（Sarns 7800）：羽根車の回転による渦巻ポンプの原理を活用したもの（図6.15）である．これらは前記した特性によって，通常の体外循環用にも利用されてきている．

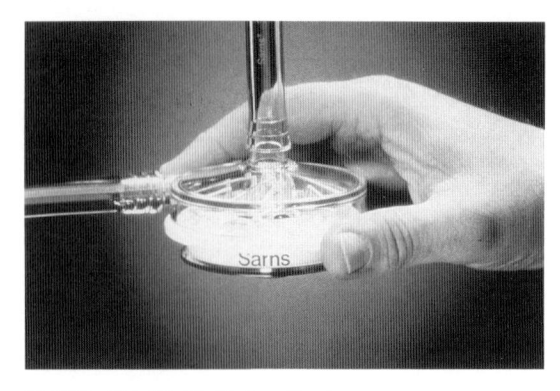

図 6.15 遠心ポンプ（2）impeller type Sarns 7800 centrifugal pump（3M）．

iii) 拍動流型（pulsatile flow 型） ローラー型を代表とする非拍動流のポンプは，永年の臨床経験において十分満足される結果が得られていることから，非生理的循環とは知りつつもこれを利用しているのが現状である．一方，近年の手術対象例の重症化に伴い長時間の体外循環が増加していることから，生理的循環としての拍動流が注目されてきた．この間，拍動流を得るための装置改良が加えられ，かつての複雑な機構をもつ装置とは異なり，表6.10に示すような構造も単純で操作が簡単であり，かつ，有効な拍動流が得られるも

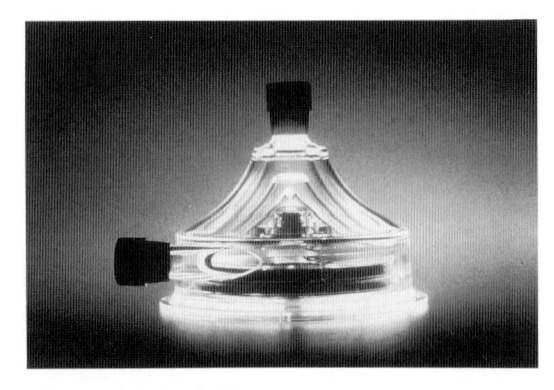

図 6.14 遠心ポンプ（1）vaneless type Biopump（Medtronic）．

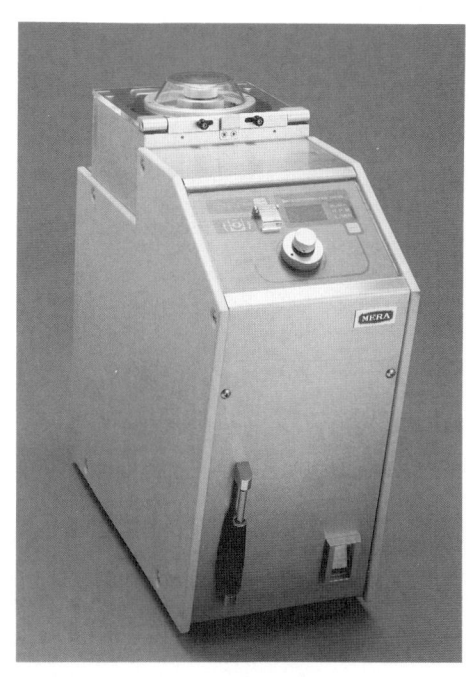

図 6.16 拍動型ポンプ（Mera 社）

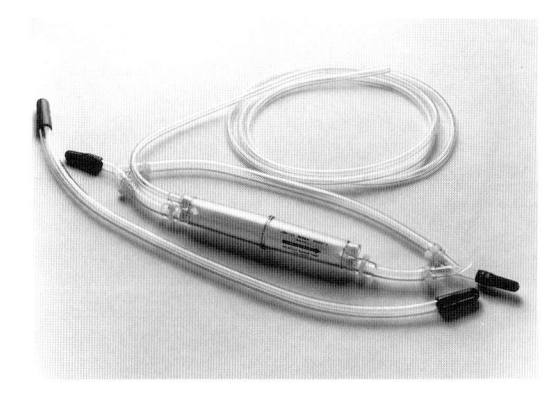

図 6.17 pulsatile assist device (PAD)

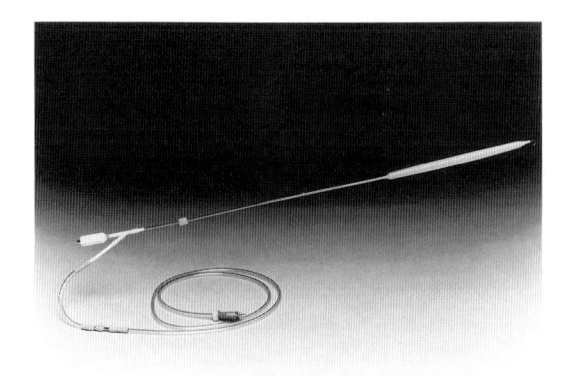

図 6.18 IABPバルーン

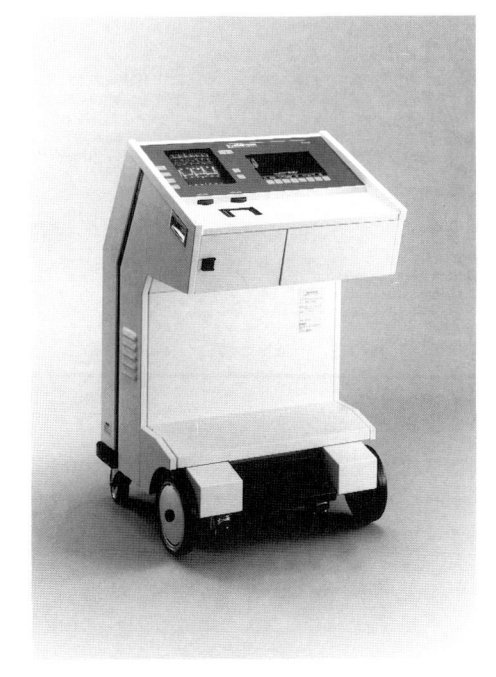

図 6.19 IABP駆動装置（コントロン社）

のが開発されてきた．

その一つがローラー型の改良されたもの（pulsatile roller 型）（表6.10），すなわち，ポンプモーターとして，パルスモーター，ステップモーター，あるいはサーボモーターを使用したもので，ローラーの回転角速度を変化させることで拍動流を得ることができるようにしている（図6.16）．

また，通常のローラーポンプ使用の動脈送血回路途中に拍動付加装置を組み込み拍動流を得る方法がある（pulsatile balloon 型）（表6.10）．この装置は回路中に組み込む bladder（1個または2個）と，これを収縮，拡張させる駆動ポンプより成っている（図6.17）．また，大動脈内バルーンポンプ（intraaortic balloon pumping, IABP）（表6.10，図6.18，6.19）は，ローラーポンプとの組み合わせにより，確実で有効な拍動流が得られる．図6.20に，筆者らによる臨床における体外循環中のIABP-on（拍動流），off（非拍動流）テストを示している．IABP-onにより確実な拍動流が得られるとともに，off により平均大動脈（弓部）圧が有意（$p<0.01$）に上昇する．このように，IABPによる拍動流は，末梢血管抵抗を再現性よく急速に低下せしめる．すなわち，圧受容体を介した神経反射が働くことが考えられ，拍動流の有用性が示唆された．表6.10に示す弁付き補助心臓型（valved pulsatile 型）は拍動型ポンプのほぼ完成品ともいえる．しかし，これは開心術補助手段として体外循環用に使用するものではなく，重篤な心ポンプ不全に対する補助循環（assist circulation），補助心臓（assist device, assist system）としての価値をもつ．したがって本項では詳細な記述は避けるが，表6.10に示すものがわが国で開発された代表的なものである．ポンプは，塩化ビニール製，血液との接触面を cardiothane で内塗りされており，ポンプ室の形状により diaphragm 型（VAS，国立循環器病センター型：東洋紡製），sac 型（VAD，東京大学型：日本ゼオン製）がある．いずれも血液の流入・出部に逆流防止用の人工弁を装置，空気圧によりポンプ室の容積を変化させてポンプ能を発揮する．圧・流量を補助する補助循環装置として，臨床的有用性は十分に認め

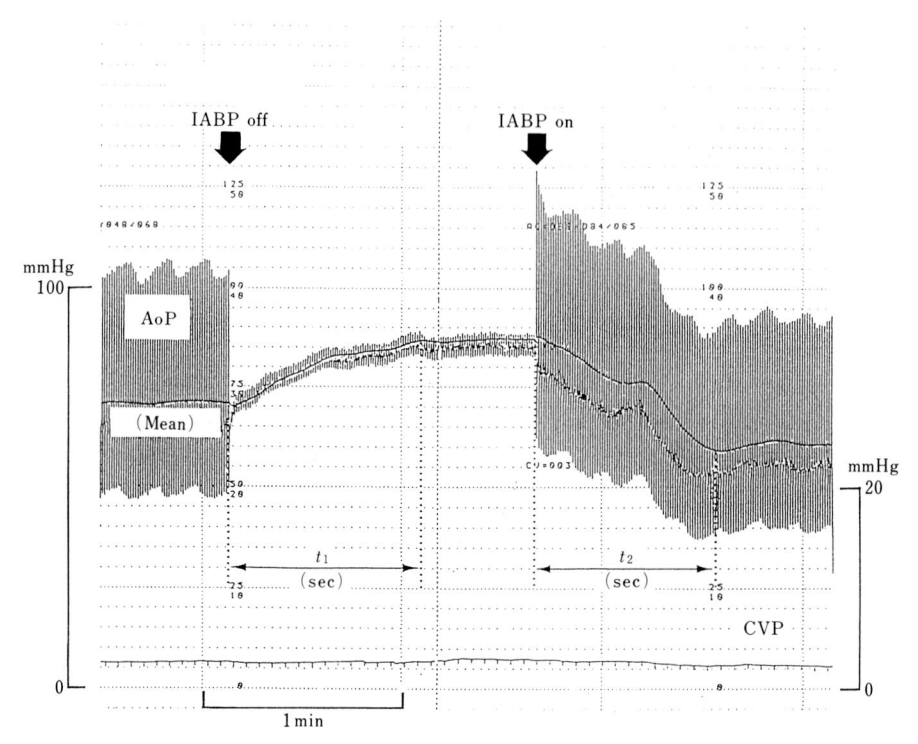

図 6.20 臨床における体外循環中の IABP-on（拍動流），off（非拍動流）テスト
IABP-on により確実な拍動流が得られ，off により平均大動脈圧が有意に上昇する．

られている．

ちなみに，拍動流と無拍動流の比較に関しては多くの研究があるが，その中でも拍動流の効果は動脈圧受容器を介する神経内分泌反射の改善と，拍動流灌流の血液自体の有する高運動エネルギーの2点が強調されている．① 全身末梢血管抵抗の低下による末梢循環，臓器灌流の改善，② カテコールアミン，レニン，アンジオテンシンの分泌減少，③ 水分バランスの検討からとくに小児において有効[6] などの利点が指摘されている．一方，長期の補助循環による検討より，無拍動流においても生体機構の維持が可能であることが Cleveland Clinic (1982) グループにより証明されている．その後 Nose ら (1990) はその一連の検討より，無拍動流へ移行のときは拍動流のときより 20% 高流量が必要であるが，2 週後には流量を減ずることが可能であり，拍動流と同流量のもとでの生体機構維持が可能となると報告している．このように拍動流か否かに関してはいまだ一定の見解が得られていない現状であるが，生理的な拍動流が有意であるとの示唆は多く，今後この方面の研究はますます進むものと思われる．

b) 人工肺（酸素化装置，oxygenator）（表 6.11）

ポンプとならび重要な装置の一つであるが，これらを含めて体外循環装置開発当初，実用化のための厚い壁を突き破ったのは抗凝血薬としてのヘパリンの出現 (McLean, 1916) である．これにより体外循環装置は現実のものとなり，今日の優れた装置開発への道が開かれたといえよう．

i) フィルム型（film type，表 6.11） 広い面積を有する板状面に血液の薄い膜を作り，それに酸素ガスを接触させて血液の酸素加（動脈血化）をはかるもので，スクリーン型と回転円盤型の2種類がある．1937 年 Gibbon の実験に用いたスクリーン型のものは回転円筒型であり，その後の改良によって直網目型 (stationary vertical screen type)，すなわち，幾重にも垂直に立てられたステンレス製網板の上に血液を流し，作られた血液膜に酸素ガスを接触させることによって酸素加する

6.1 総論

表 6.11 人工肺（oxygenator）

1. フィルム型（film type）
    1) スクリーン型 screen type
        * 直網目型 stationary vertical screen type   (Gibbon JH, 1937)
        * Mayo-Gibbon 型   (Jones JE, Kirklin JK, 1955)
    2) 回転円板型 rotating disc type
        * Kay-Cross 型（1956）
2. 気泡型（bubble type）
    * DeWall-Lillehei 型（1956）
    * disposable type
        a) sheet type（1957）： Travenol
                              Mera
                              循研
        b) hard shell type ： Temptrol
                              Bentley（10, 5, infant）
                              William Harvey（H-1300, H-1500）
                              Shiley（S-070, S-100A）
                              JMS（日本メディカルサプライ）
3. 膜型（membrane type）
    1) 積層型 plate type
        * Lande-Edwards（1969）
              Modulung
              Cobe CML, VPCML   (polypropylene)
              Shiley M 2000   (〃   )
              Travenol LPM 50   (〃   )
    2) コイル型 coil type
        * Kolobow   (silicone)
    3) 中空糸型 microporous hollow fiber type
        a) 内部灌流型： Capiox II   (polypropylene)
                       Bentley BOS-CM
                       Mera Silox   (silicone)
        b) 外部灌流型： Capiox E   (polypropylene)
                       Maxima   (〃   )
                       Sarns SMO 16310   (〃   )
                       William Harvey HF 5400 (〃)
                       Kuraray MENOX AL-4000 (polyolefin)

ものであるが，Gibbon（1953）はこの人工肺を用いて臨床第1例を施行し，永久にその名を留めている．この型はその後，Mayo Clinic の Jones, Kirklin ら（1955）による Mayo-Gibbon 型の完成をみる．また，わが国においても昭和30年代後半より臨床において使用されたことのあるもう一つのタイプである回転円盤型（rotating disc type）の原形は Björk（1948）によるものであり，Kay-Cross 型（1956）[7]として完成，一時期全世界に普及した．これは，水平軸を中心に多数の円盤を回転させ，円盤上にできた血液膜を酸素加するものである．わが国におけるこの型の人工肺として名古屋大学戸田ら（1952）の研究（垂直多重円筒型）は当時のものとしては特筆に値するものである．このようなフィルム型人工肺は血液損傷が少ないという利点を有するが，組み立ての煩雑さ，充填量の多さ，ディスポーザブル化の困難性などによって現在はほとんど使用されていない．

　　ii）気泡型（bubble type，表6.11，図6.21～6.23）　微細多孔性グラスによる O_2-disperser の開発および消泡剤シリコンの実用化（Clark, 1950）によって気泡型人工肺は急速に臨床応用が進むにいたった．当初の代表的な気泡型人工肺として DeWall-Lillehei 型（1956）がある．一方，1956年頃よりディスポーザブル化の開発がなされ，sheet 型は，充填量が少なく，その簡便性，安全性からわが国においても1960年代の後半より1980年頃まで普及，多用された．しかし，ガス交換能が3時間程度と限度があったため，その後，より改良され，気泡型のほぼ完成型ともいうる hard shell type にとって代わられた．気泡型は O_2-disperser より酸素ガスが静脈血中に噴出し，

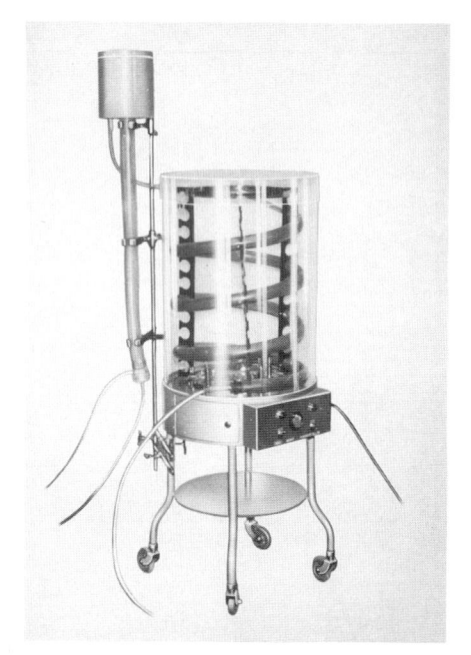

図 6.21 気泡型人工肺（1） DeWall-Lillehei 型

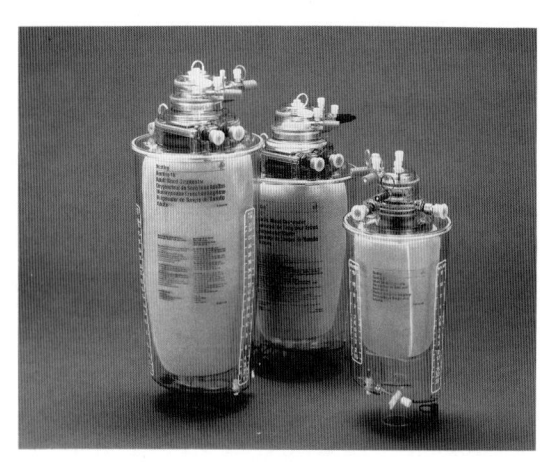

図 6.22 気泡型人工肺（2） Bentley

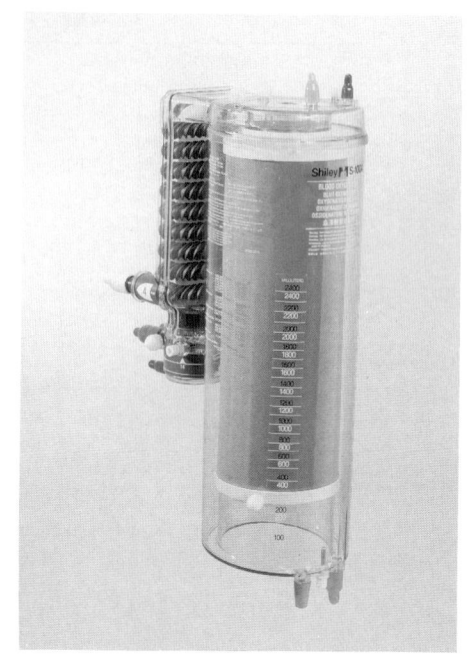

図 6.23 気泡型人工肺（3） Shiley S 100A

酸素ガスの小泡と血液の直接の接触によって酸素加が行われるものである．sheet 型同様この hard shell 型においても，血液有形成分の損傷，血液-ガス接触面における blood-gas interaction による血漿蛋白変性は免れないとしても，その機構上の改善によって 5〜6 時間の長時間体外循環にもよく耐え，優れていることから，現在気泡型肺はその確実性の面からほぼこの hard shell 型に切り代えられている．

ちなみに，それまで人工肺から分離されていた熱交換器（heat exchanger）は hard shell 型から

は人工肺に内蔵され，その冷却，加温効率もよく，単純化，簡便さ，少充填の一役を担っている．しかし，気泡型肺の避けられない欠点としての除泡能に関しては，次に述べる膜型肺に比し，微小空気塞栓の発生が有意に高いとの報告（Blauth, 1990）もいまだみられ，膜型肺の性能向上と普及に伴いこのタイプの人工肺使用頻度は少なくなりつつあるのが現状である．

iii） 膜型（membrane type，表 6.11）　生体の自然肺に近い機能をもつこのタイプの人工肺は，ガス相と血液相の接触面をもたず，生体の肺胞壁に相当する人工透過膜（シリコン，ポリプロピレンなど）を介してガス交換がなされる．人工腎臓の透析膜を介して静脈血の酸素加がみられることに着目した Kolff（1944）の報告が基礎となり，その後，彼自身によってポリエチレンを素材にした膜型肺が作られた（1955）．膜型肺のガス交換能は透過膜の性質と人工肺の内部構造によって左右されるが，近年，高分子化学，医用工学の進歩とともにより高性能の透過膜が開発され，さらにはガス・血液との接触性のよい構造も考案され，ガス交換能も良好で，小型化によって充填量も少なく，操作性がよく血液損傷の少ない優秀な膜型

においても他の人工肺に比し，長時間使用の優秀性は認められ，筆者らを含め，わが国においてもこの人工肺によるECMO (extracorporeal membrane oxygenation)，症例が経験されるようになった（図6.24）．一方，人工肺内に効率のよい熱交換器を内蔵し，ガス交換能もよく，血液成分への影響も少なく，少充塡性，単純さ，簡便さに優れている中空糸型 (microporous hollow fiber type) の出現に及び，膜型肺の使用はこの型に移行した感がある．腎透析用にヒントを得たとされる中空糸，微細孔型は，血液とガスの灌流する構造様式によって内部（血液）灌流型と外部（血液）灌流型に分類される．前者のCapiox II（テルモ）（図6.25）を例にとると平均孔径 $0.07\,\mu m$，空孔率約50％の微細孔を有するポリプロピレン中空糸20000〜62000本を束とし，そのfiber内を血液が灌流する．血液が中空糸内を層流となって流れるため血液成分の損傷が軽減される．しかし，灌流抵抗が大きく圧損が大きい欠点がある．一方，外部灌流型（図6.26〜6.29）は中空糸内をガス，外を血液が流れるため圧損が少なく，充塡時の除泡が容易でセッティングが簡便である．さらに特筆すべきは，この型は機構上，内部灌流型に比し，

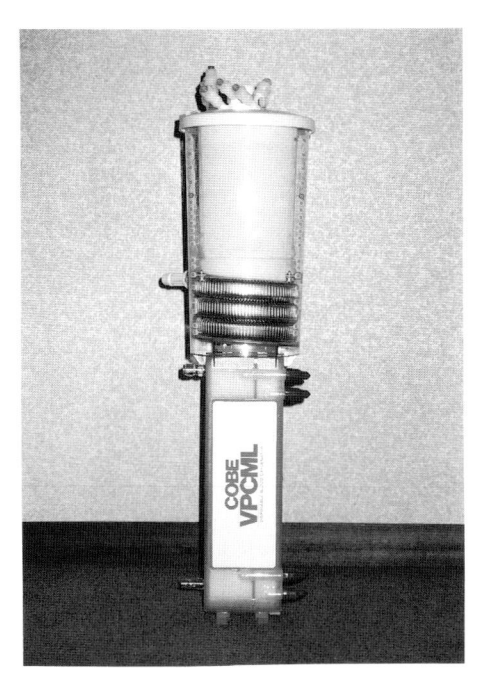

図 6.24 膜型肺 (1)，積層型，COBE, VPCML

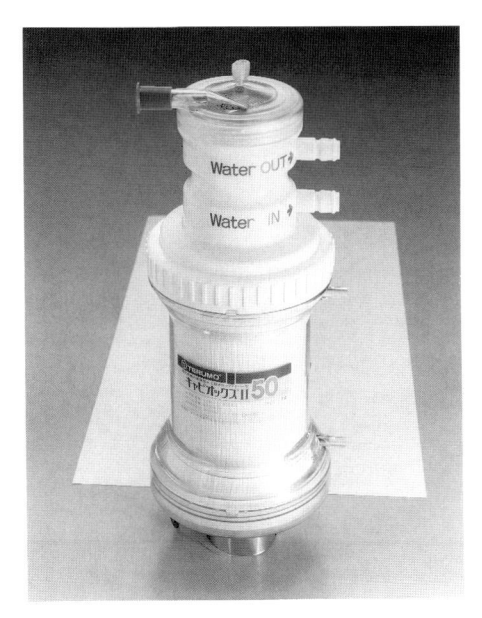

図 6.25 膜型肺 (2)，中空糸型（内部灌流型）Capiox II 50 (TERUMO)

肺が次々に開発され，広く普及してきた．積層型 (plate type) の Lande-Edwards, Modulung, コイル型の Kolobow 肺などは昭和50年代前半に筆者らも臨床使用の経験がある．充塡時における気泡除去の困難性，高い圧力損失の問題などこれら初期膜型肺は多くの難点があったが，その時点

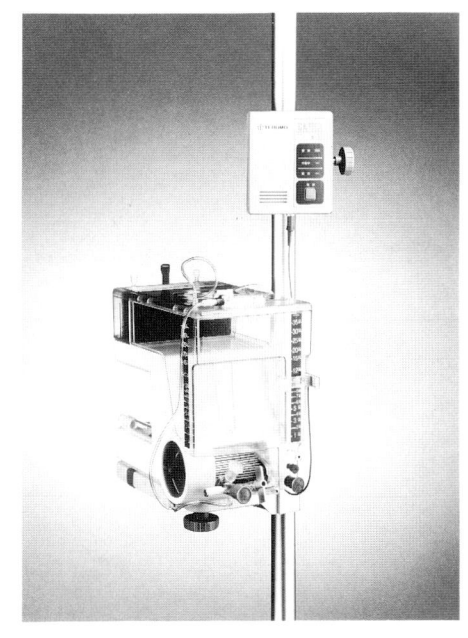

図 6.26 膜型肺 (3)，中空糸型（外部灌流型）Capiox E (TERUMO)

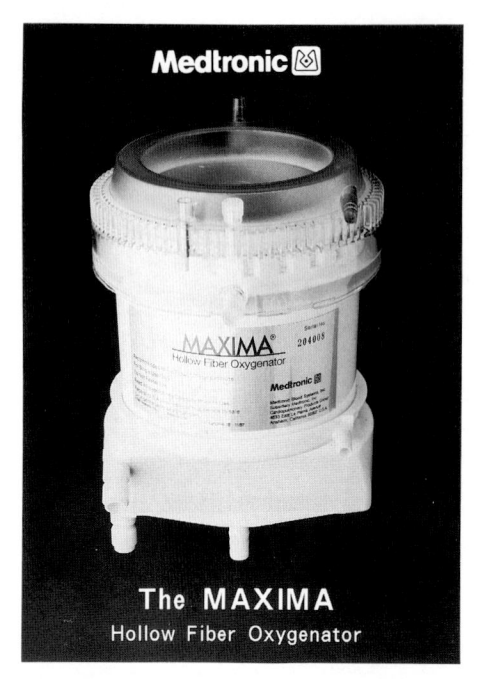

図 6.27 膜型肺（4），中空糸型（外部灌流型）Maxima（Medtronic）

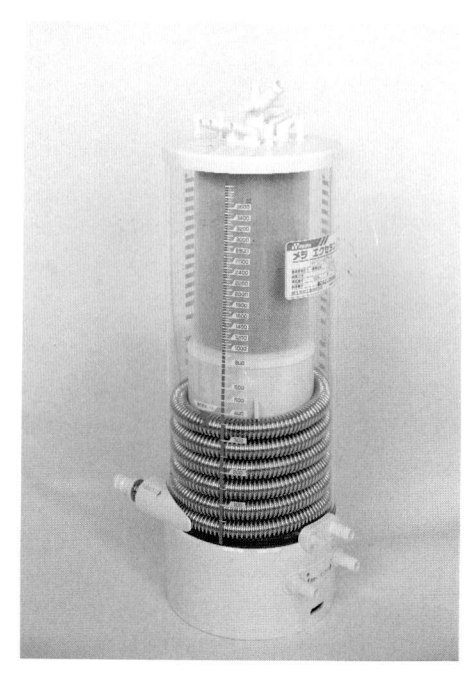

図 6.29 膜型肺（6），中空糸型（外部灌流型）Mera エクセラン

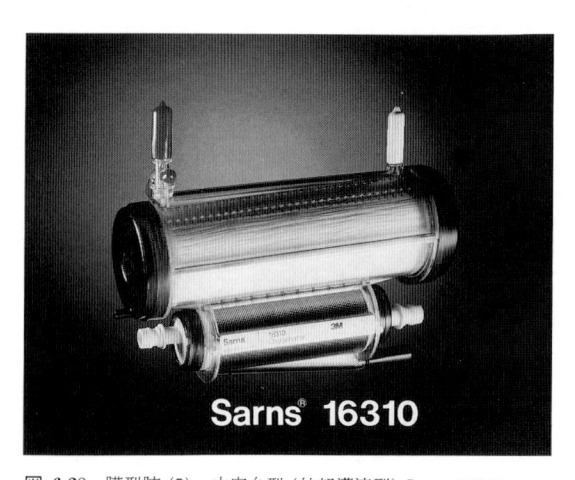

図 6.28 膜型肺（5），中空糸型（外部灌流型）Sarns 16310

同じ膜面積あたりの酸素加能が約3〜4倍と優れ，小型化，充填量軽減が十分可能となったことである．このように中空糸型は人工肺としても臨床上，多くの長所をもち，かつ，長時間使用に耐えられるとして重宝がられているが，使用10時間前後の頃から血漿漏出が起こり，ガス交換能低下がみられる欠点がある．表6.11にも示されるように，現在の中空糸型の多くは撥水性を有する疎水性ポリマーとしてポリプロピレン膜が素材として使用されており，ガス交換能は良好であるが，多孔質のため，この微細孔に水分や蛋白質が使用中に吸着し，疎水性を失い plasma leak が発生すると考えられている．これらの本質的な中空糸型肺の欠点を改良するため，特殊三層構造素材とか，近年，わが国の開発になる二層構造のポリオレフィン（polyolefin）膜が開発されてきた．とくに後者のポリオレフィンを素材とした透過膜は，微細孔をもたない薄い緻密層を外表面に有し，中空糸型人工肺の欠点の一つである血漿漏出は起こらず，実験的にも2週間連続使用が可能という．この人工肺はわが国で実用化され市販が可能となったが（KURARAY MENOX AL-4000, 1991）（図6.30, 表6.11）耐久性の良さと，小型化（少充填量）によって，術中体外循環というより，むしろ小児ECMO，経皮的心肺補助装置（percutaneous cardiopulmonary support, PCPS）として臨床応用が進み，その優れたガス交換能，耐久性，そして経皮的カテーテル挿入という簡便さから，緊急事態への対応も可能となり，遠心ポンプとの組み合わせによるさらなる改良によって広い適応，普及が待たれるところである．

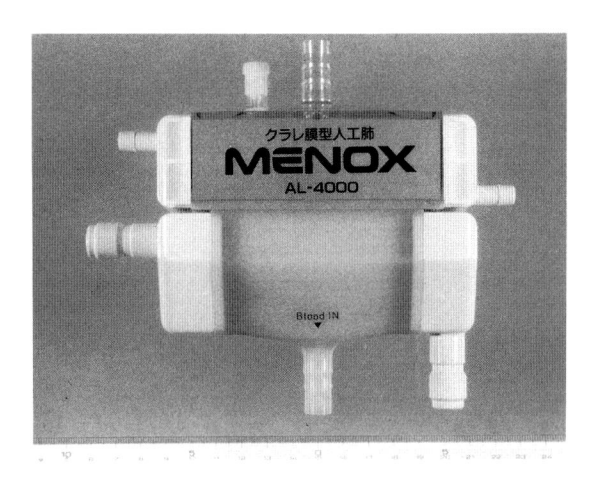

図 6.30 膜型肺(7), 中空糸型(外部灌流型) MENOX AL 4000 (KURARAY)

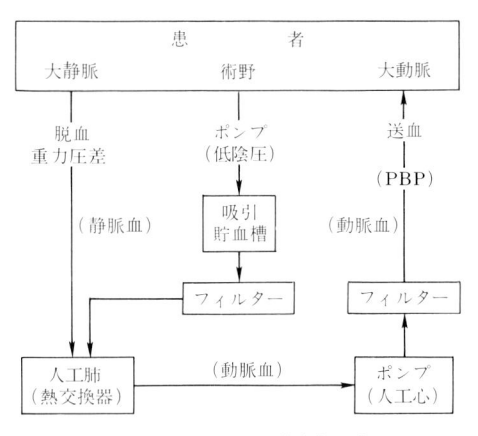

図 6.31 人工心肺回路 (I), 基本的回路

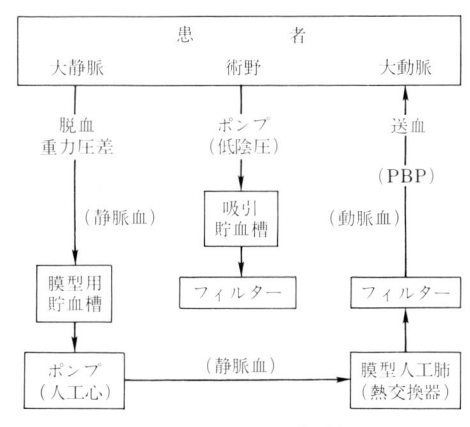

図 6.32 人工心肺回路 (II), (膜型肺用)

(2) 体外循環の実際

a) 人工心肺装置と体外循環回路

一般的基本回路を図 6.31 に示す．静脈血を重力圧差（落差）により人工肺（熱交換器内蔵）に脱血し，酸素加された動脈血をポンプ（人工心）により患者の動脈へ送血する．一方，膜型肺の場合は図 6.32 に示すように落差脱血した静脈血をまず膜型用貯血槽 (soft reservoir) にて貯血し，人工心によって人工肺を経て患者へ送血する．このような基本回路に加えて，脱水用の限外濾過装置 ECUM，空気・血栓・組織片その他異物除去のための血液フィルター (pore size 25〜40 μm)，ときには拍動流のための pulsatile balloon 型の PBP, PAD (表 6.10) を組み込むこともある．

b) 脱血と送血

上・下大静脈それぞれに挿入した2本の脱血カニューラ，または右房内の1本の太い脱血カニューラ (two-staged cannula) よりの脱血がなされるが，必要かつ十分な脱血量を確保することが重要である．時に，①脱血カニューラの折れ曲がり，②挿入が深過ぎる，③落差吸引が強過ぎ，薄い静脈壁が陰圧によってカニューラに吸着し，脱血孔を塞ぐなどの脱血トラブルを起こすことがあり，ただちにこれらを是正すべきである．このことは適正な送・脱血バランス維持，すなわち，患者の hypovolemia, hypervolemia 管理に重要であり，とくに循環血液量の少ない新生児，乳児において

は注意が肝要である．

送血用カニューラは，かつては大腿動脈送血がもっぱらであったが，血流が生理的循環の逆方向（血流の competition），大動脈分枝角度による諸臓器への灌流の問題，また，乳児に対する適正サイズのカニューラ挿入の問題などによって，現在では上行大動脈遠位部が送血部位となっている．その他，弓部大動脈瘤手術などの特殊症例における分離体外循環法（頭部，上半身と他の体循環を分離して行う）では，腕頭，総頸，鎖骨下，腋窩動脈などが適宜，送血部として選択される．通常，成人では 18 F (3 F = 1 mm 径) 程度のカニューラを用いるが，PBP などの拍動流を使用するときにはさらに 2 サイズくらい大きいものを用いる．カニューラサイズに不相応の高流量のときに生ずる "cavitation" より起こる空気塞栓，血液損傷防止のためにも適正サイズ，そして相応の適正灌流量

c) 適正灌流量

心肺機能を代行するもっとも重要なことは，適正な灌流量によって生体に必要な酸素需要に十分に対応しうることである．大体において体表面積が $0.8 m^2$ 以下では 2.4～2.6，$0.8～1.2 m^2$ は 2.2～2.3，$1.2 m^2$ 以上では 2.0～2.2 $l/m^2/min$ である．しかし，これは常温，全血充塡に対する数値であり，日常使用されている希釈充塡，低体温体外循環の場合は，生体における酸素需要，供給の状況が異なることを考慮すべきである．血液希釈により低下した酸素運搬能を補うためには相応の高灌流量が必要となる．一方，高灌流時の①血液損傷，②人工肺のガス交換能，③送・脱血のバランス維持などの問題から，臓器組織の酸素需要を低下させ安全域を広げるために低体温体外循環が利用され温度に応じた低流量灌流が用いられている．ただし，低体温時は，酸素需要低下の利点はあるものの酸素解離曲線の左方変移を伴うので，これらを考慮しての灌流量決定でなければならない．

d) 回路内充塡 (priming)

i) 希釈充塡 (hemodilution)　初期には全血充塡がなされていたが，①血液節減，②赤血球の sludging, aggregation, 血液粘性，蛋白変性などによる末梢循環不全，③血清肝炎その他の同種血使用による合併症の予防などによって，1960年代より希釈充塡（可能ならば無血充塡）へと移行していった．これは，とくに人工肺の小型化による充塡量減少が大いに寄与した．希釈率も症例により変動はあるものの 20～30% がめどであり，体外循環中のヘマトクリット (Ht) 値 20～25% が目標となっている．

ii) 充塡血液　かつてはすべてヘパリン新鮮血（手術当日採血）が使用されていたが，ヘパリンの力価変動による 24 時間以内という使用限界，かつ，入手・取り扱い上の大きな難点をもっていた．その後 ACD (acid-citrate-dextrose) 血が使用可能となり，採血後 4～5 日以内（当初），今日では 3 週間保存血使用が一般的となり，これらの難点は解消された．筆者らも 1967 年頃より ACD 血に切り替えている．近年は CPD (citrate-

表 6.12 体外循環（充塡量，充塡液組成，灌流量）

(九大心臓外科，1990.4)

体外循環回路充塡液		
充塡量		
	成人	小児
膜型：	1500～2200 ml	800～1200 ml
気泡型：	1600～2200 ml	900～1000 ml
充塡液組成		(小児)
25% アルブミン (50 ml)	150 ml	
赤血球濃厚液	必要量*	
メイロン	60 ml	(30 ml)
20% マンニトール	2.5 ml/kg**	
人ハプトグロビン	200 ml***	(100 ml)
生食―5% 糖液 1:1 液	回路充塡必要量―上記合計量	
ビタミン C	1000 mg	(500 mg)
抗生物質（セロファロスポリン系）	2000 mg	(1000 mg)

*体外循環中ヘマトクリット値 (Ht) >20% となるよう投与

$$予想 Ht 値 = \frac{自己赤血球量 + 充塡赤血球量}{自己体内血液量 + 体外循環充塡液量}$$

自己体内血液量 = 体重 (g) × 0.08 ml
自己赤血球量　= 自己体内血液量 × 術前 Ht% ÷ 100 ml
充塡赤血球量　= 赤血球濃厚液量 × 0.7 ml
小児では Ht 25～30%，総蛋白 3.5 g/dl 以上に保つ．

**大動脈遮断解除直前に 2.5 ml/kg を追加投与．
***長時間体外循環が予想される症例に対してのみ投与．
体外循環流量：成人　2.0～2.5 l/min/m^2
　　　　　　　小児　2.5～2.7 l/min/m^2

phosphate-dextrose）血がもっぱら使用されている．従来，これらの血液は使用時に citrate によるカルシウム減少を防止する目的でカルシウム液を添加していたが，術中心筋保護（とくに再灌流防止）のためにカルシウム添加はあえて行っていない．ちなみに，「成分輸血」の進歩してきた今日では，保存血は使用されず，Ht 70% 程度の濃厚赤血球液がもっぱら使用されている．また，自己血保存，使用が普及するにつれ冷凍赤血球（当日，脱グリセオール処理され，Ht 90% 程度）使用も多くなってきている．

iii）充填希釈溶液　現在，筆者らの充填液組成を表 6.12 に示す．5% 糖液，生食液が基本溶液であり，それにアルブミン液，ビタミン C，抗生物質などが添加されている．これら溶液は施設によっても異なるが，乳酸加リンゲル液，アミノ酸液，その他膠質液などが使用されている．回路内充填量は可能な限り少ないことが望ましいが，人工肺のサイズ，種類によって異なる．膜型，気泡型による差は小児の場合に小差を認めるが，成人では差異はない．その他，術中，base deficit 補正のための重曹液や，THAM，体外循環 weaning 前における血清カルシウム補正のためのカルシウム液添加などを適宜行っている．図 6.33 に筆者らが術中に使用している赤血球洗浄装置 Hemonetics を示す．希釈体外循環，そして長時間体外循環後の溶血の存在下では術後回路内充填血の大量返血に問題があることがある．本装置による洗浄赤血球液として術後返血，使用している．また，近年，特殊吸引チューブ（チューブ内ヘパリン添加）によって，生体内ヘパリン使用下でなくても術中の出血液を吸引し，これを洗浄赤血球液として利用（autotransfusion system）している．これらによって術後使用する輸血の量をかなり節減しうるようになり，自己保存血使用の普及とともに非輸血症例も増えてきている．

e）体外循環中の血液凝固管理

i）ヘパリンの使用　体外循環回路に血液が触れると血液の凝固機転が活性化されることは周知のとおりである．この血液凝固能を抑制することは体外循環維持にとって必須の条件となる．現

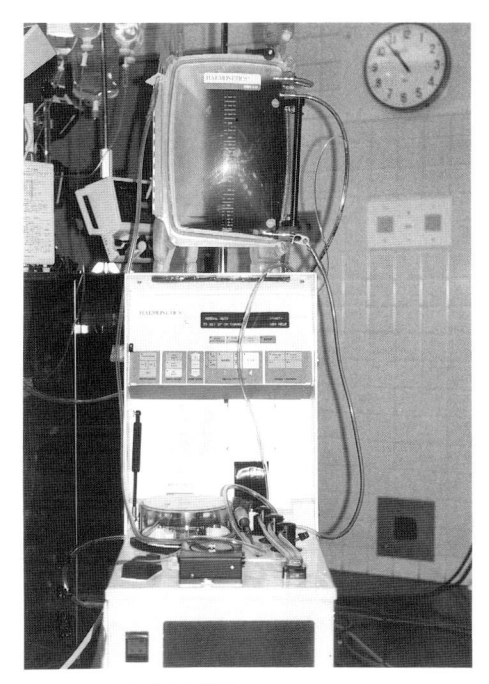

図 6.33　赤血球洗浄装置，(Hemonetics)

在血液の凝固抑制はヘパリンの使用によってきわめて安全にかつ確実に行われるようになった．その至適使用量は 2～4 mg/kg といわれており，当科においては 3 mg/kg としている．また回路内充填液にも 1000 ml あたり 3 mg を投与している．ヘパリンの抗凝固作用の適正を確かめるために activated coagulation time（ACT）を測定している．体外循環中は ACT が 400 秒以下とならないように適宜ヘパリンを追加している（図 6.34）．

ii）プロタミンによるヘパリンの中和　体外循環が終了した時点で凝固能を回復するには硫

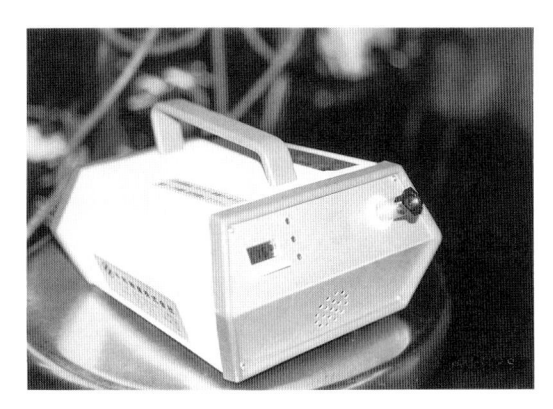

図 6.34　activated coagulation time（ACT）測定装置（Hemochron）

酸プロタミンの投与を行う．その使用量は全ヘパリン投与量と同量とし，これによってヘパリンの抗凝固作用が中和される．この場合やはりACTの測定を行い，その値が正常化（90〜110秒）するのを確認しなければならない．プロタミン投与に際して注意しなければならないのは，急速注入によって引き起こされる血圧の低下である．このような低血圧はプロタミンショックと呼ばれており，ヘパリン・プロタミン複合体による末梢血管抵抗の低下がその原因と考えられている[8]．血圧低下防止のためにはプロタミン注入をできるだけ緩徐に行うべきである．またプロタミンショック発生時には，筆者らの経験では，大腿動脈を強く圧迫し，末梢血管抵抗を上昇させることが血圧回復のためにきわめて有効な方法である．

f) 体外循環からの離脱

大動脈遮断解除直後は虚血心筋が再灌流され，また生体も加温とともに生理的環境へ回復してゆくというきわめて重要な時期である．この再灌流直後の心筋は虚血障害からの回復過程にあるだけでなく，reperfusion injury によってさらなる障害を受けることになる．したがって血行動態維持のためには体外循環による補助循環を行いながら，心筋の回復を待たなければならない．通常，この補助循環の間に心臓の代謝および機能が正常化の方向へ向かう．筆者らは再灌流後の急速な加温を避け，低カルシウム血症を維持したまま補助循環を20〜30分行い，その後に体外循環からの離脱（weaning）を開始している．weaningはまず部分体外循環とし，ベント脱血を停止する．この時点でカルシウムを補正，CVPとLAPを徐々に上昇させてゆく．これによって心臓は自己拍動による血液の拍出を開始し，動脈圧波形にて脈圧が認められるようになる．さらに静脈脱血量を低下させ，動脈送血量を減少させることによって心臓固有の拍出量は次第に増加してゆく．CVP，LAP 10〜12 mmHg以下にて十分な動脈圧が得られることが確認されれば，静脈脱血回路を遮断し，動脈送血を停止させる．もしCVP，LAPを15 mmHg以上にしても動脈圧が80〜90 mmHg以上に上がらなければ再び送脱血を開始し，補助循環を再開する．

もし再度の補助循環施行の後も血行動態が不安定な場合はカテコールアミン（ドパミン，ドブタミン，ノルアドレナリン，アドレナリン）や末梢血管拡張薬（ニトロプルシド，ニトログリセリン）を投与しweaningをはかる．これらの処置によっても重症な心機能低下が持続し，改善が得られない場合には，IABPやVAD（ventricular assist device）などの補助循環装置の導入を試みることもある．

(3) 体外循環の病態生理

a) 血圧反射，肺循環系の消失

体外循環大動脈遮断下ではその病態生理は生理的循環と異なり，非常に特殊なものとなる．すなわち体外循環下の状態では心房壁，大動脈壁などに存在する圧受容体のトーヌスが減弱，時にはまったく失われることになる．その結果，圧受容体を介する血管神経反射のため末梢神経のインパルスが増大し，末梢血管は常に収縮状態となる．さらにローラーポンプでの送血法では動脈圧の脈圧はほとんど認められないので，頸動脈洞など脈圧の変化によって反応する圧受容体も末梢血管の緊張を助長する方向に働く．一方，完全体外循環においては静脈還流血液はすべて人工肺の方に脱血され酸素加が行われる．このため体静脈血は生体の肺を通過せず人工肺によりガス交換が行われたのち，動脈カニューレを通して体循環へ返却され，このため肺へは気管支動脈により流入する血液のみが供給されることになる．生理的循環においては肺で種々の血管作動性ホルモンが代謝されている．ブラジキニン，アンギオテンシンIがその代表的なものであり，前者は肺内でキニナーゼの作用によって不活化され，後者は変換酵素によってアンギオテンシンIIへ変換される．肺循環が消失するとこれらの物質は肺で代謝されず，その結果体外循環血におけるブラジキニンの増加とアンギオテンシンIIの低下が惹起される．これらはともに血管拡張をもたらし，血圧低下の原因となる．

b) 体外循環中の末梢循環

体外循環始動時は血管運動神経反射の消失のため末梢血管抵抗は著しく低下する．その後次第に増加してくるのが一般的であるが，そのパターン

は患者によってまちまちである．いずれにしても体外循環中は末梢循環不全の状態となり，いわゆるショックと似た病態を呈する．このため血管透過性が亢進し水分が血管外スペースへ移動するため，組織の浮腫が進行する．これらは低血圧，低灌流に由来する低酸素状態だけでなく，神経反射の異常，希釈血液に伴う血漿浸透圧の低下，各種ホルモンの分泌異常などさまざまな要因が関係している．また乳酸の蓄積による代謝性アシドーシスが助長される．このアシドーシスの進行を防ぐには灌流量を増加することが基本であるが，炭酸水素ナトリウムの投与なども必要となる．

c) 内分泌・代謝系

前述したように体外循環中の生体はきわめて非生理的環境下におかれる．外科的侵襲や麻酔だけでなく，低体温，臓器低灌流，血液希釈，心筋虚血などによって生体は多大なストレスを負うことになる．その結果として各内分泌系，代謝系への変化が生じる．とくに糖代謝，脂質代謝，レニン・アンギオテンシン系，カテコールアミン系などは大きな影響を受ける．体外循環中は低体温などにより膵β細胞の機能が直接抑制され，インスリン分泌が低下する．このため体外循環中は血糖値が増加することになる．さらにカテコールアミン増大や血中遊離脂肪酸の上昇がインスリン分泌抑制に働く．

腎においても腎血流量の減少，低体温のため血中レニン値が増大し，これによりアンギオテンシン系が活性化される．これらは術後血圧に大きな影響を及ぼすとされている．またレニン・アンギオテンシン系とアルドステロン系の相互作用によりアルドステロン分泌が促進される．これらは術後における血清カリウム減少，尿量低下などの原因となる．

d) 凝固系と線溶系

血液が異物である人工心肺回路と接触することによって血小板や凝固能が促進され，次いで血小板数減少，血小板機能低下，血小板放出因子の増加，凝固因子の減少などが出現する．これらは術後の出血傾向，播種性血管内凝固（DIC）の原因となりうる．トラジロール，トランサミンの投与は

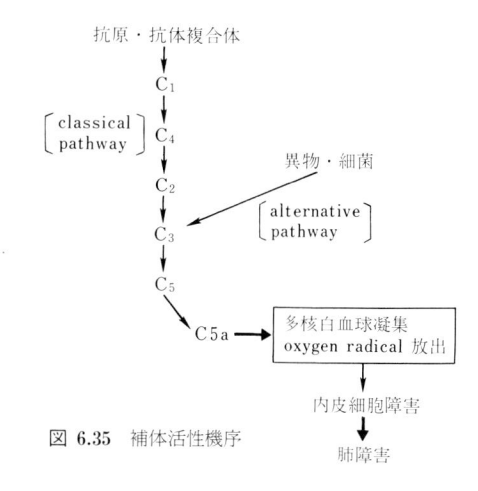

図 6.35 補体活性機序

このような凝固・線溶系の異常の改善に有効であるという報告がなされている．

e) 補体の活性化

人工心肺回路と血液の接触によって補体が活性化され，その変性産物であるC3a，C5aといったanaphylatoxinが血液中に遊出する．これらの物質は白血球の凝集，毛細血管透過性亢進，lysosome enzyme，oxygen radicalの放出を誘発すると考えられており，術後の心機能低下，肺機能低下，腎機能低下などの誘因となる．とくに呼吸不全が問題となることが多く，長時間体外循環による"post-perfusion syndrome"発生のひとつの大きな要因となると考えられている．補体活性化にはさらにヘパリン・プロタミン複合体などの抗原抗体物質も関与している（図6.35）．いずれにしても術後の諸臓器障害の原因としてこのような補体系の活性化は重要な役割を果たしている[9]．

b. 低体温法 (hypothermia)

(1) 沿革

心臓外科分野への臨床応用は本法が人工心肺―体外循環法に一歩先んじたというものの，期せずしてほぼ同じ時期にスタートしたといえよう．わが国においても東大木本，杉江，浅野らによる選択的脳灌流冷却法（1955）の実験的研究と臨床応用を嚆矢とし，東北大渡辺，岡村らの単純超低体温法の実験的研究(1958)，同じく東北大の流れをくむ岩手医大岡村，新津らによる表面冷却のみによる超低体温法の研究（1961）はその後単純超低

体温法として臨床応用への道は拓け，確立するにいたった．しかし，欧米においても低体温法の価値は認められてはいたもののBjörkら（1960）の「低温による脳障害の発生」の報告以来，その応用は次第に遠ざけられるにいたった．これは人工心肺の安全性，信頼性の高まりの趨勢もその一因といえる．わが国における低体温法の研究の独自の進歩の側面には，高価な人工心肺装置を入手することが困難であったその当時の世情，そして経済的面が大いに影響したといえよう．東北大の堀内，小山田らの表面冷却，灌流冷却法（1963），次いでMohriら（1966）[10]，岡村ら（1967）の乳児開心術に対する単純超低体温法の応用，京大日笠，城谷らの併用法（1967）は，1972年Barratt-Boyes，森らの「新生児・乳児への複雑心奇形根治術の応用」により開花し，両者併用による循環停止下開心術は，とくに新生児，乳児に対する開心術補助手段として世界に普及していった．筆者らの九州大学浅尾[11]らのグループにおいても，当時の体外循環開心術における新生児，乳児に対応する人工心肺の不適切さから，循環冷却のみによる体外循環超低体温法，循環停止下心内手術，循環加温法に着目，1961年来の実験研究（青木　勇，口羽和雄，松本文雄，山本一清などいずれも「福岡医誌」，「医学研究」に発表）を経たのち，臨床に応用し（1962〜65），ASD，VSDよりTOF，TGAにいたる68例（10例死亡）に臨床経験を得たことはその先見性において特筆に値するといえよう（浅尾ら，1965）．ちなみに直腸最低温15〜20℃，循環停止時間20〜40分が記録されている．

(2) 低体温法の分類

体温の程度による分類はさまざまであるが，便宜上，筆者は次のように分類している．① 軽度低体温（mild；〜30℃），② 中等度低体温（moderate；〜25℃），③ 深低体温（deep；〜20℃），④ 超低体温（profound；〜15℃またはそれ以下）．また，低体温の冷却導入，加温法による分類は次の通りである．

a) 表面冷却法（surface cooling）

日本で開発され，確立された単純低体温法である．人工心肺を使用せず，自律神経遮断剤（Vesperin, Atarax Pなど）をうまく使用し，全身麻酔下に物理的冷却により体表より低体温を導入する方法である．冷却法（cooling）には① 氷水を入れた西洋式浴槽に全身をビニール布で被い浸す（初期の方法），② ブランケットや氷袋で全身を被う．当初は心室細動（ventricular fibrillation, VF）の危険があるため30℃までが限度（本法は低温中止後も2〜3℃のafter dropがある）とされていたが，冷却導入法，ことに全身麻酔法の改善進歩により15℃またはそれ以下の超低体温への導入も十分可能となり，心停止（循環・呼吸停止）下の心内手術も可能となった．この方法は① 人工心肺装置が不要，② 体内臓器の温度較差が少なくバランスよく冷却される．しかし，③ 冷却そして加温に長時間を要し，④ 血流遮断時間に制約がある，などの難点を有していた．

b) 体外循環冷却法（circulation cooling）

循環系を通して冷却（加温）を行うので中心冷却法（core or central cooling）ともいう．① 熱交換器を有する人工心肺装置を必要とする，② 体内温度較差が大きくなり低温バランスが悪くなりがちであり，習熟を要する．他面，③ 温度選択が自由に，④ 短時間で得られるため便利な方法である．また，⑤ 循環停止下に手術をしても，適宜，体外循環は作動できるので安全である．

c) 両者併用法（combined hypothermia）

現在では前記a），b）両者冷却法の欠点を補い長所を生かす本法がもっぱら一般に普及している．また前述したように体外循環法は非生理的（人工）循環であり，かつ，常温下に高流量を長時間続けることは体外循環法の諸欠点を助長するのみであり，これらを補う点で低体温併用は意義がある．しかし，超低温の脳・神経系への影響はいまだ十分解決されていない．臨床上，軽度低体温には主として循環冷却法のみが用いられているが，中等度から超低体温では冷却，加温ともに両者を併用するのが一般である．

(3) 低体温における酸素消費量

生体の酸素消費量はその代謝活性程度のよい指標であり，低温による基礎代謝の低下は酸素消費量によって反映される．したがって，低体温時に

おける至適灌流量もこの酸素消費量から推定されうる．Foxら（1982）[12] は20℃低体温にて冠状動脈バイパス術を施行した成人例において，灌流量（flow rate）と全身酸素消費量の関係によって，$1.2\ l/min/m^2$ を適正灌流量とした．また，川島ら（1985）は乳児例で同様の検討を行い，20℃低体温下において適正灌流量は，$0.5\ m^2$ 未満の症例は $1.4\ l/min/m^2$，$0.5\ m^2$ 以上では $1.0\ l/min/m^2$ とした．

（4） 低体温法における脳循環[13]

低体温体外循環における至適灌流量は全身の酸素消費量により推察したが，酸素不足に最も弱い脳の循環に対する灌流量を検討する必要がある．筆者らはイヌを用いてその脳血流量と脳酸素消費量を測定した結果，$80\ ml/kg/min$ の一定流量では37℃での脳酸素消費量は $3.3\ ml/100\ g/min$ であった．これは低温にすることによって次第に低下し，20℃ではその約20％となった（図6.36）．また20℃における灌流圧と脳酸素消費量との関係をみると，灌流圧の増加とともに脳酸素消費量も増大するが，$40\ mmHg$ 以上では約 $0.5\ ml/100\ g/min$ でプラトーとなった（図6.37）．これらの結果より 20℃においても脳循環では autoregulation が働いており，脳の虚血障害および hyperperfusion を防止するには灌流圧をこの autoregulation の範囲内に維持することが重要であると考えている．

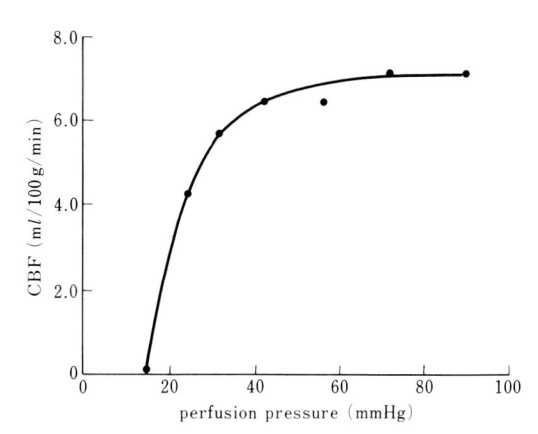

図 6.37 灌流圧と脳血流量の関係[13]
CBF：cerebral blood flow

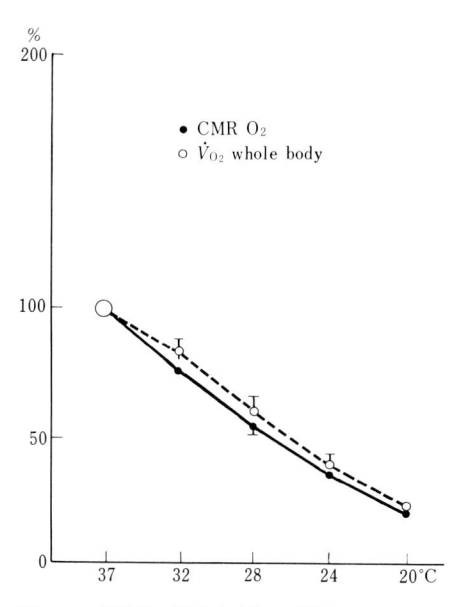

図 6.36 灌流量と脳酸素消費量の関係[13]
$CMRO_2$：cerebral metabolic rate for oxygen
$\dot{V}O_2$：whole body oxygen consumption

c. 術中心筋保護法 （cardiac protection）

（1） 心筋保護法の基本

開心術中の心筋保護法の目的は虚血および再灌流によってもたらされる心筋障害をできるだけ軽減し，術後の心機能を正常に近い状態に回復させることにある．これによって開心術後最も問題となる LOS の発現を防止し，他臓器障害の併発も回避することができる．また近年における心筋保護法の確立に伴い重症例，複雑心奇形例に対する手術成績が著しく向上してきたのは明らかであり，心筋保護法は近代心臓外科手術の急速な進歩をもたらした重要な要因の一つであるといえる．

心筋保護法の原則は，大動脈遮断後の迅速な心臓興奮性の消失とその後の弛緩性心停止の維持による心筋エネルギーの温存と，遮断解除直後における再灌流障害の発生を抑制することにある．この目的のために現在，冷却した心筋保護液（cardioplegic solution）の投与と局所冷却法（topical cardiac cooling）の併用が臨床心筋保護法の主体となっている．高カリウム心筋保護液[14] は心筋の膜電位を脱分極させることによって心筋の興奮性を短時間で完全に抑制させることができる．また，高カリウム心筋保護液によって迅速な弛緩性心停止を得ることは，虚血によって生ずる急激な

ATP産生能低下に先がけて心筋内でのATP消費を抑制するきわめて重要な心筋保護手段である．

虚血直後に素早く心臓拍動をストップさせるとともに，虚血中停止した心筋の弛緩状態を維持することは心筋保護のもう一つの重要なポイントである．このためには心筋保護液のイオン組成も考慮しなければならないが，低温の併用も有効な方法である．すなわち心筋温を下げることによって可及的に心筋代謝を抑制し，エネルギー消費を減少させることができる．諸家の報告によると高カリウム液で心停止させた場合，低温により心筋酸素消費量は極端に減少する．すなわち Q_{10} 効果としてみると，化学的心停止では心筋酸素消費量に対する平均 Q_{10} は1.7 (Bonfoeffeら，1967)，2.0 (Chitwoodら，1979)，2.4 (Buckburgら，1977) となる．Hearseら (1981) はこれらの結果をふまえ，20°Cでの化学的心停止は，37°Cでの拍動心または体外循環により補助循環された心臓の酸素消費量を約5％まで減少させ，さらに低温ではもっと少なくなるであろうと推察している．また低温はNa/Ca交換機構，slow calcium channel，内因性カテコールアミンに対する組織感受性などに影響し，その結果として虚血によって惹起されるcontractureを抑制する．このように低温による心筋保護効果は明らかであるが，その至適温度に関してはいまだ議論の多いところである．4°C以下の超低温ではむしろ心筋が障害されるという警告 (Tyersら，1977) もある．心筋保護液が血液性心筋保護液 (blood cardioplegia, BCP)[14]か，晶質性 (crystalloid cardioplegia, CCP)[15]かによっても至適筋温は異なるところであるが，前者では15〜20°C，後者では5〜10°C程度が一般的と考えられている．筆者らは後者のCCPを使用しているが，術中に右心室および左心室の心筋温を連続的にモニターし，それぞれ5〜10°Cに維持されるように20〜30分おきに適宜冷却心筋保護液を注入投与，さらには局所冷却法としての心嚢内へ冷却生食液またはice slushの追加を行っている．

(2) 虚血障害

虚血とは組織血流の途絶を意味するが，実際上，開心術中大動脈遮断下においては冠血流はまったくゼロではない．すなわちnon-coronary collateralの存在により心臓は一部血流が供給される．しかしながら，この血流量は正常冠血流量の3％以下と考えられており，実際上は大動脈遮断により冠血流はほぼ途絶えることになる．ただし，チアノーゼ性心疾患，虚血性心疾患，重症弁膜症などにおいては，有意な血流量増加をきたすことを忘れてはならない．虚血となった心筋では急激な酸素不足のためエネルギー産生は好気的代謝から嫌気的代謝へ移行する (Pasteur効果)．このとき脂肪酸代謝は停止し，心筋のATP産生は嫌気的解糖系のみによって行われることになる．この場合ATP産生効率はきわめて悪く，好気的解糖系によるそれの1/18となる．ところが虚血が進行すると解糖系の中間代謝産物であるNADH，乳酸，水素イオンが心筋内で蓄積することにより組織内アシドーシスが進行し，解糖系の律速酵素であるglyceraldehyde-3-phosphate dehydrogenaseやphosphofructokinaseなどの酵素活性を抑制する．このため解糖系の代謝速度は低下し，停止してしまう．このように虚血の時間的進行とともに心筋のATP産生能は完全に失われてしまう．

虚血早期には代謝性の変化だけでなく，心筋細胞内外のイオン分布も大きく変化する．とくに虚血直後から細胞内カリウムが細胞外へ流出し，細胞外カリウム濃度が上昇する．このような細胞外カリウム上昇機序として最近ATP-sensitive potassium channelの関与が示唆されているが，その詳細はいまだ不明である．いずれにしても急激な細胞外カリウム増加に伴い，心臓の活動性は次第に失われる．このとき活動電位持続時間（プラトー相）の短縮によりslow calcium channelを介してのカルシウム流入が減少し，まず収縮力が急速に低下しそして消失する．一方，電気的活動はその後しばらくしてから停止する．教室の三谷ら (1991) のラット灌流心での実験によると常温下においてLV developed pressure消失は全虚血開始から1.9±0.1分であったのに対し，電気的活

動の消失は 6.7±2.6 分であった．ところが虚血 15 分後からは LV diastolic pressure（静止圧）が上昇を始め，いわゆる contracture（拘縮）が進行してくる．この ischemic contracture の発生には心筋内 ATP 濃度の低下および細胞内カルシウム蓄積と密接な関係があると考えられている（Hearse ら，1977）．細胞内カルシウムの過剰は ATP 依存性の各種酵素を活性化することによって ATP 消費を助長するだけでなく，protease や phospholipase なども活性化し細胞構築の破壊を進行させる．カルシウムと心筋虚血障害との関連性は以前より報告されており，細胞内カルシウム蓄積防止が心筋細胞障害の進行に歯止めをかける重要なポイントと思われる．

虚血がさらに進むとミトコンドリアの機能障害が増悪し，その構造も障害されてくる．また細胞内 lysosome が活性化されることによって細胞微細構築が破壊される．このようにして心筋細胞障害は不可逆性変化へと発展してゆく．

(3) 心筋保護液（化学的心停止法，chemical cardioplegia）

心筋保護液使用の目的は，①虚血開始直後の急速な心停止の導入，②虚血中弛緩性心停止の維持，③有害代謝産物の wash out，④酸素または血液添加による基質の供給である．これらの点を考慮し，各施設において種々の心筋保護液が考案されている（表 6.13）．筆者らはモルモットの単離心室筋やラットの灌流心モデルを用いた実験により，独自の組成の心筋保護液を作製し臨床応用を行ってきた．筆者らの心筋保護液組成の原則は膜脱分極の維持と細胞内カルシウム蓄積の抑制にあり，以下に述べるごとく各イオン濃度を決定している．

a) カリウム (K^+)

前述したように，心筋細胞（心室および心房）の興奮性すなわち fast natrium channel の活性は，膜電位を約 -50 mV まで脱分極させることによってほぼ完全に抑制される．興奮性膜の活動電位発生は all or none の法則に従うため，いったん不活性化された channel はいくら大きな刺激を加えてももはや open することはない．一方，静止膜電位は細胞内外の K^+ 濃度勾配によって規定され，上記のように膜電位を -50 mV まで脱分極するには細胞外 K^+ 濃度を 20 mM 以上にする必要がある．ところがさらに高濃度（30～40 mM）の K^+ 液では冠血管のトーヌスを増加するためかえって有害であるという報告（Tyers ら，1975）もある．このように比較的高濃度の K^+ を含むことが心筋保護上不利であるか否かはさておき，筆者らは前述したように当初の目的である心筋興奮性の抑制には 20 mM の K^+ で十分であると考えている．とくに虚血さらに低温という条件は心臓活動能は十分に抑制しうるものであり，これらの点を考え合わせれば理論的にも実際的にも心筋保護液中の至適 K^+ 濃度は 20 mM 前後であると思われる．

表 6.13 代表的 cardioplegia

	Kyushu Univ.	St. Thomas' Hospital	U. A. B.
Na	87(mM)	110(mM)	110(mM)
K	20(mM)	16(mM)	30(mM)
Mg	0	16(mM)	0
Cl	97(mM)	143(mM)	84(mM)
HCO_3	10(mM)	10(mM)	27(mM)
Ca	0.1(mM)	1.2(mM)	0.5(mM)
Glucose	25(g/l)	0	5(g/l)
Mannitol	0	0	9.9(g/l)
Procaine	0	1(mM)	0
Lidocaine	100(mg/l)	0	0
Insulin	5(U/l)	0	0
Osmolarity	363(mOsm/l)	324(mOsm/l)	330～350(mOsm/l)
pH	7.8	7.8	7.5～7.55
Oxygenation	yes	no	no

U. A. B.: University of Alabama at Birmingham

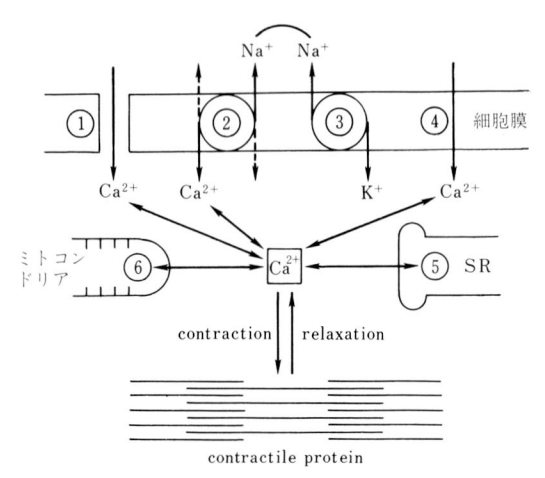

図 6.38 心筋細胞におけるカルシウムの調節機構
① slow calcium channel
② Na/Ca exchange
③ Na-K pump
④ passive diffusion
⑤ sarcoplasmic reticulum
⑥ mitochondria

b) カルシウム（Ca^{2+}）

虚血心筋障害と Ca^{2+} との密接な関係についてはすでに述べた．すなわち，虚血によってもたらされる Ca^{2+} 代謝の異常は細胞内における Ca^{2+} 過剰を招く．これにより ATP はさらに消耗され，protease や phospholipase が活性化されるため，心筋細胞破壊に拍車がかかる．したがって虚血中（そして再灌流中）の心筋細胞内 Ca^{2+} 蓄積を防止することが心筋保護液の組成を工夫する上で非常に重要となる（図 6.38）．筆者らはこの点をふまえ心筋保護液中の Ca^{2+} 濃度はできるだけ低くする方が有利であると考え，$0.1\,mM\,Ca^{2+}$ を採用している．

c) ナトリウム（Na^+）

心筋興奮の抑制そして細胞浮腫の防止の点から，心筋保護液中の Na^+ は低濃度とした方が有利と考えられた．しかし細胞外 Na^+ は Na/Ca 交換機構を介して細胞内 Ca^{2+} 量を規定する重要な因子であり，低 Na^+ 灌流液では細胞内 Ca^{2+} が著明に増加する．この Na/Ca 交換機構による心筋細胞内 Ca^{2+} 蓄積を抑制するには心筋保護液中の Na^+ 濃度が 60 mM 以上必要である（Kinoshita ら，1984）[15]（図 6.39）．さらに calcium paradox 発現の完全抑制を考え合わせると Na^+ 濃度は 60～100 mM が最適と思われる．

d) マグネシウム（Mg^{2+}）

Mg^{2+} は心筋細胞内において種々の酵素反応の cofactor として，そして ATP 分子の複合体として働く重要な2価イオンであり，また Ca^{2+} と拮抗作用を有する．このため虚血による細胞内 Mg^{2+} の低下は心筋保護の点で不利であり，心筋保護液に Mg^{2+} を添加すべきであるという報告もある（Hearse ら，1978）．St. Thomas' Hospital 液は Mg^{2+} を含む代表的な心筋保護液であり，その至適濃度は 16 mM としている．

一方血清 Mg^{2+} の増加は洞房ブロックや房室ブロックなどの徐脈性不整脈を生ずるという報告（Cavaliere ら，1986）もあり，心筋保護液中に Mg^{2+} を加える必要があるか否かは議論のあるところである．

e) 緩衝液，pH

虚血に陥った心筋では嫌気性糖代謝の中間代謝産物としての乳酸や水素イオンが蓄積するため，アシドーシスが進行する．このため心筋保護液はアルカリ性にして投与するのが一般的である．緩衝液としては重炭酸を用いることが多く，St. Thomas' Hospital 液と同様筆者らも 10 mM の $NaHCO_3$ を心筋保護液に添加し，常温にて pH 7.8 となるようにしている．またアシドーシス進行を抑制するため心筋保護液の投与は 20～30

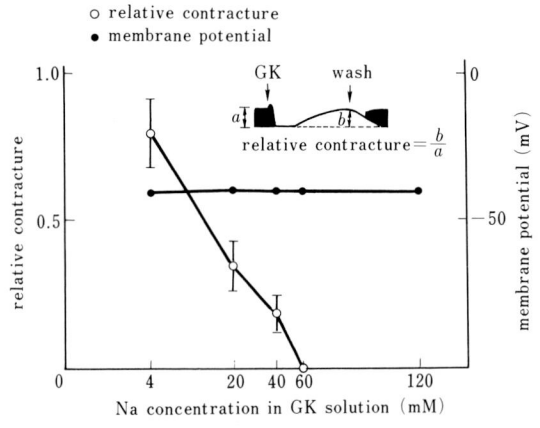

図 6.39 心筋保護液（GK 液）の各濃度に対する膜電位と筋拘縮の変化[16]
モルモット右室乳頭筋を低酸素 GK 液にて 30 分間灌流．

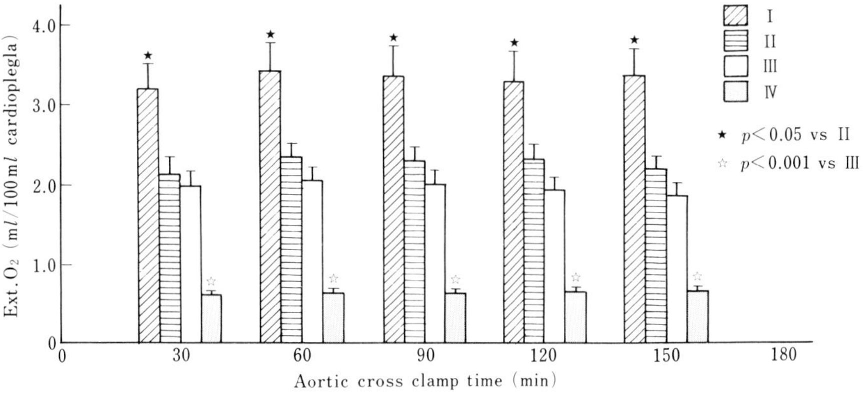

図 6.40 心筋保護液からの酸素摂取量[17]
Ⅰ：15〜20℃ blood cardioplegia,　　Ⅱ：5〜10℃ blood cardioplegia,
Ⅲ：4℃ 酸素加 crystalloid cardioplegia,　　Ⅳ：4℃ 非酸素加 crystalloid cardioplegia

分ごとに間欠的に行い(multidose cardioplegia)，蓄積した中間代謝産物を洗い流している．

f) 浸透圧

CCPの場合は細胞浮腫を招きやすいという欠点があり，これをカバーするためある程度高い浸透圧を保つ必要がある．浸透圧維持のためグルコースやマンニトールが用いられており，筆者らも10 mMのグルコースを加え総浸透圧が363 mOsm/lとなるようにしている．また膠質浸透圧を上昇させることが細胞浮腫の防止に有効であることから，ことに乳児に対して液中にアルブミンを添加する工夫もなされている（米永ら，1987）．

g) 心筋保護液の酸素加 (oxygenation)

虚血心筋では嫌気性解糖による代謝が唯一のATP産生系となるが，これもアシドーシスの進行により停止してしまう．したがって基質として大量のグルコースを投与したとしてもそれが利用される可能性は少ない．そこで心筋保護液を酸素加することによって虚血心筋においても好気性代謝を活性化する方法が考案された．一方，冷却したCCPにおいては酸素溶存係数はむしろ増加し，虚血心筋においてもこれが利用されうると考えられている（志岐，1986）（図6.40）．この場合基質であるグルコースを保護液中に含むことはエネルギー産生効率の上で重要である．近年，心筋保護液としてはこれまで述べてきたCCPが主として用いられてきたが，酸素運搬能，膠質浸透圧，基質の含有などの点から再びBCPが注目されるようになってきた（Folletら，1978）[16]．これは（表6.14），体外循環灌流液にK$^+$，緩衝液を加えることによって作成される．しかしながら低温ではヘモグロビンと酸素の解離曲線が左方へ移動し，このため組織での酸素遊離が困難となるという欠点がある．しかも低温環境下では赤血球のsludgingが助長されるため，微小循環が障害される危険性もある．このためBCPのための至適筋温は20℃前後と考えられている．冷却した酸素加CCPは虚血心筋酸素摂取率の面からも有用であり，BCPに比しても優劣つけ難いことから（志岐，1986）[17]，筆者らはcold oxygenated CCPを原則として使用している．

h) 添加薬剤

カルシウム拮抗薬（diltiazem, verapamil, nifedipineなど）を代表とする，虚血心筋を保護すると考えられる種々の薬剤（β blocker, procaine, xylocaine, CoQ$_{10}$など）を心筋保護液中に添加する試みがなされている．しかしながらカルシウム拮抗薬は低温では十分な薬理学的効果が期待できないともいわれており，実際の臨床例における有

表 6.14

Volume (autologous blood)	1000 ml
Temperature	16℃
Potassium	30±1 mEq/l
Ionic calcium	0.6±0.1 mEq/l
Osmolarity	355±5 mOsm
Hematocrit	20±2%
pH	7.7±0.1

用性も明らかではない．その他 oxygen radical scavenger である superoxide dismutase (SOD) や catalase などは，とくに再灌流障害に対する有効性が報告されてきている（Greenfield ら，1988）．

(4) 心筋保護液投与法

心筋保護液の投与は大動脈基部から順行性に行われるのが一般的である（antegrade 法）．この場合 cardioplegia 専用の注入針を大動脈基部に刺入しておき，これを介して落差による定圧注入またはポンプによる定流量注入が行われる．筆者らは図 6.41 に示すようなメラ製の cardioplegia 注入セットを用い，400 ml/min 前後の流量で注入している．この場合大動脈基部圧が 40～60 mmHg（冠状動脈狭窄症例では 60～80 mmHg）を至適圧としている．心筋保護液投与量は初回成人で 10 ml/kg，小児で 10～20 ml/kg とし，それぞれ半量を 20 分ごとに追加投与している（multidose 法）．この投与量の設定では肥大心でやや不足することが懸念されるため，とくに心肥大の著しい症例では 1.5 倍量を投与している．また大動脈閉鎖不全合併例では大動脈弁を介して心筋保護液が左心室内へ漏れるため，冠状動脈内への保護液灌流が不十分となる恐れがある．筆者らは前述した注入流量（400 ml/min）にて大動脈基部圧が 30 mmHg 以下の場合には有意の大動脈弁逆流と判断し，大動脈を切開して直接冠状動脈口へ心筋保護液を注入するとともに人工弁による大動脈弁置換術を行っている．いずれにしても手術的に大動脈切開を余儀なくされる症例では選択的冠状動脈口注入法が用いられる．

一方，重症冠状動脈疾患に対する冠状動脈バイパス術では高度冠状動脈狭窄の存在のため順行性投与では心筋保護液の灌流不均等が生ずる．これに対処するため冠状静脈洞より逆行性に保護液を注入する試みがなされている（retrograde 法）[18]．とくに左冠状動脈前下行枝（LAD）に高度狭窄病変を有し，同枝末梢へ内胸動脈グラフトを吻合する場合は術中 LAD 領域の心筋保護がきわめて不十分になることが予想される．筆者らもイヌを用いた実験から LAD 結紮時において retrograde 法は antegrade 法に比し，優れた心筋保護効果を有することを示した（Shiki ら，1986；Masuda ら，1986）．この場合 retrograde 法の欠点である右心室や心室中隔への灌流不足を補うため，初回のみ antegrade 法にて心筋保護液投与を行うことを強調している．症例によっては追加投与に際しても両者併用法を積極的に行っている．また retrograde 法での灌流圧は 20～40 mmHg とするのが肝要であろう．

(5) 再灌流障害（reperfusion injury，表 6.15）

冠血流遮断によって虚血にさらされた心筋を再灌流すると，心筋障害を改善するどころかむしろ増悪させることが知られている．虚血時には ATP, CP の減少，細胞内浮腫，各種イオン分布異常，心筋拘縮の発生，細胞膜の破壊，ミトコンドリアの障害などの変化が認められることはすでに述べた．このような虚血心筋に冠血流を再開すると，細胞内への Ca^{2+} 取り込みの増大，CPK などの酵素逸脱，細胞微細構造の破壊（ミトコンドリアの破壊，細胞膜の断裂など），心室性不整脈の発生などの障害が新たに出現する．これらの変化は再灌流後数分以内のごく早期に認められる．これがいわゆる"再灌流障害（reperfusion injury）"である．再灌流障害の発現機序に関してはいまだ明

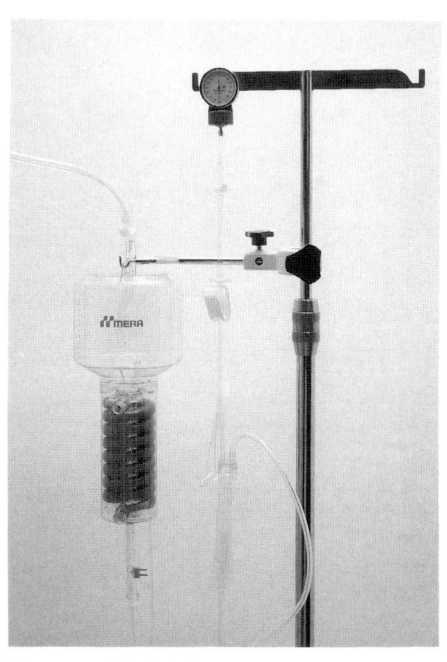

図 6.41 心筋保護液注入セット（Mera）

表 6.15　再灌流障害（reperfusion injury）

1. 細胞内への Ca^{2+} の大量流入
   a. 虚血中の細胞内 Ca^{2+} 増加，蓄積
      →急激な再灌流開始により，Mt. 内電子伝達系の活性化が Mt. 内への Ca^{2+} 流入起因（Mt.，膜障害），Ca^{2+} activated ATPase
   b. Na-Ca exchange, H-Na exchange
      Ca^{2+} チャネル，濃度勾配
   c. Ca^{2+} paradox（Zimmerman ANE, 1966）
      reoxygenation paradox（Hearse DJ, 1973）
2. 活性酸素（oxygen free radical）障害
   細胞膜，Mt. 障害
   血管内皮障害（透過性亢進）
3. adenine nucleosides の細胞外流出
   a. adenine nucleotide precursor 減少，回復遅延
      （エネルギー再合成のベース枯渇）
   b. 術後心機能回復遅延か？
4. reperfusion induced arrhythmia
   重篤な不整脈（VT，VF，etc）：再灌流直後から数分以内に発生，時として致死的

   発生機序不明
      a. 急激な Ca^{2+} influx
      b. 心筋細胞の部分的障害．壊死が関与か？
5. 細胞内浮腫　　　：冠血流減少
   （細胞容積維持障害）心筋コンプライアンス低下
6. 細胞微細構造破綻：contraction band 形成，細胞浮腫，細胞膜断裂，破壊，Mt. 破壊，消失，Mt. 内リン酸カルシウム沈殿…etc

表 6.16　再灌流障害防止策（その 1）

1. 再灌流早期（10～15 分以内）
   1. mannitol 投与：20% D-mannitol 2.5 ml/kg
      ＊大動脈遮断解除直前に投与
      ＊心筋浮腫予防（浸透圧を上げる）
      ＊oxygen radical scavenger
   2. 再灌流圧低下：2～3 分間灌流量を低下
      ＊心筋浮腫予防
   3. 再灌流液温を低温（28℃以下）にて開始
      ＊心筋酸素需要低下，供給（血流）増大
   4. 再灌流液内に Ca 剤添加せず（低 Ca^{2+} 濃度を保持）
      ＊細胞内 Ca^{2+} 過剰流入防止
   5. nonworking（empty）beating 保持
   6. その他：
      a. 左室過伸展防止（ベント，マッサージ）
      b. VF，VPC などの不整脈を防止
         （Xylocaine, Inderal, defibrillation）
      c. この時期のカテコールアミン禁忌

注 1) CoQ_{10}，Ca-antagonist（術前，術中投与）
   2) terminal blood cardioplegia
      ＊大動脈遮断解除前に投与
      ＊reducing demand, increasing supply

表 6.17　再灌流障害防止策（その 2）

2. 再灌流後期（心筋回復期，10～15 分以後）
   1. 灌流温を上げる
   2. Ca^{2+} 濃度の正常化（Ca 剤投与）
   3. reducing demand：empty beating
      increasing supply：
         高圧灌流とする（60～80 mmHg）
         灌流液の Ht を上げる
         ＊体外循環離脱可能となるまで持続
   4. 心筋虚血障害の回復が遅延しているとき
      a. 体外循環を延長する（30～40 分）
      b. 不用意なカテコールアミン大量投与を避ける
      c. intraaortic balloon pumping（IABP）
         （強力な α-stimulator を必要とするとき）

らかではないが，細胞膜障害，ミトコンドリア機能失調，急激な Ca^{2+} 流入，oxygen free radical（O_2^- superoxide anion, H_2O_2 hydrogen peroxide, $\cdot$OH hydroxyl radical）の活性化などの因子が複雑に関係しているものと考えられている．

(6) 再灌流障害防止法（表 6.16，6.17）[5]

再灌流障害を軽減する上で特に重要と考えられる点は，再灌流直後における，①細胞内への Ca^{2+} 流入，②急激な心筋 ATP 消費，③細胞浮腫の進展などを防止することである．一方，再灌流障害は虚血中の心筋障害に影響されるという．このためにはまず虚血中の心筋をいかに保護するかが問題となるが，これに関しては前項で詳しく述べたのでここでは省略する．再灌流に際して細胞内 Ca^{2+} 流入を抑制するには再灌流液中の Ca^{2+} 濃度をできるだけ低値にしておくのが最も単純な方法である．筆者らの考案した低 Ca^{2+} 心筋保護液使用，さらには，術中 Ca^{2+} 非添加によれば再灌流直後の細胞外 Ca^{2+} 濃度も比較的低値（0.8 mM 前後）に維持できる．再灌流初期にはこのような低 Ca^{2+} による灌流を行い，体外循環によって補助循環を継続する．これによって心臓の仕事量を減少させ，急激な ATP 消費を抑制することができる．また，再灌流後の急激な復温を避け，28℃の灌流血液にて低温再灌流を行い，その後数分かけて徐々に加温している．その他細胞浮腫を軽減するためマンニトールの投与も行っている．表 6.16，6.17 に筆者らの再灌流障害に対する防止策を示す．一方，Buckburg らのグループは特殊な再灌流液 BCP（K 12～14 mM, Ca 0.15～0.25 mM, glutamate 13 mM, aspartate 13 mM, diltiazem 300 μg/kg, pH 7.50～7.60, Ht 20～24%）を用い，再灌流後もしばらく心停止を維持することでエネルギーバランスの不均衡を是正しようと試みてい

る (terminal blood cardioplegia).

以上のように再灌流障害（表6.15）は，その病態として，再灌流に際しての細胞内カルシウム流入，細胞膜・ミトコンドリア障害などが指摘されており，活性酸素による障害とかアデニンヌクレオシドの細胞外流出にみられる高エネルギーリン酸化合物のベース喪失などがその原因といわれているが，その本態はいまだ十分に解明されておらず，今後この分野での研究がさらに推し進められ，多大な成果があがることを期待するものである.

〔徳永皓一・木下和彦〕

文　献

1) Gibbon JH Jr: Artificial maintenance of circulation during experimental occlusion of pulmonary artery. *Arch Surg,* **34**: 1105〜1131, 1973.

2) Lewis FJ, Taufic M: Closure of atrial septal defects with aid of hypothermia. Experimental accomplishments and report of one successful case. *Surgery,* **33**: 52〜59, 1953.

3) Cooley DA, Reul GJ, Wukasch DC: Ischemic contracture of the heart: "Stone heart". *Am J Cardiol,* **29**: 575〜577, 1972.

4) Shumway NE, Lower RR, Stofer RC: Selective hypothermia of the heart on anoxic cardiac arrest. *Surg Gynecol Obstet,* **109**: 750〜754, 1959.

5) 徳永皓一, 益田宗孝：心筋保護. 新外科学大系：心臓の外科 I（木本誠二, 和田達雄 監修), pp 374〜405, 中山書店, 東京, 1990.

6) Yasui H, Yonenaga K, Kado H, Ando H, Mizoguchi Y, Honda S, Tokunaga K: Open-heart surgery in infants using pulsatile high-flow cardiopulmonary bypass. *J Cardiovasc Surg,* **30**: 661〜668, 1989.

7) Kay EB, Cross FB: Direct vision repair of intracardiac defects utilizing a rotating disc reservoir oxygenator. *Surg Gynecol Obstet,* **104**: 711〜716, 1957.

8) Stefaniszyn HJ, Novick RJ, Salerno TA: Toward a better understanding of the hemodynamic effects of protamine and heparin interaction. *J Thorac Cardiovasc Surg,* **87**: 678〜686, 1984.

9) Kirklin JK, Westaby S, Blackstone EH, Kirklin JW, Chenoweth DE, Pacifico AD: Complement and the damaging effects of cardiopulmonary bypass. *J Thorac Cardiovasc Surg,* **86**: 845〜857, 1983.

10) Mohri H, Dillard DH, Crawford EW, Martin WE, Merendino KA: Method of surface induced deep hypothermia for open heart surgery in infants. *J Thorac Cardiovasc Surg,* **58**: 262〜270, 1969.

11) 浅尾　学, 赤岩　洋, 竹田泰雄, 飯田順造, 馬渡康郎, 徳永皓一, 口羽和雄, 松本文雄, 山本一清, 木村道生, 佐藤元一, 石川　浩, 花野英城, 鍵山俊輔：体外循環超低体温による循環停止下心臓直視手術の臨床：循環停止の代謝に及ぼす影響. 臨牀と研究, **42**: 1723〜1729, 1965.

12) Fox LS, Blackstone EH, Kirklin JW, Stewart RW, Samuelson PN: Relationship of wholebody oxygen consumption to perfusion flow rate during hypothermic cardiopulmonary bypass. *J Thorac Cardiovasc Surg,* **83**: 239〜248, 1982.

13) Tanaka J, Shiki K, Asou T, Yasui H, Tokunaga K: Cerebral autoregulation during deep hypothermic nonpulsatile cardiopulmonary bypass with selective cerebral perfusion in dogs. *J Thorac Cardiovasc Surg,* **95**: 124〜132, 1988.

14) Gay WA, Ebert PA: Functional metabolic and morphologic effects of potassium induced cardioplegia. *Surgery,* **74**: 284〜290, 1973.

15) Kinoshita K, Ehara T: Importance of sodium ions in the protective effects of high-potassium, high-glucose solution on electromechanical activities in the guinea-pig myocardium. *J Mol Cell Cardiol,* **16**: 405〜419, 1984.

16) Follette DM, Mulder DG, Maloney JV Jr, Buckberg GD: Advantages of blood cardioplegia over continuous coronary perfusion or intermittent ischemia: experimental and clinical study. *J Thorac Cardiovasc Surg,* **76**: 604〜619, 1978.

17) 志岐克尚：Blood cardioplegia vs crystalloid cardioplegia—長時間大動脈遮断（180分）における比較検討—. 日胸外会誌, **34**: 1954〜1965, 1986.

18) Kinoshita K, Tokunaga K: Combined method of antegrade and retrograde cardioplegia for myocardial protection in valve surgery with coronary revascularization. A Textbook of Cardioplegia for Difficult Clinical Problems (ed by Engelman RM, Levitzky SA), pp 173〜190, Futura Publ, Mount Kisco, NY, 1992.

6.2 先天性心疾患

A. 左-右短絡を主とする疾患

a. 心室中隔欠損症（ventricular septal defect, VSD）

a) 定義

心室中隔に生じ左右の心室の交通を生じる先天性の欠損孔．

b) 発生

胎生初期には左右心室間に室間孔が存在するが，左右心室の拡大とともに，室間孔をとり囲む種々の中隔構成成分が発達癒合して，胎生38日頃に室間孔は閉鎖する．VSDはこれらの中隔構成成分の発達障害または癒合不全によって生じる．先天性心疾患中もっとも多く，全体の約20%を占め，他の心奇形との合併を含めると先天性心疾患の50%にみられる．発生頻度に性差はない．

c) 分類

従来外科治療上の観点から，Kirklinの分類をもとにしたI～IV型に分ける分類が広く用いられてきた．I型は室上稜と肺動脈弁との間にある欠損で，高位欠損，肺動脈弁下部欠損，室上稜上部欠損などともいわれる．II型は室上稜の下後方，膜様部付近にある欠損で，もっとも多く，膜様部欠損，室上稜下部欠損ともいわれる．III型は心室流入路，三尖弁中隔尖の下にある欠損であり，房室管部中隔欠損，心内膜床欠損型ともいわれる．IV型は心室流入路の筋性部に存在する欠損で，筋性部欠損ともいわれ，多発性で心室中隔が篩のようになっているものはスイス・チーズ型の欠損ともいわれる．

最近では形態学的なより詳細な検討から，Sotoの分類またはそれに準じた解剖学的分類が主に用いられている（図6.42）．Sotoの分類ではVSDは，① 周膜様部欠損（perimembranous defect），② 筋性部欠損（muscular defect），③ 動脈下漏斗部欠損（subarterial infundibular defect），の三型に大別される．周膜様部欠損はVSDの辺縁の一部に三尖弁—僧帽弁—大動脈弁の線維性連続を有するもので，もっとも多く約70%を占める．欠損部の広がりによって流入部欠損，肉柱部欠損，漏斗部欠損の三亜型に細分される．筋性部欠損はVSDの辺縁が筋性組織に囲まれたもので，全体の約26%を占める．流入部欠損，肉柱部欠損，漏斗部欠損に細分される．動脈下漏斗部欠損は筋性部欠損の漏斗部型と同様に右室漏斗部に存在するが，室上稜部の全欠損で，肺動脈弁と大動脈弁とが欠損孔の上縁を形成するものである．約6%にみられる．

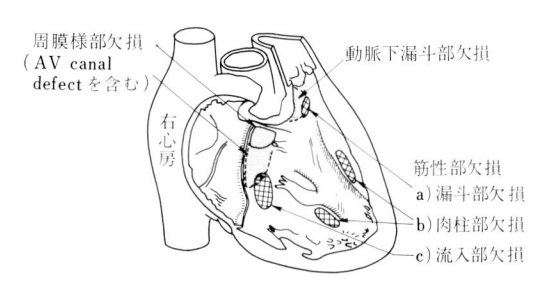

図6.42 VSDの分類 (Soto, Beckerら, 1980)

周膜様部欠損 (AV canal defectを含む)
動脈下漏斗部欠損
右心房
筋性部欠損
a) 漏斗部欠損
b) 肉柱部欠損
c) 流入部欠損

d) 病態

VSDを介して左室から右室への左-右短絡が生じるが，その短絡血液量は欠損孔の大きさ，肺血管と体血管の血管抵抗比によって決定される．欠損孔が小さいと短絡血流に対して抵抗となるために短絡量は少なく，欠損孔径が体表面積（m^2）あたり1cm以下の小欠損では，血行動態に与える影響はほとんどない．これに対し直径1cm/体表面積（m^2）以上の大欠損では，大量の短絡のために右室，肺動脈圧が上昇し，肺のうっ血から上気道感染を頻発する．また，体血流量が減少するために体組織への血液供給が不足し，発育遅延をき

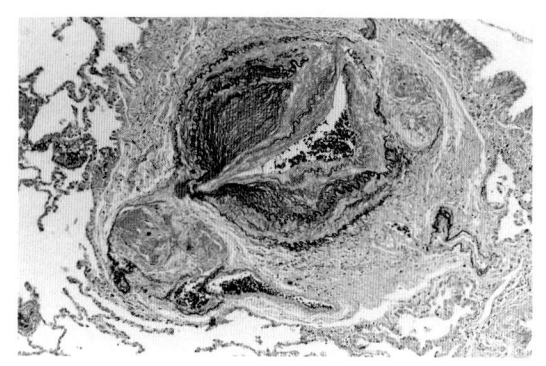

図 6.43 肺血管の閉塞性病変
肺小動脈中膜の広範な壊死破壊と内膜の線維性増殖による血管内腔の閉塞が高度で，閉塞性肺血管病変の終末像を呈している．血管壁の一部が突出して典型的な叢状病変（plexiform lesions）がみられる．

たす．肺動脈には中膜の肥厚や内膜の線維性増殖が起こり，しだいに肺血管内腔の狭窄や閉塞へと進行し（図6.43），肺血管抵抗の増大からやがて逆短絡（右-左短絡）を生じるようになる．さらに肺血管病変が進行すると右-左短絡が左-右短絡を凌駕する．このように肺血管病変が高度に進んだ状態を"Eisenmenger症候群"，"Eisenmenger化する"といい，大欠損例の10～20％が本症候群に進展するといわれている．

e) 症　状

生後間もなく心雑音によって気づかれることが多い．小欠損では雑音は明らかであるが症状がなく，60％以上の例で乳児期頃に自然閉鎖するといわれている．唯一の問題点は感染性心内膜炎の合併である．このような小欠損のVSDはmaladie de Roger（Roger病）と呼ばれてきた．

大欠損の場合には乳児期早期より多呼吸，努力性呼吸，哺乳困難，体重増加不良，交感神経系の緊張亢進による過剰発汗，肝腫大，心拡大などがみられる．また，呼吸器感染を繰り返す．このような心不全，呼吸不全により5～9％は乳児期に死亡するといわれている．

肺血管の閉塞性病変は通常2歳頃よりみられる．Eisenmenger症候群では運動能力の低下，運動時のチアノーゼなどから，やがて安静時にもチアノーゼがみられるようになり，太鼓ばち指，多血症，狭心痛，喀血，失神発作などの発現をみる．本症候群の平均寿命は35歳前後といわれている．

f) 診　断

① 聴診所見：　小さな欠損では，胸骨左縁第3～4肋間に最強点を有する粗いLevine Ⅳ～Ⅴ度の全収縮期雑音が聴取される．振戦（thrill）が触知されることが多い．肺動脈弁下部の欠損では，雑音の最強点は胸骨左縁第2～3肋間にある．左-右短絡の多い大欠損では，僧帽弁を通る血流増加により，拡張期ランブル（rumble）が聴取されることがある．肺動脈圧が上昇するとⅡ音の肺動脈成分が亢進する．Eisenmenger化してくると，肺血流量が減少するので収縮期雑音の強さは弱まり，拡張期ランブルも聴こえなくなる．

② 胸部X線：　小欠損では心拡大はなく，肺血管陰影もほぼ正常である．大欠損では左第4弓の下側方への突出，左第2弓の突出がみられ，2歳未満の症例の70％では心胸郭比55％以上の心拡大を示す．同時に肺血管陰影の増強がみられる．Eisenmenger症候群にまで進展すると，肺血管陰影は中心部での拡大が著明なのに対し，肺門を過ぎた肺野では血流減少により明るくなる．

③ 心電図：　小欠損では正常である．欠損孔の大きい例では左室肥大の所見がみられ，肺血管抵抗が上昇すると右室の圧負荷も加わり，両室肥大となる．Eisenmenger化するにつれて右室肥大の程度が強くなる．

④ 心エコー図：　断層心エコー図で欠損孔を描出できるが，筋性部の小欠損は描出困難なことが多い．超音波パルスドプラー法は短絡血流の検出に有用である．

⑤ 心臓カテーテル検査，心血管造影：　酸素飽和度により心室位での短絡を検出できる．肺体血管収縮期圧比(Pp/Ps)，肺体血管抵抗比(Rp/Rs)，肺血管抵抗値(Rp)，肺体血流量比(Qp/Qs)などは重症度判定に有用な指標である．小欠損では左-右短絡率は30％以下，Pp/Ps 0.5以下，Qp/Qsも1.5以下である．左室造影で欠損孔の存在，位置，大きさ，数の確認が行われるが，筋性部の多発性のものは全部を確認することはむずかしい．

g) 鑑別診断

鑑別すべき疾患として動脈管開存症，単心室，

両大血管右室起始症，完全型心内膜床欠損症，総動脈幹遺残，左室右房交通症，大動脈縮窄症，無害性（機能的）雑音などがあげられるが，心エコー，心臓カテーテル検査，心血管造影などで容易に鑑別可能である．

h) 治　療

i) 手術適応　生後3カ月以内で，内科的療法でコントロールできない重篤な心不全や呼吸不全を示す乳児は，ただちにVSD閉鎖の適応となる．3カ月を過ぎても発育不全が著明であったり，肺血管抵抗値の上昇がみられる場合は早急に閉鎖する．肺血管抵抗値が低く（4 units·m² 以下），臨床症状も比較的良好な場合は，自然閉鎖の可能性を考え12カ月までは待つ．幼児期以後の手術適応はQp/Qs＞1.5〜2.0，左-右短絡率＞30〜50％，Pp/Ps＞0.4，Rp/Rs＜0.75といわれている．Eisenmenger症候群にまで進展した例では手術は禁忌となる．

肺動脈弁直下のVSDは短絡量が少なくても将来大動脈弁逆流を合併する危険があるため，厳重な経過観察を行い，心エコー検査や心血管造影で大きな欠損孔が確認されたり，大動脈弁の変形がみられるようなときは，逆流が起こる前にただちに手術を行う．また，肺動脈狭窄を伴うものでは，短絡率が過少に評価されがちなので注意が必要である．

ii) 根治手術　通常，できるかぎり経右房的に，ときに経右室的に欠損孔を閉鎖するが，肺動脈弁直下の欠損では経肺動脈のアプローチもとられる．また，スイス・チーズといわれる筋性部の多発性欠損に対しては，経左室的アプローチがとられることがある．手術は体外循環を用い，心停止液注入，大動脈遮断下に行うことが多いが，乳児期早期例などでは高度低体温とし，低流量灌流（灌流量を常温の1/3〜1/5にする）を使用することもある．単純低体温法や体外循環併用低体温法を用いた完全循環遮断も補助手段として用いられたこともあるが，現在はほとんど用いられることはない．

胸骨正中切開で心臓に達し，欠損孔をダクロン布などのパッチを用いて閉鎖する（図6.44）が，

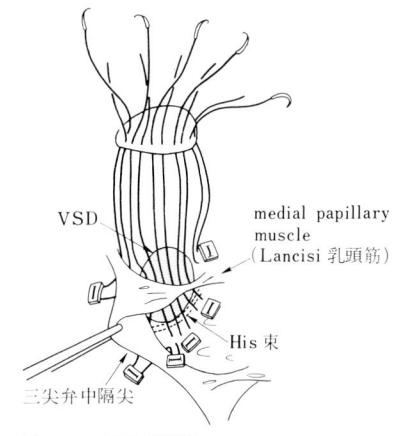

図 6.44　VSD閉鎖法

欠損孔が小さく，周辺に結合組織が存在する場合は直接縫合による閉鎖も行われる．周膜様部欠損では欠損孔の後下縁に刺激伝導系のHis束が走っているので，損傷しないように（欠損縁より数mm離して縫合糸をおく）注意しなければならない．刺激伝導系損傷による完全房室ブロックが発生したときには，ペースメーカー植え込みが行われる．手術成績は良好で，乳児期早期例を除いてはほぼ安全に手術が行われる．

iii) 寛解手術　乳児期早期で根治手術の危険が大きい場合や乳児期に修復困難な場合の多い多発性筋性部欠損では，肺動脈絞扼術が行われる．左第3肋間前側方開胸で到達し，肺動脈幹を幅数mmのテープで締めてゆき，肺動脈末梢圧を40〜50 mmHgとして多すぎる肺血流量を減少させ，症状の寛解をはかり体の成長を待って根治手術を行う．

〔付〕 大動脈弁逆流を伴った心室中隔欠損症（VSD c̄ AR）

肺動脈弁下または周膜様部欠損で大動脈弁の直下に位置するVSDに大動脈弁逆流（AR）を伴ったものである．VSDは動脈下漏斗部欠損がもっとも多く，近接する大動脈弁の支持組織が弱いために右冠尖，ときには無冠尖が左室内に逸脱しARを生じる．大動脈弁は二尖弁のこともある．大動脈弁尖はVSDの中に陥入するので，VSDを介する短絡量は少ないことが多い．

ARが軽度な場合はVSD閉鎖のみでARの消失をみるが，中等度以上ではVSD閉鎖と同時に

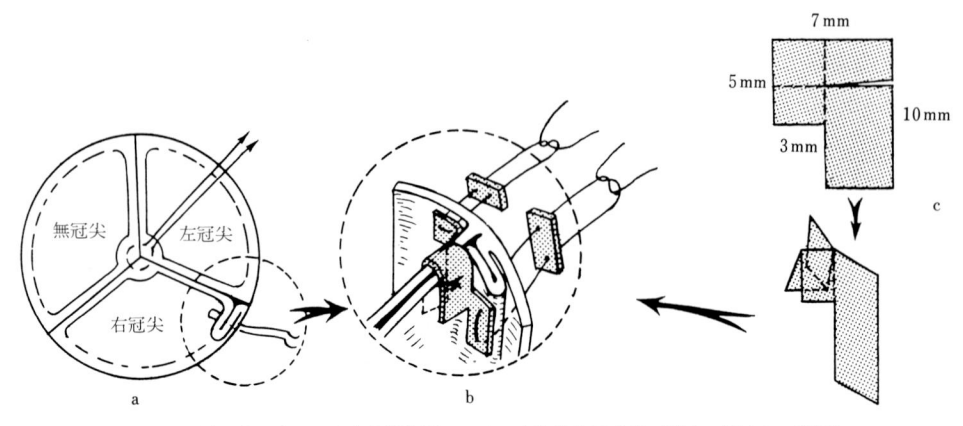

図 6.45 大動脈弁閉鎖不全を伴った心室中隔欠損における大動脈弁形成術（横山，掘内ら，1981）

大動脈弁形成術（図 6.45）または大動脈弁置換術が行われる．したがって，AR の雑音が聴取されるようになったときにはもちろんのこと，AR の所見はなくとも心エコーや造影で大動脈弁の変形や逸脱がみられるようになったら，ただちに VSD 閉鎖を行う．

b. 心房中隔欠損症（atrial septal defect, ASD）

a）定　義

心房中隔に生じる先天性の欠損孔．出生後も卵円孔が開存している卵円孔開存は含まれない．

b）発　生

胎生 30 日頃単一の腔をつくっていた原始心房内腔に突出した隔壁が生じる．一次中隔であり，この隔壁によってとり巻かれた左右心房間の交通口は一次口である（図 6.46）．胎生 33 日頃心内膜床の増生によって一次口は閉鎖されるが，一次中隔の上部に新たな交通口が生じる（二次口）．また，一次中隔の右方に二次中隔が出現して二次口をおおう．これらの心房中隔の形成過程において，一次中隔の過度の吸収や二次中隔の発達不全が生じると二次口欠損となり，心内膜床の発達不全によって一次口欠損が生じる．

ASD の発生頻度は先天性心疾患の 10〜13 ％であり，男女比では 1：2 で女性に多く，他の心奇形との合併が多い．

c）分　類

ASD は二次口欠損と一次口欠損とに大別されるが，二次口欠損は四つの型に細分される（図 6.47）．① 卵円窩欠損は卵円窩を中心とした欠損で約 2/3 を占める．② 下位欠損は下大静脈付近の欠損で，卵円窩欠損に次いで多い．③ 上位欠損または静脈洞欠損は二次中隔上部の上大静脈付近の欠損である．④ まれに冠状静脈洞欠損がみられる．一次口欠損は「心内膜床欠損症」の項で述べる．

d）病　態

ASD を介して左房から右房への左-右短絡が生じる．小欠損では左右心房間に圧較差がみられる

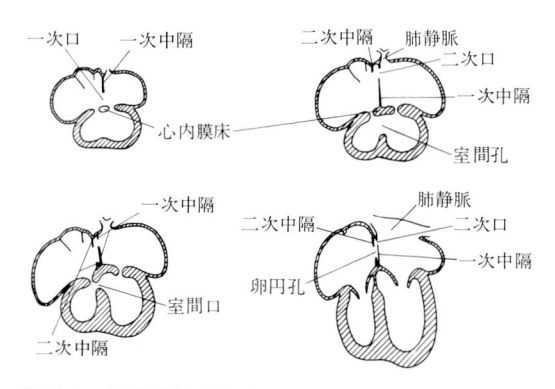

図 6.46 心房中隔の形成（Langman, 1985）

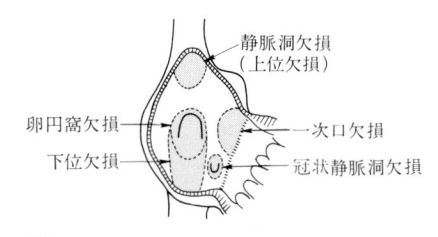

図 6.47 ASD の分類

が，おおむね 3 mmHg 以下であり，断面積 2 cm² 以上の大欠損では圧差はみられない．ASD の病態も VSD と同様に欠損孔の大きさと肺血管床の態様によって決定されるが，心房が低圧系であり肺血管床に対しては容量負荷であるため，VSD とは異なって病状の進行も緩徐である．乳児期に自然閉鎖することもあるが，それ以後はまれである．約 10 % が肺高血圧症のために成人期に死亡する．

e）症　　状

短絡量の少ない例では，生涯無症状で経過することがある．短絡量の多い例では乳児期に心不全，呼吸不全を起こすこともあり，頻回の上気道感染，体重増加不良，多汗，易疲労感などの症状が出現するが，一般にはあまり顕著ではない．成人期ではさらに呼吸困難，心不全，胸痛や心房細動などの不整脈がみられることが多くなる．

f）診　　断

① 聴診所見：　胸骨左縁第 2～3 肋間（肺動脈弁口部）に最強点を有する駆出性収縮期雑音が聴取される．この雑音は左-右短絡による肺血流量増加によって生じた相対的肺動脈弁狭窄によるものであり，雑音の強度はおおむね Levine II～III 度程度である．また II 音の固定性分裂は本疾患での特徴的聴診所見である．短絡量の多い例では，三尖弁の相対的狭窄による拡張期ランブルが聴取されることがある．

② 胸部 X 線：　心拡大と肺血管陰影の増強がみられる．大動脈弓は小さく，右房，右室，肺動脈が拡大する．

③ 心電図：　不完全右脚ブロック，右軸偏位，右房負荷がみられ，短絡量が多いと右室肥大所見がみられる．

④ 心エコー図：　断層像で ASD が描出される．M モードでは右室負荷を示す心室中隔の奇異運動がみられる．

⑤ 心臓カテーテル検査，心血管造影：　ASD を通してカテーテルを右房から左房に挿入できるが，カテーテルの通過だけでは卵円孔開存との区別はできない．ASD では心房位で酸素飽和度の上昇がみられる．心血管造影では左房から右房への造影剤流入像が得られる．

g）鑑 別 診 断

部分肺静脈還流異常症は ASD と類似の血行動態を有するので，鑑別が困難なことがある．とくに静脈洞欠損（上位欠損）の ASD は部分肺静脈還流異常を合併することが多いので，慎重な検索が必要である．その他肺動脈弁狭窄症，三心房症，無害性（機能的）雑音との鑑別が必要となる．

h）治　　療

i) 手術適応　　左-右短絡率 30 % 以上が手術適応となる．早期に心不全の発現をみて，乳幼児期に手術を必要とする場合もあるが，通常は 4～10 歳頃に行われることが多い．成人に達すると肺高血圧症や不整脈の頻度も高くなるので，それ以前に手術を行う．

ii) 手術法　　胸骨正中切開で心臓に達し，体外循環下に右房を切開して欠損孔を直接縫合するか，人工材の布パッチや心膜片を用いて縫合閉鎖する．女児などの場合，美容上の理由から右前側方開胸で手術を行うこともある．また，体外循環を用いず単純低体温，完全循環遮断下に行うこともある．ASD 根治術は安全で成功率が高いが，上室性期外収縮，心房細動などの不整脈が術後合併症としてあげられ，大きなパッチを使用した例では血栓塞栓症がみられることもあり，とくに心房細動を伴った症例では術後の一定期間抗凝血薬療法を要する．

c. 動脈管開存症（patent ductus arteriosus, PDA）

a）定　　義

胎生期動脈管の開存による大動脈と肺動脈との間の血流路．

b）発　　生

動脈管は胎生期鰓弓動脈の第 6 号の遠位側で，左肺動脈起始部と下行大動脈の鎖骨下動脈分岐直後とを交通する（図 6.48）．胎生期には右室血流量の 2/3 が動脈管を経て大動脈へ流れるが，生後肺の膨張とともに肺の血管抵抗が下がり，体血圧の上昇によって動脈管の血流方向が逆転し，大動脈から肺動脈へ流れるようになる．生後 15～20 時間

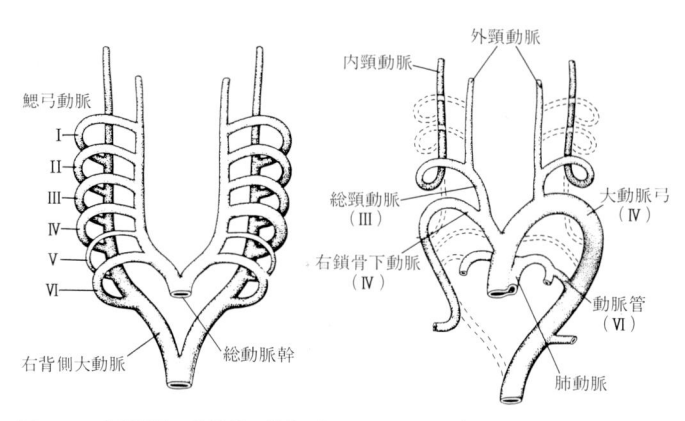

図 6.48 大動脈弓，動脈管の発生（Langman, 1985）

で機能的に閉鎖し，解剖学的には 2〜10 週で閉鎖するといわれている．

本症は動脈管が生後閉鎖する時期を過ぎても依然として開存しているものであるが，その原因は不明である．

先天性心疾患全体に占める割合は 12〜14 % で，女性に多く，男性の 2〜3 倍といわれる．他の心奇形との合併が多い．

c) 病　態

PDA を介して左-右短絡が生じるが，短絡量を規定する因子として PDA の径，大動脈と肺動脈の圧較差，体および肺血管抵抗があげられている．PDA の径が小さい場合は PDA を通す血流に対する抵抗が高いため，大動脈と肺動脈との間の圧差が大きいにもかかわらず短絡量が少ない．PDA 径が大きい場合は，大動脈-肺動脈間の圧差は小さくなり，短絡量は両血管の抵抗の関係によって決定される．左-右短絡による病態は VSD と同様である．

自然閉鎖は生後 2〜3 カ月までに起こることが多く，乳児期以後の自然閉鎖はまれである．PDA での死因として心不全，感染性心内膜炎，動脈管破裂，Eisenmenger 症候群などがあげられており，30 歳までに 50 % は死亡するともいわれている．

d) 症　状

症状は PDA を介しての短絡量による．少量短絡例ではほとんど無症状であるが，中等度以上の短絡では肺血流量増加に伴ううっ血性心不全，呼吸不全症状が乳児期早期よりみられる．多呼吸，哺乳力低下，発育障害，肝腫大，頻回の上気道感染などを主症状とする．大量短絡のため肺高血圧症となり，肺血管の閉塞性病変を引き起こしたものは Eisenmenger 症候群となり，左-右短絡は減少してやがて逆短絡がみられるようになる．

e) 診　断

① 聴診所見：　少量短絡例では胸骨左縁第 2 肋間付近を最強点とする連続性機械性雑音を聴取し，しばしば振戦（thrill）を伴う．短絡が多くなり，肺動脈圧が上昇するにつれ連続性雑音から収縮期雑音となり，II 音の亢進が著明となる．また，心尖部で僧帽弁を通る血流の増大による拡張中期ランブルが聴取されることもある．

② 胸部 X 線：　心拡大と肺血管陰影の増強がみられる．短絡量が多く肺高血圧症に進展すると，心陰影の左第 2 弓の突出がみられるようになる．大動脈弓部と左肺動脈根部との間に動脈管前庭がみられることもある．心外短絡であるので右房，右室の拡大はない．

③ 心電図：　少量短絡ではほとんどが正常範囲内であるが，中等度以上の短絡では VSD と同様に左室肥大がみられ，肺動脈圧の上昇とともに右室負荷所見も加わり，両室肥大となる．

④ 心エコー図：　左房，左室の拡大で左-右短絡の存在を知ることができる．断層エコー法で PDA を直接描出できることが多く，ドプラー法によって動脈管を介しての血流を探知できる．

⑤ 心臓カテーテル検査，心血管造影：　経肺動

脈的に PDA を通してカテーテルを下行大動脈内に挿入できることが多く，PDA の存在を直接に確認できる．肺動脈内での酸素飽和度の上昇がみられる．肺高血圧症に対する評価は VSD の場合と同様である．大動脈造影で PDA を描出することができる．

f) 鑑別診断

連続性雑音を有する疾患では静脈ハム，肺動静脈瘻，大動脈中隔欠損，Valsalva 洞動脈瘤破裂，冠状動脈瘻との鑑別が必要であり，収縮期と拡張期に交互に雑音（to and fro murmur）を有する疾患では VSD c̄ AR との鑑別があげられる．また，収縮期雑音のみが聴取される場合は，VSD，総動脈幹症，収縮期雑音のみを有する大動脈中隔欠損症との鑑別が重要である．

g) 治　　療

i) 未熟児動脈管　呼吸管理，心不全に対する管理が行われるが，プロスタグランディン合成阻害薬である indomethacin は未熟児の PDA を閉鎖する作用を有しており，PDA を有する未熟児症例に対して広く用いられている．しかし副作用として出血傾向，腎機能障害などが報告されており，必ずしも管理は容易でない．

ii) 手術適応　未熟児 PDA では，① 内科的治療に反応しない場合，② indomethacin 投与による効果が不十分な場合，③ indomethacin 投与が禁忌の場合には手術適応となり，動脈管結紮を行う．

未熟児例を除くと手術による危険性は少ないので，原則的にはすべてが手術適応となる．成人例では動脈管の石灰化や動脈瘤形成，肺高血圧症の進展など手術による危険性が高くなるため，一般には1歳〜学童期に手術を行う．心不全，呼吸不全症状の強い乳児例ではただちに行う．

iii) 手術方法　左第3〜4肋間後側方開胸で，動脈管の結紮または切離（図 6.49）を行う．新生児や乳児では結紮が行われるが，再開通や動脈瘤形成の可能性があるので切離を原則とする．年長者の PDA で壁に石灰化がある場合や短い場合には，体外循環下に肺動脈内より直接縫合またはパッチ閉鎖を行うこともある．手術に伴う合併

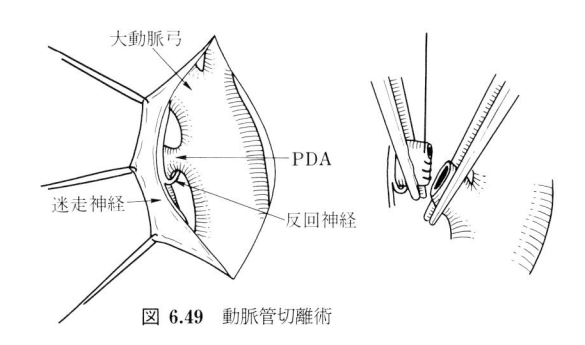

図 6.49　動脈管切離術

症では第一に出血があげられる．思わぬ大出血をみることがあるので，注意深い操作が必要である．その他反回神経損傷による嗄声，胸管損傷による乳糜胸などでもあげられる．これらの直接に PDA を処理する方法のほかに，非開胸的動脈管閉鎖術（Porstman 法）も用いられる．これは大腿静脈—肺動脈—動脈管—下行大動脈—大腿動脈へと誘導ワイヤーを通し，スポンジ栓を動脈管に導いて閉塞させる方法である．大腿動脈の径がカテーテル操作に十分なだけの太さが必要なことと，PDA の長さが短いと困難であるが，開胸せずに閉鎖できる利点を有している．

d. 左室右房交通症（left ventricular-right atrial communication）

a) 定　　義

直接左室から右房への血流路を有する先天性心疾患である．

b) 発生・分類

三尖弁は矢状面で僧帽弁より下方に位置するため，膜様心室中隔は三尖弁中隔尖より上方では左室と右房とを境する房室部と，三尖弁下部では左室と右室とを分離する心室間部とに分かれる．この左室と右房との間の房室部に生じた欠損（弁上型 32 %）が真の意味の左室右房交通症である（図

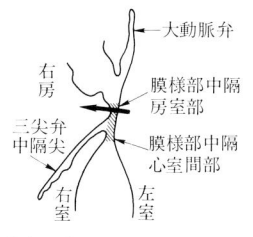

図 6.50　左室右房交通症（Reimenschneider, 1983）

6.50)．三尖弁下に欠損が存在する弁下型（62％）では三尖弁の穿孔，裂隙，変形，交連部の拡大などを伴い，左室からの血液が直接右房に向かう．弁上型と弁下型との混合型が6％にみられる．先天性心疾患の1％以下の発生頻度である．

c) 病態・症状

左室から高度の圧較差をもって低圧系の右房へ大量の左-右短絡が生じ，右房は拡大し，右室に対する大量の容量負荷，肺血流量の増加，左心系への容量負荷となる．

約25％の症例は生後1カ月以内に心不全に陥り，体重増加不良，多呼吸，哺乳力低下，頻回の上気道感染などの症状がみられる．感染性心内膜炎（6％），心房性不整脈（5％）などの合併症が報告されている．

d) 診 断

① 聴診所見： 生直後より心雑音が聴取されることが多い．胸骨左縁下部に振戦を伴った粗い汎収縮期雑音を聴取する．

② 胸部X線： 肺血管陰影の増強と，球状の心拡大がみられる．とくに右房拡大が著明である．

③ 心電図： 右房負荷を示すP波の増高がみられる．左室肥大を示すが，短絡の多い場合には両室肥大となる．

④ 心臓カテーテル検査，心血管造影： 右房位での酸素飽和度上昇がみられる．右房圧は正常または軽度上昇する．左室造影で左室から右房への血流が確認できる．

e) 鑑別診断

VSD，心内膜床欠損症との鑑別が重要である．とくに三尖弁逆流を伴ったVSDとの鑑別が困難なことがある．

f) 治 療

i) 手術適応　高頻度に感染性心内膜炎が発生すること，および大量短絡などから，大部分の症例は手術適応となる．

ii) 手術方法　体外循環下に右房切開を行い，弁上型では直接に欠損孔を閉鎖できることが多い．弁下型ではパッチ閉鎖が主に行われる．弁下型では術後の合併症発生はVSDと同様である．

e. 部分肺静脈還流異常症 (partial anomalous pulmonary venous drainage, connection or return, PAPVD, PAPVC or PAPVR)

a) 定 義

肺静脈の一部が，右房または右房に流入する静脈系に還流する先天性奇形である．

b) 発 生

胎生初期に肺原基は内臓静脈叢と接合しているが，心臓との交通は有していない．やがて左房の洞房部が突出して内臓静脈叢と交通し，共通肺静脈を形成する．この時点で内臓静脈叢と主静脈，臍静脈，卵黄静脈との交通は消失する．共通肺静脈は一時的な構造であり，4本の肺静脈が直接左房に還流するようになる（図6.51）．この発生過程において，部分的に共通肺静脈の閉鎖が起こり，内臓静脈叢と主静脈，臍静脈，卵黄静脈との交通が残存していると，部分肺静脈還流異常症が生じる．

c) 分 類

還流型は，① 右肺静脈→上大静脈，② 右肺静脈→右房，③ 右肺静脈→下大静脈，④ 左肺静脈→無名静脈，⑤ 左肺静脈→冠状静脈洞などと種々であり，還流する本数も多彩である（図6.52）．合併奇形ではASDが多く，とくに静脈洞欠損（上位欠損）型のASDと右肺静脈の上大静脈への還流異常とが合併することが多い．先天性心疾患の0.6％を占める．

d) 病態・症状

本疾患の病態は，還流異常肺静脈による右房や上下大静脈位での左-右短絡であり，その臨床症状は還流異常静脈の本数，ASDとの合併の有無によって決まる．症状はASDの場合と同様で，易疲労感，動悸，息切れなどであるが，一般には軽度である．

e) 診 断

① 聴診所見　胸骨左縁第2～3肋間の肺動脈領域に，II音の固定性分裂を伴った収縮期駆出性雑音を聴取する．雑音の強度はLevine II～III度程度である．短絡量が多いと三尖弁での拡張期ランブルが聴取されることもある．

② 胸部X線，心電図： ASDを伴った場合は

6.2 先天性心疾患

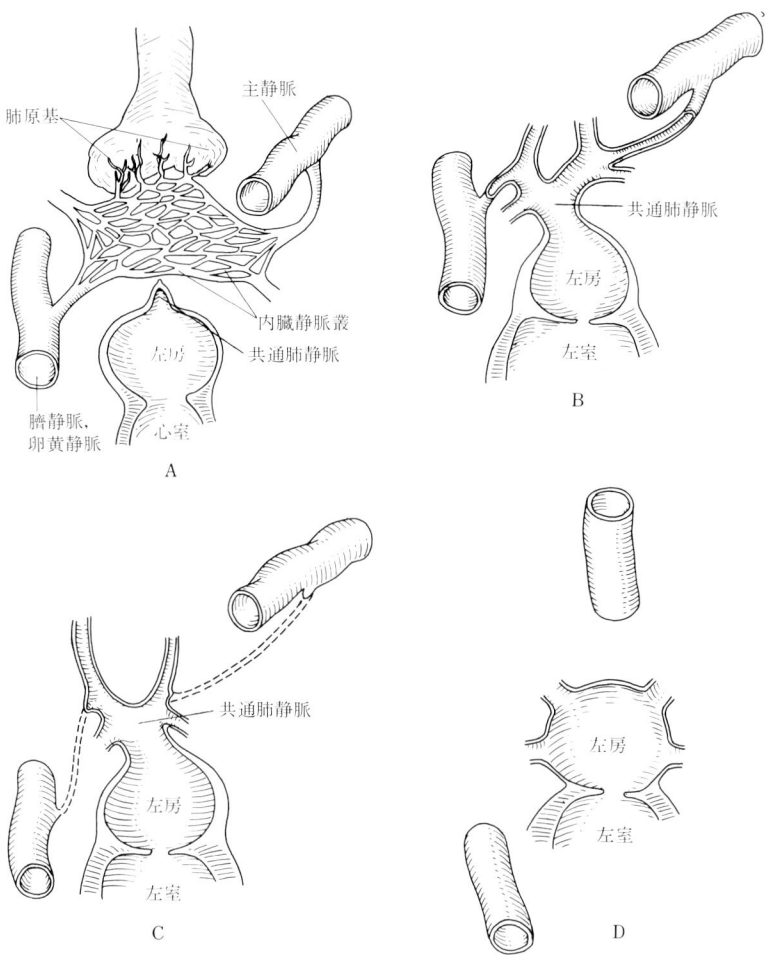

図 6.51 肺静脈の発生（Lucas ら，1963）

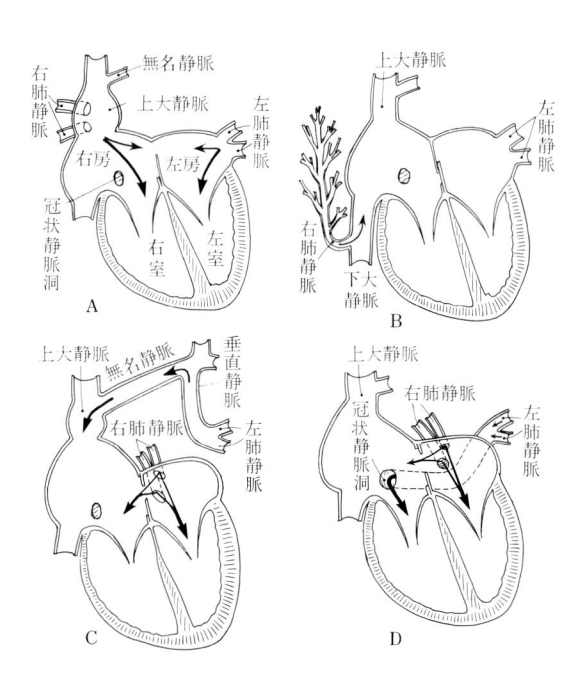

図 6.52 部分肺静脈還流異常症の諸型
（Lucas ら，1989）
A．上大静脈還流型，B．下大静脈還流型，
C．無名静脈還流型，D．冠状静脈洞還流型

ASDと同様の所見である．ASDがなく異常還流血液量が少ない場合は，正常所見のこともある．

③ 心臓カテーテル検査，心血管造影： 還流部位付近での酸素飽和度上昇，カテーテルの還流異常肺静脈への挿入などで確認できるが，ASDとの鑑別が困難なことがある．本疾患の診断には，左右肺動脈に選択的に注入する色素希釈試験が有用であり，左-右短絡率の差より本疾患の存在を疑うことができる．造影検査では，左右肺動脈の選択的造影によって肺静脈の還流部位を同定できる．

f) 治　　療

i) 手術適応　　ASDの場合と同様で，左-右短絡率30％以上が手術適応となる．

ii) 手術方法　　胸骨正中切開で体外循環下に行う．右房や上下大静脈に還流する型でASDを伴うものは，パッチを用いて異常肺静脈開口部とASDとの間に心房内トンネルを作製し，肺静脈血を左房に導くようにする．ASDを伴わない場合は卵円窩にASDを作製して，同様の手術を行う．左肺静脈が無名静脈に開口する型では，左肺静脈を左房に吻合し，冠状静脈洞開口型では総肺静脈還流異常症の場合と同様に，冠状静脈洞を左房に開口させて本来の冠状静脈洞を閉鎖する．

〔付〕　scimitar症候群

右肺静脈の下大静脈への還流，右肺の低形成と気管支の異常，心臓の右方偏位，右肺動脈低形成，大動脈と右肺との間の異常動脈を特徴とする．右肺静脈の陰影が胸部X線像上，心陰影に沿った三日月刀（scimitarとは西アジアの三日月刀）のようにみえることから名づけられた．無症状のこともあるが，生後間もなく呼吸障害が出現したり，低形成肺の感染を起こしたりする．右肺静脈の異常還流の修復が行われるが，感染を繰り返す場合には肺切除の対象となる．

f. 三心房症 (cor triatriatum)

a) 定　　義

左房が隔壁によって後上方の副室と前下方の固有左房とに二分され，副室にはすべての肺静脈が流入し，固有左房は左心耳と僧帽弁とを有し，右房，固有左房，副室の三つの心房より成り立つ心奇形を三心房症という．しかしこれは古典的な三心房症であり，肺静脈の還流部位により多彩な病型がみられる．

b) 発　　生

すべての型の発生を説明できる一定した見解はないが，共通肺静脈が左房と一体となる過程での障害によって副室が生じるという説が，もっとも多く受け入れられている．心房一次中隔の発達異常によるという説もある．先天性心疾患の0.1〜0.4％の発生頻度である．

c) 分　　類

Lucasらは，① すべての肺静脈が副室に還流し，副室と左房との交通を有する型，② すべての肺静脈は副室に還流するが，副室と左房との交通がない型，③ 肺静脈の一部が副室に還流する不完全型，の三つに大別し，さらに七つの亜型に分類している（図6.53）．

d) 病態・症状

古典的な副室と左房とが交通する型では，心房内隔壁によって副室内の圧が上昇し，肺静脈閉塞症状が出現する．副室が左房との交通を有さない型では，総肺静脈還流異常症と同様の血行動態となる．不完全型では一側肺のみに閉塞症状がみられる．

症状の発現は副室からの出口の大きさによる．交通孔が3mm以下のときには，生後数週間で肝腫大，浮腫などの心不全症状や，多呼吸，呼吸困難などの呼吸器症状が出現し，乳児期早期に死亡する．平均生存月数は3.3カ月といわれている．交通孔が3mm以上の例では平均生存年齢は16歳であるが，全体でみると20歳までに80％の症例は死亡するといわれている．

e) 診　　断

① 聴診所見： 肺動脈領域でのII音の亢進，駆出性収縮期雑音が聴取され，心尖部で拡張期ランブルが聴取されることもある．

② 胸部X線： 肺静脈うっ血像，肺動脈弓突出がみられ，心陰影も拡大する．バリウムによる食道透視像で副室の拡大による食道の圧迫がみられたり，右側心陰影境界での二重像がみられることもある．

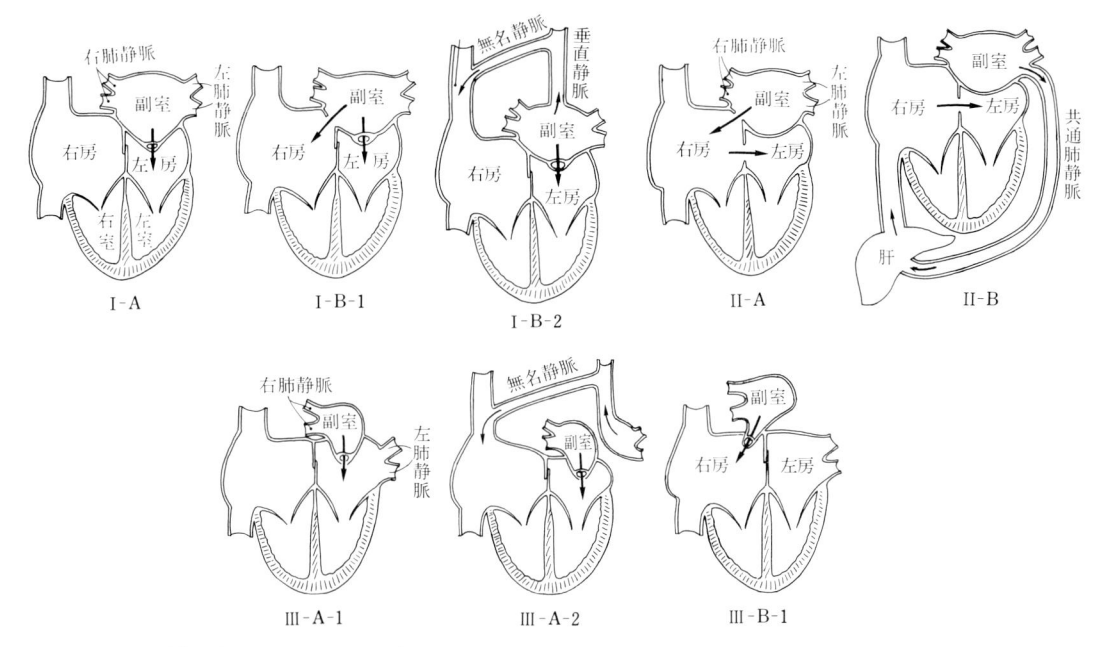

図 6.53 三心房症の分類 (Lucas ら, 1989)
I. 副室はすべての肺静脈を受け，左房と交通する
　A. 他との交通を有しない：古典的三心房症
　B. 他の異常交通を有する
　　1. 右房と交通する
　　2. 総肺静脈還流異常
II. 副室はすべての肺静脈を受けるが，左房と交通しない
　A. 右房と交通
　B. 総肺静脈還流異常
III. 三心房症不全型
　A. 副室は肺静脈の一部を受け，左房と交通する
　　1. 残りの肺静脈は正常還流
　　2. 残りの肺静脈は異常還流
　B. 副室は肺静脈の一部を受け，右房と交通する
　　1. 残りの肺静脈は正常還流

③ 心電図：　右軸偏位，右室肥大がみられる．また，右房負荷所見がみられることが多い．

④ 心エコー図：　断層心エコー図で左房と副室とを分割する隔壁が容易に描出できる．

⑤ 心臓カテーテル検査，心血管造影：　肺動脈圧，肺動脈楔入圧の上昇がみられる．肺動脈造影によって，副室の存在が確認できる．

f) 鑑別診断

総肺静脈還流異常症，先天性僧帽弁狭窄症，肺静脈閉鎖症，心房腫瘍との鑑別が必要である．

g) 治療

i) 手術適応　確定診断がつきしだい手術を行う．

ii) 手術方法　体外循環下に左房内に到達し，直視下に隔壁を切除し，合併病変が存在する場合にはその修復を行う．

g. 大動脈中隔欠損症 (aortic septal defect, aortopulmonary window, AP window)

a) 定義

大動脈弁と肺動脈弁とが分離している心臓において，上行大動脈と肺動脈幹との間に交通孔を有する先天性心疾患．

b) 発生

大動脈と肺動脈との分離の過程における障害による．すなわち総動脈幹の不完全分離によるもので，総動脈幹の他の部分や動脈円錐は正常に分離されている．男性に多く，男女比は3：1である．発生頻度は先天性心疾患の0.3％を占める．

c) 病態・症状

上行大動脈と肺動脈間の交通路は，ほとんど長さを有してないことが多く，通常は一個の開口である．血行動態は短絡量の多いPDAと同様であるが，大量短絡を有する場合は，生後間もなく重

篤なうっ血性心不全に陥り，早期に肺血管病変の進展をみる．症状は大欠損のVSDや大量短絡のPDAの場合と同様である．

d) 診　断

① 聴診所見：　胸骨左縁第3肋間付近に，通常は収縮期雑音のみが聴取されることが多いが，交通孔が小さい場合には連続性雑音が聴取される（15％）．肺動脈II音の亢進がみられる．

② 胸部X線：　心拡大と肺血管陰影の増強がみられる．心陰影では左第4弓の下側方への突出と左第2弓の突出がみられる．

③ 心電図：　左室肥大を示すが，肺血管抵抗が上昇すると右室の圧負荷も加わり，両室肥大となる．

④ 心臓カテーテル検査，心血管造影：　肺動脈での酸素飽和度の上昇がみられる．肺高血圧症に対する評価は，VSDの場合と同様である．上行大動脈造影でAP windowの存在が確認できる．

e) 鑑別診断

大量短絡のPDA，総動脈幹症との鑑別が重要である．乳児期以後ではVSD c̄ ARやValsalva洞動脈瘤破裂との鑑別も必要となる．

f) 治　療

i) 手術適応　大きな交通孔を有するAP windowでは，うっ血性心不全や進行する肺血管病変のために，乳児期や成人期まで生存する場合はまれであり，短絡量の多い場合にはただちに手術の適応となる．

ii) 手術方法　交通路が長い場合には，PDAのときと同様に結紮や切離が行われるが，短い場合が多く，体外循環下に経大動脈性または経肺動脈性に，直接縫合またはパッチを用いて欠損孔の閉鎖を行う．

〔羽根田　潔・毛利　平〕

文　献

1) Soto B, Becker AE, Moulaert AJ, Lie JT, Anderson RH: Classification of ventricular septal defects. Br Heart J, **43**: 332～343, 1980.
2) 横山　温，香川　謙，加畑　治，荒木純一，佐藤成和，堀内藤吾，毛利　平：心室中隔欠損症に伴う大動脈弁閉鎖不全症の外科治療．胸部外科，**34**：581～587，1981.
3) Sadler TW: Langman's Medical Embryology, 5th ed, pp 168～214, Williams & Wilkins, Baltimore, 1985.
4) Riemenschneider TA: Left ventricular-right atrial communication. in "Moss' Heart Disease in Infants, Children, and Adolescents" (ed by Adams FH, Emmanouilides GC), 3rd ed, pp 154～158, Williams & Wilkins, Baltimore, 1983.
5) Lucas RV Jr, Anderson RC, Amplatz K, Adams P Jr, Edwards JE: Congenital causes of pulmonary venous obstruction. Pediatr Clin North Am, **10**: 781～836, 1963.
6) Lucas RV Jr, Krabill KA: Anomalous venous connections, pulmonary and systemic. in "Moss' Heart Disease in Infants, Children, and Adolescents" (ed by Adams FH, Emmanouilides GC, Riemenschneider TA), 4th ed, pp 580～617, Williams & Wilkins, Baltimore, 1989.

B.　先天性心臓弁膜症

a.　先天性大動脈狭窄症 (congenital aortic stenosis)

a) 分類・病理

本症は，狭窄の部位により，① 弁性狭窄，② 弁下狭窄，③ 弁上狭窄に分類される（図6.54）．

この中では，弁性狭窄 (valvular aortic stenosis) がもっとも多く，二尖弁 (bicuspid valve) の形態をとるものが少なくない．

弁下狭窄 (subvalvular aortic stenosis) には，限局性狭窄 (discrete-type stenosis) とび漫性狭窄があるが，後者は閉塞性肥大型心筋症 (hypertrophic obstructive cardiomyopathy, HOCM) または特発性肥厚性大動脈弁下狭窄症 (idiopathic hypertrophic subaortic stenosis, IHSS) と呼ばれ，特発性心筋症に属するものであるため，先天性大動脈狭窄症とは別に扱われることが多い．限局性弁下狭窄には，薄い線維膜性狭窄 (fibromembranous stenosis) と線維心筋組織によるトンネル型狭窄 (tunnel-type stenosis) があるが，後者はまれなものである．

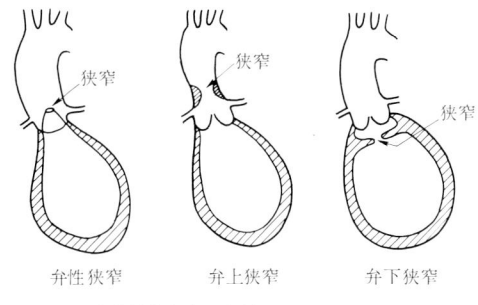

図 6.54 大動脈狭窄症の分類

弁上狭窄 (supravalvular aortic stenosis) はまれなものであり，大部分は Valsalva 洞直上の限局性狭窄であるが，上行大動脈全体のび漫性狭窄のこともある．なお Williams 症候群とは，大動脈弁上狭窄に，小妖精顔貌 (elfin face)，末梢肺動脈狭窄，歯牙異常，知能低下，乳児期高カルシウム血症を合併するものをいう[1]．

いずれにせよ大動脈狭窄症は左室から大動脈への流出路の狭窄であり，左室圧が上昇し，左室筋の求心性肥大をきたし，ついには心筋障害に陥る．

b) 症状・徴候

乳児期の重症弁性狭窄では，心拡大，左室肥大のほかに，うっ血性心不全，末梢循環不全，代謝性アシドーシスなどの重篤な症状と徴候を呈する．

乳児期以降の症状として典型的なものとしては，易疲労性，胸痛，失神発作があげられる．大動脈弁口に最強点を有し，頸部に放散する収縮期雑音が聴取される．

c) 診 断

① 胸部 X 線像： 心拡大，重症例では肺うっ血を伴う．

② 心電図： 左側胸部誘導の ST 低下を伴う左室肥大．

③ 心エコー図： 長軸および短軸断層図により，狭窄の部位と程度が診断され，ドプラー法により圧較差が推定できる．

④ 左心カテーテル検査： 左室・大動脈引き抜き圧曲線によって圧較差が証明され，弁口面積も計算される．大動脈圧曲線には，上行脚切痕 (anacrotic notch) を認める．

⑤ 血管心臓撮影： 左室造影あるいは肺動脈造影で，狭窄の部位と形状を確認する．

d) 手術適応

先天性大動脈狭窄症における近年の手術適応としては，下記のものがあげられる．

① 左室・大動脈収縮期圧較差が 50～70 mmHg 以上．

② 大動脈弁口面積が $0.5 \text{ cm}^2/\text{m}^2$ 以下．

③ 心電図における極度の左室負荷．

④ うっ血性心不全，胸痛あるいは失神．

e) 治療・予後

i) **弁性狭窄** 小児例では大動脈弁切開術 (aortic valvotomy) を原則とする．乳児期においては，バルーンカテーテルによる大動脈弁裂開術 (percutaneous transluminal aortic valvotomy) も試みられているが，筆者らは乳児期においても，体外循環下に大動脈切開を行い，直視下に弁切開を行うことによって良好な成績をあげている．いずれにせよ，乳児期における大動脈弁切開術は姑息的手術であり，再狭窄や閉鎖不全のため晩期に大動脈弁置換を必要とすることが少なくない．

小児期以降の症例でも可能な場合には大動脈弁形成術 (aortic valvuloplasty) を行うが，多くの症例では大動脈弁置換術 (aortic valve replacement) が第一選択となる．先天性大動脈狭窄症においては，大動脈弁輪も狭小であることが多い．このような症例に対しては大動脈弁輪拡大術 (Konno 手術[2] と Manouguian 手術[3] がある)，左室心尖・大動脈弁付き導管造設術 (apicoaortic valved conduit)[4]，大動脈基部置換術 (aortic root replacement)[5] などが行われることもある．

ii) **弁下狭窄** 線維膜性狭窄では経大動脈性に隔膜切除を行う．手術ならびに遠隔成績は良好である．トンネル型狭窄では経大動脈性の筋切除だけでは十分な狭窄解除ができないこともある．このような場合には，右室流出路，心室中隔を切開して左室流出路に達し，弁下狭窄の心筋を切除し，心室中隔にパッチをあてて左室流出路の拡大形成を行う．これを modified Konno 手術と呼ぶ．

iii) **弁上狭窄** 限局性狭窄では，大動脈内の棚状の狭窄部を切除し，パッチを用いて大動脈の

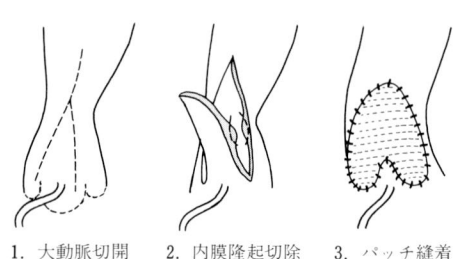

図 6.55 大動脈弁上狭窄に対する Doty 手術

拡大形成を行う．Doty の方法が有名である[6]（図 6.55）．手術および遠隔成績は良好である．び漫性狭窄では，大動脈弓までパッチを延長する必要がある．不十分な場合には左室心尖・大動脈弁付き導管造設術を必要とする．

b. 大動脈閉鎖症（aortic atresia）

a) 概　念

大動脈弁口が閉鎖している疾患で，通常左室の著しい低形成を伴う．僧帽弁狭窄あるいは閉鎖，上行大動脈低形成も伴っており，左心低形成症候群（hypoplastic left heart syndrome, HLHS）と総称される．

b) 症状・徴候

新生児期に，軽度のチアノーゼ，呼吸促迫，頻脈を呈し，急速に心不全が増悪して，生後1週以内に死亡する．前胸部の心拍動は強勢であり，胸骨左縁に収縮期雑音があり，心基部の II 音は単一で亢進している．肺にラ音があり，肝腫大が認められる．脈拍は微弱で，血圧は低い．

c) 診　断

① 胸部 X 線像：　肺血管陰影の著しい増強と中等度の心拡大．

② 心電図：　右軸偏位，右室肥大．

③ 心エコー図：　断層図により診断が確定する．右室，三尖弁が大きく，左室，僧帽弁，上行大動脈が小さい．

④ 血管心臓撮影：　右心あるいは大腿動脈からカテーテルを動脈管の大動脈端近傍にすすめ，用手的に造影を行うと，大動脈の全貌を描出できるので，術前の評価として有用である．

d) 治療・予後

本疾患を有する患児が生存していくには，動脈

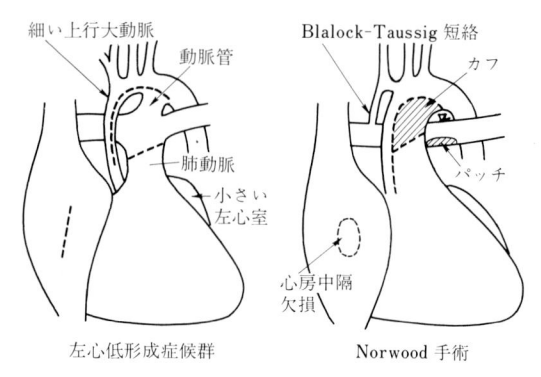

図 6.56 左心低形成症候群に対する Norwood 手術

管の開存が不可欠である．このために prostaglandin E_1 の投与が行われる．本症は将来的には Fontan 型手術によって機能的根治が可能となる疾患であるが，新生児期では肺血管抵抗が高いため Fontan 型手術が行えないので，第一期手術として Norwood 手術が行われる（図 6.56）[7]．この第一期姑息手術の目的は，① 右室と大動脈間に十分な通路をつくり，② 肺血流量および肺動脈圧を制御し，③ 十分な心房間交通を確保することである．すなわち Norwood 手術によって，単心室症と同様な血行動態となる．

第二期手術は，機能的根治手術すなわち Fontan 型手術であり，生後1年前後で行われている．

現時点の Norwood 手術は死亡率が高いので，新生児期に心臓移植を行うことをすすめるものもいる[8]．

c. 先天性僧帽弁膜症（congenital mitral valve disease）

a) 概念・病理

先天性僧帽弁膜症とは，僧帽弁およびその近傍の奇形によって僧帽弁狭窄，閉鎖不全あるいはその合併をきたすものをいう．他の心奇形，とくに左心・大動脈奇形を伴うことが多い．

i) 僧帽弁上線維輪（supravalvular mitral fibrous ring）　僧帽弁直上の左房に形成された狭窄輪であり，僧帽弁自体も異常であることが多い．

ii) 僧帽弁輪異常　弁輪低形成は弁低形成

を伴うものであり，左心低形成症候群（hypoplastic left heart syndrome）の一分症である（b. 大動脈閉鎖症を参照）．弁輪拡大は，他の原因による僧帽弁逆流に二次的に起こっているものが多い．

iii) 弁尖腱索奇形 交連の先天性欠損は，交連部癒合と同義のものであり，僧帽弁狭窄をきたす．癒合の強いものでは，弁には非常に小さくなり漏斗弁（funnel valve）と呼ばれる．このような場合には腱索の癒合，短縮，肥厚を伴うことが多い．

前尖の裂隙（cleft）は僧帽弁閉鎖不全の原因として，もっとも多いものである．その他に弁尖の部分的低形成や穿孔などもみられる．

腱索の延長や欠損も僧帽弁閉鎖不全の原因となる．また修正大血管転位症の僧帽弁位の房室弁は三尖弁であり，Ebstein奇形を呈し，閉鎖不全の原因となることがある．

iv) 乳頭筋奇形 乳頭筋が単一で，すべての腱索がこれから起始している奇形をパラシュート弁（parachute valve）と呼ぶ．この場合には，強い狭窄を呈することが多い．

パラシュート僧帽弁に，僧帽弁上線維輪および大動脈弁下狭窄や大動脈縮窄などの左室流出路狭窄を合併するものは，Shone複合（Shone's complex）と呼ばれることがある[9]．

異常に肥厚した乳頭筋から多数の短い腱索が起始している奇形をハンモック弁（hammock valve）と呼ぶ．この場合には交連癒合を伴うことが多く，狭窄あるいは狭窄兼閉鎖不全を呈する．

前尖下方の両乳頭筋間を線維組織が連結している奇形を僧帽弁アーケード（mitral arcade）と呼ぶ．

b) 症状・徴候

後天性僧帽弁膜症と同様の症状と徴候を呈するが，症状発現が乳幼児期であることとリウマチ既往のないことが先天性であることを示唆している．呼吸困難，咳嗽，発育遅延，繰り返す肺感染などが主症状である．

僧帽弁狭窄では心尖部拡張期ランブル，僧帽弁閉鎖不全では心尖部から腋窩に放散する汎収縮期雑音を聴取する．

c) 診断

① 胸部X線像： 左房拡大，左主気管支の挙上，肺うっ血がみられる．僧帽弁閉鎖不全では左室拡大も伴う．

② 心電図： 洞調律のことが多く，左房肥大，右室肥大がみられ，僧帽弁閉鎖不全では左室肥大もみられる．

③ 心エコー図： 断層心エコー図とドプラ法によって本症の確定診断ができる．

④ 血管心臓撮影： 僧帽弁自体の検索は心エコー図のみでも十分であるが，本症では合併心奇形が少なくないので，心臓カテーテル法および血管心臓撮影を行う必要がある．

d) 治療

digitalis，利尿薬投与などの内科的治療を行う．外科的治療が必要な場合には僧帽弁形成術（mitral valvuloplasty）[10]を行うように努め，僧帽弁置換術（mitral valve replacement）はなるべく避けるようにする．

d. 純型肺動脈狭窄症（pure pulmonic stenosis）

a) 概念・病理

純型肺動脈狭窄症とは，心室中隔欠損を伴わない右室から肺動脈への流出路の狭窄をいう．大多数は弁性狭窄（valvular stenosis）であり，漏斗部狭窄（infundibular stenosis）はまれである．

右室圧が上昇し，右室は求心性に肥大する．右房圧も上昇するため，心房中隔欠損や卵円孔開存を合併する場合には，心房位で右-左短絡を生じ，肺血流量も減少してチアノーゼを呈することがある．

b) 症状・徴候

高度狭窄例では，肝腫大を主徴とする右心不全症状を呈し，心房間交通のある症例ではチアノーゼが認められる．肺動脈弁にて粗い収縮期雑音を聴取し，第II音は減弱している．

c) 診断

① 胸部X線像： 左第2弓の突出．

② 心電図： 右軸偏位，右房肥大，右室肥大．

③ 心臓カテーテル検査： 右室-肺動脈収縮期

圧較差が認められる．肺動脈からの引き抜き圧曲線をみると，弁性狭窄では低い肺動脈圧波形からただちに高い右室圧波形が得られるが，漏斗部狭窄では肺動脈圧波形から低い右室圧波形を経て，高い右室圧波形となる．

④ 血管心臓撮影： 右室造影で狭窄部位が明らかにされる．弁性狭窄では弁口部のジェットと，肺動脈の狭窄後拡張（poststenotic dilatation）が認められる．

d）治療・予後

乳児期の重症例では，緊急手術の適応となるが，最近では，バルーンカテーテルによる肺動脈弁裂開術が行われることもある．一般に右室-肺動脈収縮期圧差が50 mmHg以上の症例が手術適応となる．

体外循環下に肺動脈切開を行い，弁性狭窄では肺動脈弁切開術（pulmonary valvotomy）を行う（図6.57）．漏斗部狭窄が存在する場合には右室流出路切開を行って漏斗部切除（infundibulectomy）を行い，必要に応じてパッチによる流出路の拡大形成を行う．合併する心房間交通は，必ず閉鎖しなければならない．これを放置しておくと術後右心不全が生じた際に，多量の右-左短絡を生じる可能性があるからである．

一般に手術成績は良好である[11]．弁狭窄に二次的な漏斗部心筋肥大を伴う場合には，若干の圧較差が残存するが，遠隔期には減少してくる．手術合併症として肺動脈弁閉鎖不全症を残すことがあるが，臨床症状を呈することはない．

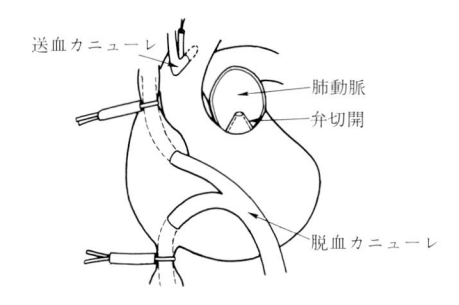

図 6.57 肺動脈弁性狭窄に対する肺動脈弁切開術

e．純型肺動脈閉鎖症（pure pulmonic atresia）

a）概念・病理

心室中隔欠損を伴わない肺動脈弁の閉鎖で，新生児期に手術適応となる疾患である．右室内の静脈血は，閉鎖不全を呈する三尖弁口や，拡張したmyocardial sinusoidから流出し，前者では右房から卵円孔を経て左房に達し，後者では冠状動脈へ逆流する．肺動脈自体は細くないことが多い．

右室の発育の程度によって，Bullらは次の三型に分類している[12]．

I型：右室が流入部・肉柱部・漏斗部の三部によりなる．

II型：右室が流入部・漏斗部の二部よりなり，肉柱部を欠如している．

III型：右室が流入部のみのもので，肉柱部・漏斗部を欠如している．この型では，弁閉鎖に漏斗部の筋性閉鎖が合併していることになる．

b）症状・徴候

① 新生児期よりみられるチアノーゼと右心不全．
② 肝拍動．
③ 三尖弁閉鎖不全による収縮期雑音．
④ 動脈管開存による持続性雑音．

c）診　　断

① 胸部X線像：肺血管陰影減少．
② 心電図：右房肥大，左室肥大．
③ 心エコー図：右室の大きさと三尖弁輪径を評価する．
④ 右心カテーテル検査： 右室圧は体血圧以上で，カテーテルは右房から左房に抜ける．
⑤ 血管心臓撮影： 右室造影により診断が確定する．右室の形態とその大きさおよび三尖弁輪の大きさを知ることが治療方針の決定に役立つ．

d）治療・予後

初期治療としてはprostaglandin E_1の静脈内投与によって動脈管の開存をはかることが重要である．診断が確定すれば，なるべく早期に手術を行う．初回手術は姑息的治療であることが多い．

初回手術法としては，体肺動脈吻合術と肺動脈弁切開術が行われている．I型およびII型には両者を同時に行い，III型には前者のみが行われてい

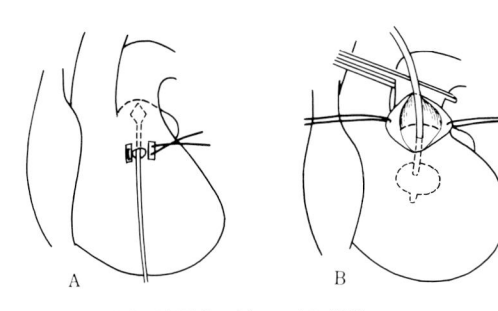

図 6.58 肺動脈弁閉鎖に対する弁切開術
A. 経右室肺動脈弁切開術（Brock 手術）
B. 経肺動脈肺動脈弁切開術

る．

肺動脈弁切開術としては経右室性の閉鎖性弁切開術（Brock 手術）[13]が古くから行われてきたが，最近では経肺動脈性の直視下弁切開術が行われることも多くなってきている（図 6.58）[14]．後者では，肺動脈の末梢側を遮断し，肺動脈切開を行い，ドーム状の癒合肺動脈弁に小切開をおき，バルーンカテーテルを右室に挿入して出血を防止しながら弁を切開する．

新生児期において重篤な心不全と低酸素血症を呈している疾患であるため，このような初回手術の手術死亡率は必ずしも低くない．

このような新生児期手術はいずれの術式も姑息手術であるため，遠隔期に再手術を必要とすることが多い．この場合 I 型では右室流出路形成術が行われ，III 型では Fontan 型手術が行われる．II 型では，右室と三尖弁の発育を考慮して，両者のいずれかが選択される．

f. 三尖弁閉鎖症（tricuspid atresia）

a) 概念・病理

本症は三尖弁口が欠損あるいは閉鎖している先天性心疾患である．心房中隔欠損あるいは卵円孔が右房の流出路となっており，大静脈からの血液は右房-左房-左室と流れる．肺血流は左室-心室中隔欠損-右室-肺動脈あるいは左室-大動脈-動脈管の経路で得られる．

形態学的には，大血管の位置関係，肺動脈狭窄の有無などにより三つの型と八つの亜型に分類されている（Keith - Rowe - Vlad の分類）（図 6.59）[15]．このうち Ib 型がもっとも多く，次いで IIc 型が多い．

I 型：大血管転位を伴わぬ型
　Ia：肺動脈閉鎖合併
　Ib：肺動脈狭窄合併
　Ic：肺動脈狭窄なし
II 型：D-大血管転位を伴う型
　IIa：肺動脈閉鎖合併
　IIb：肺動脈狭窄合併

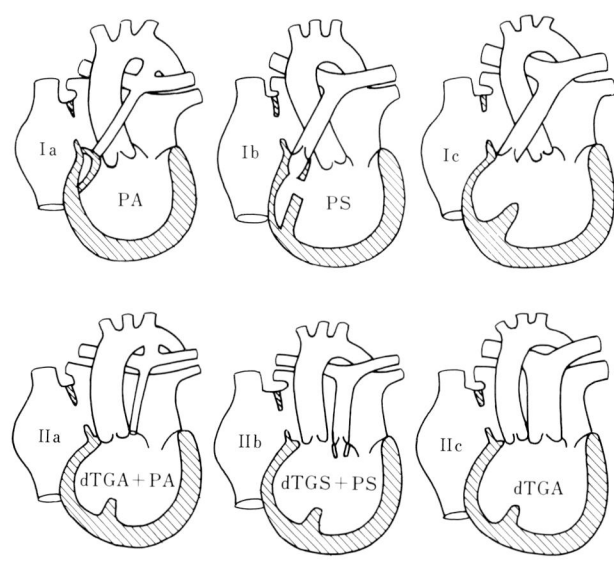

図 6.59 三尖弁閉鎖症の分類

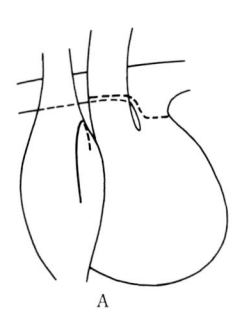

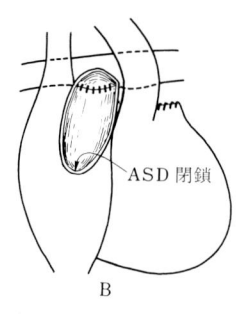

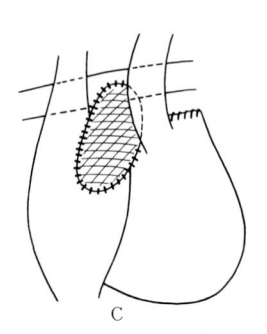

図 6.60 三尖弁閉鎖症に対する Fontan 型手術
A. 右房切開および肺動脈切離・切開
B. 右房と肺動脈後壁の縫合
C. パッチによる右房肺動脈導管の形成

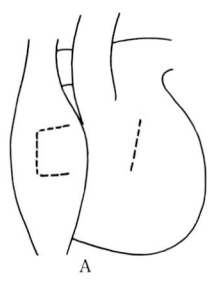

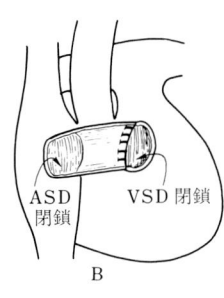

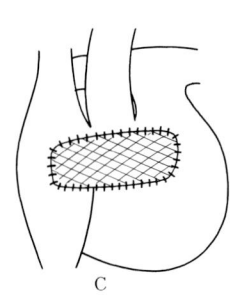

図 6.61 三尖弁閉鎖症に対する Björk 手術
A. 右房切開および右室切開
B. 右房フラップの右室切開縁への縫合
C. パッチによる右房,右室導管の形成

IIc:肺動脈狭窄なし
III型:L-大血管転位を伴う型
IIIa:肺動脈狭窄合併
IIIb:大動脈弁下狭窄合併

b) 症状・徴候

チアノーゼと運動能力低下を主徴とする.肺血流量減少例ではとくにチアノーゼが顕著である.肺血流量増加例や心房間交通が小さいものでは,呼吸促迫,肝腫大,浮腫などの心不全症状を呈する.

c) 診 断

① 心電図: 左軸偏位,左室肥大が特徴的所見である.チアノーゼを呈する先天性心疾患は一般に右軸偏位,右室肥大を示すものが多いので,この心電図所見は鑑別診断上有用なものである.

② 心エコー図: 断層図により右側房室弁の閉鎖,大血管の位置関係,その他の心内奇形合併の有無などを明らかにできる.

③ 血管心臓撮影: 右房造影によって,造影剤は右室には入らず,すぐに左房,次いで左室が造影される.左室造影によって大血管の位置関係や心内奇形合併の有無が診断される.

d) 治 療

乳児期における本症に対する姑息的手術としては,肺血流増加群には肺動脈絞扼術,肺血流減少群には Blalock-Taussig 手術,心房間交通の小さい例にはバルーン心房中隔裂開術あるいは心房中隔切除術が行われる.

乳児期以降では機能的根治手術が行われる.これは心房中隔欠損を閉鎖し,右房と肺動脈を吻合するもので,Fontan 型手術と総称される(図6.60)[16].Fontan 手術後の運動能力の改善は著しいが,長期遠隔成績は不明である.右室がある程度大きいものでは,右房と右室を吻合することもできる.Björk 手術がその代表的なものである(図6.61)[17].肺血管抵抗が 4 Wood 単位・m^2 以上,肺

動脈分枝低形成，左室拡張末期圧 15 mmHg 以上の場合は Fontan 型手術の適応とはならない．この場合，両方向性 Glenn 手術すなわち上大静脈・右肺動脈端側吻合が行われることもある．

g. Ebstein 病（Ebstein malformation）
a) 概念・病理
Ebstein 病とは，三尖弁の後尖および中隔尖が正常の房室弁輪よりも右心室側に偏位している奇形である（図 6.62）．この三尖弁の異常付着部位によって，右室が機能的右室と心房化心室（atrialized ventricle）に二分されている．

本症の病態は，① 心房化心室の拡張による右室血液充満障害，② 機能的右室の狭少化に伴う心拍出量の低下，および ③ 三尖弁閉鎖不全による右心不全が主体であり，本症に伴うことの多い卵円孔開存や心房中隔欠損を有するものでは，右房圧の上昇のため心房位で右-左短絡を生じる．また，WPW 症候群を合併することが多く，しばしば発作性上室頻拍をみる．

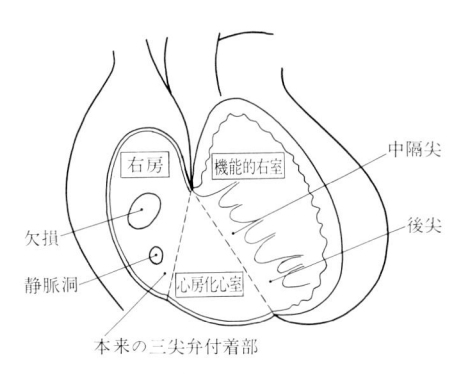

b) 症状・徴候
三尖弁の形成異常の程度により，重症なものでは乳児期よりチアノーゼ，心不全を呈するが，軽症なものではほとんど無症状で成人期に達するものもある．チアノーゼ，動悸，息切れ，疲労などを主訴とするものが多い．

胸骨左縁に収縮期雑音を聴取する．

c) 診　　断
① 胸部 X 線像：　心拡大を呈し，とくに著しい右房拡大がみられる．肺血管陰影は正常ないし減弱する．

② 心電図：　完全右脚ブロック，右房肥大を呈する．WPW 症候群は 10 % の症例にみられるが，この場合は B 型であることが多い．不完全房室ブロック，心房細動などもみられる．

③ 心エコー図：　断層エコー図によって，三尖弁の付着異常の程度，心房中隔欠損の有無が診断される．ドプラー法を併用すると，三尖弁閉鎖不全の程度や心房位での右-左短絡を証明することができる．

④ 心臓カテーテル法検査：　内腔を有する電極カテーテルによって，内圧は心房圧を呈し，電位は心室電位図を示す部位すなわち心房化心室が存在することを証明する．

⑤ 血管心臓撮影：　右心系の造影によって，右室内に切痕（indentation）がみられる．これは機能的右室と心房化心室の境界であり，偏位した三尖弁付着部と一致している．

d) 治　　療
姑息的手術としては Glenn 手術すなわち上大静脈・右肺動脈吻合がある．右心バイパスの働き

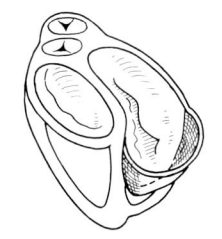

図 6.62　Ebstein 病

A. Ebstein 病
三尖弁中隔尖と後尖の右室内偏位により心房化心室が形成されている．

B. Hardy 手術
心房化心室を横方向に縫縮し，三尖弁を吊り上げる．

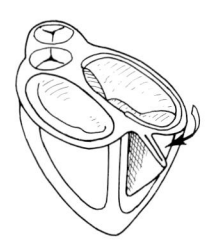

C. Carpentier 手術
心房化心室を縦方向に縫着し，三尖弁を本来の弁輪に転位，縫合する．

図 6.63　Ebstein 病に対する形成手術

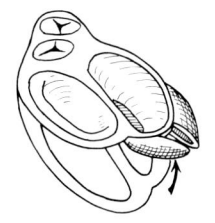

をするため，本症に用いられたことがあるが，今日ではその適応となるものは少ないと考えられている．

根治的手術としては，形成手術と三尖弁置換術がある．形成手術としては（図6.63），① Hardy 手術と ② Carpentier 手術が有名である[18,19]．Hardy 手術は，偏位した三尖弁付着部と真の房室弁輪を縫合するものである．これによって三尖弁が挙上され，心房化心室が縫縮される．Carpentier 手術は，心房化心室を縫縮し，三尖弁をいったん切離して，真の房室弁輪に転位させるものである．三尖弁の変形が高度なものでは三尖弁置換が行われる．

WPW症候群を伴うものでは，同時に房室副伝導路切離術が行われる． 〔古瀬 彰〕

文　献

1) Williams JC, Barratt-Boyes BG, Lowe JB : Supravalvalar aortic stenosis. *Circulation,* **24** : 1311, 1961.
2) Konno S, Imai Y, Iida Y, et al : A new method for prosthetic valve replacement in congenital aortic stenosis associated with hypoplasia of the aortic valve ring. *J Thorac Cardiovasc Surg,* **70** : 909, 1975.
3) Manouguian S, Seybold-Epting W : Patch enlargement of the aortic valve ring by extending the aortic incision into the anterior mitral leaflet. New operative technique. *J Thorac Cardiovasc Surg,* **78** : 402, 1979.
4) Norman JC, Nihill MR, Cooley DA : Valved apicoaortic composite conduits for left ventricular outflow tract obstructions. *Am J Cardiol,* **45** : 1265, 1980.
5) Sommerville J, Ross D : Homograft replacement of aortic root with reimplantation of coronary arteries : Results after 1〜5 years. *Br Heart J,* **47** : 473, 1982.
6) Doty DB, Polansky DB, Jenson CB : Supravalvular aortic stenosis : Repair by extended aortoplasty. *J Thorac Cardiovasc Surg,* **74** : 362, 1977.
7) Norwood WI, Lang P, Castaneda AR, et al : Experience with operations for hypoplastic left heart syndrome. *J Thorac Cardiovasc Surg,* **82** : 511, 1981.
8) Bailey L, Conception W, Shattuck H, et al : Method of heart transplantation for treatment of hypoplastic left heart syndrome. *J Thorac Cardiovasc Surg,* **92** : 1, 1986.
9) Shone JD, Sellers RD, Anderson RC, et al : The developmental complex of "parachute mitral valve", supravalvalar ring of left atrium, subaortic stenosis and coarctation of the aorta. *Am J Cardiol,* **11** : 714, 1963.
10) Carpentier A, Branchini B, Cour JC, et al : Congenital malformations of the mitral valve in children. *J Thorac Cardiovasc Surg,* **72** : 854, 1976.
11) Danielson GK, Exarhos ND, Weidman WH, et al : Pulmonic stenosis with intact ventricular septum : Surgical considerations and results of operation. *J Thorac Cardiovasc Surg,* **61** : 228, 1971.
12) Bull C, deLeval MR, Mercanti C, et al : Pulmonary atresia with intact ventricular septum : Revised classification. *Circulation,* **66** : 266, 1982.
13) Brock RC : Pulmonary valvotomy for relief of congenital pulmonary stenosis : Report of 3 cases. *Br Med J,* **1** : 1121, 1948.
14) deLeval MR, Bull C, Stark J, et al : Pulmonary atresia and intact ventricular septum : Surgical management on revised classification. *Circulation,* **66** : 272, 1982.
15) Vlad P : Tricuspid atresia. Heart Disease in Infancy and Childhood (ed by Keith JD, Rowe RD, Vlad P), 3 ed, p 518, Macmillan, New York, 1978.
16) Fontan F, Bawdet E : Surgical repair of tricuspid atresia. *Thorax,* **26** : 240, 1971.
17) Björk VO, Olin CL, Bjarke BB, et al : Right atrial-right ventricular anastomosis for correction of tricuspid atresia. *J Thorac Cardiovasc Surg,* **77** : 452, 1979.
18) Hardy KL, May IA, Webster CA, et al : Ebstein's anomaly : A functional concept and successful definitive repair. *J Thorac Cardiovasc Surg,* **48** : 927, 1964.
19) Carpentier A, Chauvaud S, Macé L, et al : A new reconstructive operation for Ebstein's anomaly of the tricuspid valve. *J Thorac Cardiovasc Surg,* **96** : 92, 1988.

C. 複合奇形

a. Fallot 四徴症

a） 歴史的背景

Fallot 四徴症（tetralogy of Fallot）はチアノーゼ性心疾患の代表的なもので，1888 年に Fallot がまとめて "la maladie bleu（青色症）" として記載し，基本となる四つの形態異常を記載した．1944 年に Blalock と Taussig が本症に対し体肺動脈短絡術を導入し，チアノーゼ性疾患の外科治療の幕開けとなった．根治術は 1954 年になって Lillehei が成功し，わが国での根治術成功例は，1956 年に曲直部らによって人工心肺を用いて行われた．

b） 形態的特徴

i） 定　義　Fallot の記載以来，本症は肺動脈狭窄（PS），心室中隔欠損（VSD），大動脈騎乗（右方転位，aortic overriding），および右室肥大の四徴よりなると定義される．漏斗部の低形成が基本で，漏斗部中隔（infundibular septum）の前方偏位により，右室流出路狭窄と大きな VSD を生じたものと考えられる[1]．したがって，基本となる病態は PS と VSD で，大動脈騎乗と右室肥大は二次的なものといえる．

ii） 形態的特徴　VSD は心室中隔膜様部から漏斗部へかけた大欠損で，血行動態的には左右心室間に圧差の生じないもの（non-restrictive）である．漏斗部中隔の低形成ないし欠損（conus defect）のため，VSD 上縁が肺動脈弁下に及ぶ場合がある（subpulmonary defect, bulboventricular defect）．PS は，ほとんどの場合漏斗部狭窄（肺動脈弁下狭窄）を伴い，多くはこれに肺動脈弁狭窄を伴う．漏斗部狭窄の遠位部には，肺動脈弁との間に大きさは種々であるが infundibular chamber ないし third chamber と呼ばれる腔を有する．肺動脈自体の狭窄は種々の程度にみられ，弁輪部から肺動脈主幹部へかけて低形成の場合や，分岐部での狭窄を伴う場合も少なくない．さらに，末梢肺動脈の狭窄ないし低形成を伴うこともある．また，肺動脈弁の狭窄が高度で，これが閉鎖したものは偽性総動脈幹（pseudotruncus

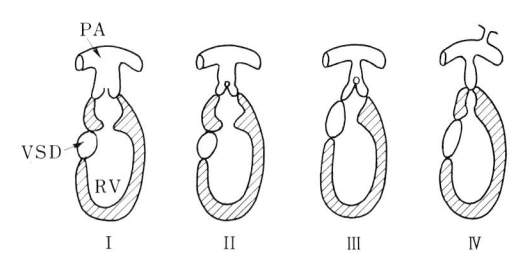

図 6.64　Fallot 四徴症の病型分類
VSD：心室中隔欠損，PA：肺動脈，RV：右室．

arteriosus）と呼ばれる．大動脈騎乗の程度は種々で，ほとんどないものから，大動脈がほぼ完全に右室から出るものまである．

iii） 病　型　VSD の位置と PS の部位によりいくつかの病型に分類される（図 6.64）．VSD の部位は，通常の大動脈弁下がほとんどであるが，わが国では肺動脈弁下が欧米に比し多く，約 10 % とされる．ここに示した分類は，大動脈弁下 VSD では，PS が漏斗部のみで弁性狭窄のないものを I 型，両者合併のものを II 型に分け，肺動脈弁下 VSD は PS の部位にかかわらず III 型とし，肺動脈分岐部や末梢肺動脈狭窄を伴うものはそれぞれ II ないし III 型に含める．さらに肺動脈閉鎖を伴うものは VSD の型にかかわらず IV 型とした．II ないし III 型には一側肺動脈欠損例もあり，これでは分岐部以後主および末梢肺動脈がまったく欠損したり，末梢肺動脈が動脈管や側副血行から連なるものもある．肺動脈閉鎖を伴う場合には，動脈管開存ないし他の大動脈肺動脈側副血行路を伴う．この際，下行大動脈からの大きな側副血管は major aortopulmonary collateral artery（MAPCA）と呼ばれる．

iv） 合併奇形　合併奇形としては，心房中隔欠損（Fallot 五徴症），動脈管開存，左冠状動脈前下行枝右冠動脈起始などが数％から 10 % 程度にみられ，その他右側大動脈弓，左上大静脈遺残，多発性心室中隔欠損，部分肺動脈還流異常，完全型心内膜床欠損，肺動脈弁欠損などがある．

c）臨床症状

本症は本来チアノーゼ疾患であるが，肺動脈閉鎖を伴うもの以外では生下時よりチアノーゼがみられるものは約1/3である．多くは，生後1〜3カ月以内にはチアノーゼが出現しはじめ，啼泣時にみられるようになる．3カ月以降には安静時にもこれが明らかになることが多い．乳児期早期に，発作的にチアノーゼが出現ないし増悪する場合があり（無酸素発作，anoxic spell），これは肺動脈狭窄の比較的軽い症例にみられ，漏斗部心筋の攣縮による急激な肺血流の減少による．

乳児期は肺血流増加の症例があり，6カ月頃より肺血流が減少しチアノーゼを呈するものも約10％あるが，これは漏斗部狭窄のみの場合が多い．年齢がすすむにつれ，太鼓ばち指（clubbing）や運動制限，歩行時の蹲踞（squatting）がみられてくる．肺動脈閉鎖を伴うもので肺血流が動脈管に依存する場合には，これが閉鎖してくるとともにチアノーゼの増悪，低酸素血症が進行する．チアノーゼの進行とともに末梢血中の赤血球数が600〜700×10^4/mm^{3}以上になる多血症（polycythemia）を生じてくる．この結果，血液の粘性が増加し末梢血管でのsluggingや血栓形成が生じやすく，高度の多血症を放置すると脳血管の血栓栓塞症をきたし脳梗塞や脳膿瘍などを生じる．

d）診断

聴診上，胸骨左縁第2〜3肋間には肺動脈狭窄に由来する収縮期雑音を聴取し，II音の肺動脈成分は減弱している．心電図では右軸変位，右室肥大を基本とする．胸部X線では，肺血管陰影の減弱と左第2弓の陥凹をみる．いわゆる木靴型心陰影（cœur en sabot）は，肺動脈閉鎖例に多い．

心臓超音波検査では，断層像での大動脈弁下の大きな心室中隔欠損とこれへの大動脈の騎乗，さらに肺動脈の弁下および弁性狭窄が確認できれば，本症と診断できる．

心臓カテーテル検査では，右室圧は高く左室や大動脈と等しくなり，右室流出部および肺動脈にかけて圧差をみる．肺動脈圧は正常ないし低値をとる．肺動脈から右室への引き抜き圧記録では，弁性狭窄があれば，弁を介してinfundibular chamberの間でまず圧差があり，次いで漏斗部狭窄を介して右室流入部との間で圧差をみる．右室造影では肺動脈狭窄とともに，心室中隔欠損を介した右左短絡による造影剤の大動脈への流れがみられる（図6.65）．また，冠状動脈の走行では，左前下行枝が右冠状動脈から分枝し，これが右室流出路を横切る場合があることに注意する．

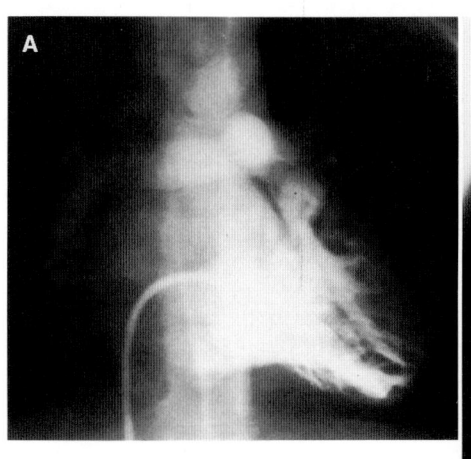

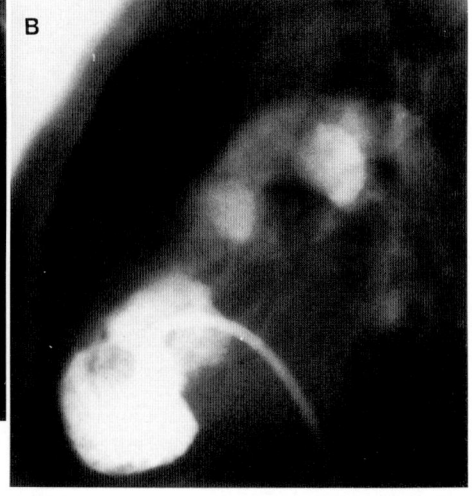

図 6.65 右室造影
A．正面像．漏斗部狭窄と肺動脈弁狭窄を認め，造影剤は右室から大動脈へも流れている．
B．側面像．漏斗部狭窄と肺動脈弁狭窄（ドーム形成）がみられるが，肺動脈幹は太い．心室中隔欠損から大動脈への造影は明瞭ではない．

鑑別診断を要する疾患としては，両大血管右室起始症がある．両大血管右室起始症の定義が明確ではなかったために混乱を生じたこともあるが，Fallot 四徴症の形態をとるものでは，大動脈の騎乗が 100％ に至らなければ両大血管右室起始部としては扱わないのが普通である．いわゆる acyanotic Fallot では，PS を伴った VSD との鑑別が問題であるが，VSD の形態や大動脈の騎乗から鑑別できる場合が多い．

e) 治療

i) 内科治療 乳児期早期の無酸素発作には，β 遮断薬である propranolol の投与が有効であることが多い．肺動脈閉鎖例で肺血流が動脈管に依存する場合，動脈管が閉塞してくると低酸素状態が生じてくる．新生児では生後数日でこれが起こり，状態の急速な悪化をみるが，これに対しては prostaglandin E_1 を投与し動脈管を開存させたのち，短絡手術を考慮する．

ii) 外科治療

① 姑息的手術（palliative surgery）： 姑息的手術は，体動脈系と肺動脈の間を短絡させる体肺短絡手術が主で，これは肺血流を増加させることにより低酸素状態を改善し，さらに肺動脈の発育を促すものである．新生児期や乳児期早期ですでに低酸素血症や多血症があり，かつ肺動脈の発育が根治手術には十分でない場合や，乳児期以後でも肺動脈閉鎖や肺動脈の低形成例，その他の合併奇形で根治術が困難な場合に採用される．術式としては，鎖骨下動脈を肺動脈へ吻合する Blalock-Taussig 手術が基本である（図 6.66）．本術式は本来は左右いずれかの鎖骨下動脈を切断し，これを反転させて肺動脈へ端側吻合するが，最近は，鎖骨下動脈を切断せずに人工血管により鎖骨下動脈と肺動脈の間をブリッジさせる modified Blalock 手術が行われることが多い（図 6.66）．その他の体肺短絡術としては，上行大動脈と右肺動脈の間に側々吻合を作製する Waterston 手術，下行大動脈と左肺動脈間の側々吻合術である Potts 手術があるが，これらは肺血流が過大になり肺高血圧や肺動脈の変形なども生じやすく，現在では用いられることは少ない．

Brock 手術は，肺動脈弁狭窄を非直視下に切開し，右室流出路からの血流の増加をはかるものである．人工肺使用下に，右室流出路を肺動脈幹にかけて心膜や弁付きパッチを補填し再建拡大する方法もあり，通常の閉鎖式 Brock 手術に比し肺動脈の発育が期待される．

② 修復手術の適応： 心内修復（根治）術は PS の解除と VSD の閉鎖よりなる．その適応は，肺動脈の発育度が基本であり，これが不十分であれば術後右室圧が高値にとどまり，右心不全を生じて手術は成功しない．これは，肺動脈幹での問題と，末梢肺動脈での問題に分けられる．術直後の右室左室収縮期圧比（pRV/LV）を 0.80 ないし 0.85 以下にすることが術後の成功の条件として重要であることより，このための最低必要とする右室流出路の拡大基準が設けられている[2]．肺動脈主幹部での拡大基準では，内藤の基準があり，体表面積で 0.4, 0.5, 0.6, 0.7, 0.8, および 0.9 m^2 以上の場合，それぞれ最小必要な右室流出路径（弁下部，肺動脈弁輪，および肺動脈幹を含める）はそれぞれ 10, 11, 13, 14, 15, および 16 mm である．他の報告にみられる基準もほぼ同様の値である（図 6.67）．一方，末梢肺動脈の発育度については，左右主肺動脈でのサイズが問題で，いくつかの指標が提唱されている．左右主肺動脈平均径の和の下行大動脈の径に対する比，左右主肺動脈平均面積の正常右肺動脈断面積に対する比（PA area index），左右主肺動脈断面積の和を体表面積で除した値（PA index）などが用いられている．それぞれの値で，1.30，0.20 および 100 以上が必要条件とされる．

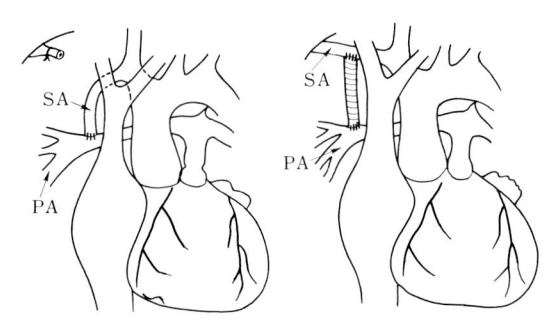

図 6.66 Blalock-Taussig 手術
SA：鎖骨下動脈，PA：肺動脈．

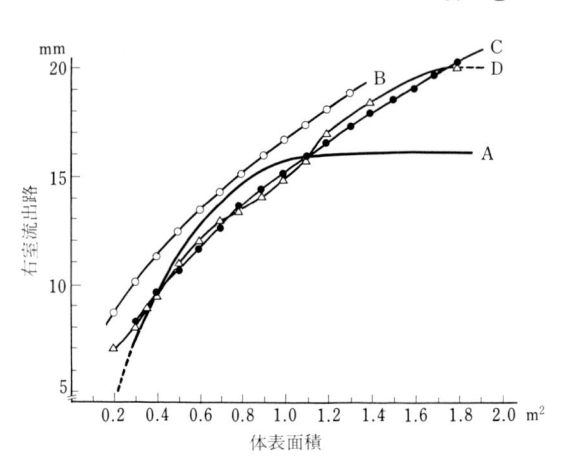

図 6.67 右室流出路の拡大基準
体表面積との関係よりみた Fallot 四徴症根治手術における右室流出路拡大基準(最小必要流出路径).A は内藤の基準を示し,B,C は城谷,D は Pacifico の基準を示す.

根治術の時期は,新生児・乳児期早期では危険性が高くなることから,一般的には1歳以後に行われる.しかし,最近は新生児を含めたより早期の修復手術が試みられている.右室心筋の線維化が年齢とともに進行することが本症で問題であり,基本的には3歳前後までの根治術が望ましい.しかし,弁付き導管使用の場合は,4〜5歳以降に行うのが安全である.

③ 修復手術方法: 手術補助手段としては,人工心肺使用体外循環法が基本である.大動脈遮断を要し,この際の心筋保護法を用いる.胸骨正中切開から到達するが,まず Blalock 短絡や他の大きな体肺動脈短絡があれば,これらに体外循環開始前に結紮糸をかけ,体外循環開始とともに結紮する.心内修復は,一般的には右室流出路を切開し,肺動脈弁下の漏斗部狭窄の解除を心筋および線維性組織の切除により行い,次いで弁性狭窄に対し弁切開を心室切開部ないし肺動脈から行う.次いで,心室中隔欠損をパッチによって閉鎖する.このアプローチに対して筆者らは右室をまったく切開しないか最小にとどめ,経右房および経肺動脈的に修復を行う術式を提唱している[3]).いずれの術式にせよ,肺動脈弁切開後も,流出路が基準以下であれば弁輪切開し,ここに弁付きないし弁なしパッチをあてて拡大する(図 6.68).人工心肺終了直後の pRV/LV が 1.0 以上であったり,1.0

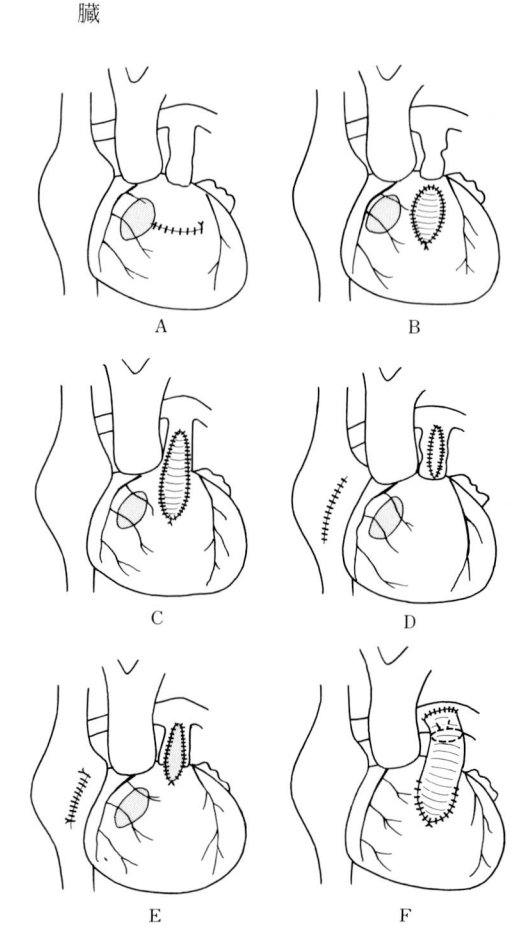

図 6.68 Fallot 四徴症根治手術における術式の分類
A〜C は経右室的方法,D, E は経右房・経肺動脈法,F は弁付き心外導管による術式を示す.A は右室切開単純閉鎖,B は同パッチ閉鎖,C および E は肺動脈弁輪の切開を要するもので,弁なしまたは弁付きパッチで流出路から肺動脈幹を拡大する.D は右室非切開,E は右室小切開法.

以下でも 0.8 以上から下降傾向を示さず低心拍出状態がみられれば,再体外循環下に遺残狭窄部の解除をはかる必要がある.

④ 術後合併症: 低心拍出量症候群 (low cardiac output syndrome, LOS) は重要なものの一つで,この原因には右心不全が多く,この場合には中心静脈圧上昇,肝腫大,乏尿・無尿が生じ,これが高度で遷延すると死亡につながる.この原因の主たるものは,残存肺動脈狭窄である.その他,肺動脈弁切開や大きな流出路パッチを使用した場合の肺動脈弁閉鎖不全,右室切開や術中の心筋保護不良,まれであるが冠状動脈切断などによる心筋障害も原因となる.その他不整脈や,左室

の容量が小さい場合，三尖弁閉鎖不全などによってもLOSが生じる．

術後早期には肺合併症も生じやすく，これも成績に関与する．房室ブロックは心室中隔欠損閉鎖に際し，刺激伝導系を損傷することにより発生するが，その頻度は現在では非常に少なく，1％以下である．これが発生した場合は，永久ペースメーカー植え込みを要する．心電図上の完全右脚ブロックが生じることが多いが，血行動態への直接関与は少ないものと考えられている．

f） 外科治療成績

i） 手術成績　手術危険率（1ヵ月以内死亡）は右室流出路拡大基準や術中心筋保護の進歩により，現在では1〜3％にまで低下している．急性期の手術死亡は，術直後のpRV/LVが高値のものほど高くなり[4]，これが0.85〜1.0では33％との報告もある．しかし，最近の心筋保護使用下での手術では，術直後はpRV/LVが1.0に近くても術後比較的早期に減少する場合が多く，1.0以下であればたとえ0.80以上でも必ずしも危険率は増加しない．その他の条件としては，1〜2歳までに根治術を行った場合の手術死亡率は若干高い傾向にある．一方，一期的と二期的根治での手術危険率には差はない．肺動脈閉鎖例では危険率はやや高くなり，10％程度である．

ii） 遠隔成績　一般に肺動脈閉鎖以外の通常のFallot四徴症の遠隔予後は良好で，10年生存93％，20年生存91％といわれていたが，最近の検討では10年生存率は96〜97％になっている．遠隔期死亡に関与する因子は，高度の遺残肺動脈狭窄，高い手術時年齢，心室性不整脈，肺動脈弁輪を越えた右室流出路パッチ使用などがあげられる．心室性不整脈による突然死がもっとも重大な問題であるが[5]，24時間（Holter）心電図では，手術時年齢が5歳以上，遺残肺動脈狭窄が強いもので多元性ないし連発性心室性不整脈が多く，また術後経過年数が長いほどこれらが多くなっている[5]．右室切開例では非切開例に比し，心室性不整脈の頻度も少ない傾向にある．

根治術後遠隔期の予後には，遺残病変，続発症，再手術などの問題がある．遺残病変には，心室中隔欠損の残存と肺動脈狭窄残存があり，前者では肺体血流量比2.0以上，後者ではpRV/LVが0.80以上であれば再手術を考慮する．続発症には，上記の心室性不整脈以外に，肺動脈弁閉鎖不全，三尖弁閉鎖不全，右脚ブロック，細菌性心内膜炎などがある．肺動脈弁閉鎖不全，三尖弁閉鎖不全は右室の容量負荷から右室機能障害を生じ，高度であれば心拡大や心不全症状を生じる．まれであるが右室瘤が右室切開ないし漏斗部心筋切除部に生じる場合がある．

g） 肺動脈閉鎖を伴うもの（pseudotruncus arteriosus, VSD＋pulmonary atresia）の外科治療

Fallot四徴症の中でも肺動脈閉鎖を合併する場合は特殊で，肺動脈発育度，側副血行路，待機的手術および修復手術の手術式，弁付き導管の選択などの問題が生じる．左右肺動脈が心膜内で存在すれば，その連続性の有無にかかわらず一般に根治が可能なことが多く，その条件は左右肺動脈の発育度でみた場合は通常の肺動脈狭窄のみのFallot四徴症と同じか，これよりやや高い値が要求される．MAPCAは肺内肺動脈と肺門部ないしそれより末梢で連結していることが多い．しかしMAPCAに連結した肺動脈が中心肺動脈と連結

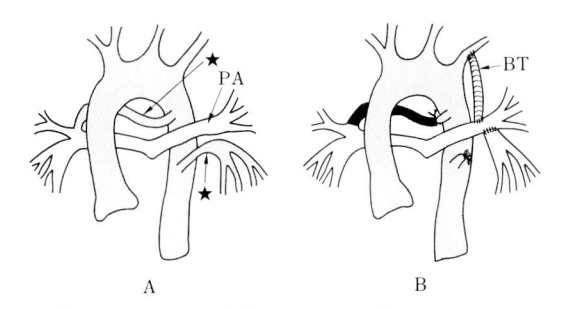

図6.69　MAPCA合併VSD＋PAに対するunifocalization

★：MAPCA, PA：主肺動脈, BT：Blalock-Taussig shunt（modified）．
A. 術前は2本のMAPCAがあり，左下葉への肺動脈はMAPCAに連なり，PAとは連結されていない．
B. unifocalization．右のMAPCAは結紮のみとし，左のものは切断する．左下葉肺動脈は左主肺動脈へ吻合し，肺動脈の統合（unifocalize）させる．主肺動脈が細い場合は心膜ロールなどを用いてこれを作製することもある．この手術の後に二期的に右室と主肺動脈の間に肺動脈幹を作製し，このときにVSDを閉鎖する．

しないものもある (arbolization 異常). 前者では MAPCA の単純な結紮も可能であるが, 後者では結紮に加えて末梢の肺内肺動脈を別にある中心肺動脈と連結させる必要がある (unifocalization, 図 6.69). 中心肺動脈がない場合には肺門部でこれに相当するものを作製する必要がある.

根治術での弁付き導管は, 異種弁内蔵人工血管, 同種大動脈, 弁付き自家あるいは異種心膜ロールなどが用いられている. 異種弁や woven Dacron 人工血管は, 石灰化や仮性内膜の肥厚が生じやすく, 再手術を要することが多い.

〔川島康生・松田　暉〕

文　献

1) Anderson RH, Allwork SP, Ho SY, Lenox CC, Zuberbuhler JR : Surgical anatomy of tetralogy of Fallot. *J Thorac Cardiovasc Surg,* **81** : 887, 1981.
2) Naito Y, Fujita T, Manabe H, Kawashima Y : The criteria for right ventricular outflow tract in total correction of tetralogy of Fallot. *J Thorac Cardiovasc Surg,* **80** : 574, 1980.
3) Kawashima Y, Matsuda H, Hirose H, Nakano S, Shirakura R, Kobayashi J : Ninety consecutive operations for tetralogy of Fallot with or without minimal right ventriculotomy. *J Thorac Cardiovasc Surg,* **90** : 856, 1985.
4) Kirklin JW, Blackstone EH, Kirklin JK, Pacifico AD, Aramendi J, Bargeron LM Jr : Surgical results and protocols in the spectrum of tetralogy of Fallot. *Ann Surg,* **198** : 2512, 1983.
5) Deanfield JE, Ho SY, Anderson RH, McKenna WJ, Allwork SP, Hallidie-Smith KA : Late sudden death after repair of tetralogy of Fallot : A clinicopathologic study. *Circulation,* **67** : 627, 1983.

b.　総動脈幹症

総動脈幹症 (persistent truncus arteriosus) は新生児期より心不全を呈し, 早期に肺高血圧症が進行し, 自然予後の不良なことから生後早期の外科治療が必要とされる. 本症は 1949 年に Collett と Edwards[1] が四つの病型に分類し, 現在でもこれが一般に用いられている. 根治手術は Rastelli の実験的研究にもとづき McGoon が弁付き導管による術式を成功させ, これがいわゆる Rastelli 手術[2] となって他の類似疾患での心室肺動脈間の弁付き導管手術の草分けとなった.

a）定義・分類

本症の定義は, 心臓から 1 本の大血管が両心室の血液を受けて出て, これより大動脈, 肺動脈および冠状動脈が分枝する異常である. その発生頻度は, 先天性心疾患の出生例中の 1 ％ 以下, 剖検例中の 1～4 ％ を占める. 発生学的には common arterial trunk (truncus arteriosus) が truncal septum によって分割されず, 原始大動脈弓の第 6 弓より生じる左右肺動脈が肺動脈幹と連結せず, 直接 common arterial trunk と連結された結果生じる. また, truncal septum は心室中隔上部の形成にも関与し, 原則的には心室中隔欠損を伴う.

分類については, Collett と Edwards が四つの病型に分類している (図 6.70)[1]. 総動脈幹 (single arterial trunk) から肺動脈が共通部分 (肺動脈幹) を分枝するものを I 型, 左右主肺動脈が接近しかつ後面より分かれてでるものを II 型, 左右主肺動脈が左右別々に側面から出るものを III 型, そして肺動脈がまったく欠損し, 第 6 大動脈弓の欠損と考えられる IV 型, に分類した. 頻度は I 型が 47 ％, II 型 29 ％, III 型 13 ％, そして IV 型は 11 ％ とされている. I 型と II 型は実際には区別しにく

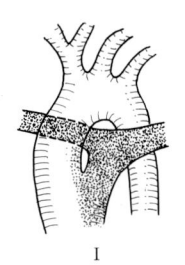

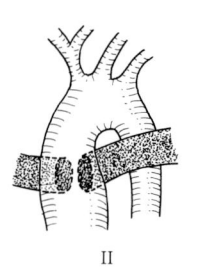

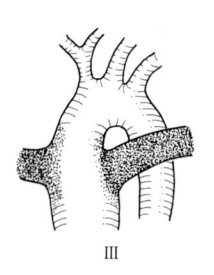

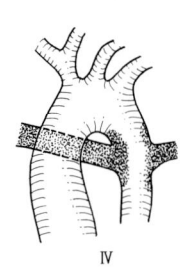

図 6.70　総動脈幹症の分類 (Collett, Edwards, 1949)

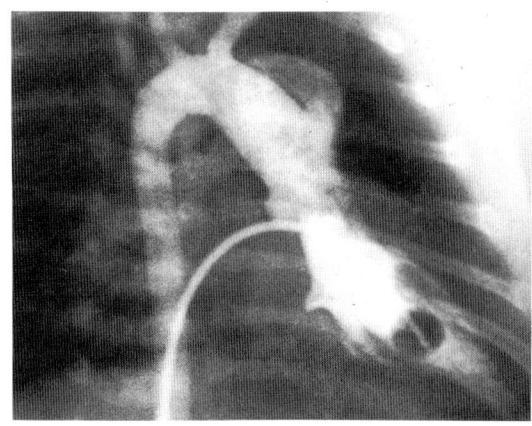

図 6.71 I 型の左室造影
肺動脈は短い肺動脈幹をもって総動脈幹から分岐し，さらに左右肺動脈に分枝している．

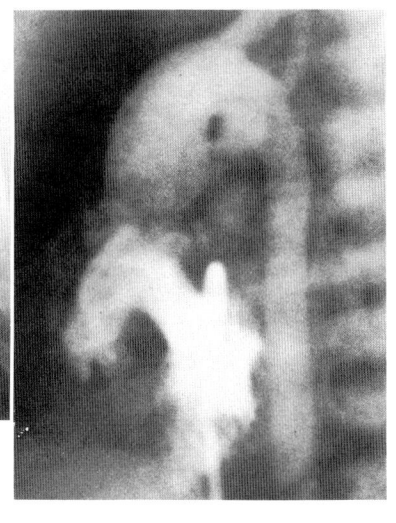

い場合が少なくなく，また IV 型は第 6 大動脈弓欠損で，偽性総動脈幹症や心室中隔欠損兼肺動脈閉鎖として扱われることもある．これに対し Van Praagh の分類があり，これは心室中隔欠損合併と非合併に分け，Collett & Edwards 分類の I と II 型を一つにし，また IV 型は含めていない．

心室中隔欠損は truncal valve 直下にあり，common trunk は両心室にまたがる．truncal valve は約 2/3 が三弁性で，1/4 が四弁性である．閉鎖不全も頻度は少ないがみられる．

b) 臨床症状

肺動脈狭窄を伴うことはまれであり，したがってほとんどが新生児乳児期早期より肺血流増加によるうっ血性心不全を呈する．6 カ月以降まで生存するものは 20% 程度とされる．乳児期早期での死亡を免れても，その後は肺高血圧による肺血管閉塞性病変が進行し，外科的治療の危険率が高くなる．症状としては，新生児期早期では肺血管抵抗が高いため，症状は少なく，その後肺血管抵抗が下降するに伴い，肺血流が増加し，多呼吸，頻脈，体重増加不良，肝腫大などが現れてくる．チアノーゼはわずかに認める場合もあるが，多くは明らかではない．肺血管閉塞病変が進行すればチアノーゼが生じてくる．

c) 診 断

理学所見としては，前胸部第 2〜3 肋間胸骨左縁での駆出性雑音を聴取し，かつ II 音が亢進し，かつ一つであることが特徴である．心電図は両室肥大を呈することが多いが，特徴的心電図所見はない．胸部 X 線像では，両心室の拡大をみるが左第 2 弓はあまり突出せず，かつ肺血管陰影が増強する．左肺動脈中枢部の位置が高いのも特徴である．

心臓カテーテル検査では，右室収縮期圧は高値で左室と同程度であり，肺動脈圧も多くは大動脈（総動脈幹）と同程度と高値をとる．心室造影では，大きな心室中隔欠損に加えて大きな一本の大血管からなり，肺動脈は総動脈幹または下行大動脈から分岐して造影される（図 6.71）．心臓超音波検査では，両心室の流出路に大きな心室中隔欠損があり，大血管は一本でこれに騎乗する．肺動脈は Fallot 四徴症と異なり右心室流出路からは連ならず，総動脈幹に連なる所見が得られる．

d) 治 療

新生児乳児期早期でうっ血性心不全の強い場合に内科治療も必要ではあるが，これのみでの対処は困難であり，外科治療がまず優先される．外科治療としては姑息的手術と修復的手術がある．前者では，過大な肺血流量を減少させる目的の肺動脈絞扼術（PA-banding）が代表的である．根治手術術式は Rastelli 手術[2]に代表され，肺動脈を common trunk より切離し，左室からの血液を心室中隔欠損を介して common trunk（大動脈となる）へ連なるように心室中隔欠損を閉鎖し，右室と肺動脈を弁付き導管を用いて連結する（図

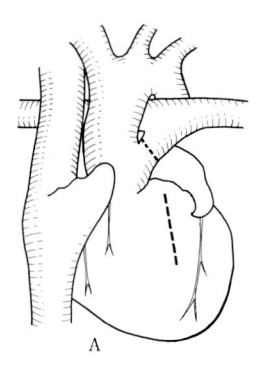

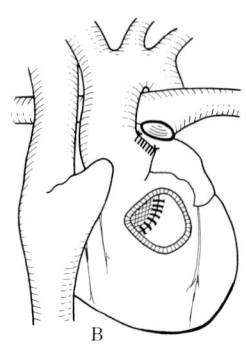

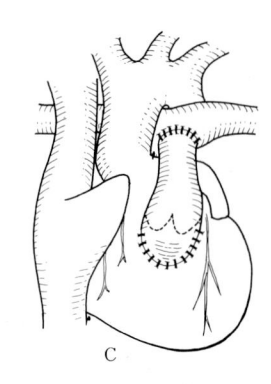

図 6.72 総動脈幹症 I 型に対する Rastelli 手術
A. 破線は肺動脈および右心室の切開線を示す．
B. 心室中隔欠損をパッチ閉鎖した後，肺動脈を起始部付近で切離し，中枢端を閉鎖する．
C. 右室と肺動脈遠位端とを心外導管（extracardiac conduit）で連結する．

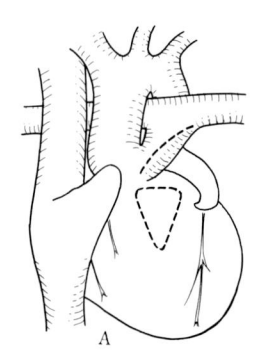

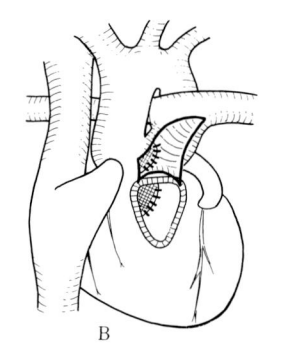

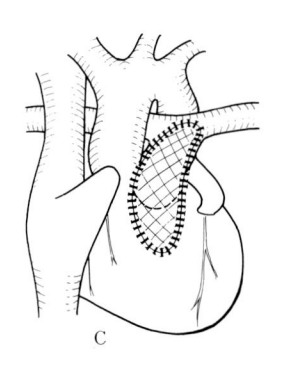

図 6.73 総動脈幹症 I 型に対する心外導管を用いない手術
A. 肺動脈および右心室の切開線を破線で示す．
B. 心膜パッチを用いて総動脈幹の中でこれを大動脈と肺動脈とに分割する．心室中隔欠損はパッチ閉鎖する．肺動脈切開部尾側壁と右心室切開部頭側壁とを吻合し，右室流出路後壁を作製する．
C. 右室流出路前壁を一弁付きパッチで形成する．

6.72)．III 型に対しては，総動脈幹を横切しその一部を左右肺動脈の連結に用いる方法もある．手術時期は新生児乳児期早期でも積極的に行うのが望ましい．弁付き導管としては，同種大動脈が欧米ではもっぱら用いられるが，これが入手できない状況では異種弁付き人工血管ないし自家製弁付きロールなどが用いられる．また，弁付き導管を使用せず，肺動脈と右室流出路を直接結び付ける方法も試みられている（図 6.73)[3]．

Rastelli 手術の適応は，年齢および肺血管抵抗，合併奇形などを考慮し決定する．年齢では，新生児期は手術危険率が高いため乳児期まで待つことも考慮するが，内科治療が困難な場合が多く，また乳児期後期では肺血管抵抗の上昇が問題となる．肺血管抵抗では，12 units 以上は危険率が高く，動脈血酸素飽和度で 85％以下ではこれが進行し手術を含め危険率は高くなる．また，肺動脈が一側のみでもその危険率は高くなる．合併奇形では大動脈離断合併例での成功例も報告されている．truncal valve の置換を同時に行う場合の危険性は高いが，成功例の報告もある．

e) 外科治療成績

PA-banding の成績は姑息的手術としては危険率が高く，手術死亡率は 30％を越える報告が多い．また，これに耐えて根治術に至っても修復に困難を伴うことが多い．したがって，最近では一期的根治術が推奨され，低年齢での Rastelli 手術の成績も向上している[4,5]．最近の報告では，新生児で 12.5％，乳児期でも 11％の死亡率と報告されている．遠隔成績では，5 年生存率 85％で手術

時年齢が低いほど良好であるとする報告がみられる．

病型別では，ⅠおよびⅡ型の成績は比較的良好であるが，一側肺動脈欠損や合併奇形があればその危険率は高くなる．弁付き導管の耐用性が問題で，異種弁付き導管では5年以降で弁の変性狭窄，人工血管内面の線維性組織の増生（peel）が生じ，再置換ないし別の方法での再手術が必要となる確率が高い．

肺血管閉塞性病変の可逆性については，手術時年齢と手術時肺血管抵抗が影響し，年齢が高くなるほど可逆性は少なくなり，中には根治術後でもその進行をみる場合もある．一般的には，生後6カ月以内の外科治療，とくに根治手術を行うことが必要である．　　　　〔川島康生・松田　暉〕

文　献

1) Collett RW, Edwards JR : Persistent truncus arteriosus. A classification according to anatomic type. *Surg Clin North Am*, **29** : 1245, 1949.
2) McGoon DC, Rastelli GC, Ongley PA : An operation for the correction of truncus arteriosus. *JAMA*, **205** : 59, 1968.
3) Barbero-Marcial M, Riso A, Atik E, Jatene A : A technique for correction of truncus arteriosus types I and II without extracardiac conduits. *J Thorac Cardiovasc Surg*, **99** : 354, 1990.
4) Ebert PA, Turley K, Stanger P : Surgical treatment of truncus arteriosus in the first 6 months of life. *Ann Surg*, **200** : 451, 1984.
5) DiDonato R, Fyfe DA, Puga FJ, Danielson GK, Ritter DG, Edwards WD, McGoon DC : Fifteen-year experience with surgical repair of truncus arteriosus. *J Thorac Cardiovasc Surg*, **89** : 414, 1985.

c. 総肺静脈還流異常

総肺静脈還流異常症（total anomalous pulmonary venous connection (return), TAPVC (R)）は，肺静脈のすべてが本来の左心房と直接連結せず，体静脈系のいずれかの部位に還流する異常で，新生児乳児期早期から心不全を呈し，内科治療や姑息的外科治療が無効で，早期に心内修復術が必要な疾患である．発生頻度は先天性心疾患の1～3％である．

a) 解剖学的特徴と病型分類

本症は，すべての肺静脈が右心系に還流する状態で，卵円孔開存ないし心房中隔欠損の合併が必須である．多くは単独で発生するが，他の複雑心奇形，とくに無脾多脾症候群（atrial isomerism）に合併することも少なくない．両側の肺静脈は合流して共通肺静脈（common pulmonary vein）となり，それが以下の種々の部位に還流する．その還流部位によって四つの病型に分類される（Darling分類[1]，図6.74）．

すなわち，すべての肺静脈が上大静脈領域に還流するものをⅠ型（supracardiac type）とし，そのうち垂直静脈（vertical vein）を介して無名静脈に還流するものをⅠa型，上大静脈に直接還流するものをⅠb型とする．肺静脈還流が直接右心房に還流するものをⅡ型（cardiac type）とし，その中で冠状静脈洞に還流するものをⅡa，直接右心房に還流するものをⅡb型とする．合流した肺静脈が横隔膜を貫いて下降し門脈系や下大静脈系に還流するものをⅢ型（infracardiacまたはinfradiaphragmatic type）とする．また，これらが混在するものはⅣ型として分類される．

その頻度はⅠ型がもっとも多く45％を占め，次いでⅡ型およびⅢ型がそれぞれ25％，Ⅳ型

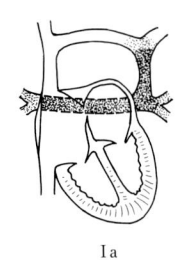

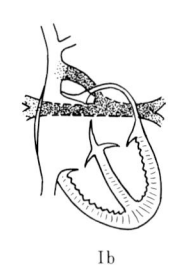

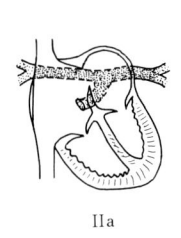

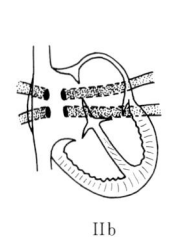

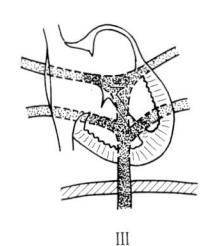

図6.74　総肺静脈還流異常症の分類（Darlingら，1957）

は5%とされている．I型としては無名静脈還流が多く，II型では冠状静脈洞還流，III型では門脈への還流がほとんどである．IV型では左は無名静脈，右は冠状静脈洞への還流が多い．共通肺静脈はI型では左房の後面を横走するが，III型ではこれを形成することが少なく，下降するdrainage静脈に左右上下肺静脈が別々に合流し樹枝状を呈することが多い[2]．

左心系，すなわち左房および左室の低形成が外科治療上問題となるが，左室容積については手術適応上問題となるような低形成はきたさないとするのが一般的意見である[3]．

合併奇形としては，卵円孔開存または心房中隔欠損は必須であるが，非常にまれにこれらがなくかわりに心室中隔欠損のみの症例報告もある．他の合併奇形としては，動脈管開存が多く，まれに心室中隔欠損，肺動脈狭窄などがある．一方，無脾多脾症候群では肺動脈閉鎖，肺動脈狭窄，両大血管右室起始，両側上大静脈などの複合奇形の一つとなる．

b) 病態・症状・予後

動脈血化された肺静脈血がすべて一度右心房に還流し，ここで体静脈還流血および冠状静脈還流血と混ざってから右心系に流れる．一方，同じ性状の血液が心房中隔欠損を通って左心房から左心系に流れ，これが大動脈へ流れる．肺動脈狭窄がなければ血行動態的には肺血流量は増加し，右左短絡も生じ軽度ではあるがチアノーゼを呈する．右心系の容量負荷が強く，左心系は逆に前負荷が減った状態となる．またしばしば肺高血圧を伴う．肺静脈還流部位での狭窄，すなわち肺静脈狭窄（pulmonary venous obstruction, PVO）を伴う場合は，体血流の減少と肺うっ血が高度で，新生児期早期より重篤な症状を呈する．これはIa型やIb型でその体静脈への還流部位での限局的狭窄のため生じる場合もあるが，一般的にはIII型で特徴的である．すなわち，III型では還流血が一度門脈系に還流し，経路が長いことと一度肝内類洞を経由するため，血行動態的にも高度のPVOを呈する結果となる．PVOがあれば肺高血圧は高度となり，動脈管を介しての逆短絡が生じる場合もある．

症状は肺血流増加と肺うっ血による多呼吸，心不全，肝腫大，発育不良（failure to thrive）などで，PVOがあればチアノーゼは顕著となるが，PVOがなければしばしば見逃される程度である．発症時期は，ほとんどが生後1週から1～2カ月までであり，PVOがあれば生直後から数日以内に重篤な呼吸困難，低酸素血症，心不全が生じる．PVOのない場合は，症状の発現はPVOのあるものに比しやや緩徐であるが，それでも生後1～2週から乳児期早期に発症する．

自然予後は不良で，PVOを伴うものでは，6カ月以上の生存はほとんどなく，PVOのないものでも2カ月以上生存は50%，1年以上は10%以下となる．

c) 診　　断

理学的所見としては左第2～3肋間に収縮期雑音を聴取し，肝腫大，軽度のチアノーゼを認め，PVOが合併すればこれらは上述したように高度となる．しかし，心雑音はPVO合併では減弱する．胸部X線検査では，PVOを伴わない場合は心拡大と肺血管陰影増加を示し，前者は右房右室肺動脈の拡大が強い．少し時期のたったIa型では雪だるま（snow man）型を呈する．PVOを伴うもの，とくにIII型ではこれに対し，心陰影は小さく，肺野は肺うっ血のため全体にスリガラス様となるのが特徴である．心電図では右軸偏位，右房負荷，右室肥大を呈する．心臓超音波断層検査は有力な診断補助手段で，右心系の高度の拡大と左房左室の狭小化，さらに左房の後ろの異常肺静脈（I, III型）や拡大した冠状静脈洞が確認されれば，本症が強く疑われる．肺静脈の異常還流部位が同定できる場合も多い．超音波検査でほぼ診断ができて，これにより手術に移行する場合も多いが，確定診断は心臓カテーテル検査および心血管造影による．心臓カテーテル検査では，心臓内の各部位や大血管での酸素飽和度はすべて同じであるのが本症の特徴である．肺高血圧の合併も多く，とくにPVO合併ではこれが高度である．I型では上大静脈，IIa型では冠状静脈洞，III型では下大静脈で，それぞれ酸素飽和度が異常に高くなる．共通

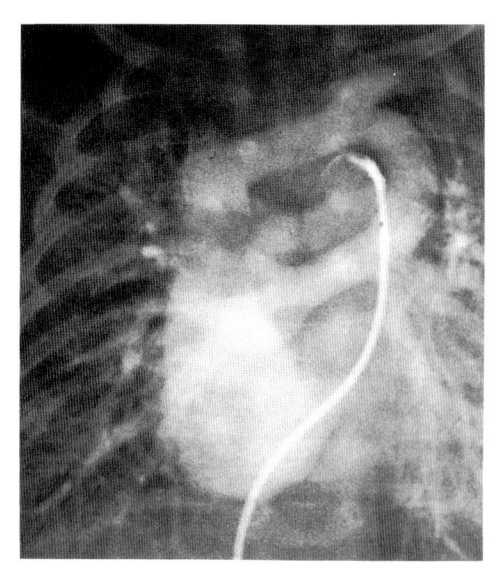

図 6.75 Ia 型の肺静脈造影
共通肺静脈は垂直静脈を介して無名静脈に還流する．

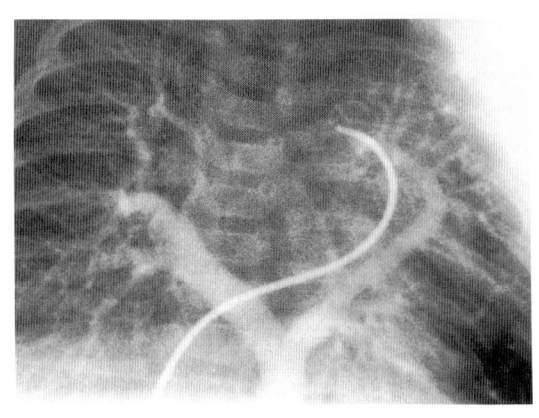

図 6.76 III 型の肺静脈造影
左右肺静脈が別々に合流し樹枝状となり，横隔膜を貫いて下方（門脈系）へ還流する．

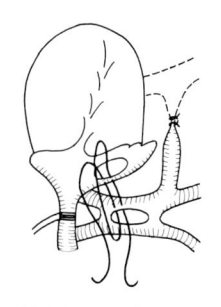

図 6.77 Ia 型に対する posterior approach による手術方法
心臓を頭側右方へ脱転し，左心房後面とその後にある共通肺静脈に切開を加え，側々吻合を行う．これに心房中隔欠損の閉鎖と垂直静脈の結紮を加える．

肺静脈の走行と還流部位は肺動脈注入による肺静脈造影で診断される（図 6.75，6.76）．

鑑別診断としては，新生児では特発性呼吸窮迫症候群が重要で，その他胎児循環遺残，左心低形成症候群，心房中隔欠損，心室中隔欠損などがあげられる．

d) 治 療

保存的治療としては，バルーンカテーテルによる心房中隔欠損（卵円孔）拡大（balloon atrial septostomy, BAS）が一時的に有効な場合もあるが，原則的に外科治療が第一選択である．手術方法は，単独例ではいずれの病型でも修復的手術が必須で，姑息的手術は適応とならない．他の複雑心奇形に合併する場合であっても，TAPVR が病態の基本であればこの修復が必要である．

手術は共通肺静脈と左房の吻合が基本で，これに心内短絡の閉鎖を行う．病型により手術方法およびそのアプローチが異なる．I 型および III 型では，後方心膜を切開し左房の後方にある共通肺静脈と左房とを直接吻合する．この際，到達方法として，心尖を持ちあげて後方から吻合を行う posterior approach 法[4]，心臓を脱転せず右房側（右方）から経両心房切開ないし左房切開で行う方法，上行大動脈と上大静脈の間で左房の上方から到達する方法，後方到達法でも左開胸から行う方法などが行われる．Ia 型には posterior approach がよく用いられる（図 6.77）が，Ib 型は共通肺静脈と左房の関係より，直接吻合が困難な場合があり，工夫を要する．また，III 型にも I 型と同じ方法がとられるが，上述したように肺静脈の合流形態が樹枝状となり，吻合に適した横走する共通肺静脈があることは少なく，その切開に工夫を要する．

IIa 型では，冠状静脈洞を心房中隔側で心房中隔欠損と連なるように切開（cut-back）し，パッチで新たな心房中隔を形成する方法（図 6.78）と，冠状静脈洞内で左房との隔壁に交通孔を作製した後，冠状静脈洞と心房中隔欠損を直接閉鎖する方法（Van Praagh 法[5]）がある．IIb 型では，肺静脈開口部と心房中隔欠損孔をパッチにてトンネル様に連結させる方法がとられる．いずれの病型，

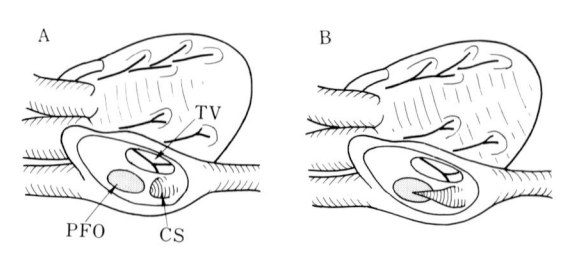

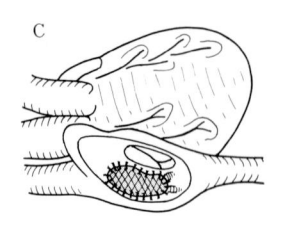

図 6.78 IIa 型に対する cut-back 法による手術方法
A．右房を切開すると PFO または ASD，および拡大した CS が認められる．
PFO（patent foramen ovale）：卵円孔開存
ASD（atrial septal defect）：心房中隔欠損
CS（coronary sinus）：冠状静脈洞
TV（tricuspid valve）：三尖弁
B．CS と PFO（ASD）との間の心房中隔を切開し，さらに CS と左心房との隔壁を cut-back する．
C．CS と PFO（ASD）をおおうようにパッチを縫着する．CS 前縁は房室結節の損傷を避けるため，内側奥に縫着する．

術式においても十分な吻合孔を作製して肺静脈還流障害をきたさないようにし，かつ遠隔期に吻合部狭窄をきたさないような手術術式を選択することが肝要である．共通肺静脈の切開を肺静脈分枝まですすめると吻合部狭窄を生じやすいとされ，また IIa 型での使用するパッチの材質については，無処理自己心膜では術後退縮性変化をきたすおそれがあり，異種心膜や人工材料を用いることも行われている．

手術の補助手段は，人工心肺を使用し，心筋保護下の心停止（大動脈遮断）が基本であるが，新生児では体外循環併用超低体温循環停止や，大動脈非遮断下の修復も行われる．術後は，左心系への容量負荷を最小限として左心不全を防止し，かつ呼吸器合併症の発生に注意を要する．

e）外科治療の成績

本症では自然予後が非常に悪いことから，新生児期に外科的治療を要する場合が少なくない．病型によって手術成績は異なり，また手術時年齢も重要な因子である．最近の成績を病型別にみると，I および II 型の手術死亡率は約 1〜20％ と比較的良好であり，従来成功例の少なかった III 型でも 20％ 前後と改善されている．IV 型については，10〜50％ と必ずしも一定した成績が得られていない．年齢別に手術死亡率をみると，新生児でも 4％ と良好な報告もあるが，一般には 20〜30％ であり，それ以降では 20％ 以下と低くなっている．

術後早期の問題としては，左心不全，不整脈，肺脈還流障害（PVO），肺高血圧残存，右心不全などが生じやすいことである．

遠隔成績では，新生児で手術を行った症例の遠隔死亡率は 6〜20％ と高いが，それ以降で手術を行った群では 2％ と良好で，手術時期で遠隔期の成績が異なる傾向にある．遠隔死の原因は，PVO，肺高血圧残存からの呼吸不全などがあげられる．術後の PVO は遠隔期でのもっとも問題となる合併症で，再手術のいかんにかかわらずしばしば致命的となる．その原因は，吻合部の瘢痕性狭窄が主で，II 型では手術部位と離れた肺静脈での狭窄も報告されている[6]．その発生頻度は，6〜14％ とされている．吻合部ないし近傍の PVO は，術後数カ月から 6 カ月以内に発生することが多く，肺うっ血の所見が生じてきた場合は可及的早期に精査の上再手術が必要である．

〔川島康生・松田　暉〕

文　献

1) Darling RC, Rothney WB, Craig JM: Total pulmonary venous drainage into the right side of the heart. *Lab Invest,* **6**: 44, 1957.

2) Kawashima Y, Matsuda H, Nakano S, Miyamoto K, Fujino M, Kozuka T, Manabe H: Tree-shaped pulmonary veins in infracardiac total anomalous pulmonary venous drainage. *Ann Thorac Surg,* **23**: 436, 1977.

3) Mathew R, Thilenius OG, Replogle RL, Arcilla RA: Cardiac function in total anomalous pulmo-

nary venous return before and after surgery. *Circulation*, **55**: 361, 1977.
4) Williams GR, Richardson WR, Campbell GS: Repair of total anomalous pulmonary venous drainage in infancy. *J Thorac Cardiovasc Surg*, **47**: 199, 1964.
5) Van Praagh R, Harken AH, Delisle G, Ando M, Gross RE: Total anomalous pulmonary venous drainage to the coronary sinus: A revised procedure for its correction. *J Thorac Cardiovasc Surg*, **64**: 132, 1972.
6) Whight CM, Barratt-Boyes BG, Calder L, Neutze JM, Brandt PWT: Total anomalous pulmonary venous connection: Long-term results following repair in infancy. *J Thorac Cardiovasc Surg*, **75**: 52, 1978.

d. 完全大血管転位症 (complete transposition of the great arteries, d-TGA)

a) 定　義

完全大血管転位症とは心室と大血管との関係が逆転して (discordant ventriculoarterial connection)，右心室（静脈性心室）から大動脈が前方で起始し，左心室（動脈性心室）から肺動脈が後方で起始する心奇形である．すなわち正常大血管関係 (normally related great arteries, concordant ventriculoarterial connection) と異なり，両大血管が相互に心室中隔を越えて転換 (transpose) した形態をとる[1]．両大血管の位置関係は大動脈が右前方，肺動脈が左後方から起始するのが定型的であるが，大動脈が前方，肺動脈が後方で前後に配列したり，大動脈が右側方で並列したり，大動脈が左前方で，肺動脈が右後方の位置関係もまれに認められる．Van Praaghの segmental approach では，内臓位，心ループ，大血管関係で，各種の心奇形を表現している．内臓位は内臓正位 (situs solitus)，内臓逆位 (situs inversus)，内臓錯位 (situs ambiguus) を S, D, A で表現し，心ループは d-loop（右室が右前），l-loop（右室が左前）を D, L，大血管関係で，大動脈が右前のとき (dextro-transposition)，左前のとき (levo-transposition) をそれぞれ D, L と表す．この表現法では内臓正位の本症は SDD，逆位では ILL と記載でき有用な方式である（図6.79）．しかし現在では種々の複合奇形の記載にも適合できるように descriptive terminology が使用されるようになり，房室結合一致 (concordant atrioventricular connection) で，心室大血管結合不一致 (discordant ventriculoarterial connection) と記載される傾向になった．

b) 疫学，分類

本症の発生頻度は先天性心疾患の9〜10％程度で，男女比は2〜3：1で男児に多くみられる．本

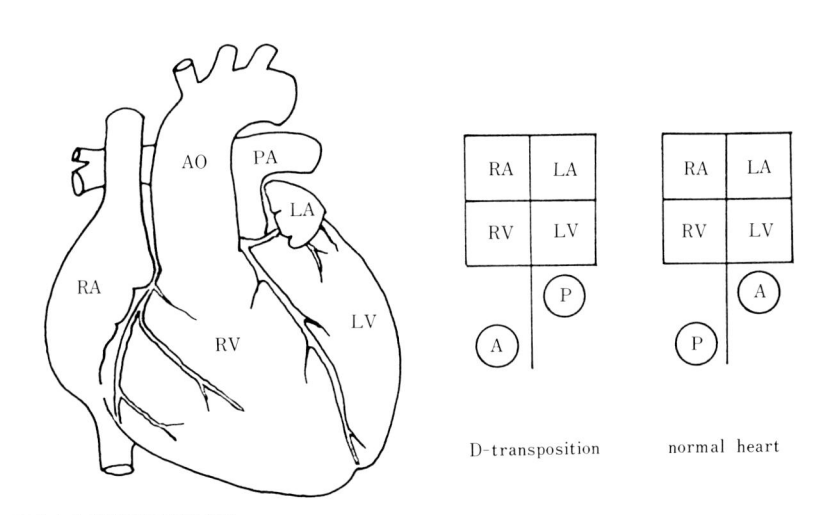

図 6.79 完全大血管転位症の模式図
左から完全大血管転位症の外見，右室から大動脈が右前方で起始し，肺動脈は左後方で左室から起始している．中央は完全大血管転位症 (SDD)，右は正常心 (SDN)．

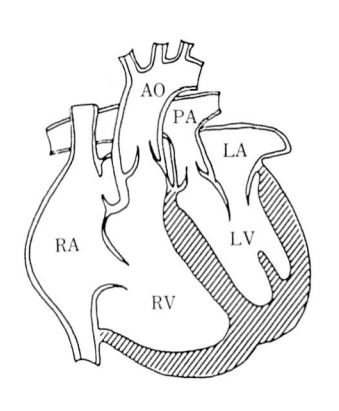

type I (simple TGA)
intact ventricular septum

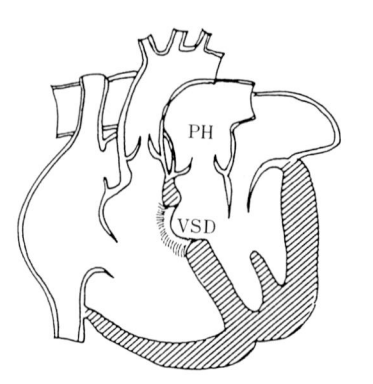

type II (VSD PH)
ventricular septal defect
pulmonary hypertension

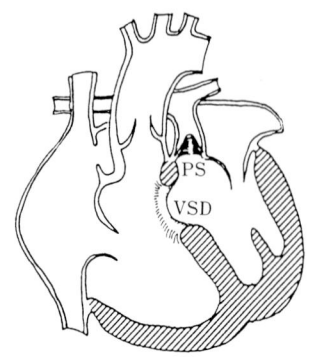

type III (VSD PS)
ventricular septal defect
pulmonary stenosis

図 6.80　完全大血管転位症の Mustard 分類
左から I 型，II 型，III 型で，IV 型は心室中隔欠損がなく，肺動脈狭窄を伴う型．

症の自然予後はきわめて不良で，1週間で 30% が死亡し，1カ月で約 50% が死亡し，12カ月以内で 90% が死亡するとされている[1]．

病型分類としては，Mustard の分類が一般的である（図 6.80）．

I 型：心室中隔欠損がないもの（TGA with intact ventricular septum）．simple transposition と呼ばれている．

II 型：心室中隔欠損と肺高血圧の合併（TGA with VSD and PH）．

III 型：心室中隔欠損と肺動脈狭窄の合併（TGA with VSD and PS）．

IV 型：心室中隔欠損がなく，左心室流出路狭窄があるもの（TGA with intact ventricular septum and PS）．

c) 病因，病理

定型的な例では大動脈弁下円錐（subaortic conus）と呼ばれる筋性の円錐が存在し，三尖弁と大動脈弁の間に介在するため両弁間の線維性連続（fibrous continuity）がなく，大動脈は三尖弁から離れて右心室前方から起始する形となる．一方左心室起始の肺動脈には弁下円錐がなく，僧房弁と線維性結合をもつ．この線維性結合の結果，肺動脈は僧帽弁に引き寄せられ，大動脈の後方に位置する形態となる．

d) 症状，病態

本症では静脈血がそのまま酸素化されずに体循環系に駆出されるため，高度のチアノーゼ（cyanosis），低酸素血症（hypoxemia）を呈する．

正常循環では，肺循環と体循環が直列に配列され直列循環（serial circulation）であり，静脈血が酸素化されて体循環に送血されている．しかし本症では体循環は右心系，肺循環は左心系と両循環がたがいに独立しているため，並列循環（parallel circulation）と呼ばれる．この並列循環では，静脈血は体循環に，動脈血は肺循環へと再循環するので，生存のためには両循環系の間に交通口が必要であり，通常は卵円孔，心房中隔欠損，動脈管，心室中隔欠損などにより，動静脈血混合が行われ生存に必要な酸素が不十分ながら供給される．この両循環間の交通口を介しての相互短絡が生理的に有効な血流で，動脈血が左心系から体循環に左右短絡される酸素化された血流量を，有効体血流量（effective systemic flow）と呼び，静脈血が右心系から肺循環に酸素化のために右-左短絡される血流量を有効肺血流量（effective pulmonary flow）という．本症では通常肺血管抵抗が体循環系のそれより低いので，肺血流量は体血流量より多く，肺体血流量比（pulmonary-to-systemic flow ratio, Qp/Qs）は 2～3 になるのが普通である．しかしこれらの右-左短絡，左-右短絡血流量はたがいに等しく，両循環血流量は一定に保たれ，平衡関係を維持している．両循環間の交通口が大きいほど，また肺血流量が多いほど動静脈血混

合が多くなり，体循環の動脈血酸素飽和度が高くなる．したがって本症の血行動態の特徴は，低酸素血症による組織の酸素不足と，右心室に対する過大な体循環の後負荷，左心室に対する前負荷の増加である．

e）診　　断

胸部X線写真で，上縦隔が狭く，卵形の心陰影（egg-shaped cardiac silhouette）が特徴的である．現在では，心エコー検査にて房室結合一致（concordant atrioventricular connection）で，心室大血管結合不一致（discordant ventriculoarterial connection）を証明すれば完全大血管転位が容易に診断できる．最近この方法で胎児期診断も可能になっている．

f）治療，予後

本症は自然予後が不良であり，早期に修復手術を施行する必要性が強調されている．I型では新生児期に動脈管の閉鎖または卵円孔の閉鎖により低酸素血症で死亡するから，prostaglandin E_1 投与により動脈管開存を維持し，必要があればRashkind-Miller法による心房中隔欠損作成をし，生後2週前後でJatene手術を施行する．II型では，肺高血圧の進行が早く，肺血管抵抗が8〜10 Wood単位以上では根治手術適応の禁忌条件となるから，乳児期早期のJatene手術が必要である．

i）姑息手術　Rashkind-Miller法（1966）はバルーンカテーテルによる心房中隔欠損作成術である[2]．心カテーテルを股静脈より右心房から，さらに卵円孔を介して左心房内に挿入し，カテーテル先端のバルーンをふくらませ，引き抜くことで卵円孔を破砕拡大する方法（balloon atrial septostomy, BAS）である．新生児期には肺血管抵抗が高く，低肺血流量であるからBASを施行し，さらに動脈管開存を保つためにprostaglandin E_1 を投与して状態を改善する方法が有効である．一般にBASの効果は数カ月間であり，その期間中に根治手術を施行するのが原則である．

Blalock-Hanlon手術（1950）はBAS開発前の古典的な方法で，外科的心房中隔欠損作成術である[3]．右開胸で心膜を開き，両心房を心房間溝を中心に半円形の鉗子で部分遮断し，心房間溝に平行に両心房に縦切開を置き，心房中隔を引き出して切除する方法である．この結果心房中隔の右側方部に半円形の欠損口ができる．しかし本法は，BAS無効例に対する補助的手段であり，乳児期に根治手術の適応とならないIII型で施行されたり，乳児期早期に根治手術を施行しない施設で行われているに過ぎない．

肺動脈絞扼術（pulmonary arterial banding, PAB）は，肺血管抵抗の上昇を防止する目的で心室中隔欠損を合併するII型に対し乳児期に施行されることもある．現在では，II型に対する乳児期早期手術は普遍化しつつあるので，肺動脈絞扼術の適応は大動脈縮窄症，離断症などを合併した，まれなII型に対し施行される．またJatene手術の適応拡大で，新生児期を過ぎたI型で，すでに低圧となった左室を再び体循環心室として訓練する目的で，PABと短絡術を行い，左室圧を上げ二期的根治手術としてJatene手術を施行する例が多くなった．

体肺動脈短絡術は，心室中隔欠損と肺動脈狭窄を合併したIII型で低酸素血症が高度の例に施行し，根治手術は5歳前後で施行するのが一般的である．

姑息的Mustard手術（palliative Mustard procedure）は，現在ではまれであるが肺血管抵抗が8〜10 Wood単位以上の症例で，低酸素血症の改善を目的としてMustard手術のみを施行し，VSDを開放したままの姑息手術を施行する[4]．この場合術前の肺動脈の酸素飽和度が大動脈のそれよりも10％以上高くなければ適応とならない．心房内血流転換術によって術後の大動脈の酸素飽和度は術前の肺動脈のそれ程度に上昇し，運動能力の改善を認める．

ii）根法手術　本症の根治手術には，右室を体循環心室として用いる生理学的根治手術（physiological correction）と，正常心と同様に左室を体循環心室として使用する方式の手術としての解剖学的根治手術（anatomical correction）がある．前者には心房内血流転換手術といわれるMustard手術と，Senning手術がある．後者にはRastelli手術，McGoon手術，Damus-Kaye-Stansel

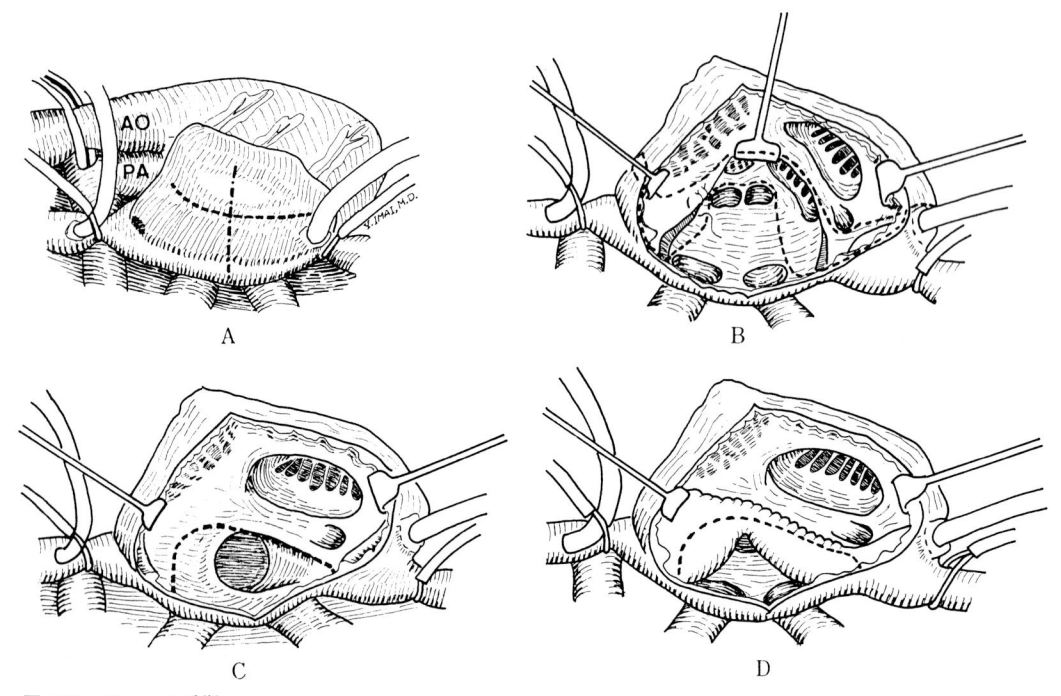

図 6.81 Mustard 手術
A. 右房切開線は，縦または横切開．B. 心房中隔切除線を点線で示す．C. baffle の縫合予定線を示す．D. baffle 縫合完了．

手術，Jatene 手術などがある．この解剖学的根治手術では左室圧が術前から体循環心室の右室圧に等しいことが必要である．

Mustard 手術は 1964 年に Mustard によって発表されてから，1970 年代までは本症に対する根治手術の標準的な術式として施行された心房血流転換手術である[5]．

台形の自家心膜の baffle を用いて，上下大静脈から還流する静脈血が心房中隔を越えて僧房弁に入り，肺静脈血が三尖弁を経由して右室から大動脈に駆出されるように血流転換を行う（図 6.81）．

術後の合併症として，上下大静脈閉塞，肺静脈閉塞，上室性不整脈，三尖弁閉鎖不全，右室不全，突然死などがある．肺静脈閉塞は重篤で致命的な合併症であり，不整脈は遠隔期に多発し，洞機能不全，房室ブロック，接合部調律，心房粗動など 30〜40% にみられるようになり，突然死の原因の一つとなっている．また三尖弁閉鎖不全，右室不全の遠隔期における発生も問題で，体循環心室である右室が体循環の高い後負荷に耐えられないという生理的根治手術共通の欠点であり，最近の解剖学的修復への志向の根拠となっている[6〜10]．近年の Mustard 手術成績は病院死亡率が 5% 以下，遠隔期死亡が 10〜20% 程度である．

Senning 手術は 1959 年に報告された心房内血流転換手術であり，1970 年代の後半に再び脚光をあびた術式である[11]．本法は自己の心房壁の有茎弁を用いて行う心房内血流転換術で Mustard 手術と異なり，上下大動脈，肺静脈の灌流路が成長可能である利点がある．Senning 手術は，Mustard 手術に比して上下大静脈閉塞，肺静脈閉塞の危険が少なく，不整脈の発生頻度も低いが，遠隔期成績が Mustard 手術よりも短期の追跡結果であるから単純な比較はできない．右室機能も Mustard 手術と同様に正常範囲の下限となっている例が多い．理論的には上下大静脈，肺静脈閉塞が防止できると期待されるが，不整脈，遠隔期右室不全に関しては顕著な改善は期待できないと思われる．Senning 手術の成績も，病院死亡が 5% 以内となっている．

Rastelli 手術（1969）は主として III 型に対して施行する手術で，心室中隔欠損を介して動脈血を

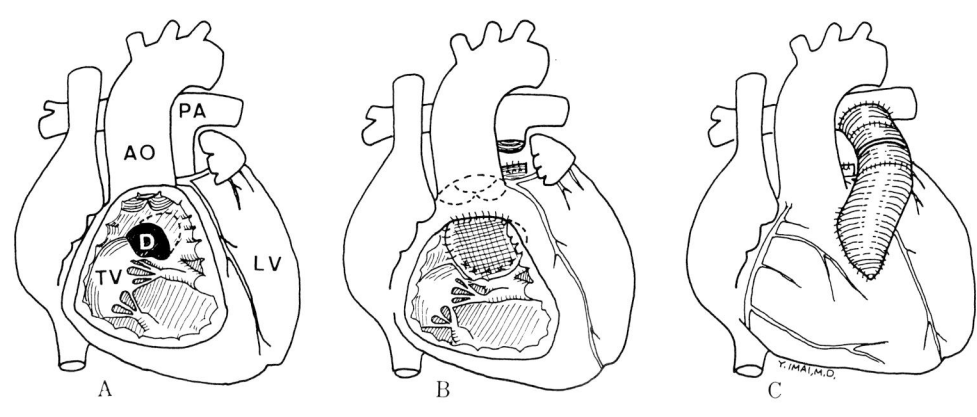

図 6.82 Rastelli 手術
A. 心室中隔欠損（D）を必要に応じて前方に拡大する．B. 拡大した心室中隔欠損を利用して，左室（LV）から大動脈（AO）に心内導管を造設する．C. 最後に右心室から肺動脈（PA）に心外導管を造設し，静脈血を肺動脈に送血する．

大動脈に送血する心室内導管と，右心室から肺動脈間に心外導管を作成する手術である[12]．心外導管には最初同種大動脈が使用されたが，その後グルタールアルデヒド処理しブタ大動脈弁をダクロン人工血管に付けたもの（Hancock conduit）が市販され，さかんに使用された．しかし遠隔期に心外導管の弁の石灰化，変性，狭窄，人工血管の偽性内膜の増生による狭窄などが起こり[13,14]，再び冷凍保存した同種大動脈が欧米では使用されている．また心外導管を使用するために遠隔期に感染性心内膜炎の危険性が高く，ことに抜歯後に発症する例が多い（図 6.82）．

Lecompte 法（1981）は肺動脈を大動脈の前方に転換して，心外導管を使用せずに直接右心室と吻合する方式で，今後の普及が期待される[15]．

McGoon 手術（1972）は大きな心室中隔欠損と肺高血圧症を伴う例で心室内でブーメラン型のパッチを用い，静脈血を肺動脈に，動脈血を大動脈に送血する解剖学的修復を 2 例に試み成功しているが[16]，特殊な例のみに適応できる術式で，その後施行されていない．

Damus-Kaye-Stansel 手術（1975）は肺動脈を横断し，その中枢端を大動脈と端側吻合，右心室-肺動脈間に心外導管を作成する手術である[17〜20]．大動脈弁は閉鎖する．この術式も心外導管を使用するため，Rastelli 手術と同様な遠隔期の問題がある（図 6.83）．

Jatene 手術（1975）は arterial switch operation

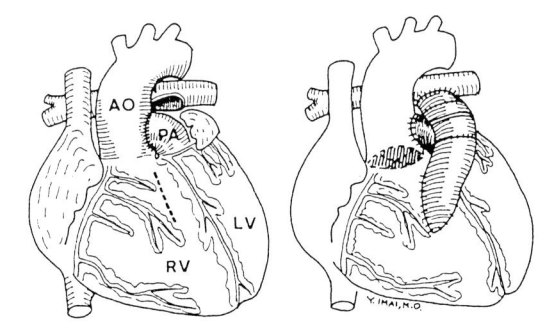

図 6.83 Damus-Kaye-Stansel 手術
左図は肺動脈（PA）を切断し，その中枢端を大動脈（AO）と端側吻合して動脈血を全身に送り，静脈血は右図のように，右室（RV）より肺動脈に心外導管を造設して送血する．

とも呼ばれ，両大血管を横断し大動脈末梢部を肺動脈中枢端に端々吻合する．同時に冠状動脈も移植する．肺動脈末梢部は大動脈中枢部と吻合する[21,22]．この術式では肺動脈弁を新大動脈弁として使用するために，大動脈弁閉鎖不全が遠隔期の問題となる可能性がある．移植した冠状動脈が狭窄を生じる可能性もあり，また遠隔期に肺動脈狭窄が発生する場合があり再手術が必要となる例もある（図 6.84）．Senning, Mustard 手術遠隔期の体循環右室不全に対して，1986 年に Mee は，肺動脈絞扼術による左心室の training 後に 2 期的 Jatene 手術と心房内血流転換の解除による正常の心房内解剖の復元を同時に施行して成功している[23]．筆者らも独自に同一の手術を開発し，Mee の報告以前に第 1 例に成功し，現在まで 5 例の生存例を得ている[24]．解剖学的根治手術の手術死亡

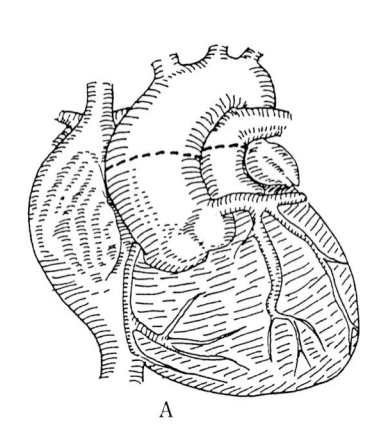

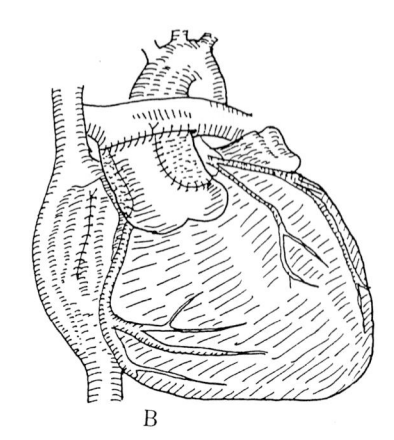

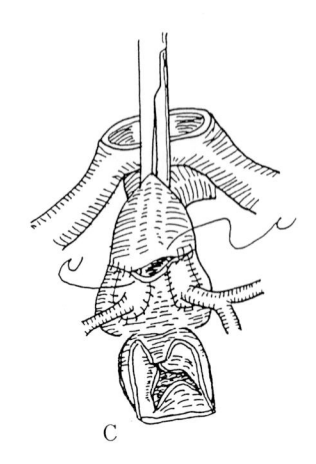

図 6.84 Jatene 手術
A は前方の大動脈と後方の肺動脈の切断線を示す．B は大動脈から左右の冠状動脈を円型，または U 字型に切除して，後方の肺動脈に移植し，さらに遠位側の大動脈を肺動脈の後方から引き出して（Lecompte の変法），肺動脈中枢端に吻合したところ．C は完成図で，大動脈中枢端の冠状動脈を切除した欠損部をパッチで補塡したのちに，肺動脈分岐部を縫合する．

率は 5～10% 程度である． 〔今井康晴〕

文 献

1) Van Praagh R, Vlad P, Keith JD: Complete transposition of the great arteries. In Heart Disease in Infancy and Childhood (ed by Keith JD, Rowe RD, Vald P), 2nd ed, pp 271, Macmillan, New York, 1967.
2) Raskind WJ, Millar WW: Creation of an atrial septal efect without thoracotomy. *JAMA,* **196**: 991～992, 1966.
3) Blalock A, Hanlon CR: The surgical treatment of complete transposition of the aorta and the pulmonary artery. *Surg Gynecol Obstet,* **90**: 1～15, 1950.
4) Lindesmith GG, Stiles QR, Tucker BL, Gallaher ME, Stanton RE, et al: The Mustard operation as a palliative procedure. *J Thorac Cardiovasc Surg,* **63**: 75, 1972.
5) Mustard WT: Successful two-stage correction of transposition of the great vessels. *Surgery,* **55**: 469～472, 1969.
6) Graham TP, Atwood GF, Boucek RJ, Beoerth RC, Bender HW: Abnormalities of right ventricular function following Mustard's operation for transposition of the great arteries. *Circulation,* **52**: 678～684, 1975.
7) Hagler DJ, Ritter DG, Mair DD, et al: Right and left ventricular function after the Mustard procedure in transposition of the great arteries. *Am J Cardiol,* **44**: 276～283, 1979.
8) Parrish MD, Graham TP, Bender HW, Jones JP, Patton J, Partain CL: Radionuclide angiographic evaluation of right and left ventricular function during exercise after repair of transposition of the great arteries. Comparison with normal subjects and patients with congenitally corrected transposition. *Circulation,* **67**: 178～183, 1983.
9) Benson LN, Bonet J, McLaughlin P, et al: Assessment of right ventricular function during supine bicycle exercise after Mustard's operation. *Circulation,* **65**: 1052～1059, 1982.
10) Ramsay JM, Venables AW, Kelly MJ, Kalff V: Right and left ventricular function at rest and with exercise after the Mustard operation for transposition of the great arteries. *Br Heart J,* **51**: 364～370, 1984.
11) Senning A: Surgical correction of transposition of the great vessels. *Surgery,* **45**: 966～980, 1959.
12) Rastelli GC: A new approach to "anatomic" repair of transposition of the great arteries. *Mayo Clin Proc,* **44**: 1～12, 1969.
13) 石原和明，今井康晴，三隅寛恭，原田順和，中江世明，高梨吉則：Rastelli 手術 12 年後に石灰化した homograft の再置換治験例．日外会誌，**89**：957～961, 1988.
14) 藤原 直，黒澤博身，福地普治，河田政明，松尾浩三，寺田真次，山岸正明，長津正芳，今井康晴：Rastelli 手術後の弁付き conduit 交換例の臨床的検討．日心血外会誌，**20**：799～801, 1991.
15) Lecompte Y, Zannini L, Hanzan E, et al: Anatomic correction of transposition of the great arteries. A new technique without use of a prosthetic conduit. *J Thorac Cardiovasc Surg,* **82**: 629～631, 1981.
16) McGoon DC: Intraventricular repair of transposition of the great arteries. *J Thorac Cardiovasc*

17) Damus PS: Letter to the editor. *Ann Thorac Surg*, **20**: 274, 1975.
18) Kaye MP: Anatomic correction of transposition of the great arteries. *Mayo Clin Proc*, **50**: 638~640, 1975.
19) Stansel HR Jr: A new operation for d-loop transposition of the great vessels. *Ann Thorac Surg*, **19**: 565~567, 1975.
20) Damus PS, Thomson NB, McLoughlin TG: Arterial repair without coronary relocation for complete transposition of the great vessels with ventricular septal defect. *J Thorac Cardiovasc Surg*, **88**: 316~318, 1982.
21) Jatene AD, Fontan VF, Paulista PP, Souza LCB, Neger F, et al: Anatomic correction of transposition of the great vessels. *J Thorac Cardiovasc Surg*, **72**: 364~370, 1976.
22) 今井康晴, 黒澤博身, 中江世明, 副島健市, 福地普純, 石原和明, 澤渡和男, 原田順和, 河田政明, 高 英成, 三木 理, 川合明彦, 青木 満, 新岡俊治: 完全大血管転位症に対する Jatene 手術 Lecompte 変法 50 例の経験. 外科診療, **28**: 769~773, 1987.
23) Mee RBB: Severe right ventricular failure after Mustard or Senning operation. Two-stage repair. *J Thorac Cardiovasc Surg*, **92**: 385~390, 1986.
24) 新岡俊治, 今井康晴, 黒澤博身, 澤渡和男, 河田政明, 高 英成: Senning 手術後の二期的 Jatene 手術. 日胸外会誌, **36**: 563~568, 1988.

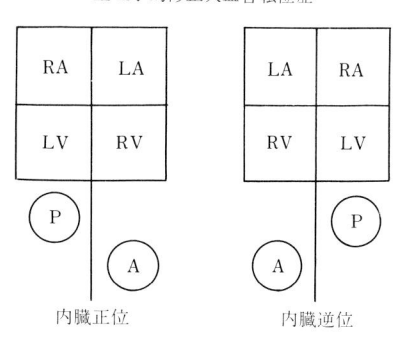

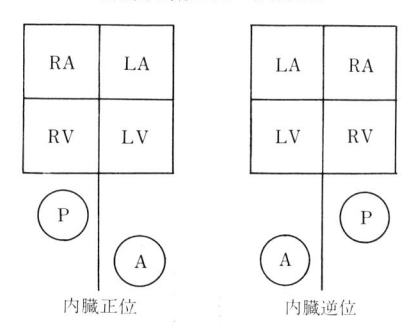

図 6.85 修正大血管転位症の分類
上段の生理学的修正大血管転位症では, 房室逆位があり, それぞれ右房が解剖学的左室, 左房が解剖学的右室に連結している. 一方下段の解剖学的修正大血管転位症では, 房室正位で, 大血管の位置異常があるのみである.

e. 修正大血管転位症 (congenitally corrected transposition of the great arteries)

a) 定義, 分類

生理学的修正大血管転位症 (physiologically corrected transposition) と解剖学的修正大血管転位症 (anatomically corrected transposition, anatomically corrected malposition) に分けられる[1]. 生理学的修正大血管転位症は房室逆位 (atrioventricular inversion, atrioventricular discordance) があり, 右心房に左心室, 左心房に右心室が接続するが, 肺動脈は左心室から, 大動脈は右心室から起始するため静脈血は肺循環に, 動脈血は系統循環に送血され, 生理学的には修正されている. 大血管関係は, 大動脈が左前方, 肺動脈が右後方から起始している (図 6.85, 6.86). Van Praagh の方式では, 内臓正位で SLL (situs solitus, l-loop, l-transposition), 内臓逆位では IDD (situs inversus, d-loop, d-transposition) と表現する.

解剖学的修正大血管転位症は非常にまれで, 房室関係は正常, 大血管の相互位置のみが正常と異なり, 大動脈が左心室より大動脈弁下円錐 (subaortic conus) を伴って前方から起始し, 肺動脈は右心室より起始し, 大動脈の後方に位置する. すなわち内臓正位で SDL, 逆位で ILD である.

この解剖学的修正大血管転位症では, 大血管関係は完全大血管転位症に似るが, それぞれの起始している心室は解剖学的に正しい (ventriculoarterial concordance) ので, Van Praagh は transposition と呼ばずに anatomically corrected malposition of the great arteries (解剖学的修正大血管位置異常症) と命名している[2].

b) 診 断

生理学的修正大血管転位症の胸部 X 線写真の特徴的所見は, 左 1~3 号が消失し, 左方に偏位し

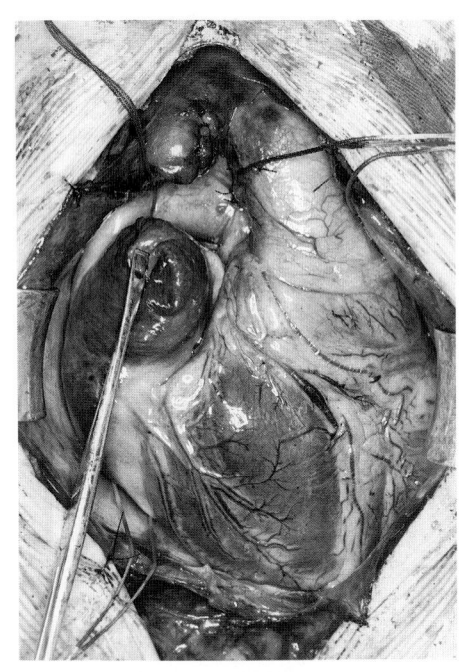

図 6.86 生理学的修正大血管転位症
VSDとPSを合併した修正大血管転位症の症例．右房が解剖学的左室に結合して，肺動脈が右後方で起始している．左房は左室に連結して，大動脈は左前方から起始している．

た上行大動脈の陰影による平滑化がみられる．心電図所見では，房室逆位により，右側胸部誘導，II，III，aV_FでQ波を認め，左側胸部誘導，I，aV_LでQ波が欠如する．解剖学的修正大血管転位症では，房室正位のため心電図の特徴はなく，心血管造影所見，または心エコー検査で房室正位と，左室より左前方で起始する大動脈，右室から右後方で起始する肺動脈を証明することで診断が決定する．

c）治　療

修正大血管転位症は合併奇形がなければ手術適応はない．生理学的修正大血管転位症では心房中隔欠損症，心室中隔欠損症，肺動脈狭窄の合併が多く，三尖弁閉鎖不全，房室ブロックもみられる．三尖弁閉鎖不全症は解剖学的右室が体循環心室となっているため，圧負荷に弱い三尖弁が閉鎖不全となったり，時にはEbstein奇形を合併して閉鎖不全を生じることもある[3〜11]．

刺激伝導系の走行は，正常心では冠状静脈洞口の前方にある後方房室結節（posterior atrioventricular node）から，線維三角を貫いてHis束が心室中隔に達する．生理学的修正大血管転位症では房室逆位のため，僧帽弁と肺動脈弁の間にある前方房室結節（anterior atrioventricular node）から長いHis束が出て，肺動脈弁下の遊離壁心内膜面を迂回して心室中隔の前方を通り左右脚に分岐する[12,13]．このように異常な走行をとるため刺激伝導障害が起こりやすい．また，この特異的な前方刺激伝導系（anterior conduction system）は，心室中隔欠損閉鎖のときに注意を要する．正常心では心室中隔欠損の後縁に沿って走行するが，本症では前縁を走行する．心室中隔欠損閉鎖法は種々な到達法が施行されてきた．本症における特異な刺激伝導系の走行が発見される以前は，左心室切開による閉鎖法で高率に房室ブロックの発生がみられ，ついで右心室切開による閉鎖法，経大動脈到達法，経左房，経肺動脈法などが試みられたが，刺激伝導系の走行が判明した現在では経右房到達法で，心室中隔欠損前縁では右心室側から縫合糸を掛ける方法が一般的である．しかし房室逆位でも，内臓逆位の両大血管右室起始症では後方刺激伝導系とする報告もある[14]．

外科治療は，心室中隔欠損症，心房中隔欠損症，肺動脈狭窄，房室ブロック単独例には，それぞれ閉鎖術，弁切開術，ペースメーカー移植術などを施行する．三尖弁閉鎖不全に対しては三尖弁形成術または人工弁による三尖弁置換術を施行する．近年解剖学的根治手術として，筆者らは3歳男子で三尖弁閉鎖不全を合併した修正大血管転位症に対し，肺動脈絞扼術で解剖学的左心室の血圧を上げてから，1989年にSenning手術とJatene手術を同時に施行して世界で初めて成功している．この方式では，解剖学的左心室が正常心と同様に体循環心室となり，右心室は低圧の肺循環を担当するため三尖弁閉鎖不全症は問題にならない程度に軽減する．

また心室中隔欠損に肺動脈弁狭窄を合併した本症に対するRastelli手術では，肺動脈直下の流出路を切開すると刺激伝導障害を起こすので，解剖学的左心室心尖部から肺動脈の間に長い弁付き人工血管を付ける[15,16]（図6.87）．

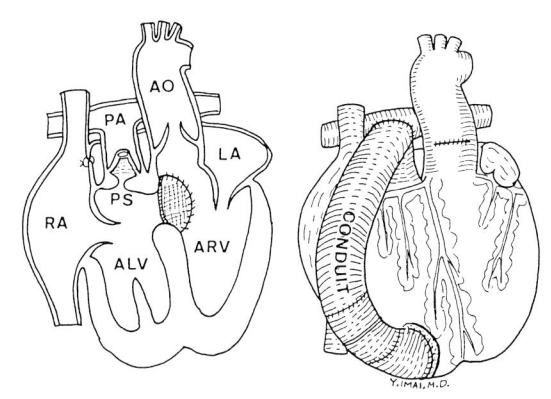

図 6.87 生理学的修正大血管転位症に対する Rastelli 手術
左図は心室中隔欠損の閉鎖を示す．右は解剖学的左室の心尖部から肺動脈に，心外導管を造設する．

最近では，体循環心室を左室とする解剖学的修復として心房レベルで Mustard または Senning 手術を施行し，心室大血管レベルで Rastelli[17,18] または Jatene 手術を施行する double‐switch operation も試みられ，遠隔成績の向上が期待される．

解剖学的修正大血管転位症は，合併奇形がある場合のみ手術適応がある．心室中隔欠損，心房中隔欠損，肺動脈狭窄の合併頻度が高い．本症では刺激伝導系の走行も正常であり，外科治療上問題はない[2]．

〔今井康晴〕

文　献

1) Cardell BS: Corrected transposition of the great vessels. *Br Heart J,* **18**: 186〜192, 1956.
2) Van Praagh R, Durrin RE, Jockin H, Wagner HR, Korns M, et al: Anatomically corrected malposition of the great arteries (SDL). *Circulation,* **51**: 20〜31, 1975.
3) Westerman GR, Lang P, Castaneda AR, Norwood WI: Corrected transposition and repair of associated intracardiac deffects. *Circulation,* **66** (Suppl I): I 197〜202, 1982.
4) Okamura K, Konno S: Two types of ventricular septal defect in corrected transposition of the great arteries; reference to surgical approaches. *Am Heart J,* **83**: 483〜490, 1973.
5) McGrath LB, Kirklin JW, Blackstone EH, Pacifico AD, Kirklin JK, Bargeron LM: Death and other events after cardiac repair in discordant atrioventricular connection. *J Thorac Cardiovasc Surg,* **90**: 711〜728, 1985.
6) Graham TP, Parrish MD, Boncek RJ, et al: Assessment of ventricular size and function in congenitally corrected transposition of the great arteries. *Am J Cardiol,* **54**: 244〜251, 1983.
7) Allwork SP, Bentall HH, Cameron H, Gerlis LM, Wilkinson JL, Anderson RH: Congenitally corrected transposition of the great arteries; morphologic study of 32 cases. *Am J Cardiol,* **38**: 910〜923, 1976.
8) Peterson RJ, Franch RH, Fajman WA, Jones RH: Comparison of cardiac function in surgically corrected and congenitally corrected transposition of the great arteries. *J Thorac Cardiovasc Surg,* **96**: 227〜236, 1988.
9) Dimas AP, Moodie DS, Sterba R, Gill CC: Long-term function of the morphologic right ventricle in adult patients with corrected transposition of the great arteries. *Am Heart J,* **118**: 526〜530, 1989.
10) Lundstrom U, Bull C, Wyse RKH, Somerville J: The natural and "unnatural" history of congenitally corrected transposition. *Am J Cardiol,* **65**: 1222〜1229, 1990.
11) Anderson KR, Danielson GK, McGoon D, Lie JT: Ebstein's anomaly of the left-sided tricuspid valve; pathological anatomy of the valvular malformation. *Circulation,* **58**: 87〜91, 1978.
12) Anderson RH: The conduction system in congenitally corrected transposition. *Lancet,* **ix**: 1286〜1288, 1973.
13) Anderson RH, Becker AE, Arnold R, Wilkinson JL: The conducting tissue in congenitally corrected transposition. *Circulation,* **50**: 911〜923, 1974.
14) Dick M, Van Praagh R, Rudd M, Folkerth T, Castaneda AR: Electrophysiologic delineation of the specialized AV conduction system in two patients with corrected transposition of the great arteries in situs inversus {I, D, D}. *Circulation,* **55**: 896〜900, 1977.
15) 小川邦泰，星野修一，原田昌範，黒澤博身，今井康晴，和田寿郎，安藤正彦，門間和夫，高尾篤良：肺動脈閉鎖を伴う修正大血管転位症（IDD）の Rastelli 手術による1治験例．心臓，**11**：1378〜1384，1979．
16) 今井康晴，和田寿郎：Conduitによる肺動脈再建手術．今日の臨床外科，18巻：pp 246〜264，メジカルビュー社，東京，1980．
17) Ilbawi MN, DeLeon SY, Backer CL, et al: An alternative approach to the surgical management for physiologically corrected transposition with ventricular septal defect and pulmonary stenosis or atresia. *J Thorac Cardiovasc Surg,* **100**: 410〜415, 1990.
18) Di Donato R, Troconis C Marino B, et al: Combined Mustard and Rastelli operations. An alternative approach for repair of associated anomalies

in congenitally corrected transposition in situs inversus (IDD). *J Thorac Cardiovasc Surg,* **104** : 1246～1248, 1992.

f. 両大血管右室起始症 (double-outlet right ventricle, DORV)

a) 定　義

典型的な例では，両大血管が並列(side-by-side great arteries)して完全に右心室から起始し，両大血管の弁下部に筋性の円錐が存在し（bilateral conus），両大血管の弁と房室弁は線維性に連続していない，すなわち線維性不連続(fibrous discontinuity)となる．したがって左心室の流出口は心室中隔欠損のみとなる[1,2]．

この古典的な定義は厳格過ぎて臨床的に不適当であるから，現在では1本の血管の全部と，他の1本の血管の半分以上が右心室から起始している奇形でFallot四徴症を除外したものを両大血管右室起始症とするPacificoの定義が一般的である[3]．

b) 疫学，分類

本症の分類は心室中隔欠損と大血管の位置関係により，大動脈弁下 (subaortic VSD)，肺動脈弁下 (subpulmonic VSD)，両大血管下 (doubly committed VSD)，両大血管に無関係なVSD (non-committed VSD) に分類され，さらに肺高血圧 (pulmonary hypertension, PH)，肺動脈狭窄 (pulmonary stenosis, PS) の有無によって分類するのが一般的である[4〜8]（図6.88）．

次の型の頻度が高い．

1) 大動脈弁下心室中隔欠損，肺高血圧症 (subaortic VSD with PH)

2) 大動脈弁下心室中隔欠損，肺動脈狭窄 (subaortic VSD with PS)

3) 肺動脈弁下心室中隔欠損，肺高血圧症 (subpulmonary VSD with PH)：Taussig-Bing奇形とも呼ばれる．

c) 病因，病理

胎生初期では，両大血管は右心室に連続する円錐部から起始しているが，大動脈はしだいに心室中隔欠損を越えて左室に移動し，僧房弁と線維性

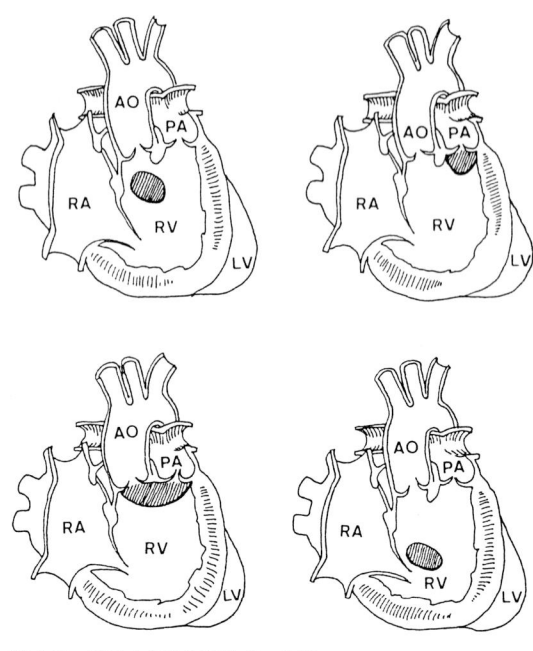

図 6.88　両大血管右室起始症の分類
左上は，大動脈弁下 VSD (subaortic VSD)，右上は肺動脈弁下 VSD (subpulmonary VSD)，左下は両大血管下 VSD (doubly committed VSD)，右下は両大血管に関係のない VSD (non-committed VSD) を示す．

に連続 (fibrous continuity) するようになる．この線維性連続の結果，大動脈は僧帽弁に引き寄せられ，正常心では左心室から起始する形態をとる．したがってこの過程が途中で中断したとすれば，大動脈弁下に VSD がある両大血管右室起始症から，Fallot 四徴症のように大動脈が心室中隔に騎乗した移行型を経て正常心にいたる spectrum が存在することが理解される．また大動脈が右室起始で，肺動脈が左室起始している完全大血管転位症の発生過程を想定すれば，肺動脈弁下に VSD がある両大血管右室起始症から，肺動脈が心室中隔に騎乗する移行型を経て完全大血管転位症にいたる spectrum が想像できる．大動脈弁下に VSD がある場合は，たとえ大動脈が半分以上右心室から起始していても，大動脈と僧帽弁の間に線維性連続があれば，Fallot 四徴症として両大血管右室起始症から除外する．しかしながら肺動脈弁下に VSD がある症例では，肺動脈と僧帽弁の間の線維性連続の有無にかかわらず，肺動脈の中隔に対する騎乗が 50% 以上であれば両大血管右室起始症

とするのが Pacifco らの臨床的な定義である．

d) 症状，病態

本症の血行動態は，右心室内で動静脈血混合があり，両大血管が右心室から起始するため種々の程度の低酸素血症を呈するチアノーゼ性心疾患である．しかし心室中隔欠損が大動脈弁下に位置し，肺動脈狭窄のない高肺血流量群では，左心室から大量に駆出される動脈血が心室中隔欠損を介して主に大動脈に入るため，低酸素血症は軽度でチアノーゼとして認められない場合も少なくない．これに反して肺動脈弁下に位置する心室中隔欠損では，左室からの動脈血は主として肺動脈に駆出され，大動脈には右心室から静脈血が駆出されるために完全大血管転位症II型に類似する血行動態となり，明らかなチアノーゼが認められる例が多い．

i) 大動脈弁下心室中隔欠損，肺高血圧症
(subaortic VSD with PH)　通常の心室中隔欠損と肺高血圧に似て，高肺血流量である内は，心不全，呼吸不全があり，チアノーゼはほとんどないか，軽度に認められる程度である．

ii) 大動脈弁下心室中隔欠損，肺動脈狭窄
(subaortic VSD with PS)　この病型は Fallot 四徴症とほぼ同様の症状と血行動態を示す．PS の程度により，中等度から高度のチアノーゼを呈する．

iii) 肺動脈弁下心室中隔欠損，肺高血圧症
(subpulmonary VSD with PH)　Taussig-Bing 奇形とも呼ばれ，完全大血管転位症＋心室中隔欠損に似る．一般的に中等度から高度のチアノーゼを呈する．

e) 治療，予後

i) 大動脈弁下心室中隔欠損，肺高血圧
(subaortic VSD with PH)　通常乳児期に心室中隔欠損を介して大動脈に逆血するように修復する心室内導管手術 (intraventricular conduit repair) を行う．両大血管下 (doubly committed VSD) の場合も同様に修復できる．

ii) 大動脈弁下心室中隔欠損，肺動脈狭窄
(subaortic VSD with PS)　この病型は Fallot 四徴症と同様に治療する．乳児期に低酸素血症が高度であれば短絡手術を施行し，根治手術は1～5歳程度で施行する．心室内導管を用いて左心室から大動脈への経路を作り，右心室流出量をパッチ形成する．

iii) 肺動脈弁下心室中隔欠損，肺高血圧症
(subpulmonary VSD with PH)　Taussig-Bing 奇形とも呼ばれ，完全大血管転位症＋心室中隔欠損に似る．手術法として，生理的根治手術として Hightower-Kirklin 法，解剖学的根治手術としての Jatene 手術，Rastelli 手術，Kawashima 手術があるが，現在では乳児期早期の Jatene 手術，または乳児期の Kawashima 手術が選択される．

Hightower-Kirklin 法(1969)は Taussig-Bing 奇形に対する手術として最初に施行された生理的根治手術であり，右心室を体循環心室として使用するため現在では施行されない．心室中隔欠損-肺動脈間の心内導管を作成して完全大血管転位症と同様の形態としてから，心房レベルで Mustard 手術を行う[9]．

解剖学的根治手術としての Jatene 手術，Rastelli 手術は，すでに完全大血管転位症の項で記述した．

Kawashima 手術(1971)は，Taussig-Bing 奇形に対する解剖学的修復法として最初に開発された術式であり，肺動脈弁下心室中隔欠損から大動脈間の心内導管を作製し，右心室から肺動脈への経路は，右心室流出路パッチ形成で拡大する術式である．定型的な Taussig-Bing 奇形で左冠状動脈が肺動脈全面を横切らない病型に適応があり優れた術式である[10]．

iv) その他の両大血管右室起始症　両大血管に無関係な，距離的に隔たった VSD (non-committed VSD) の例では，VSD は心内膜床欠損症 (ECD) にみられる房室弁下にあるか，右室流入部にある筋性欠損である．これらの症例では VSD から大動脈への心内導管が流入部から流出部にいたる長い導管となるため，右心室の内腔の狭窄を作る場合が多く，解剖学的修復が困難な場合が多い．ECD 型 VSD では，大動脈弁下の方向に VSD を拡大して心室内導管手術を施行することも可能であるが，risk が高い．また一般的にすべての形

態のDORVで，一方の心室が低形成の症例では解剖学的修復が不可能である[11]．これらの症例では，肺血管抵抗が3単位（Wood's unit）以下であれば機能的根治手術であるFontan手術を選択する．

v) 房室逆位を伴う両大血管右室起始症（DORV with atrioventricular discordance）

生理学的修正大血管転位症の肺動脈が心室中隔欠損を越えて体循環心室である右心室から起始する場合も両大血管右室起始症に包括される．通常肺動脈狭窄または肺動脈閉鎖を合併するため，低酸素血症を呈する．従来はVSDを閉鎖して肺動脈心室である解剖学的左室から肺動脈に外導管を造設するRastelli手術を施行したが，筆者は1990年より16歳未満の13例に解剖学的根治手術を施行して12例の生存を得ている．すなわち心房内血流転換術（MustardまたはSenning手術）とRastelli手術の組み合わせによって，正常心と同様に解剖学的左室を体循環心室とし，右心室を肺循環心室として使用する修復である．〔今井康晴〕

文献

1) Edwards JE, Carey LS, Newfeld HN, Lester RG: Origin of both great vessels from right ventricle without pulmonary stenosis in congenital heart disease. Correlation of pathologic anatomy and angiocardiography. In Congenital Heart Disease, pp 306, WB Saunders, Philadelphia, London, 1965.
2) Gomes MMR, Weidman WH, McGoon DC, Danielson GK: Double-outlet right ventricle with pulmonic stenosis. Surgical consideration and results of operation. Circulation, 48: 889～894, 1971.
3) Pacifico AD, Kirklin JW, Bargeron LM Jr: Complex congenital malformations; surgical treatment of double-outlet right ventricle and double-outlet left ventricle. In Advance in Cardiovascular Surgery (ed by Kirklin JW), p 57, Grune & Stratton, New York, London, 1973.
4) Neufeld HN, DuShane JW, Wood EH, Kirklin JW, Edwards JE: Origin of both great vessels from the right ventricle. I. Without pulmonary stenosis. Circulation, 23: 399～412, 1961.
5) Neufeld HN, DuShane JW, Wood EH, Edwards JE: Origin of both great vessels from the right ventricle. II. With pulmonary stenosis. Circulation, 23: 603～612, 1961.
6) 榊原仟，橋本明政，新井達太，都筑康夫，今野草二，倉重賢三，高尾篤良，豊田義男，三森重和：両大血管右室起始部（II）．胸部外科, 17: 283～299, 1964.
7) Lev M, Bharati S, Menz CCL, Liberthson RR, Paul MH, Idriss F: A concept of double-outlet right venticle. J Thorac Cardiovasc Surg, 64: 271～281, 1972.
8) Stewart S: Double-outlet right ventricle. A collective review with a surgical viewpoint. J Thorac Cardiovasc Surg, 71: 355, 1976.
9) Hightower BM, Barcia A, Bargeron LM Jr, Kirklin JW: Double-outlet right ventricle with transposed great arteries and subpulmonary ventricular septal defect. The Taussig-Bing malformation. Circulation, 39 & 40 (Supl 1): 207～213, 1969.
10) Kawashima Y, Fujita T, Miyamoto T, Manabe H: Intraventricular rerouting of blood for the correction of Taussig-Bing malformation. J Thorac Cardiovasc Surg, 62: 825～829, 1971.
11) Kitamura N, Takao A, Ando M, Imai Y, Konno S: Taussig-Bing heart with mitral valve straddling. Case reports and postmortem study. Circulation, 49: 761～767, 1974.

g. 無脾症，多脾症（asplenia, polysplenia）

a) 定義

正常人では胎生早期に左右対称性が次第に失われ，胃泡は左側，肝は右側に位置するようになる．肺も右側が3葉，左側が2葉に分化する．これを内臓正位（situs solitus）と呼び，この鏡像が内臓逆位（situs inversus）である．これらの内臓正位，逆位では，心房と内臓位置の相互関係は必ず一致するので（atrio-visceral concordance），正位では肺静脈の還流する左心房は左側で胃泡と同側に位置し，体静脈の還流する右心房は右側で肝と同側になる．この両者の間に発生異常により内臓位が正位または逆位にまで完全に分化しなかった，すなわち内臓の極性が不定でとどまった群があり，内臓錯位（situs ambiguus）と呼ばれる．脾は正常の発生では背側胃間膜（dorsal mesogastrium）内に発生し，内臓の回転の結果，胃底部左側に位置するが，このような内臓位置異常のある群では，脾の発生異常（splenic dysgenesis）を合併し，無脾症または多脾症となる．

無脾症候群[1]，多脾症候群[2]は内臓位置異常（visceral heterotaxia）として包括される内臓錯位に随伴する心奇形群である．この症候群では正

常例のように心房と内臓位置の相互関係を決定するほど分化していないので，種々の程度の左右対称性を維持している．

無脾症候群は無脾症 (asplenia, splenic agenesis)に合併し，心奇形としては一般に左右対称性で未熟で非常に未発達な心形態をとり，単心房，単心室(特に右室性単心室が高頻度)，共通房室弁遺残，肺動脈狭窄，肺動脈閉鎖，総肺静脈還流異常，両側上大静脈などを合併する複雑心奇形であり，心室中隔欠損-大血管結合は75%の症例で大血管転位または両大血管右室起始の形式をとる．一般に解剖学的修復が不可能な症例が多い．

多脾症候群では，比較的単純な心奇形も多くみられ，解剖学的な修復も可能な場合が少なくない．多脾症候群では過半数で二心室を持ち，無脾症候群での共通房室弁を介した単心室結合と明らかな対比を示す．

胸部X線写真で，無脾症候群では気管分岐，肺動脈分岐，両肺の分葉形式が右型で三葉をなし，両側右側性 (bilateral right-sidedness) と呼ばれる．また心耳形態も特有で両側の心耳が右心耳形態をとり，右側相同心 (right isomerism heart) と呼ばれている．両側主気管支の形状も正常の右気管支の形態で，比較的鋭角に分岐し，上葉気管支が気管分岐部から短距離で分岐する．この右型主気管支では，肺動脈が気管支の下側を走行するため bilateral epiarterial bronchi と呼ばれる．臨床症状としては，ほぼ例外なく高度のチアノーゼがあり，その自然歴は3カ月未満で50%，6カ月で63%，1歳未満で80%が死亡する予後不良な心疾患群である．

一方多脾症候群では，逆にこれらの形態が左型で，両側の肺葉が二葉であり，両側左側性 (bilateral left-sidedness) が特色である．両心耳の形態は左心耳形態で左側相同心 (left isomerism heart) と呼ばれ，主気管支も両側左型で，鈍角に分岐し，気管分岐部から上葉気管支分岐までの距離が長い．この左型主気管支では，肺動脈が気管支の上側を走行するため bilateral hypoarterial bronchi と呼ばれる．また両側上大動脈の他に，下大静脈欠損が特有で，肝前部の下大静脈が欠損し

て，下半身の静脈血は奇静脈を介して右上大静脈に還流する下大静脈奇静脈還流 (azygos continuation of inferior vena cava)，また半奇静脈を介して左上大静脈に還流する下大静脈半奇静脈還流 (hemiazygos continuation of inferior vena cava) を1/3の症例で合併する．

最近，無脾症候群，多脾症候群に伴う心奇形が，必ずしも無脾症候群で右相同心，多脾症候群で左相同心とは限らないことが判明して，内臓錯位置に関係なく単に心奇形のみを，右側相同心 (right isomerism heart)，左側相同心 (left isomerism heart) として記載する傾向になった[3,4]．この場合，房室結合も心房が両側とも左房形態か右房形態をとるので ambiguous atrioventricular connection とのみ表現し，concordant または discordant connection の表現は使用できない．

b） 診　　断

内臓位置異常の診断は，胸部X線写真または，CT所見で，肺所見，気管分岐，対称性肝，胃泡位置を参考とし，脾形成異常は，CT検査，核医学検査で診断する．血液学的には，Howell-Jolly体，位相差顕微鏡による赤血球空胞，post-splenectomy vacuoles の証明により無脾症の診断が確定する．多脾症候群では，下大静脈の肝前部欠損があり，奇静脈または半奇静脈を介して上大静脈に還流する所見が高頻度にみられ，診断の一助となる．

c） 治療，予後

無脾症候群では，低酸素血症に対する短絡手術，きわめてまれな高肺血流量群では肺高血圧に対する肺動脈絞扼術を施行する．その後可能ならば機能的根治手術としての Fontan 手術を施行する．まれに，完全型心内膜床欠損の形態をとる症例に対する解剖学的な根治手術が報告されているに過ぎない．一般的に無脾症候群の予後は不良で，比較的まれな分化のよい症例が，機能的根治手術の対象となるに過ぎない[5]．

脾症候群では，単純な心房中隔欠損症，心室中隔欠損症，Fallot四徴症，心内膜床欠損症などから，より複雑な単心房，単心室まで広い spectrum がみられ，通常の心奇形に対しては解剖学的根治

手術が可能であり[6]，複雑奇形に対してはFontan手術を主とする修復が施行される．根治手術例の予後は一般に良好である．多脾症候群では，洞結節の形成不全があり，遠隔期に洞結節機能不全，房室ブロックの発生頻度が高い[7]．

〔今井康晴〕

文　献

1) Ivemark BI: Implications of agenesis of the spleen on the pathogenesis of cono-truncus anomalies in childhood. *Acta Paediatr,* **44**: 7〜110, 1955.
2) Moller JH, Nakib A, Anderson RC, Edwards JE: Congenital cardiac disease associated with polyspenia: a developmental complex of bilateral "left-sidedness". *Circulation,* **36**: 789〜799, 1967.
3) Freedom RM, Smallhorn JF: Syndromes of right or left atrial isomerism. In Neonatal Heart Disease (ed by Freedom RM, Benson LN, Smallhorn JF), 1st ed, pp 543〜560, Springer-Verlarg, London, Berlin, Heidelberg, New York, Paris, Tokyo, Hong Kong, Barcelona, Budapest, 1992.
4) Van Praagh R, Van Praagh S: Atrial isomerism in the heterotaxy syndromes with asplenia, or polysplenia, or normally formed spleen: an erronous concept. *Am J Cardiol,* **66**: 1504〜1506, 1990.
5) 今井康晴，黒澤博身，福地晋治，石原和明，澤渡和男，河田政明，松尾浩三，瀬尾和宏，寺田正次，竹内敬昌，中沢　誠，門間和夫，高尾篤良：Fontan手術の適応と手術成績—106例の経験からの検討—．臨床胸部外科，**9**: 133〜137, 1989.
6) 寺田正次，今井康晴，黒澤博身，福地晋治，澤渡和男，里見元義：多脾症候群を伴う(A)ILL型完全大血管転位症の1根治手術例．日胸外会雑誌，**36**: 1422〜1426, 1988.
7) Momma K, Takao A, Shibata T: Characteristics and natural history of abnormal atrial rhythms in left isomerism. *Am J Cardiol,* **65**: 231〜236, 1990.

D．大動脈異常

a．大動脈縮窄 (coarctation of the aorta, CoA)

a) 定　義

大動脈の先天性狭窄を示す疾患で，大動脈弓〜胸部下行大動脈のいずれかの部でもみられるが，通常，動脈管付近での狭窄をさす．先天性心疾患の5％を占め，大動脈弁の異常（2弁性）を伴うことが多い．本症の単独例では男性に多く，女性の約2倍を占める．

b) 病　型

動脈管が縮窄部のどこにつながるかで管前型 (preductal type)，管後型 (postductal type)，管部型 (juxtaductal type) の三つの型に分けられる（図6.89）．症状の発現時期，予後などから乳児型 (infantile type)，成人型 (adult type) に分けられ，通常，管前型が乳児型に，管後型が成人型に相当する．管前型では，狭小部が長いことが多い．

c) 病態生理

合併心奇形を伴わない単純例は，狭窄のため，上半身の高血圧，下半身の低血圧を認め，年長児では，副血行路の発達（肋間動脈，内胸動脈など）をみる．

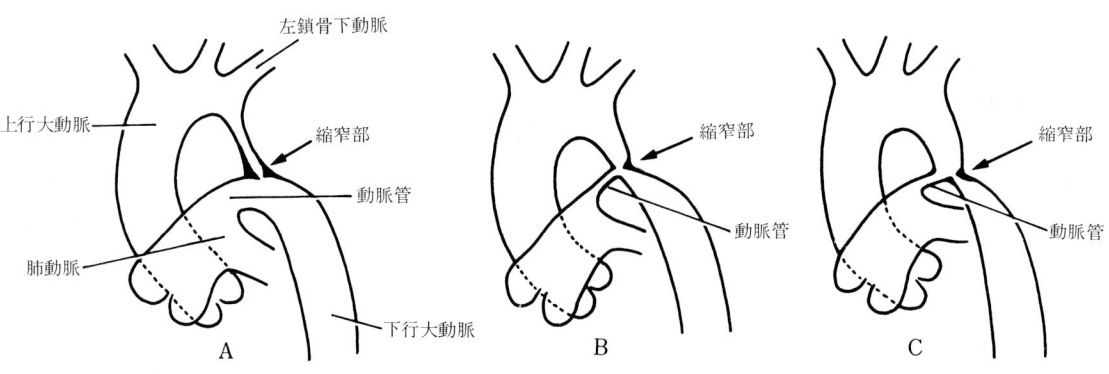

図 6.89　大動脈縮窄の分類
A．管前型　　B．管部型　　C．管後型

管前型は，動脈管開存，心室中隔欠損を合併することが多く，複雑心奇形を伴うこともあり，新生児，乳児期早期に発症する．このような症例では重篤で，生後早期の血流障害が生じ，死亡する．

d) 症　　状

新生児，乳児期早期に心疾患の出現するものでは，重篤な心不全，呼吸不全を伴うため，多呼吸，努力性呼吸，肝腫大，哺乳力低下，発育不良など示す．乳児期を延命した，幼小児例や成人例では，無症状で，上肢の高血圧，収縮期雑音などで，偶然発見されることが多い．

e) 診　　断

乳児型では，通常，他に心奇形を伴うので，胸骨左縁に収縮期雑音を聴取する．動脈管が開存していると，上下肢の血行差はなく，大腿動脈拍動もよく触知する．動脈管が閉鎖してくると大腿動脈拍動が微弱ないし触れなくなる．胸部X線は，著しい心拡大，肺血管陰影の増強，肺うっ血像を

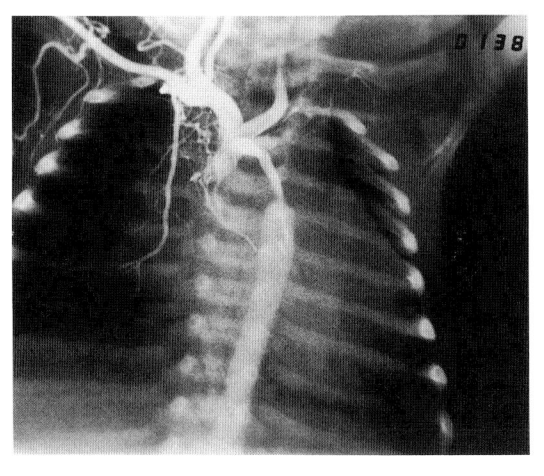

図 6.90　右橈骨動脈よりの逆行性大動脈造影
左鎖骨下動脈以下の細く，長い大動脈の縮窄が造影されている．

示す．ドプラー断層心エコー図にて，縮窄部，動脈管，心内奇形および短絡血流の方向などを描出しうる．正確な病態を知るには心カテーテル検査

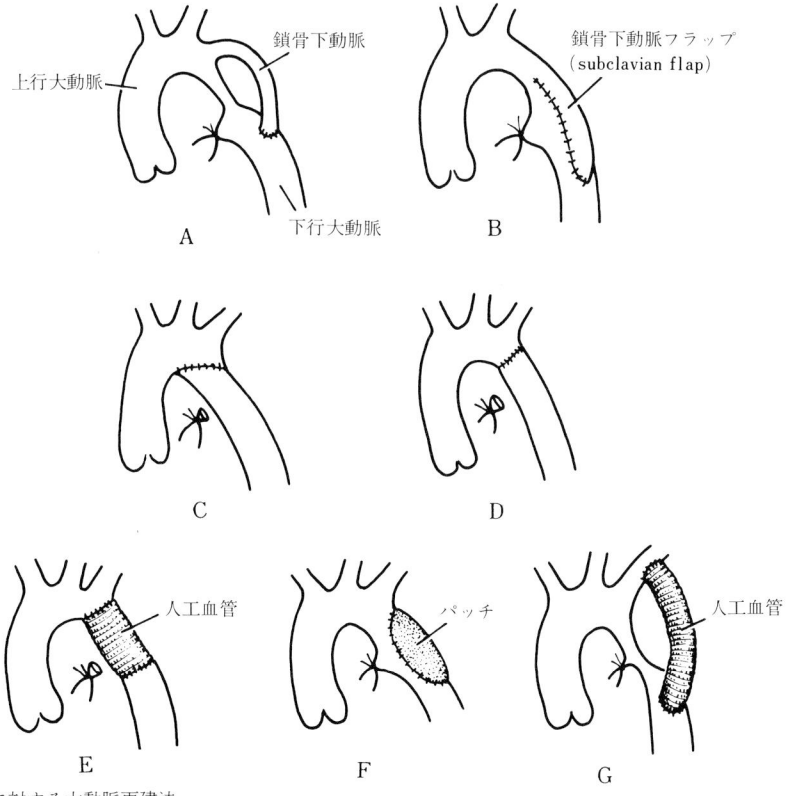

図 6.91　大動脈縮窄に対する大動脈再建法
A．Blalock-Park法，B．鎖骨下動脈フラップ法，C．下行大動脈-大動脈弓吻合術(拡大大動脈再建法)，D．端々吻合，E．人工血管置換，F．パッチ拡大，G．鎖骨下動脈-下行大動脈バイパス法．

や心臓血管造影検査は必要であるが，全身状態が不良であれば，橈骨動脈からの逆行性大動脈造影にて，縮窄部の形態を知ることにとどめる（図6.90）．

小児や成人例では，第3～4肋間胸骨左縁および左背部に縮窄部を通る血流による収縮期雑音を聴取する．大腿動脈拍動は微弱か触知せず，上肢の高血圧，下肢の低血圧を認める．心電図は一般に左室肥大所見を示す．胸部X線像で，拡大した左鎖骨下動脈，縮窄のための動脈部のへこみ，下行大動脈の狭窄後拡大（poststenotic dilataion）のため，左第1弓が3の字型（double aortic knob）を示す．また，副血行路の発達のため肋骨下縁の侵触像(rib notching，主として5歳以後)を認め，食道造影にて大動脈の狭窄後拡張による圧迫像がみられる．確定診断には大動脈造影を行う．

f）外科治療

新生児，乳児期早期の重症例では，本症が疑われればただちにPGE₁を投与し，動脈管の閉鎖を防ぎ，すみやかに縮窄の解除を行う．手術術式としては，いくつかの方法（図6.91）があるが，乳児期での直接吻合は再狭窄の頻度が高いので，主として，鎖骨下動脈フラップ法が用いられる．その他，下行大動脈-大動脈弓吻合(拡大大動脈再建法, extended aortic arch anastomosis)，Blalock-Park法などが行われている．心室中隔欠損合併例には，同時に肺動脈絞扼術を施行するものもあるが，最近では，これを行わず縮窄解除後必要あれば早期に欠損孔を閉鎖することが多く行われている（近接2期手術）．

小児や成人例では，無症状であっても，左室不全，細菌性心内膜炎，大動脈解離，大動脈瘤の破裂，くも膜下出血などで50％が30歳までに死亡するので，学齢期までに手術を行うのが望ましい．術式は，いずれの方法も採用しうる．

g）予　　後

新生児，乳児期の手術成績も著しく向上し，手術後の予後も良好である．小児期や成人の手術成績および遠隔成績はきわめて良好である．

b．大動脈弓離断（interruption of the aortic arch, IAA）

a）定義・病型

大動脈弓の一部が欠如し，大動脈弓と下行大動脈の連続性が断たれた奇形である．下行大動脈への血流は，肺動脈から動脈管を介して送られる．酸素化された動脈血を下半身へ送る必要があり，通常心内に左-右短絡（主として心室中隔欠損）を有している．本症は離断の部位によりA，B，Cの3型に分離される（Celoria & Pattonの分類）（図6.92）．A，B型が多く，C型はまれである．

b）病態生理

通常，心室中隔欠損は大きく，左-右短絡が多い形態をしており，生後早期より心不全に陥りやすい．動脈管を介して右-左短絡を生じるので，口唇のチアノーゼは認めないが，足の指爪にチアノーゼを認める．動脈管が閉じると，下半身へ血液供給が不十分となるので，放置すると新生児，乳児

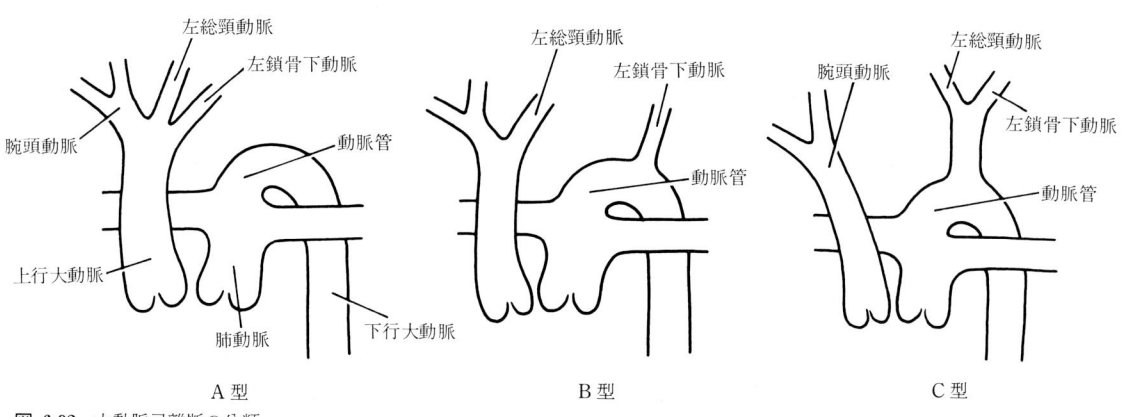

図 6.92　大動脈弓離断の分類

6.2　先天性心疾患

期早期に多くが死亡する重篤な病態である．

c) 症　　状

新生児，乳児期早期より，哺乳力低下，多呼吸，肝腫大などの心不全症状が出現する．動脈管が閉鎖してくると大腿動脈の拍動が微弱ないし触知しなくなり，ひいてはショック状態となり死亡する．

d) 診　　断

心不全症状がある患児で上肢の動脈拍動が触知良好で，大腿動脈拍動が微弱ないし触知しないときは，本症ないし大動脈縮窄を疑う．胸部X線像は著しい心拡大，肺血流の増大の所見を示す．心電図は一般に両室肥大所見を呈する．

診断にはドプラー断層心エコー図が有用で，離断部位の状態および心奇形の病態を描出しうる．確定診断および外科治療上，心臓血管造影は大切

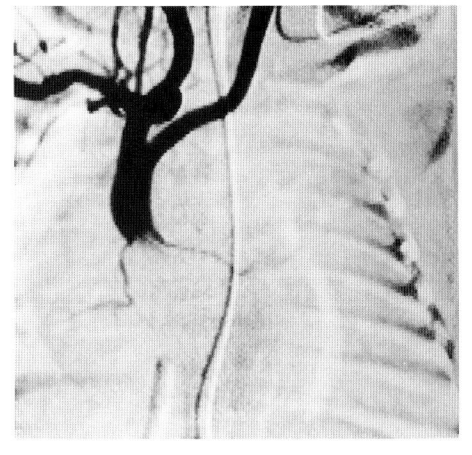

図 6.93　右橈骨動脈よりの逆行性大動脈造影
左総頸動脈分枝後の大動脈弓が離断しているのが鮮明に描出されている（B型大動脈弓離断）．

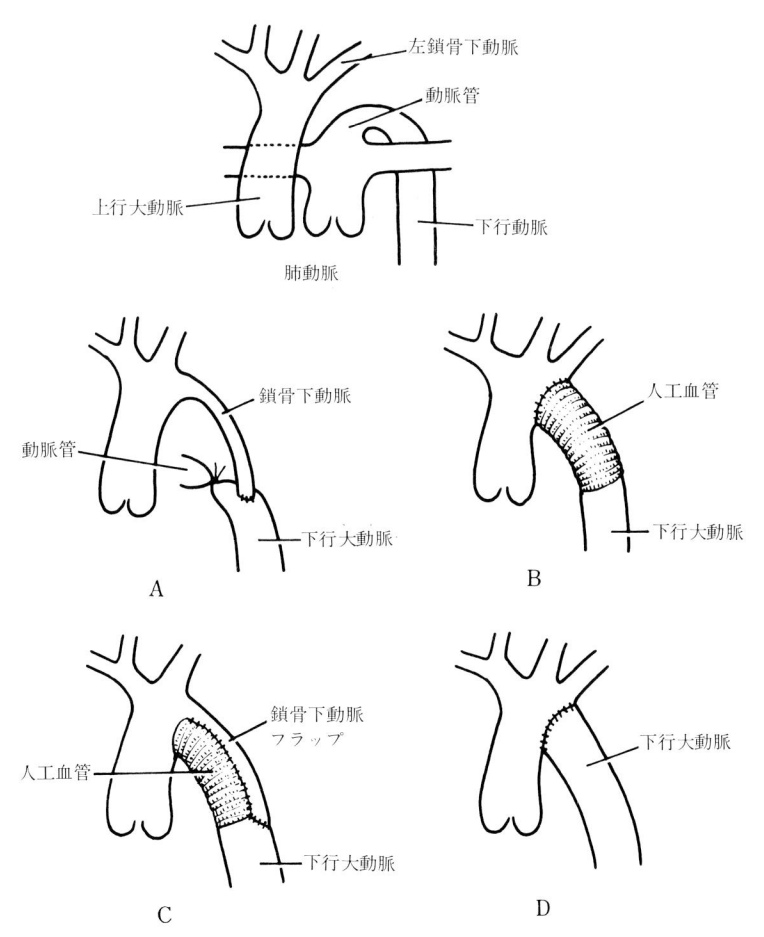

図 6.94　大動脈弓離断（A型）の大動脈再建法
A．Blalock-Park法，B．人工血管による再建，C．人工血管＋鎖骨下動脈フラップによる再建，
D．下行大動脈-大動脈弓直接吻合．

である．患児の状態が不良のときは，右橈骨動脈よりの逆行性の動脈造影にとどめるのが得策であり，これにより離断部位の形態は十分把握できる（図6.93）．

e) 外科治療

本疾患が疑われればただちに PGE_1 を投与し動脈管の閉鎖を防ぎ，すみやかに大動脈弓の再建を行う．術式としては図6.94に示すようなものがある．通常，心室中隔欠損を合併し，肺高血圧を伴うので心不全の防止，肺血管の閉塞性病変の進行を防ぐ意味で，同時に肺動脈紋扼術を施行するものもある．しかし，最近，これを行わずに大動脈弓再建後，心不全の治療が困難なものには早期に欠損孔を閉鎖する方法（近接二期根治手術）や，新生児期といえども一期的に心内修復も同時に行う方法（一期的根治手術）をとられることが多くなり，手術成績は著しく向上している．

f) 予　　後

放置すると大部分が生後早期に死亡するが，手術成功例では，大動脈再建部の再狭窄の可能性はあるが，予後は良好である．

c. 血管輪 (vascular ring)

a) 定　　義

大動脈弓は発生の途中で左右両側の大動脈弓を有しているが，通常，右側弓が消失し，左大動脈弓が残る．この大動脈弓の消失の過程で，血管形成の異常が発生し，これらの異常血管により気管や食道がとり囲まれるような形態をとる．これを血管輪といい，しばしば，気管や食道を圧迫し，呼吸困難や嚥下障害を起こす．その代表的なものは次の三つである（図6.95）．

  i) **重複大動脈弓**（double aortic arch）　　左右の大動脈弓を有し，左側が気管の前方を，他方が食道の後方を走り血管輪を形成する（図6.95

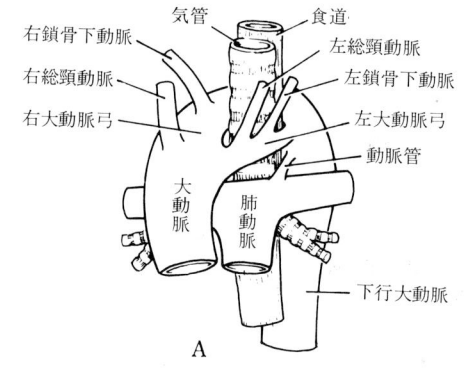

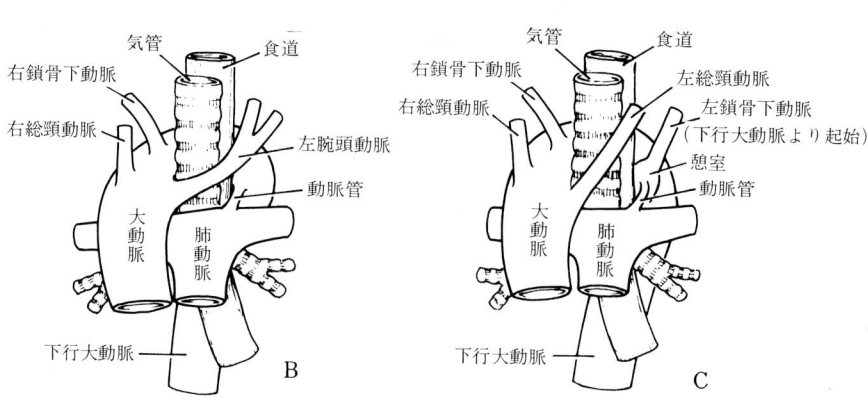

図 6.95　血管輪
A．重複大動脈弓
B．左側動脈管を伴う右大動脈弓
C．左鎖骨下動脈起始異常＋左側動脈管を伴う右大動脈弓

A). 乳児期より重篤な呼吸困難を呈するものがある．

ii) 左側動脈管を伴う右側大動脈弓（right aortic arch with left duct）　本症は大動脈と動脈管（または動脈管索）および左肺動脈によって血管輪が形成される（図6.95 B）．きわめてまれな奇形で年長児になって圧迫症状が出現することが多い．

iii) 同側の動脈管を伴う鎖骨下動脈起始異常（aberrant subclavian artery with ipsilateral duct）　鎖骨下動脈が下行大動脈より起始し，食道の後方を走り，その鎖骨下動脈と同側の動脈管を伴う．この場合，左側大動脈弓の場合はまれであり，通常，右側大動脈弓に左側鎖骨下動脈起始異常，左側動脈管を伴うもので，一般に圧迫症状を起こすことはまれであるが，大動脈の憩室（diverticulum）を伴えば食道を圧迫する（図6.95 C）．

b) 症　　状

気管，気管支，および食道の圧迫により喘息，呼吸困難，嚥下障害を起こす．重複大動脈弓では，生後間もなくより，哺乳困難，呼吸困難を発症する重篤例がある．

c) 診　　断

診断上，食道造影が有用で，大動脈弓部での，食道の後方よりの圧迫像をみる（図6.96）．血管造影は必ずしも必要としない．

d) 外 科 治 療

気管圧迫の症状のあるものでは長期に放置する

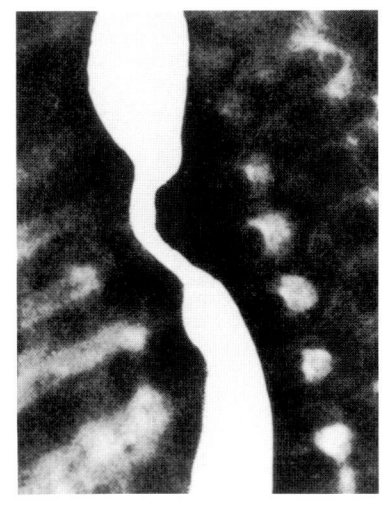

図 6.96　重複大動脈弓の食道造影
食道が後方から圧迫され狭くなっている．

と，気管，気管支，の不可逆性の変化を起こすので，早期に外科治療を行う．重複大動脈弓では，通常，細い方を切離する．一般に，左側大動脈弓が細い．動脈管が関与している場合にはこれを切離する．起始異常の鎖骨下動脈が圧迫に関与していれば，分枝部で切離し，上行大動脈より再建する．

e) 予　　後

最近，手術成績，遠隔成績は良好となっている．しかし，生後間もなくより発症する重篤例は，気管，気管支の狭窄が高度で，気管軟化症を伴うものがあり，これらでは，術後も気道狭窄症状の改善には長期を要する．　　　　〔内藤泰顯〕

E.　冠状動静脈異常（anomalies of coronary arteries and veins）

外科治療上，重要なものとしては，左冠状動脈肺動脈起始，冠状動脈瘻，冠状静脈洞と左房が交通する疾患である．

a. 左冠状動脈肺動脈起始（anomalous origin of the left coronary artery from the pulmonary trunk）

a) 定　　義

左冠状動脈が肺動脈より起始する疾患で（図6.97），1933年 Bland, White, Garland により乳児例の臨床経験が報告されたことより，Bland-White-Garland 症候群ともいわれる．

b) 病 態 生 理

生後，肺動脈圧が高く，体血圧に近い間は左室は肺動脈よりの血液の供給を受けるので虚血に陥りにくい．肺動脈圧が低下してくると，左冠状動脈圧が，左室壁の圧を越えるのが短くなり，左室心筋は虚血に陥る．その結果，心室機能の低下，

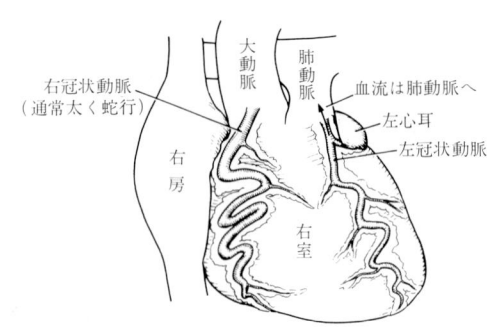

図 6.97　左冠状動脈肺動脈起始

僧帽弁閉鎖不全などが起こる．しかし，左室の虚血の程度も左右冠状動脈の副血行路の発達の程度に左右される．この副血行路が乏しいと乳児期に心筋虚血や心筋梗塞から重篤な心不全に陥り予後不良である（乳児型，infant type）．副血行路がよく発達していれば成人にまで達するが（成人型，adult type），副血行路があまり発達しすぎると大動脈-肺動脈間の左-右短絡を増すことになり，左室への容量負荷となるとともに，心筋への血液供給不足を生じる．

c) 症　　状

乳児期に発症するものでは，うっ血性心不全，狭心痛発作の症状（突然の顔面蒼白，冷汗，啼泣，呼吸困難など）をみる．小児や成人例でも心筋梗塞や心不全の症状が出現する．

d) 診　　断

重症の乳児では聴診上，しばしば，III 音，IV 音を聴取する．心電図で，Q 波や QRS，ST-T の変化を伴う前壁や前側壁梗塞の所見があれば診断の助けとなる．確定診断には心臓血管造影が必要である．大動脈基部の造影で，大動脈から右冠状動脈のみが起始し，続いて右冠状動脈から逆行性に左冠状動脈が造影され肺動脈につながる像が得られる．

e) 外 科 治 療

現在行われている手術術式としては，人工心肺を用い，左冠状動脈へのバイパス手術，左冠状動脈の上行大動脈への直接吻合法，肺動脈と上行大動脈との間に aortopulmonary window を作成し，これと左冠状動脈の開口部の間に肺動脈内でトンネルを作成する方法（竹内法，1979）などが

ある．

f) 予　　後

乳児期に発症するものの予後はきわめて不良であり，その手術死亡率も高い．術前状態のよいものでは，外科治療成績は良好である．

b. 冠状動脈瘻 (coronary arterial fistula)

a) 定　　義

冠状動脈が心腔（心房，心室），肺動脈，肺静脈，冠状静脈，上大静脈などに直接交通する疾患である．右冠状動脈瘻がもっとも多く（50〜55％），左冠状動脈瘻が約 35％，両者の合併は少ない．瘻は右心系に交通するものが大部分（90％）を占め，うち 40％が右室，25％が右房，15〜20％が肺動脈へ開口する．冠状静脈や上大静脈への交通はまれである．左心系に交通するものは 8％と少なくて，通常，左房に交通する．

b) 病態生理

瘻孔が小さいものでは，とくに問題ないが，これが大きいと，短絡血流も多くなり，冠状動脈は異常に拡大し，瘤状を呈することがある．短絡血流のため心臓への容量負荷となるので，心不全症状を呈するものもある．また，瘻孔への冠血流の steal が起こるため，心筋虚血に陥ることもある．

c) 症　　状

半数以上が無症状であるが，乳児期から，心不全症状を呈するものもある．労作時の呼吸困難，狭心症症状，不整脈などをみる．

d) 診　　断

瘻孔部に一致して，連続性心雑音を聴取し，胸部 X 線像で，心拡大や肺血管陰影の増強を認める．ドプラー断層心エコー法は有用で，拡大した冠状動脈と瘻孔部を描出しうる．確定診断上，大動脈造影や選択的冠状動脈造影が必要である．

e) 外 科 治 療

心臓の容量負荷および心筋虚血の症状や所見が認められるものが手術適応となる．瘻孔が冠状動脈分枝の末梢にある場合は，その冠状動脈を交通部に接して安全に結紮しうるが，通常，体外循環下に瘻孔を閉鎖する．心房や肺動脈に瘻孔がある場合には，心房や，肺動脈を切開し，内側より閉

鎖する．心室内に交通孔があったり，冠状動脈が太い場合には，冠状動脈を切開し，冠状動脈より瘻孔を閉鎖する．

f) 予　　後

手術成績は良好で，遠隔期に，心筋梗塞による突然死の報告もあるが，一般に術後の予後も良好である．

c. 冠状静脈洞と左房の交通（unroofed coronary sinus）

一般に冠状静脈洞の天井の一部が欠損し，左房と，交通するものをさし，まれな奇形である．

a) 病態生理

冠状静脈洞の天井の全欠損では，右-左短絡のため，チアノーゼが出現し，多血症，動脈血酸素飽和度の低下などを認める．冠状静脈洞開口部が左-右の心房間交通孔となる．部分欠損のものでは，通常，欠損孔を通して左-右短絡を生じ，冠状静脈洞開口部も大きく，血行動態学的には心房中隔欠損に似る．右房圧が左房圧より高い場合は右-左短絡を生じる．

b) 診　　断

他の合併心奇形のある場合，その診断は，術前および術中を通じ困難なことが多く，術後，右-左短絡の存在からはじめて本症が疑われ診断されることがまれでない．その意味で，きわめてまれな疾患であるが，心房間交通のある疾患では，本症の存在を念頭においておくことが，大切である．

c) 外科治療

欠損部の閉鎖を行う．左上大静脈が左房に開口する場合は，これを結紮する．結紮ができないものでは右心房に還流するよう左房内でトンネルを作成する．

〔内藤泰顯〕

F. Eisenmenger 症候群，原発性肺高血圧

a. Eisenmenger 症候群

a) 定　　義

心室中隔欠損，心房中隔欠損，動脈管開存など，本来，左-右短絡疾患であったものが，肺血管の閉塞性病変が進行し，肺血管抵抗が上昇，そのため，肺動脈圧が，体血圧と同等ないしそれ以上となり，右-左短絡が優位となった状態をいう．肺血管の変化は年齢がすすむにつれ進行する．Eisenmenger 化すると常時チアノーゼを認めるようになる．

さらに，広い意味で肺高血圧を伴う右-左短絡疾患に対しても，肺血管の閉塞性病変が進行し，肺管抵抗が心内修復の適応のなくなるまで上昇したものまで含めることもある．Eisenmenger 化したものの予後は不良である．

b) 症　　状

チアノーゼ，太鼓ばち指，心悸亢進，呼吸困難などを認める．静脈の怒張，肝腫大，浮腫などの右心不全症状なども出現してくる．

c) 診　　断

心雑音（収縮期）はないか，あっても弱く短い．胸部X線像で，肺野は明るく，肺動脈は拡張し，末梢は細い．心拡大は軽度で左室拡大はなく，右室肥大の所見をみる．心電図は右室肥所見をみる．ドプラー断層心エコー図は有用で，心内奇形および，短絡血流の方向と量および肺高血圧の程度を評価しうる．確定診断には，心カテーテル検査および肺生検による血管病変の検索が重要である．

d) 外科治療

一般に心内奇形の修復の適応はなくなる．通常，肺血管抵抗が10単位以上，肺体血管抵抗比0.85以上は適応から除外される．しかし，血管拡張剤（tolazoline など）や酸素負荷にて，肺血管抵抗が低下し，左-右短絡が優位となるものでは，手術適応となる可能性がある．このような場合，肺生検により肺血管の病変を検索し，その所見を加味して適応と決めることが大切である．一般に肺血管の病変の程度が Health-Edwards 4 度では適応から除外されるが，必ずしも適切でなく，より多くの小動脈の状態を検索することが大切である．

心内修復の適応のないものには，心肺移植ないしは肺移植が行われる．

b. 原発性肺高血圧（primary pulmonary hypertension）

a) 定　　義

原因が不明で，肺高血圧をきたす疾患をいう．肺の小動脈の閉塞性変化は年齢がすすむにつれ進行する．肺血管の攣縮が最初の変化といわれるが明らかではない．

b) 症　　状

肺高血圧が高度になると，チアノーゼが出現し，労作時の呼吸困難，狭心症症状，右室不全症状，不整脈などが出現し，予後不良で，しばしば，突然死する．

c) 診　　断

確定診断には胸部X線像で肺動脈が拡大し，肺野の末梢は明るく，右室肥大の所見をみる．心電図は右室肥大，肺性Pを認める．心カテーテル検査が必要で肺動脈圧が高く，肺動脈楔入圧は正常で，原因となる疾患がなければ，本症と診断される．

d) 外科治療

心肺移植，肺移植などが行われる．

〔内藤泰顯〕

6.3 後天性心疾患

A. 大動脈弁疾患

(1) 歴史的背景

大動脈弁疾患に対する外科治療の試みは，1950年 Bailey らの closed valvotomy, 1951年の Hufnagel による下行大動脈への ball 弁挿入によりはじまった．その後，体外循環技術の進歩に伴い，1959年，Harken らは prototype 的 ball 弁によりはじめて大動脈弁置換術（AVR）に成功し，1960年，Starr らにより実用的な caged ball 弁が開発されて以来，AVR は広く行われるようになった．

一方，これとは異なり，1962年，Ross らにより，はじめて同種大動脈弁を用いた AVR がなされたが，弁の処理，保存は煩雑で耐久性の面でも不満足であった．しかし，1968年，Carpentier らによる glutaraldehyde 処理の異種生体弁が登場して以来，生体弁による AVR も盛んに行われ，その後，生体弁，機械弁のいずれにも改良が重ねられ，今日に至っている．

(2) 解剖

大動脈弁は，大動脈基部の線維輪，半月状の三つの弁尖および Valsalva 洞から成り立っている．線維輪は貝殻状の形態をし，ここに各弁尖と大動脈壁が付着しており，僧帽弁前尖，膜性心室中隔とも線維的連続性をもっている．

各弁尖は非常に滑らかで薄く，ポケット状をなし，各弁尖の遊離縁の中央には Arantius 結節と呼ばれる小さな線維性の結節があり，この結節の両側から遊離縁に沿って走る半月形の薄い部分は半月（lunula）と呼ばれる．

各弁尖に対応する大動脈壁は通常より薄く，大動脈基部より袋状に膨隆，Valsalva 洞となって大動脈弁の外側を形づくっている．左右の冠状動脈はここより起始し，冠状動脈口の位置により各弁尖は左冠状動脈尖（left coronary cusp, LCC），

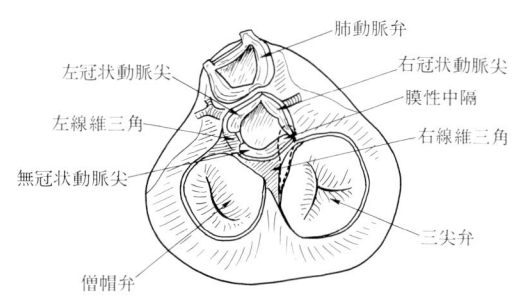

図 6.98 大動脈弁周囲の解剖

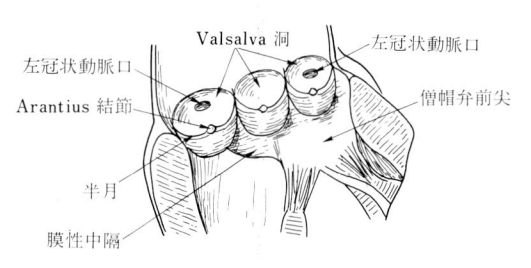

図 6.99 大動脈弁の解剖

右冠状動脈尖（right coronary cusp, RCC）および無冠状動脈尖（non coronary cusp, NCC）に分けられ，RCC と NCC の交連部直下は膜性心室中隔，NCC と LCC の弁輪は僧帽弁前尖の弁輪と接している（図 6.98, 6.99）．

(3) 病型および病因

大動脈弁の機能障害には狭窄（stenosis）と逆流（regurgitation）の二種類があり，狭窄には弁性の他に弁上部性，弁下部性，特発性肥厚性大動脈弁下狭窄などがあるが，ここでは弁性のもののみについて述べる．

a) 大動脈弁狭窄（aortic stenosis, AS）

大動脈弁狭窄をきたす原因には，① 二尖弁など先天性異常の石灰化変化，② 後天的なリウマチ性変化，動脈硬化性変化などがある．

① は成人の大動脈弁石灰化を伴う pure AS の

原因として多く，弁の構造変化による血液の乱流が線維化，石灰化を招き，あるいは感染を合併することによりASとなったもので，欧米では成人ASの原因の60％を占める．後天性ではリウマチ性が多く，弁尖の肥厚，短縮，弁交連部の癒合により弁口部は小さい円形または三角形となるが，大動脈弁のみが侵されることはまれで，僧帽弁病変を伴っていることが多い．動脈硬化性変化では，弁尖の肥厚とともにアテローム沈着，さらに石灰沈着が生じ，弁の可動性が制限されるもので，高度の狭窄に至ることは少なく高齢者に多い．

b） 大動脈弁逆流（aortic regurgitation，AR）

ARの原因は，大動脈弁自体の病変と大動脈弁輪拡大とに二大別される．弁自体の病変としてはリウマチ性がもっとも多く，炎症により弁尖が瘢痕，収縮し，拡張期に弁尖間に間隙を生じ逆流が発生する．また，交連部が癒合して弁の開放を妨げ，狭窄を合併することも多い．

次いで，感染性心内膜炎（infective endocarditis，IE）によるものが多く，正常な弁尖以外にも二尖弁など先天性異常やリウマチ性変化のある弁尖にも発症し，感染により弁交連部が破壊され，弁尖逸脱や穿孔，疣腫を生じ，さらには弁輪部に基部膿瘍（root abscess）をつくる．

その他，動脈硬化症や先天性二尖弁などの弁尖異常によりARが発生する．

Marfan症候群に代表される大動脈壁の中膜壊死（medial necrosis）性疾患では，弁輪拡大とともに弁尖に粘液腫性変化を生じ，また，大動脈壁の解離を合併することもあり，高度のARをきたし，最近，外科治療の機会が増加してきている．

その他，大動脈基部に病変をもつものとして，syphilis, aortitis, 慢性関節リウマチ，強直性脊椎炎および解離性大動脈瘤などがあり，ARの発症原因となる．

（4） 病態生理
a） 大動脈弁狭窄（AS）

ASの基本的病態は，弁狭窄により左室から大動脈への血液駆出が妨げられ，左室と大動脈間に収縮期圧較差を生じることであり，圧較差は弁口面積，弁口部血流量，収縮時間によって決定される．正常の大動脈弁口面積は，成人では3〜4 cm^2 であるが，半分の1.5 cm^2 となると圧較差は15〜20 mmHg，0.5 cm^2 まで低下すると70〜100 mmHgとさらに大きくなり，症状が出現する．

この弁狭窄に対して左室は，心拍出量を正常に保つため左室内圧を上昇させ，左室壁を肥厚させることにより代償し，心拍出量，左室拡張終期圧（LVEDP），左室拡張終期容積（LVEDV），左室駆出率（LVEF）などは正常値を示すが，左室壁の伸展性complianceは低下し，左房圧a波は増高する．左室壁の肥大によって壁張力の増加は軽減され収縮性は長く維持されるが，やがて収縮力は低下し心拡大が始まり，LVEDP，左房圧は上昇し，心不全を呈するようになる．

b） 大動脈弁逆流（AR）

ARの基本的病態は，拡張期の大動脈から左室への逆流による容量負荷であり，この逆流量は逆流弁口面積，大動脈と左室の拡張期圧較差，拡張期の長さによって決定される．

左室は左房からの還流と大動脈からの逆流が加わって，左室拡張期容積が増大し，左室心筋張力は早期に増加するため左室は急速かつ強力に収縮し，増大した心拍出量が維持される．左室拡大は左室壁complianceの増加を伴い，内腔が拡大しても圧はそれほど上昇せず，ASのように圧負荷が大きくならないので，心筋酸素消費量はそれほど増加しない．また，仕事量の増大は冠血流量の増加で代償しているため，有効な心拍出量がかなり長時間にわたって維持される．

しかし最終的には，前負荷予備能は限界に達し，後負荷増大によっても心収縮能低下を代償することが困難な状態（afterload mismatch）となり，収縮力は低下し，左室収縮終期容積（LVESV）の増加とLVEFの低下が起こる．心拍出量はLVEDPの上昇で維持されるが，やがて肺循環系の圧が上昇し，うっ血性心不全（congestive heart failure，CHF）となる．

急性ARでは，左室壁complianceが増加していないのでLVEDPは急速に高まり，僧帽弁は早期に閉鎖する．したがって左房圧は上昇，肺水腫となり有効心拍出量は急速に減少する．

(5) 症状および診断

a) 大動脈弁狭窄（AS）

無症状に長く経過した後，易疲労性，労作時呼吸困難，狭心痛，失神発作などの症状で発症する．狭心痛は50～70％に出現し，心筋肥大と冠状動脈灌流圧低下にもとづく心筋虚血のためと考えられているが，冠状動脈硬化の合併も少なくない．失神発作は30～50％に出現し，起立性低血圧，不整脈のためと考えられている．右心不全症状が出現するまで生存するのはまれで10％以下である．

他覚的には遅脈で，聴診上，胸骨右縁第2肋間に最強点をもつ駆出性収縮期雑音（systolic ejection murmur）を聴取し，頸動脈に放散する．

心音図上，駆出期の延長によりA2は遅れ，時にはP2より遅れてII音の奇異性分裂を生じる．左室壁肥厚によるcompliance低下のためにしばしばIII音を聴く．

心電図（ECG）上は左室肥大（LVH），心筋障害を示し，左側胸部誘導でQRSは高電位となり，ST-Tのstrain型低下を認める．また心筋虚血，石灰沈着の浸潤で伝導障害をみることもあるので，Holter ECGで不整脈をチェックする．

X線像では，左第4弓が突出，丸みを帯び，大動脈弁の石灰化，上行大動脈の狭窄後拡張をみることがある．

心臓超音波検査（UCG）では，長軸断層所見において弁尖の肥厚，石灰化による輝度の増強，収縮期ドーミング，左室肥大，上行大動脈の拡大（post stenotic dilatation）などが認められる．また，Mモードでは大動脈弁は多重エコーとして認められ，弁の収縮期最大幅が15mm以下となり，最大開口までの時間が延び，しかもより早期に閉鎖するために正常大動脈弁のbox-likeの所見はなくなる．二尖弁では短軸断層所見で大動脈弁が二尖しかないことが証明され，またMモードでは拡張期の弁の位置が大動脈の中心を外れている所見が得られる．狭窄の程度は，連続波ドプラー法により大動脈弁の収縮期圧較差を計測することにより決定できる．

心臓カテーテルおよび造影検査は弁口面積，収縮期圧較差，弁輪径，左室機能の判定に有用で，40歳以上では冠状動脈造影を必ず行う．確診は収縮期圧較差によりなされるが，ASが高度で左室圧が得られないときはBrockenbrough法も考慮する．断層心エコー図とあわせて弁輪径の測定は代用弁のサイズ決定に重要である．大動脈造影，左室造影により弁尖の数，弁の動き，収縮期ジェットの有無と方向，左室機能を知る．

b) 大動脈弁逆流（AR）

ASよりも無症状期間が長く，動悸，胸部不快感，徐々に進行する左心不全（労作時呼吸困難，夜間呼吸困難発作）を主症状とする．中年以上では，狭心痛が起こる場合（25％以下）があり，拡張期圧，すなわち冠状動脈灌流圧の低下や著明な左室心筋重量増加や収縮期高血圧による心筋酸素需要の増大のためともいわれるが，冠状動脈硬化の合併することも少なくない．また，ARでは失神発作はまれである．症状が進行し晩期には右心不全症状が出現することもある．

急性ARは感染性心内膜炎や解離性大動脈瘤の際にみられ，発熱，胸痛の後，突然の左心不全症状で発症し，代償機転が伴わないため急速に心不全が進行する．

ARの他覚的所見では，脈は急速に立ち上がり，小さくなる速脈を呈し，脈圧は大きくなる．血圧は収縮期圧上昇と拡張期圧低下を特徴とし，拡張期圧は0にまで至る．

聴診上は，胸骨右縁第2肋間から心尖部にかけて拡張期漸減性の灌水様雑音（blowing murmur）を聴く．心基部では大動脈弁を通過する血流量増加により収縮期駆出性雑音を，心尖部では拡張期逆流のため半閉鎖位となる僧帽弁口を通過する血流により拡張期rumbling murmur（Austin-Flint）を聴く．

ECGは左軸偏位，LVH，LV strain patternを示す．ARでは上室性，心室性の不整脈がしばしば出現し，とくに左心機能低下例ほど高率に認められる．

X線像では左室流出路が延長するため長軸方向に長く左側下方に拡大し，上行大動脈の延長，拡張をみる．

UCGは大動脈基部,左室径は拡大し,心室中隔,後壁の動きは大きくなる.ARでは弁尖の異常よりも,むしろ拡張期の左室への逆流血による僧帽弁前尖のflutteringがその存在を示唆することが多く,最近はドプラー断層法により逆流をカラー表示化し,その到達度,断面積によって逆流度を評価する方法が行われている.心機能との関連では左室の拡大の程度が重要で,Henryら[1]は左室収縮終期径が55 mm以上では,術後の心機能回復が少ないとしている.IEによるARでは疣腫をみることがある.

心臓カテーテル,造影検査では,大動脈圧波型は収縮期の急峻な立ち上がりと拡張期のdicrotic notchの消失が特徴的であり,大動脈造影により逆流度,弁の性状,大動脈の拡張程度を知る.

Sellers, Cohnらによる逆流度基準は,

1度:左室へのジェット流を示すが左室腔は造影されず,次の収縮期には造影剤は完全に左室から駆出されるもの,

2度:ジェット状に左室に逆流し左室腔も部分的に造影されるが,次の収縮期で造影剤は完全に駆出されるもの,

3度:大動脈と同程度に左室腔が造影され,拡張期ごとに濃く造影されるもの,

4度:左室腔は1回の拡張によって大動脈より濃く完全に造影され,数拍間造影剤は左室に残存しているもの,

である.

さらに造影とカテーテル法で求めた1回拍出量の差により,逆流量や逆流率を算出することも可能である.心機能との関連では,左室造影上,LVEDVは心筋収縮性よりも逆流量の大きさにより決定されるが,LVESVは逆流量の大きさと関係ないので心筋収縮性のよい指標とされ,収縮能の低下とともにLVESVの増加とEFの低下が起こる.

(6) 内科的治療

a) 自然予後

i) AS　左室の代償機能はきわめて強力であるため長く無症状に経過するが,ひとたび症状が出現すると自然予後はきわめて不良である.

RossとBraunwaldら[2]は,狭心痛,失神発作が出現した場合の平均余命は3年,CHFの場合は1.5年と報告している.また,重症ASと診断され外科治療を受けなかった場合,1〜2年で15〜20％が心室細動などにより突然死するか,突然の左心不全により死亡し,5年以内にはほとんどが進行する心不全などにより失命する.

ii) AR　ARの自然予後は,逆流の重症度に依存し,比較的軽度のものでは活動性や生命予後は影響されないことが多い.逆流が高度であっても長く(3〜10年)無症状で経過するが,左室拡大の出現や収縮能低下による運動耐用能の低下,呼吸不全,狭心痛の出現は予後不良の徴であり,外科治療なしでは,狭心痛で5年,CHFでは1〜2年以内で死亡する.

b) 内科治療

i) AS　一般的には,狭窄の進行を防止し,心機能の保存をはかり,リウマチ性の場合はリウマチ熱の再発を予防する.また,IEの合併に注意する.

薬物療法は,ASの血行動態に注意し,心拍出量が低下しないように行う.digitalisは一般には投与しない傾向にあるが,心拡大を伴い収縮力低下がある場合には投与する.利尿薬は肺うっ血のある場合には有効である.β遮断薬はnegative inotropic actionを有しており,一般的には使用しない.狭心痛を合併している場合には亜硝酸薬が有効であるが,前負荷軽減作用が強力であるため心拍出量低下に注意する.

ii) AR　心不全に対する治療が主となり,不整脈や狭心痛,基礎疾患の治療も必要である.digitalis薬,利尿薬の投与が主となり,狭心痛には亜硝酸薬を投与する.症状がなくても心拡大が著しいときにはdigitalisを用い,また,血管拡張薬により,末梢血管を拡張させ,心臓の駆出抵抗を下げるよう試みる.リウマチ性ではリウマチ熱の再発を予防をし,IEの発症予防に努める.

(7) 外科治療

a) 手術適応

i) AS　ASの自然予後は悪く,20％に運動時の急死が起こる.したがってASが確定し,症状

のあるすべての症例は手術適応となる．たとえ無症状でも正常心拍出量下で収縮期圧較差が 50 mmHg 以上，弁口面積 0.8 cm 以下では手術適応であり，心拡大の進行や不整脈の出現があれば手術を急ぐ．また AS が中等度であっても，冠状動脈硬化，狭心痛があれば同時手術をすべきである．

ii) **AR**　AR では AS よりも無症状期間が長いため，手術時期の決定はより困難である．AR の場合も症状の出現は心機能障害の進行を意味しており，したがって症状のあるすべての症例は手術適応となる．不整脈や狭心痛，左心不全症状の出現はたとえ軽度であっても絶対適応と考える．

無症状期の AR の手術適応の決定は，しばしば困難である．左室拡大がある時期まで達した場合，二次的な cardiomyopathy が完全に回復することはなく，術後遠隔成績にも影響を与えることが明らかにされてきた．心拡大（CTR≧55 %）と ECG の異常所見があり，大動脈造影上，逆流度 3 度以上では手術を考慮する．

心機能との関連では，Henry らは UCG で左室収縮終期径が 55 mm 以上，また，% fractional shortening が 25 % 以下ではすぐ手術をすべきであり，50 mm 以上では手術をすすめるとしている．また，Borow らは左室造影上，左室収縮終期容積係数 LVESVI 30 ml/m^2 では手術成績がよく，90 ml/m^2 では予後不良と報告している．また，中等度 AR に冠状動脈硬化を合併する場合は，同時手術を考慮すべきである．

b)　手術術式

大動脈弁病変に対する手術術式には，弁形成術および弁置換術があるが，弁形成術の適応となるのは，心室中隔欠損（VSD）＋AR に対する plication 法，大動脈解離＋AR に対する大動脈弁挙上術，僧帽弁疾患に合併した軽症大動脈弁狭窄病変に対する交連切開術などに限られ，大部分は弁置換術の適応となる．

c)　大動脈弁置換術（aortic valve replacement，AVR）**の実際**

胸骨正中切開の後，上行大動脈高位より送血，右房より two-stage single venous cannula または two venous cannula で脱血，体外循環を開始し，脱血温 30°C で上行大動脈を遮断，心筋保護を行い，また右上肺静脈より左室 vent tube を挿入する．

心筋保護は，上行大動脈よりまず cardioplegic needle を穿刺し行い，大動脈切開後は，直接左右冠状動脈口に別個に注入し，通常は 30 分ごと，高度左室肥大例では 20〜25 分ごとに追加注入する．

aortotomy は，上行大動脈の前面，右冠状動脈上 15〜20 mm からはじめ，左上方および無冠洞中央部に向かって斜め右下方へ延長し，切開した大動脈壁に固定糸をかけ大動脈弁を露出する（図 6.100 A）．こうすることにより安全で十分な視野が得られ，また，大動脈縫合も容易となる．

ついで大動脈弁を切除するが，AS などで石灰化が強い場合には，弁輪，心室中隔，大動脈壁を損傷しないようにすることが大切であり，石灰化が著しいときには，crush してから切除するとよい．とくに RCC と NCC 間には刺激伝導系があり，この部の石灰化弁の切除に際しては，慎重かつ過大にならないように留意する．また，小切除片や石灰片が左室内に落下するのを避けるため，左室内に小ガーゼを挿入しておく．

弁の切除は，一般に RCC の中央から開始するが，尖刃刀の先が完全に左室内に刺入されていることを確認してから切離をすすめる．切離の方向はやりやすい部位へとすすめるが，LCC と NCC 間の交連部は，過剰に切除すると術後出血が起きやすい部であり，注意を要する（図 6.100 B）．

弁切除後は，cold saline でよく洗浄し，弁サイズを決定する．一般に成人の弁サイズとしては 23 mm 以上が必要とされ，21 mm サイズであれば，より圧較差の少ない bi-leaflet valve を用いるべきであり，それ以下では後述する何らかの弁輪拡大術が必要となる．

代用弁の縫着固定は，スパゲッティ付き 2-0 ポリエステル糸により，まず各交連部にマットレス縫合をおき，各交連部間を青，白の縫合糸を交互に用い，一般に 5 本の単純結節で縫合している．しかし，AR などで弁輪が大きい場合には，すべてスパゲッティ付きマットレス縫合で縫着している．縫合針の刺入に際しとくに留意すべき部位は，

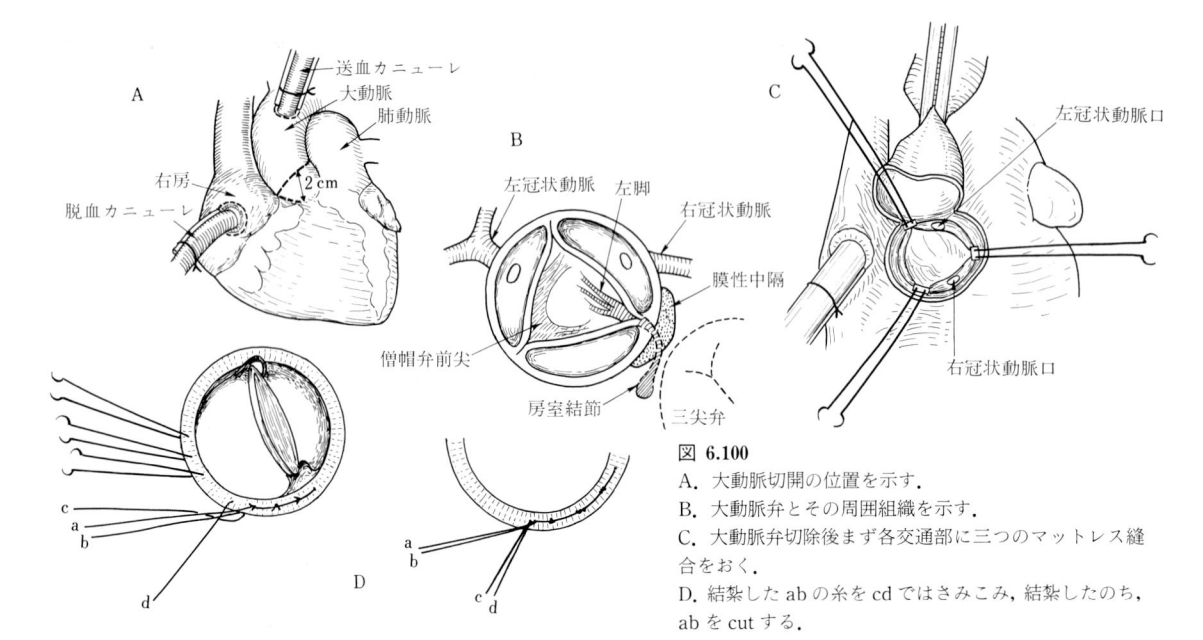

図 6.100
A. 大動脈切開の位置を示す．
B. 大動脈弁とその周囲組織を示す．
C. 大動脈弁切除後まず各交連部に三つのマットレス縫合をおく．
D. 結紮した ab の糸を cd ではさみこみ，結紮したのち，ab を cut する．

RCC と NCC 間の交連部と LCC 部である．前者には刺激伝導系があり，あまり深く針を刺入すると刺激伝導障害を生じる．また，LCC 部では，縫合針が左室後壁心筋に深く刺入されると弁固定時心筋の断裂をきたし，大動脈後壁出血の原因となる．なお，縫合糸による disc の閉鎖障害を予防するため，縫合糸の結紮に際し，各縫合糸を次の縫合糸に挟みこみ，断端が血流中に突出しないようにする weave 法を用いている[3]（図 6.100 C, D）．

代用弁が十分に開閉するのを確認した後，再び洗浄し，大動脈壁は最初の一層を 3-0 ポリプロピレン糸で連続マットレス縫合し，大動脈遮断を解除した後，さらに一層の連続 over and over 縫合を加え，経心室中隔的に左室から空気を除去し，除細動する．

annuloaortic ectasia（AAE）などに対する Bentall 手術の場合は，大腿動脈より送血，右房より脱血し，上行大動脈遮断の後，瘤の中央で縦切開し，心筋保護液を左右冠状動脈口より注入する．composite graft は，あらかじめ弁輪径にあったものを作製するが，最近は preclotting の不要な各種シールドグラフトが市販されており，woven type のグラフトが主に使用されている．

弁輪への composite graft の固定は，全周スパゲッティ付き 2-0 ポリエステル糸のマットレス縫合で行い，次いで冠状動脈口と graft 側孔との吻合に移るが，手術の成否はこの吻合にかかっている．Bentall 術後の合併症としては，出血，遠隔期吻合部仮性動脈瘤の発生，graft と wrapping した動脈瘤壁間の血腫形成による大動脈弁上部狭窄などが知られている．筆者らは，約 1.0 cm 直径の side hole を graft に開け，冠状動脈口の周囲 6 カ所にスパゲッティ付き 4-0 ポリプロピレン糸 6 本でマットレス縫合をおき，この間を連続縫合することにより吻合部の補強に努めている．この際，弁輪側のマットレス縫合は composite graft を固定する前に行うと操作が容易である．

最近では，冠状動脈口の周囲組織が脆弱な場合には，両冠状動脈口をボタン状にくりぬいて直接 graft に端側吻合している．

d） 代用弁の選択

代用弁の選択で，AVR が僧帽弁置換術（MVR）と異なる点は，① 心房細動（Af）例が少なく，血栓塞栓症の発症率が低いこと，② 弁圧較差の残存が左室負荷を惹起すること，③ 弁閉鎖時の圧負荷が少ないため生体弁の弁機能不全の頻度が低いこと，などである．これらの点と，患者の年齢（小児と高齢者），性別（妊娠，出産の希望），弁輪の大きさ，感染の有無，個人的条件（warfarin 服用可能か否かなど）を十分に考慮した上で，もっと

表 6.18 大動脈弁位における人工弁の圧較差 (mmHg)

人工弁	19 mm	21 mm	23 mm	25 mm	27 mm
機械弁					
Starr-Edwards	—	21	22	12	14
Lillehei-Kaster	—	45	28	22	15
Björk-Shiley : Spherical Disc	—	22	14	9	11
Björk-Shiley : Convexo-Concave Disc	—	16	15	—	—
St. Jude Medical	15	6	2	2	0
生体弁					
Hancock	—	15	16	14	10
Hancock Modified Orifice	—	9	11	10	10
Carpentier-Edwards	—	13	16	13	10
Ionescu-Shiley	—	9	5	3	2

(医学のあゆみ, 143:673, 1987)

も適した弁を選択することになる.

このうち,高齢者では,石灰化による狭窄病変が多く,比較的小サイズの弁の使用や弁輪拡大術を必要とする症例が多いことから,圧較差の少ない弁を選択する必要がある.また,高齢者では,脳血管病変の合併が多いことや,加齢による精神障害などで抗凝血療法が困難であること,大動脈弁位では高齢者ほど生体弁機能不全の発症頻度が低く平均余命が短いことなどから,現在では70歳以上では生体弁のほうが有利と考えられる.

生体弁は,大動脈弁位では抗凝血療法を必ずしも必要としないなど利点を有するが,小児例での早期石灰化はもちろん,成人例においても遠隔期の耐久性に関して問題が指摘されている.したがって,妊娠,出産を希望する症例,出血傾向を有する疾患の合併例,抗凝血薬の定期的摂取および調整が困難な個人的,地理的条件をもつ症例など,抗凝血療法が禁忌の場合に限って用いた方がよいと思われる.

現在使用されている代用弁は,大動脈弁位では安静時,10~12 mmHg 前後の圧較差を有し,運動負荷時には2~3倍に増加する(表6.18).弁サイズが小さくなるにつれて圧較差は増大し,遠隔期において,左室負荷,溶血,血栓など弁由来の合併症を引き起こすことになる.

このように置換弁と患者の不適合(valve prosthesis-patient mismatch)を避ける意味からも,弁輪狭小例では圧較差の少ない弁を選択する必要がある.現在使用されている各人工弁の大動脈弁位での圧較差を表6.18に示すが,小サイズでは St. Jude Medical (SJM) 弁, Inonescu-Shiley 弁は比較的圧較差が少なく,一方,ボール弁,ブタ大動脈弁では圧較差が大きい傾向を示している. Medtronic-Hall 弁, Omnicarbon 弁などの記載はないが, Björk-Shiley 弁, Lillehei-Kaster 弁などの傾斜円板弁に比べて大差はないと思われる.

狭小弁輪の定義を成人で21 mm サイズの人工弁が正常の位置に挿入できないものとすると, SJM 弁でも,体表面積1.5 m 以上の場合は負荷などの面から満足すべきではなく,弁輪拡大術が必要となり,一方,傾斜円板弁では23 mm より小サイズでは弁輪拡大術を行うべきである.

e） 弁輪拡大術

大動脈弁輪の拡大方法には次のようなものがある.もっとも簡単なのは, Olin, David らによる NCC の部分のみ弁輪上部に固定する方法であり,この際, disc の開放方向が10~20度傾くので70度以上の開放角をもつ傾斜円板弁では,開放位固定をきたすおそれがあり,注意する必要がある.

弁輪や心筋に切開を加える方法には, RCC より心室中隔に切り込む今野の方法, NCC より弁輪を越え,僧帽弁前尖まで切り込む Manouguian[4] の方法,切り込まない Nicks の方法があり,これらの拡大により1~2サイズ大きな弁が縫着可能となる(図6.101).

(8) 外科治療成績

a) 早期成績

一般的な術後管理は,他の開心術と同様であるが, AVR の場合,術前左室負荷による左室肥大のため,左室を拡張するにはより高い filling pres-

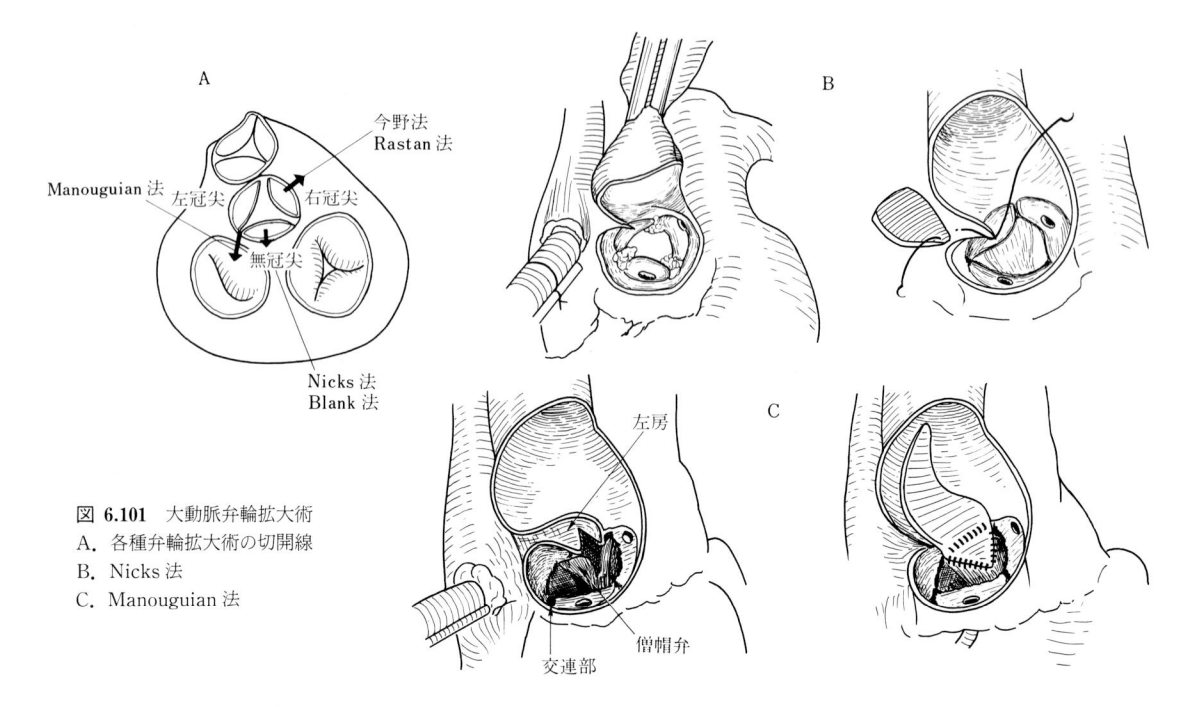

図 6.101 大動脈弁輪拡大術
A. 各種弁輪拡大術の切開線
B. Nicks 法
C. Manouguian 法

sure を必要とし，とくに AS では左房圧として15～18 mmHg が適当なこともある．

術後合併症には，低心拍出量症候群 (LOS) の他に A-V ブロック，stroke，弁周囲逆流，感染などがある．

b) 病院死

AVR の手術成績は安定し，初回の単独 AVR の場合，病院死亡率は2～4％である．死亡原因では，acute cardiac failure いわゆる LOS がもっとも多く，次いで出血である．

病院死の危険因子としては，重症 NYHA 分類，高齢者，AR，冠状動脈硬化の合併，IE などが知られ，重症 NYHA は左心機能の低下を表し，高齢者は組織脆弱性から術後出血の機会が多いことを示している．また，AR は AS よりも左心機能が低下した状態で手術をする機会が多く，冠状動脈硬化を合併した場合，CABG を同時に行った方が危険率が低いといわれている[5]．

c) 遠隔成績

AVR の遠隔成績は，使用する人工弁によって

表 6.19 各種人工弁による大動脈弁置換術の成績と合併症

報告者（年度）	弁の種類	症例数	平均追跡期間（年）	手術死亡率（％）	遠隔生存率％（術後年）	合併症（％/患者・年）				
						血栓塞栓症	出血	感染	弁機能不全	再手術
Murphy (1983)	S-E	476	5.8	6.0	80 (5)	2.0	2.4	1.2	1.0	
Miller (1984)	S-E	449	6.4	7.1	72 (5)	3.1	3.1	0.9	2.2	1.1
Daenen (1983)	B-S	364	3.7	4.6	82 (8)	0.7	2.1	0.7	0.1	0.8
Horstkotte (1983)	B-S	424	3.5	7.3		1.9	1.8			1.2
Baudet (1985)	SJM	500	2.6	3.6	87 (5.5)	0.3				
Arom (1985)	SJM	218	1.0	3.7	89.9 (6)	0.7	4.6	0.2	0	
Craver (1982)	H	430	1.9	2.6	84 (4.7)	0.2			1.3	
Gallo (1983)	H	131	5.8	4.5	84.8 (8)	0.97		0.55	1.1	
Januce (1982)	C-E	334	1.6	4.8	91 (8)	0.9		0.9	0	
Brais (1985)	I-S	292	2.5	10	71 (6)	1.4		3.9	1.0	3.4
Thompson (1980)	allograft	423	3.9	3.9	81 (8)	0	0	5.9		

S-E: Starr-Edwards, B-S: Björk-Shiley, H: Hancock, C-E: Carpentier-Edwards, I-S: Ionescu-Shiley

(医学のあゆみ，143：673，1987)

も異なるが，おおよそ5年生存率は85〜90％でありいまだ満足すべきものではない（表6.19）．この遠隔死の約半数は心臓死であり，危険因子は術前左室機能障害，心室性不整脈などである．

人工弁由来の遠隔死は約25％とされ，血栓塞栓症，抗凝血療法による出血，血栓弁，弁機能不全，置換弁感染などが原因である．また，原因不明の突然死も約10〜20％に認められている．

弁置換例の遠隔期の活動性は向上し，90％がNYHA分類1度または2度になり，術前4度の症例でも70％が1ないし2度に改善している．

〔小松作蔵・山田　修〕

文　献

1) Henry WL, Bonow RO, Rosing DR, Epstein SE: Observations on the optimum time for operative intervention for aortic regurgitation. II. Serial echocardiographic evaluation of asymptomatic patients. *Circulation,* **61**：484, 1980.
2) Ross J Jr, Braunwald E: Aortic stenosis. *Circulation,* **38** (suppl V)：V-61, 1968.
3) 数井暉久, 小松作蔵：大動脈弁置換術における人工弁縫合法の一工夫. 胸部外科, **36**：293, 1983.
4) Manouguian S, Seyhold-Epting W: Patch elargement of the aortic valve ring by extending the aortic incision into the anterior mitral leaflet: new operation technique. *J Thorac Cardiovasc Surg,* **78**：402, 1979.
5) Miller DC, Stinson EB, Oyer PE, Rossiter SJ, Reitz BA, Shumway NE: Surgical implications and results of combined aortic valve replacement and myocardial revascularization. *Am J Cardiol,* **43**：494, 1979.

B. 僧帽弁疾患

(1) 僧帽弁の構造

僧帽弁を通過する血流は，弁尖，腱索，乳頭筋，心房，心室の相互作用によって調節されている．これらの構成要素の障害や弁口部での機械的狭窄により，僧帽弁口部での血液の逆流や流入障害が発生すると，僧帽弁閉鎖不全症や僧帽弁狭窄症の原因となり，手術適応となることがある．

僧帽弁の解剖および各部位の名称について，トロント大学グループの研究報告を紹介し[1,2]，成人例の僧帽弁弁輪の大きさの平均値を図示しておく（図6.102）．僧帽弁は前尖と後尖の二つの弁尖からなり，左室壁および左室内の前乳頭筋・後乳頭筋と多数の腱索によってつながっている．前尖は半円形で心房中隔側の弁輪に，後尖は左室・左房の自由壁にあたる弁輪の後方に付着している．後尖は前尖に比べ弁輪に付着する範囲が広く，全弁輪の約2/3を占めている．両弁尖の移行部は交連部（commissure）と呼ばれ，前外側交連と後内側交連がある．各交連部へは前および後乳頭筋から扇状に広がる特殊な形態をした腱索（commissural chorda）がでており，手術時に僧帽弁の解剖学的な位置関係を知るのによい指標となる．後尖は二つの亀裂（cleft）により三つの扇形葉（anterolateral scallop, middle scallop, posteromedial scallop）に分かれていることが多く，各cleftには扇状の腱索（cleft chorda）が認められる．左室の収縮期には，前尖と後尖の自由縁が接合（coaptate）して血液が左室から左房へ逆流するのを防いでいる．両弁尖のこの接合面は，左房側がザラザラしておりrough zoneと呼ばれる．前尖は自由縁から1/3がrough zoneで，弁輪側2/3がclear zoneと呼ばれている．後尖にはrough zone, clear zoneに続いて弁輪に沿って2〜3mm

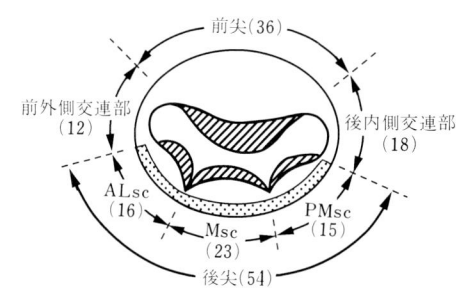

図 6.102　左房側からみた僧帽弁の模式図（Ranganathanら, 1970）
（　）内の数字は，各部位が僧帽弁輪に占める長さを示す（単位はmm）．ALsc = anterolateral commissural scallop, Msc = middle scallop, PMsc = posteromedial commissural scallop, 斜線部= rough zone, 点部= basal zone, 前尖と後尖の白色の部分= clear zone.

幅の basal zone が存在し，この basal zone へは左室後壁からでた細い腱索（basal chorda）が付着している．前後乳頭筋からでて両弁尖の rough zone に付着する腱索は，rough zone chorda と呼ばれ，弁尖の自由縁と弁下面に付着するものとに分けられる．前尖につく rough zone chorda のうち，弁下面に付着する太い腱索が前後の乳頭筋から各1本ずつ認められ，この腱索は strut chorda と呼ばれており，弁機能の維持に重要である．腱索の分類および命名はここに述べた以外に多くの方法があり，Tandler[3] は腱索を一次，二次，三次と三つに分類したが，この分類も手術操作上便利である．乳頭筋からでる腱索が一次，二次腱索で，三次腱索は左室後壁からでて後尖の basal zone に向かうものである．一次腱索は弁尖の自由縁に，二次腱索は弁尖の下面に付着する．

(2) 定　　義

後天性僧帽弁疾患には僧帽弁狭窄症（mitral stenosis, MS）と僧帽弁閉鎖不全症（mitral regurgitation, MR）とがある．左室拡張充満期に左房から左室への血液の流入が僧帽弁口において障害される現象が MS であり，MR は僧帽弁構成要素の障害により左室収縮期に，血液が左房へ逆流するときに発生する．

(3) 後天性僧帽弁疾患外科治療の歴史的背景

後天性僧帽弁疾患の外科治療の歴史は，1898年 Samways ら[4] が MS の手術治療の可能性を示唆し，1902年に Bruton[5] が実験で狭窄僧帽弁口開大の可能性を示した．1923年 Culter ら[6] が"cardiovalvulotome"を左心耳から挿入して MS 寛解のため弁の一部切除を行った．1925年には Souttar[7] が左心耳から挿入した指で狭窄僧帽弁口を開大したが，同時に MR の jet を指で触知し，手術における逆流発生あるいは増強の危険性を示唆し外科医に警鐘を打ちならした．そして，1948年にはアメリカで Bailey（Philadelphia）[8]，Harken ら（Boston）[9] が，イギリスで Baker ら（London）[10] が，それぞれ別々に左心耳から指あるいはナイフを挿入して閉鎖式僧帽弁交連切開術（closed mitral commissurotomy, CMC）に成功した．その後，Dubost が左心耳から挿入する開大器（dilator）を開発し，1959年には Tubbs が左心室から挿入する dilator を考案し[11]，以後 CMC の全盛期となったが，1970年代に入りしだいに直視下僧帽弁交連切開術が行われるようになった．

体外循環を使用しないで行う MR に対する外科治療は，MS のように有効なものがみつからなかった．1956年に Lillehei ら[12] がはじめて体外循環使用のもとに直視下で MR に対して弁輪形成術を行い，以後 MacGoon[13]，Wooler ら[14]，Kay ら[15]，Reed ら[16] により少しずつ異なった方法の僧帽弁形成術の臨床例が報告されてきたが，現在のところ MR に対する僧帽弁形成術の方法は Carpentier[11] によって集大成されている．

人工弁による僧帽弁置換術は，1961年 Starr ら[17] が最初に成功例を報告した．

(4) 僧帽弁狭窄症（MS）

a) 病因および病理学的所見

MS の原因は，大多数がリウマチ性弁病変で，左房内血栓や左房粘液腫，感染による疣贅が，その原因となることもある．ここにはリウマチ性弁膜症について述べる．

弁尖は交連部での癒合が特徴的であり，この癒合のみが原因で MS となっている症例は，交連切開術のよい適応となる．癒合した交連部や弁尖の自由縁を中心に弁尖の肥厚がみられ，石灰化を伴うことがある．病変の進行に伴い腱索にも肥厚，癒合，短縮などが認められ，さらに乳頭筋にも同様の病変が及んでいることがある．このような症例の外科治療としては交連切開術のみでは不十分で腱索，乳頭筋の弁下組織にも処置が必要となり，病変によっては人工弁置換となる．1953年 Sellors[18] は，手術所見から僧帽弁の荒廃の程度を Type I から Type III に分類した（図6.103）．左房は拡大し，壁は肥厚し石灰化していることがある．また，左房内に血栓を認めることがある．左室腔および左室心筋は，拡大肥厚はなく正常かやや小さい．肺血管には，可逆的な攣縮から器質的な閉塞性病変をみるものまでがあり，肺血管抵抗の上昇により肺動脈圧，右室圧が上昇し，最終的には三尖弁輪拡大による二次性の三尖弁閉鎖不全を発生する．リウマチ性僧帽弁疾患には逆流を併発す

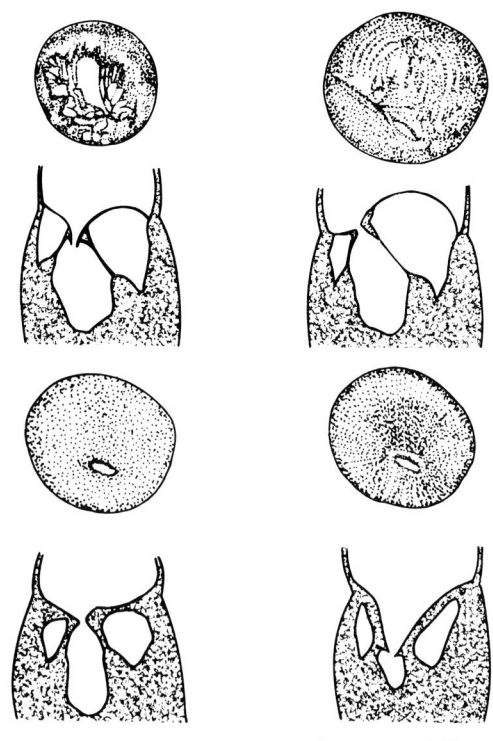

図 6.103 リウマチ性僧帽弁狭窄病変の Sellors 分類
左上は正常.
I 型（右上）：交連部の癒合および弁尖の自由縁の肥厚はあるが，弁下病変は軽く弁の可動性は保たれている.
II 型（左下）：弁尖は全体に肥厚し，腱索の短縮・線維化があり弁の可動性は制限されている.
III 型（右下）：弁尖の変化は高度で，弁尖，腱索，乳頭筋は癒合して一塊となる.

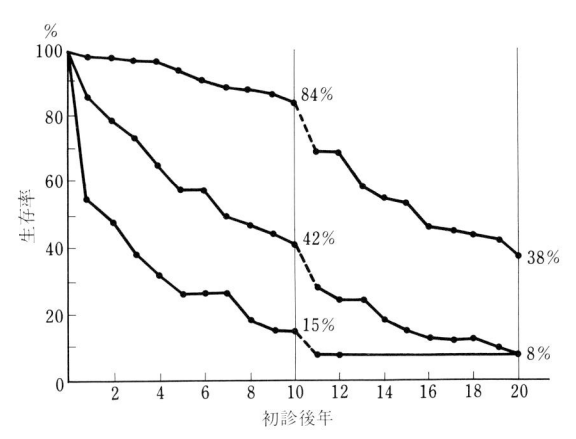

図 6.104 初診時の臨床症状からみた外科治療を受けなかった僧帽弁狭窄症例の予後（Rowe ら，1960）
I 群：無症状例, II 群：症状の軽い症例, III：比較的症状の重い症例

ることがあり，さらに大動脈弁，三尖弁の器質的病変を合併することもある.

b) 臨床症状および自然予後

正常成人の僧帽弁口は $4〜6\,cm^2$ であり，これが1/2 以下になると臨床症状が現れ，$1.0\,cm^2$ 以下は重症 MS である．軽症例では無症状のものもあるが，病変の進行とともに湿性の咳嗽，呼吸困難，心悸亢進，易疲労性を訴える．血栓塞栓症が初発症状となることがあり，比較的臨床症状の軽い症例にみられることが多く，突然死の原因ともなりうる重篤な合併症の一つである．その頻度は，心房細動，左房拡大，低心拍出症例に高く，予防的抗凝血療法の適応となる．左房内の巨大血栓が遊離して僧帽弁口を閉塞し突然死をきたすこともまれにみられる．日常の生活程度の運動量でも呼吸困難を訴える重症例は起坐呼吸，血痰を認める．頻脈を伴う心房細動や運動，感染を契機に肺水腫を発症することがある．さらに，病期が進行すると右心不全が現れ，肺循環から左房への還流が減少するためむしろ呼吸困難は軽減し，末梢の浮腫や肝腫大が著しくなる．

本症の自然予後を知ることは，外科治療が適切に行われる現在ではむずかしくなったが，Rowe ら[19]による外科治療を受けなかった 250 例の集計報告では，10 年以内に 39 % が，20 年以内に 79 % が死亡している（図 6.104）．心房細動の発生は病期の進行を示すものであるが，Olesen[20]によれば心房細動合併例の 10 年生存率は 25 %，20 年 0 %，洞調律症例ではそれぞれ 46 %，29 % である．

c) 臨床所見および診断

心拍出量の低下，末梢血管収縮を伴う重症の MS では頬部が赤紫色となり，特異な"僧帽弁顔貌"を呈する．

心音は，洞調律症例では心尖部に亢進した I 音，房室弁開放音（opening snap, OS），低音の収縮前漸増性の拡張期雑音（diastolic rumble）が聴取され，弁が石灰化し可動性が低下すると OS がなくなり I 音が減弱する．心房細動例では通常拡張期雑音の収縮前漸増性がなくなる．さらに，肺高血圧，低心拍出症例の中には拡大した右室が心尖部を占拠し，拡張期雑音を聴取しない"silent MS"が存在する．

胸部X線像では拡大した左房の二重陰影 (double silhouette) をみることが多く，左房壁の石灰化を認めることもある．透視下に僧帽弁の石灰化を認めることがある．肺血管抵抗の上昇により肺動脈中枢側が拡張し，三尖弁逆流が発生すると右室，右房が拡大する．肺野は肺静脈圧の上昇による肺静脈の拡張，間質性肺浮腫による Kerley B line がみられる．

心電図は，左房拡大，心房細動，右室拡大所見をみることがある．

心エコー図法は，本症の評価にもっとも有用な検査方法である．断層心エコー図法により弁の可動性，弁下組織の器質的病変の程度，広がりを評価し，交連切開術の可能性が判断できる（図 6.105 A）．短軸断層像による拡張期僧帽弁口面積の計測（図 6.105 B），ドプラー法を用いる狭窄僧帽弁前後の圧較差の推測，またドプラー法による pressure half-time から僧帽弁口面積が計算される（図 6.105 C）．さらに，カラー断層法により，僧帽弁逆流の有無のみならず他弁機能の評価が可能である．

重症 MS であっても，MS の単独疾患であれば心エコー図法のみで正確な診断と重症度の評価が可能であり，術前心臓カテーテル検査なしで手術を行いうることもある．しかし，MS が軽症であるにもかかわらず臨床症状の重篤な症例や "silent MS" は，心臓カテーテル検査が必要である．重症度の評価には運動負荷が有効であり，とくに低心

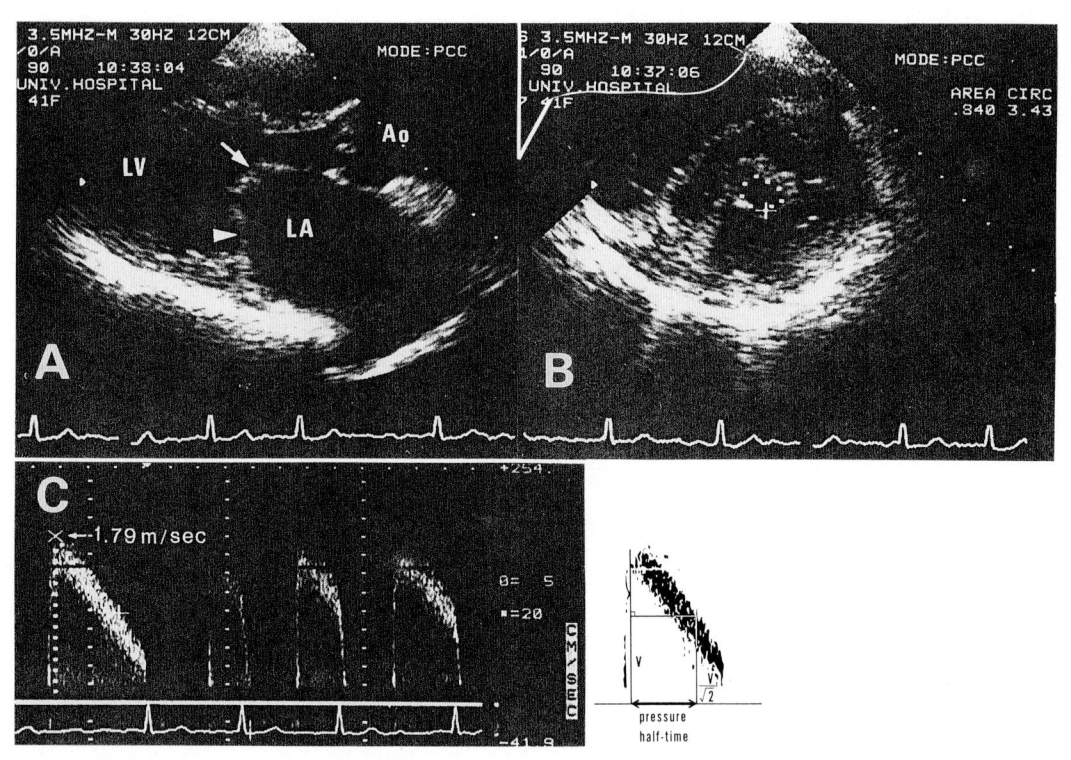

図 6.105 僧帽弁狭窄症の断層心エコー図（A, B）およびパルスドプラー法による狭窄僧帽弁口血流の記録（C）
拡張期長軸像（A）では僧帽弁前尖はドーム状に左室側に突出し（矢印），弁の輝度も増大している．短軸像（B）で僧帽弁口をトレースし弁口面積の測定が可能であり，この症例は $0.84\ cm^2$ である．僧帽弁通過血流速度は左房左室間の圧較差のため加速されるとともに，その減速は遅延する．弁口部で圧較差が生じた場合簡易ベルヌーイ式 $P_2-P_1=4V^2$ が成り立つ．ここでは P_2, P_1 は狭窄前後の圧（mmHg），V は狭窄後の流速（m/s）である．この症例では最高流速が $1.71\ m/s$ であり，圧較差 $=4\times1.71^2=11.7\ mmHg$ と計算される．僧帽弁狭窄症例では pressure half-time が圧較差の評価に用いられるが，この指標は最大流速がその1/2に減速されるまでの時間として計算され，狭窄僧帽弁口面積とよく相関し，弁口面積（cm^2）$=220$/pressure half-time（msec）の式が用いられる．この症例では pressure half-time $=291\ msec$ であり，弁口面積（cm^2）$=220/291=0.76$ で短軸断層像からの計測とよく一致する．LV＝左室，LA＝左房，Ao＝大動脈，矢印頭＝僧帽弁後尖．

拍出症例では安静時に僧帽弁圧較差が少なく軽症と判断されていても，運動負荷により圧較差が増大し重症MSであることが明瞭となることがある．心筋虚血の疑われる症例および40歳以上の手術対象症例は冠状動脈造影を術前に施行する．

d) 内科治療

臨床症状がはじめて現れた軽症例は，まず日常生活に休養を取り入れることが大切であり，さらに症状が進行すればNa摂取制限と経口の利尿薬投与が行われる．急性の肺水腫は，頻脈の発作性の心房細動が契機になっていることが多く，治療としてはdigitalis, morphine, 酸素，利尿薬が投与されるが，最近はverapamilがdigitalisにかわり用いられ，digitalisはその後経口で投与されることがある．さらに心房細動が持続するときにはquinidineが投与され，それでも心房細動であれば電気除細動が行われる．除細動に成功すれば，その後はdigitalisとquinidineの経口投与を続ける．慢性心房細動症例はdigitalisの単独投与で有効なことが多い．血栓塞栓症を起こした症例，またはその可能性の高い症例，すなわち心房細動，巨大左房を有する症例は抗凝血療法を考慮すべきである．

e) 外科治療

MSの外科治療には体外循環を使用しない非直視下僧帽弁交連切開術，体外循環下に行う直視下交連切開術，人工弁置換術の三つの術式がある．

i) 非直視下交連切開術（closed mitral commissurotomy, CMC）　患者を右側臥位とし左第IVないしV肋間で開胸し，左心耳あるいは左上肺静脈から指を左房に挿入して僧帽弁を検索した後，左室心尖部から挿入したdilatorを左房内の指で誘導して僧帽弁口にあてがい，狭窄僧帽弁の交連部を裂開し弁口を開大する手術である．左房内血栓の存在する症例は血栓の遊離の危険性，また弁病変の著しい症例では十分な裂開が不可能で狭窄を残したり逆流発生の可能性があり本術式が禁忌とされる．しかし，術前に弁病変の程度を確診することがむずかしいこと，CMCは術中に心室細動や大きな出血，僧帽弁逆流が発生した場合の対応が困難なこと，そして直視下交連切開術の成績が良好となったことなどにより，わが国では行われなくなった．

ii) 直視下僧帽弁交連切開術（open mitral commissurotomy, OMC）　胸骨正中切開のもとに体外循環を行い，心臓を停止して直視下に手術を行う．僧帽弁への到達経路は直接左房の右側を切開して入る方法と右房・心房中隔を切開して入る方法と二つある．いずれの切開法でも左房内に入るときに，左房内血栓の存在に注意が必要である．血栓があれば，その破片を心臓内に取り落とさないように摘出する．僧帽弁をよく検索して交連切開術が可能と判断したら，癒合した前交連部の中央部にメスで小切開を加え，そこから少しずつ弁口へ向かって切開していく．この切開は確実に交連部に加え，逆流発生防止のため弁輪部側には4～5mmの組織を切開しないで残しておくことが大切である．切開部の弁下に癒合した腱索があればこれを乳頭筋の中央に向かって縦に切開し，同時に乳頭筋の切開も必要な場合がある．後交連部も同様に切開し，その後，僧帽弁逆流の有無を調べ，有意な逆流があれば弁輪形成術を追加する．それでも逆流が軽減できないときには弁置換を行う．左心耳は，術後塞栓症防止のために縫合閉鎖する．心臓縫合時には心腔内の空気の完全除去を行う．

iii) 僧帽弁置換術（mitral valve replacement, MVR）　OMCと同様の方法で僧帽弁に到達し，弁輪を約3mm残して僧帽弁を切除する．乳頭筋は腱索の付着する頭の所で切断し，二次腱索まで切除するが，最近は術後の左室機能を考慮してできるだけ腱索を残したMVRも行われている．弁輪部に存在する石灰はできるだけ切除すべきであるが，無理に切除すると左冠状動脈回旋枝の損傷や術後左室破裂の原因となる．弁切除後人工弁を連続縫合あるいは結節縫合で縫着する．この縫合を行うときに，弁輪部にあまり深く針を刺入すると後尖弁輪では左冠状動脈回旋枝を，前尖弁輪前交連よりの所では大動脈弁や伝導系を損傷する可能性があるので注意を要する．左房の縫合時およびその後心拍動開始時に，心腔内の空気の除去に最大の努力を払わねばならない．

iv) **手術適応** 僧帽弁弁口面積 1.0 cm²/m² 以下の症例および確診された MS が心不全の原因となっている NYHA III-IV の症例は，手術適応となる．人工弁を使用しない交連切開術が可能であれば，NYHA II でも手術が考慮される．たとえば出産を希望する若い女性や，ある程度の活動を要求される家庭の主たる働き手の場合は，手術治療が優先することもあり，社会的条件によっても手術適応が若干異なる．無症状であっても血栓塞栓症の既往のある症例は，交連切開術が可能であれば手術がすすめられる．弁の石灰化，進行した弁下病変，有意な MR の合併する症例では弁置換術の可能性が高く，NYHA III-IV が手術適応となる．他弁疾患，冠状動脈病変，肺高血圧，病期の進行による三尖弁逆流などの合併疾患のため手術禁忌となることはなく，必要に応じて同時に合併病変に対して手術を行う．

f) **術後管理**

MS に対する術直後の管理の要点は，左室に過度の容量負荷をかけないようにすることで，左室拡張終期圧を 15 mmHg 程度以下にとどめ，もし心拍出量を得るためにそれ以上の容量負荷を必要とするときは，末梢血管拡張薬とともにカテコールアミンを使用した方がよい．術前洞調律の症例，および術前心房細動でも術直後に洞調律となった症例は，術後はペースメーカー，抗不整脈薬などの使用により洞調律を維持するように努める．交連切開術症例の術後急性期に，治療に抵抗する心不全がみられたら，MS の残存，MR の発生を考慮し，必要に応じて再手術を行う．

交連切開術症例および機械弁・生体弁をとわず人工弁置換術を受けた症例は，外科的出血のコントロールの確認後 warfarin による抗凝血療法を開始する．一般には，第 2～4 病日から 3～5 mg の投与を開始し，トロンボテストを 15～20％ に維持する．先に述べた血栓塞栓症のリスクの高い症例を除き，交連切開術症例および生体弁置換術症例は，術後 8 週から 6 カ月で warfarin の投与を中止することができる．抗凝血療法の中止，維持にかかわらず，塞栓症予防を目的とし抗血小板薬の aspirin 400～600 mg / day, dipyridamole 300～600 mg/day, ticlopidine 200～300 mg / day などが併用あるいは単独投与されることがある．

g) **balloon mitral valvuloplasty**

MS に対する治療法として，薬物療法を中心とした内科治療，外科治療以外にカテーテル操作を用いてバルーンによる僧帽弁裂開術が行われる．Brockenbrough 法に則って経静脈的にバルーンを左房に挿入，このバルーンを僧帽弁口に置いて拡張し狭窄僧帽弁を拡大する．この操作による合併症としては左房穿孔，MR の発生，塞栓症，心房中隔欠損の遺残などがあり，開心術の可能な施設で施行すべきである．

高齢などで手術危険度の高い症例や手術拒否例などが適応となるが，本法はまだ新しい治療法であり，今後合併症を含め危険度が減少し，有効であることが判明すればさらに適応が拡大されるであろう．

(5) **僧帽弁閉鎖不全症（MR）**

a) **病因および病理学的所見**

MR は弁尖の変形・穿孔，弁輪の拡大や石灰化，腱索の短縮や延長・断裂，乳頭筋の機能不全や断裂，左室と左房の相互関係の異常によって起こる．MR 症例は左房が拡大して巨大になることがあり，その程度は MS より著しい．病態の進行とともに二次性の三尖弁閉鎖不全を発症し，右房・右室が拡張し，左室も大きくなる．MS に比べてその病因は多彩であり，主な原因疾患としては次のようなものがある．

リウマチ熱の急性期にみられる MR は，弁尖自体の変化よりむしろ心筋炎による弁輪拡大が主な原因であり，外科治療の適応となることは少ない．急性期の寛解とともに MR も改善されるが，その後 10～20 年の経過でゆっくりと病変がすすみ，弁尖の肥厚・退縮・変形，腱索・乳頭筋の癒合・短縮，ときに腱索の延長が起こり MS や MR の原因となる．

僧帽弁逸脱症候群（mitral valve prolapse, MVP）は，僧帽弁尖が収縮期に左房側に逸脱する症候群を総称するもので，Barlow's syndrome, floppy valve syndrome, billowing mitral valve syndrome, systolic click-late systolic murmur syndromeなどその特徴を表す多くの名称で呼ばれており，比較的頻度の高い弁膜異常である．若いやせた女性の6～10％に認められるが，女性にみられるMVPはMRに進行することは少ない．一方，成人男性に認められるMVPは，年齢とともに病変が進行してMRを発生し，外科治療の対象となることがある．超音波検査が本症の診断に有用であり，最近はMRで手術を受ける症例の原因疾患として，MVPの占める割合が多くなってきた．主要病変としては弁尖の粘液様変性と"たるみ"（redundancy）であり，この変化は後尖の後交連側にみられることが多い．弁尖の"たるみ"のため弁の接合（coaptation）面が減少し腱索にかかる張力が大となり，その結果，腱索の延長・断裂へと進行，僧帽弁が収縮期に左房側へ翻転するようになりMRが発生する．粘液様変性は弁尖のみならず腱索にもみられる．

感染性心内膜炎はMRの約5％を占め，感染による弁尖や腱索の破壊，疣贅による弁機能障害により急激に重篤なMRが発生し，感染活動期でも外科治療を必要とすることがある．また，感染が治癒しても弁組織の破壊の結果，MRが残り外科治療の対象となることが多い．

狭心症や心筋梗塞による乳頭筋の虚血・瘢痕化を原因とする乳頭筋の機能不全，断裂が，MRを惹起し手術を必要とすることがある．とくに，乳頭筋断裂は重篤なMRを発生し，緊急に手術を行わないかぎり救命の方法はない．このような虚血による乳頭筋の障害は，冠状動脈の分布の関係で後乳頭筋に多い．

以上に述べた疾患のほか，鈍的，鋭的外傷により腱索・乳頭筋が断裂しMRの原因となることがある．原因不明の突発性腱索断裂もみられる．

b) 臨床症状および自然予後

MRの自然予後は，基礎疾患・MRの程度・心筋の状態により異なる．心筋梗塞による乳頭筋断裂のように緊急手術を行わなければ急速に死の転帰をとるものから，慢性リウマチ性弁膜症のようにきわめてゆっくりと進行するものまでさまざまである．症状の発現・程度は，MRの発現の早さ・逆流の程度によって決定され，左房・左室の状態によっても左右される．臨床症状・予後は，基礎疾患によっても異なる．

急性MRの原因としては，腱索断裂，乳頭筋断裂，感染性心内膜炎による弁破壊などがある．臨床症状は各基礎疾患の症状に加え，MRが突然発生するため左房・左室の拡大する時間的余裕がなく，左房のコンプライアンスがまだ小さいところへ左室から収縮期に血液が逆流し，その圧がそのまま肺静脈に伝わり急激な肺うっ血による呼吸困難，肺水腫を発症する．

慢性MRでは，拡大してコンプライアンスの大きくなった左房が，左室からの逆流によって引き起こされる肺静脈圧の上昇を防いでおり，急激な肺うっ血症状を起こすことはMSに比べて少ない．血栓塞栓症の頻度もMSよりはるかに少ない．初期には拡大した抵抗の低い左房への逆流量が増大して前方への心拍出量が減少し，易疲労性，全身倦怠のような全身症状が認められる．慢性リウマチ性MRに代表される慢性MRでは，軽微な初期症状が現れてから，ほぼ無症状と思われる期間が10～20年続く．左室機能は時間の経過とともにゆっくりと悪化し，運動時の呼吸困難，起坐呼吸，発作性の夜間呼吸困難などの症状が現れるが，その前に左室機能が不可逆的になっていることがある．左室機能が相当障害されても心不全症状が現れることがなく，通常の左室駆出率（LVEF）を測定したのでは抵抗の少ない左房への拍出量が大きく，計算上は正常かそれ以上に保たれていることがある．このような症例に対してMVRを行うと，手術操作を正しく行っても術後にLVEFが低下し，心不全症状が続き予後不良のことがある．これは著しい左室機能の低下が術前すでに起こっており，その変化が不可逆性にまで進行していることを示すものである．すなわち，MRは左室の後負荷の減少に役だっており，MVRを行って逆流の出口を閉鎖すると，障害された左室は左室内の血液を十分に駆出することができなくなりLVEFが小さく，左室収縮終期容量が大きくなり，術後の心拡大が持続する．

急性MRの中には，強力な内科治療でも症状が改善せず手術を必要とするもの，そのまま内科治

療に反応して少しずつ左房が拡大し慢性 MR の経過をたどるもの，そして一見慢性 MR の経過をたどるようにみえても，左室機能が急速に障害され手術治療を行わなければ数年で死の転帰をとるものがある．

慢性リウマチ性 MR は症状の進行が緩慢でその自然予後は MS と非常に似ている．MVP は無症状の症例が多いが，進行性の MR で僧帽弁手術の適応となるものがある．粘液様変性にともなった MVP にみられる腱索断裂症例では，症状の進行がゆっくりしており，手術時に断裂した腱索を認めてもその時期を確定することはむずかしいことが多い．しかし，まったく無症状であった症例が突然主要腱索の断裂を起こすと，急性 MR の状態となる．

感染性心内膜炎は感染，塞栓症を原因として死亡するものも多いが，MR の経過としては急性の腱索断裂とほぼ同様である．

c) 臨床所見および診断

MR 症例の多くは外見上の一般所見に乏しいが，感染性心内膜炎，心筋梗塞，Marfan 症候群などから MR の存在を推測することができる症例もある．心筋障害の進行した末期症例では，両心不全で全身の浮腫が強くなり肝・腎・呼吸不全を認めるようになる．

心音は全収縮期雑音で心尖部に最強点があり，比較的高音で全収縮期を通じて音の強さにあまり変化がないのが特徴である．収縮期雑音は心尖部から左腋窩方向に放散することが多いが，後尖逸脱の場合には胸骨左縁の大動脈領域に放散する．

また，心雑音の大きさと逆流の程度との間には相関はみられない．心雑音からは大動脈弁狭窄症，三尖弁閉鎖不全，心室中隔欠損症などとの鑑別が必要である．急性の重症 MR 症例では左房圧が高くなり，心雑音が全収縮期にわたらないで短くて小さく，聴取されないときもある．

胸部 X 線像は，慢性 MR 症例では左房，左室の拡大に伴う心肥大が特徴的であり，左房が巨大化した症例では気管支が圧排され，とくに左下葉が無気肺となることがある．一方，急性 MR では症状が重篤であるにもかかわらず，心拡大を認めないことがある．肺野の変化は，慢性例では左心不全が進行するまではあまり変化がなく，急性例では間質性浮腫に伴う Kerley B line を認めることが多い．

心電図は診断的価値には乏しいが，左室肥大所見を示すものが多く，有意な MR 症例の半数以上は心房細動である．

心エコー図法は，MS の場合と同様に必須の検査法である．M モード法，断層心エコー図法により弁や心室の形態・動きを観察することができ，MR の病因および心機能の評価を行うことが可能で，手術適応・手術時期・手術方法の決定に有用である．ドプラー法，カラー断層法は，MR の程度の評価に用いられ，僧帽弁口から MR シグナルの到達距離による MR 重症度の分類は，左室造影による評価とよく一致している．

MR と同様の心雑音のある症例が臨床所見および非観血的検査にて診断確定不可能な場合には，心臓カテーテル検査，血管撮影が行われる．左室

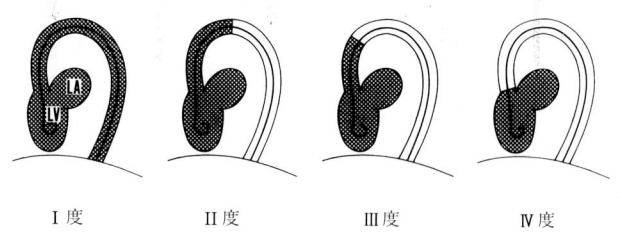

Ⅰ度　　Ⅱ度　　Ⅲ度　　Ⅳ度

図 6.106　左室造影による僧帽弁逆流の分類
Ⅰ度：左房全体が造影されるときには胸部大動脈全体が造影される．
Ⅱ度：左房全体が造影されるときには造影剤が弓部大動脈の頂点に達している．
Ⅲ度：左房全体が造影されるときには造影剤が上行大動脈の中央に達している．
Ⅳ度：造影剤が上行大動脈基部に達する前に左房全体が造影される．
Ⅲ～Ⅳ度が手術適応となる．

造影により僧帽弁逆流の程度の評価が行われるが，図6.106にSellers[21]，Björk[22]の報告を参考にした分類を示す．手術治療が考慮されるMR症例のうち，以下に述べるような症例は心臓カテーテル検査および心血管撮影が適応とされる．

① 狭心症のある症例：弁病変と冠状動脈病変の程度を確認する．

② MRの程度に比べて左心不全症状の強い症例：左室機能の評価および他疾患の有無，程度を調べる．

③ 慢性MRで心拡大の著しい症例：MRの進行による左室機能障害か，あるいは心筋障害を原因とするMRかを鑑別する必要がある．両者の鑑別が困難な場合もあるが，前者は手術適応となっても後者は手術禁忌である．

さらに，急性心筋梗塞には乳頭筋断裂，心室中隔穿孔を合併することがあり，その鑑別には心エコー図法で十分なことが多いが，Swan-Ganzカテーテル使用による心室レベルでの酸素飽和度の上昇や肺動脈楔入圧のv波を調べることが有用である．

d) 内科治療

虚血性心疾患，感染性心内膜炎を原因とするものについては，原因疾患の治療と平行してMRを治療する．

MRの治療の原則は，急性慢性を問わず左室から大動脈への駆出抵抗を下げ，血液の左房への逆流を減らすことであり，そのため血管拡張薬が使用され，重篤な急性MRでは手術までの救命と状態安定に有用なことが多い．digitalis，利尿薬も一般の心不全の治療と同様に使用される．MR治療上大切なことは，心機能が一定の限界を越えて障害されると手術成績，遠隔予後がきわめて不良となるので，常に正確な診断と心機能の評価を行い手術時期を失することのないようにすることである．

e) 外科治療

外科治療には僧帽弁形成術と僧帽弁置換術の二つがある．

i) 僧帽弁形成術 弁形成術を行うには僧帽弁の機能的解剖を正確に知ることが大切であり，

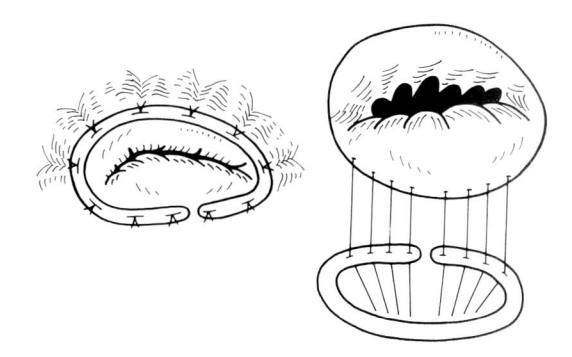

図6.107 人工のringを用いた弁輪縫縮術．

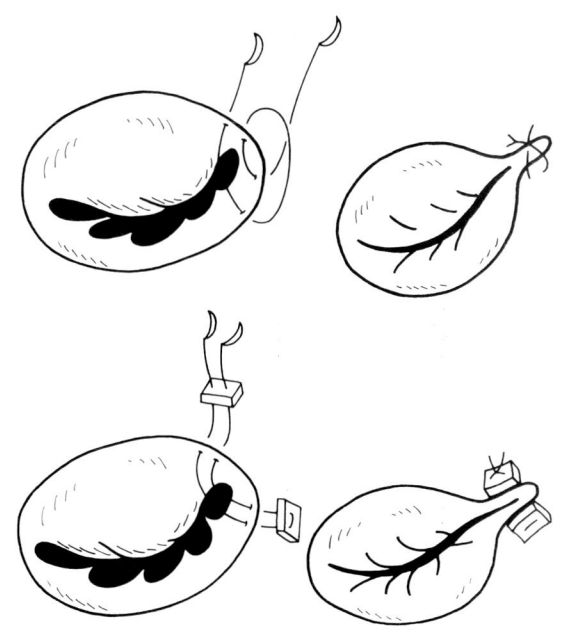

図6.108 8字縫合(上段)あるいはフェルトで補強したU字縫合(下段)で交連部を縫縮する弁輪形成術

Carpentier[23]は僧帽弁の弁尖(leaflet)の開閉運動の状態から以下の三つ，すなわち正常群，過剰ないしは逸脱(prolapse)群，運動制限群に分類している．

正常群：弁輪拡大，弁穿孔．

逸脱群：腱索の延長・断裂，乳頭筋機能不全および断裂．

運動制限群：弁尖・腱索の癒合・肥厚・短縮．

手術は体外循環のもとに行い，手技としては病変およびその部位に従い適切な方法が選択される．弁輪拡大に対しては拡大した弁輪を，人工のringを用いるか(図6.107)あるいは両交連部に糸をかけて(図6.108)弁輪を適当な大きさに縫縮し

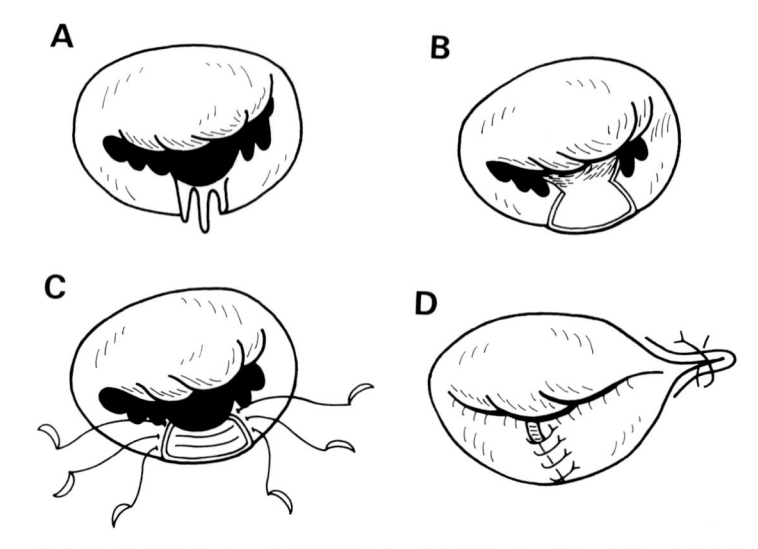

図 6.109　腱索断裂あるいは延長を原因とする後尖逸脱による MR に対する弁形成術

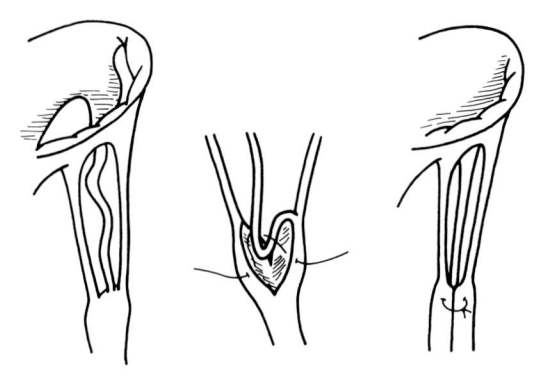

図 6.110　腱索延長による MR に対する腱索短縮術

て弁輪形成術を行い，前後尖の接合（coaptation）面を大きくして MR をコントロールする．この方法は，単独で行われることもあるが，以下に述べる方法と合併しても行われる．後尖の逸脱は腱索の延長および断裂によって生じるが，後尖の逸脱した部分を矩形に切除して縫い寄せる（図 6.109）．前尖の病変は形成術がむずかしく弁置換が行われることが多い．前尖の逸脱も腱索の延長，断裂が原因となっていることが多く，逸脱部分を三角形に切除縫縮，後尖腱索の前尖への移動，延長した腱索の短縮（図 6.110），人工腱索の移植などが行われる．虚血による乳頭筋機能不全に対しては，弁置換より弁輪形成術の方がよい成績が報告されているが，乳頭筋断裂は弁置換術の適応となる．運動制限群はリウマチを原因とするものが主で，癒合した交連部の切開，二次腱索の切除，癒合した腱索の開窓術が行われる．以上の弁形成術を行い，逆流，狭窄のないことを術野で確認し，手術を終了する．

　ii）**僧帽弁置換術**　原則的には MS の項に記載した MVR と同じである．MS の臨床経過は症状と心機能がほぼ平行しているが，MR は無症状のうちに心機能障害がすすんでいることが多い．左室機能が手術成績，遠隔予後に及ぼす影響が MS に比べて大きく，術後の左室機能を考慮して腱索の温存が，MS 以上の頻度で行われる．そのために乳頭筋につながる大きな腱索の温存や後尖を残した手術が行われるが，MR の方が MS よりその手技は容易である．MVR でも術後左室機能低下を防ぐために，人工腱索の移植が試みられている．

　iii）**手術適応**　MS に比較して手術適応の決定がむずかしい．MS は自覚症状の方が心機能障害に先行していることが多く，自覚症状が手術決定の要因となるが，MR は手術決定にあたって左室機能を考慮しなければならない．その理由は，MR 症例は臨床症状がきわめて軽く，あるいは無症状であっても左室機能がしだいに悪化し，手術成績，遠隔予後を不良にすることがあるからである．また，MR 症例は弁形成術が可能か，あるいは弁置換を必要とするかを術前に診断することが

MSに比べてむずかしい.

慢性MRではNYHA I-IIで心拡大の著しくない症例は左室機能障害の進行を注意深く観察しながら内科治療を続け，心機能障害が進行するときには手術を考慮する．無症状でMRの著しい症例は，左室機能が正常に維持されていても人工弁を使用しない弁形成術が可能であれば手術の対象となる．激しい運動時のみに症状を認める症例であっても，積極的な内科治療にかかわらず心拡大が持続し左室収縮終期容量が $30\,ml/m^2$ 以上であれば手術をすすめるとしているものもある．MRが原因でNYHA III-IVの心不全症状を認める症例は手術適応となる．Barratt-Boyes[24]は，無症状のMR症例の手術適応を決定するにあたって，胸部X線像・心エコー図上の左室拡大の進行，ECGで左室肥大となるまで待たないこと，運動能の減少，心エコーにて左室収縮期径>50 mm，左室駆出率が低下するまで待たないこと，左室収縮終期容量係数 $>60\,ml/m^2$ をあげている．

急性MRは，内科治療で症状がコントロールされた場合には，手術適応は慢性MRと同様である．しかし，肺水腫，呼吸困難などの心不全症状がコントロールできず，急速に増悪するときには緊急手術が必要である．

f) 術後管理

弁形成術症例は術直後からMRの残存・再発に注意が必要であり，術後MRによる雑音を聴取したときには心エコー図法などにより検査を行い，程度によっては再手術を要する．

弁形成術後はwarfarinによる抗凝血療法を2～3カ月行い，血栓塞栓症の可能性の少ない症例は中止することができる．人工弁置換術症例の抗凝血療法については，MSの術後管理に述べた．

(6) 外科治療成績

a) 手術成績

交連切開術の手術死亡率は，CMC，OMCにかかわらず1～3％程度である．MRに対する弁形成術の手術死亡率は2～8％で，疾患別にみれば虚血性心疾患がやや高い死亡率を示すが，それ以外の症例は2～6％程度である．MS症例のMVRの手術成績は，交連切開術に比べて死亡率がやや高く3～9％であり，MR症例はMS症例より手術死亡率が高く10％前後である．

手術死亡の原因は，心不全（術後低心拍出量症候群）が第一にあげられ，術後急性期の死因となるのみならず，術後にこの状態が続くと末梢循環不全，腎，肝，呼吸不全を併発し，それに感染が合併して多臓器不全となり1カ月前後に死亡することが多い．手術成績に影響するその他の因子としては，術前の臨床重症度（NYHA心機能分類），心機能，年齢，虚血性心疾患の合併や手術時の全身状態がある[25,26]．手術手技上は再手術や同時に必要とされる合併手術の有無があげられる．さらに，大動脈遮断時間が重要であり，症例が重症であるほど遮断時間が手術成績に及ぼす影響は大きく，現在の心筋保護法では2時間以内の大動脈遮断にとどめることが望ましい．

b) 遠隔成績

交連切開術の遠隔成績はCMC，OMCともによく似た成績が報告されているが，OMCの方がやや良好である．CMCは，手指による手術よりdilatorを使用するようになってからの方が良好な成績が得られている．遠隔期の問題点としては，臨床症状の改善度，血栓塞栓症の発生，再手術の必要性，遠隔死亡がある．臨床症状の改善度は，手術時に開大された弁口面積のみならず，弁病変，すなわち，弁尖の可動性，腱索や乳頭筋の短縮・癒合の程度により左右される．再手術の原因としては，手術時に発生したMRや不十分な開大で遺残したMS，リウマチ性疾患の自然経過としてのMSの進行やMRの発生，他弁疾患の進行があげられる．さらに冠状動脈病変や感染性心内膜炎も再手術の原因となる．CMCの10年生存率は約80％，再手術なしの生存率は60％前後である[27]．OMC後の10年生存率は約90％，再手術なしの10年生存率は70～80％である[28]．筆者らの成績を図6.111，6.112に示す．

弁形成術は弁置換術と異なり抗凝血療法を中止することができ，その結果抗凝血療法に起因する出血の合併症がなく，しかも術後の血栓塞栓症の発生頻度が低い利点がある．しかし，後天性MRに対する弁形成術には，術後いつまで弁形成術で

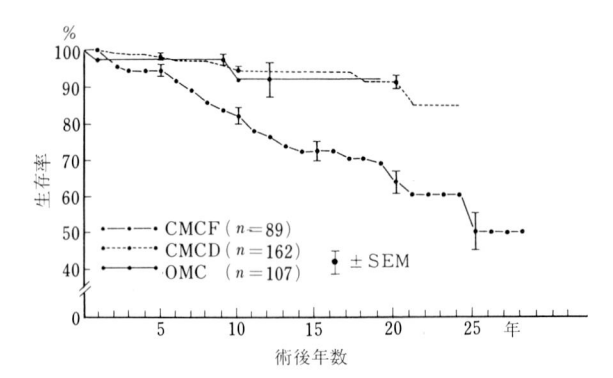

図 6.111 僧帽弁交連切開術後の actuarial survival curve
CMCF = 用指閉鎖式僧帽弁交連切開術（$n=89$），CMCD = dilator 使用による閉鎖式僧帽弁交連切開術（$n=162$），OMC = 直視下僧帽弁交連切開術（$n=107$）．

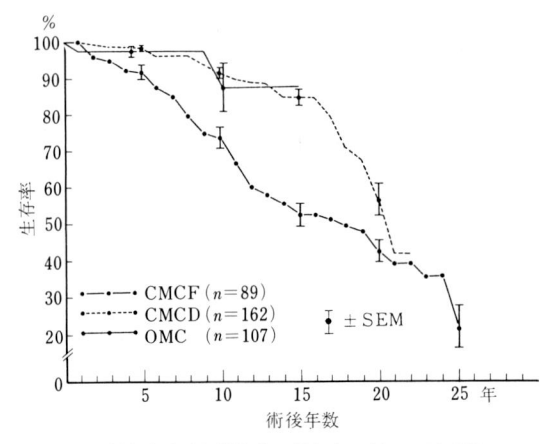

図 6.112 僧帽弁交連切開術後の僧帽弁に対する再手術なしの actuarial survival curve
略語および症例数は図 6.111 と同じ

弁機能が維持されるか，どのような病変に行うべきか，種々の術式が報告されてきたがどの術式に信頼性があるかなどの問題がある．術後 5 年の長期生存率は虚血性心疾患は約 60 % と原疾患による死亡もあり不良であるが，それ以外の症例は約 90 % と良好である．遠隔期に MR の再発，あるいはリウマチ性弁病変の進行を原因として弁置換術を必要とすることがあるが，非リウマチ性疾患を対象とした弁形成術症例の 5 年後の弁置換術は約 10 % であるが，リウマチ性疾患では約 20 % である．血栓塞栓症の発生は，術後 5 年で約 5 % である[29]．

人工弁置換術の遠隔期合併症としては，人工弁破損，血栓弁，人工弁感染，血栓塞栓症，溶血，抗凝血療法に起因する出血，人工弁周囲逆流などがあげられるが，使用した人工弁の種類によっても異なる．生体弁には術後 10 年前後から弁不全（tissue failure）が増加する．術後生存率は 5 年で 80 %，10 年で 60 % であり，遠隔死亡の 50 % は心臓に原因があり，20 % は手術あるいは人工弁の合併症による．遠隔成績は MR の方が MS に比べて不良である．術後 5 年の血栓塞栓症の発生率は 5〜10 % で機械弁と生体弁の間に大きな差はないが，生体弁には術後抗凝血療法を行っていない症例が多い．

〔田中　稔・阿部稔雄〕

文　献

1) Lam JHC, et al: Morphorogy of the human mitral valve. I. Chordae tendinae: A new classification. *Circulation*, **41**: 449〜458, 1970.
2) Ranganathan N, et al: Morphology of the human mitral valve. II. The valve leaflets. *Circulation*, **41**: 459〜467, 1970.
3) Tandler J: Anatomie des Herzens, Jena, Gustav Fischer, 84〜104, 1913.
4) Samways DW, et al: Cardiac peristalsis: its nature and effects. *Lancet*, **1**: 927, 1898.
5) Bruton L: Primary note of the possibility of treating mitral stenoses by surgical methods. *Lancet*, **1**: 352, 1902.
6) Culter EC, et al: Cardiotomy and valvulotomy for mitral stenosis. Experimental observations and clinical notes concerning an operated case with recovery. *Boston Med Surg J*, **188**: 1023〜1027, 1923.
7) Souttar HS: The surgical treatment of mitral stenosis. *Br Med J*, **2**: 603〜606, 1925.
8) Bailey CP: The surgical treatment of mitral senosis. *Dis Chest*, **15**: 377〜397, 1849.
9) Harken DE, et al: The surgical treatment of mitral stenosis. I. Valvuloplasty. *N Engl J Med*, **239**: 801〜809, 1948.
10) Baker C, et al: Valvuloplasty for mitral stenosis. Report of six successful cases. *Br Med J*, **1**: 1283〜1293, 1950.
11) Logan A, et al: Surgical treatment of mitral stenosis with particular refferance to the transventricular approach with a mechanical dilator. *Lancet*, **2**: 874〜881, 1959.
12) Lillehei CW, et al: The surgical treatment of stenotic or regurgitant lesions of the mitral and aortic valves by direct vision utilizing a pump-oxygenator. *J Thorac Cardiovasc Surg*, **35**: 154〜191, 1958.

13) MacGoon DC : Repair of mitral insufficiency due to ruptured chordae tendineae. *J Thorac Cardiovasc Surg*, **39** : 357〜362, 1960.
14) Wooler GH, et al : Experiences with the repair of the mitral valve in mitral incompetence. *Thorax*, **17** : 49〜57, 1962.
15) Kay JH, et al : The repair of mitral insufficiency associated with ruptured chordae tendineae. *Ann Surg*, **157** : 351〜360, 1963.
16) Reed GE, et al : Asymmetric exaggerated mitral annuloplasty : repair of mitral insufficiency with hemodynamic predictability. *J Thorac Cardiovasc Surg*, **49** : 752〜761, 1965.
17) Starr A, et al : Mitral replacement : clinical experience with a ball-valve prosthesis. *Ann Surg*, **154** : 726〜740, 1961.
18) Sellors TH, et al : Valvotomy in the treatment of mitral stenosis. *Br Med J*, **2** : 1059〜1067, 1953.
19) Rowe JC, et al : The course of mitral stenosis without surgery : Ten- and twenty-year perspectives. *Ann Inter Med*, **52** : 741〜749, 1960.
20) Olesen KH : The natural history of 271 patients with mitral stenosis under medical treatment. *Br Heart J*, **24** : 349〜357, 1962.
21) Sellers RD, et al : Left retrograde cardioangiography in acquired cardiac desease. Technic, indications and interpretations in 700 cases. *Am J Cardiol*, **14** : 437〜447, 1964.
22) Björk VO, et al : The evaluation of the degree of mitral insufficiency by selective left ventricular angiography. *Am Heart J*, **60** : 691〜704, 1969.
23) Carpentier A : Cardiac valve surgery — the "French correction". *J Thorac Cardiovasc Surg*, **86** : 323〜337, 1983.
24) Barratt-Boyes BG : The timing of operation in valvular insufficiency. *J Cardiac Surg*, **2** : 435〜452, 1987.
25) Christakis GT, et al : Morbidity and mortality in mitral valve surgery. *Circulation*, **72** (suppl II) : II-120〜II-128, 1985.
26) Scott WC, et al : Operative risk of mitral valve replacement : discriminant analysis of 1329 procedures. *Circulation*, **72** (suppl II) : II-108〜II-119, 1985.
27) Commerford PJ, et al : Closed mitral valvotomy : Actuarial analysis of results in 654 patients over 12 years and analysis of preoperative predictors of long-term survival. *Ann Thorac Surg*, **33** : 473〜479, 1982.
28) Cohn LH, et al : Long-term results of open mitral valve reconstruction for mitral stenosis. *Am J Cardiol*, **55** : 731〜734, 1985.
29) Edmunds LH Jr : Thrombic and bleeding complications of prosthetic heart valves. *Ann Thorac Surg*, **44** : 430〜445, 1987.

C. 三尖弁疾患，連合弁膜症，代用弁

a. 三尖弁疾患
(1) 三尖弁の外科解剖

三尖弁(tricuspid valve)は，通常中隔尖(septal leaflet)，前尖(anterior leaflet)，後尖(posterior leaflet)に分けられる．腱索の数は僧帽弁と同様25本で，弁尖は弁縁より弁輪に向かい rough zone, clear zone, basal zone の三部分に分けられる．三尖弁輪周径は 80〜120 mm で，僧帽弁よりやや大きい．前尖および後尖は右室自由壁に付着し，中隔尖は心室中隔に付着している．中隔尖の中央よりやや後方の右房壁には冠状静脈洞(coronary sinus)が心裏面から開口している．

冠状静脈洞の前方で，中隔尖弁輪近くの右房心内膜下に房室結節がある．房室結節の末梢は His 束となり，三尖弁輪が僧帽弁輪と近接する部位でつくる右線維三角を貫いて，前中隔交連直下にある心室中隔膜様部の後下縁を走る．また，弁輪外側の房室間溝には右冠状動脈，(right coronary artery)が走行している (図6.113)．

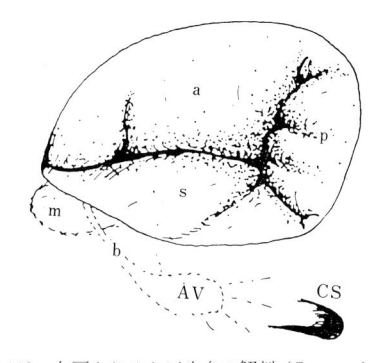

図 6.113 右房よりみた三尖弁の解剖 (Carpentier ら，1974)
a：前尖，p：後尖，s：中隔尖，b：His 束，m：心室中隔膜様部，AV：房室結節，CS：冠状静脈洞．

表 6.20 三尖弁閉鎖不全症の病因

1. 二次性弁輪拡大（僧帽弁膜症，先天性心疾患）
2. リウマチ性（狭窄を伴うことが多い）
3. 感染性心内膜炎
4. 外傷
5. 心筋梗塞
6. 三尖弁逸脱
7. 肺性心
8. 心臓腫瘍，カルチノイド
9. 膠原病
10. ペースメーカー移植後

(2) 三尖弁閉鎖不全症（tricuspid regurgitation, TR）

a) 病因

原発性孤立性の本症はまれで，僧帽弁膜症や先天性心疾患に続発した二次性 TR が多い．原発性の本症の原因として，外傷，心臓腫瘍，感染性心内膜炎などが知られている（表6.20）．

二次性 TR の発生には，右室負荷や右心不全を招く種々の病態の関与が考えられている．もっとも頻度の高いのは心房細動を合併した僧帽弁膜症であり，肺高血圧による右室後負荷の増大，心室中隔や弁輪の変形，右室収縮不全などが引き金となり，TR が出現するといわれる．TR が出現すると右室容積が拡大し，弁輪も拡大して，さらに TR が増強する．

リウマチ性僧帽弁膜症では，病変が三尖弁にまで及び，腱索の癒合・短縮，弁尖の肥厚，ときに交連の癒合を認めることがある（三尖弁狭窄兼閉鎖不全症）．

b) 症状・病態

軽度の TR では特別な症状を呈さないが，進行すると右室・右房が拡大し，さらに，静脈圧の上昇に伴い，肝腫大，浮腫，腹水，末梢静脈の怒張を認めるようになる（右心不全）．このうちとくに重要な意義をもつのはうっ血性肝障害である．うっ血肝では，肝における蛋白合成の低下，糖代謝異常，ビリルビン排泄遅延をきたす．

さらに進行すると全身の栄養障害を惹起し，ついにはるいそうを呈する（心臓悪液質，cardiac cachexia）．また，下肢のうっ血が著明となると，うっ血性潰瘍が発症することがあり難治である．

右室拡大が進行すると右室機能が障害されるが，多くの場合，可逆的な障害である．また，僧帽弁膜症による左室機能低下を伴っている場合は，左右心室機能障害が高度となると，肝をはじめとする諸臓器障害と相まって，治療は著しく困難となる．うっ血性肝障害のため，総ビリルビン値 3 mg/dl 以上，ICG 血中停滞率の著明な上昇，右室拡張末期圧 15 mmHg 以上となった例では，術後急性肝不全となる危険が高いといわれる．

c) 検査・診断

聴診で第4肋間胸骨左縁に低調の収縮期雑音を聴く．

僧帽弁閉鎖不全や心室中隔欠損があるときは，本症の雑音を聴診で判別するのは容易ではない．頸静脈に拍動が観察され，頸静脈波に高いV波を認めたら本症の診断はほぼ確実である．

胸部 X 線正面像で，右房の拡大のため右第2弓の突出を認める．僧帽弁膜症のため左房の拡大があると，右第2弓に double conture が形成される．

心電図は，しばしば右室肥大・右房負荷の所見を呈する．心房細動を認めることが多い．

心臓カテーテル検査で右房圧の上昇，右室拡張末期圧（RVEDP）の上昇を認めることが多い．合併している僧帽弁膜症のためしばしば肺高血圧を呈するが，重症例では，右室収縮不全のためむしろ肺動脈圧が比較的低値のことがある．

逆流の程度は右室造影法またはドプラー断層心エコー法（図6.114）で判定する．中等度以上の逆流があると右室容積は拡大し，超音波検査で右室

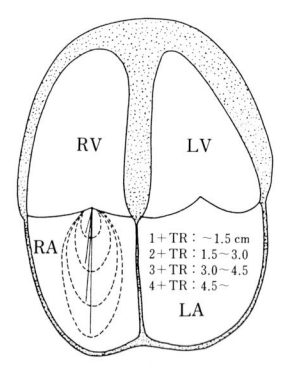

図 6.114 ドプラー断層心エコー法による TR の評価
（Miyatake ら，1982）

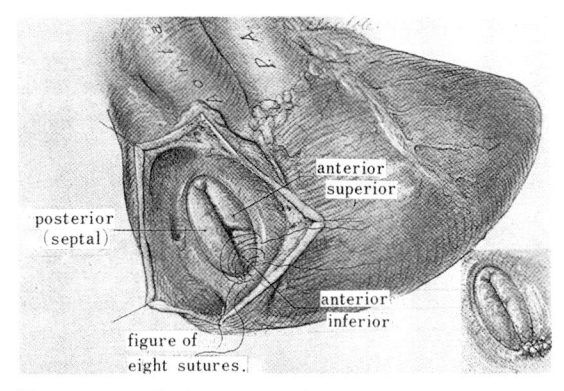

図 6.115 Kay 法（Kay ら，1965）
後尖および中隔尖の後尖寄りの一部を縫縮し弁口を二横指弱とする．

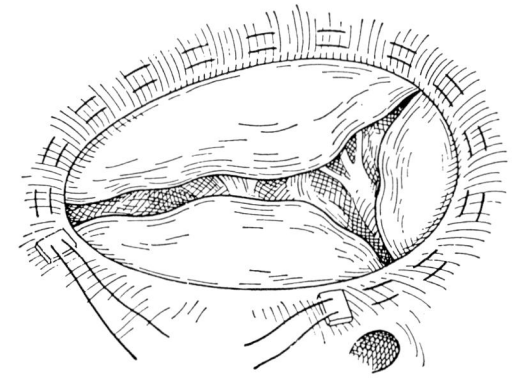

図 6.116 De Vega 法（岩喬ら，1982）
前中隔交連から前尖および後尖部弁輪を通り，後中隔交連を越え，冠状静脈洞近くまで，2-0 のポリプロピレン系を用い二重に縫合糸をかける．至適サイズのサイザーを挿入して弁輪縫縮を行う．

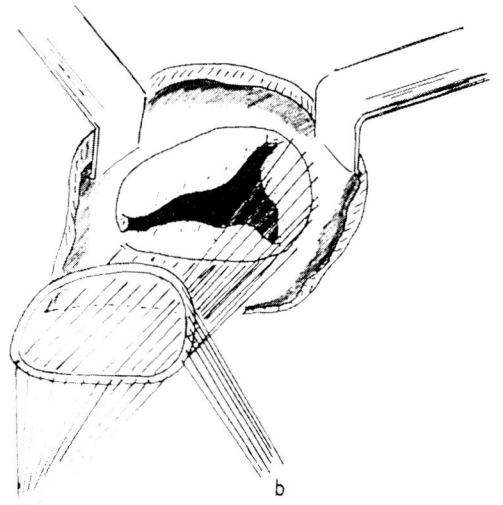

図 6.117 Carpentier リング法（Carpentier ら，1974）
His 束損傷をさけるため，近年は全周性リングでなく，中隔尖の前中隔交連寄り半分近くが欠如したリングが用いられている．

径の増大を認める．

d) 治 療

1960 年代には，Braunwald の自然消失説に代表されるように僧帽弁病変が修復され肺動脈圧が低下すると二次性 TR は改善される，との考え方が有力であった．しかし実際には，僧帽弁手術後も TR が残存して予後不良となった例が少なくなかった．その後，次に述べる三尖弁輪形成術（tricuspid annuloplasty, TAP）の有効性が明らかとなり，近年は中等度以上の TR に対しては積極的に TAP が施行されている．

i) **Kay 法**（図 6.115） 1965 年 Kay らが発表した後尖弁輪縫縮術で bicuspidalization とも呼ばれる．後尖を消失せしめるように弁輪を縫縮し，弁輪径を 2 横指弱（28 mm 程度）とする．本法の効果はほぼ満足できるとする報告がある一方，高度の逆流例では本法術後の残存逆流は比較的多いとの報告もある．

ii) **De Vega 法**（図 6.116） 1972 年 De Vega が発表した術式で，二次性 TR にみられる弁輪拡大が，主として右室自由壁に付着する前尖および後尖の弁輪の延長によることに着目した方法である．本法の登場により 7〜8 割の二次性 TR は制御可能となった．

iii) **Carpentier リング法**（図 6.117） 1971 年 Carpentier らが発表した術式で，三尖弁輪に相似形の鋼性リングを用い，弁輪を適正サイズに縫着するものである．房室結節および His 束の損傷を避けるため，中隔尖前半部の弁輪が欠如した形となっている．本法は DeVega 法と同様，二次性 TR をよく改善したとの報告が多い．しかし，本法では三尖弁輪が固定されるため，右室の収縮への影響が検討されている．

iv) **その他** 高度 TR では，前述のいずれの方法でも TR が残存する場合がある．これに対し，前尖部および後尖部を別個に縫縮して各弁尖の適合をはかる（分割縫縮法）など，種々の工夫が行われている．また，可動性の flexible ring を用いて弁輪収縮機能温存の試みもなされている．しかし，腱索乳頭筋の癒合や弁尖の退縮が比較的高度のときは弁置換術が行われる（次項「三尖弁

狭窄症」を参照).

e) 予　後

TAP の積極的導入に伴い，術中術後管理法の進歩と相まって，本症を合併した僧帽弁膜症の治療成績は著しい向上がみられている．1970年代前半では，本症を合併した僧帽弁置換術の手術死亡率は 20～30% と報告されていたが，教室で 1978年から 1985年までに TAP を併用した僧帽弁手術 112 例の手術死亡率は 4%，術後 10 年の生存率は 89% であった．

さらに，TAP により TR が改善・消失すると，多くの例で術前拡大していた右室容積が正常となり，術後の心機能改善に寄与することが明らかとなった．しかしながら術後肺高血圧残存例や左室機能低下例では，TAP にもかかわらず逆流が残存する例があり，今後解決すべき課題の一つである．

(3) 三尖弁狭窄症（tricuspid stenosis，TS）

a) 病　因

本症のほとんどはリウマチ性で，リウマチ性僧帽弁膜症の 10～15% に合併する．通常，本症の狭窄は軽度で，外科治療を要するのは全弁膜症手術例の 1～3% 程度である．また，本症はしばしば TR を合併している．

b) 症　状

本症の症状は TR のそれに類似している．

c) 検査・診断

聴診で胸骨左縁に拡張期ランブル（rumble）を聴く．ときに三尖弁の opening snap を聴取する．しばしば頸静脈の拍動が観察され，洞調律では頸静脈波に高い a 波を認める．

心電図は心房細動を認めるか，P 波の増高をみる．

胸部 X 線正面像で右房の拡大を認める．合併する僧帽弁膜症により左房の著明な拡大を認めることが多い．

心臓カテーテル検査で数 mmHg 以上の右房−右室拡張期圧較差を認めれば本症は確実であるが，高度の TR を合併していると圧較差は真の狭窄度を表現しない．

近年は超音波断層法による弁口面積の評価が行

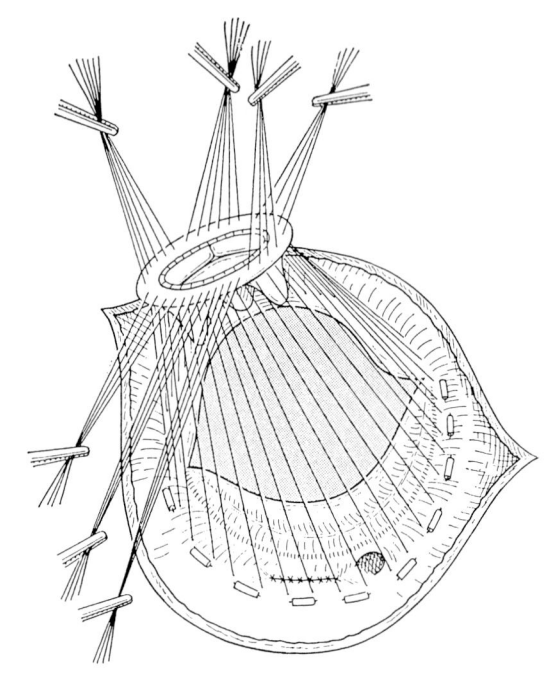

図 **6.118**　三尖弁置換弁（岩喬ら，1982）
刺激伝導系を損傷せぬよう，中隔尖部では弁輪には針糸をかけず，冠状静脈洞の右房側を迂回してかけてある．

われている．一般に，弁口面積が 1.5～2.0 cm² 以下となると，狭窄症状が出現するとされている．

d) 治　療

本症は TR を合併していることが多く，三尖弁交連切開術と弁輪形成術を併用する．弁下病変が高度の例では形成術無効の場合があり，術中判断で弁置換術を行う．

三尖弁置換術（tricuspid valve replacement, TVR）（図 6.118）　本術式は成績が不良であったことから一時途絶えていたが，近年は，弁抵抗の低い機械弁や生体弁を用いた TVR の良好な成績が報告されている．

三尖弁置換に際しては，刺激伝導系の損傷を避けるため中隔尖部弁輪には針糸をかけず，冠状静脈洞より心房側の右房壁に針糸をかけ新たな弁輪とする方法もある．

なお，三尖弁の弁尖，弁輪，腱索，乳頭筋をすべて温存し，弁輪より少し右房側に生体弁置換を施行し，良好な長期成績を得たとの報告もある．

e) 予　後

合併する僧帽弁膜症の予後によりほぼ決定され

る．

三尖弁位の血流速度は僧帽弁位と比べ緩徐なため，機械弁を用いた場合は血栓弁の発生に注意する．機械弁に血栓弁が生じると，急激に心不全に陥るため緊急再弁置換術が必要となることがある．これに対し生体弁は血栓性合併症の発生率が比較的低く，右心系では弁の疲弊が比較的少ないことから，TVRでは生体弁が好んで用いられる傾向がある．

b. 連合弁膜症
a) 定 義
2個以上の心臓弁に狭窄や閉鎖不全をきたしたものを連合弁膜症（combined valvular disease）という．種々の組み合わせがあるが，僧帽弁膜症に二次性三尖弁閉鎖不全を合併したものがもっとも多い（前項参照）．次に多いのは大動脈弁膜症＋僧帽弁膜症で，二次性三尖弁閉鎖不全を合併したものと，そうでないものがある．まれな組み合わせとして大動脈弁膜症＋三尖弁膜症，僧帽弁膜症＋肺動脈弁閉鎖不全症が報告されている（表6.21）．

b) 病 因
大動脈弁・僧帽弁の連合弁膜症は，従来からリウマチ性のものがもっとも多く，しばしば両弁の狭窄兼閉鎖不全を呈する．また，大動脈弁膜症の経過中二次的弁輪拡大による僧帽弁閉鎖不全を発症したものも少なくないが，これらでは必ずしもリウマチ性病変が認められない．一方，僧帽弁狭窄症の経過中大動脈弁狭窄または閉鎖不全が発症進行したものはほとんどがリウマチ性である．近年では，感染性心内膜炎，変性などによる連合弁膜症を認めることがある．

僧帽弁・三尖弁の連合弁膜症における三尖弁病変の多くは，二次性弁輪拡大によるものである．

c) 症状・病態
症状は，もっとも高度の病変を呈した弁膜症の症状に類似している．本症では罹患弁の弁病変の重症度が，他の弁病変により修飾を受けることが多く，評価を誤りやすいことを念頭におく必要がある．

表 6.21 連合弁膜症の組み合わせと頻度（1980〜1989,新潟大学第二外科）

1.	僧帽弁疾患＋軽度AR	12例
2.	大動脈弁疾患＋軽度MR	5例
3.	AR＋MR（＋TR）	12例
4.	AR＋MS（＋TR）	17例
5.	AS＋MR	2例
6.	AS＋MS	4例
7.	ASR＋MSR（＋TR）	29例
8.	MS＋TR	54例
9.	MR＋TR	48例
10.	僧帽弁疾患＋PR	2例
11.	大動脈弁疾患＋TR	1例

AR：大動脈弁閉鎖不全症，MR：僧帽弁閉鎖不全症，AS：大動脈弁狭窄症，MS：僧帽弁狭窄症，ASR：大動脈弁狭窄兼閉鎖不全症，MSR：僧帽弁狭窄兼閉鎖不全症，PR：肺動脈弁閉鎖不全症，TR：三尖弁閉鎖不全症

たとえば，高度の僧帽弁狭窄があると，左室へ流入する血流の減少のため，大動脈弁前後の圧較差は減少する．また，大動脈弁閉鎖不全の程度が過少評価されやすい．一方，大動脈弁閉鎖不全＋僧帽弁閉鎖不全症では，大動脈から左室へ逆流した血液はさらに左房へ逆流するため，大動脈弁閉鎖不全単独の場合と比べ，逆流の程度の割に左室拡大は軽度で，左室機能障害が見かけ上軽くなることがある．

d) 診断・検査
2個以上の弁の罹患が疑われたら，心臓カテーテル検査，心臓血管造影，心臓超音波検査で確定する．前述のごとく，狭窄や閉鎖不全の程度は，互いに修飾しあって過小評価されやすいことを考慮し，判定する必要がある．

e) 外科治療
かつてはリウマチ性の連合弁膜症が多く，それぞれの弁で狭窄兼閉鎖不全を呈したため連合弁置換術が広く行われた．近年は非リウマチ性の弁病変が少なくなく，可及的に弁形成術が追求されている．したがって，弁病変の程度と組み合わせにより種々の術式が選択される．

i) MSまたはMR＋軽度Ar
よくみられる組み合わせで，僧帽弁手術例の1〜3割に軽度の大動脈弁閉鎖不全を合併している．僧帽弁病変に対しては，交連切開術（OMC），弁形成術（MVP）または弁置換術（MVR）が行われ，大動脈弁逆流がSellers分類I度または15％以下であれば放

置する．逆流が Sellers 分類 II 度または 20〜40 % であれば大動脈弁形成術（AVP）が施行されることもあるが，放置しても長期にわたり逆流が増悪しない例も少なくない．術前検査で大動脈造影を行い，逆流の程度を正確に判定する必要があるが，拡張期動脈圧が 60 mmHg 以下のときは何らかの外科治療を加えることがのぞましい．

ii) **AS または AR＋軽度 Mr**　ときにみかける組み合わせで，この場合は，左室拡大または左室圧負荷による二次性僧帽弁輪拡大によるものが多い．通常，大動脈弁病変に対しては弁置換術（AVR）が行われ，Sellers 分類 II 度の僧帽弁逆流があれば，弁輪形成術（MAP）が施行される．

iii) **AR＋MR**　リウマチ性，非リウマチ性を問わず，比較的多い組み合わせである．両弁ともに Sellers 分類 III 度に上の逆流があれば，AVR＋MVR を施行することが多い．僧帽弁逆流に対し弁形成術が可能なこともあるが，本症の左室機能障害は高度なことが多く，弁逆流を確実に消失させることが重要である．

iv) **AR＋MS**　ほとんどリウマチ性である．左室拡大は比較的軽度のことが多い．AVR＋OMC が標準術式であるが，中には僧帽弁病変・弁下組織病変が高度で，MVR を余儀なくされる場合がある．この際，通常の心房切開では僧帽弁手術の視野が不良のこともあり，Cooley や Crawford らは，経大動脈弁僧帽弁置換術の方法を報告している．

v) **AS＋MR**　まれな組み合わせである．この場合，AS が進行すると圧負担のため MR の増強が前面に現れることが多く，術前 AS の程度が過小評価されやすい．

vi) **AS＋MS**　リウマチ性であり，比較的少ない組み合わせである．本症ではときに左室内腔がきわめて狭小化し，術後高度心不全の原因となることがある．また，両弁輪そのものの狭小化を伴うことがあり，次に述べる弁輪拡大法を行うことがある．

Manouguian 法：　1975 年佐治らが剖検心と動物実験で，大動脈弁と僧帽弁の同時弁輪拡大法を示し，1979 年 Manouguian らはほぼ同様の方

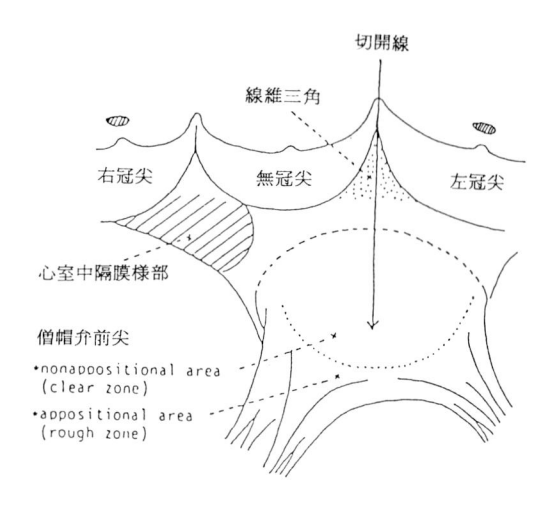

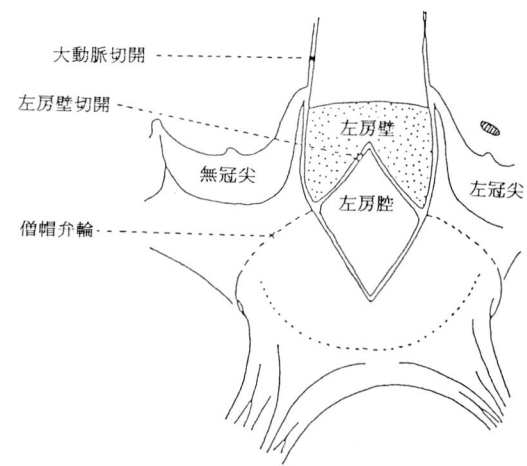

図 6.119　Manouguian 法による弁輪拡大術（徳永ら，1983）
大動脈弁輪，僧帽弁輪ともに狭小化した例に対して大動脈切開線を線維三角から僧帽弁前尖中央に切り降し，弁切除後，両弁置換を行う．

法により臨床例で成功した（図 6.119）．本法では，大動脈切開線の下端を無冠尖・左冠尖交連まで到達させ，さらに僧帽弁輪を越えて前尖中央へ向けて切開する．弁切除後，両弁置換を行い，両代用弁輪の接合面を大動脈形成に用いるパッチの下縁と縫着し，パッチの側縁・上縁を大動脈切開部と縫合して終了する．

vii) **ASR＋MSR**　連合弁膜症の中で，よくみられる組み合わせで，リウマチ性である．半数以上の例で三尖弁病変を合併する．基本術式は AVR＋MVR で TAP が併用される．

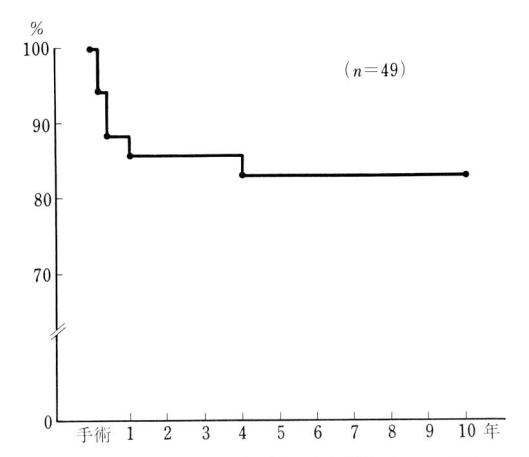

図 6.120 AVR+MVR 耐術例の生存曲線（1980～89年手術例，新潟大学第二外科）
術後6ヵ月以降の遠隔死亡はいずれも突然死であった．

f) 連合弁置換術における代用弁の選択

代用弁の種類は，置換部位，耐久性，弁機能，抗血栓性などを考慮して決定する．一般に，僧帽弁位では力学的な耐久性がもっとも要求され，また抗血栓性が予後に大きく影響する．これに対し，大動脈弁位ではむしろ有効弁口面積など弁機能の優劣が重視される．三尖弁位は低圧系のため代用弁の摩耗，疲弊は比較的少なく，抗血栓性が重要である．

g) 予　後

術前心機能や他臓器障害の程度とともに，代用弁合併症，遺残弁病変の有無などが手術成績や遠隔予後に影響しやすい．近年では，心筋保護法の進歩，代用弁の改良などに伴い，2～3弁病変に対し，確実な修復または弁置換術が施行され，1980年以降では，手術死亡率5～10％，耐術例の10年生存率は，80～85％と報告されている（図6.120）．

手術死亡の主な原因は，術前からの心室機能障害，術中の心筋障害である．術後は代用弁合併症予防のための厳重な観察・治療と，心機能に応じた生活・運動などの管理・指導が重要である．

c. 代　用　弁

a) 代用弁の歴史

人工心肺登場以前の1952年，Hufnagel が AR の患者に自作の代用弁を胸部下行大動脈内に移植して症状の改善を得たのが，代用弁の臨床のはじまりである．Lillehei は 1956 年人工心肺による体外循環法の臨床応用に成功し，開心術が可能となるに及び，1960年 Harken ら，Starr らはそれぞれ caged ball 弁（ボール弁）を用いた AVR, MVR に成功した．かくして 1960 年代は caged ball 弁による弁置換術が広く行われたが，抗血栓性や弁機能に少なからぬ問題があり，その後 caged disc 弁（円板弁），tilting disc 弁（傾斜円板弁）が開発された．さらに抗血栓材料として pyrolyte carbon が登場し hinge を有する中心流型の bileaflet 弁（二葉弁）が出現した．

一方，生体弁に関しては，1962年 Ross は新鮮同種大動脈弁を用いた AVR に成功した．同種弁は数や保存期間に制限があったため普及しなかったが，近年は冷凍保存法の開発などにより，新たな期待がもたれている．一方，大量生産や滅菌の可能なブタ大動脈弁，ウシ心膜弁が開発され，耐久性の向上をめざし種々の改善が積み重ねられている．

b) 代用弁の種類と構造（図 6.121）

今日臨床応用されている代用弁は大別して，機械弁（mechanical valve）と生体弁（tissue valve, bioprosthesis）とに分類されている．いずれの代用弁も，① 血流に従い開閉する occluder または cusp，② occluder や cusp を支え，開閉の調節にあずかり，かつ流入口を形成する housing，③ housing を生体に縫合固定させる sewing ring の

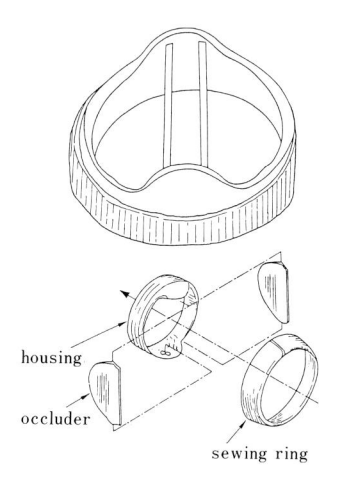

図 6.121 代用弁の構造

三部分からなる．

機械弁はoccluderの構造から，caged ball弁，caged disc弁，tilting disc弁，bileaflet弁に分類される．

occluderの材質はcaged ball弁ではsilicone, Dacronが，tilting disc弁ではDerlinが用いられた．1972年，pyrolyte carbonコーティング技術が登場し，抗血栓性にすぐれているため，近年の主なtilting disc弁，bileaflet弁には本技術が応用されている．

housingは，流入口をつくるhousing baseと種々の形態をしたstrutまたはhingeよりなる．素材としてチタニウム，stellite合金，タングステンなどが用いられている．

この部分はとくに血栓形成との関連が深く，可及的に乱流が生じないよう，また流入口を大きくすべく工夫がされている．

sewing ringには主としてDacron, Teflonが用いられている．これら高分子材料は生体に一種の炎症反応を誘起し，結果として瘢痕治癒する．この反応が適度に起こることがのぞましいが，血栓形成，過剰瘢痕が生じたり，炎症が過剰に誘発されたりすると，血栓弁や縫合部離開などの原因ともなる．

生体弁はcuspに用いられる素材により同種弁，異種弁に分けられ，異種弁としてブタ大動脈弁，ウシ心膜弁が広く臨床応用されている．housingは流入口を形づくるhousing baseと，これに連結したstentで構成され，高分子材料で被覆し，この内側にcuspが縫着されている．

異種材料の固定処理は，初期にはホルマリンにより行われたが，早期に変性をきたすため，1968年グルタールアルデヒド処理法が導入された．グルタールアルデヒドと膠原線維の架橋結合は強靱で，以降生体弁の耐久性の向上がみられ広く普及した．しかし，長期成績では7〜10年程度で変性する例が少なくなかった．1980年代となり，低圧固定処理法やstent作製法の改良などにより，新しい世代の異種生体弁が登場した．

c) 代用弁に求められる特性

臨床応用可能な代用弁の条件として以下の点がある．

① 長期耐久性（10年以上）．
② 組織適合性が良好なこと．
③ 血栓形成や溶血が少ない．
④ 有効弁口面積が大きい．
⑤ 滅菌可能である．

一般に機械弁は耐久性にすぐれている．もっとも古く開発されたStarr-Edwardsボール弁

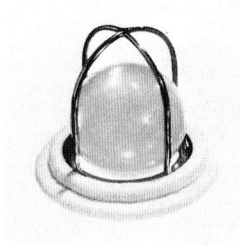

図 6.122 Starr-Edwardsボール弁
Model 6120，僧帽弁用，caged ball弁の代表．occluderはsilicon ballである．

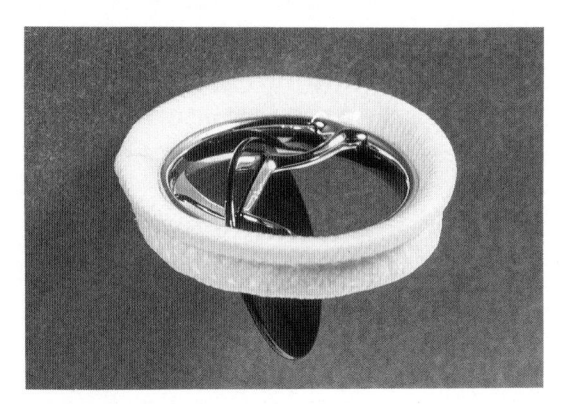

図 6.123 Björk-Shiley弁
tilting disc弁．写真は改良型のmonostrut弁である．

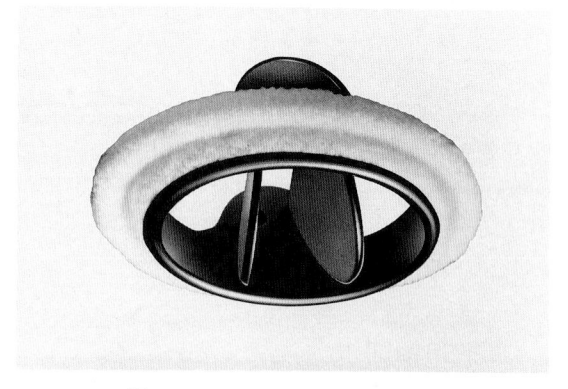

図 6.124 St. Jude Medical弁
bileaflet弁の代表．hingeを有している．

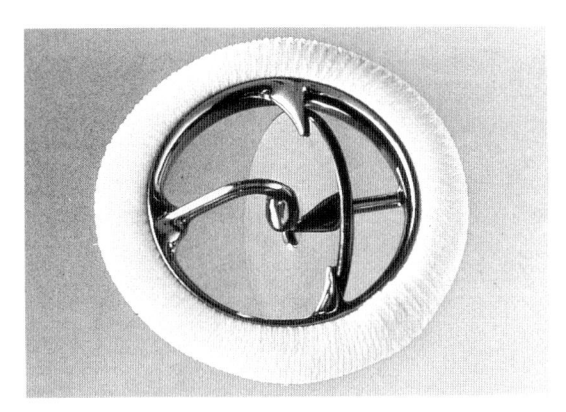

図 6.125 Medtronic-Hall 弁
housing はチタニウムの削り出しで作られ，溶接はされていない．Hall-Kaster 弁の改良型モデル．

(1960年)（図 6.122），tilting disc 弁である Björk-Shiley 弁（1971年）（図 6.123），Hall-Kaster 弁（1977年）（図 6.125），bileaflet 弁である St. Jude Medical 弁（1977年）（図 6.124）などでは 10〜25 年以上の経過例が多数生まれている．

これに対し生体弁は cusp の変性から断裂・穿孔・石灰沈着をきたすことが多く（primary tissue failure, PTF），わが国での術後 7〜10 年における PTF 回避率は 50〜70％程度と報告されている．

一方，抗血栓性は機械弁より生体弁の方がすぐれている，との報告が多い．代用弁の抗血栓性には，弁のデザイン，乱流・渦流の生じやすさ，occluder の材質，有効弁口面積，置換部位などが関与している．実際，今日用いられている多くの機械弁では 1〜3％/患者・年の頻度で血栓塞栓症の発生が認められているが，生体弁ことにウシ心膜弁では，血栓塞栓症発生率は 1％前後かそれ以下である（図 6.126）．一般に機械弁を用いた場合や僧帽弁置換，連合弁置換例では，warfarin などによる抗凝血療法（anticoagulant therapy）が施行され，トロンボテスト，プロトロンビン時間などを指標として抗凝血活性を調節する．血栓塞栓症発生の可能性が高い場合には，さらに一次血栓抑制を狙って aspirin, dipyridamole, ticlopidine などによる抗血小板療法を併用する場合がある．

生体弁は抗血栓性に比較的すぐれており，抗凝血療法を継続的に施行することは少ない．この長所をいかし脳血管障害合併が多い高齢者や出血傾向・消化性潰瘍を合併した患者には生体弁がしばしば用いられる．また，warfarin は胎盤を通過し，催奇形性を有することから，妊娠出産可能な女性の弁置換には，抗凝血療法をあまり必要としない生体弁が好んで用いられる．しかしカルシウム代謝の活発な 35 歳以下の若年者では，生体弁の石灰化がより早期に起こりやすいので，弁機能不全の発生に常に注意する必要がある．

d) 代用弁置換術後管理

患者の病歴，術前状態（NYHA 心機能分類，他臓器合併症の有無），術前心筋障害の程度，術中合併症の有無，弁病変の種類，用いた代用弁の種類とサイズなどにより，術後管理の重点や集中治療を要する時間などが異なってくる．感染性心内膜炎患者では心内膜炎の再発・再燃予防のため一定期間抗生物質投与を継続する必要がある．高齢者，低栄養，大動脈瘤合併例ではそれぞれに応じた治療を要する．とりわけ重要なのは，心機能，心筋障害の程度に応じた管理である．中等度以上の心機能障害を有する患者では，適正な心拍出量維持のために，循環血漿量の適正化とともに強心薬やカテコールアミン，血管拡張薬，利尿薬を必要に応じ投与する．高度の心機能障害では，大動脈内バルーンパンピング（IABP 法）や補助循環を施行

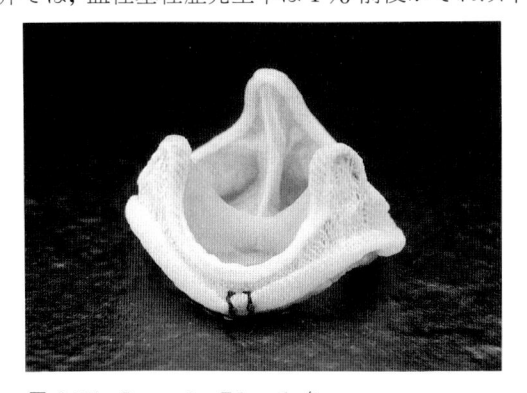

図 6.126 Carpentier-Edwards 弁
グルタールアルデヒドで処理したブタ大動脈弁．

表 6.22 代用弁置換後の主な合併症

1. 代用弁の摩耗，支持機構の破綻（機械弁）
2. 代用弁の石灰化，断裂（生体弁）
3. 過剰肉芽，血栓による開閉障害（機械弁）
4. 血栓塞栓症
5. 血管内溶血
6. 代用弁心内膜炎
7. 易出血性

して心筋障害の回復をはかることもある．心機能障害を有する患者では，同時に，脳，肝，腎など重要臓器の機能障害が発生・増悪していないかに常に注意を払い，必要な対策を講じる．

ASでは一般に左室腔が小さく，心拍数をやや多めに維持する．小サイズ弁を用いた場合は，相応の圧較差が生じていることを念頭におく．機械弁では比較的早期から抗凝血療法を開始する必要がある．

代用弁置換後の長期管理の要点を以下に示す．

① 術後心機能の判定とそれに応じた生活設計・就労・運動範囲の決定および必要な薬物治療の実施．

② 血栓塞栓症予防のための適正な抗凝血療法．

③ 用いた代用弁の長所・短所をふまえた経過観察．

④ 代用弁心内膜炎，弁機能不全，血栓塞栓症などの代用弁合併症の早期診断と早期治療，また予防のため処置（表6.22）．

代用弁置換後では，前述した術後管理の巧拙が患者の予後を大きくかえることがあり，外科治療の一貫として重視する必要がある．

〔林　純一・江口昭治〕

文　献

〈三尖弁膜症に関して〉

1) Carp RB : Acquired disease of the tricuspid valve. In Gibbon's Surgery of the Chest (ed by Sabiston DC Jr, Spencer FC), 5th ed, pp 1504〜1510, WB Saunders, Philadelphia, 1990.
2) Kirklin JW, Barratt-boyes BG : Cardiac Surgery, chapt 14, pp 447〜459, tricuspid valve disease. John Wiley & Sons, New York, 1986.
3) 長谷川嗣夫：刺激伝導系について．現代外科手術学大系 9 a．心臓の手術 I, pp 173〜190, 中山書店, 東京, 1982.
4) Carpentier A, et al : Surgical management of acquired tricuspid valve disease. J Thorac Cardiovasc Surg, **67** : 53〜65, 1974.
5) 大石喜六：三尖弁弁膜症．新外科学大系 19 B, 心臓の外科 II, pp 301〜316, 中山書店, 東京, 1990.

〈連合弁膜症に関して〉

6) 北村昌也, 小柳　仁ほか：大動脈弁と僧帽弁の二弁置換術の長期遠隔成績, 日本胸部外科学会雑誌, **33** : 1314〜1320, 1985.
7) Manouguian S, Seybold-Epting W : Patch enlargement of the aortic valve ring by extending the aortic incision into the anterior mitral leaflet. J Thorac Cardiovasc Surg, **78** : 402〜412, 1979.
8) 草川　實：連合弁膜症．新外科学大系 19 B, 心臓の外科 II, pp 317〜340, 中山書店, 東京, 1990.
9) Crawford SE, Coselli SJ : Marfan's syndrome : combine composite valve graft replacement of the aortic root and transaortic mitral valve replacement. Ann Thorac Surg, **45** : 296〜302, 1988.

〈代用弁に関して〉

10) 松本博志：人工弁の形状と材料．呼吸と循環, **31** : 853〜860, 1983.
11) 藤田　毅, 川副浩平：生体弁．日本人工臓器学会セミナー人工臓器―臨床応用の現況と将来（江口昭治, 宮本巍編集), pp 53〜58, 日本人工臓器学会, 東京, 1988.
12) Hayashi J, Eguchi S, et al : Combined warfarin and antiplatelet therapy after St. Jude Medical valve replacement for mitral valve disease. J Am Coll Cardiol, **23** : 672〜677, 1994.
13) 鬼頭義次：人工弁．心臓外科の歴史, pp 133〜155, メディカ出版, 大阪, 1994.

D. 冠状動脈疾患

a. 狭　心　症

a) 歴史的背景

狭心症は，狭心症症状が冠状動脈病変にもとづく一過性，可逆性の心筋虚血によって生じる病態であると定義される．狭心症に対する外科治療は，心筋への冠血流量の増大を目的として，数々の術式が考案され実験的あるいは臨床的に試みられてきた．古くは，1899年パリ大学生理学教授Francois-Frankにより，頸部交感神経切除術（cervical sympathectomy）の狭心症に対する有効性が示唆され，臨床応用されたのにはじまるが，この術式は痛覚神経の遮断による痛みの軽減を目的としたものであった．また，冠状動脈に分布する血管収縮神経を遮断して冠状動脈の拡張をはかる術式として，冠状動脈周囲神経切断術（peri-coronary neurectomy）や大動脈周囲の神経叢を切除する大動脈神経切除術（preaortic plexectomy）が行われた．さらに，1920年代から1950年代に

は，心臓以外の臓器から虚血心筋に動脈血液の供給をはかることを目的として，心外膜に大網，脾片，筋肉や脂肪組織などの自家組織を移植することにより，側副血行路による虚血心筋への血流供給を期待する術式も施行された．この中で，もっとも広く行われたのは，1946年，Vinebergによってはじめられた内胸動脈心筋内移植術で，内胸動脈を心筋内にトンネルをつくって植えこむ方法である．本法の欠点は，移植した内胸動脈と冠状動脈との間に側副血行路が形成されるのに少なくとも6～9カ月を要し，手術効果という点で速効性のないことと，患者によって手術成績が一様でなく一定の効果が期待できないことであり，今日ではその適応はきわめて制限されたものになっている．

一方，冠状動脈に対する直達手術としては，1957年Baileyが，冠状動脈の血栓および粥状硬化を起こしている内膜を摘除する手術（冠状動脈内膜切除術，coronary endarterectomy）に成功したのにはじまり，内膜摘除に加え，冠状動脈切開部に静脈片をパッチとして縫着し血管内腔の拡大をはかる術式などが施行された．

1967年，Favaloroは，右冠状動脈に狭窄のある患者に，その部分を切除しvein graft interpositionを行っていたが，どうしてもうまくいかず，冠状動脈の末梢端に上行大動脈に吻合したvein graftを吻合したところ，良好な結果を得たことが発端となり，今日広く施行されている冠状動脈外科が発展することとなった．一方，1967年，Kolesovによって内胸動脈を用いたバイパス手術が報告され，1969年，Greenらが多数の臨床例を報告している．以後，Favaroloらの大伏在静脈を用いたCABGが世界的に爆発的に普及したのに対して内胸動脈を用いたバイパス手術は，一部の心臓外科医によって行われるにすぎなかった．しかしながら，今日，内胸動脈グラフトが静脈グラフトに比較して，遠隔期におけるグラフト開存率においてすぐれている点が報告されるのにつれ，内胸動脈を用いたバイパス手術も急速に普及するに至っている．

また，1979年に，Gruentzigらによって導入さ

表 6.23 狭心症の病因になりうる疾患

1.	冠状動脈粥状硬化症
2.	冠状動脈入口部狭窄または閉鎖
	梅毒性大動脈炎
	高安大動脈炎
	非特異性大動脈炎
	急性大動脈解離
3.	血管炎
	川崎病
	結節性動脈炎
	systemic lupus erythematosus
4.	冠状動脈 spasm
5.	myocardial squeezing

れた経皮的冠状動脈形成術（percutaneous transluminal coronary angioplasty, PTCA）が，広く普及するに至り，また，その後の器具の改良，症例の蓄積によってPTCAの適応も著しく拡大する傾向にあり，狭心症に対する外科治療体系も少なからず変貌を遂げつつあるのが現状である．

b）病　因（表6.23）

冠状動脈の粥状硬化による狭窄病変が狭心症のもっとも多い病因である．梅毒性大動脈炎，高安大動脈炎などの大動脈の炎症疾患や大動脈解離においては，冠状動脈入口部の狭窄，閉塞をきたし狭心症の原因となる．これらの疾患では大動脈弁閉鎖不全を伴うことが多い．polyarteritis nodosa，川崎病などでは，冠状動脈に発生する動脈炎に起因する狭窄や冠状動脈瘤が生じる．また，冠状動脈に器質的狭窄がなくとも，冠状動脈の攣縮（spasm）やmyocardial squeezingなどが狭心症の病因となる場合がある．

c）症状・病態

一般的には，さまざまな誘因（労作・食事・排便・寒冷・精神的興奮など）によって生じる前胸部痛であり，通常その持続時間は2～3分であることが多い．しかしながら，その痛みの性質は，痛みというよりは，前胸部不快感，絞扼感，呼吸苦，動悸など多彩であり，冠状動脈硬化症によるものか，他の原因によるものか，症状の解釈，鑑別診断は詳細な問診により慎重になされるべきである．狭心症の特徴の一つは，痛みが肩，上肢，頭部などに放散することであり，ときには，頭痛，歯痛として自覚されることもある．

また，労作時の発作が安静時と発作に変化した

り，狭心痛の程度の増大，持続時間の延長，頻度の増加などは，心筋梗塞に進展するおそれのある病態であり，狭心症の病型分類上，梗塞前狭心症，切迫梗塞（inpending infarction），中間型狭心症（intermediate type），不安定狭心症（unstable angina）などに分類される．これらの病態に対しては，準緊急的な外科治療を含めた適切な治療法を施行することが，その予後にとって重要であり，十分注意せねばならない．

d) 診　　断

病歴，臨床症状，身体所見，臨床検査を経て総合的に診断される．臨床検査としては，冠状動脈自体の病変の検出とともに，心筋の状態を知るためのものが種々ある（表6.24）．その中でも，冠状動脈硬化症による狭窄病変の診断には，心臓カテーテルおよび左室造影を含む冠状動脈造影は欠くことのできない重要な直接的な診断法であることはいうまでもない．冠状動脈造影上の狭窄の程度については，狭窄部前後の正常部内径の平均値に対する狭窄部内径比（内径狭窄度）を％で表現す

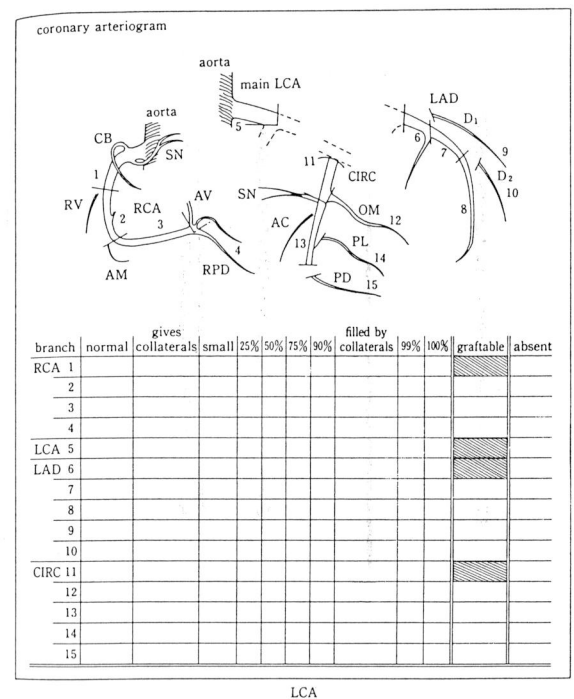

表 6.24　一般的検査

1. 冠状動脈，バイパス・グラフトの病変を知る
    冠状動脈造影
2. 心筋虚血を検出する
    （胸痛発作時の）心電図
    ホルター・モニター型心電図
3. 誘発された心筋虚血を検出する
    運動負荷心電図
    運動負荷タリウムシンチグラフィ
    dipyridamole 負荷心電図
4. 陳旧性心筋梗塞を検出する
    心電図
    心エコー図
    左室造影
5. 研究段階の検査
    血管内視鏡
    高速 CT スキャン
    MRI
    PET

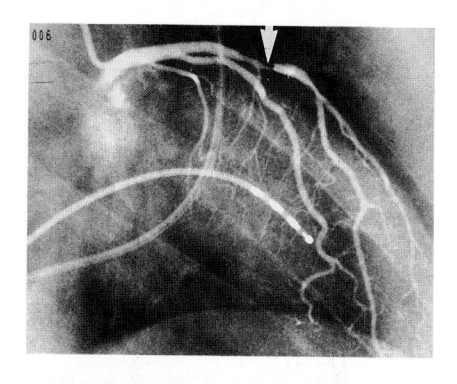

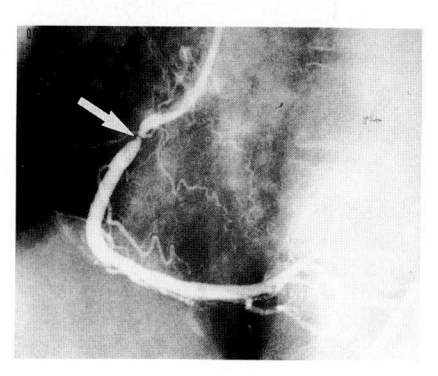

図 6.127 American Heart Association (AHA) の提唱した冠状動脈造影所見の分類法
部位を，図のように Seg 1〜Seg 15 まで分節的に分類し，狭窄度を 0.25, 50, 75, 90, 99, 100％の 7 段階に分類し表現する．右上段は LAD Seg 7 の 90％ 狭窄（↓）の冠状動脈造影，右下段は RCA Seg 1 の 90％ 狭窄を示す（✓）．

るが，臨床的には 51～75 ％ を 75 ％，76～90 ％ を 90 ％，91～99 ％ を 99 ％（subtotal の 99 ％狭窄では血流遅延 delayed filling を認める），完全閉塞を 100 ％ と表現し，最大狭窄所見をもってその部位の冠狭窄度としている（図6.127）．一般的には，75 ％ 以上を有意狭窄としている．また，冠状動脈と狭窄病変は本来立体構造であり，撮影像はその平面への透視像であることを認識し，冠状動脈が互いに重ならない角度から慎重に観察することが必要である．とくに，冠状動脈硬化病変は，求心性狭窄を呈するもののみならず，偏心性の狭窄を呈することも多く，かかる場合の内径狭窄度は，造影の投影方向により著しく異なる場合があり注意せねばならない[1]（図6.128）．

狭窄病変の診断のほかに，心筋の虚血の有無を診断することは，冠血行再建を考えるうえで重要な点であり，運動負荷心電図，運動負荷 ^{201}Tl シンチグラムは，運動負荷によって生じる一過性の虚血性変化を視覚化することが可能であり，虚血の存在，部位，広がりの判定に有用である．とくに心筋梗塞合併症例に対する冠血行再建術に際しては，梗塞領域，その周辺組織への viability に関しての評価はバイパスの適応を決定するうえで重要であり，左室造影，心臓超音波検査による左室局所壁運動，負荷心電図，^{201}Tl 心筋シンチグラムなどの諸検査の結果を総合的に評価したうえでバイパスの適否が決定される．

e）治　療

i）内科治療　狭心症のほとんどの病因は冠状動脈硬化による狭窄病変に起因しており，PTCA，CAGB などによる冠血行再建術も，その動脈硬化病変を直接根治させるわけではなく，本症の根本治療というよりは姑息治療といわざるをえない．したがって，外科治療を施行した場合においても，内科治療には十分精通している必要がある．狭心症の内科治療の基本として，虚血性心疾患の発症，増悪危険因子である肥満，糖尿病，高脂血症，高血圧症に対する治療，また，喫煙，ストレス，過労の回避などが必要であり，食事療法を含めた生活指導はきわめて重要である．薬物療法としては，ニトログリセリンに代表される亜硝酸薬，diltiazem，nifedipine などのカルシウム拮抗薬，propranolol などの β 遮断薬がさまざまな組み合わせで用いられる．これらの薬剤は，① 冠血管拡張による心筋への酸素供給の増大（亜硝酸薬，カルシウム拮抗薬），② 血管拡張作用による心臓への前負荷，後負荷の軽減（亜硝酸薬，カルシウム拮抗薬），③ 心筋収縮性の低下，心拍数減少（β 遮断薬，カルシウム拮抗薬）による心筋酸素需要の減少をもたらし，結果として心筋での酸素需要供給バランスを改善させることにより効果を発揮する．また，冠状動脈での狭窄病変における閉塞性の血栓形成を抑制する目的で，aspirin に代表される抗血小板薬や warfarin による抗凝固療法が施行される．

外科領域においても，手術後の動脈硬化病変の進行予防，バイパス不能であるような小血管の狭窄病変に起因する心筋虚血の改善，また，バイパスグラフトの長期開存を目的として，前述した内科治療が付加的に施行される．

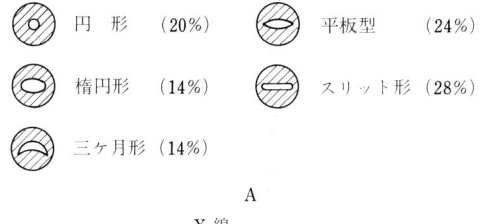

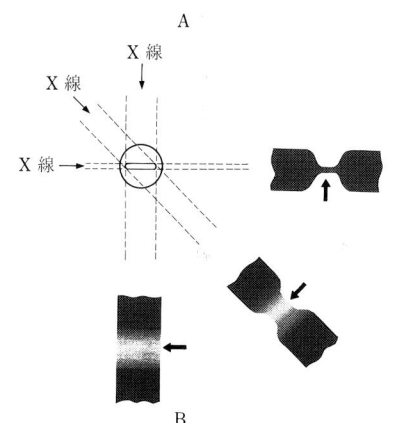

図 6.128　冠状動脈狭窄病変の断面の形状とその頻度（A），スリット形の狭窄病変の冠動脈造影画像（B）
冠状動脈の狭窄病変は，さまざまな断面の形状を呈する．たとえば，スリット形の断面の狭窄病変では，ある投影方向では著しい狭窄にみえても，それに直交する投影方向では造影剤の濃淡のみによって表現されるにすぎない．

ii) 経皮的冠状動脈形成術(percutaneous transluminal coronary angioplasty, PTCA) 1967年のCABGの導入に引き続き，1979年Gruentzigらにより導入されたPTCAは，手技の確立，器具の改善により，年々増加し，近年ではCABGと同様に虚血性心疾患の治療法として確立されるに至っている．PTCAは，冠状動脈の狭窄部にバルーンの付いたカテーテルをすすめ，バルーンを拡大することにより狭窄部を開大する手技であり，狭窄部の内膜の解離，離断や中膜の断列が起こり，高圧で拡張されたバルーンの効果により冠状動脈の開大が得られる．待機的PTCAの成功率は80～90％とされているが，その問題点は，30～40％の頻度で再狭窄が生じることであり，そのほとんどが6カ月以内に発生する．PTCAの理想的な適応は，狭心症歴の短い，主要冠状動脈の近位部の限局性狭窄をもった一枝病変症例とされるが，近年では症例数の増加とともにその適応は拡大される傾向にある．一方，左主幹部病変，二枝完全閉塞例の第3枝目の狭窄病変は絶対的禁忌とされている．PTCAの合併症としては，冠状動脈解離，急性冠状動脈閉塞，冠状動脈攣縮，側枝閉塞などが起こりうる．その急性期成績は，施設や適応により異なるが，急性期死亡，0.5～1％，緊急CABG 1～3％，心筋梗塞発生2～4％と報告されている．最近増加しつつある多枝病変症例に対するPTCAについては，その遠隔成績を含め不明な点も多く，これらの症例にCABGとPTCAのいずれを選択すべきかという点については，今後の詳細な検討が必要である．

iii) 外科治療

1) 手術適応

狭心症の手術適応に限らず，外科手術の適応は，① 手術によって患者にもたらされる利益，② 手術を施行しなかった場合の生命予後，③ 手術の危険性，④ 社会的背景，などの面より総合的に判断されなければならない．

冠血行再建術の臨床症状の改善効果については広く認められており，内科的薬物療法による狭心痛の完全寛解は約40～50％前後であるのに対し，外科治療のそれは60～95％と報告されており，この点に関する外科治療の有効性はほぼ疑問の余地はなく，患者のquality of lifeを向上させる．

外科治療における延命効果については，欧米におけるprospective randomized study (CASS[2,3], ECSS[4])をまとめると，左主幹部病変，左前下行枝近位部の有意病変を含む二枝，三枝病変，EF (ejection fraction) 50％以下の心機能障害例では，その遠隔期生存率は外科治療においてすぐれているといえる．また，近年における冠血行再建術の手術死亡率は手術症例の重症化にもかかわらず著しく低下し，欧米での報告では1～4％であり，筆者らの施設においても1983～1988年の5年間に施行されたACバイパス術251症例に手術死亡はない．しかしながら，冠血行再建術の遠隔期生存率や心筋梗塞発生率に及ぼす影響などについてはまだ不明の点もあり，一部の外科治療の延命効果の優位性が立証されていない症候群や，PTCAなどが可能な症例もあり，手術適応に関しなお議論があることも事実である．

2) 冠状動脈造影よりみた手術適応

冠状動脈造影にもとづく，いわゆる解剖学的適応で，主要冠状動脈に有意な狭窄ないし閉塞を認め，その末梢領域の冠状動脈に50％を越える第二の狭窄病変のないこと，すなわちdistal run offのよいこと，さらにその灌流域の心筋が壊死に陥っておらず，viabilityが存在することが原則である．解剖学的な冠状動脈の病変部位よりみた手術適応は，① 左冠状動脈主幹部の有意病変，② 左前下行枝および回施枝近位部の有意病変の合併症例 (left main equivalent lesion)，③ 三枝病変，④ 左前下行枝近位部の有意病変を含む二枝病変，⑤ 側副血行を供給している冠状動脈に有意病変の存在する場合が手術適応とされる．これらの病変は，延命効果や運動耐用能の点で外科治療が内科治療に比べてすぐれており，とくに左主幹部病変は致死的心筋梗塞を発生しやすく，死亡率や心筋梗塞発生率の点で，外科治療が内科治療成績を大きく上回っているため，手術の絶対適応である．

① 左前下行枝近位部の狭窄，② 右冠状動脈優位症例における有意な右冠状動脈近位部の狭窄病

変についても，手術適応と考えられるが，延命効果についての内科療法との優劣は証明されておらず，年齢，症状，社会的背景などの因子を考慮したうえで手術適応を決定する．

3) 症例別にみた手術適応

① 安定狭心症: 前述した解剖学的適応に加え，自覚症状による適応として，内科治療に抵抗を示す狭心痛に対し適応がある．

② 不安定狭心症: 不安定狭心症とは，安定狭心症と心筋梗塞との間に存在する疾患概念で，初回発作でもその程度が強くまた頻回に生じるか，狭心症の既往のある場合は運動負荷と関係なく，安静時に持続する狭心痛が起こり，臨床的には心筋梗塞を思わせるが心電図，血清酵素学的には心筋梗塞を否定できるような疾患である．近年の薬物療法の進歩，IABPの適用などにより，不安定狭心症の治療成績は向上しつつあるものの，内科治療と外科治療を比較した場合，早期死亡率，心筋梗塞発生率の点で，外科治療が内科治療よりすぐれているとする報告が多い．不安定狭心症の手術適応も前述した解剖学的適応に準じるが，内科治療の効果の認められない場合は，緊急手術の必要がある場合もある．

③ 異型狭心症: 1959年Prinzmetalによって報告されて以来，わが国に比較的多いとされている疾患で，典型的症例では，発作は夜間から早朝にかけて起こり，心電図上STが上昇し，心室性の不整脈を伴うことが多く発作の消失とともに心電図も正常に復する．この原因は冠状動脈の攣縮（スパスム，spasm）によるものと考えられている．攣縮は種々な要因によって惹起されるとされているが，その治療は内科治療が主体である．しかし，攣縮に加えて器質的な狭窄が合併している場合には，前述の解剖学的適応に従って，外科治療の対象となる．

④ 陳旧性心筋梗塞（OMI）を有する狭心症: 狭心症のコントロールや，心筋梗塞の再発作予防のために外科適応がある．OMI領域への冠血行再建術の是非については議論があるが，梗塞域の周辺部には，島状に健常ないし虚血ながらも可逆性心筋が残存するため，冠血行再建でmyocardial salvageが可能であることも多い．心筋のviabilityの評価には^{201}Tl心筋シンチグラムが有用である．

また，OMIをもつ狭心症に対する冠状動脈バイパス術（CABG）が左心機能不全を改善するか否かは，一定の見解は得られていないが，一般的には有効であると考えられている．とくに，まだ収縮力の残っている心筋の虚血が原因で心収縮力が減退している場合は，CABGにより心機能は改善される．左心機能不全症例に対する外科治療成績は，従来では手術死亡率9〜25％であったものの，近年では2〜8％と飛躍的に向上している．したがって，左室駆出率（ejection fraction）が20％以上あり，viableな虚血心筋が存在し，かつ，graftableな冠状動脈が存在する症例では積極的に外科治療を施行し，症状の改善，延命効果を期待することができる．一方，ejection fractionが20％以下で，ischemic cardiomyopathyと診断され，心不全症状を伴う症例ではむしろ心臓移植の適応となろう．

4) 術 式

現在主に行われている外科的冠状動脈血行再建術は，大伏在静脈，あるいは内胸動脈を用いた冠状動脈バイパス手術（CABG）であり，症例によっては，これらのバイパス手術に内膜剝離術（endarterectomy）が併用されることもある．狭心症の外科治療において重要なことは，第一に，術前より虚血の存在する心筋のこうむる術中の虚血侵襲からいかにして心筋を保護し回復せしめるかという点と，第二に，本来の手術目的である冠血行再建をいかに確実に，また長期にわたり達成しうるかという二点である．このために，手術近接期を通じて心筋の酸素需要供給バランスといった病態生理に根ざした一貫した心筋保護対策と完全なる手術が要求される．

① 心筋保護: 冠状動脈の狭窄病変が重度である症例では，大動脈根部より注入された心筋保護液が均等に心筋組織に到達しないために，完全な拡張期心停止が得られなかったり，心筋冷却が不均一になることがあり，術中心筋梗塞（perioperative myocardial infanction）の発生原

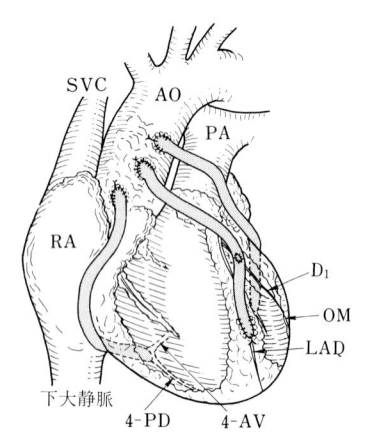

図 6.129 大伏在静脈を用いた CABG
右冠状動脈，左鈍辺縁枝，左前下行枝と第1対角枝に sequential bypass を施行した手術例．

因となることがある．したがって，とくに重症三枝病変や LMT 症例では，心筋の局所冷却，全身低体温により適切な心筋冷却を維持することが，心停止中の心筋保護上重要である．また，狭窄病変末梢の虚血領域への心筋保護液の確実な到達を目的として，吻合されたバイパスを用いて心筋保護液を注入したり，冠状静脈洞より逆行性に心筋保護液を注入する方法も行われている．

② 大伏在静脈を用いた CABG（図 6.129）：現在もっとも広く行われている術式であり，グラフトとして大腿部より採取した大伏在静脈を用いる．静脈の損傷や虚血による内膜の脱落はグラフト内の早期血栓形成を引き起こしグラフトの閉塞の原因となるために，その採取にあたっては注意深い手技が必要である．採取された静脈は，ヘパリン加生食で flush し，冷却したヘパリン生食に浸して保存する．

手術は通常の低体温希釈体外循環下に施行される．まず，術前施行した冠状動脈造影所見をもとに，冠状動脈末梢領域で，心外膜，脂肪組織を切開し，剥離して冠状動脈を露出する．尖刃を用い，冠状動脈に縦の小切開を加え，冠状動脈の内腔を確認したうえで Potts-Smith scissors を用いて切開口を近位，遠位に拡大し，約 8〜10 mm 縦切開とする．静脈グラフトと冠状動脈との吻合は，7-0 ポリプロピレン糸を用い端側吻合を行う．縫合法には連続縫合，結節縫合，両者の併用法が採

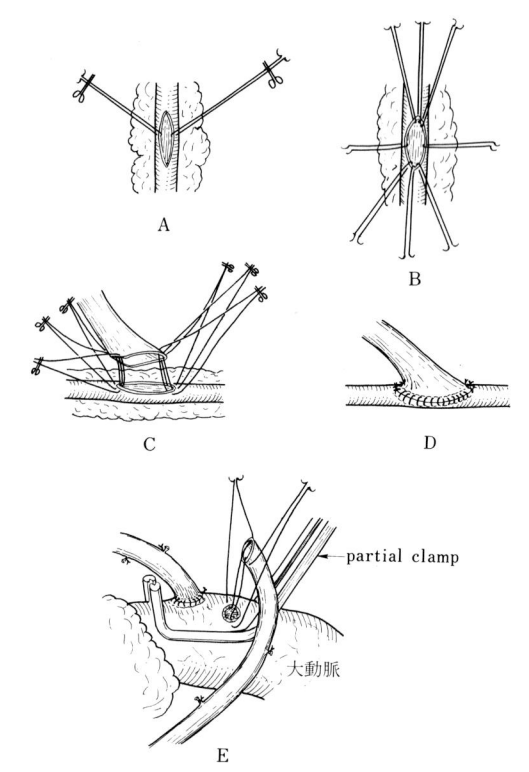

図 6.130 大伏在静脈を用いた CABG 手術手技
A．冠状動脈切開，B．冠状動脈切開口にかけられた 7-0 ポリプロピレン糸，C, D, 静脈と冠状動脈との吻合（結節および連続縫合の併用法），E，大動脈と静脈との中枢側吻合．

用されている．術後早期のグラフト開存率は血管吻合の技術的因子（吻合部の形態，捻れ，グラフトと冠状動脈内径の matching）と密接な関係があり，とくに，吻合部での内腔の狭窄をつくらないよう細心の注意が必要である（図 6.130 A〜D）．

また，症例によっては，1本の静脈グラフトを用い，複数の冠状動脈と吻合する sequential バイパスグラフト法も施行される．この方法は，末梢側のグラフト流量が良好である場合には，グラフトの血流速度が速く開存率も高く，多枝バイパスが可能で，とくに上行大動脈吻合に制限がある症例などに適している．一方では，大動脈側吻合部で閉塞が起こると，すべての吻合口が犠牲になる欠点も存在する．sequential bypass は，左前下行枝-対角枝，鈍辺縁枝-後側壁枝，後下行枝-後側壁枝の組み合わせがよく用いられる．

大動脈とバイパスグラフトとの吻合は，大動脈遮断が解除された後，上行大動脈に partial clamp (partial occlusion clamp) をかけ，5-0 ポリプロピレン糸を用い，連続縫合，結節縫合，両者の併用などの縫合法により行われる（図 6.130 E）．大動脈吻合部での吻合が，閉胸時に心臓や胸骨で圧迫され，グラフトが屈曲，狭窄しないように吻合の角度，グラフトの走行に十分注意する．上行大動脈に石灰化が存在したり，動脈硬化性病変が著しい場合には，あえて partial clamp をかけると，aortic dissection, aortic rupture, calcific debris による脳梗塞の原因となるため危険である．このような症例では，健常な上行大動脈で再度大動脈遮断を行い，大動脈切開により，グラフトを吻合するか，人工血管の一部を上行大動脈にパッチ状に設置し，そのパッチにグラフトを吻合するなど工夫がなされる．あるいは，動脈系グラフトのみのバイパスを行うか，上行大動脈遠位部の健常な大動脈にグラフトの吻合が行われることもある．

③ 内胸動脈（IMA）を用いた冠血行再建術（図6.131）： IMAを用いた術式は，大伏在静脈を用いた術式とほぼ同時に登場したが，採取に手間どること，大伏在静脈に比しサイズが細く逆流も少ないことなどの理由により，爆発的な普及をみるには至らなかった．しかしながら，CABG の遠隔成績が明らかになるにつれ，大伏在静脈にも進行性の静脈硬化が存在することが報告され，その反面，内胸動脈には動脈硬化性変化がきわめて少ないところから術後5年で95％前後の開存率が得られ，近年，症例に応じてむしろ内胸動脈が積極的にグラフト材料として採用される傾向にある．内胸動脈を用いたCABG の欠点は，吻合の血流にやや制限があるため，左主幹部などの虚血領域の広い症例には不向きなこと，内胸動脈が鎖骨下動脈から起始するために，また自然の冠状動脈口からの血流と時相のズレが生じることなどである．内胸動脈は，左右2本しか存在しないため，多数のバイパスをすべて内胸動脈でまかなうことは不可能であり，多枝バイパスを要する場合には，大伏在静脈と併用したり，内胸動脈を sequential bypass するなど工夫がなされる．一般的には65歳以下で，左前下行枝へのバイパスのグラフトには左内胸動脈を第一選択とするが，患者の年齢については，より高齢者にも用いられる傾向にある．さらに，内胸動脈を free graft として採用し，バイパスに利用する方法もある．また，第二の動脈系グラフトとして，近年では，胃大網動脈を用いた冠血行再建術も施行されている．

④ 冠状動脈内膜剥離術： 1957年に Bailey によりはじめられたが，完全な内膜除去が困難であること，剥離された内腔には血栓が生じやすいなどの理由で，冠血行再建を達成できる率が低く，その手術成績が不良であったため，初期の段階で放棄された．しかしながら，実際の臨床においては，重症多枝病変での冠状動脈の distal run off が理想的なものばかりでない．これらの症例の中で，distal run off が不良ながらも冠血行再建の必要が考えられるような冠状動脈に対しては，endarterectomy を施行したのち CABG を施行することがある．しかしながら通常の CABG に比べ，グラフトの長期開存率は低く，術中心筋梗塞の発生率も高いため，手術適応は慎重にすべきである．

⑤ OTCA (operative transluminal coronary angioplasty)： OTCA とは，バイパスを施行する冠状動脈切開口より，その末梢側，中枢側に第二の狭窄が存在する場合に，バルーンカテーテル

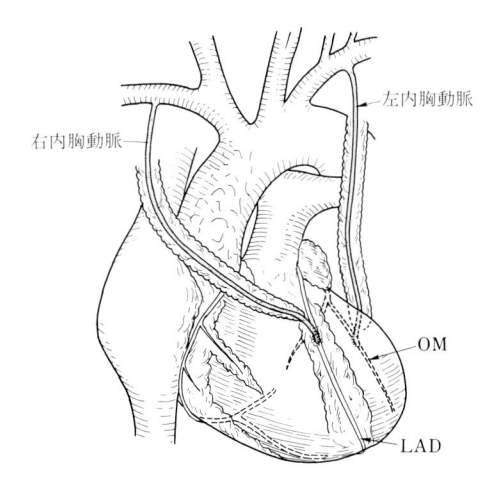

図 6.131 IMA を用いた CABG
左内胸動脈を鈍辺縁枝に，右内胸動脈を左前下行枝に吻合した手術例．

を挿入し，その狭窄部をバルーンにて拡大する方法である．バイパスによる冠血行再建をより完全なものとするための補助手段として用いられることがある．

⑥ 合併症

ⓐ 冠状動脈攣縮（スパスム）： 手術症例の約5％に起こるとされるが，重症な場合には死の転帰をとるので術前より冠状動脈攣縮が疑われる症例では攣縮防止対策をとるとともに，その要因である，アルカローシス，寒冷刺激，高Ca^{2+}などを避けることが重要である．不幸にして攣縮が起きた場合には，ただちにIABPを挿入し，亜硝酸薬，カルシウム拮抗薬を使用する．また，ノルアドレナリンの大量療法による昇圧が有効である．攣縮はすぐに軽快することもあるが，多くは繰り返し治療抵抗性となることが多く，間髪を入れない治療が大切である．

ⓑ 手術近接期心筋梗塞（perioperative myocardial infarction, PMI）： 施設によっても，また診断基準（new Q waveの出現，max-CPK＞2000 Uなど）によっても異なるが，5～30％の頻度と報告されており，病院死亡率，遠隔期成績，術後心不全頻度，グラフト開存率すべてを悪化させる．PMIのリスクとしては，不安定狭心症例，重症冠状動脈病変（3枝もしくはLMT病変例），長時間大動脈遮断時間例，虚血領域の大きい左心機能良好例がとくに高く，完全なる手術に加え，術前・術後を通じての一貫した心筋保護法が必要である．

f) 成 績

CABGの手術成績は，手術手技の確立，麻酔，心筋保護法，補助循環法の進歩により飛躍的に向上しつつある[5]．術後30日以内の手術死亡率は，施設によって異なるものの，北米およびカナダにおけるCASSの報告によれば，0.4～6.6％（平均2.3％）であった．筆者らの経験においても，1983～1988年の5年7カ月間に施行されたCABG 231例に手術死亡（術後30日以内）はなく，病院死亡を3例（1.3％）に認めたのみであり，きわめて安定した手術成績が得られている．遠隔成績については，1975～1986年までに筆者らの施設

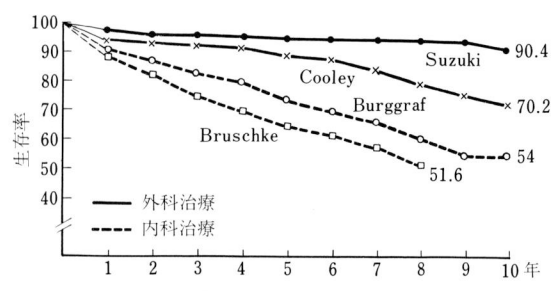

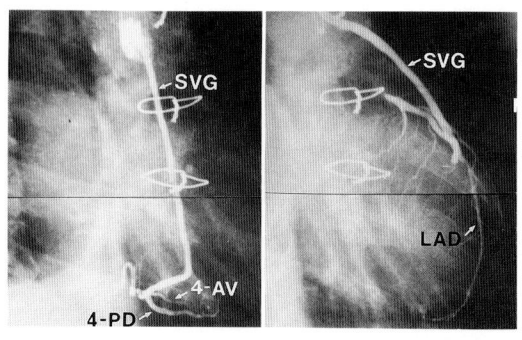

図 6.132 CABG
上：1975～1986年までに施行されたCABG 555症例のKaplan-Meier法による10年累積生存率
下：術後10年を経過したCABG症例のグラフト造影を示す（左：CABG to RCA，右：CABG to LAD）

で施行されたCABG 555症例中，遠隔死亡は18例（2.3％）であり，Kaplan-Meier法による10年生存率は90.4％と良好な結果を得た（図6.132）．

また，CABGを受けたほとんどの症例で，狭心症の消失，運動耐用能の改善が得られ，心理的にも虚血性心疾患の再発に対する不安がなくなり，quality of lifeが向上するとともに，社会復帰に大きく寄与している．しかしながら，これらの良好な成績は，熟練した外科医，麻酔医，内科医，看護婦などの協力のもとに達成されることを忘れてはならない． 〔鈴木章夫，田中啓之〕

文 献

1) Abrams HL: Angiography in Coronary Disease, Little Brown, Boston, 1983.
2) CASS principal investigators and their associates: Coronary artery surgery study: a randomized trial of coronary artery bypass surgery. *Circulation*, **68** (5): 939～950, 1983.
3) Myers WO, Schaff HV, Gersh BJ, Fisher LD, Kosinski AS, Moek MB, Holmes DR, Ryan TJ, Kaiser GC and CASS Investigators: Improved survival of surgically treated patients with triple

vessel coronary artery disease and severe angina pectoris. A report from the Coronary Artery Surgery Study (CASS) registry. *J Thorac Cardiovasc Surg,* 97 : 487～495, 1989.
4) Varnauska E : Twelve-year follow up of survival in the randomized European Coronary Surgery Study. *N Engl J Med,* 319 (6) : 332～337, 1988.
5) Kirklin JW, Barratt-Boyes BG : Stenotic arteriosclerotic coronary disease. In Cardiac Surgery, pp 207～278, John Wiley & Sons, New York, 1986.

b. 心筋梗塞および合併症

心筋梗塞に対する外科治療としては，① 急性心筋梗塞早期における reperfusion therapy としての CABG，② 心筋梗塞の合併症に対する外科治療の二つがある．

(1) 急性心筋梗塞早期における reperfusion therapy

急性心筋梗塞の大部分は，器質的冠状動脈狭窄部が，血栓によって急激に閉塞されることで引き起こされる．

急性心筋梗塞に対する治療は，PTCR/PTCA の導入によって大きく変貌してきた．すなわち，以前行われていた保存的な治療法にかわって，早期に冠状動脈造影を施行し，coronary anatomy にもとづいて積極的な治療を行うというものである．ことに発症数時間（6時間以内）のものに対しては，積極的に再還流（reperfusion）が行われるようになってきている．方法としては現在，PTCR（percutaneous transluminal coronary recanalization）あるいは PTCA（percutaneous transluminal coronary angioplasty）が第一選択とされている．その理由は，これらの方法では CABG（coronary artery bypass graffing）と比べてきわめて短時間内に再開通を得ることが可能であるからである．しかし，急性心筋梗塞に対する緊急 CABG の適応がなくなったわけではない．PTCR や PTCA では十分な再開通が得られない症例や，たとえ再開通が得られても再閉塞の危険性が高く，それが起こると致命的であるような場合，緊急 CABG の適応となる．すなわち，左冠状動脈主幹部病変，あるいは重症三枝病変を有する急性心筋梗塞で，PTCA あるいは PTCR で梗塞責任冠状動脈の再開通が得られても，短期間に再び閉塞に陥る危険性のあるものでは，再閉塞をきたす前に緊急 CABG によって冠血行を確保する必要がある．

(2) 心筋梗塞の合併症

心筋梗塞の合併症としては，① 左室自由壁破裂，② 心室中隔穿孔，③ 乳頭筋断裂および乳頭筋機能不全による僧帽弁閉鎖不全症，④ 左心室瘤，がある．①～③ はほとんどが急性期に問題となり，④ は主として慢性期に治療の対象となる．

a) 左室自由壁破裂 (free wall rupture of left ventricle)

心筋梗塞に伴う左室自由壁破裂は，急性心筋梗塞による病院死亡の5～10％を占める．本症は梗塞発症後2週間以内に起こることが多く，いったん発症すれば急性の心タンポナーデのため大部分が死に至る．本症の唯一の治療法は外科治療であるが，救命例の報告は少ない．しかし最近，わが国においても緊急心臓手術の可能な内科外科の密接な協力体制のもとで，心筋梗塞に対する積極的な治療を行う施設が増加しつつある．このような現状から成功例の報告がみられるようになり，本症の外科治療は心臓外科にとって重要な課題となっている．

i) **病理** 本症は梗塞責任冠状動脈が完全閉塞で，しかも側副血行を欠くことが特徴的である．同様の所見は，他の心破裂（心室中隔穿孔，乳頭筋断裂）にも共通して認められる．注意すべきは，急性心筋梗塞早期に PTCR あるいは PTCA によって責任冠状動脈の再開通が得られた症例でも，本症の発生する場合のあることである．

左室自由壁破裂は，臨床的にその発生様式から次の三つの型に分類することができる[1]．

① 穿孔性破裂型（blow out type）．
② 亜急性型（subacute type あるいは心タンポナーデ型）．
③ 仮性心室瘤で慢性期に破裂をきたすもの．

このうち ③ は，急性期に CCU で遭遇する心破裂とは異なる．穿孔性破裂は，心筋が一気に断裂し心タンポナーデと心収縮不全に陥るもので，

救命は困難である．亜急性型は梗塞部に小さな断裂や亀裂を生じ，この部より少量ずつ出血し徐々に心タンポナーデ症状が増悪するもので，oozing type とも呼ばれている．

ii) 症状および診断 左室自由壁破裂の症状は，急性の心タンポナーデによるものである．これには破裂の型によって多少の差がある．

穿孔破裂型では，それまで良好な血行動態を示していた患者が突然きわめて重篤な心原性ショックに陥り，いわゆる electro-mechanical dissociation の型をとるのが特徴的である．すなわち，① 血圧の著明な低下（末梢での動脈拍動は触知不能となる場合が多い）を示すが，② 心電図上では心停止，あるいは心室細動にはならず，徐脈ではあるが洞調律とか結節調律を示す．このように心臓の電気的活動はあるにもかかわらず，ポンプ機能はほとんど消失する状態となる．また，同時に意識消失と全身痙攣がみられる．これは急激に進行する心タンポナーデによる低心拍出量に基因する症状であり，発症から死に至る時間が短く救命が困難である．一方，亜急性型では徐々に心タンポナーデが増悪する型で，種々の内科的，外科的処置を行う余裕があり，救命の可能性は高い．

最近ではこの二つの型の中間型が提唱されている．すなわち意識消失を伴うほどの急激な血圧低下と心タンポナーデ所見を呈するが，内科的処置で血圧はある程度上昇し，循環器内科医，心臓外科医，麻酔科医のチームワークと，迅速な対処のできる施設では救命の可能性のあるものである．

以前は，上述のような特異な症状，electro-mechanical dissociation，あるいは進行する心タンポナーデ症状をきたした場合，本症を疑い外科治療を行っていたが，最近では心エコー法により確実な診断が可能となった．すなわち，心囊内の echo free space の存在から，心タンポナーデが非観血的にしかも迅速に診断できるようになった（図 6.133）．

iii) 治療 本症の救命治療には，① 心タンポナーデの解除，② 出血部の処置が適切に行われなければならない．心タンポナーデの解除が最優先する．これによって一時的には血行動態の改

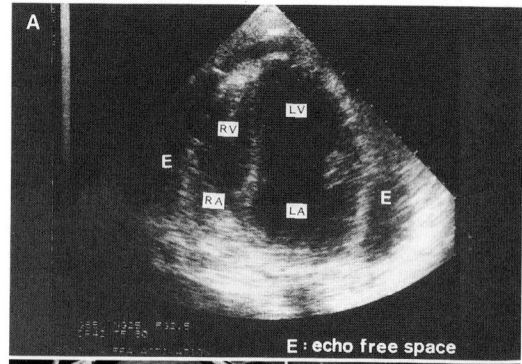

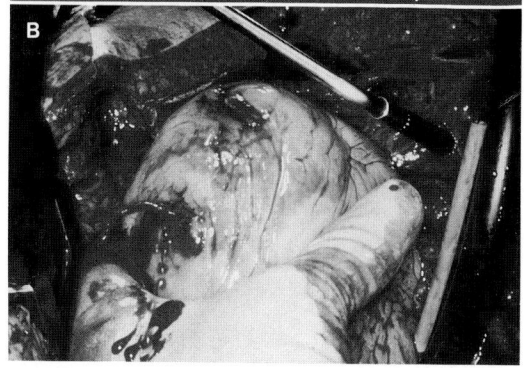

図 6.133 左室自由壁破裂
A. 心エコー図
B. 同一症例の術中所見．心尖部近くよりの出血がみられる．
RV：右室，LV：左室，RA：右房，LA：左室，E：心タンポナーデを示す．

善が得られるが，出血部の処置まで行いうる症例は少ない．ことに blow out 型では，タンポナーデを解除しても出血のコントロールが困難で，体外循環の準備が間に合わず救命が困難である．

亜急性型あるいは中間型では，IABP 下ないし大腿動静脈を用いた部分体外循環下に開胸し，完全体外循環下に出血部の処置を行い救命された症例の報告がみられる．

破裂部の修復は，梗塞部切除を行い健常部で縫合閉鎖する．ただ直接縫合閉鎖によって左室容積が極端に小さくなる場合には，パッチによる左心自由壁の形成を行う必要がある．心タンポナーデ型のものでは，開胸時に出血がほとんどとまっていることがある．このような場合には，梗塞部の切除を行わず，そこをおおうように心膜パッチを梗塞部周辺の健常部に縫合することで止血を行う方法もある．

iv) 成　績　手術による救命の可能性は,亜急性型のもので高く,これまで報告された生存例のほとんどがこの型である. blow out 型の長期生存例の報告はないが,中間型での救命例の報告がみられるようになっている.

b) 心室中隔穿孔 (ventricular septal perforation)

本症は急性心筋梗塞の機械的合併症のうちで,手術の行われる機会のもっとも多い疾患である.わが国においても最近本症の手術例が増加し,その成績も向上しつつあるのが現状である.

i) 病　理　前壁中隔梗塞に合併する前中隔穿孔と,下壁梗塞に合併する後中隔穿孔がある.冠状動脈造影上,左前下行枝あるいは右冠状動脈の完全閉塞で,側副血行を伴わないのが特徴的である.中隔梗塞部のもっとも弱い部分に亀裂が入り左-右短絡を形成する.きわめて早期の手術所見では,例外なく中隔梗塞部の亀裂である.しかし時間を経ると,亀裂は広がりさらに周辺の修復機構も加わり,円型の欠損孔を呈する.すなわち,中隔穿孔はいったん発生すると,時間とともに拡大することはあっても縮小はしない.

ii) 症状および診断　梗塞発症後1週間以内に発症することが多く,汎収縮期雑音が胸骨左縁下部から心尖部にかけて出現するとともに,急性左心不全,さらに進行して心原性ショックの症状が主となる.同様の症状は,乳頭筋断裂による僧帽弁閉鎖不全症でもみられ,両者の鑑別が必要である.心室中隔穿孔がしばしば心尖部近くに発生することから,雑音の位置による鑑別はむずかしい. Swan-Ganz カテーテルを挿入すると,本症では右心系での O_2-step up がみられ,僧帽弁閉鎖不全では肺動脈楔入圧での巨大v波が認められることで鑑別ができる.最近では two dimensional echocardiography,さらにはドプラーエコー図によって診断は容易となった.本法は非観血的に穿孔部位の判定,さらには左心機能の判定が可能で,きわめて有用である.図6.134は,ドプラーエコー図による心室中隔穿孔部と左右短絡を示したものである.

iii) 治　療　本症の内科治療の成績は不良で,24％が発症24時間以内に,65％が2週間以内に死亡するといわれ,外科治療の絶対的適応となる.そこでもっとも問題となるのは,手術のタイミングである.

① 手術のタイミング：　本症の大部分は早期に死亡するが,まれには安定した血行動態を示し,3週以降まで生存する症例がある.かつて成績の面から,手術は発症後3週以降まで待機すべきであるとの意見があった.しかし3週以降まで待てるのは前述のように非常にまれな血行動態の安定した症例であり,その手術成績が良好なのは当然のことといえる.大多数の症例は血行動態が不安定であるから,この方針ではこの間に死亡したり,追いこまれた劣悪な状態で手術を行わざるをえないこととなり,手術成績はきわめて不良となる.最近では,本症は surgical emergency と考えて,早期手術に踏み切ることで成績の向上が得られている[2]).

② 治療方針：　まず本症と診断された患者は,早急に心臓外科のある施設のCCUに移さねばならない.血行動態が安定しているようにみえても,急激に悪化する場合があり,本症では内科外科が一体となって管理し,適切なタイミングで手術を行うことが治療上もっとも重要であるからである.

多くの場合血行動態が不安定であるから,ただちにIABPによる補助循環を開始する.これにより多くは,左-右短絡量が減少し,心拍出量が上昇,血行動態が安定する.しかしこの安定した状態は長くは続かず,48〜72時間を経るとIABPにもか

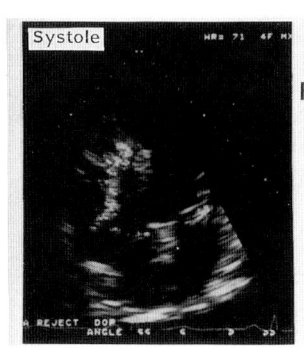

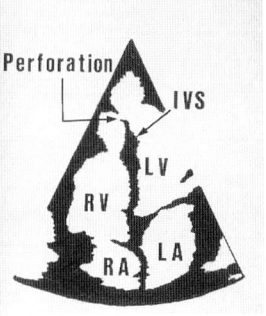

図 6.134　心室中隔穿孔の心エコー図
IVS：中隔, Perforation：穿孔部

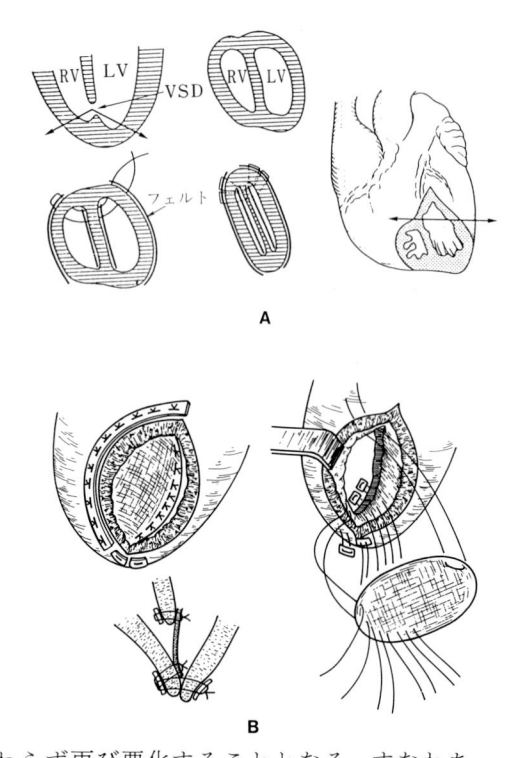

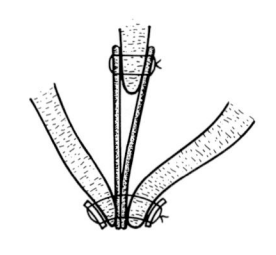

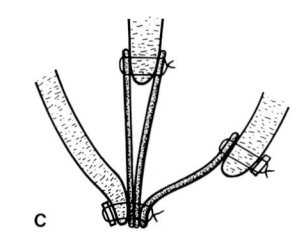

図 6.135 心室中隔穿孔の手術術式
A. 心尖部切断術
B. 中隔穿孔部パッチ閉鎖術
C. 中隔ダブルパッチ形成術
上：左室自由壁直接縫合
下：左室自由壁パッチ形成術

かわらず再び悪化することとなる．すなわち，IABPによる補助循環は，血行動態をいったん安定化し，よりよい条件下で手術に持ちこむことを可能としたわけである．再び血行動態が悪化しても慢然とIABPを継続していれば，低心拍出量による多臓器不全が進行し，その時点で手術にふみきっても良好な結果は期待できないことになる．したがって，IABPによって安定した血行動態が再び悪化しはじめた時点が手術のタイミングと考えられる．血行動態の悪化は，経時的な監視により，左-右短絡量の増加，心拍出量の低下，尿量の減少などから判断される．前述のように，まれではあるが血行動態の安定している症例では，内科治療を行い3週以降に手術を考慮する．また，IABPによっても血行動態の安定が得られない場合には，ただちに緊急手術を行う必要がある．

本症の場合，梗塞責任冠状動脈は完全閉塞であるが，問題はそれ以外の冠状動脈病変の存在である．このため血行動態が安定している時期に冠状動脈造影を行って，病変の程度を把握しておく必要がある．

iv) 手　術　手術は完全体外循環下に，左室自由壁と中隔の梗塞部を切除したうえで再建する．穿孔が心尖部に存在する場合には，心尖部切断術（apical amputation）によって処理することができる．穿孔部がより高位であったり，中隔梗塞の大きな場合にはパッチによる中隔再建を要する（図6.135）．

急性期早期においては，次の二点が問題となる．① 早期に手術と必要とする症例では，待機できる症例と比べて梗塞部が広範囲に及ぶ．② 発症早期では左-右短絡による代償性の左室拡大が完成していないため，左室自由壁の梗塞切除によって左室容積が減少する．

早期手術例では，梗塞部を完全に切除し健常部で糸をかけないと，自由壁では止血困難な出血の，また中隔部ではresidual shuntの原因となる．前壁中隔梗塞で梗塞範囲の広いもの，下壁梗塞に合併する中隔穿孔では，パッチによる左室自由壁の形成によって左室容積を保持することが必要となる．

v) 手術成績　早期手術の成績は死亡率25〜50％となお高い．ことに後中隔穿孔の手術成績は不良である．このように発症早期での中隔穿孔の手術成績は一般にはまだ良好とはいえないが，その遠隔成績は非常によい．5年生存率は88

±8％で，その95％はNYHA I-IIである（Gaudianisら，1981）．

vi) 手術成績に関与する因子

① 手術時期： 前述したように，手術時期によって手術成績が異なることは明らかであるが，それは重症度の差から当然のことといえる．したがって，早期に手術を必要とする症例をいかに救命するかが問題であり，いたずらに3週以降まで待機するというstrategyは無意味である．

② 梗塞の広さ： 一般に早期に手術を要する症例では梗塞部分が広範に及ぶ．中隔部での広範な梗塞は，術前心電図で二枝ブロックの存在で知ることができる．前中隔穿孔の場合でいえば，左前下行枝の高位で閉塞したものでは，冠状動脈造影上，中隔枝がほとんど造影されず，広範な中隔および左室自由壁の梗塞をきたすこととなる．このような症例では中隔のパッチ再建が必要であることはいうまでもないが，左室切開創の直接縫合では左室容量が極端に減少するため，十分な心拍出量が得られず，人工心肺からの離脱が困難となる．詳述すると，人工心肺よりの離脱に際して，わずかな流量補助で満足すべき血行動態を示すが，人工心肺を完全に停止すると左房圧の上昇，血圧の低下をきたし，再び人工心肺による補助を必要とする．そして結局離脱が不可能となるわけである．これに対して，左心補助とくにLVAD（left ventricular assist device）による補助循環がある．しかし本法では，左心負荷の軽減はできても，左心負荷による左室の適応（左室腔の拡大）は起こらない．本法がもっとも効果的なのは，術前状態がきわめて不良で心筋全体の機能低下の著しい症例の術後である．

最近では，このような場合，積極的に左室自由壁のパッチ再建を行い左室腔を確保して，成績の向上を得ている．

③ 中隔穿孔の部位： 後中隔穿孔は前中隔穿孔に比較して，成績が不良である．手術手技的にも操作が複雑で，自由壁のパッチによる再建が必要である．中隔梗塞の範囲は中隔の右室側でより広範である．そのため左室側からの中隔パッチ閉鎖は確実性に欠き，両心室からのアプローチが必要である．また中隔穿孔閉鎖に際して，三尖弁閉鎖不全症をきたすおそれもある．

④ 冠状動脈病変の程度： 心室中隔穿孔の急性期では，梗塞責任冠状動脈は一般に完全閉塞で側副血行もみられない．したがって，問題は責任冠状動脈以外の冠状動脈病変の程度である．冠状動脈バイパス術を合併施行した群としなかった群との間に，死亡率の差はみられないことから，術前の冠状動脈造影を必ずしも必要としないとする意見と，積極的に術前冠状動脈造影を行い冠状動脈バイパス手術を合併施行すべきとする意見とがある．

冠状動脈病変に関連して中隔穿孔の手術成績に関与する因子として，右室の機能不全すなわち右室梗塞がある．右冠状動脈閉塞による後中隔穿孔では当然としても，左前下行枝が梗塞責任冠状動脈であるものがあり，その多くで右冠状動脈の狭窄病変がみられる．最近は冠状動脈造影の安全性が向上していることでもあり，IABP下で少なくとも一方向ずつの左右冠状動脈造影を行い，病変の程度を把握しておくことは重要と考えられる．もちろん最初から重篤な心原性ショック状態で劣悪な条件のため冠状動脈造影なしに手術を行わざるをえない症例もあるが，大部分では血行動態が急激に悪化する前に造影の機会はあるはずである．

c） 僧帽弁閉鎖不全症

心筋梗塞に合併する僧帽弁閉鎖不全症（mitral regurgitation, MR）は，乳頭筋の断裂によるものと機能不全によるものとがある．

i) 病理

① 乳頭筋断裂(rupture of papillary muscle)： 本症の頻度は急性心筋梗塞死亡の約1％を占めるにすぎず，また後乳頭筋に起こることが圧倒的に多い．その理由は，前乳頭筋の血行が対角枝（左前下行枝）と鈍縁枝（回旋枝）の二重支配を受けているのに対して，後乳頭筋のそれは右冠状動脈あるいは回旋枝の単独支配であることによる．乳頭筋の断裂によって，それに対応する弁尖が収縮期に左房内に翻転することで，急激に高度の僧帽弁閉鎖不全をきたすことになる．乳頭筋断裂には，

完全断裂と部分断裂があり，当然のことながら前者ではきわめて重篤な状態に陥る．

② 乳頭筋機能不全（papillary muscle dysfunction）： 乳頭筋機能不全は梗塞による瘢痕化などの乳頭筋自体の変化のみならず，左室拡大に伴う弁輪拡大などの因子が組み合わさって僧帽弁閉鎖不全症を呈する．

ii) 症状および診断　急性期で問題となるのは乳頭筋断裂で，通常梗塞発症7日以内に心尖部での汎収縮期雑音の出現とともに重篤な心原性ショックに陥る．心室中隔穿孔の項で述べたように，Swan-Ganzカテーテルを挿入すると，本症は肺動脈楔入圧での巨大v波の証明で診断される．最近では，two dimensional echocardiography，さらにはドプラーエコー図によって診断が容易となった．

iii) 治療　本症の内科治療成績はきわめて不良で，発症後24時間以内に70％が，2週間以内に90％が死亡するといわれ，外科治療の絶対的適応である．しかしその成績は満足すべきものではない．乳頭筋機能不全では，ほとんどの症例が左室瘤を合併しており進行する心不全症例が手術適応となる．

乳頭筋断裂では診断のつきしだいIABPを挿入する．systolic unloadingによってpeak left ventricular pressureが低下し，逆流量も減少して血行動態の改善が得られ，緊急手術に持ちこむことが可能となった．手術は体外循環下に僧帽弁置換術を行う．乳頭筋機能不全で手術適応となる症例は進全性の心不全例であり，心機能は不良である．したがって，逆流の残存は重大な結果を招来するため，効果の確実な人工弁置換術が行われることが多い．本症での弁形成術は，合併する左室瘤切除術によって術後dimensionが変化することから，通常の弁形成術と異なり効果が不確実となることを考慮すべきである．

iv) 手術成績　乳頭筋断裂の手術成績はきわめて不良である．これは大部分の症例が術前に重篤な心原性ショックに陥っていることによる．手術数も少なく症例報告の形でみられるにすぎない．乳頭筋機能不全症例では，慢性期に進行性の心不全のため手術適応となる．これらは多くが左

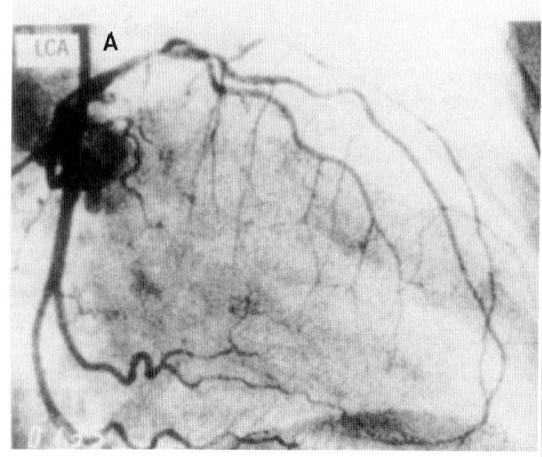

図 6.136　左心室瘤
A. 冠状動脈造影．左前下行枝は90％以上の狭窄を示す．
B. 左心室瘤．
C. 左心室瘤収縮期．

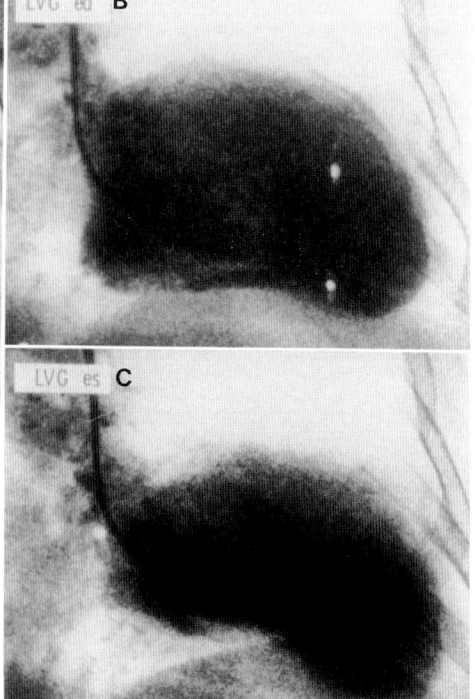

d) 左心室瘤 (ventricular aneurysma)

心室瘤は心筋梗塞の合併症のうち，もっとも早くから外科治療の対象となったものである．最初の手術は Bailey らによって行われ，6例中5例に成功している．しかしこれらはいずれも体外循環を使用しない，いわゆる closed heart operation で，手術の安全性という点で問題があった．1953年 Cooley らは人工心肺使用下に左室瘤切除を行い，以後安全に行われるようになってきている．

i) 病理 心室瘤は心筋梗塞後，梗塞部が拡大伸展し瘤を形成するものである．心室瘤症例では一般に，梗塞責任冠状動脈は完全閉塞で側副血行もないと考えられているが，慢性期症例の冠状動脈造影では，責任冠状動脈が再開通している場合や，側副血行によって完全閉塞の責任冠状動脈の末梢が造影される場合もしばしばである．

最近の PTCR (percutaneous transluminal coronary revascularization) の経験から，責任冠状動脈がごく早期に再開通しても残存狭窄が99%以上，すなわち造影剤の delayed filling を示すものでは左室瘤を形成することが知られている（図6.136）．

心室瘤は全層にわたって瘢痕組織からなるものはまれで，心内膜側2/3程度までが瘢痕組織で表層には心筋組織が残存している場合が多い．

発生部位からみると，前壁中隔梗塞に基因する前壁心室瘤と，下壁梗塞に基因する下壁心室瘤がある．前者では左前下行枝，後者では回旋枝または右冠状動脈が梗塞責任冠状動脈である．下壁心室瘤の頻度は低く，剖検での報告では約15%にすぎない．

以上は真性心室瘤についてであるが，ごくまれに仮性心室瘤のみられる場合がある．発生部位は下壁，下側壁に多く，この点が真性心室瘤と対照的である．本症は，左室自由壁破裂の慢性期破裂（「左室自由壁破裂」の項〈p.301〉参照）の型に対応するもので，大半は突然死する．

ii) 症状および診断 心室瘤には，梗塞後心電図での持続する ST 上昇のみで，ほとんど症状を呈さないものもある．一般的な症状としては，① 狭心痛，② 心不全，③ 不整脈，④ 心室瘤壁在血栓の遊離による血栓塞栓症，があげられ，これらを有するものが手術の適応となる．

重症の不整脈（繰り返す心室性頻脈あるいは心室細動）をきたすものは，心筋梗塞急性期(1カ月以内)にみられ，この時期に手術の対象となるものが多い．

狭心痛は左室瘤それ自体と，梗塞責任冠状動脈以外の冠狭窄がその原因となる．左室瘤を形成すると，その部分は収縮期に突出し正常心筋と paradoxical な壁運動を示すため，そのままでは心拍出量の低下を招くこととなる．これを補うため左室の拡張期容量は増大し，Laplas の法則により左室心筋の壁ストレスの増大を招来する．ちなみに計算上左室の径が2倍に拡張した場合，同じ血圧を保つためには左室の壁ストレスは4倍に増加することとなる．したがって心筋酸素需要量は増加し，供給量とのアンバランスに陥ると狭心痛を生じることとなる．しばしば合併する梗塞責任冠状動脈以外の冠狭窄と相まって狭心痛が主要な症状となる．

心不全は上述の心室瘤に基因する心拡大によって説明しうるが，梗塞範囲が広いものほど早期に心不全に陥りやすい．血栓塞栓症の発症頻度はきわめてまれである．したがって手術適応としては，①〜③ が大部分を占める．

iii) 治療 手術は，体外循環下に瘤の中央部を切開し，心内膜面より梗塞範囲を確認して瘤内血栓をていねいに除去した後，約1cmの縫合部を残して瘤を切除する．次に Teflon Felt Strip を用いて長軸に沿って切開部を縫合する．必要な場合は冠状動脈バイパス術を合併施行する．切除後の直接縫合を行うことによる左室 demension の変化を避けるため，最近では左室のパッチによる再建を行う方法も行われている[3]．中隔梗塞部に対しては，これを縫縮したり心内膜下の瘢痕組織を切除するなどの方法がある．

重篤不整脈を伴う症例では，不整脈を発生する focus に外科的処置を加えることが行われる．この方法には，encirculing endocardial ventriculotomy (EEV) と，endocardial resection procedure (ERP) がある．前者は梗塞部と正常心筋の境界を心内膜側より切開を加え再縫合するものであり，後者では心内膜表面の mapping を行い focus を確認し，その部の心内膜を切除するものである．

iv) 手術成績　　左室瘤切除術の手術死亡は，以前は 10～20％ であったが，最近は 10％ 以下と良好となりつつある．わが国における集計では，1979 年から 1985 年までに 712 例の左室瘤切除術が行われ，その死亡率は 13.6％ である．しかし成績は手術適応をどのようにとるかによって大きく異なってくる．多くの報告で，心不全を有した群での手術成績は，そうでないものに比べて不良である．たとえば Najafi らは，前者での手術死亡率は 20.7％，後者では 5.6％ であったと報告している[4]．

遠隔成績においても同様のことがみられ，心不全を主症状としたものの成績は，狭心症を主症状としたものと比べると不良である．

〔伴　敏彦〕

文献

1) Bashour T, Kabbani SS, Ellertson DG, Grew J, Hanna ES : Surgical salvage of heart rupture. Report of two cases and review of literature. *Ann Thorac Surg,* **36** : 209～213, 1983.
2) Heitmiller R, Jacobs, MI, Daggett WM : Surgical management of postinfarction ventricular septal rupture. *Ann Thorac Surg,* **41** : 683～691, 1986.
3) Jatene A : Left ventricular aneurysmectomy. Resection or reconstruction. *J Thorac Cardiovasc Surg,* **89** : 321～331, 1985.
4) Najafi H, Menge R, Javid H : Postmyocardial infarction left ventricular aneurysmectomy (ed by McGoon MC). *Cardiovasc Clin,* **12**(3) : 81～91, 1982.

6.4 心外傷，心囊疾患，心腫瘍

A. 心 外 傷

a. 総 論

形態学上は，他の臓器と同様に，鋭的ならびに鈍的外傷が含まれる．それぞれの頻度は国情によって異なるが，わが国では鈍的外傷，とくに交通外傷としての鈍的外傷の比率が高い．医原性外傷は，筋層が薄くまた操作が加えられやすい右室に認められることが多いが，近年は percutaneous transluminal coronary angioplasty (PTCA) が広く行われるようになり，冠状動脈の解離をはじめとする閉塞性傷害がときに経験されている．本稿では医原性外傷は除いて記述する．

b. 鋭 的 外 傷

針，刃物などによる刺・切創は，心臓の解剖学的位置からみて右室のみの損傷が多く（35％），左室のみの損傷は少ない（25％）．両心室の損傷はこの中間（30％）に位する．その他，大動脈，肺動脈，心房，大静脈，肺などの損傷の合併もまれでない．銃弾による損傷は貫通創が多いが，まれには弾丸が心腔内にとどまり，あるいは心筋の擦過などても認められている．

a) 病　態

出血もしくは心タンポナーデが主体であり，したがって症状としては重篤な出血性，心原性ショックがみられる．

b) 診　断

病院到着前に死亡することが多いが，患者が生きて急患室に搬送されてきた場合，それまでの経過，胸部の創傷の状態から，心外傷の存在は推察できる．その後の処置は患者の状態によって異なるが，事情が許せば胸部X線写真をとると治療上有用であることが多い．

c) 治　療

患者が到達後，できるだけすみやかに手術室へ搬送する．血圧の低下，静脈圧の上昇，pulsus paradoxus などより急性心タンポナーデが疑われるときは（「心嚢疾患」の項参照），心嚢内に剣状突起下で 14 G 針，あるいは 16〜20 Fr のカテーテル（trocar catheter）を挿入して排液を行う．30〜40 ml 程度の排液で血行動態は安定するので，排液を続けながら次の操作をすすめる．その間に出血に備えて十分量の血液の確保に努める．

d) 手　術

心臓への到達経路は胸骨正中切開がよいが，開胸の必要なことも多いので，術野はできるだけ広範に消毒する．素早く心嚢を切開し，出血部を指でおさえる．その間手術に必要な鉗子を用意し，また人工心肺装置を準備する．自己血輸血装置があれば，輸血量の節減に有用である．刺創は 2-0，あるいは 3-0 ポリエステル（polyester）糸，ポリプロピレン（polypropylene）糸で縫合する．心室筋はフェルト（felt），プレジェット（pledget）を用いて縫合した方が止血しやすく，かつ安全である．損傷部が大きいときは体外循環下の縫合操作が必要なこともある．大血管，両側肺，気道，食道，腹部などの他臓器の損傷の有無に対する十分な注意も必要である．

銃弾の射創では一般に出血量が多く，急患室で左前側方切開，第5肋間で開胸後，出血点を指で圧迫止血しながら患者を手術室へ運ぶ．圧迫による止血が困難であると助けることはむずかしい．心の損傷に対する手術方法は刺創と同様である．主要冠状動脈が損傷部に近いときは，フェルトを用いて 2-0，3-0 糸を冠状動脈の下を通して心筋を縫合する．弁の破壊，心室中隔穿孔，留弾などが

あれば体外循環下の修復処置が必要となる[1].

e）予後

予後を決める因子として，① 心損傷の大きさ，② 受傷後手術までの時間, があげられる．救命率は刺創が銃弾創よりすぐれており，前者で82%[2]という報告もある．術後の心機能の回復は良好である．

c. 鈍的外傷
a）病態

心臓は前方は胸骨, 後方は脊椎の間に位置するため, 鈍的外傷で心臓は両者間に挟まれて心腔内圧が急速にあがり, 心破裂, 心室中隔穿孔, 腱索〜乳頭筋断裂などが起こる．したがって，血行動態の変化としては出血ショック, 急性心不全が主徴となる．

b）症状・診断

心筋の挫創のみでは無症状のこともあるが，しばしば狭心痛を訴える．心筋損傷が大きいときは心電図でQ波（貫壁性心筋梗塞と同型）が現れ, クレアチニンカイネース(creatinine kinase, CK)のMB分画が上昇する．心エコー図で心室壁運動の異常, 腱索〜乳頭筋の断裂, 駆出率の低下, 心嚢液の貯留, などが認められる．腱索〜乳頭筋の断裂は三尖弁に多くみられ, 2〜3カ月にわたって徐々にうっ血性心不全が進行する．僧帽弁に起こると急激な肺静脈圧の上昇から肺水腫に移行する．聴診上心尖部で収縮期雑音が聴かれ, 胸部X線像で肺うっ血をみる．図6.137に胸部圧挫後6時間の胸部X線像を示す．心エコー図で診断は可能である．図6.138に示すように, 心嚢液の貯留, 心筋の欠損, 僧帽弁逸脱などの所見が得られる．心室中隔穿孔では発症とともに収縮期雑音, 心不全が現れるが, 穿孔が小さいときは症状は軽い．診断は心エコー図，心カテーテル検査で確定する．図6.139は図6.137, 6.138の症例の心エコー図で，心室レベルで左-右短絡を認める．

心破裂は通常は受傷と同時に発症するが, 挫滅心筋が数日後に破裂する例もあり, 破裂による心タンポナーデと出血のため死の転帰をとる．

なお，医原性破裂, とくに僧帽弁狭窄に対する人工弁置換後の左室破裂は, 頻度は0.5%と低いが, 起こると死亡率は65%と高率である．詳細は僧帽弁置換の項を参照されたい．

c）治療・手術予後

心筋挫創は原則として保存的に治療する．房室弁損傷はいずれも手術適応である．とくに僧帽弁損傷は緊急手術を要する．胸骨正中切開が便利であり，できるかぎり弁の再建に努めるが，40%で

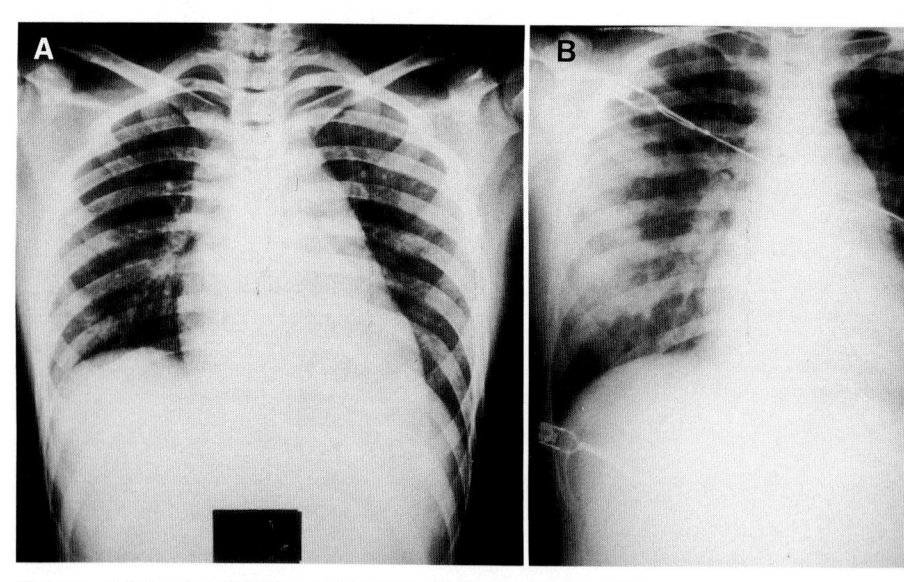

図6.137 外傷性左室乳頭筋断裂＋心室中隔穿孔の胸部X像（13歳，女児）
肺のうっ血が進行している．
A：受傷直後，B：受傷後6時間

6.4 心外傷，心囊疾患，心腫瘍

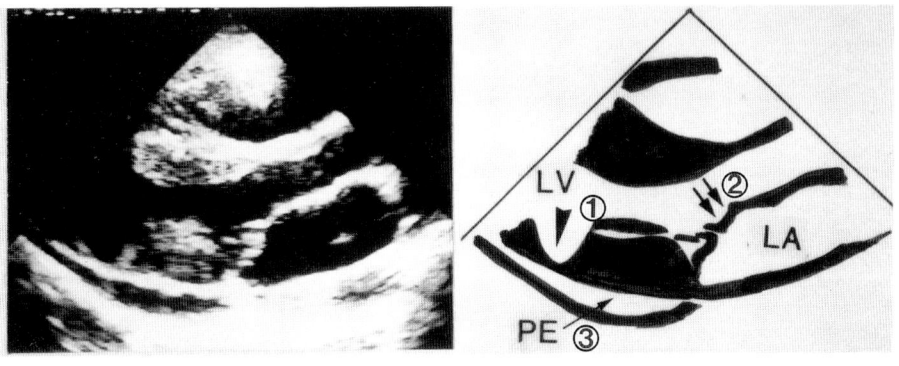

図 6.138 図6.137と同一症例の心エコー図（左室縦軸断層）
矢印①は後乳頭筋欠損部，矢印②は僧帽弁逸脱，
矢印③は心囊液貯留．LA：左房，LV：左室，PE：心囊液．

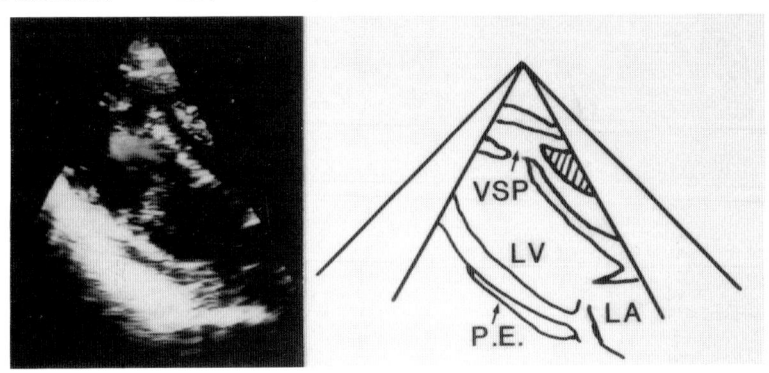

図 6.139 図6.137と同一症例の心エコー図（カラードプラー断層）
VSP：心室中隔穿孔，LV：左室，LA：左房，PE：心囊貯留液．

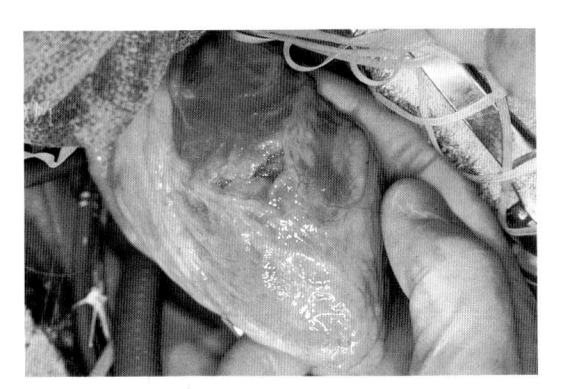

図 6.140 図6.137と同一症例の術中所見
左室前壁，側壁の心筋挫滅を示す．

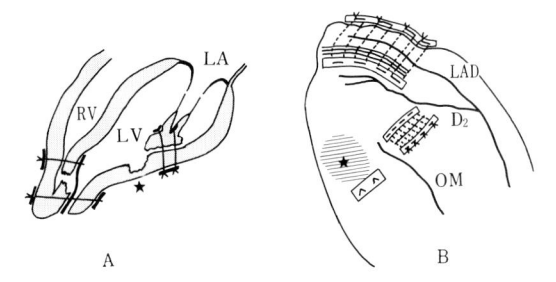

図 6.141 図6.137と同一症例における手術術式
A．乳頭筋の固定と心室中隔穿孔の閉鎖
B．心室挫滅創の縫合

人工弁置換が必要になる[3]．図6.140は前記症例の手術所見，図6.141は手術術式を示す．心筋挫滅部を通って左室を切開した後，断裂した後乳頭筋をフェルトを用いて3-0単糸で左室壁に縫合固定する．心室中隔穿孔はパッチを用いて縫合閉鎖する．アプローチはもっとも操作しやすい経路を選ぶのがよく，図6.141では左室の挫滅部切開創から心室中隔穿孔部にパッチを当てているが，心室中隔がもろいときは心室自由壁をあわせて縫合する方がよい．

心破裂は急速に死に至ることが多いが，低圧系の右心破裂は心タンポナーデの状態で手術室まで存命のことがあり，ただちに胸骨正中切開を行い，縫合を試みる．

B. 心嚢疾患

a. 総論
心嚢疾患の中には，心膜欠損，炎症，腫瘍が含まれるが，外科的観点から重要と思われるものについて記す．

b. 心膜欠損
心膜欠損は，胸膜心膜孔（pleuro-pericardial foramen）の閉鎖が不完全なために発生するもので[4]，次の3種類に分類される．
① 心と左肺が共通腔にある（60％）．
② 心膜と左胸腔の間に種々の大きさの交通孔がある（21％）．
③ 心膜全欠損（19％）．

他の心疾患との合併も多く，小さな欠損は開心術に際して偶然発見される．臨床上の問題点としては，欠損孔を通して心ヘルニアを起こしたとき，冠状動脈の絞扼，大静脈系の絞扼から急死する例が報告されている．また，開心術中には心嚢内の血液，局所冷却水などが胸腔内に流入するため，体液のバランス，肺虚脱などに注意を要する．小さな欠損孔の術前診断は困難で，開心術中に心膜欠損を発見したときは縫合閉鎖しておく．

c. 心膜炎
(1) 化膿性心膜炎
起炎菌としては，グラム陽性菌（*Staphylococcus aureus, Staphaphylococcus epidermidis*），グラム陰性菌（*Enterobacter, Serratia*）ともに認められる．感染に伴う全身症状（悪寒，戦慄，発熱など）とともに，心エコー図で心嚢液の貯留を証明できる．しばしばエコーガイド下に心嚢穿刺を行う．排膿が十分でないときには剣状突起下で心嚢内にカテーテルを挿入するか，左前側方切開第5肋間で開胸し，心嚢の一部を切除して心嚢内の誘導を行う．

開心術後の化膿性心嚢炎は，多くは縦隔炎に合併するもので，縦隔のドレナージとともに心嚢のトレナージを行い[5]，抗生物質，あるいはpovidone iodineを用いて持続洗浄を続ける．縦隔炎の治療についてはp.71を参照されたい．

(2) 乳糜心膜症（chylopericardium）
胸管の閉塞，あるいは損傷によって起こるが，うっ血性心不全も誘因になる．原疾患の治療とともに，リンパ管結紮，心膜造窓術を行う．

(3) postpericardiotomy or postpericardiectomy syndrome
開心術後，または心外傷後10日～2カ月（平均1カ月）に急性心膜炎様の症状がみられることがある．発熱，白血球増加，血沈値の亢進，CRPの亢進，など炎症所見を伴って心嚢液の貯留が認められる．術後の感染症との鑑別が問題になるが，経過は良好であり，心嚢穿刺，利尿薬，抗炎症薬の使用で症状は消退する．原因に関しては，抗心筋抗体価の上昇がみられるため，免疫反応と考えられている．

(4) 心タンポナーデ（cardiac tamponade）
心嚢内に急速に液体が貯留したとき，心臓は周囲から圧迫されて心タンポナーデ特有の症状を示す．急速に心嚢液（血液，滲出液）がたまると，心嚢内圧は25～30 mmHgに上昇する．心拍出量が減少するため，反射性静脈収縮，カテコールアミンの分泌によって静脈圧は上昇して静脈還流を増し，心拍出量の維持に努めるが，無処置の場合にはこの代償機序に限度がある．Beck三徴候（Beck's triard）は，① 血圧の低下，② 静脈圧の上昇，③ 心拡大なし，の三症状を指す．また，奇脈（pulsus paradoxus, paradoxical pulse, 吸気時に10 mmHgを越える血圧の下降）が認められる．その機序としては，吸気時に右心血液量の増加率が正常時より多く，心室中隔の左側への偏位，右心血の左心への循環時間の遅延，吸気時の胸腔内圧の低下，などが重なって心拍出量が減少するといわれている．心嚢内の圧-容量関係をみると，心嚢内液量が増加すると徐々に内圧は上昇するが，末期にはごく少量の液体の増加で急速な圧の上昇がみられるようになり，また逆にこの時点で

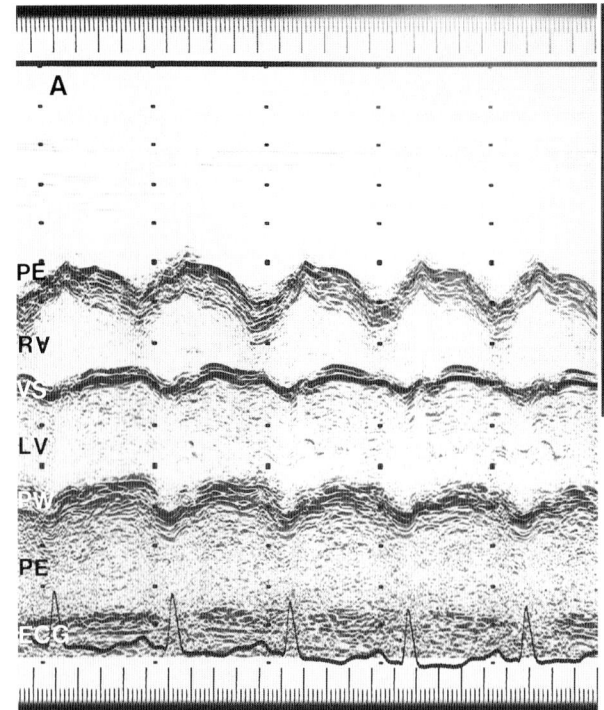

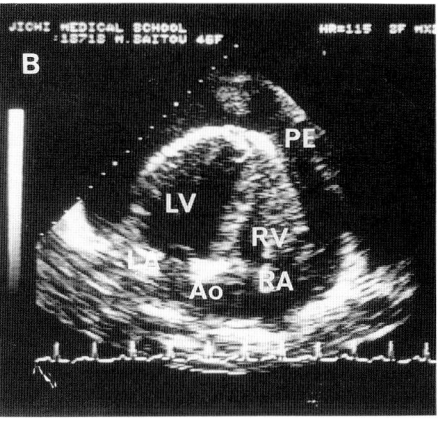

図6.142 心タンポナーデの心エコー図（45歳，女性．ネフローゼ症候群）
A．Mモード心エコー図．多量の心嚢液が貯留し，右室腔は拡張期に虚脱し，心房収縮期にはじめて拡張方向へ向かう．
B．2Dエコー図（心尖部四腔像）．心臓全体が多量の心嚢液でかこまれ，浮いた状態になっている．右室腔は狭い．
PE：心嚢貯留液，RV：右室，VS：心室中隔，LV：左室，PW：左室後壁，ECG：心電図，LA：左房，RA：右房．

少量の排液をすると圧は急激に下降する，さらに心膜 hysteresis のため，排液の方が注液に比べて圧の下りは早い．したがって，治療としてはまず心嚢穿刺で 10～20 ml の排液によって血行動態は著しく改善する．

診断は Beck 三徴候で想定できるが，心エコー図で心腔内貯留液を容易に認めることができる（図6.142）．

(5) 尿毒症心膜炎（uremic, nephrogenic pericarditis）

末期の腎不全に起こる心膜炎で，その発生機序はいまだ明らかでない．心嚢内に多量の血性滲出液がたまり，心膜は肥厚し，慢性滲出性心膜炎の様相を呈する．収縮性心膜炎に移行する例もある．腹膜透析より血液透析例に多い．静脈圧が上昇し，うっ血性心不全の型をとり，心膜摩擦音が聴かれ，奇脈がみられる．心陰影の拡大，心電図で ST の上昇，心エコー図で心嚢液の貯留を認める．

治療としては，まず透析回数を増加し，消炎薬を投与する．剣状突起下で心嚢穿刺を行う．滲出液の貯留が続けば剣状突起下で心膜を切開し，20～24 Fr のカテーテルを挿入して持続吸引を試みる．さらに滲出が持続すれば，左前側方切開で第5肋間開胸を行い，広範に心膜を切除する．

(6) 収縮性心膜炎（constrictive pericarditis）

収縮性心膜炎は古くから知られており，1669年に Lower が人における心膜炎を報告し，その後 Morgagni, Lannec らによって徐々に病態が明確にされてきた．しかし当時は癒着性心膜炎と，収縮性心膜炎が混同されていた．1896年，Pick が収縮性心膜炎によるうっ血性心不全から肝硬変に移行したいわゆる Pick's cirrhosis を報じてから，収縮性心膜炎の病態が再認識されはじめた．1913年，Rehn, Sauerbruch らによって心膜切除に成功してから，心臓外科の発展とともに積極的に手術治療が行われるようになり，今日に至っている．

a) 病因

1940～1950年代では，10～20％が結核性と診断されているが，70％で原因が確定されていない[6]．

リウマチ性疾患，サルコイドーシス（sarcoidosis），外傷なども原因の一つとされている．開心術後に心膜は癒着するが，収縮性心膜炎に至ることはまれで，0.2％前後の頻度である．

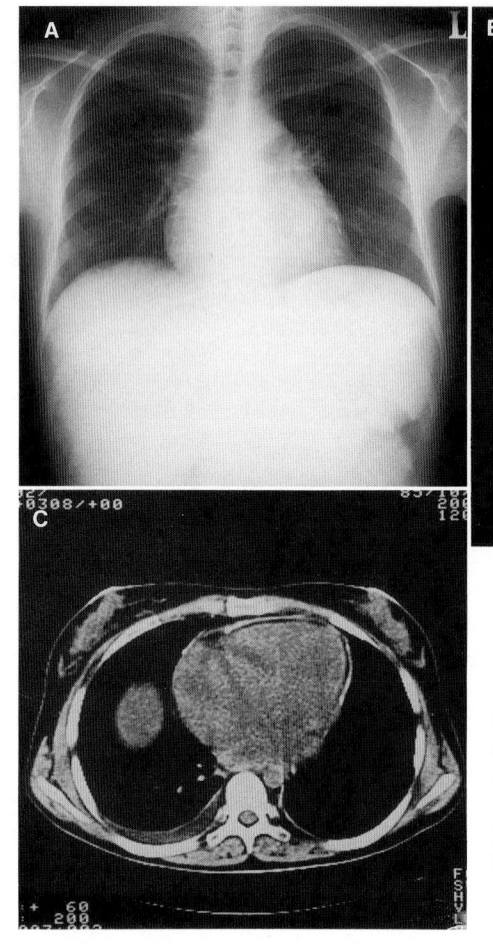

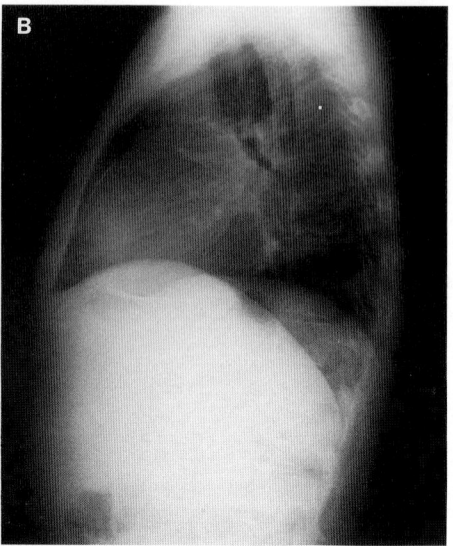

図 6.143 収縮性心膜炎の胸部 X 線像（27歳，女性）
心陰影の拡大は目立たず，単純写真，CT スキャン，いずれにも心膜の石灰沈着がみられる．
A. 正面像
B. 側面像
C. CT スキャン像

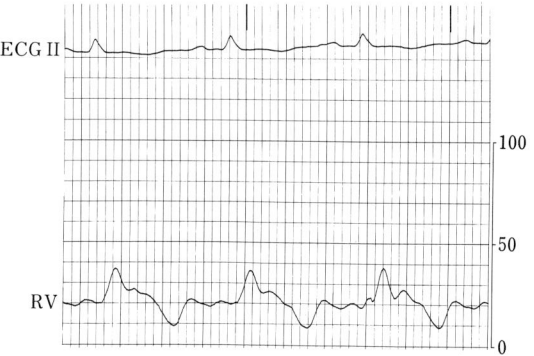

図 6.144 収縮性心膜炎の右室圧曲線（30歳，男性）
拡張早期の dip，拡張期圧の上昇（20 mmHg），右室脈圧の減少を示す．RV：右室圧曲線．

b） 症　状

　心囊内圧はほぼ胸腔内圧に等しく，正常では心臓周期による心囊内圧の変動はきわめて少ない．心囊内に液体が貯留すると，心室拡張期に心囊内圧が異常に上昇するが，その影響は低圧の右心系がもっとも大きい．急性滲出性心膜炎の時期には，心タンポナーデを呈する．臓側，壁側の心膜が癒着・肥厚して収縮性心膜炎に移行すると，心室の拡張期における伸展性が失われ，心室容積が減少し，前負荷が低下する．体静脈圧は上昇するが，心タンポナーデの場合に比べて奇脈の認められる頻度は 25％ と低い（洞性調律のときに限る）．うっ血性心不全にもとづく肝腫大，腹水，浮腫，胸水をみる．蛋白が消化管に漏出して，高度の低蛋白血症（protein losing enteropathy）を示す例もある．心雑音は聴かれないが，拡張早期の心室充満期に一致して III 音（pericardial knock）が聴取される．著しい心拡大はないが，40～50％ で心膜の石灰沈着を認める（図 6.143）．心電図では 30％ に心房細動，40％ に低電位差，ほとんど全例に ST 低下，T 波の平低化をみる．心カテーテル検査

では，右室圧曲線で拡張早期の dip と拡張期圧の上昇（dip and plateau）を示す（図 6.144）．

c）治　療

収縮性心膜炎はすべて手術適応となる．肝障害が進行する以前に，診断がつきしだい手術することが望ましい．手術は胸骨正中切開または左前側方切開が用いられる．

① 胸骨正中切開では，通常の切開で心膜に達する．心膜を中央部で縦に小さく切開するが，この際メスあるいはハサミを用いて臓側心膜と心筋の境界面を探る．心筋内に入らぬように注意する．境界面に達した後は徐々に縦切開を延長し，さらに適宜左右に切開を加えて鋭的剝離を続ける（図 6.145）．右側は右室→右房→上下大静脈流入部まで，左側は肺動脈主幹前面を通って左室側壁まで，下方は横隔膜中央部付近まで剝離して肥厚した心膜を切除する．このアプローチでは左室側壁の剝離が困難なことがあるが，ほぼ十分な心膜剝皮（decortication）が可能である．心筋に強く癒着した石灰部は島状に残しても支障はない．また，剝皮をより完全にするために体外循環の使用をすすめるグループもあるが，予後の面からみてあまり差はないとされている．

② 左前側方切開では，患者の体位は左側を 30°挙上した仰臥位として，第 5 肋間で開胸する．左内胸動脈は結紮，切断し，さらに第 5 肋軟骨を切離して視野を広げる．左横隔神経を剝離温存しながら（周囲の脂肪組織を含めて剝離するとよい），その前方または後方で心膜を切開し，前述の剝離面を探す．適切な剝離面で剝離を続け，右側は房室間溝を越えるまで，左側は左房→左室後壁まで，下方は横隔面を可及的に剝離して心膜を切除する．本法では右房側の剝離に困難を感じることがある．

d）予　後

他臓器の不全を伴わなければ手術死亡率は 5％以下と低い．死因の 75％は心不全で，術前心機能の低下例では，術後の低心拍出量症候群に注意する．この際はカテコールアミンが有効であるが，大動脈内バルーンパンピング（intraaortic balloon pumping）も用いられる[7]．手術死亡の危険

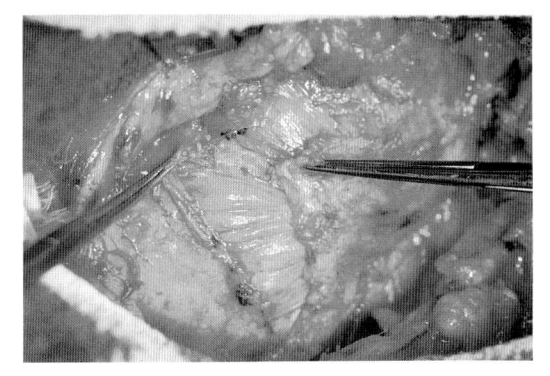

図 6.145　収縮性心膜炎の心膜剝皮
臓側心膜（鉗子で把持）と心筋の境界面で鋭的に剝皮をすすめる．

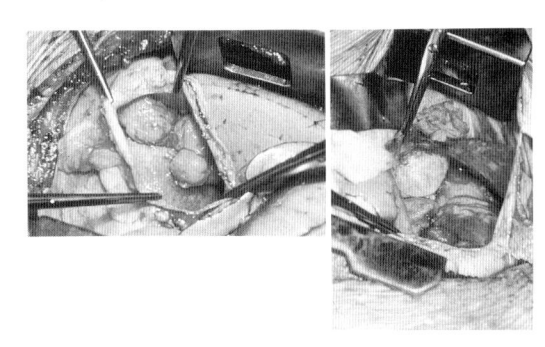

図 6.146　心膜中皮腫（48 歳，女性）
左室前側壁に発生した悪性中皮腫．腫瘍ならびに肥厚した心膜を示す．

因子としては術前心機能（NYHA 分類），心腔内圧の上昇があげられる[7]．術後の心機能の回復は良好で，心膜炎の再発はまれである．

d. 心膜腫瘍

心膜腫瘍にも良性，悪性があり，中皮腫，奇形腫，線維腫，脂肪腫，血管腫，平滑筋腫，などの報告があるけれども，いずれもまれである．図 6.146 は左室前側壁の悪性中皮腫で，心筋内に浸潤している．悪性中皮腫では，心囊内滲出液による心タンポナーデ，心大血管の圧迫（上・下大静脈狭窄，肺動脈狭窄など），冠状動脈への浸潤による心筋梗塞，など圧迫あるいは直接浸潤による症状が現れる．

良性腫瘍は摘除を行うが，悪性腫瘍では心囊穿刺，造窓術などの心タンポナーデに対する治療が主となる．

C. 心 腫 瘍

a. 総 論

　原発性心腫瘍はまれではあるが，1954年，Crafoordが体外循環下に粘液腫を摘除してから徐々に手術例が増え，それまでは内科領域の疾患であったものが外科治療の対象とされるようになった．心臓は，あらゆる傷害に対して再生よりもむしろ退化，変性の反応を示す臓器で，心筋の有糸分裂活動が少ないことが心腫瘍が少ない原因の一つとされている．心腫瘍の症状の特徴として，発生する部位によって，また大きさによって多彩な所見を示すこと，心エコー図，CT スキャン，MRIなどでよく描出されること，心カテーテル検査を繰り返し行った場合にその所見がたびたび変動すること，などがあげられる．良性腫瘍が多くて約70％，悪性腫瘍は30％を占め，良性腫瘍としては粘液腫，脂肪腫，線維腫，横紋筋腫，悪性腫瘍としては肉腫，中皮腫などが認められている．

b. 粘 液 腫

a) 発生部位

　心腔内に発生するが，90％は左房，とくに心房中隔の卵円窩から発生する．次いで右房，右室，左室の順にみられるけれども，右室粘液腫の15％は多発性である．まれに弁膜（三尖弁，僧帽弁，肺動脈弁）由来の粘液腫の報告もある．

b) 症　状

　腫瘍は心腔内にあるため進行性の血流障害を起こし，心流出路，流入路の狭窄，閉塞に伴って，心不全，失神発作，突然死，弁狭窄，弁閉鎖不全の原因となる．また腫瘍の一部，あるいは表面に形成された血栓の一部が離れれば塞栓となる．塞栓はいずれの臓器にも起こりうるが塞栓症の50％は脳血管領域にみられる．全身症状としては，発熱，関節痛，体重減少，などの非特異的なもので，抗心筋抗体が証明され，γ-グロブリン（IgM，IgA）の増加も認められることから，何らかの免疫機構が症状に関与していると考えられている．

　粘液腫は，切除にあたって腫瘍の一部が残れば

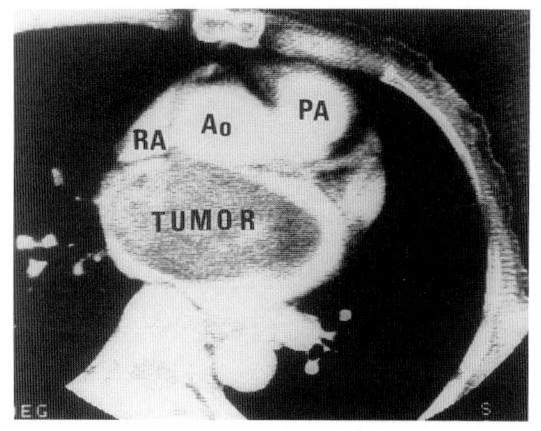

図 6.147　左房粘液腫のCTスキャン像（62歳，女性）
左房内に大きな腫瘍陰影を認める．RA：右房，Ao：大動脈，PA：肺動脈

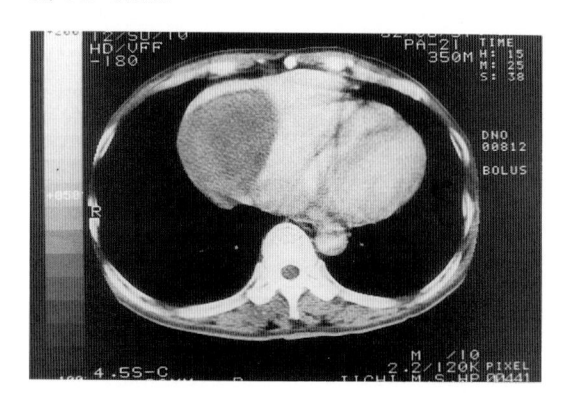

図 6.148　右房血栓のCTスキャン像（62歳，男性）
右房内に大きな陰影欠損がみられ，画像のうえでは腫瘍，腫瘤，血栓の鑑別はむずかしい．本例は右房血栓．

局所に再発することは早くから知られているが，局所の広範な浸潤[8]，血行性転移が認められる例があるため，近年は，基本的には悪性病変の危険度が高いとされている．

　左房粘液腫は僧帽弁狭窄と似た症状を示し，動悸，息切れ，血痰を訴える．I音の増強，II音の非固定性分裂，拡張期 rumbling 雑音，開放音（opening snap）が聴取される．心電図では，ときに心房細動，あるいは脚ブロックを認める．胸部X線像では，僧帽弁血流の障害が高度であれば左房の拡大，肺うっ血もすすむが，特徴的所見はない．CTスキャンが有用で左房内の腫瘍が鮮明に造影

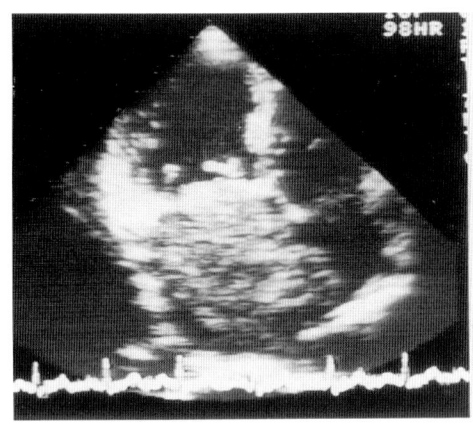

図 6.149 左房粘液腫の2Dエコー図（62歳，女性）
図 6.147 と同一症例．RA：右房，LV：左室．

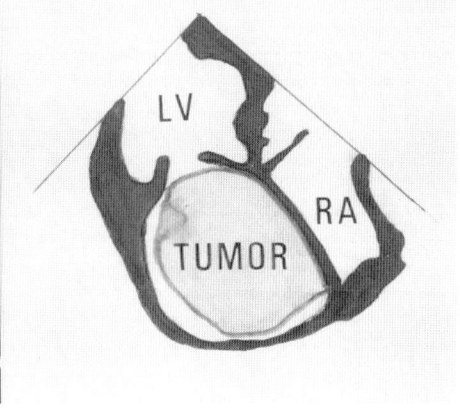

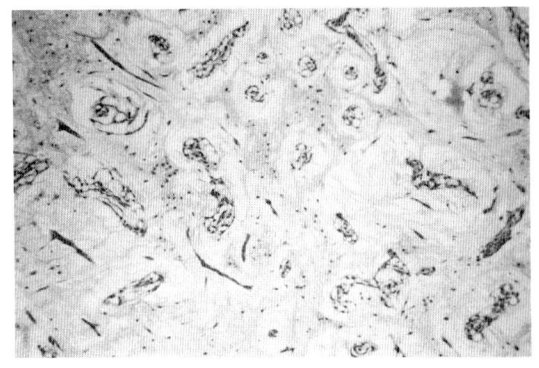

図 6.150 左房粘液腫の組織像（HE×300）（62歳，女性）
図 6.147 と同一症例．粘液性基質の中に多角形細胞．血管などの増生が認められる．

される（図 6.147）．しかし他の腫瘍，腫瘤との鑑別は困難で，最終診断は切除を待たねばならない（図 6.148）．心エコー図（2Dエコー）も心腫瘍全般に有用で，腫瘍の大きさ，動き，僧帽弁の動きがきれいに描かれる（図 6.149）．従前から心カテーテル検査が行われているが，上記のような影像検査が進歩したため，冠状動脈造影が必要な例を除いては，腫瘍の診断に心カテーテル検査は必ずしも必要ではない．肺動脈造影で左房造影期に腫瘍が認められる．右房粘液腫の際は右房にカテーテルを挿入することは禁忌で，造影薬は大静脈から注入する．

粘液腫は胎生期の未分化中胚葉から発生し，multipotential であるから病理組織像は多彩である．酸性ムコポリサッカライド（acid mucopolysaccharide）の基質の中に，多角形細胞 (polygonal cell)，平滑筋，毛細血管，造血像などを含む（図 6.150）．

c) 治　　療

保存的に治療した場合の平均寿命に関する詳細な報告はないが，症状が現れてからは1〜2年で死の転帰をとる症例が多いので，原則として診断がつきしだい手術を行う．むしろ準緊急手術とみなした方がよい．左房粘液腫の場合，中等度低体温下に心房間溝の左例で左房へ入る．塞栓防止のために左房内血液はできるだけ吸引して捨て，体外循環回路へ入らないようにする．腫瘍の発生部位を確認し，心房中隔が母地になっているときは右房切開を追加して右房側から心房中隔に切開を加え，左房側に左示指を挿入して腫瘍基部の guide とし，右房側の切開創を広げながら腫瘍を心房中隔とともに切除する．心房中隔欠損部は縫合，もしくはパッチで閉鎖し，左房，右房切開部を縫合する．右室粘液腫は経心房で切除し，心室筋切除は最小限にとどめるが，経心房で摘除が困難なときは心室を切開する．右心室粘液腫では15％が多発するといわれており，遺残がないよう注意が肝要である．

d) 手術予後

手術死亡率は5％以下であるが，左室粘液腫では約10％とやや高い．再発は局所病変が完全に切除されていれば起こりえないが，血行転移，あるいは心内他部位の発生は約5％に認められている．再発までの期間は平均約30カ月といわれ

〔長谷川嗣夫〕

文　献

1) Symbas PN, Di Orio DA, Tyras DH : Penetrating cardiac wounds : Significant residual and delayed sequelae. *J Thorac Cardiovasc Surg,* **66** : 526～532, 1973.
2) Mandal AK, Oparah SS : Unusually low mortality of penetrating wounds of the chest. Twelve years' experience. *J Thorac Cardiovasc Surg,* **97** : 119～125, 1989.
3) Cuadros CL, Hutchinson JE III, Mogtader AH : Laceration of a mitral papillary muscle and the aortic root as a result of blunt trauma to the chest. Case report and review of the literature. *J Thorac Cardiovasc Surg,* **88** : 134～140, 1984.
4) Moore RL : Congenital deficiencies of the pericardium. *Arch Surg,* **11** : 765～777, 1925.
5) Grossi EA, Culliford AT, Krieger KH, Kloth D, Press R, Bauman G, Spencer FC : A survey of 77 major infectious complications of median sterrotomy : A review of 7,949 consecutive operative procedures. *Ann Thorac Surg,* **40** : 214～223, 1985.
6) Blake S, Bonar S, Oneill H, Hanly P, Drury I, Flanagan M, Garrett J : Aetiology of chronic constrictive pericarditis. *Br Heart J,* **50** : 273～276, 1983.
7) McCaughan BC, Schaff HV, Piehler JM, Danielson GK, Orszulak TA, Puga FJ, Pluth JR, Connolly DC, McGoon DC : Early and late results of pericardiectomy for constrictive pericarditis. *J Thorac Cardiovasc Surg,* **89** : 340～350, 1985.
8) Hannah H, Eisemann G, Hiszvzynskyj R, Winsky M, Cohen L : Invasive atrial myxoma : Documentation of malignant potential of cardiac myxomas. *Am Heart J,* **104** : 881～883, 1982.

6.5 川崎病，心筋症，不整脈，ペースメーカー

A. 川崎病

　川崎病は1967年に川崎[1]が，指趾の特異な落屑を伴う小児の急性熱性皮膚粘膜リンパ腺症 (mucocutaneous lymphnode syndrome, MCLS) として報告して以来広く注目されるようになった．当初は予後良好な熱性疾患とされていたが，経過中に突然死することがあり，心血管病変の重大性が認識された．

a）疫学・病理

　疫学的，病理学的，臨床的知見は判明しているが原因は不明である[2]．感染説を裏づける証拠はないが多発する年がある．年齢分布は大半が4歳以下で，1歳前後にピークがある．韓国，ハワイ，アメリカ本土，ヨーロッパで少数の報告例があるが，わが国でもっとも多発する．

　川崎病の本態は冠状動脈炎を特徴とする全身の急性血管炎である．急性期には半数以上に冠状動脈の拡大病変をきたすが，急性期以降まで冠状動脈瘤として残存するのは患者の約1割である．その後1～2年の経過で約半数において，冠状動脈瘤は血管造影上正常化し，いわゆる冠状動脈瘤の消退がみられる．しかし，他の半数では冠状動脈瘤が残存し，あるいは冠状動脈狭窄をきたす．虚血性心臓病へ進展するのは川崎病患者の3～5％とされている．

　組織学的には冠状動脈壁の全層にわたり急性炎症像を示し，内外弾性板，中膜は各所で断裂，消失して正常構造は破壊される．心筋および心膜にも炎症が波及する場合もある．腸骨動脈，腋窩動脈，腹部大動脈にも動脈瘤が存在した例も報告されている．血管壁壊死にもとづく脆弱化により拡張性病変が起こり，また治癒過程において血管壁の瘢痕収縮により狭窄病変が起こると考えられる．

b）診　　断

　川崎病は臨床症状により診断され，以下の主要症状がある[3]．① 5日以上続く発熱，② 四肢末端の変化：(急性期)手足の硬性浮腫，掌蹠ないし指趾先端の紅斑，(回復期)指先からの膜様落屑，③ 不定形発疹，④ 両側眼球結膜の充血，⑤ 口唇の紅潮，いちご舌，口腔咽頭粘膜のび漫性発赤，⑥ 急性期における非化膿性頸部リンパ節腫脹．

　上記六つの主要症状のうち五つ以上の症状を伴うものが川崎病と診断される．ただし主要症状のうち，四つの症状しか認められなくても経過中に断層心エコー法もしくは心血管造影法で冠状動脈瘤が確認され，他の疾患が除外されれば川崎病とされる．

　検査所見としては白血球数増加，血沈亢進，CRP陽性などの急性炎症反応がみられ，また血小板数増加がみられる．

　川崎病の診断がつけば心電図，断層心エコー法により心血管病変の有無を調べる．心血管後遺症が疑われれば冠状動脈造影を行う．冠状動脈病変の主たるものは動脈瘤であり，動脈瘤の造影所見を詳細に検討する．動脈瘤内に血栓が存在することがあり，また動脈瘤に流入，流出する冠状動脈にしばしば狭窄を認める．大きな動脈瘤では，その内部に血液の渦流が形成され，血流が停滞する状態が観察されることがある (図6.151)．左室造影では冠状動脈病変に対応して心室壁の収縮異常，心室瘤，僧帽弁逆流を認めることがある．

c）治　　療

　急性期の薬物療法としてaspirinおよびヒト免疫グロブリンが用いられる．回復期では冠状動脈瘤後遺症を残した場合に抗血栓療法が継続される．

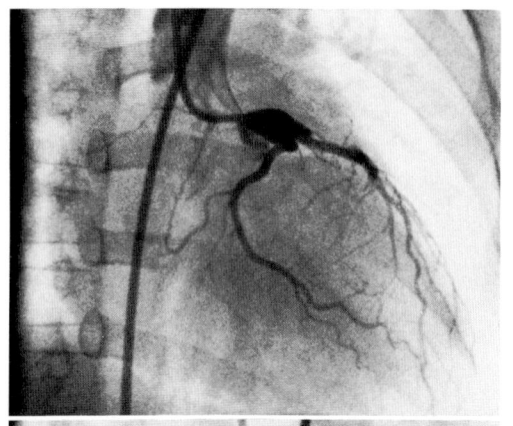

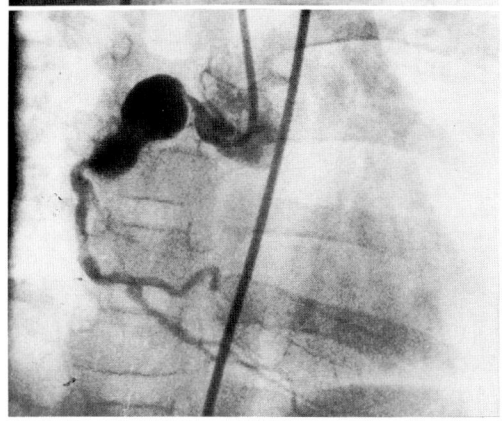

図 6.151 川崎病患者の冠状動脈造影像（6歳，女児）
左冠状動脈の前下行枝と回旋枝の分岐部および右冠状動脈起始部に動脈瘤を認める．右冠状動脈の動脈瘤の流入部に50％，流出部に75％の狭窄が存在する．手術は右冠状動脈瘤摘除，大伏在静脈による大動脈-右冠状動脈バイパス手術が行われた．

後遺症としての虚血性心疾患は外科治療の対象となり，冠状動脈バイパス術，心筋梗塞後の左室瘤切除，乳頭筋不全による僧帽弁閉鎖不全に対する僧帽弁形成術，置換術などが行われる[4]．

　　i） 冠状動脈バイパス術　冠状動脈造影検査により高度閉塞病変が確認され，その領域の心筋の収縮性低下が認められる場合に適応となる．冠状動脈造影検査所見はもっとも重要であり，① 左冠状動脈本幹の高度狭窄病変，② 多枝（二，三枝）の高度狭窄病変，③ 左前下行枝高位の高度狭窄病変，④ 危険側副路状態（jeopardized collaterals，主要な側副血管に高度の狭窄がある場合）があること，の場合に手術が考慮される．

　患者が小児であること，冠状動脈病変が瘤と狭窄の複合体であることから特別の注意が必要である．バイパスグラフトとしては大伏在静脈，内胸動脈が用いられるが，長い生涯にわたって開存が得られるか否かの問題がある．

　　ii） 心室瘤切除術　成人の場合と同様に左室駆出率の改善，瘤内壁の血栓形成防止のために行われる．

　　iii） 僧帽弁手術　内科治療に抵抗性の高度僧帽弁閉鎖不全症に対して弁形成術や弁置換術が適応となる．

　　iv） その他の手術　まれではあるが川崎病合併症として冠状動脈瘤の破裂による心タンポナーデ，あるいは末梢動脈の閉塞性病変がみられ，手術の対象となることがある．

B. 心　筋　症

　心筋症は原因不明の特発性心筋症と原因または関連疾患を有する続発性心筋症に分類される．前者は拡張型，肥大型，拘束型の病型に分類される．後者には感染症，代謝疾患，内分泌疾患，膠原病，神経・筋疾患に続発するものがある[5]．

a. 拡張型心筋症（dilated cardiomyopathy, DCM）

　左室あるいは両室心筋の変性，壊死，線維化によって心拡大，心不全が出現する．死亡の多くは心不全によるが不整脈死もまれでなく，心室や心房内血栓による塞栓症も重大な合併症である．

　重症心不全患者には外国では心臓移植が行われている．その適応としては，① 半年以内に死亡する確率が90％の重症度であること，② 他臓器が健常であること，③ 50歳以下であること，などがあげられている．禁忌としては感染症，肺塞栓症，インスリン依存性糖尿病，肺高血圧症，脳および末梢血管障害，消化性潰瘍，薬物アルコール中毒，精神障害，周囲の理解と支持の欠如などがあげら

れている．

最近，広背筋など骨格筋の有茎グラフトで心臓を纏絡し，心臓の調律と同期して骨格筋を刺激，収縮させて心臓の拍出力を補助する方法（dynamic cardiomyoplasty）の臨床応用が試みられている[6]．これは骨格筋における収縮速度は速いが疲労しやすいtype I筋線維を電気刺激により，収縮速度は遅いが疲労しにくいtype II筋線維に変換できる現象を応用したものであるが，今後の検討を要する方法である．心筋症の末期心不全には人工心臓も将来の方法として研究されている．

b. 肥大型心筋症

組織学的には肥大した心筋線維の錯綜配列（disarray）を特徴とし，左室肥大と左室拡張能の低下を病態とする．肥大の発生部位により心血行動態が異なる．血行動態により肥大型心筋症（hypertrophic cardiomyopathy, HCM）は，収縮期に左室内に圧較差を生じ左室流出路狭窄を伴う閉塞性肥大型心筋症（hypertrophic obstructive cardiomyopathy, HOCM）と収縮期に圧較差を生じない非閉塞性肥大型心筋症（hypertrophic non-obstructive cardiomyopathy, HNCM）に分類される．

閉塞性肥大型心筋症で薬物療法で改善がみられ

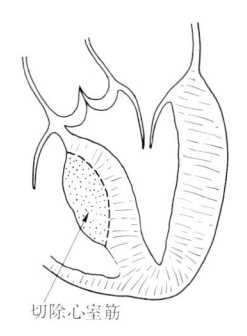

図6.152 心室中隔筋切除の方法（経右室による）

ない場合には手術療法が考慮される．心室中隔筋切開術，心室中隔筋切除術（図6.152）の方法がある．また，僧帽弁の存在が左室流出路狭窄の原因となるとして，僧帽弁置換術が用いられることもある[7]．

c. 拘束型心筋症

心筋や心内膜層の浸潤性病変や線維化のために心室コンプライアンスが低下し，拡張期の心室充満が著しく制限される．もっとも普通にみられる拘束型心筋症（restrictive cardiomyopathy）は，心内膜心筋線維性（endomyocardial fibrosis, EMF）である．

手術は線維化した心内膜を切除して正常な拡張期心室充満が得られるようにする．また，房室弁の逆流が高度であれば弁置換術を行う．

C. 不 整 脈

不整脈の発生機序は興奮生成の異常と興奮伝導の異常によるものに大別され，また両者の合併によるものもある．興奮生成の異常には，興奮生成機序が異常である場合と，興奮生成機序は正常であるがその頻度や調律が異常である場合がある．興奮伝導の異常には，伝導の遅延やブロックおよび一方向ブロックが加わったリエントリーがある．臨床的には徐脈性不整脈と頻脈性不整脈に分けられ，頻脈性不整脈は興奮生成の異常（自動能亢進）によるものとリエントリーによるものがある．リエントリーによる頻脈は電気刺激による誘発，停止が可能であるが，自動能亢進の場合はそ

れが不可能であることが多い．

洞不全症候群や房室ブロックなどの徐脈性不整脈は心臓ペースメーカーの適応となるが，最近頻拍症に対して副伝導路切断，自動能亢進部位の隔離，除去を手術により行う不整脈外科が発達した．ここでは外科手術の対象となる疾患と手術法について述べる．

a. 早期興奮症候群（WPW症候群）

WPW症候群では正常伝導路と副伝導路（Kent束）によるリエントリー回路が形成されて頻拍発作をきたす．また，心房細動が発生した場合に，

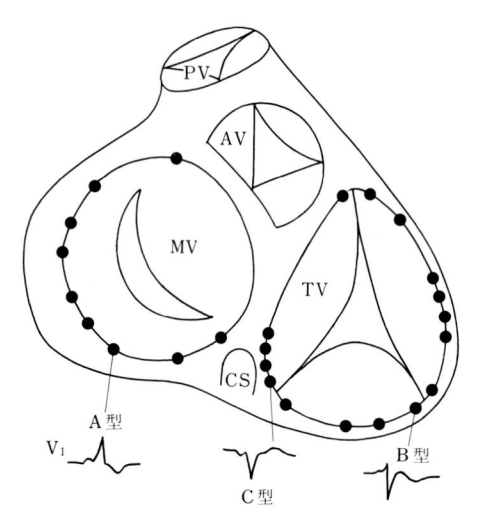

図 6.153 副伝導路の存在部位の分布 (Cobb, 1968)
PV：肺動脈弁，AV：大動脈弁，MV：僧帽弁，TV：三尖弁，CS：冠状静脈洞

心房の電気的興奮が不応期の短縮した副伝導路を順行性に通過して心室に到達する場合に心室細動に移行する危険性がある．

術前に心電図，体表面心電図，心内膜カテーテル電極を用いた電気生理学的検査により副伝導路の位置が推定されるが，最終的には術中の心表面マッピングにより最早期興奮部位を同定することにより副伝導路の位置が決められる．副伝導路の位置は，心電図の V_1 における QRS が上向きの A 型では左室の，V_1 における QRS が下向きの B 型では右室の房室間溝にある．C 型では右室側中隔にある（図 6.153）．副伝導路は複数存在することもある．

体外循環下に心房を切開して心内膜側より，あるいは心外膜側より切断する方法が用いられる[8,9]．他の心疾患に合併する場合があり，とくに Ebstein 病とは合併頻度は高く，同時手術が行われる．

b. 心室性頻拍

発生機序としてはリエントリーと異所性の自動能亢進がある．心筋梗塞発症急性期では両者の機序が関係するが，慢性期ではリエントリーによるものが大部分である．心室性頻拍発生起源部位は正常心筋と梗塞心筋の境界部にあり，この部位をマッピングによって同定し，これを体外循環下に外科的に隔離あるいは切除する．次のような方法がある．

① 囲繞性心内膜側心室切開術（encircling endocardial ventriculotomy）　正常心筋と梗塞心筋の境界部を心内膜側から円周状に切開して再縫合する．術中マッピング不能例にも適用されるが，術後に心機能低下が起きる[10]．

② 心内膜切除術（endocardial resection procedure）　電気生理学的検査によって起源を確認し，同部の瘢痕化した心内膜を限局的に切除する．また，同部を凍結する方法（cryoablation），化学的に変性させる方法（chemical ablation），レーザーで焼灼する方法もある．

非虚血性頻拍発作で外科手術の対象となる疾患としては心筋症，不整脈源性右室異形成（arrhythmogenic right ventricular dysplasia，ARVD），僧帽弁逸脱症候群，特発性 QT 延長症候群（torsade de pointes）がある．多彩な不整脈を発現し突然死の可能性のある僧帽弁逸脱症候群に対しては僧帽弁置換術が行われることがある．特発性 QT 延長症候群には交感神経切除術が行われることがあるが，その有効性に関しては意見の一致をみていない[11]．

D. ペースメーカー

エレクトロニクスをはじめとする科学技術の進歩によって心臓ペースメーカの機能および安全性の向上は著しい[12]．ペースメーカーは徐脈性不整脈に広く使用されるが，頻拍発作にも用いられる．また，植え込み式除細動器も最近臨床に応用されるようになった．

a. ペーシング様式の種類

植え込み式心臓ペースメーカーには種々のペーシング様式（モード）があるが，Inter-Society Commission for Heart Diseases Resources (ICHD)によって提案された三文字のコードを用いて分類するのが一般的である（図6.154)[13]．これは図6.154のように第1文字は刺激部位，第2文字は自己心電検知部位，第3文字は検知した自己心電に対する刺激の応答方式を表す．刺激部位および自己心電検知部位はともに心房の場合はA，心室の場合はVで表す．自己心電に対する刺激の応答方式には抑制方式と同期方式がある．抑制方式（inhibited, I）は，ある定められた周期内に自己心電を検知した場合に次の刺激を取り消す方式であり，同期方式（triggered, T）は自己心電を検出した場合に心筋の絶対不応期に刺激を放出することによって刺激を無効化する方式である．またICHDコードの改訂によって心房および心室のいずれにも使用できるペースメーカーの場合は刺激部位，自己心電検知部位をSで表してよいことになった．

一般に使用されるペースメーカーはプログラマーを用いてモード変更，諸変量（レート，電圧，パルス幅，感度など）の変更が可能である．刺激および自己心電の検知は心房，心室のいずれか一方でのみ行われる場合（single chamber pacing）と両方で行われる場合（dual chamber pacing）がある[14]．

i) **AOO/VOO/SOO** レート固定型と呼ばれ，心房または心室を無条件に一定の周期で刺激する．自発収縮があると競合調律を生じるため，通常は用いられることは少ない．現在のペースメーカーのほとんどはマグネットを当てるとこの機能に切り替わり，頻脈停止に用いられることもある．

ii) **AAI/VVI/SSI** 抑制方式デマンド型と呼ばれ，心房または心室の刺激部位の自己心電を検知し，先行の心電検知ないし刺激発生時点から，一定周期内に自己心電が検知されない場合に刺激を発生する．途中で自己心電が検知されると次の刺激を取り消し，この時点から次の周期の計測を再開する．

iii) **AAT/VVT/SST** 同期方式デマンド型と呼ばれ，抑制方式が刺激を取り消すのに対し，この方式では自己心電を検知した時点で刺激を発生し，絶対不応期に入っている心筋を刺激して，刺激の無効化をはかる．

iv) **VAT/VDD/VDT** 心房同期型と呼ばれ，心房の機能が正常な症例に使用する．心房心電を検知しながら一定の時間（AV間隔）後に心室を刺激する．このため房室間の収縮時相は生理的に保つことができ，心拍数も生理的需要に応じて変化する．

v) **DOO/DVI/DDI/DVT/DDT** 洞不全の症例などで，心房が正常に機能していない場合には心房同期機能は無意味となる．このような症例では，心室を刺激する時点より房室伝導時間相当分だけ先行して心房を刺激する機能を付加すれば，房室収縮時相は正常に保つことができる．

vi) **DAT/DAD** 心房同期機能（VAT）に，

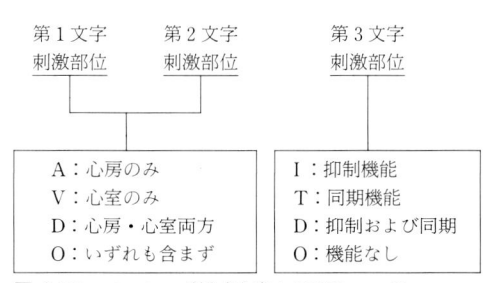

第1文字 刺激部位	第2文字 刺激部位	第3文字 刺激部位
A：心房のみ V：心室のみ D：心房・心室両方 O：いずれも含まず		I：抑制機能 T：同期機能 D：抑制および同期 O：機能なし

図 **6.154** ペーシング様式を表すICHDコード

心房収縮が発生しなくなった場合に心房を刺激する機能を付加すれば前者と同様の効果が得られ，しかも心房が正常に機能しているかぎり心拍数の生理的な変動も期待できる．このためには VAT に AAT あるいは AAI 機能を付加すればよく，それぞれ DAT，DAD となる．

vii) **DDD** universal pacemaker とも呼ばれ，心房が活動している場合は VDD としてペーシングし，心房が徐脈に陥ると DAD＋VVI として働き，考えられるすべてのモードで心臓を刺激する機能をもつ．

b. 心拍応答型ペースメーカー

体内の情報をセンサーにより測定し，生体の生理的需要に応じた至適心拍数を推定してペーシングレートを発生するもの (rate adaptive pacemaker) である．

i) **体動感知型** ペースメーカーの金属カプセル内に超小型加速度センサーを内蔵させ，体動の激しさを感知し，それによりレートを決定する方式である．

ii) **呼吸数感知型** 胸壁皮下に電極を置き，ペースメーカー本体との間に微小なパルス電流を通じて，胸壁の電気インピーダンスの変化を計測することで呼吸数を求め，それによりレートを決定する．

iii) **QT 間隔感知型** 正常人に運動負荷を与えると心拍数の増加に伴って心電図 QT 間隔が短縮する．この現象を利用し，QT 間隔を計測してレートを決定する．

iv) **体温感知型** 右房の静脈血の温度を電極に内蔵されたサーミスターを測定してレートを決定する．

c. 抗頻拍ペースメーカー

頻拍停止を目的とした植え込み式ペースメーカーである．電気生理学的検査 (electro-physiological study，EPS) が行われた後に植え込み適応の有無が決定される．一般に電気刺激によって停止されうる頻拍はリエントリー型頻拍である．異所性自動能亢進による頻拍には電気刺激は無効のことが多い．頻拍を停止させる方法として次のものがあるが，電気刺激が頻拍停止帯に入るのを待つという点で基本的には同じである．

i) **underdrive 法** 頻拍より遅い固定レートで刺激を行う．刺激が偶然に頻拍停止帯に入るのを待つ．

ii) **burst 法** 約 300/min の頻度の刺激を 2〜3 秒間行う．刺激が頻拍停止帯に入る確率は高い．誘導型ペースメーカーで心房に burst 刺激を行う方法もある．

iii) **scanning 法** 頻拍の QRS に同期させ，かつ少しずつ時相をずらして刺激を与える方法であり，もっとも合理的な方法である．

d. 植え込み式自動除細動器

冠状動脈疾患患者の死亡に突然死が占める割合は大きい．突然死の大部分は心室細動によるものであり，救命には即座に電気的除細動が施されなければならない．植え込み式自動除細動器 (implantable cardioverter defibrillator，ICD) の研究は 1970 年頃より本格的に始められ，現在では臨床にも使用されるようになった[15]．

除細動用電極としては，柔軟なチタニウム製のパッチ電極を二枚心室の心外膜に縫着する方法あるいは一つを上大静脈電極とする方法が用いられる．不整脈検知用電極としては心筋電極あるいはカテーテル電極が使用される．心室細動，心室頻拍が検知されると，10〜30 秒後に約 25 J の第 1 回

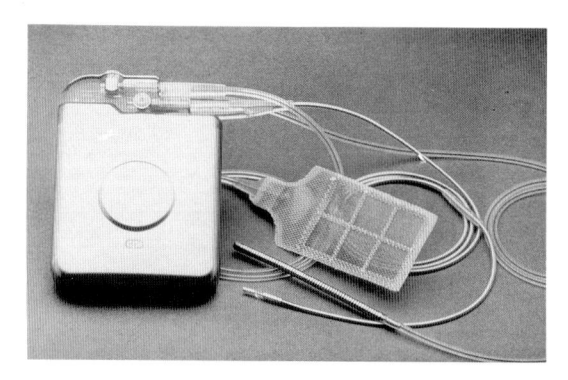

図 6.155 植え込み式自動除細動器本体と電極
(Ventak：CPI 社製)
右の電極は上から除細動のためのパッチ電極，上大静脈電極およびセンシング，ペーシングのための心内膜電極．

除細動パルスが放出される．1回で除細動が成功すれば，監視体制にリセットされる．もし不成功の場合には第2回，第3回の約25 Jの除細動パルスが放出され，それでも不成功の場合には第4回の30 Jの除細動パルスが放出される．電池としては約100回の除細動パルス，約4年間のモニタリングライフの容量のものが使用されている（図6.155）．

〔須磨幸蔵〕

文 献

1) 川崎富作：指趾の特異的落屑を伴う小児の急性熱性皮膚リンパ腺症候群—自験例50例の臨床的観察．アレルギー，**16**：178～222, 1967.
2) 川崎富作，草川三治，重松逸造編：川崎病（MCLS）研究のあゆみ—病因，診断から治療まで—，近代出版，東京, 1976.
3) 厚生省「川崎病」研究班：川崎病心血管後遺症の病態と治療・管理の手引き．日児誌，**90**：1399～1401, 1986.
4) 須磨幸蔵，竹内靖夫：MCLS（川崎病）．新小児医学大系 33 小児心臓外科学（小林 登，多田啓也，藪内百治編），pp 451～460, 中山書店，東京, 1981.
5) 岡田了三：特発性心筋疾患及び類縁疾患の病理学的分類．肺と心，**19**：155～164, 1972.
6) Carpentier A, Chachques JC: The use of stimulated skeletal muscle to replace diseased human heart muscle. In Biomechanical Cardiac Assist-cardiomyoplasty and Muscle-powered Devices (ed by Chiu C-J), pp 85~102, Futura Publishing Co, New York, 1986.
7) 鈴木章夫：特発性心筋症—外科的治療．内科シリーズ 32 特発性心筋症のすべて（河合忠一編），pp 383～397, 南江堂，東京, 1978.
8) Cobb FR, Blumenschein SD, Sealy WC, Boineau JP, Wagner GS, Wallace AG: Successful surgical interruption of the bundle of Kent in a patient with Wolff-Parkinson-White syndrome. Circulation, **38**: 1018~1029, 1968.
9) 岩 喬，川筋道雄：不整脈の外科．新小児医学大系 33 小児心臓外科学（小林 登，多田啓也，藪内百治編），pp 417～436, 中山書店，東京, 1981.
10) Guiraudorn G, Fontaine G, Frank R, Etievent P, Cabrol C: Encircling endocardial ventriculotomy: A new surgical treatment for life-threatening ventricular tachycardia resistant to medical treatment following myocardial infarction. Ann Thorac Surg, **26**: 438~444, 1978.
11) 小塚 裕，古瀬 彰：心室性不整脈の外科的治療．循環器疾患最新の治療 '88-'89（安田寿一，杉本恒明編），pp 301～305, 南江堂，東京, 1988.
12) 須磨幸蔵：ペースメーカー療法の歴史．心臓ペーシング, **1**：20～24, 1984.
13) Parsonnet V, Furman S, Smyth NPD: Generic pulse generator identification system. Circulation, **50**: A-21, 1980.
14) 横山正義：ペースメーカー，適応，手技管理，文光堂，東京, 1985.
15) Mirowski M, Reid PR, Mower MM, Watkins L, Gott VL, Schauble JF, Langer A, Heilman MS, Kolenik SA, Fischell RE, Weisfeldt ML: Termination of malignant ventricular arrhythmias with an implanted automatic defibrillator in human beings. N Engl J Med, **303**: 332~324, 1980.

6.6 人工心臓，補助循環

積極的な薬物療法によっても効果が乏しい重症心不全，あるいは心原性ショックに対し，各種の循環補助装置・機器が開発，臨床使用され，その治療効果が得られるようになってきている．これらの装置・機器を使用することによって，循環を補助あるいは維持することを機械的補助循環法と呼ぶ．なかでも大動脈内バルーンパンピング法（IABP）は，その適応にあたり簡便性から広く使用され，補助循環機器の中で第1選択の方法である．しかしながら，IABPを使用しても循環補助効果が十分に得られない場合には，より補助効果の高い心補助装置を併用したり，あるいは移行したりしていかねばならない．

現在までに数多くの補助装置が考案され，使用されてきているが，これらにはさまざまな分類法があり，また用語の使用にあたっても少なからず混乱がみられる．近年急速に普及してきている治療法であり，さらに長足の進歩をとげているが，今後ますます変化していく領域であると思われる．ここでは，すでに機械的補助循環法として代表的な方法となっており，臨床使用によって治療成績がある程度判明してきている方法について述べる．

a. 大動脈内バルーンパンピング（intraaortic balloon pumping, IABP）

機械的補助循環法の中でももっとも早くから臨床応用が開始された方法であるが，その使用方法，管理法あるいは費用などの面で多くの利点を有しており，もっとも汎用される補助法である[1]．通常，大腿動脈や腸骨動脈，まれに鎖骨下動脈からバルーン付きカテーテルを動脈切開法や直接穿刺法により挿入し，その先端が左鎖骨下動脈分岐部直下に位置するように固定する．その後，心臓の拡張期にバルーンを膨らませて，大動脈拡張期圧を上昇させ，冠血流を増加させ（diastolic aug-

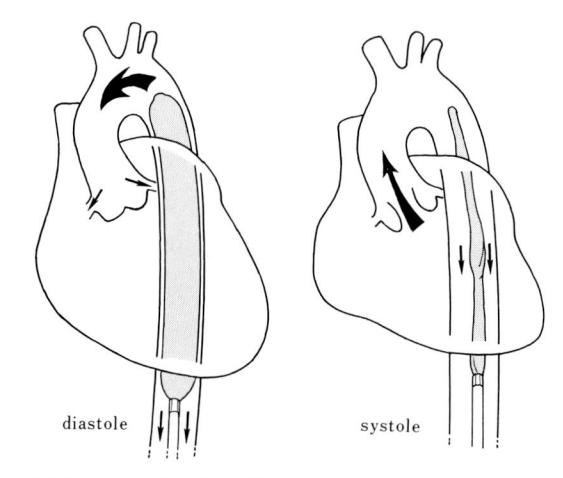

図 6.156 IABPの動作原理

mentation 効果），さらに心収縮期に急速にバルーンを収縮させ，大動脈収縮期圧を低下させて左室後負荷を軽減させる（systolic unloading 効果）（図6.156）．

これによって左心室の仕事量が低下し，虚血心筋に酸素供給が図られ，心拍出量の増加，左房圧，肺動脈楔入圧の低下などが補助効果として得られる．

適応病態は，①開心術後の低心拍出量症候群（low output syndrome, LOS），②人工心肺離脱困難，③心原性ショックを伴う急性心筋梗塞などの重症ポンプ失調あるいは心不全であるが，ほかにも薬剤抵抗性の不安定狭心症やリスクの高い開心術に対する予防的使用など適応は広い．

開心術後の使用頻度は，成人開心術症例のおよそ2～6％といわれる．病態上の適応とは別に血行動態面からみた適応もあり，①収縮期大動脈圧90 mmHg以下，②心係数 $2.0\ l/min/m^2$ 以下，③肺動脈楔入圧 20 mmHg以上，④尿量 20 ml/h以下がみられる場合，などである．

本法の禁忌としては，高度の大動脈弁閉鎖不全症，大動脈に高度の硬化性病変がある場合，大動脈瘤とくに解離性大動脈瘤がある場合などであ

6.6 人工心臓，補助循環

る．また，ときに合併症もみられ，カテーテル自体や血栓塞栓による下肢虚血や，動脈解離や穿孔などの血管損傷もみられることがある．

一般的に成人開心術後使用では，その生存率はおよそ30〜60％といわれる．IABPは，圧補助を行う補助法であり，その効果のためには自己の左心機能がある程度保たれている必要がある．適応しても血行動態の改善が得られない場合には，速やかにより強力な補助法に変更しなければならない．

b. 心補助装置（ventricular assist device, VAD）

近年，IABPを用いても救命しえない重症心不全に対し，主として開心術後症例に，各種の血液ポンプを使用し，自己心をバイパスして直接流量補助をする機械的循環補助法が，VADとしてさかんに臨床応用されている．VADは血液ポンプとカニューレからなり，カニューレは，人工心肺用の脱血・送血チューブが使用されたり，あるいはそれぞれのポンプに専用に作られたカニューレや人工血管が用いられる．開心術後に一時的に短期間使用されるポンプとして，人工心肺用のローラーポンプ，遠心式ポンプ（図6.157），空気駆動型ポンプ（図6.158）などそれぞれ数種類が使用さ

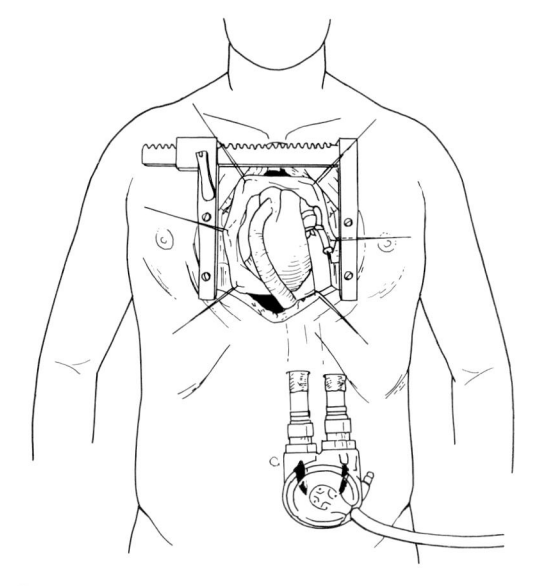

図 6.158 空気駆動型ポンプによる左心補助（LVAD）（Paeら）

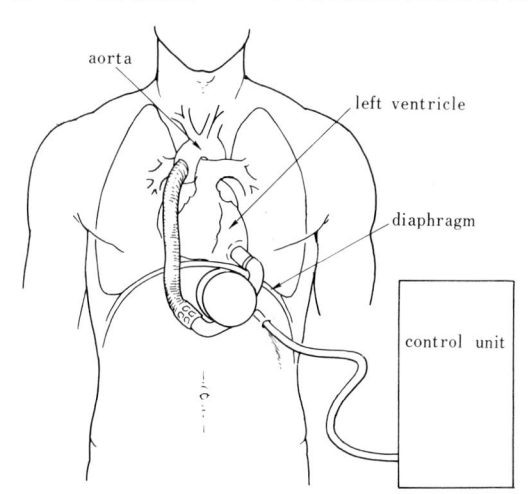

図 6.159 腹腔内埋め込み型ポンプ（Frazierら）

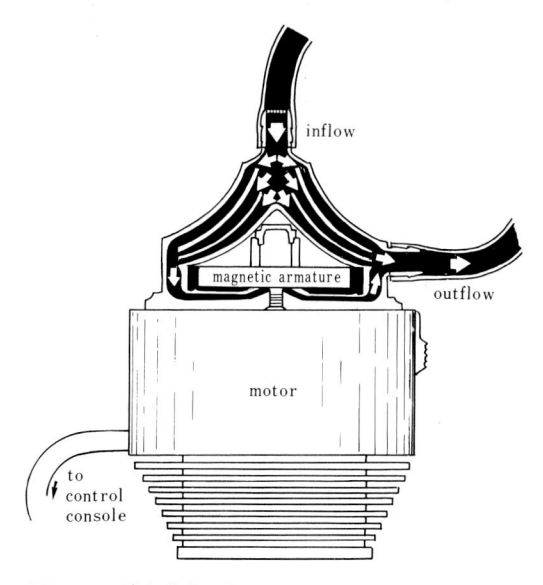

図 6.157 遠心式ポンプ

れている．通常，数日から数週間の補助を行うが，最近ではさらに長期使用を目的とした植え込み型のポンプ（図6.159）も臨床応用されている．これにより，末期心不全患者の心移植までのつなぎ（ブリッジ使用，bridge-use）として数カ月間の補助が可能となり，新たな治療手段として注目を集めている[2]．

これらVADは，いずれも心房ないし心室から血液を脱血し，動脈系に送血することにより，心室を減圧し，心機能を代行あるいは補助し，毎分数リットルの血液を体循環系や肺循環系に送血す

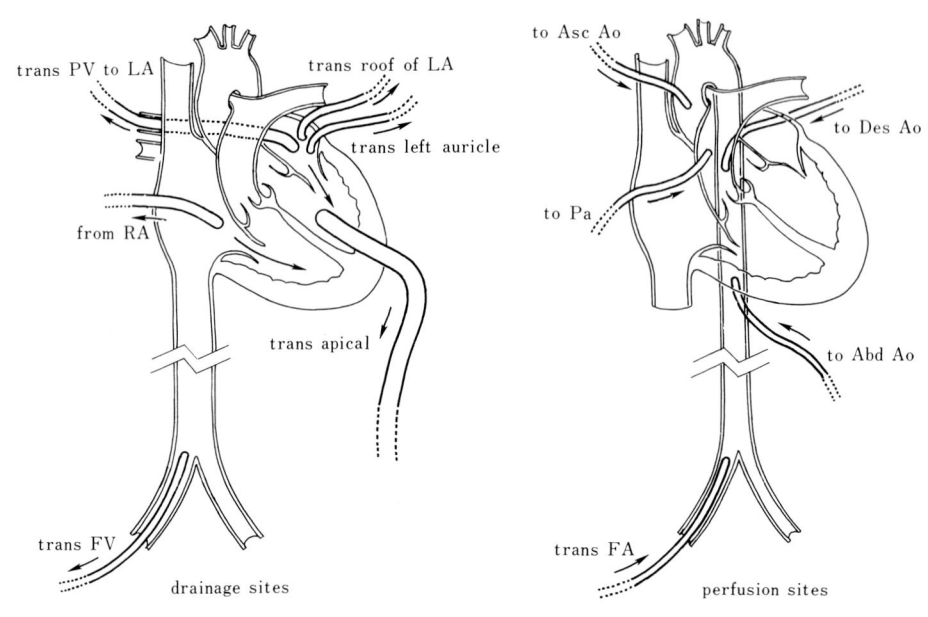

図 6.160 標準的な脱・送血部位

ることで循環補助を行う．左右心室の補助様式により左心補助（LVAD），右心補助（RVAD），両心補助（BVAD）に分けられるが，左心補助では左房，左室から脱血し，大動脈，大腿動脈などに送血し，右心補助では右房，右室から脱血し，肺動脈に送血する（図6.160）．両心補助ではその両方の補助を同時に行う．

どの補助様式にするかは基礎の病態により決定するが，多くの場合左心補助をまず開始し，血行動態の改善が得られなければ右心補助を併用することが多い．

適応病態はIABPとほぼ同じであるが，短期使用のVADでは主に開心術後の重症心不全に用いられており，その使用頻度は全開心術のおよそ1%とされている．現在までの成績は，約半数がこの補助法から離脱し，約25%が退院にいたる生存例とされる．また，長期使用のVADは現在左心補助のみに使用され，心移植へのブリッジに使用されているが，心移植にまでいたる症例では，単独に心移植が行われた場合とほぼ同じ生存率が得られている[3,4]．血行動態上の適応は，さらに高度の心原性ショックの基準で，IABPを使用しても，①収縮期動脈圧 80 mmHg 以下，②心係数 1.8 l/min/m² 以下，③肺動脈楔入圧 25 mmHg 以上の場合には左心補助の適応となる．さらに，左心補助を行っても，①心係数 2.0 l/min/m² 以下，②中心静脈圧 30 cmH$_2$O 以上，の場合には右心補助の適応となる．しかし，これらの基準を満たさずとも早期適応により良好な成績が得られていることから，これらの基準を満たすまで待って適応を決定するのではなく，全身状態あるいは各臓器機能が不可逆的変化を起こす前に，早期の適応に努めなければならない．全併症の発生率は比較的高く，出血がもっとも多く全症例の約30〜40%に達している．これはひとつには，VADの使用にあたっては，ヘパリンなどによる何らかの抗凝血療法を行う必要があることも原因となっている．また，腎不全，感染などの合併症も次いで多くなっている．

表 6.25 各種血液ポンプの利点と欠点

ポンプ	利 点	欠 点
ローラー型	入手容易 安 価	ヘパリンを要す 溶 血 非拍動流
遠心式	入手容易 安 価 簡 便	溶 血 非拍動流
空気駆動型	拍動流 溶血は少ない 抗凝血療法は軽度	高 価

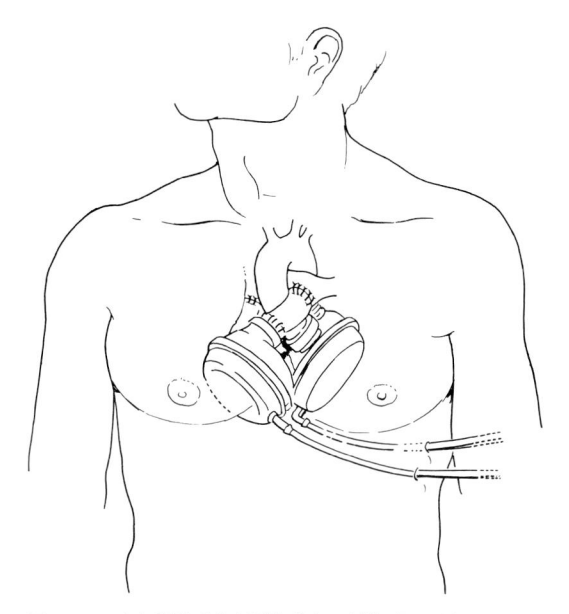

図 6.161 空気駆動型完全置換型人工心臓（Pae ら）

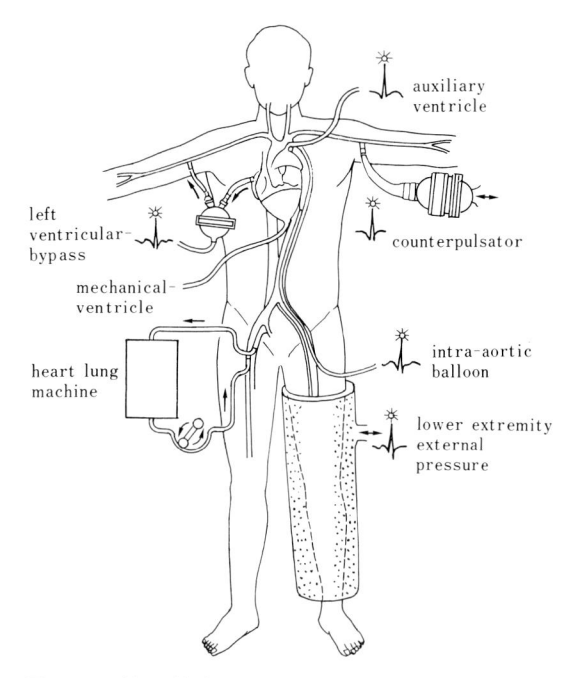

図 6.162 種々の補助循環法（Kennedy ら）

実際の使用にあたっては，各装置，方法の利点，欠点を考慮し，どの補助法が最適であるかの決定が必要である（表 6.25）．

c. 人工心臓（完全置換型人工心臓）

自己心を摘出してその後のスペースに植え込まれ，完全に心機能を代行する装置であるが，血液ポンプが空気で駆動されるものと電気などほかのエネルギー源により駆動されるものとに分けられる．数種類のものが開発され，臨床使用されているが，いずれも空気駆動型のものである[5]．心移植以外に有効な治療手段のない末期心不全患者に使用され，人工心肺下に左右心室を切除し，そこに血液ポンプを縫合する．空気駆動方式では，駆動装置は体外に置かれ，患者とは駆動用のチューブによって繋がれる（図 6.161）．現在までに，永久使用目的で数例に植え込まれ，2 年以上の生存が得られている．これ以外の使用は，ほとんどが心移植までのブリッジ目的に使用されているが，移植率，生存率ともに植え込み型の LVAD によるブリッジに比べ，感染などの合併症が多く，また成績が思わしくないために急速に使用されなくなっている．他の駆動方式による完全置換型人工心臓は，現在開発段階で，いまだ臨床応用はされていないが，空気駆動型の欠点を補うべく，すべて駆動源も含めて体内に埋め込むタイプの完全植え込み型のものが，各国で開発されている．

d. その他の補助法

すでに述べた機械的補助循環法以外にもいくつかの方法があり，現在でもときに使用されている．なかでも V-A バイパスは人工心肺装置をそのまま使用できることから，開心術後の一時的な循環補助法として臨床応用されやすい．通常人工心肺に使用した脱血・送血カニューレをそのまま使用して，人工肺を介して酸素加して動脈系に送血し，右室前負荷を軽減し，間接的に左心補助も行うが，全身循環を維持する方法である．ときに左心負荷を招来することがあり，IABP による左心補助を併用することも多い．しかしながら，その長期使用では他の補助法に比べ末梢循環不全や重要臓器機能障害を発生しやすく，必ずしも良好な成績は得られていない．また，本法で膜型人工肺を使用し，呼吸補助手段としても利用可能で，人工呼吸器使用によっても改善のみられない重症呼吸不全に対し，ECMO (extra-corporeal membrane oxygenation)としても応用さている.最近では,経皮的に脱・送血カニューレの挿入が可能となり,使用にあたって簡便性が増し,経皮的心肺補助法(PCPS, percutaneous cardiopulmonary support)が導入され,さかんに臨床応用されつつある.しかし,その効果や成績については,さらに症例数の増加を待って判断しなければならない.

ほかにも各種の補助循環法が,考案・開発・臨床使用されてきているが,ECP(external counterpulsation), counterpulsator, auxiliary ventricleなどと呼ばれるさまざまな方法があるが,現在ではあまり使用されていない(図6.162).

〔塩野元美・瀬在幸安〕

文　献

1) Norman JC, Cooley DA, Igo SR, et al : Prognostic indices for survival during postcardiotomy intraaortic balloon pumping. *J Thorac Cardiovasc Surg*, **74** : 709～716, 1977.
2) Pae WE Jr, Pierce WS : Intra-aortic balloon counterpulsation, ventricular assist pumping, and the artificial heart. In Glenn's Thoracic and Cardiovascular Surgery (ed by Baue AE, et al), 5th ed, pp 1585～613, Appleton & Lange, Norwalk, 1991.
3) ASAIO-ISHLT (American Society for Artificial Internal Organs-International Society for Heart and Lung Transplantation) : Clinical Registry of Mechanical Ventricular Assist Pumps and Artificial Hearts, Pennsylvania State University.
4) Magovern JA, Pierce WS : Mechanical circulatory assistance before heart transplantation. In Heart Transplantation (ed by Baumgartner WA), pp 73～85, Saunders, Philadelphia, 1990.
5) Rokitansky A, Wolner E : Total artificial heart and assist devices as a bridge to transplantation. *Int J Artif Organs*, **12** : 77～84, 1989.

6.7 心臓移植，心肺移植

本項では，現在諸外国で実際に行われている心臓移植，心肺移植の臨床について概説する．

a. 現在までの成績

国際心肺移植学会の 1991 年登録[1]によれば，1967 年から 1990 年末までに世界の 216 施設で 16687 例の心臓移植と 1025 例の心肺移植が行われ，1990 年には計 3521 例の心・肺・心肺移植が行われている．最近数年間の成績をみると，諸外国の平均で，手術死亡率は心臓移植約 10％，心肺移植約 20％，術後 1 年生存率（手術死亡を含む）は心臓移植約 80％，心肺移植約 60％となっており，末期的心肺疾患に対する救命治療手段として確立している．

表 6.26 スタンフォード大学心臓移植・心肺移植プログラム

A. 心臓移植の患者選択基準
1. 末期的心疾患
 （NYHA III～IV 度，血行動態不良，左室駆出率 20％未満，酸素消費量 15 ml/kg/min 未満，血清ナトリウム 130 mEq/l 未満，心室性頻拍または心室細動）
2. 肺血管抵抗　3 単位未満
3. "生理学的" 年齢　60 歳未満

B. 心肺移植の患者選択基準
1. 末期的心肺疾患
 （NYHA III～IV 度，血行動態不安定，呼吸機能不良，慢性的酸素吸入療法，生命予後不良）
2. "生理学的" 年齢　50 歳未満

C. 共通
1. 他の全身疾患がない
2. 精神疾患がない

表 6.27 心臓移植・心肺移植の適応疾患

手術術式	疾患
心臓移植	特発性心筋症 虚血性心疾患 弁膜症 先天性心疾患 心筋炎 その他
心肺移植	Eisenmenger 症候群 原発性肺高血圧 囊胞性肺線維症 気管支拡張症 その他

b. 心臓移植，心肺移植の適応基準

現行の心臓移植，心肺移植の適応基準として，スタンフォード大学の選択基準[2]を表 6.26 に，実際に行われている移植手術と疾患の対応を表 6.27 に示す．適応除外条件として，腎，肝，その他の臓器の不可逆的機能障害，活動性の感染症，悪性腫瘍，薬物中毒，HIV 抗体陽性などがあげられる．

c. 心肺ドナーの適性評価

頭部外傷，頭蓋内出血や原発性脳腫瘍などにより不可逆的脳障害をきたした脳死者で，胸部外傷，心肺疾患の既応，重症感染症などがない場合に心肺ドナーとして評価される．年齢は，心臓移植で男性 45 歳以下，女性 50 歳以下，心肺移植で 40 歳以下が望ましく，通常の人工呼吸と少量の薬物療法で，循環動態，呼吸状態が安定している必要がある．さらにドナーとレシピエント間の適合条件として，ABO 式血液型が一致していること，レシピエントが抗リンパ球抗体陰性であること，心臓移植では体重差 20％以下，心肺移植では胸郭サイズの差 2 cm 以内であることなどがあげられる．

d. 移 植 手 術

以下に一般的な心臓移植，心肺移植の手術手技について概略を述べる．

a) 心 臓 移 植

i) ドナーの手術・臓器保存　胸骨正中切開，心囊膜切開にて心臓に達し，外傷や心疾患がないこと，左右の心臓の動きがよいことを確認する．上行～弓部大動脈，腕頭動脈，上大静脈，下大静脈を剝離する．ヘパリンを静脈内投与し，腕頭動脈から心筋保護液注入用のチューブを挿入する．上大静脈を遠位側で二重結紮，その間で切断し，下大動脈を遠位側で遮断，近位側で切断し，一側肺静脈を切断して，心臓が 2～3 回拍動した後に大

動脈を遮断する．冷却心筋保護液（4℃）を注入しつつ，ice slush による局所冷却を行う．大動脈を切離，肺動脈を左右肺動脈で切離した後，肺静脈を切離して心臓を摘出する．摘出した心臓は冷却心保存液中に浸し，容器ごと氷に埋めてアイスボックス内で保存し，搬送する．

ii) **レシピエントの手術**　ドナー心に肉眼と触診で異常がないことの連絡が入ってから，レシピエントの麻酔導入を行う．胸骨正中切開，心囊膜切開にて心臓に達し，ヘパリンの静脈内投与下で上行大動脈送血，上・下大静脈脱血の体外循環を確立する．ドナー心がレシピエントの手術室に到着したことを確認した後，人工心肺バイパスを開始し，上・下大動脈を遮断して，中等度低体温下で上行大動脈を遮断する．大動脈と肺動脈は弁直上で切離し，右房，心房中隔，左房は房室間溝に沿って切開してレシピエントの両心室を切除する．両大血管の間を剝離し，左右の心耳を切除する．ドナー心を保存液中より取り出した後，以下のようにトリミングする．大動脈と肺動脈の間，肺動脈と左房の間を剝離して，肺動脈を左右分岐部で切離する．右房は下大静脈から上方へ洞結節を避けて切開し，左房は4本の肺静脈を結ぶように切開して一つの吻合口とする．心房吻合は左房，心房中隔，右房の順に 3-0 ポリプロピレン糸を用いて行い，大動脈と肺動脈の吻合は 4-0 ポリプロピレン糸を用いて行う．吻合中は局所冷却などによる心筋保護を継続し，左心系にベントを挿入する．大動脈基部からの空気抜きを行った後，大動脈遮断を解除し復温を開始する．縫合部の止血を確認しながら，自然にまたは除細動により心拍動は再開する．心肺バイパスと左心系ベント下で十分に補助循環を行った後に，体外循環から離脱する．プロタミン投与によりヘパリンを中和して止血を再確認し，右房と右室にペースメーカーワイヤーを固定する．心囊と胸骨下にシリコンドレーンを一本ずつ留置して閉胸する．

b) **心肺移植**

i) **ドナーの手術・臓器保存**　胸骨正中切開の後，心囊膜切開にて心臓に，両側胸膜切開にて左右肺に達し，外傷や心肺疾患がないこと，心臓の動きや肺の膨らみがよいことを確認する．胸腺，横隔神経を含む心囊膜，胸膜を切除する．上行～弓部大動脈，腕頭動脈，上大静脈，下大静脈を剝離する．奇静脈を結紮，切離し，気管を剝離する．ヘパリンを静脈内投与し，腕頭動脈から心筋保護液注入用のチューブを，主肺動脈から肺保護液注入用のチューブを挿入する．上大静脈を遠位側で二重結紮，その間で切断し，下大静脈を遠位側で遮断，近位側で切断し，左心耳先端を切断して，心臓が2～3回拍動した後に大動脈を遮断する．冷却心筋保護液（4℃）と冷却肺保護液（4℃）を注入しつつ，ice slush による局所冷却を行う．肺を容量の70%程度に膨張させ，気管に鉗子をかけてその頭側で切断し，大動脈を切離して心肺を摘出する．摘出した心肺は冷却心肺保存液中に浸し，容器ごと氷に埋めてアイスボックス内で保存し，搬送する．

ii) **レシピエントの手術**　ドナー心肺に肉眼と触診で異常がないことの連絡が入ってから，レシピエントの麻酔導入を行う．胸骨正中切開下に，左右の胸腔を開き，心囊膜の前面部を切除する．ヘパリンの静脈内投与下で上行大動脈送血，上・下大静脈脱血の体外循環を確立する．ドナー心肺がレシピエントの手術室に到着したことを確認した後，人工心肺バイパスを開始し，上・下大静脈を遮断して，中等度低体温下で上行大動脈を遮断する．大動脈と肺動脈は弁直上で切離し，右房，心房中隔，左房は房室間溝に沿って切開してレシピエントの両心室を切除する．左右の心囊膜を横隔神経の近傍を残して切除する．左房後壁を中央で切断し，左側の上下肺静脈を剝離した後，左肺を下肺靱帯および肺門部後面の胸膜や気管支動脈から切離し，左肺動脈を肺門部で切離する．左気管支を stapler で遮断して切離し，左肺を摘出する．右肺も同様の方法で摘出する．残りの肺動脈は動脈管靱帯の部分を残して切除する．心肺の摘出後，後縦隔の止血を十分に行う．最後に左右の気管支を気管分岐部まで剝離し，その直上で切断する．ドナー心肺を保存液中より取り出した後，以下のようにトリミングする．ドナーの気管を分岐部直上で切断し，気管内から細菌培養の検

体を採取する．大動脈と肺動脈の間を剥離して，右房は下大静脈から上方へ洞結節を避けて切開する．心肺グラフトを胸腔内で同所性に置き，気管，大動脈，右房の順に吻合する．気管と大動脈の縫合は4-0ポリプロピレン糸，右房縫合は3-0ポリプロピレン糸を用いて行う．吻合中は局所冷却などによる心肺保護を継続し，左心系にベントを挿入する．大動脈基部からの空気抜きを行った後，大動脈遮断を解除し復温を開始する．縫合部の止血を確認しながら，自然にまたは除細動により心拍動は再開する．心肺バイパスと左心系ベント下で十分に補助循環を行った後に，体外循環から離脱する．プロタミン投与によりヘパリンを中和して止血を再確認し，右房と右室にペースメーカーワイヤーを固定する．左右の胸腔にドレーンを一本ずつ留置して閉胸する．

e. 免疫抑制療法

現在は，免疫抑制療法としてcyclosporin, azathioprine, prednisoloneの三者併用療法[3]が基本であり，急性拒絶反応時にはmethylprednisoloneのパルス療法が行われている．抗リンパ球モノクローナル抗体（OKT 3）や抗胸腺細胞グロブリン（ATG）などの使用法は施設により異なるが，移植後早期の予防的投与やステロイド抵抗性の急性拒絶反応の治療として用いられている．

f. 術後合併症の管理

心臓移植，心肺移植後の主な死因として，拒絶反応，感染症，移植臓器の機能不全があげられる．これらの管理が移植の成功に重要である．

a) 急性拒絶反応

急性拒絶反応の診断法として実際に行われているものを表6.28に示す．これらの方法の多くは患者への侵襲が少ないものの特異性が低いため，心臓移植では心内膜心筋生検により，心肺移植では経気管支的肺生検により診断が確定されている．病理組織学的所見は国際心肺移植学会基準[4]に沿って判定され，急性拒絶反応と診断されれば，ステロイドのパルス療法が行われ，治療効果の判定のため数日後に再び生検が行われる．

表6.28 急性拒絶反応の診断

標的臓器	診断法
移植心	心エコー・ドプラー法 電気生理学的方法 核医学的検査 核磁気共鳴イメージング 心内膜心筋生検
移植肺	胸部X線写真 呼吸機能検査 核医学的検査 気管支肺胞洗浄 経気管支的肺生検
両方	細胞免疫学的検査 免疫生化学的検査

表6.29 心臓移植・心肺移植後の主な感染症

ウイルス	サイトメガロウイルス ヘルペスウイルス
真菌	アスペルギルス カンジダ クリプトコッカス ノカルジア
原虫	トキソプラズマ ニューモシスチス・カリニイ
細菌	レジオネラ メチシリン耐性黄色ブドウ球菌 緑膿菌

表6.30 人工心臓ブリッジの適応

1. 循環動態が不安定な末期的心筋症
2. 心原性ショックを伴う最重症の虚血性心疾患
3. 移植心の不可逆的機能不全
4. 心筋の荒廃をきたした重症心筋炎
5. IABP駆動下で補助循環から離脱不能な心臓手術後の重症心室不全

IABP：大動脈内バルーンパンピング

b) 感染症

心臓移植，心肺移植後に注意すべき主な感染症を表6.29に示す．これらの感染症の対策として，ドナー，レシピエントの移植前後の感染予防はもちろんのこと，胸部X線写真，血算，各種培養検査，各種ウイルス抗体価の測定などを駆使した早期の確定診断とその感染症に対する特異的治療の早期開始が必須である．

c) 移植臓器の機能不全

臓器の長時間保存・再灌流障害，肺高血圧による右心不全，超急性拒絶反応などによる移植臓器の機能不全は，一時的な補助循環の適応となり，回復不能な場合は再移植へのブリッジの適応となる．

d) その他の術後合併症

以上のほか，免疫抑制療法等の薬物治療に関連して，腎障害，高血圧，中枢神経系障害，消化器系障害，悪性腫瘍，造血障害，内分泌障害，骨障害，精神障害などに注意すべきである．とくに移植後数年を経過してから出現する移植臓器の慢性病変（移植心冠状動脈病変，閉塞性細気管支炎）は，治療として再移植しかなく，その予防と早期診断が重要である．

g. 移植前後の補助循環

移植前後に不可逆的な重症心不全となり，強力な薬物治療，大動脈内バルーンパンピング（IABP）にても循環動態が安定しない場合にブリッジバイパスの適応となる（表6.30）[5]．ブリッジバイパスとは，末期的な重症心不全患者に対して人工心臓の装着により延命と全身状態の改善を図り，その後ドナーが得られたときに心臓移植を行い救命治療する方法である（図6.163）．

〔北村昌也・小柳　仁〕

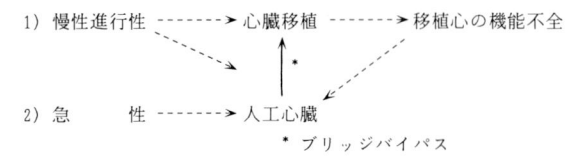

図 6.163 末期的重症心不全の治療におけるブリッジバイパス

文　献

1) Kriett JM, Kaye MP: The Registry of the International Society for Heart and Lung Transplantation: Eighth Official Report-1991. *J Heart Lung Transplant*, **10**: 491～498, 1991.
2) McCarthy PM, Starnes VA, Shumway NE: Heart and Heart-Lung Transplantation-Stanford Experience. In Clinical Transplants 1989 (ed dy Terasaki P), pp 63～72, UCLA Tissue Typing Laboratory, Los Angeles, 1989.
3) Bolman RM III, Elick B, Olivari MT, Ring MS, Arentzen CE: Improved Immunosuppression for Heart Transplantation. *Heart Transplant*, **4**: 315～318, 1985.
4) Billngham ME, Yousem SA, et al: A working formulation for the standardization of nomenclature in the diagnosis of heart and lung rejection. *J Heart Lung Transplant*, **9**: 587～601, 1990.
5) Starnes VA, Oyer PE, Portner PM, Ramasamy N, Miller PJ, Stinson EB, Baldwin JC, Ream AK, Wyner J, Shumway NE: Isolated left ventricular assist as bridge to cardiac transplantation. *J Thorac Cardiovasc Surg*, **96**: 62～71, 1988.

7. 大 血 管

7.1 総　　論

A. 形　　態

　大動脈は，大動脈弁口からはじまり左右の総腸骨動脈分岐部に終わるが，その全長を三部に大別する．まず左心室上方の大動脈弁口からはじまり右前上方に走行し腕頭動脈を分枝するまでを上行大動脈と称し，次に腕頭動脈分枝部から上方に凸の弓状をなして走行し左総頸動脈，次いで左鎖骨下動脈を分枝するまでの間が弓部大動脈である．左鎖骨下動脈分枝部から下方に走行する部分を下行大動脈といい，それを横隔膜の上下で分けおのおの一般的に胸部下行大動脈ならびに腹部大動脈という．

　大動脈弁直上の上行大動脈起始部においては軽度の拡張が認められ，Valsalva洞と称する．また，上行大動脈は大部分が心囊内にあり，その直径は約3cmである．

　弓部大動脈は直径3〜2.5cmで腕頭，左総頸，左鎖骨下動脈の三本の太い動脈を分枝する．また，肺動脈，気管，左迷走神経，左反回神経など重要な臓器がこの大動脈に接して走行している．

　胸部下行大動脈は胸椎左方からはじまり，わずか右方へ下行し横隔膜の大動脈裂孔に達する．その直径は2.5〜2.0cmで，食道に接して走行するが，上方では食道の左方，次いで後方，最後には右方に位置する．

　腹部大動脈は直径2.0〜1.5cmで，脊椎前面を走行し第4腰椎の高さで左右の総腸骨動脈に分岐する．

　組織学的に大動脈は内膜，中膜，外膜から構成され，とくにその中膜層には弾性線維が豊富で弾性動脈といわれる．

　大動脈はその弾性により収縮期の圧の緩衝，また拡張期の圧の維持に作用する．

B. 検　　査

　大動脈疾患に対する検査方法としては，単純X線，超音波，CT，MRI，大動脈造影などが現在施行されている．

(1) 単純X線検査

　本法は簡単，容易に施行できる検査であり，最近その他に高度な検査方法が各種開発されてはいるが，多くの有用な所見が得られるため，現在においてもその重要性にかわりはない．

　胸部単純X線検査では，大動脈陰影の拡大，偏位，走行異常，不鮮明化などの所見または周辺臓器たとえば気管の圧迫や偏位の所見，肺野の所見，胸腔あるいは縦隔への出血所見などが注意されなくてはならない（図7.1, 7.2）．

　腹部単純X線検査では大動脈に関する直接所

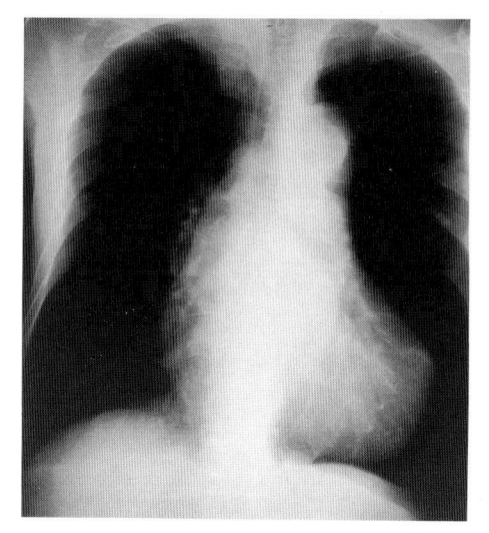

図7.1 上行大動脈瘤破裂および心タンポナーデの胸部単純X線像
上行大動脈および心陰影の拡大を認める．

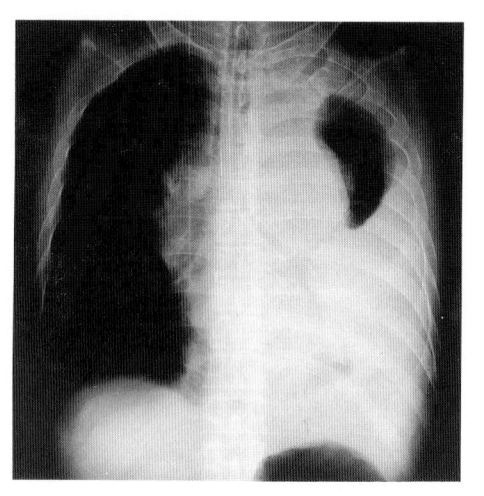

図7.2 弓部大動脈瘤破裂の胸部単純X線像
左血胸を認める．

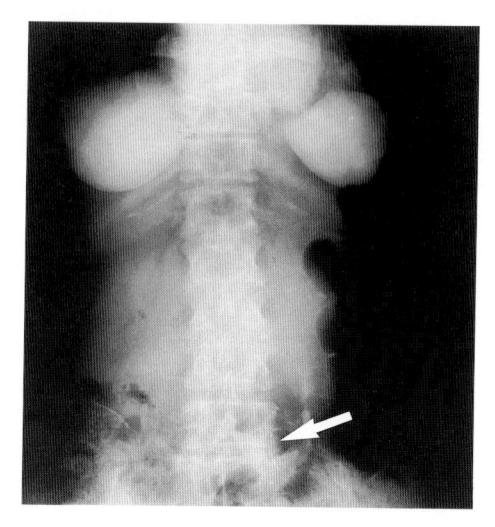

図7.3 腹部大動脈瘤の腹部単純X線像
腹部大動脈左壁の石灰化を認める．

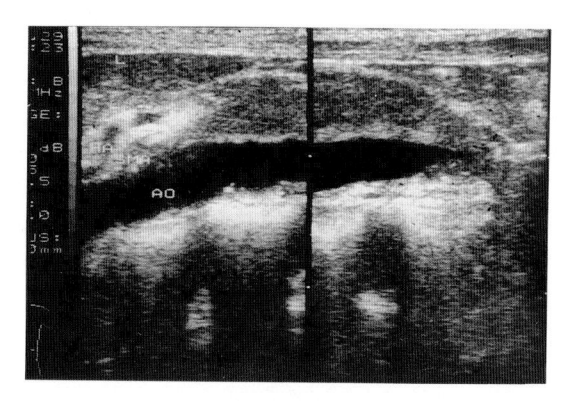

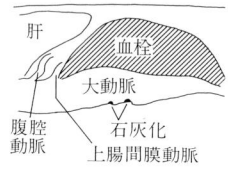

図7.4 腹部大動脈瘤の腹部超音波検査
上腸間膜動脈直下から大動脈は拡大し，その前壁には大量の血栓が付着している．

見は少ないが，壁に石灰化がある場合にはその走行ならびに外径が推測できる（図7.3）．また腸管の偏位や後腹膜あるいは腹腔への出血所見にも注意しなくてはならない．

(2) 超音波検査

比較的簡単に施行でき，しかも非観血的で侵襲の少ない検査である．従来は上行大動脈起始部および腹部大動脈に施行されていたが，最近経食道法の開発とともに弓部ならびに胸部下行大動脈も検査が可能となった．

本検査により，大動脈の径の拡大や変形，内腔の血栓付着または解離の場合には剥離した内膜の所見が得られる（図7.4）．また，ドプラー断層法により，解離におけるエントリーの検出が可能となった．

また，大動脈起始部の病変では大動脈のみでなく心臓に対する検査も重要であり，大動脈弁閉鎖不全症（AR）や心タンポナーデの所見に注意する（図7.5）．

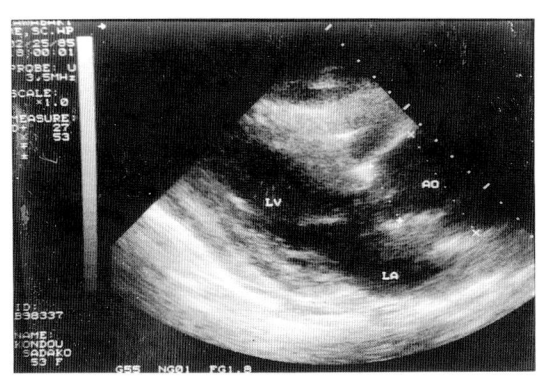

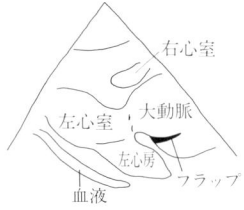

図 7.5 ARを伴うI型大動脈解離ならびに心タンポナーデ心臓超音波検査
上行大動脈起始部の拡大とその中に解離した内膜を認め，大動脈弁輪部も拡大している．心嚢内には大量の血液の貯留を認める．

(3) CT

CTは侵襲が少なく，その大動脈の横断像からは有用な所見が得られる．通常は造影剤を使用する．緊急時患者の状態が不良であったり時間的余裕がないなどで大動脈造影を行うことができない場合には，本検査のみで手術に踏み切らざるをえないこともある．また，繰り返し行える検査であるため，外来などにおける病変の経過観察に適す

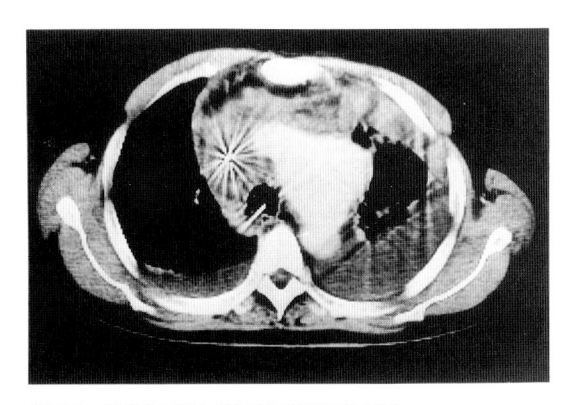

図 7.6 破裂性弓部大動脈瘤の胸部CT検査
弓部大動脈瘤を認め，縦隔ならびに左胸腔内に出血している．図7.2と同一症例．

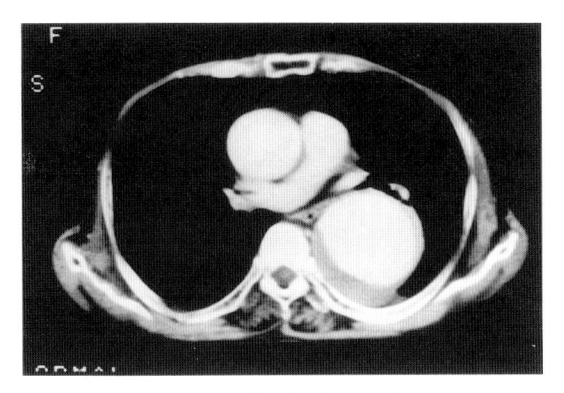

図 7.7 紡錘状胸部下行大動脈瘤の胸部CT検査
紡錘状に拡大した胸部下行大動脈の内腔に血栓が付着している．

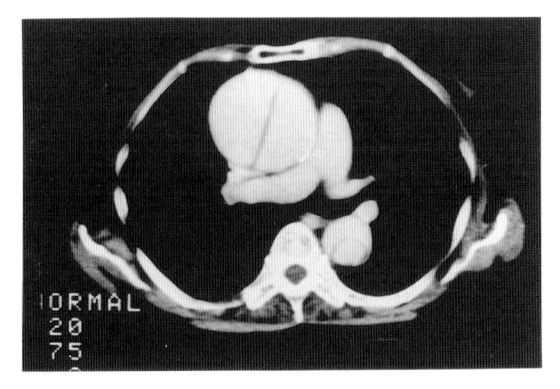

図 7.8 I型大動脈解離の胸部CT検査
上行大動脈ならびに胸部下行大動脈内腔に解離した内膜が認められる．

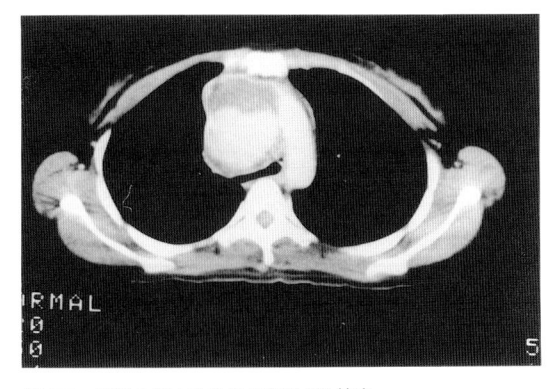

図 7.9 嚢状上行大動脈瘤の胸部CT検査
巨大な嚢状瘤のため気管が圧迫されている．

る．

本検査からは病変の存在部位，外径，血栓付着などの内腔の所見，剝離した内膜などの解離の所見，周囲臓器との関連，破裂の所見などが得られる（図7.6〜7.9）．

(4) MRI

核磁気共鳴現象を利用した MRI は，最近使用されはじめ注目を浴びている検査である．本法は検査に要する時間が長く緊急検査には不適当であること，また金属を体に有する場合問題があることなど欠点もあるが，造影剤を必要とせず任意の断層像が得られ，大動脈の矢状断像や冠状断像を得ることが可能であり，広範な病変の描出ができる．また，血流映像が得られることから，とくに解離の場合には解離腔と真腔の区別が可能である．

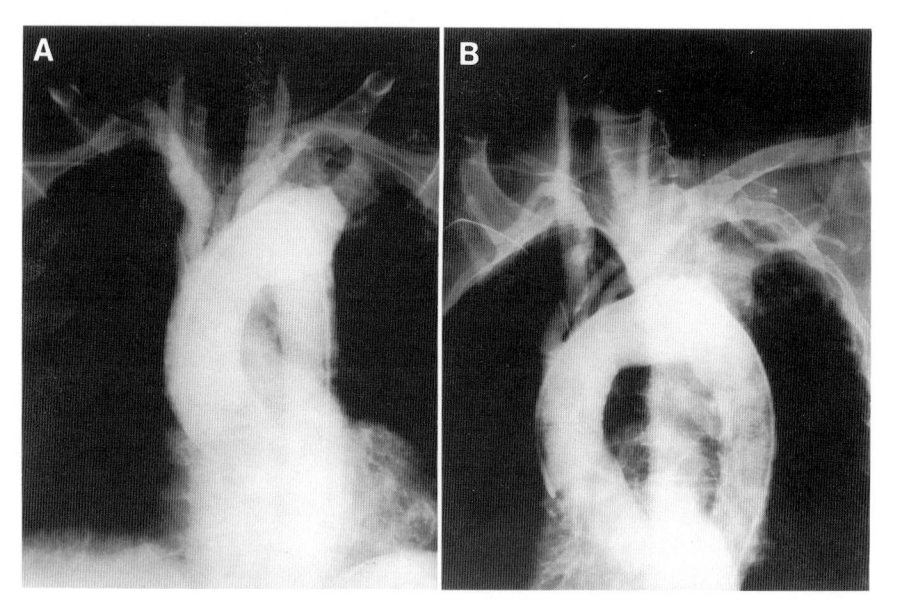

図 7.10 胸部下行大動脈瘤の胸部大動脈造影
A：正面像．病変と弓部分枝の関係が不明確である．B：第 2 斜位像．病変と弓部分枝の関係が明確である．

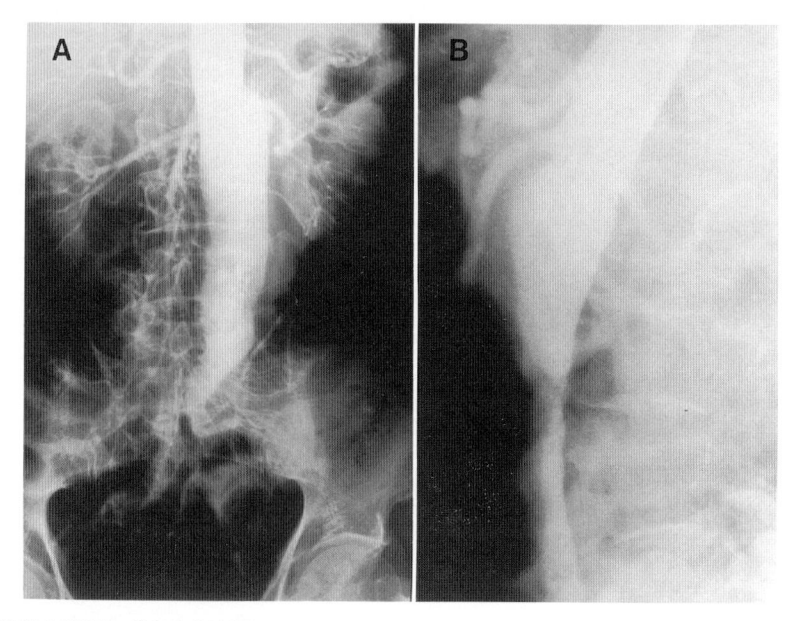

図 7.11 腎上部腹部大動脈瘤の腹部大動脈造影
A：正面像．瘤と腹部内臓分枝動脈の関係が不明である．B：側面像．瘤は上腸間膜動脈の直下から起始することが明確である．

(5) 大動脈造影

いままで各種の検査法が開発されてきたが，最近ではシネやDSAも使用され，本法は現在でも依然として大動脈の検査法としてもっとも重要かつ詳細な所見を提供し，これにかわるものは見当たらない．とくに手術を予定している症例には，原則として必ず施行すべき検査といえる．ただ本

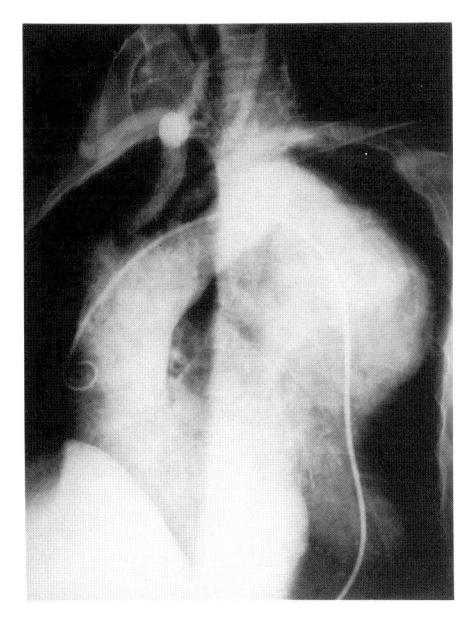

図 **7.12** 紡錘状下行大動脈瘤の胸部大動脈造影
図7.7と同一症例．

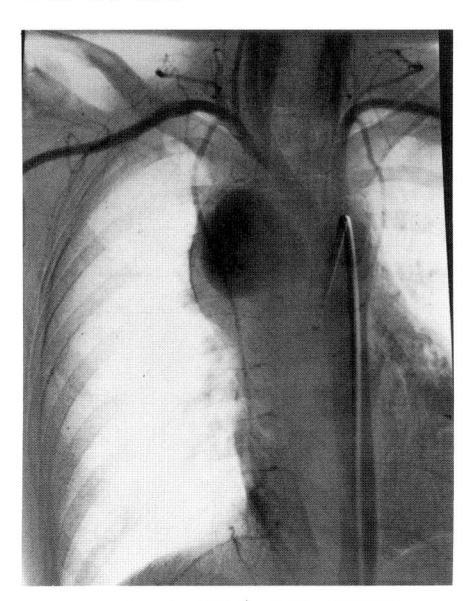

図 **7.13** 囊状上行大動脈瘤の胸部大動脈造影
図7.9と同一症例．

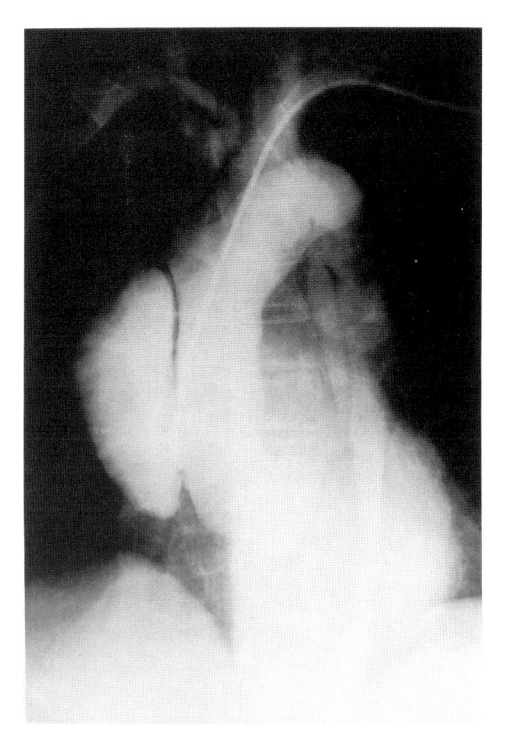

図 **7.14** I 型大動脈解離の胸部大動脈造影
図7.8と同一症例．

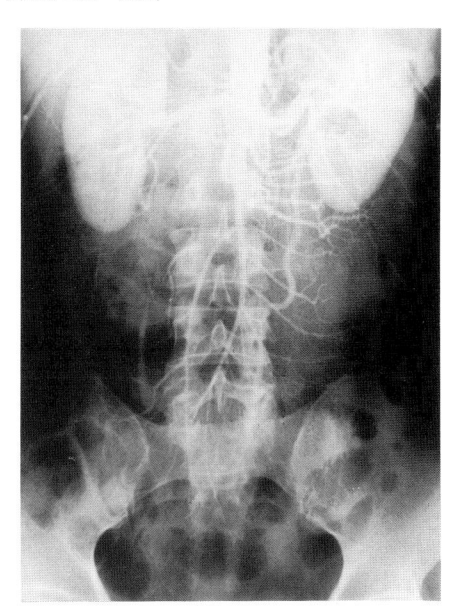

図 **7.15** Leriche 症候群の腹部大動脈造影
腎動脈分枝部直下から腹部大動脈が完全閉塞している．

法は観血的検査であり侵襲もあるため，緊急時で時間的余裕がない場合また患者の状態が不良の場合は本法を省略して手術を施行したり，経過観察をすることがある．

胸部大動脈において，とくに弓部から胸部下行大動脈中枢側の病変を検査する場合は第2斜位で造影すると大動脈や病変の重なりがなく，弓部分枝との位置関係も明瞭となる．これは手術における補助手段選択のうえからも重要である（図7.10 A, B）．

腹部大動脈の場合，病変が腎動脈分岐部以下にある場合は正面像でよいが，腎動脈より中枢側に病変がある場合は腹部内臓臓器動脈との関係をみるために正面のみでなく側面像も検査する必要がある（図7.11 A, B）．

造影により大動脈の走行，偏位，拡大，狭窄，壁の病変，解離，エントリーやリエントリーの位置，破裂または大動脈からの分枝などの所見が得られる（図7.12～7.15）．

C. 手術補助手段

大動脈の手術に際しては，ほとんどの場合手術操作部位の血行遮断を要するが，大動脈の遮断は各種臓器に阻血や負荷などの大きな影響を及ぼし致命的な結果を招く．そのため大動脈遮断中には何らかの補助手段を用いて臓器保護を行う必要がある．しかもその補助手段は遮断を要する大動脈の部位に応じて異なっている．また，実際には同一症例に異なる補助手段を組み合わせることもあり，補助手段を必要としない手術方法も考案されてはいるが，以下に大動脈の各部位ごとに基本的な手術補助手段法を記す．

(1) 上行大動脈

上行大動脈の手術に際しては心停止の必要があり，開心術と同じく完全体外循環が補助手段として使用される（図7.16）．そして現在では心局所冷却ならびに高カリウム液による心停止液注入が心筋保護法として施行されている．

(2) 弓部大動脈

弓部大動脈の手術に際しては大多数の場合心停止ならびに腕頭動脈，左総頸動脈，左鎖骨下動脈などの頭部動脈の遮断が必要となり，心保護に加え脳保護が重要な問題となる．この中で左鎖骨下動脈の遮断は従来安易に行われる傾向があったが，もし右椎骨動脈と脳底動脈の連続性が不良の場合には，左鎖骨下動脈の単純な遮断は椎骨脳底動脈領域の血行不全をきたす可能性があることに注意する必要がある．

補助手段としては，まず体部への送血回路に脳動脈への送血回路を付け加えた脳灌流を伴う完全体外循環，いわゆる分離体外循環がある（図7.17）．この際，椎骨脳底動脈に上記に示したような問題がある場合には，左鎖骨下動脈への送血も必要となる．

次には人工心肺を使用し15～20℃まで体温を低下させ，その状態で脳血行も含め全身の循環を止め，その間に手術操作を加える超低体温循環停

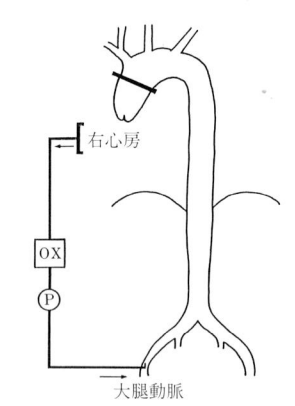

図7.16 完全体外循環
OX: oxygenator, P: pump.

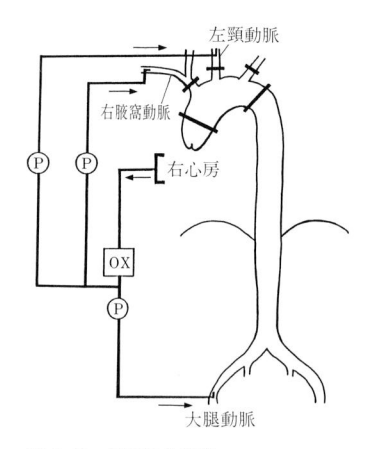

図7.17 分離体外循環

図 7.18 一時的バイパス

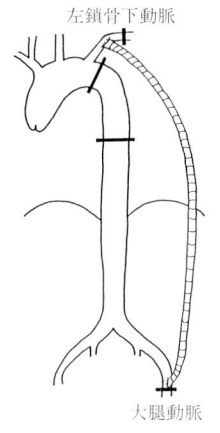

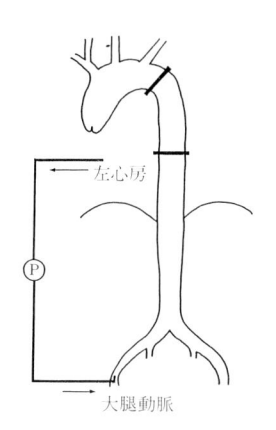

図 7.19 左心バイパス

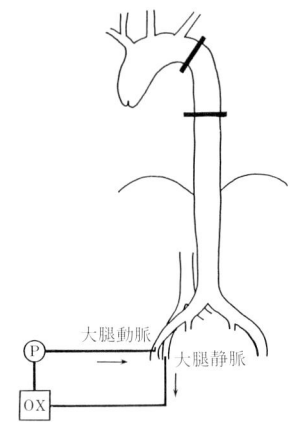

図 7.20 部分体外循環
OX：人工肺，P：ポンプ．

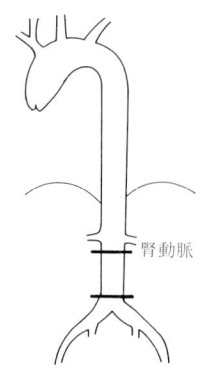

図 7.21 腹部大動脈手術の補助手段
腎動脈分枝部より末梢側の遮断ではとくに補助手段を必要としない．

止法がある．本法における安全な循環停止許容時間は，とくに大人の場合にはいまだ十分に解明されていないが，おおむね 30 分間といわれている．いずれにしても本法では無血視野が得られるため手術操作は比較的容易であるが，時間的制約が大きいことを銘記しておく必要がある．

(3) 胸部下行大動脈

一部には補助手段なしの単純遮断でよいとする意見もあるが，心負荷，腹部内臓臓器の虚血，脊髄麻痺などを考えると何らかの補助手段を使用すべきであるとするのが一般的である．

補助手段のうち一時的バイパス法は上行大動脈，弓部大動脈，鎖骨下動脈，腋窩動脈などと胸部下行大動脈や大腿動脈などの間を人工血管や抗血栓性チューブでつなぎ，遮断中その上下をバイパスする方法である（図 7.18）．

左心バイパス法は，左心房から下半身の灌流に必要な量の肺静脈血を脱血し，大腿動脈から上行性に送血する方法である（図 7.19）．

部分体外循環は，通常，大腿静脈から下大静脈へ挿入したカニューレから静脈血を下半身への灌流量だけ脱血し，人工心肺回路を通し，酸素加して大腿動脈に上行性に送血する方法である（図 7.20）．

以上三者のうち後二者は体外循環であり，ヘパリンの大量投与が必要となり，出血傾向が問題となる．それに対し前者は短時間に起こる大量出血に対応することが困難であるのが欠点であり，最近では術野の出血を回収，再輸血する自家輸血がしばしば本法に組み合わされる．現状では三つの方法の長所と短所を考慮し，おのおのの選択をすべきである．

(4) 腹部大動脈

腹部大動脈では，大多数の腹部大動脈瘤の手術と同じように，腎動脈分岐部末梢で大動脈遮断を行う場合には補助手段はとくに必要としない（図 7.21）．腎動脈分岐部中枢側の遮断を要する場合，とくに腎動脈の長時間の遮断に対しては腎動脈に腎保護液を注入するが，腹腔動脈，上腸間膜動脈の遮断に際してはとくに有効な臓器保護法がなく，現状では遮断時間の短縮に務めることが重要である．

D. 人工血管

　大動脈の手術に使用する人工血管の材質としては現在ダクロンが一般的である．ダクロン人工血管にはwovenとknittedのものがあり，preclottingを行ったあとでもporosityの相違により前者に比べ後者は血液が漏れやすい．したがって，通常，補助手段として体外循環を使用し，ヘパリン大量投与を要する胸部大動脈の手術にはwoven（図7.22 A, B）を，またその大量投与を必要としない腹部大動脈の手術にはknittedの人工血管（図7.23 A, B）を使用する．

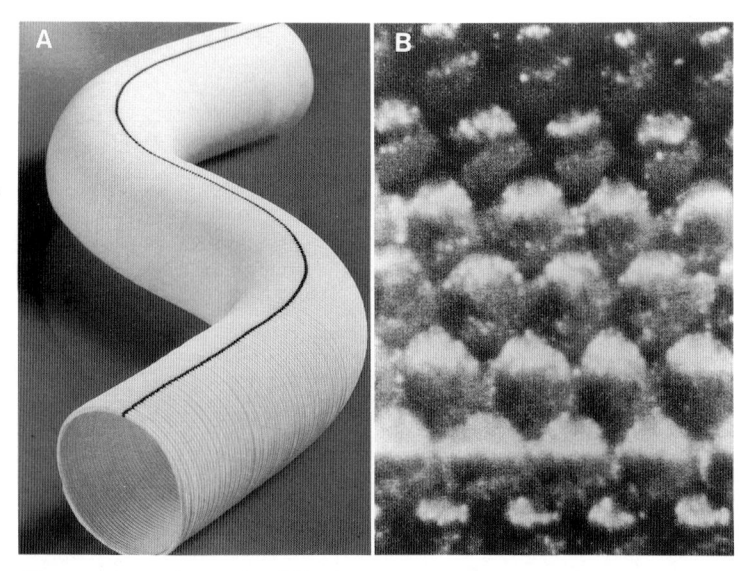

図 7.22　wovenダクロン人工血管
Bは強拡大図．各繊維の間隙が密である．

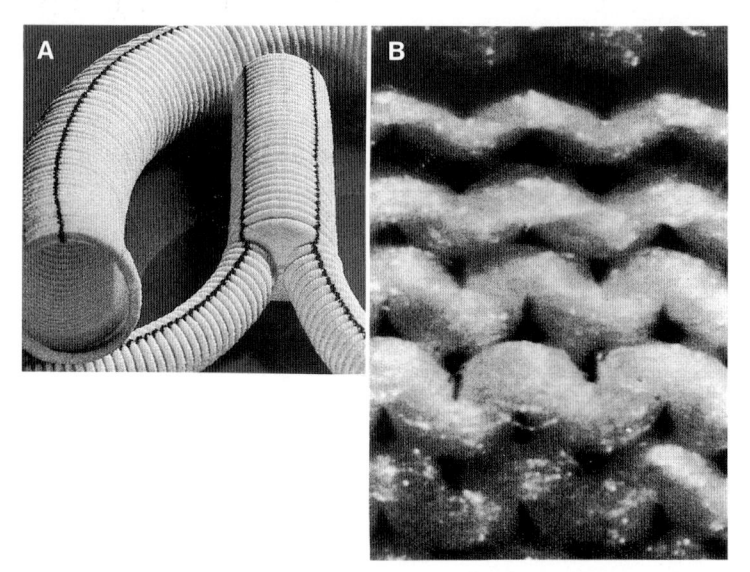

図 7.23　knittedダクロン人工血管
Bは強拡大図．各繊維の間隙がwovenに比べ粗である．

〔勝村達喜・稲田　洋〕

7.2 大動脈瘤

大動脈瘤（aneurysm of aorta）とは大動脈の限局性拡張をきたす疾患で，生命予後のもっとも悪い大動脈疾患である．

a. 分類
a）壁構造別分類

大動脈瘤壁を構成する成分によって，真性（true），仮性（false）および解離性（dissecting）大動脈瘤に分類される．真性は本来の動脈壁3層を有するもので，仮性は本来の動脈壁を有さないものである．解離性は内膜および中膜に亀裂を生じ，入口部（エントリー，entry）となって血液が大動脈壁内に進入し剝離を生じるもので，エントリーのみのものもあるが，多くは再入口部（リエントリー，re-entry）を下行大動脈，腹部大動脈または総腸骨動脈につくる（図7.24）．

b）形態別分類

形態別には，囊状（saccular）と紡錘状（fusiform）に分類される．囊状は動脈壁全周に病変の及んでいないもので，紡錘状は壁全周に病変を認めるものである（図7.24）．

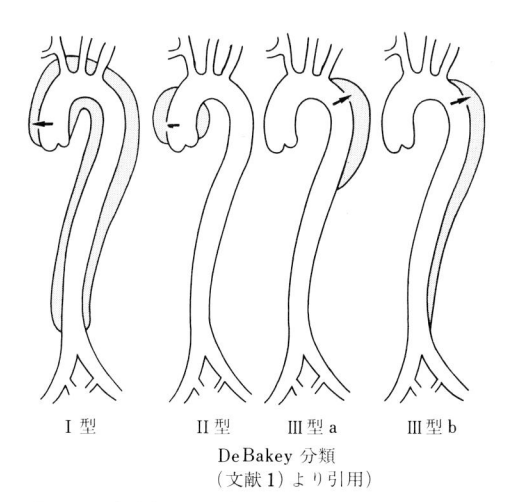

c）解離性大動脈瘤の分類

解離性大動脈瘤の分類は多数報告されているが，臨床的に有用なのはDeBakey分類[1]とStanford分類[2]である．

i) **DeBakey分類** I型はエントリーが上行大動脈に存在し，解離が弓部を越えて下行大動脈，腹部大動脈または総腸骨動脈に及ぶもので，II型はエントリーが上行大動脈に存在し，解離の範囲も上行大動脈に限局しているものである．III型はエントリーが下行大動脈に存在し，解離の範囲が下行大動脈に限局しているものをa，腹部大動脈以下に及んでいるものをbとしている（図7.25）．臨床上ほとんどの症例は，このDeBakey分類で分類可能であるが，例外として弓部にエントリーを有する井上らのいう弓部型，腹部にエントリーを有する腹部型もまれではあるがみられる．また，

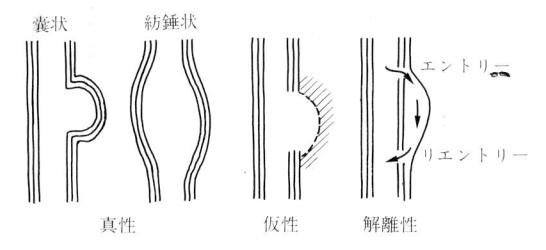

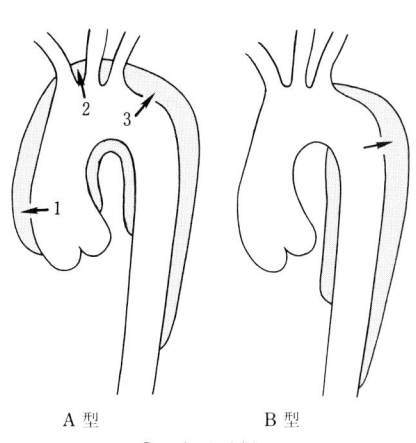

図7.24 大動脈瘤の分類

図7.25 解離性大動脈瘤の分類
DeBakey分類（文献1）より引用）
Stanford分類（文献2）より引用）

エントリーが下行大動脈に存在し解離が上行大動脈へ逆行するIII型の逆行性解離もときにはみられる．

ii) **Stanford分類** エントリーの位置にかかわらず解離が上行大動脈に存在すればA型，下行大動脈以下にあればB型と分類している．A型はDeBakey I型，II型やIII型の逆行性解離に相当し，大動脈弁逆流による急性左心不全，破裂による心タンポナーデ，冠状動脈離断による心筋梗塞などの合併頻度は高く，臨床的予後の悪いものを分類する意味で有用である．Stanford A型でのエントリーの位置は，上行大動脈が84％，弓部大動脈が10％，下行大動脈が6％といわれている（図7.25）．

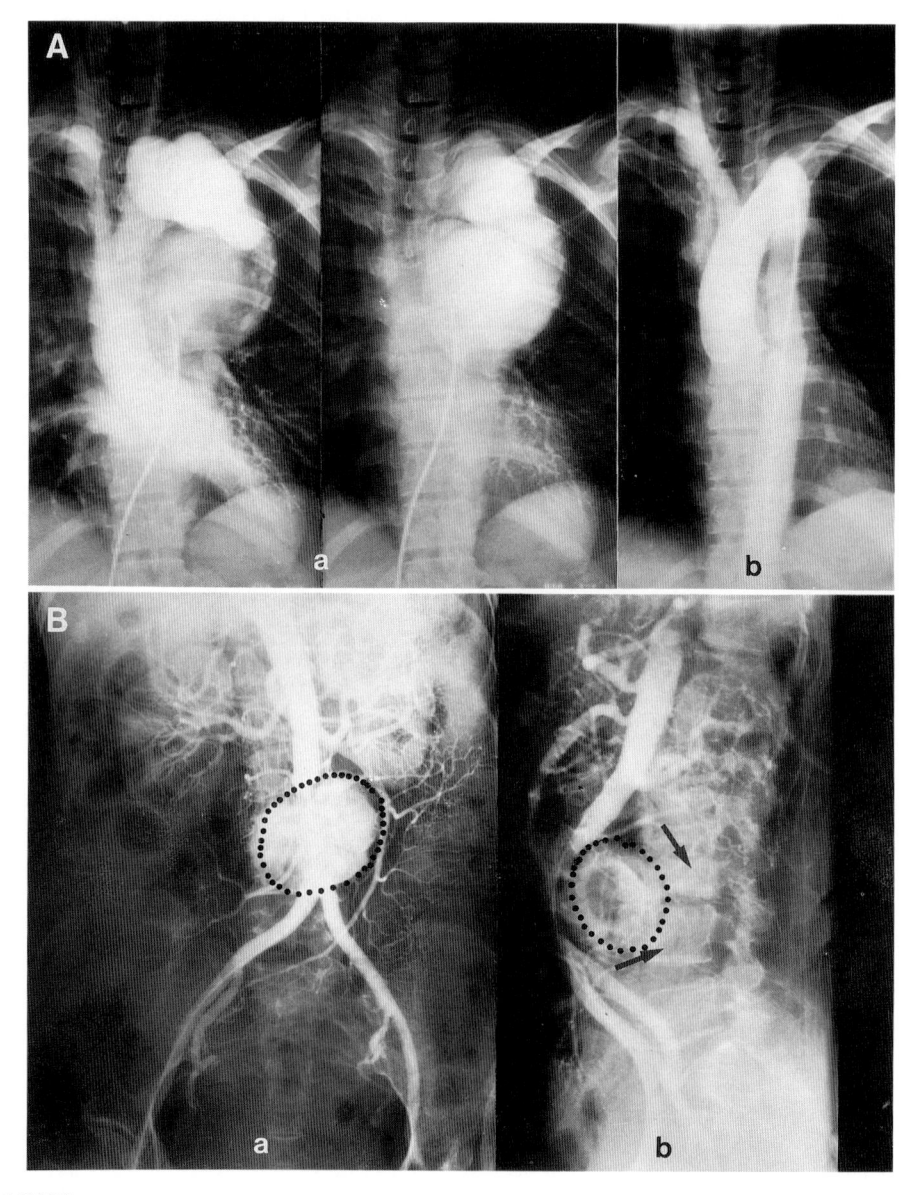

図7.26 大動脈瘤
A．cervial aortic archに合併した胸部大動脈瘤
a：術前大動脈造影．蛇行したcervical aortic archに連続して下行大動脈瘤を認める．b：術後大動脈造影（人工血管置換術後）．
B．結核性大動脈瘤（仮性）．腰椎カリエス（↑）と仮性大動脈瘤（○）
a：正面像，b：側面像

b. 病　　　　因
a）動脈硬化

今日経験する大動脈瘤の大多数は動脈硬化によるものである．人間の中膜には栄養血管が少なく，内膜肥厚やアテローム硬化が加わると中膜栄養障害を生じ，中膜滑筋細胞の崩壊，コラーゲンおよびエラスチンの消失が原因で大動脈瘤が発生するといわれている．

b）血行力学的要因

大動脈瘤の発生には流速，流向，ズリ応力，乱流などの血行力学要因が重要である．Zarins らによれば，大動脈瘤の 80% を占める腎動脈下部腹部大動脈瘤の発生原因は，腎への大量の血流を分配した後，血流が緩徐となりアテローム硬化の発生が促進されるためだといわれ，とくに下肢運動が少ない人ではさらに血流速度が遅くなるといわれている．さらに，下行大動脈瘤も左鎖骨下動脈分枝近くに多いのもこの血行力学的要因によるものと考えられる．また，狭窄後動脈瘤（poststenotic aneurysm），まれではあるが cervial aortic arch に合併する大動脈瘤（図 7.26 A）もこの血行力学的要因が大きい要素を占める．

c）先天性代謝異常

コラーゲン代謝異常による Ehlers-Danlos 症候群や，コラーゲンまたはエラスチンの構造蛋白の欠損による結合組織の先天性障害である Marfan 症候群が，大動脈瘤の原因となる．

d）炎　　　症

以前は胸部大動脈瘤の 60% は梅毒によるといわれていたが，最近では梅毒性のものは少ない．むしろ，最近では高安動脈炎や，Behçet 病や川崎病に合併するものをよくみる．いわゆる炎症性動脈瘤（inflammatory aneurysm）は既存の動脈瘤に炎症を合併し，周囲臓器との癒着が強度となるものが多い．さらに，細菌性動脈瘤（mycotic aneurysm）は敗血症に合併することが多い．また，結核による大動脈瘤は，脊椎または腰椎カリエスや流注膿瘍が原因となった仮性動脈瘤が多い（図 7.26 B）．

e）外　　　傷

最近，交通事故の増加による交通外傷や血管外科の普及による医療行為に続発する仮性動脈瘤が増加している．わが国では少ないが，刀傷，銃弾によるものもある．外傷が原因となったものは仮性動脈瘤がほとんどで，炎症によるものと同様小さくても破裂の危険は大きいものである．

f）大動脈解離の要因

前述の大動脈瘤発生要因と解離の要因はほとんど重複するものである．すなわち，Marfan 症候群，二尖弁大動脈弁，大動脈縮窄症，炎症，外傷，高血圧に合併するが，高血圧または Marfan 症候群に合併することがもっとも多く，とくにこの両者を合併した妊婦に発生率が高い．

c. 症　　　　状

大動脈瘤の臨床症状は意外に乏しく，偶然の機会に発見される無症状のものが多い．

a）周囲臓器圧迫症状

大動脈瘤が増大すると，周囲臓器を圧迫し症状が現れることになるが，発生部位により異なる．

i) 胸部大動脈瘤　　上行・弓部大動脈瘤では，胸骨の圧迫破壊や上大静脈圧迫による上大静脈症候群をきたすこともある．下行大動脈瘤では，食道圧迫による嚥下困難や気管圧迫による呼吸困難をきたすこともあるが，もっとも多いのは反回神経圧迫による嗄声である．まれであるが，交感神経圧迫による Horner 症候群や横隔膜神経圧迫による左横隔膜の挙上，肺・気管支圧迫による無気肺を呈したり，胸椎を圧迫破壊し脊髄圧迫による対麻痺をみることもある．

ii) 腹部大動脈瘤　　腹部大動脈では胸部大動脈瘤に比べ圧迫症状は軽微であることが多く，患者自身が腹部拍動性腫瘤に気づくことがほとんどである．しかし，ときには腰痛，腹痛あるいは十二指腸や空腸圧迫によるイレウス症状や腸管虚血の症状としての下痢，下血をきたすこともある．

b）急性大動脈解離

突発的に引き裂かれるような疼痛ではじまり，Stanford A 型では心窩部から背部または腹部へ，B 型では背部からはじまり下方へ移動することが多い．解離により分枝動脈の閉塞，狭窄を合併すれば多彩な症状を呈する．すなわち，頸動脈では

脳血流障害による意識障害,上肢動脈圧の左右差,脊髄動脈途絶による対麻痺,腹腔臓器の虚血による腸管麻痺,さらに腸骨動脈まで解離が進展すると急性下肢動脈閉塞の症状を示す症例もある.また,Stanford A 型では,冠状動脈血流が途絶すると心筋梗塞,弁下垂による大動脈逆流,心囊内血液貯留による心タンポナーデとなることがある.

c) 破裂症状

破裂直前の切迫破裂(impending rupture)と破裂とは区別困難で,ともに疼痛(前胸部痛,背部痛,腰痛)が主症状である.胸腔や腹腔へ出血する open rupture では瞬時に死亡するが,縦隔や後腹膜腔へ出血する closed rupture(図 7.27),破裂部が周囲臓器で被覆された状態の sealed rupture では,ただちに死亡することが少なく,ショック症状を呈しても治療機関への移送,緊急手術で救命可能な症例もある.

i) 胸部大動脈瘤 破裂のもっとも多いのは,急性解離の Stanford A 型で発症 48 時間以内の破裂は高頻度であり,破裂すると心タンポナーデの症状を呈する.次に多いのは,肺または気管内への破裂で喀血,血痰をきたす.また,まれではあるが食道への破裂では吐血を,肺動脈,上大静脈への破裂では頸静脈怒張,チアノーゼ,呼吸困難,高心拍出量性心不全症状を呈する症例もある.

ii) 腹部大動脈瘤 腹部大動脈瘤破裂では closed rupture がもっとも多く,腹痛,腰痛,鼠径部痛などに続いてショック症状を呈することが多い.まれではあるが腸管の圧迫壊死部への破裂をきたすと吐血,下血をきたすが,初発症状は軽微で数週間後に大量出血をきたすことが多い.腸管への破裂には一次性と大動脈手術後の二次性のものがあり,大動脈手術後の 0.5～4% に発生し,二次性の頻度の方が高いとされている.また,下大静脈へ破裂すると aortocaval fistula となり,激痛を伴うショック症状や静脈うっ血,下肢の浮腫,腎静脈圧上昇による血尿や腹水を伴ったり,高心拍出量性心不全をきたすこともあり,さらに瘤内血栓の下大静脈内流入による肺塞栓を合併することもある.

d) 診 断

胸部大動脈瘤は偶然の機会に X 線単純撮影でみつかることが多く,腹部大動脈瘤では触診で拍動性腫瘤が発見されることが多い.

a) 超音波検査法

上行大動脈瘤や腹部大動脈瘤では,大動脈瘤の存在が確認可能であり,同部の解離性大動脈瘤では解離した内膜側が intimal flap として認識可能で,本法は第一選択されるべき検査法といえる.とくに,Stanford A 型では,大動脈弁輪拡張症(anulo-aortic ectasia)の有無,大動脈弁逆流の程度,心囊内血液貯留の有無および程度を確認するのに欠かせない検査法である.しかし,弓部や下行大動脈では肺のため超音波が入りにくい人も多く,経食道プローブが必要となることもある.また,解離性大動脈瘤のエントリー,リエントリーの検出にはカラードプラーが有用である.

b) X 線 CT と MRI 検査法

大動脈瘤の診断は単純 CT でも可能で,瘤の部位,直径,石灰化の検出,周囲臓器および分枝動脈との関係さらに破裂による出血した血腫の検出が可能である(図 7.27).さらに,造影 CT を行えば血流腔が区別され,壁在血栓の量が推定でき,また,縦隔腫瘍や肺腫瘍の鑑別診断に有用である.また,解離性大動脈瘤では intimal flap の存在,真腔と偽腔との区別,偽腔の血栓形成の有無,進行速度などが造影 CT で可能となる.

MRI は X 線 CT に比較して空間分解能がやや

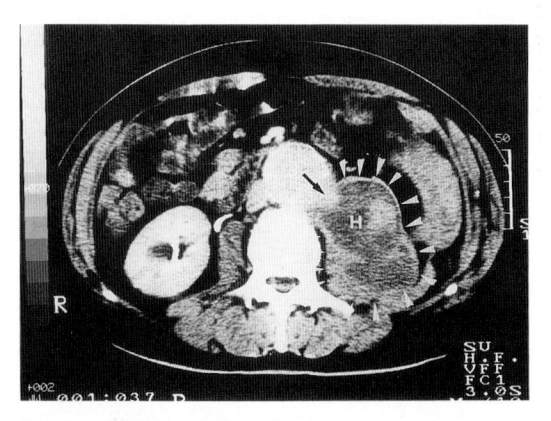

図 7.27 破裂性腹部大動脈の造影 CT 像 (closed rupture)
↑ 破裂部位,H 後腹腔血腫.緊急手術により救命した.

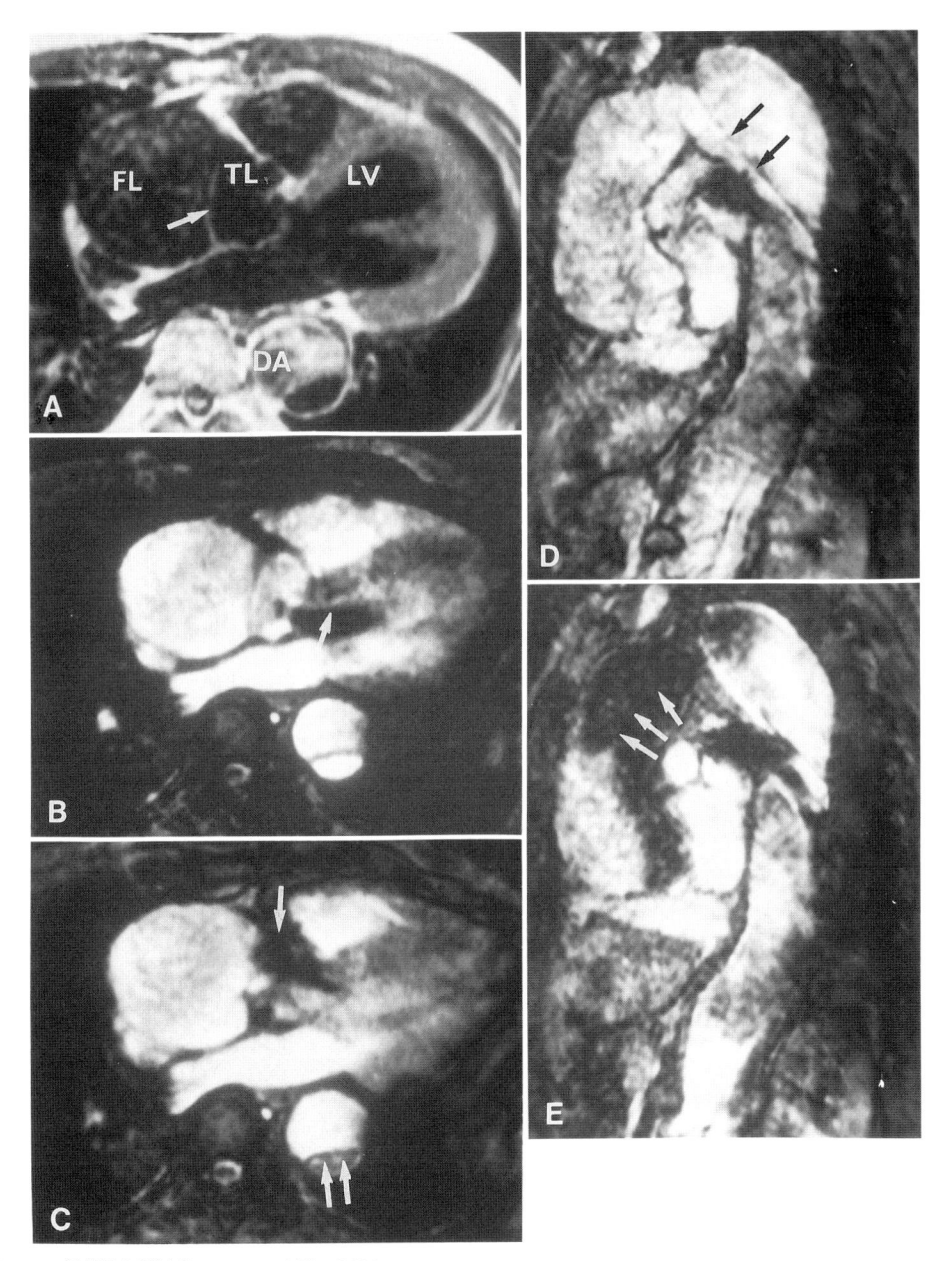

図 7.28 解離性大動脈瘤 DeBakey I 型の MRI
A：上行大動脈根部横断像（spin-echo）．拡大した上行大動脈に intimal flap（↑）と偽腔を認める．
FL 偽腔，TL 真腔，LV 左心室，DA 下行大動脈．
B：上行大動脈根部横断像（cine MRI 拡張期）．大動脈弁送流による左心室への明瞭な jet（↑）を認める．
C：上行大動脈根部横断像（cine MRI 収縮期）．上行大動脈（↑），下行大動脈（↑↑）の真腔で intensity 低下を認める．
D：斜位弓状断像（cine MRI 拡張期）．上行，弓部，下行大動脈に intimal flap を認める．
E：斜位弓状断像（cine MRI 収縮期）．intensity の低下によってエントリー（↑）が判定可能である．

劣るため画像の鮮明さを欠くが，造影剤や X 線を使用しなくてすむこと，横断像のみならず任意断層像を得ることができるという利点がある．さらに，血流速度の違いから解離の真腔と偽腔との区別が可能で，さらに，乱流を低信号として検出できるので，大動脈弁逆流やエントリー部を認定することが可能である（図 7.28）．

c) 大動脈造影法

大動脈瘤の診断にはもっとも有用な検査法であるが，他の検査法に比べ侵襲が大きいので，破裂例や腎不全例などで行えないことが少なくない．筆者らは，破裂性大動脈瘤やStanford A型で緊急手術を要する場合には大動脈造影を省略し，超音波検査，造影CTのみで手術を行っている．しかし，待機手術の弓部大動脈瘤，胸腹部大動脈瘤や解離性大動脈瘤では大動脈造影が必要で，分枝動脈と瘤との関係，エントリーとリエントリーの部位確認のうえ手術術式を決めるために不可欠といえる．

最近では，経静脈性または経動脈性のdigital subtraction angiography (DSA) が普及してきているが，DSAでは造影剤が少なくてすみ，画像も普通の大動脈造影と遜色がないので多用されつつある．

e. 予後・手術適応

大動脈瘤の予後は破裂の有無によって決まる．一般には，5～6 cm以上になると破裂の頻度は高くなるといわれているが，Marfan症候群，感染性大動脈瘤，仮性大動脈瘤などでは小さくても破裂し，また，解離性大動脈瘤でもStanford A型とB型ではその予後にかなりの差がある．

a) 真性大動脈瘤

もっとも多くみられる動脈硬化性大動脈瘤の拡大率は胸部大動脈瘤で平均1.4 mm/年，腹部大動脈瘤で5.0 mm/年といわれている．自然予後にもっとも関係の深い破裂頻度を外科治療を積極的に行っていない時期の集計でみると，剖検上の破裂頻度は14.7%から50.0%，平均31.2%となっている．わが国では1962年から5年間の剖検集計では，破裂頻度は38%，1974年から5年間では，44.9%である．また，大動脈瘤の径による破裂頻度は，4.5～5 cmで9.5%，5～6.5 cmで36.9%と高頻度となり，さらに6.5 cm以上では76.1%と瘤の径が大きくなるほど破裂頻度は高率になっている．しかし，Marfan症候群によるもの，感染性のものや炎症性のものでは，小さいものでも破裂頻度は高くなる．

大動脈瘤の自然予後を示す5年生存率は，胸部大動脈瘤で15～19%，腹部大動脈瘤で17～19%と悪いが，外科治療後の5年生存率は，胸部大動脈瘤で50%，腹部大動脈瘤で50～58%とよくなっている．

これら破裂頻度や予後を考慮した手術適応は，5 cm以上では絶対手術適応といえるが，最近の手術成績を考慮すれば5 cm以下のものでも手術適応にしていいという施設が増加している．

b) 仮性大動脈瘤

瘤壁の構造成分に本来の大動脈壁を有していないので，仮性大動脈瘤では破裂の危険性は真性大動脈瘤に比して高率で，発見しだい手術すべきである．

c) 解離性大動脈瘤

解離性大動脈瘤は内科治療では，Hirstは1年生存率7%ときわめて不良な成績を報告しているが，Wheatの積極的降圧療法の普及以来よくなっている．山口らは最近の積極的降圧療法の結果，生存率は発症48時間後で88%，1週間で80%，2週間で68%，1カ月後で63%と，Hirstの成績よりよくなっている．

これをDeBakeyの分類で検討すると，1カ月後の生存率はI型で54%，III型で80%，5年生存率はI型で25%，III型で59%とIII型ではよくなっている．

また，増田はStanford A型の内科治療での死亡率は，発症24時間で16%，48時間で25%，1週間以内で35%で，一方B型では1週間以内の死亡はなかったとしている．

このように解離性大動脈瘤でも発症2週以内の急性期では，解離の部位によりその予後は著しく異なる．その予後を判断する意味では，Stanfordの分類が適していると考える．Stanford A型の急性期（発症2週間以内）での予後の悪い原因は，上行大動脈の破裂による心タンポナーデが多いためで，その他大動脈弁逆流による急性左心不全や冠血流途絶による急性心筋梗塞による死亡もみられる．したがって，Stanford B型では発症2週間以内の急性期には降圧療法を第一選択とするが，Stanford A型では破裂による死亡を防ぐための

外科治療が必要となる症例もみられる．

最近，Stanford A 型は診断がつきしだい全例手術を行う方針の施設が増加している．しかし，筆者らは患者来院時にまず塩酸 morphine の静注により疼痛の完全除去をはかり，次いで経静脈，舌下錠または経皮的降圧剤で収縮期血圧を 100〜120 mmHg 以下にするが，この場合，尿量の減少および脳血流障害に十分注意する．このような積極的治療を行ってもなお疼痛が除去されず，血圧のコントロールの困難な症例，心囊内血液の増加する症例，Sellers III 度の大動脈弁逆流の認められる症例や急性心筋梗塞症例には，ただちに緊急手術を行う方針である．もちろん，来院時ショック状態にある症例には輸液・輸血を行うが，すでに破裂している症例では，緊急手術を行う．

このほか，A 型では胸腔内出血，弁輪までの解離進展や脳血流障害をきたすもの，B 型では胸腔内出血，消化管出血，喀血，偽腔の拡大，真腔の閉塞，腎不全や下肢動脈の急性閉塞などをきたせば手術適応となる．

f．外科治療
a）真性大動脈瘤，仮性大動脈瘤

囊状大動脈瘤，仮性大動脈瘤では動脈壁全周に病変が及んでいないので，原則として瘤を切除して直接側壁吻合や瘤口の大きいものではパッチ縫着により瘤口を閉鎖する（図 7.29 A）．紡錘状大動脈瘤では動脈壁全周に病変が及んでいるので，瘤切除後直接端々吻合を行ったり，人工血管置換が必要である（図 7.29 B）．しかし，パッチ縫着や人工血管置換では吻合部から出血を制御し，周囲臓器への癒着を防ぐため瘤壁は切除せずに残し，この瘤壁で人工血管および吻合部を被覆（wrapping）することが多い．

b）解離性大動脈瘤

解離性大動脈ではエントリー部を人工血管で置換するのが原則であるが，このため中枢側，末梢側横断部で偽腔を閉鎖し，断端を補強する必要がある．筆者らは，この偽腔閉鎖，断端補強を確実にするため真腔内，偽腔内および外膜側に三枚のテフロンフェルトまたはゴアテックスシートを挿入し，マットレス縫合を用いてサンドイッチ状に縫合閉鎖している（図 7.30 A）．この方法を行うようになってから，吻合部からの出血，残存偽腔への leakage が少なくなっている．

解離性大動脈瘤でもエントリーだけでリエントリーを有しない症例やリエントリーの少ない症例では，必ずしも人工血管置換が必要でなくパッチ縫着によるエントリー閉鎖ですむこともある．このエントリー閉鎖で重要なことは，パッチを真腔内に入るようにし，偽腔内，外膜側にテフロンフェルトを用いてサンドイッチ状に縫合することである（図 7.30 B）．さらに，末梢側にリエントリーが存在する症例ではエントリーの末梢側で確実な偽腔閉鎖を行う必要がある．

この二つの手術方法を行えば，末梢側に偽腔が存在しても術後約 4 カ月で血栓形成，器質化が完成する（図 7.31）．この血栓形成を促進し確実にす

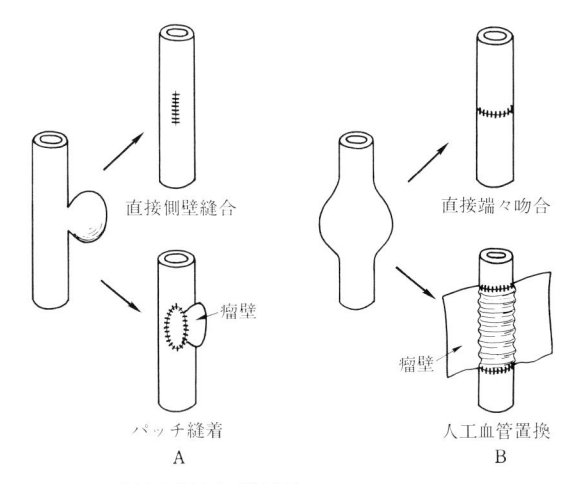

図 7.29　真性大動脈瘤手術方法
A：囊状大動脈瘤
B：紡錘状大動脈瘤

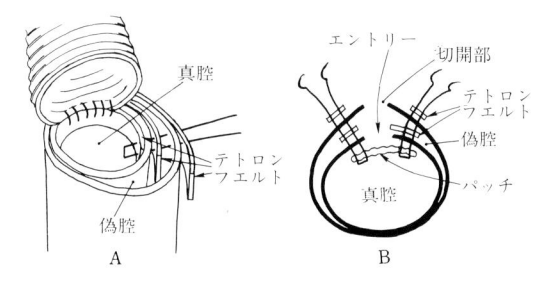

図 7.30　解離性大動脈瘤手術方法
A：偽腔閉鎖・断端補強
B：パッチによるエントリー閉鎖

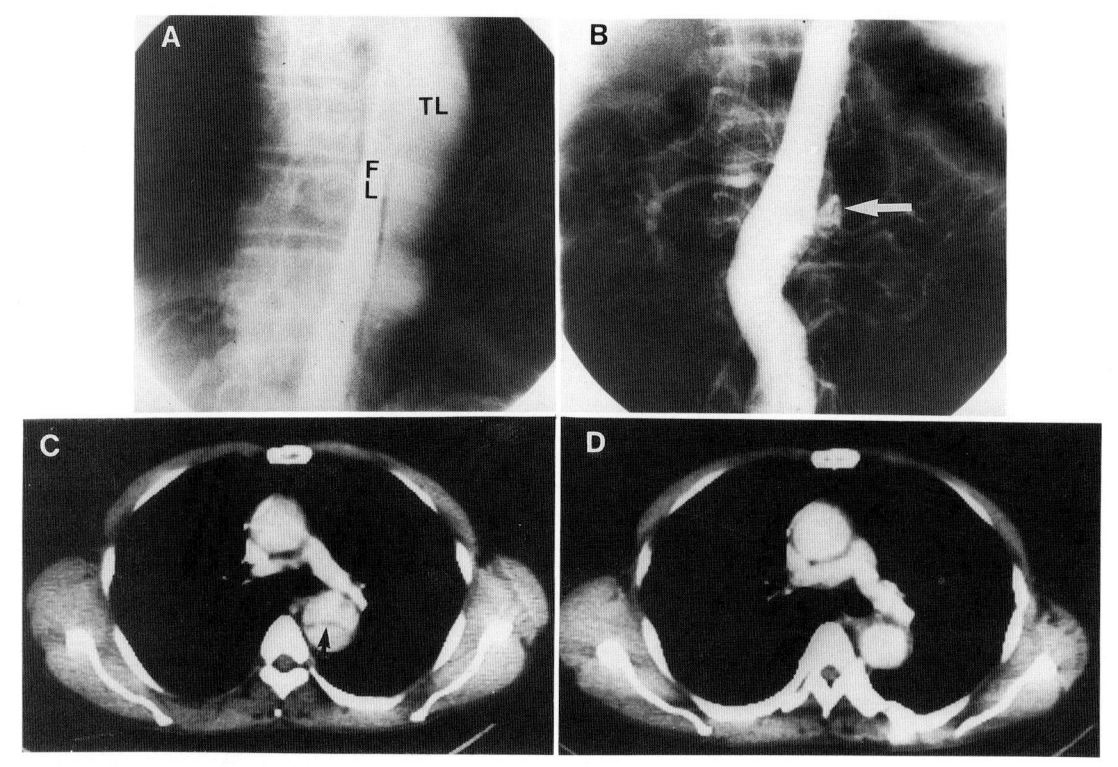

図7.31 解離性大動脈瘤Ⅲ型b術後の偽腔血栓化
A：術前巨大な偽腔を認める．TL 真腔，FL 偽腔．
B：術後（3カ月）腎動脈付近に小さいリエントリーを認める．
C：術前造影 CT にて intimal flap を認める．
D：術後（4カ月）偽腔は消失し，真腔は円形となる．

るため，末梢側偽腔内へアイバロンスポンジを挿入する方法も行われている．

以上の手術方法はいずれも確実な偽腔閉鎖が前提となっているが，急性期のものや大動脈壁の脆弱な症例では，この偽腔閉鎖が困難な症例もあるので，偽腔閉鎖縫合を行わないでいい手術方法が最近考案された．

その一つは，リング付きグラフト内没法である．本法はエントリーの存在する大動脈壁を縦切開し，リング付きグラフトを真腔内へ挿入し，大動脈外膜側からテープを用いてリングを固定する．さらにリングに縫合糸を付け，外膜まで出して固定を強固にする（図7.32）．本法は，急性期で偽腔閉鎖が困難な症例ではよい適応と考えるが，慢性期で真腔の狭小化した症例やリングが無名動脈や冠状動脈口を閉塞したりするおそれのある症例では不適当である．

もう一つの偽腔閉鎖を必要としない手術方法

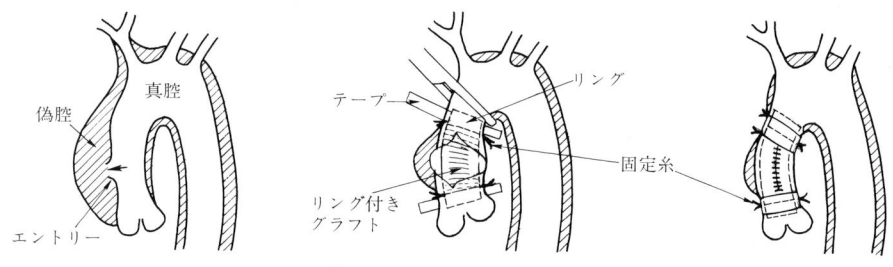

図7.32 DeBakey Ⅰ型に対するリング付きグラフト

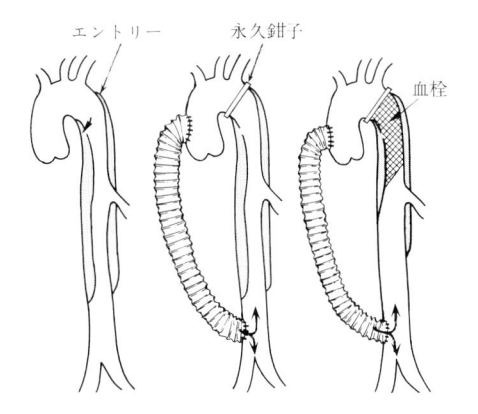

図 7.33 flow reversal thromboexclusion 法

は, DeBakey III 型に対し Carpentier らが行った flow reversal thromboexclusion 法である（図 7.33). 本法は, 上行大動脈から腹部大動脈または両側大腿動脈の真腔へ非解剖学的バイパスをつくり, 永久鉗子を用いて左鎖骨下動脈末梢で下行大動脈を閉塞する方法である. この結果, エントリー部は flow reversal となり, 血栓化を生じさせることを目標としている. 本法は, 手術手技も簡単で手術侵襲, 出血量も少なく, 高齢者や poor risk 患者に適した方法と考えるが, 問題点も少なくない. まず, 血栓形成が十分みられるのが 30〜40% で, 末梢側の閉鎖を要する症例もあること, さらに, 永久鉗子による遮断が弱いと瘤内への leakage を残し, 逆に強すぎると遮断部大動脈壁を損傷し破裂をきたしたり, また, 遠隔期には永久鉗子による肺動脈, 気管支, 食道または肺などへの圧迫穿孔をした症例も報告されている. 筆者らは, 本法を感染性大動脈瘤, DeBakey III 型で真腔閉塞症例, open rupture の下行大動脈瘤（図 7.34) に限って行っている. この場合, 永久鉗子を用いずに動脈瘤を離断し, 断端に二重縫合を行っている.

g. 手術術式
a) 上行大動脈瘤

原則として 28〜30℃ 低体温併用完全体外循環下で, ice slush による局所心筋冷却を加え, 心筋保護液 (cardioplegia) による心停止下で行う. まれではあるが side clamp のみで行える症例もある.

i) 大動脈弁逆流を伴わない上行大動脈瘤
嚢状大動脈瘤, 仮性大動脈瘤では矢状切除・側壁直接縫合やパッチ縫合で行える症例もみられるが, 紡錘状大動脈瘤では原則として人工血管置換術を行う.

解離性大動脈瘤の DeBakey I 型では, エントリー部を切除し両断端の偽腔閉鎖, 断端の直接吻合をするが, 切除が長い場合には人工血管置換術を

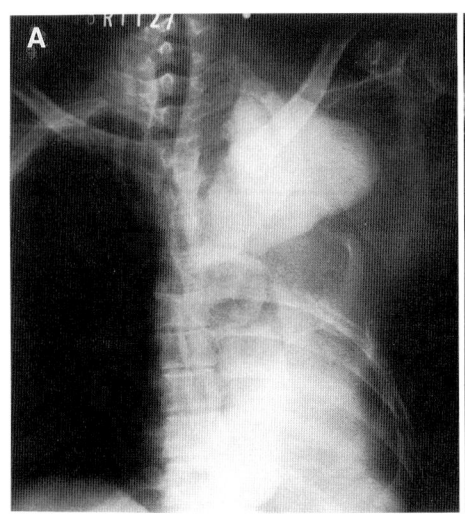

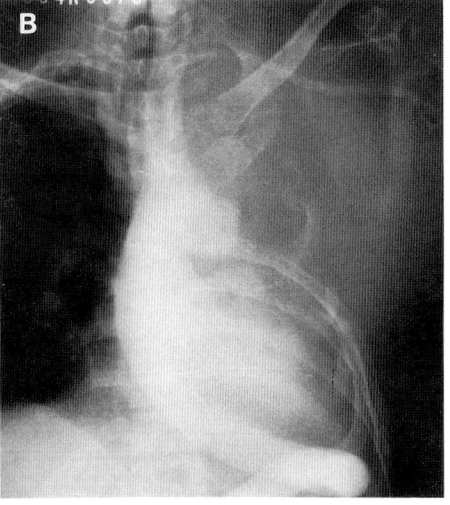

図 7.34 破裂性胸部大動脈瘤（open rupture)
A：左肺全摘, 胸成後 3 年の open rupture. B：上行-腹部大動脈非解剖学的バイパス術＋瘤広置後.

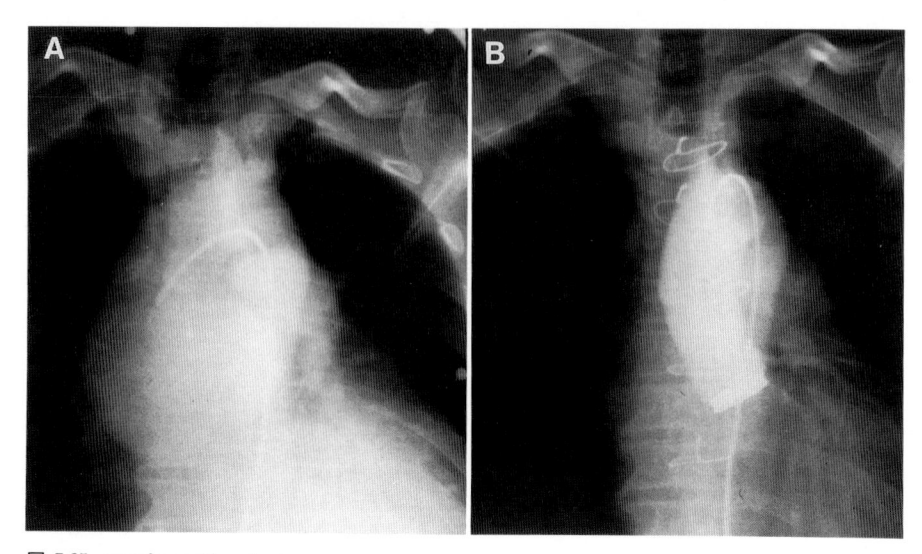

図 7.35 annulo-aortic ectasia
A：術前巨大な上行大動脈瘤とIV度の大動脈弁逆流を認める．B：Bentall 法による術後．

行う．急性期の手術では，リング付きグラフト内没法はよい適応と考えられる．以上のような手術により DeBakey I 型は末梢にリエントリーを残し，III 型と同様になるが，リエントリーの小さいものでは遺残偽腔は血栓化するものが多い．しかし，リエントリーの大きいものでは血栓化をきたさないこともあるので，遠隔期も厳重な経過観察が必要で，この場合造影 CT が用いられる．とくに，DeBakey III 型逆行解離の急性期に破裂予防のため上行大動脈のみの人工血管置換術を行った症例では，下行大動脈のエントリーは残っているものが多く遠隔期に破裂する危険は大きい．筆者らも手術 6 年後遺残偽腔の破裂により死亡した DeBakey III 型の逆行解離を 1 例経験している．

DeBakey II 型では人工血管置換術を行ってもいいが，この型ではリエントリーの存在しない限局型のものが多く，解離部全体へのパッチ縫着術のみでも根治に近い効果が得られる症例もある．

ii) **大動脈弁逆流を伴う上行大動脈瘤** 上行大動脈瘤に Sellers III 度以上の大動脈弁逆流を合併した症例には，両者に同時に手術する必要がある．この場合 Valsalva 洞が瘤化していなければ，通常の人工弁置換術と人工血管置換術を行う（Wheat 法）．しかし，Marfan 症候群ないしその不全型で中膜嚢状壊死（cystic medial necrosis）を原因とするものでは，Valsalva 洞も含めて拡大瘤化する大動脈弁輪拡張症（annulo-aortic ectasia）を呈するものが多い．この場合，上行大動脈，Valsalva 洞および大動脈弁を一括して置換する必要がある（図 7.35）．このための術式として，Bentall 法と Cabrol 法とが一般に行われている．

① **Bentall 法**： あらかじめ心エコーによる大動脈弁輪の径を測定し，大動脈弁輪に相当する人工弁（筆者らは Björk-Sheiley 弁）と少し太めの平織低孔性ダクロン人工血管（low porosity woven dacron graft）またはゼラチン，コラーゲンによるシールドグラフトを縫合し，composite graft を作製する．この composite graft の人工弁側を大動脈弁に縫着し，次いで composite graft の冠状動脈口に相当する部位に約径 1 cm の側孔をくり抜き，左・右冠状動脈口の順に縫合，次いで composite graft の末梢側を上行大動脈末梢と吻合，さらに瘤壁を用いて graft を wrapping して吻合部および人工血管からの出血を制御する術式である（図 7.35，7.36 A）．

② **Cabrol 法**： Bentall 法では冠状動脈口吻合部に緊張がかかり，この部からの出血で遠隔期に wrapping した瘤壁と composite graft の間に圧がかかり，composite graft を圧迫することがある．Cabrol 法は，この欠点を補うため左右冠状

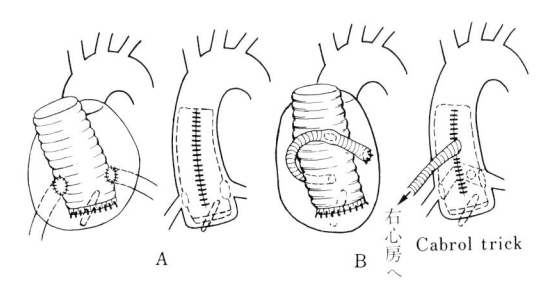

図 7.36 annulo-aortic ectasia に対する手術術式
A：Bentall 手術，B：Cabrol 手術

動脈口を，8～10 mm 人工血管に端々吻合し，これを composite graft に側々吻合する冠状動脈口にかかる緊張を少なくする術式である．さらに，出血に対処するため，wrapping した瘤壁を切開し細い人工血管を用いて右心房との間にシャントをつくり，この部の出血を右心房へ導く Cabrol trick を作製する．この術式は，遠隔期に冠状動脈口に用いた 8 mm 人工血管の開存率に問題が残るものの，冠状動脈口の脆弱な症例や冠状動脈口が弁輪から末梢へ偏位していない症例に適した術式である（図 7.36 B）．

また，解離性大動脈瘤で解離が Valsalva 洞，弁輪近くまで及ぶと交連部が内腔側に変位するために弁逆流が生じるが，この場合ほとんど人工弁置換術の必要がなく，交連部の吊り上げ固定術で逆流は制御可能である．

b）弓部大動脈瘤

弓部大動脈瘤の手術に際しては，脳血行を遮断することが必要である．この補助手段として，現在臨床上広く用いられているのは，① 超低体温下循環停止法，② 脳分離体外循環法，③ 一時的バイパス法，④ 永久バイパス＋部分体外循環法（Lami 法）である．このうち超低体温下循環停止法は，20℃ で 40 分くらいと遮断許容時間に制限があり，一時的バイパス法は，弓部分枝動脈および下行大動脈へのバイパスが必要で，手術手技が繁雑であり，永久バイパス＋部分体外循環法は，囊状大動脈瘤などに限定されるという欠点がある．筆者らは遮断許容時間，対象に制限のない脳分離体外循環法を 20℃ 低体温，6 ml/kg/min 脳灌流量で行っているが，術後脳障害を認めた症例はない．

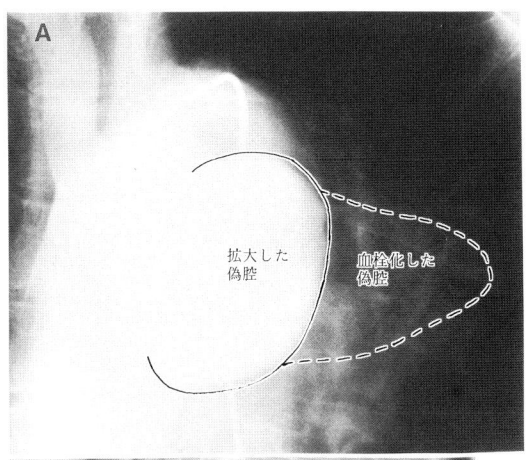

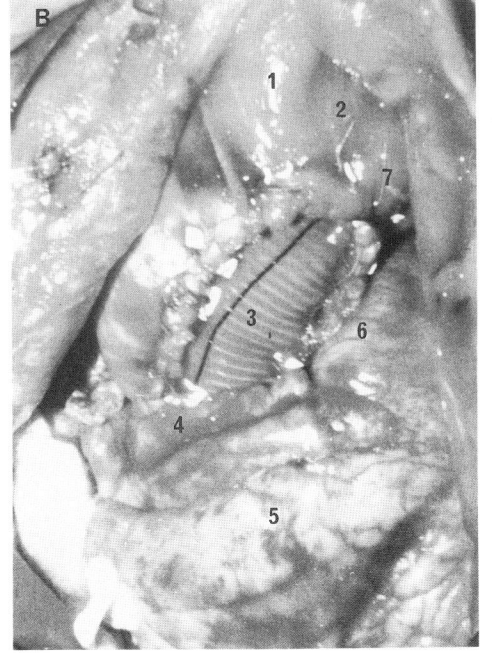

図 7.37 弓部型解離に対するパッチアンジオプラスティ
A：術前大動脈造影，B：術中写真
1．無名動脈，2．左頸動脈，3．パッチ，4．上行大動脈，5．右心室，6．肺動脈主幹部，7．下行大動脈．

手術は囊状や仮性大動脈瘤ではパッチ縫着術を行う．紡錘状大動脈瘤では人工血管置換術を行うが，分枝動脈に病変の及んでいない症例では 3 分枝を en bloc に残して一括して人工血管側壁に縫合する．分枝動脈にも瘤状病変が認められる症例では，枝付き人工血管をいて別々に再建する．末梢側下行大動脈への吻合は，鉗子による遮断は鉗子による下行大動脈壁を損傷することが多いので，balloon catheter を用いて遮断したり，下半身

への循環停止で open anastomosis を行うことが多い．

解離性大動脈瘤では，弓部にエントリーのある弓部型解離が弓部再建の対象となる．手術は，弓部全体を人工血管置換術をすることもあるが，筆者らは末梢側で偽腔閉鎖を確実に行って，パッチ縫着によるエントリー閉鎖，エントリー周囲の内膜側が脆弱な場合には，これを切除しパッチによる同部閉鎖を行って好結果を得ている（図7.37）．

c) 下行大動脈瘤

下行大動脈の血流遮断を単純遮断で行っている人も少数はいるが，長時間になると対麻痺，腎不全，左心負荷などの合併症がみられる．下行大動脈血流遮断の補助手段として，一般に ① 一時的バイパス法，② 部分体外循環法，③ 左心バイパス法，④ 肺動脈脱血部分左心バイパス法，などが用いられている．筆者らは，これら四つの補助手段をすべて経験した結果，最近では十分な灌流量が得られ，大量出血にもただちに対応しうる肺動脈脱血部分左心バイパス法を多用している．

手術術式は，上行大動脈瘤と同じ考え方で行うが，下行大動脈瘤では術後合併症としての対麻痺が手術例の約 8％ に発生するといわれ，この予防が重要である．脊髄の血行に重要な役割を果たす Adamkiewicz 動脈は，第8胸椎から第2腰椎の間の肋間動脈・腰動脈に存在し，その上下間には交通がないといわれている．したがって，この中枢側での長時間の血流遮断では，末梢側へ血圧を維持できる十分な灌流量が必要である．宮本ら[3]は，動物実験で灌流圧と脳脊髄圧との圧較差が大きいほど対麻痺が発生する率は低いとし，臨床的には灌流圧を最低 40 mmHg 必要としている．脊髄虚血のモニターとしては，一般に体性感覚誘発電位または脊髄誘発電位が用いられている．この誘発電位が術中に消失すれば，灌流圧を上昇させたり，遮断部位を変えたりし，さらにすみやかに遮断部の肋間動脈を再建する必要がある．Adamkiewicz 動脈再建術としては，肋間動脈の周囲が正常であれば aortorrhaphy または hemicircumfrential replacement を，正常部がなければ reattachment を行う（図7.38）．

aortorrhaphy　　hemicircumfrential replacement　　reattachment

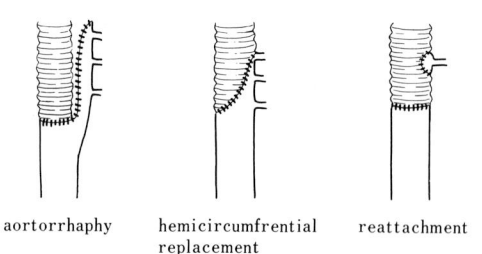

図 7.38　Adamkiewicz 動脈再建術式

d) 胸腹部大動脈瘤

胸腹部大動脈瘤の手術術式としては，i) Etheredge 法，ii) DeBakey 法，iii) Crawford 法，の三つが代表的である．

A　Etheredge 法

B　DeBakey 法

C　Crawford 法

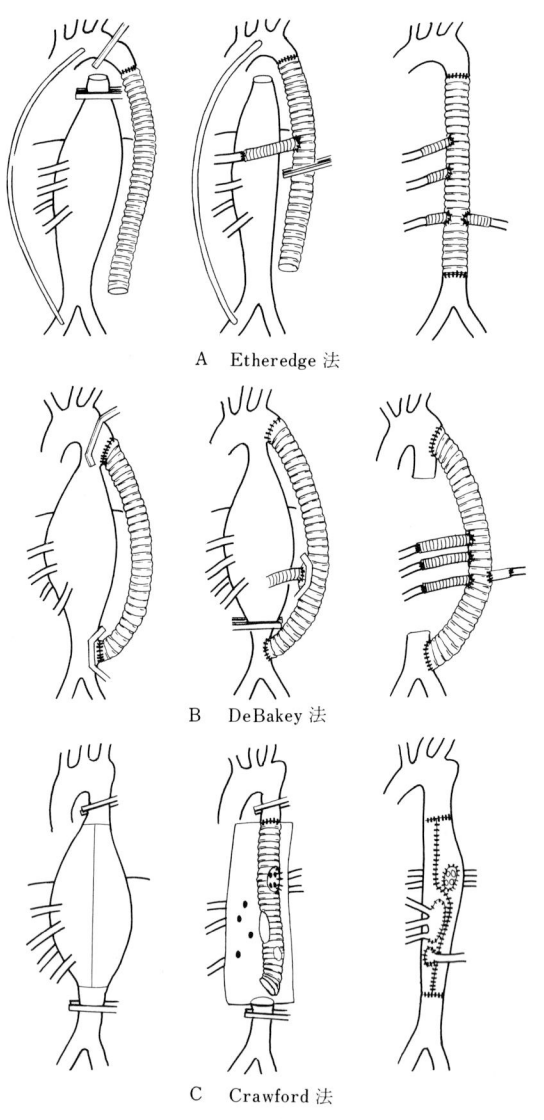

図 7.39　胸腹部大動脈手術術式

i) Etheredge 法　最初に臨床応用された術式で，一時的バイパス法を用いる．まず，大動脈瘤中枢側で遮断し，切断後同部に homograft（または人工血管）を端々吻合する．次いで，腹腔動脈，上腸間膜動脈，腎動脈の順に遮断鉗子を末梢に移動させて，直接または人工血管を interpose して人工血管へ吻合する．最後に，人工血管末梢端と大動脈分枝部中枢を端々吻合し，大動脈瘤を切除する（図 7.39 A）．

ii) DeBakey 法　大動脈瘤の中枢側，末梢側健常部に side clamp をかけ，人工血管を端側吻合する．これを永久バイパスとし，腹部主要分枝は順次人工血管に side clamp をかけ，人工血管を interpose して吻合する．最後に大動脈瘤を切除する（図 7.39 B）．

iii) Crawford 法[4]　大動脈瘤の上下で遮断して，瘤を左腎動脈背側にて上から下まで縦切開し，腹部主要分枝および Adamkiewicz 動脈と思われる太い肋間動脈または腰動脈以外の小さい枝は縫合閉鎖する．次いで，人工血管中枢端を端々吻合し，まず Adamkiewicz 動脈，次いで腹腔動脈，上腸間膜動脈および右腎動脈の en bloc で人工血管側口に端側吻合し，最後に左腎動脈を人工血管左側へ端側吻合する．これらの端側吻合は，1 カ所の吻合を終了ししだいに順次遮断鉗子を移動させ，臓器灌流を吻合終了と同時に再開する．吻合終了後瘤壁を用いて wrapping して手術を終了する（図 7.39 C）．

この三つの術式のうち Etheredge 法，DeBakey 法は補助手段が必要なく，腹部主要分枝の虚血時間も少なくてすむが，瘤切除のための広範囲剝離による大量出血，Adamkiewicz 動脈の再建，interpose した人工血管の遠隔期閉塞などの問題点は少なくない．一方，Crawford 法は Crawford

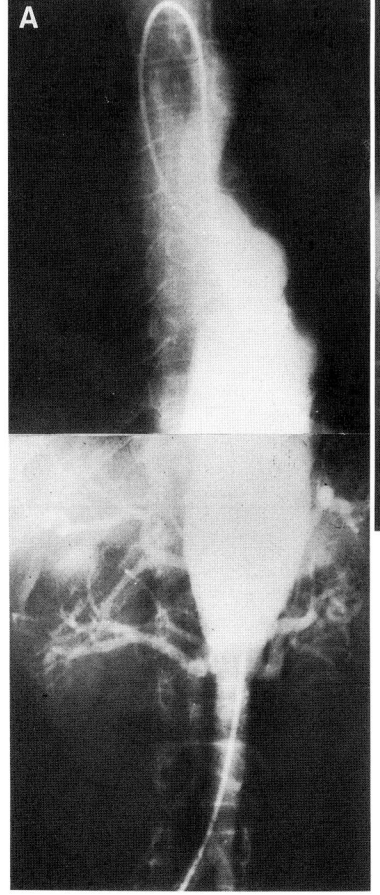

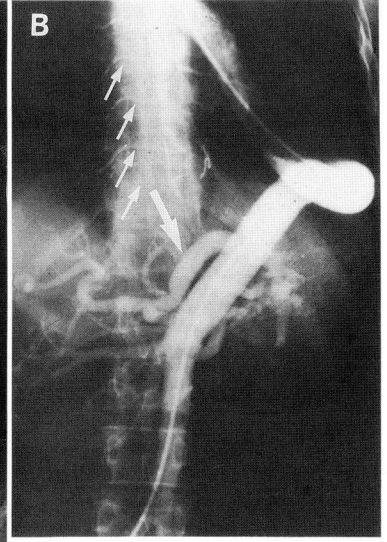

図 7.40　胸腹部大動脈
A：術前大動脈造影
B：術後大動脈造影（DeBakey 法）
aortorrhaphy した下行大動脈から肋間動脈(↑)が分枝され，腹腔動脈をつないだ人工血管(⇓)はよく開存している．

自身は単純遮断で行っているが,腹部主要分枝の遮断が長くなるための虚血が懸念されるため,左心バイパス法や部分体外循環法など何らかの補助手段が必要と考えられる.腹腔動脈,左右腎動脈の3本にそれぞれ200〜300 ml/min の灌流量が必要である.しかし,Crawford 法は,Adamkiewicz 動脈の吻合,腹部主要分枝の剝離が不必要,再建分枝の屈曲・閉塞が少なく,補助手段を使えば出血が回収でき,wrapping により術後出血を減少させ,周囲臓器と人工血管の侵食などが予防できるという利点が多いため,わが国では胸腹部大動脈瘤に対し Crawford 法が増加している.

対麻痺の予防として,Crawford 法では Adamkiewicz 動脈を再建するのでいいが,DeBakey 法でも予防のための再建術が必要と考え,筆者らは,DeBakey 法を用いるときにも aortorrhaphy で Adamkiewicz 動脈を再建している(図 7.40).

e) 腹部大動脈瘤

i) 非破裂性腹部大動脈瘤 真性大動脈瘤では,動脈硬化性で紡錘状のものがほとんどで,人工血管置換術が行われる.腸骨動脈にも瘤が及ぶことが多く,Y字人工血管を使うことが多い.腹部大動脈瘤では,下腸間膜動脈を切断することが多いため下部腸管の虚血が問題となる.この場合,両側内腸骨動脈を含めて3本のうち1本の血流が保たれればいいといわれているが,また下腸間膜動脈断端血圧が 50 mmHg 以上必要ともいわれている.

腹部大動脈瘤手術後の合併症として,大動脈遮断部からの内膜破片や血栓の流出による末梢側動脈の塞栓をきたすことがある.この予防は必ずしも容易ではないが,遮断鉗子を愛護的に扱い,人工血管内の血栓形成に十分注意する必要がある.また,遮断解除後に declamping ショックをきたすことが多いが,血流再開後,指で人工血管を圧迫して,狭窄や閉塞を繰り返し,上肢血圧を調節することが必要である.

腹部にエントリーの存在する腹部型解離は,限局型のものが多いので,必ずしも人工血管置換術は必要でなく,筆者らはエントリー,リエントリーを閉鎖する術式を行っている(図 7.41).

ii) 破裂性腹部大動脈瘤 破裂性腹部大動脈瘤では,後腹膜への広範な出血のため腎動脈直下での遮断は困難なため,胸部下行大動脈や腎動

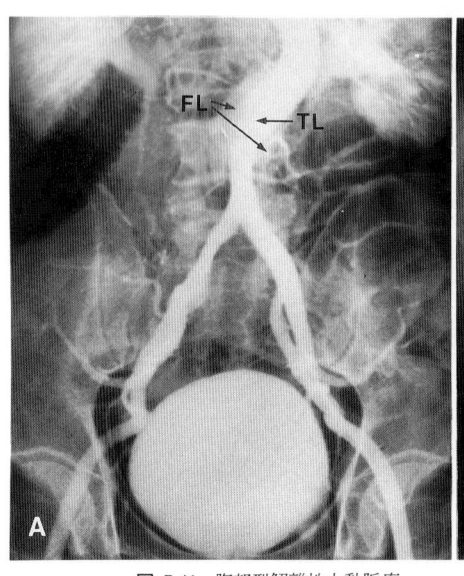

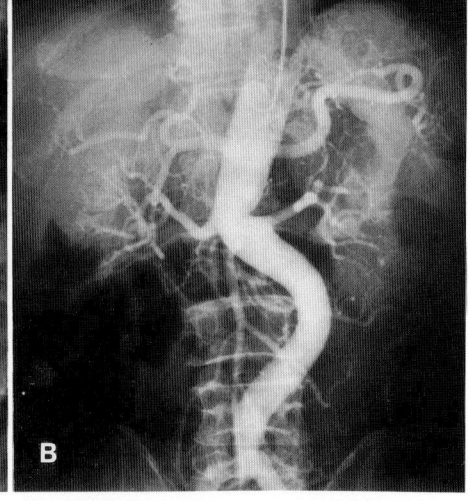

図 7.41 腹部型解離性大動脈瘤
A:術前大動脈造影.
エントリー:右腸骨動脈,リエントリー:下腸間膜動脈,FL 偽腔,TL 真腔.
B:術後大動脈造影.
エントリー,リエントリー直接閉鎖後.

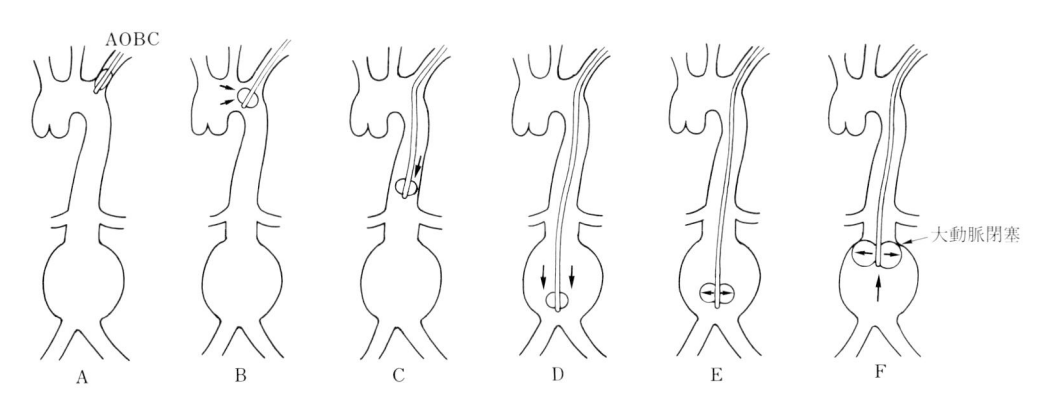

図 7.42 破裂性腹部大動脈瘤に対する動脈閉塞用バルーンカテーテル（AOBC）の応用（北村・大山，1987）

脈中枢で一時的に遮断し，その後腎動脈直下へ遮断部位を移動する方法が従来多用されていた．最近，北村ら[5]は動脈閉塞用バルーンカテーテル（arterial occlusion balloon catheter, AOBC）を左鎖骨下動脈から瘤内へ入れ，瘤内でバルーンをinflateし，大動脈を遮断する方法を報告している（図7.42）．筆者らもこのAOBC（8 F，180 cm）を最近多用しているが，その結果，開復後大動脈遮断までの出血量が少なくなり，さらに，来院時ショック状態，無尿の症例でも状態の改善をみるので，破裂性腹部大動脈瘤の手術成績はよくなっている．

h. 手術成績

手術成績を分類別にみると，仮性，解離性，真性の順に成績はよく，手術部位別では，弓部，下行，上行，腹部大動脈の順によくなっている．非破裂例217例では手術近接死40例，18.4％である．一方，破裂例では41例中15例の手術近接死であり，とくに胸部大動脈瘤の破裂では56.5％が死亡している．この成績からも，大動脈瘤では破裂前の外科治療がいかに大切かということがわかる（表7.1）．

本論文を，血管外科の御指導を賜った故久保克行教授の御霊前に捧げる． 〔湯淺 浩・草川 實〕

表 7.1 大動脈瘤手術成績（三重大学胸部外科，1964～1989年）
（ ）手術近接死

1. 非破裂群	真性	解離性	仮性	計
上行大動脈瘤	12(2)	13(2)	0	25(4) 16.0%
弓部大動脈瘤	10(5)	8(3)	1(1)	19(9) 47.4%
下行大動脈瘤	42(8)	41(13)	3(1)	86(22) 25.6%
腹部大動脈瘤	87(4)	7(1)	2(0)	87(5) 5.8%
計	142(19)	69(19)	6(2)	217(40) 18.4%

2. 破裂群				
胸部大動脈瘤	23(19) 56.5%			
腹部大動脈瘤	18(2) 11.1%			
計	41(15) 36.6%			

文 献

1) DeBakey ME, Henly WS, Cooley DA, Morris GC Jr, Crawford ES, Beall AC Jr : Surgical management of dissecting aneurysms of the aorta. *J Thoracic Cardiovasc Surg*, **49** : 130～149, 1965.
2) Daily PO, Trueblood HW, Stinson EB, Wuwrflein RD, Shumway NE : Management of acute aortic dissection. *Ann Thorac Surg*, **10** : 237～247, 1970.
3) Oka Y, Miyamoto T : Prevention of spinal cord injury after cross-clamping of the thoracic aorta. *J Cardiovasc Surg*, **28** : 398～404, 1987.
4) Crawford ES, Crawford JL : Thoraco-abdominal and abdominal aortic aneurysms involving celiac, superior mesenteric and renal arteries. Diseases of the Aorta, Williams & Wilkins, 1984.
5) 北村惣一郎，大山朝賢：外科的治療．現代医学，**19** : 77～83, 1987．

7.3 大動脈炎，大動脈閉塞性疾患

　大動脈は，その原因が何であれ，表現形式としては，① 瘤および拡張病変，② 狭窄あるいは閉塞病変，の二つがある．本節ではこのうちの狭窄あるいは閉塞病変について述べるわけであるが，病因として大動脈炎症候群に代表される非特異性炎症性病変と，動脈硬化症の二つに分ける方が便利であるので，この方針に従って述べることにする．

a. 大動脈炎症候群
a) 概　　念

　わが国では，以前は，動脈硬化性疾患が少なく，大動脈の疾患も特異的あるいは非特異的炎症疾患が多いとされていたが，最近は動脈硬化症が急激に増加し，炎症性疾患はまれなものになりつつある．ことに結核，梅毒などの特異的炎症性疾患が激減した今日，一般に大動脈の炎症性疾患としては，大動脈炎症候群が重要なものとして残っている．

　今日理解されている"大動脈炎症候群"と思われる臨床例の報告は，すでに19世紀頃から散見されるが，学問的に正確に記載された最初の報告は1908年の高安[1]によってである．高安は「奇異なる網膜中心血管の変化の1例」として眼底の花環状動静脈吻合を記載した．以来外国はもちろん，主としてわが国でその病因について研究，究明が行われたが，報告より80年以上経った今日，その本態はなお不明である．したがって現在，一つの疾患単位というよりは症候群として理解するのが正しい．

　本症は，はじめ高安によって特異な眼底所見を呈する若年女子の例が報告され，これに対して大西，鹿児島らによって橈骨動脈拍動の触知しないことが追加報告されて以来，これらが一つの症候群を形づくるものと考えられてきたが，1940年になって清水および佐野[2]により，① 特異な眼底所

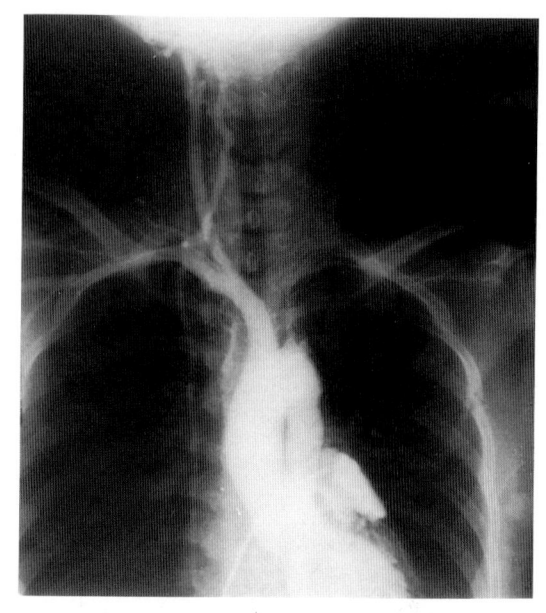

図 7.43　大動脈炎症候群（38歳，女性）
大動脈にあまり変化はみられないが，左総頸動脈，左鎖骨下動脈の閉塞がみられる．典型的な大動脈炎症候群（脈なし病）である．

見，② 橈骨動脈拍動消失，③ 頸動脈洞反射の亢進，が三主徴であると提案され，同時に臨床的にもわかりやすい"脈なし病"という名称が提唱され，以来わが国のみならず欧米でも一般に使用されていた（図7.43）．しかしその後，多くの症例が報告され，研究されるにつれて，本症のような病変は大動脈弓付近に限局するのではなく，胸部ときには腹部にも存在することが判明し，稲田によって異型大動脈縮窄症などの名称も用いられたが，現在は1965年上田らによって提案された"大動脈炎症候群"という名称が一般に使用されるようになっている（図7.44）．しかし，欧米では高安動脈炎という言葉の方がまだ一般的である．このように，現在では，大動脈炎症候群はある程度具体的にその疾患像が浮かび上がりつつあるが，Ross, McKusick[3] は大部分の症例で主病変が大動脈弓に存在することから，aortic arch syn-

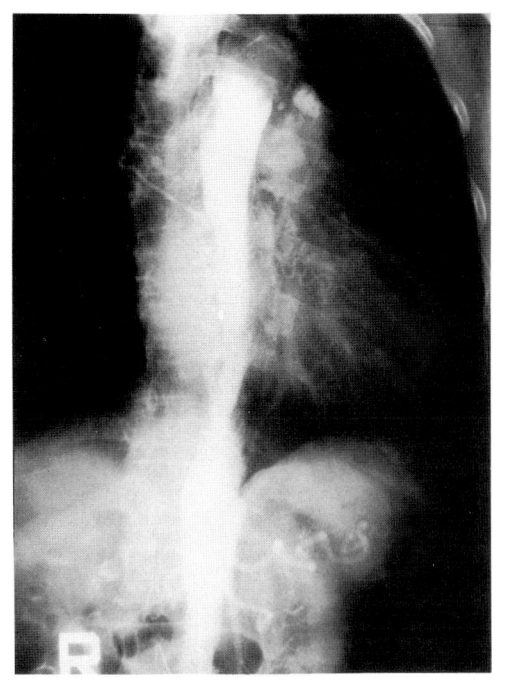

図 7.44 大動脈炎症候群（65歳，女性）
胸部下行大動脈の狭窄，胸部大動脈，上腹部大動脈の瘤状拡張がみられる．肋間動脈などが側副路として発達している．

drome と呼んでいる．一方，上田ら[4]は，大動脈炎症状群を4型に分類し，① 大動脈弓型（aortic arch type），② 胸部下行大動脈型（descending thoracic aorta type），③ 腹部大動脈型（abdominal aorta type），④ 広汎型（extensive type）（図7.45），としている．

b) 病因・病理

本症の病変は大動脈およびこれより分岐する主幹動脈の中膜炎（mesoarteritis）であり，肉芽腫性，び漫性増殖性炎症と二次的動脈硬性病変とが存在し，動脈内径の狭窄をきたすのである．病変は広範ではあるが，主として弾性動脈に存在し，筋性動脈に移行する部分で終わっているのが普通である．那須はわが国の剖検例を検討し，病変部位でもっとも多いのは大動脈弓およびその分枝であり，次いで上行大動脈，胸部下行大動脈であると報告している．しかし腹部大動脈およびその分枝もまれではない．病変部の大動脈の壁は著明に肥厚し硬化，周囲組織と線維性に癒着しているのが普通である．とくに腕頭動脈，左総頸動脈，左

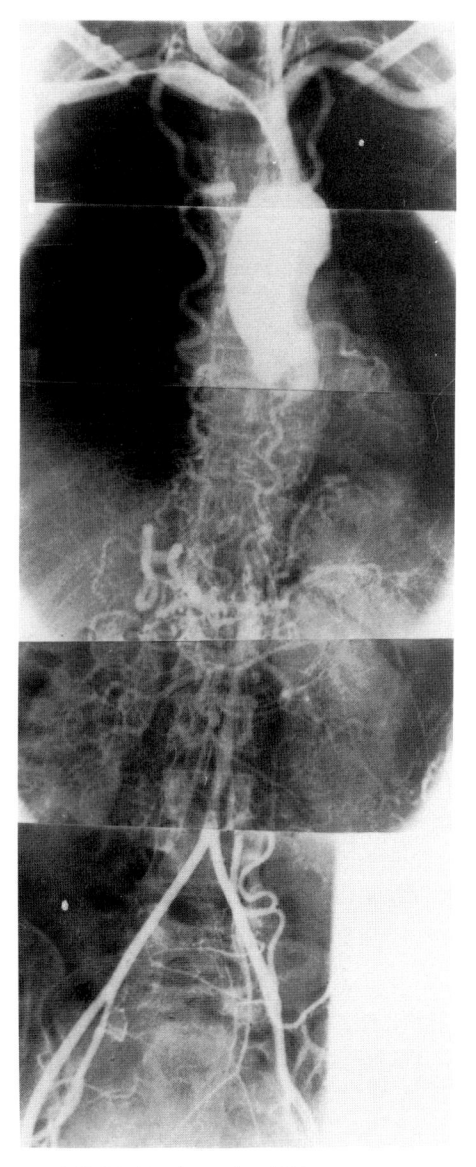

図 7.45 大動脈炎症候群（41歳，女性）
広範な狭窄病変をもった症例である．高度に発達した側副路が造影されている．

鎖骨下動脈など，いわゆる大動脈弓分枝の分岐部において病変が高度，著明であり，脈なし病あるいは大動脈弓症候群といわれるゆえんである．しかし，末梢へいくと病変は軽度になり，動脈壁も平滑で軟らかくなり，開存している場合が多い．このように，大動脈炎症候群は，ほとんどが狭窄あるいは閉塞性病変であるが，拡張病変（大動脈瘤あるいは動脈瘤）もけっしてまれではない（図7.46, 7.47）．那須の研究によれば約24％に拡張

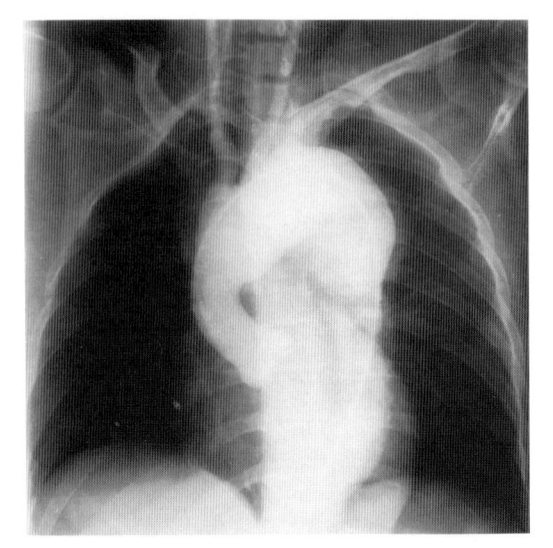

図 7.46 大動脈炎症候群（24歳，女性）
弓部および下行大動脈の瘤化，左鎖骨下動脈の狭窄がみられる．狭窄病変と瘤状病変とが同時に存在する．

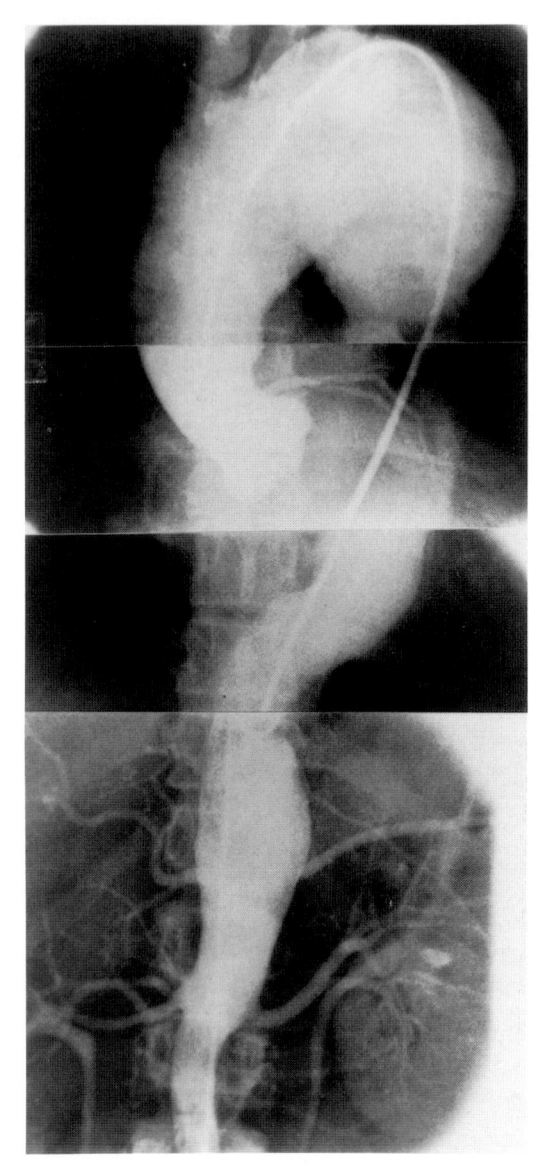

図 7.47 大動脈炎症候群（35歳，女性）
上行大動脈から腹部大動脈に及ぶ広範な病変で，狭窄病変および瘤病変の両者を同時にもっている．この症例は図7.46と同一症例の10年後の造影である．10年前は弓部，下行大動脈にのみ病変が存在した．

病変がみられたという．形は，炎症性動脈瘤ではあるが囊状のみとは限らず，紡錘状ときには解離性のこともある．病変は体循環系のみならず肺動脈にもみられる．しかし，静脈系にはまったく変化はみられない．

病因として，近年免疫学的研究が盛んになり，本症も自己免疫疾患であろうとの意見も出されているが，しかし確証は得られてはいない．病変が弾性動脈に限られていることからエラスチンに関係する抗原抗体反応ではないか，との考え方もある．

このように，病理組織学的にも明らかに炎症性疾患であるが，その成因はなお明らかではない．しかし，本症患者では血沈値の亢進，γ-グロブリンの増加，急性期にはCRPが陽性になる，副腎皮質ホルモンが効果的である，などから免疫学的な機序がからんでいることは間違いない．

c) 病　態

本症候群は女性に多いのが特異的である．従来から15〜25歳の女性に多いとされてきた．欧米の統計でも日本の統計でも，15歳から30歳代前半にかけての女性に圧倒的に多い．男女比は1：8と女性に多いが男性もまれではない（図7.48）．報告例を地域別にみると，日本が全体の60％で，次いでスウェーデン，アメリカ合衆国などとなっている．同じ血管炎のBuerger病が圧倒的に男性に多いのと比べて，きわめて対照的である．一方，発生頻度についてみると，Buerger病の発生頻度は明らかに減少しているのに対して，大動脈炎症候群の発生頻度はそれほど変化していない．

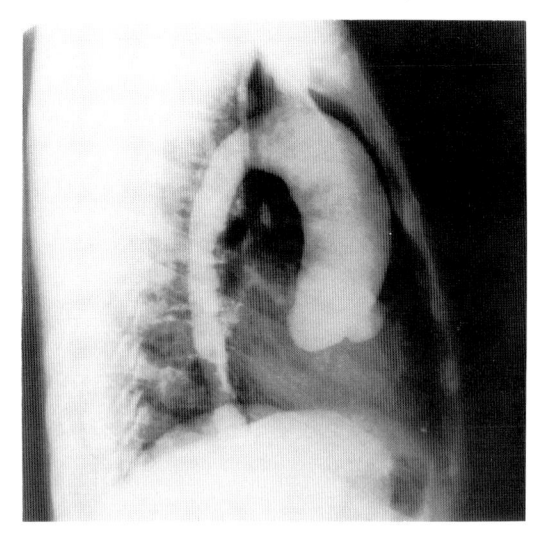

図 7.48 大動脈炎症候群（32 歳, 男性）
弓部から下行大動脈にかけての狭窄と弓部分枝の中の左総頸動脈狭窄, 左鎖骨下動脈の閉塞がみられる.

d) 症　　状

もっとも代表的な症状は, 大動脈弓部分枝に病変があるときの古典的, 典型的な大動脈炎症候群のそれである. しかし一般的には病変の局在, 狭窄の程度, 急性期か慢性期かによって症状は多少ずつ異なる.

発症が比較的急性で, 発熱, 全身倦怠, 頸部の疼痛など全身症状を呈するものも少なくはないが, 一般的には慢性の経過で進行するものがほとんどである. 主訴としては, ① めまい, ② 視力障害, ③ 頭痛, 頭重感, ④ 失神発作, ⑤ 心悸亢進・動悸, などが主なものである. その他倦怠感, 脈拍の消失, 四肢の異常感覚, 高血圧, 疲労感, 耳鳴, 歩行障害, 不定の精神症状などを訴えることがある. めまい, 立ちくらみは比較的多い訴えである. 視力は最初視野の狭窄が起こり, 順次進行し, 最後には失明することもある. 体位の変換による意識消失発作, めまいなどは特徴的な症状とされている. 失神発作が起立時あるいは仰向いたときに発作的に起こり, これは体位を旧に戻したりすると数秒あるいは数分以内に回復するが, これは頸動脈洞反射の亢進あるいは脳虚血によるものと考えられている. 大動脈狭窄病変の強いものでは上気, 心悸亢進, 頭痛などの高血圧症状が中心になることも多い. とくに病変が腎動脈にかかるものでは機械的な高血圧と腎性因子とがからんで, これらの症状がより強くみられる. しかしまったく無症状で, たまたま橈骨動脈拍動の消失, 高血圧, 蛋白尿, 頸部, 胸部, 腹部などでの血管雑音の聴取などで発見されることも少なくない. 清水・佐野によって典型的症状とされた眼症状（眼底所見）は最近ではみられないものが多い.

e) 臨床検査成績

血球数, 血液像などに特有な変化はないが, すでに述べたように, 血沈値の亢進, CRP, ASLO などの血清の炎症性反応の陽性, γ-グロブリン値の増加など血漿蛋白分画の異常, 凝固・線溶系の異常などが認められる. 血沈値, CRP 値などは病勢の経過の判定に有用である. しかしやはり, 大動脈造影が最終的な診断の武器になる.

f) 診　　断

すでに述べたような臨床経過, 臨床所見などから診断は比較的容易である. しかし大動脈造影は不可欠であり, これによって最終的な診断が下される. しかし本症はその原因がいまだよくわかってはいないので, 診断は除外診断 (exclusive diagnosis, basket diagnosis) にならざるをえない. 鑑別すべきものとしては, 結核, 梅毒など特異性炎症による動脈炎, 紅斑性狼瘡, 結節性動脈周囲炎, 膠原病, 側頭動脈炎, 動脈硬化症などがある.

g) 予　　後

臨床症状が強い割合には予後はそれほど不良とは考えられていない. 直接生命予後に関係するものはやはり高血圧である. したがって手術的にせよ内科的にせよ適切な高血圧の治療が行われれば, その予後は比較的良好である.

h) 治　　療

以前より内科的には副腎皮質ステロイド薬あるいは抗炎症薬が, 外科的には狭窄病変に対してはバイパス手術, 瘤に対しては切除手術が行われてきた. 厚生省特定疾患, 系統的脈管障害調査研究班は, 常日頃から比較的多く本症を扱っているわが国の施設を対象としてアンケート調査を行い, これらをまとめ, 1987 年 2 月に大動脈炎症候群薬物療法の指針および外科治療指針を発表した. 以

下これについて述べると次のようである．

i) 大動脈炎症候群薬物療法の指針

1. 副腎皮質ステロイドの使用基準

1) 動脈炎の活動性を示す何らかの症状（発熱，痛みなど）または検査所見（血沈促進，CRP陽性など）を有する症例に投与する．

2) 初期投与量は成人で1日量 prednisolone 30 mg を標準とするが，症状，年齢などにより適宜に定める．

3) 自覚症状や検査所見に対する最大効果（症状や検査所見が2週間以上安定している状態）が得られたら，すみやかに投与量の漸減を開始する．

4) 漸減の速度は2週ごとに1日量を5 mg減量し，1日量が10 mgとなったら，以後は2週ごとに2.5 mg減量するのを標準として，離脱に至る．

5) 減量または離脱により症状の増悪や血管病変の進行を示す所見（たとえば視力低下や新たな脈拍・血圧異常）が出現するときには，それらを阻止するのに要する最小量を連用しながら，離脱への試みを反復する．

6) 減量または離脱により，血沈値やCRP反応が増悪しても，5)項に該当しなければ，ただちに増量または投与再開することなく，注意深い観察を続ける．

7) ステロイド服用中の患者には，感冒などの感染症に際しては，早期診断，早期治療が重要であることをよく説明しておく．なお，発育期の小児では，夕刻以降のステロイド投与を避ける．

2. その他の薬物療法

1) 非ステロイド系消炎薬の効果は不確実であるが，ステロイドの補助治療薬として用いる価値はある．

2) 免疫抑制薬は副作用の頻度が高いので，ステロイドからの離脱が困難な症例で慎重に使用するにとどめる．

3) 高血圧を伴う症例に対して，手術的根治が可能な場合は原則として外科治療を行うが，手術を実施しにくい条件が存在するときには，血管狭窄に伴う臓器障害への影響を考慮しながら，本態性高血圧に準じて降圧薬を投与する．

4) 腎血管性高血圧に対しては，アンギオテンシン変換酵素阻害薬（ACEI）またはβ遮断薬を第一選択薬とする．ただし，両側性腎動脈狭窄あるいは著しい腎機能障害を有する症例ではACEIの使用を慎重にする．

5) 心不全を伴う症例に対しては，他の基礎疾患による場合に準じてジキタリス，利尿薬などを用いる．

6) 狭心症を伴う症例に対しては，冠状動脈硬化による狭心症に準じて抗狭心症薬を用いる．

7) 血管拡張薬は高血圧または心不全に対する治療の補助として用いることがあるが，本症にみられる血管狭窄性病変に対する効果は期待できない．

8) 抗血小板薬は血管狭窄に伴う臓器障害（脳梗塞など）の危険が予測される症例に対して用いる．

9) 抗凝血薬は血液凝固能亢進を示す所見が認められる症例に対して用いる．

10) 線維素溶解薬の効果は疑問である．

11) 抗結核薬は結核性病変を合併しているとき，またはステロイドにより陳旧性結核の再燃をきたすおそれがあるときに使用する．

ii) 大動脈炎症候群の外科治療指針

1. 異型大動脈縮窄

a. 上肢の安静時収縮期血圧が180 mmHg以上の症例または軽度の運動によりそれが200 mmHg以上となる症例が手術適応となる．

[注] 降圧薬によく反応する症例は内科的に経

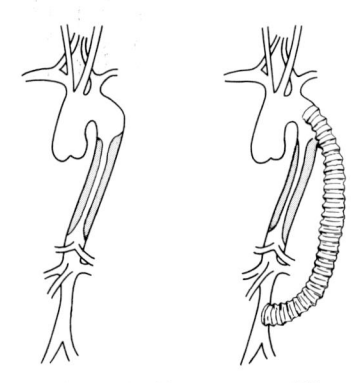

図 7.49 大動脈炎症候群に対するバイパス手術
狭窄部位を越えて下行大動脈から腹部大動脈へ人工血管バイパスを行う．著明な降圧，心臓への負担低下などの効果が得られる．

7.3 大動脈炎，大動脈閉塞性疾患

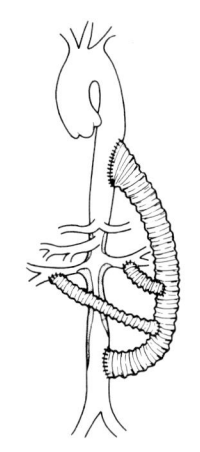

図 7.50 大動脈炎症候群に対するバイパス手術
腎動脈分岐部付近の狭窄に対しては胸部大動脈腹部大動脈間バイパスと同時に腎血行も再建する．

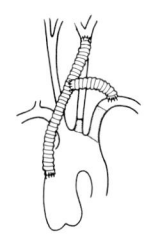

図 7.51 大動脈炎症候群（脈なし病）に対するバイパス手術
上行大動脈より狭窄，閉塞部位を越えてそれぞれの分枝へバイパスを行う．

過を観察してもよい．

b. 人工血管によるバイパス術を行う（図 7.49）．

2. 腎動脈狭窄・閉塞

a. 収縮期血圧 180 mmHg 以上または拡張期血圧 110 mmHg 以上で，分解レニン比 1.5 以上または腎静脈・末梢静脈レニン係数 0.24 以上であれば，手術適応となる．

b. 自家静脈または人工血管を用いてバイパス術（自家腎移植を含む）を行うが（図 7.50），PTRA の成功率が高いと考えられる症例では，まずこれを試みる．

［注］一側腎の機能が著しく低下または廃絶している症例では，腎摘もやむをえない．

3. 総頸動脈および椎骨動脈狭窄・閉塞

a. 頭部への複数の主幹動脈に 75％ 以上の狭窄または閉塞があり，進行性の脳虚血症状（視力障害，失神など）および眼底の小血管瘤が認められれば，手術適応となる．

［注1］眼底に花環状動静脈吻合が認められる症例では手術の効果を期待できず，むしろ術後合併症の危険が大きい．

［注2］異型大動脈縮窄または腎動脈狭窄・閉塞による高血圧を合併している症例では，いずれの病変に対する血行再建を先行させるかにつき，慎重な検討を要する．

b. 自家静脈による総頸動脈置換移植術または人工血管による大動脈-頸動脈バイパス術を行う（図 7.51）．あるいは総頸動脈血栓内膜摘除術を行う．

［注］両側閉塞であっても一側の血行再建を行えばよい．

4. 大動脈弁閉鎖不全

a. Sellers 分類 III 度以上の逆流が認められ，左室駆出分画が 0.40 以上であれば，手術適応となる．

b. 弁置換術（Bentall 手術を含む）を行う．

5. 動脈瘤

a. 嚢状動脈瘤は原則として手術適応となる．紡錘状動脈瘤であっても，疼痛を伴うものおよび拡大傾向の強いものは手術適応となる．

b. 動脈瘤を切除し，人工血管または自家静脈により置換する．

6. 冠状動脈狭窄

a. 左冠状動脈主幹部に 50％ 以上の狭窄が存在する症例は手術適応となる．左冠状動脈主分枝または右冠状動脈に 75％ 以上の狭窄があり，労作狭心症が抗狭心薬により防止されず，運動負荷試験陽性である症例も手術適応となる．

b. A-C バイパス術または冠状動脈内膜摘除術を行うが，PTCA の成功率が高いと考えられる病変に対しては，まずこれを行う．

7. 鎖骨下動脈狭窄・閉塞

a. 明らかな subclavian steal 症候群（p.376 参照）を伴っている症例のみが手術適応となる．

b. 自家静脈または人工血管を用いてバイパス術を行う（図 7.51）．

8. 外科治療全般についての注意事項

a. 原則として炎症所見が消退している時期に

手術を行う．

b．炎症所見が陽性であっても，早急な手術を要する症例では，ステロイド療法により血沈値を 40 mm/h 以下に維持しながら手術を行う．

b. Leriche 症候群
a) 概　念

大動脈も動脈硬化性病変から逃がれることはできず，むしろ起こりやすい部位の一つである．そして，瘤化は一般にみられる病態であるが，狭窄病変は末梢動脈に比べれば少ないといえる．このような状況の中で，唯一狭窄病変が問題になるのは終末大動脈付近の狭窄，閉塞病変である．Leriche 症候群は最初病因不明の炎症によって起こる終末大動脈の閉塞によって現れる症候に対して 1940 年に R. Leriche によって報告された症候群である[5]．しかしその後多少の概念の変遷があり，現在ではより拡大，広く理解され，病因が動脈硬化によるものに対しても Leriche 症候群と診断されるようになってきている．

Leriche 症候群とは，大動脈終末部から総腸骨動脈にかけての閉塞による下肢および男性性器への血行障害をきたした状態をいう（図 7.52）．1940 年 Leriche が炎症性病変によって起こったものに対して記載，報告したのが最初である．彼は 3 例の臨床例をもとに詳細な報告を行ったが，"血栓閉塞性大動脈炎"という考え方がその根本にある．病因が純粋に非特異的炎症であるとすれば，この疾患は大動脈炎症候群の延長線上にあるものといえる．Leriche の記載した初期症状は ① 陰茎の勃起不能，② 両下肢の高度の疲労感，③ 両下肢萎縮，④ 下肢の皮膚の蒼白（チアノーゼ），⑤ 皮膚や爪の栄養障害はみられない，などがあげられている．この報告の後に同様の病態，症状を呈するものが男性だけではなく女性にも存在することが報告され，これが以後本症状群の理解に多少の混乱を招くもとにもなった．このような経過を経て，今日では動脈硬化性閉塞症についても広く Leriche 症候群の概念が取り入れられており，現在では病因はむしろ動脈硬化症の方が圧倒的に多い．

b) 病因・病理

主として中膜の非特異的炎症，変性を主体とした病変による狭窄，閉塞である．大動脈炎症候群や Buerger 病のようにウイルス感染，自己免疫疾患などの病因論が述べられているが，その真の原因はなお不明である．何度も述べるように，今日では動脈硬化性のものも原因の一つとしてあげられている．欧米では，原因のほとんどが動脈硬化であり，Leriche 症候群すなわち動脈硬化と理解されている．したがって今日的には，歴史的な背景を理解しつつ，広く動脈硬化性のものも原因として理解するのが適当であろう．

c) 症　状

先に述べたように，主な症状は下肢の動脈拍動触知困難，チアノーゼ，疼痛，間欠性跛行，ときに壊死，知覚障害，男性では陰萎，閉塞が腎動脈の高さにまで及んでいるものでは腎障害などがあげられる．最近は高齢者で動脈硬化性変化の高度のものが増え，重篤なものが多い．

d) 診　断

症状と触診所見から，ほぼ確実に診断しうる．

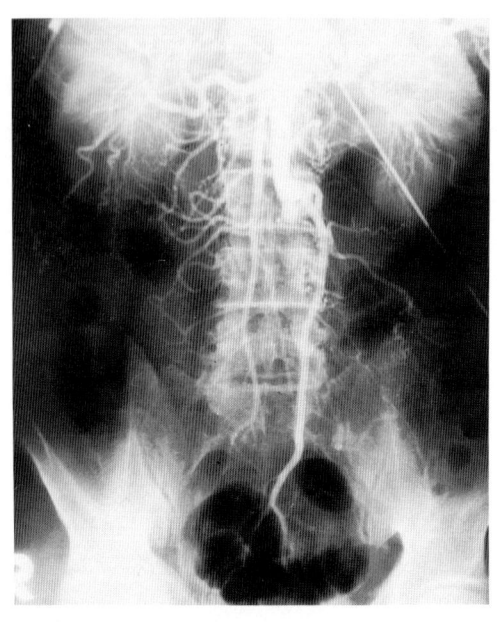

図 7.52 Leriche 症候群（50 歳，男性）
腎動脈分岐部の高さの大動脈はようやく閉塞をまぬがれている．上腸間膜動脈，下腸間膜動脈，腰動脈などが側副路として発達している．

7.3 大動脈炎，大動脈閉塞性疾患

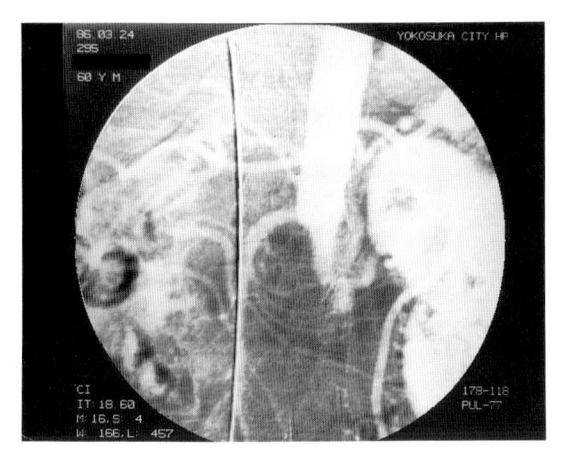

図 7.53 Leriche 症候群（60歳，男性）
DSA による腹部大動脈造影である．右腎動脈の閉塞を伴う高位閉塞症である．

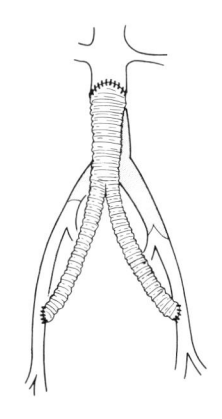

図 7.54 Leriche 症候群に対するバイパス手術
腎動脈分岐下腹部大動脈より両側腸骨動脈へ人工血管バイパスを行う．

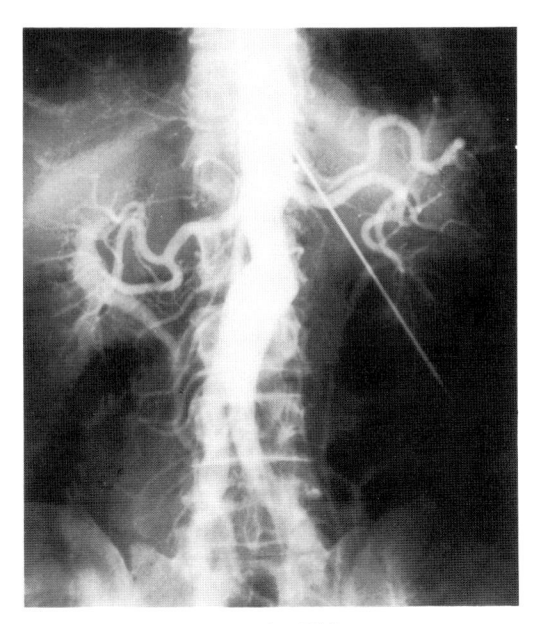

図 7.55 Leriche 症候群（50歳，男性）
大動脈・両側外腸骨動脈バイパス術後の大動脈造影である．人工血管を通して下肢への血流は良好に保たれている．

現病歴を正確に聴取することと，触診所見はきわめて重要である．触診によって，腹部大動脈拍動は触知するが，両側総腸骨動脈拍動を触知できなければ診断は確定する．また，丹念に触診をすれば閉塞の中枢側の高さを推測することも可能である．最終的な診断はやはり大動脈造影である（図7.52）．下肢からはカテーテルは挿入できないので，上肢からのカテーテル挿入による腹部大動脈造影か，経腰性大動脈造影である．腎機能障害のある症例では，造影剤注入量を減らすためにDSA（digital subtraction angiography）を行うか（図7.53），RI angiography を行う．画像に鮮明度を欠くきらいはあるが，診断には十分役立ちうる．手術方針を決定するためには動脈造影は必須である．

鑑別すべきものとしては，脊椎疾患，たとえば変形性脊椎症などによる神経根圧迫や，神経痛などがある．しかし，これらも動脈拍動を注意深く触診すれば間違うことはない．

e）予　　後

高位大動脈閉塞例を除けば，生命に対する予後はそれほど悪くはない．しかし腎不全合併例や下肢が壊死に陥ってくるような症例の予後は不良である．また，動脈硬化症のものでは，脳，心などの動脈病変を合併しているものが多いので，これらのものが原因となって致死的になることがある．

f）治　　療

全身状態不良例を除き，すべて手術治療の適応になる．もっとも多く用いられる術式は，大動脈・両側腸骨動脈あるいは大動脈・両側大腿動脈人工血管バイパス術である．全腹部正中切開で開腹し，人工血管置換術を行う（図 7.54，7.55）．左傍腹直筋切開で腹膜外に腹部大動脈，腸骨動脈に到達し人工血管置換術を行う術式もある．末梢の血流状態が不良で血行再建術の適応がないものについては，腰部交感神経節切除術のみで愁訴の軽減をは

かることもある．陰萎については内腸骨動脈の血流が重要な因子であることは間違いないが，しかしこれがすべてではない．したがって手術治療に際しては可能なかぎり内腸骨動脈血行を再建すべく努力する必要がある． 〔松本昭彦〕

文　献

1) 高安右人：奇異なる網膜中心血管の変化の1例. 日眼誌, **12**：554～555, 1908.
2) 清水健太郎, 佐野圭司：脈無し病. 臨床外科, **3**：377～396, 1948.
3) Ross RS, McKusick VA: Aortic arch syndromes: diminished or absent pulses in arteries arising from arch of aorta. *Arch Int Med*, **92**: 701～740, 1953.
4) 上田英雄, 伊藤　厳, 斉藤嘉美：大動脈炎症候群—脈無し病とその近縁疾患について—. 内科, **15**：239～256, 1965.
5) Leriche R: De la résection du carrefour aortico-iliaque avec double sympathectomie lombaire pour thrombose de láorte le syndrome de lóbliteration terminoaortique par arterite. *La Presse Medical*, **48**: 601～604, 1940.

8. 末梢血管

8.1 総論

A. 末梢血管疾患の病態

末梢動脈疾患は，表8.1に示すように，器質性動脈疾患，神経性動脈疾患の二つに大別される．

a. 器質性動脈疾患
(1) 動脈閉塞症

末梢の主幹動脈が閉塞すると，その動脈の灌漑領域への血液供給が減少するが，ただちに側副血行路の流量が増加して，主幹動脈の閉塞に対する代償機能が作動を開始する．急性動脈閉塞の場合には，側副血行路の機能が閉塞による急激な循環障害に追従しえず，末梢組織の重篤な虚血症状を現すのがふつうである．

一方，徐々に動脈狭窄が進行する慢性動脈閉塞では，主幹動脈の血流量にもっとも影響する末梢抵抗が変化しないかぎり，50％以下の狭窄では血行動態にほとんど変化が起こらず，さらに狭窄がすすんでも，それに伴って発達してくる側副血行路の代償機能によって，慢性動脈閉塞の症状は修飾を受けることになる．しかし，主幹動脈が閉塞した場合，側副血行路がこれを完全に代償することはまれで，たとえ安静時には代償しえても，歩行などによる運動負荷に対しては，代償不全となるのがしばしば認められる．

(2) 動脈瘤

動脈壁が先天性，外傷性または動脈壁の疾患によって脆弱となり，拡張したものを動脈瘤（真性動脈瘤）という．ただし外傷性の場合には，動脈壁の破綻により血腫が形成され，その血腫が結合組織性被膜でおおわれるとともに動脈内腔と交通を保って，仮性動脈瘤となることが多い．

動脈瘤の存在が末梢循環に与える影響は少なく，無症候の場合が多いが，ときに隣接する神経や静脈などを圧迫し，あるいは瘤内血栓が末梢に塞栓を起こして症状を現すことがある．破裂は重篤な合併症で，疼痛，局所の血腫形成とともに，末梢側の虚血症状を伴いやすい．動脈瘤に自発痛や圧痛を認める場合には破裂の危険が迫っている（切迫破裂）と考えて，早期に手術療法を行う．

(3) 動静脈瘻

毛細血管を経由しない動静脈短絡のうち，太い

表 8.1 末梢血管疾患

1. 器質性動脈疾患
 a. 末梢動脈閉塞症
  1) 急性動脈閉塞症
   動脈塞栓症
   急性動脈血栓症
  2) 慢性動脈閉塞症
   閉塞性血栓性血管炎（Buerger病）
   閉塞性動脈硬化症
   その他
    胸郭出口症候群，囊状外膜変性症，膝窩動脈捕捉症候群など
 b. 動脈瘤
 c. 動静脈瘻
2. 神経性動脈疾患
 Raynaud病など

血管に生じた病的な動静脈短絡を動静脈瘻と呼んでいる．先天性のもには動静脈が直接，あるいは異常形成血管を介して短絡するものと，血管腫内で短絡するものがあり，多くの箇所に生じている．後天性のものでは，動脈と随伴静脈の同時損傷によって起こる外傷性のものや，動脈瘤の静脈内破裂によって起こるものがあり，短絡はほとんどの場合，1ヵ所である．短絡量が多いと心臓には高拍出量性の負担が加わり，静脈圧が上昇する．また，末梢に動静脈短絡が存在すると，動脈性血行障害を現すことがある．動静脈瘻を圧迫して短絡路を遮断すると，血圧が上昇し脈拍数が減少するが，これを Nicoladoni-Branham の徴候という．

b. 神経性動脈疾患

神経刺激による血管攣縮によって血行障害を生じるものをいい，寒冷刺激や精神興奮による指動脈の攣縮をきたす Raynaud 病が代表的な疾患である．器質性動脈疾患を基盤として肢端に虚血症状を現すものは二次性 Raynaud 現象で，純粋に神経性動脈疾患である Raynaud 病とは区別して考える必要がある．

Raynaud 病の本態は不明な点が多いが，交感神経の関与が認められており，交感神経の活性が起こると血管は収縮し，同時に発汗が促される．発汗が起こると局所の冷却がさらに進行する．

B. 診　　　断

末梢血管疾患の診断は，既往歴，症候，臨床所見に，血管に対する各種検査所見を加えて，総合的になされる．

(1) 既往症，職業歴，喫煙歴など

狭心症，心筋梗塞，脳虚血性発作などの既往は，全身症としての動脈硬化症の存在を示していることが多い．また，喫煙は閉塞性血栓性血管炎の発症と深い関係があると考えられており，同時に，高脂血症，糖尿病や高血圧とともに，動脈硬化を増悪する因子であることにも留意する．心房細動や心筋梗塞はしばしば末梢塞栓の原因となる．長年振動工具を使用する仕事に従事している者に指動脈の閉塞が起こり二次性 Raynaud 現象をあらわすことがある．

(2) 症　　　候

急性動脈閉塞は，突然激しい疼痛を発現する．短時間のうちに末梢組織傷害が不可逆性となるので，すみやかに診断を確立して治療を開始することが必要である．

歩行時に疼痛をきたし，立ち止まると疼痛が消失し，再び同じ距離を歩行すると疼痛をきたすのは間欠性跛行と呼ばれ，主幹動脈の慢性閉塞や高度の狭窄でみられる．下腿動脈の閉塞では歩行によって足部に，浅大腿動脈の閉塞では腓腹部に，腸骨動脈領域の閉塞では殿部や大腿部に疼痛を認めるのがふつうである．

高度の血行障害では，安静時にも疼痛を認め，睡眠が妨げられることも少なくない．疼痛は患肢を下垂すると軽快し，挙上すると増強するのがふつうである．

(3) 一般的診察

a) 視　　　診

皮膚の蒼白は虚血の徴候で，血管の収縮の際や，代償不全肢を挙上した際にみられる．また，皮膚のチアノーゼは，血流速度が遅く血中の酸素飽和度の低下の際にみられる．急性動脈閉塞症では死体様蒼白と斑状チアノーゼが認められることがあるが，これは壊死が迫っていることを示している．

慢性動脈閉塞症では，栄養障害により爪の変形や皮膚毛の脱落がしばしば認められ，対側肢が健常の場合には対比するとよくわかる．筋肉の萎縮は視診でもわかるが，次に述べる触診によっていっそう明確になる．

動脈血行障害による自然発生的な壊死や潰瘍は肢端にはじまり，糖尿病を合併する場合などを除いては，一般に激しい痛みを伴う．

b) 触　　　診

動脈血行障害があると皮膚温は低下し，触診で冷たく感じる．皮膚温は個人差があり，また，多くの関連因子の影響を受けるので評価がむずかし

いことがあるが，四肢で明らかに左右差があるときには，診断的価値が高い．

動脈瘤は触診で拍動腫瘤として触れたり，また動静脈瘻上でスリルを触れたりすることがある．同時に圧痛の有無を検べることも必要である．動脈拍動の触診については後述する．

(4) 動脈疾患の特殊診察法
a) 動脈拍動

動脈拍動の触知部位は図8.1に示すとおりで，少なくとも，強く触れる（卌），弱いが触れる（＋），触れない（－）の3段階を区別すべきである．下肢では，大腿動脈，膝窩動脈，後脛骨動脈および足背動脈の順に，上肢では腋窩動脈，上腕動脈，橈骨動脈および尺骨動脈の順に中枢側から末梢側に向かって触診してくると，閉塞・狭窄部より末梢側では拍動がなくなるかあるいは減弱して，病変の部位と程度の推定が可能である．

b) 血管聴診

動脈の内腔に狭窄または拡張があると，渦流を生じて血流雑音を聴くことがある．狭窄による血流雑音は，限局性で70％程度の狭窄のときもっとも大きくなり，それ以上に狭窄がすすむと雑音はかえって小さくなる．したがって血流雑音の大きさで狭窄の程度を推定することはむずかしい．頸動脈領域では，頸動脈の血流雑音が頸動脈狭窄の唯一の臨床所見であることが多いので，とくに重要である．また，動静脈瘻では，収縮期から拡張期にわたる連続性雑音が聞かれる．

c) 挙上・下垂試験

両下肢をできるだけ高く挙上させ足関節運動を行わせる．正常肢ではほぼ正常の色調を保つが，動脈閉塞がある場合には蒼白になる．この試験は上肢でも同様に行うことができる．

挙上試験に続いて上体を起こし，両下肢を下垂する．正常肢では色調はすみやかにもとに戻るが，動脈閉塞があるときわめてゆっくりと紅潮してくる．左右差があるとよくわかる．

d) Allen試験

本来は尺骨動脈の手関節より末梢側の動脈閉塞を検査する目的で開発されたが，尺骨動脈領域のみならず橈骨動脈領域も検査できる．患者の橈骨動脈を圧迫して，数回手拳の開閉運動を行わせる．運動終了後，手指の色調がすみやかに戻れば尺骨動脈は開存しているが，蒼白のままにとどまるときには閉塞している．また，手の半分，すなわち橈骨動脈圧迫のときは橈側，尺骨動脈圧迫のときは尺側が蒼白のまま残るのは，手掌弓動脈の閉塞を意味している．

e) 超音波血流検査

血管内を流れる血球に超音波を入射し，ドプラー効果を受けて返ってくる反射波から血流信号を検出するもので（図8.2），触診では判別できないわずかな血流も音として探知できるほか，血流波形を記録・解析できる．血圧測定用のカフと併用して，大腿，下腿，足関節部の分節圧も測定可能である．足関節圧と上腕血圧の比（足関節圧比，API）は正常肢で1.0以上であるが，重症虚血肢で

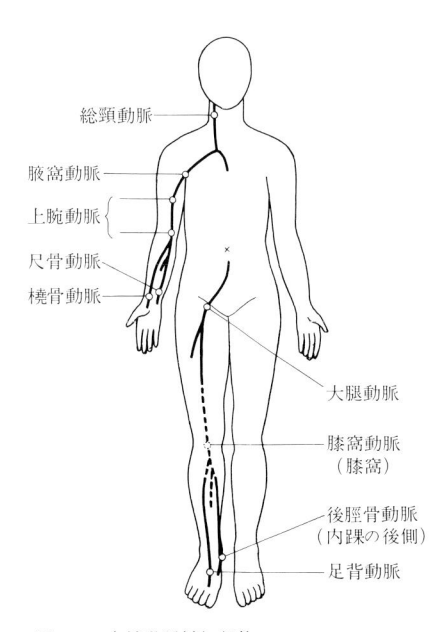

図 8.1 末梢動脈触知部位

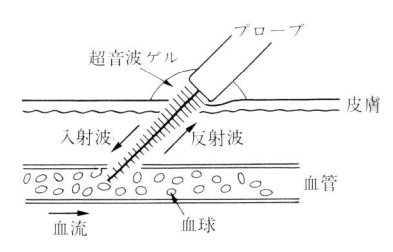

図 8.2 超音波ドプラー血流計

は0.4〜0.3以下を示す．

f) 容積脈波

心臓の血液の拍出に伴う四肢，軀幹の容積変化を，ストレーンゲージで，あるいは電気インピーダンスの変化から検出するもので，静脈閉塞カフを併用すると，組織血流量を測定することができる．

g) 動脈造影

すべての動脈疾患検査法の中核をなすもので，閉塞性病変，動脈瘤などの局在，程度，病変などに関する詳細な情報が得られる．digital subtraction angiography（DSA）が応用されるようになって，生体への侵襲が少なくてすむようになった．診断のみならず，治療方針や手術手技の決定にも，もっとも重要な検査の一つである．

C. 手 術 法

(1) 血栓・塞栓摘出術

急性動脈血栓症や動脈塞栓症の急性動脈閉塞症ではFogartyバルーンカテーテルを用いて血栓・塞栓摘出術を行う．下肢では大腿動脈を，上肢では上腕動脈を露出し，小切開を加えてFogartyバルーンカテーテルを挿入し，バルーンを膨らませて引き出して血栓，塞栓を摘出する（図8.3）．末梢側からは良好な血液の逆流が得られるまで，中枢側からは勢いよく動脈血が噴出するまで繰り返すが，血管内膜の損傷を避けるように愛護的に行い，疑問があれば術中血管造影で確認し対処する．

(2) 血行再建術

末梢血行再建の術式として，血栓内膜切除術（thromboendarterectomy），バイパス移植術（bypass grafting），置換移植術（replacement）などがある（図8.4）．再建操作中は動脈の血流を鉗子で遮断する必要があるが，四肢の組織は主幹動脈を遮断しても，側副血行路からの血流で数時間は耐えることが可能である．しかし頸動脈の再建術では脳組織を虚血から守るため，場合によっては血流遮断中に一時的バイパスを用いる必要が生じることがある．また，原則として血流遮断の前に，体重1kg当たり0.5〜1.0mgのヘパリンを全身投与して，血流遮断中の血栓形成防止をはかるようにする．

a) 血栓内膜切除術

比較的短区間の閉塞性病変に対して行われる．動脈閉塞部位に縦切開を加え，動脈内腔を狭窄・閉塞させている器質化血栓を動脈内膜および中膜の一部とともに切除し，動脈切開を再び縫合閉鎖する．縫合によって動脈狭窄が起きるおそれのあるときには，自家静脈片などを用いてパッチを当

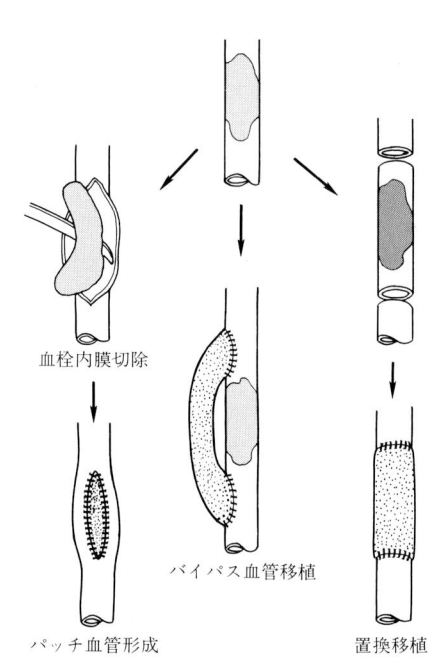

図 8.4 血行再建術

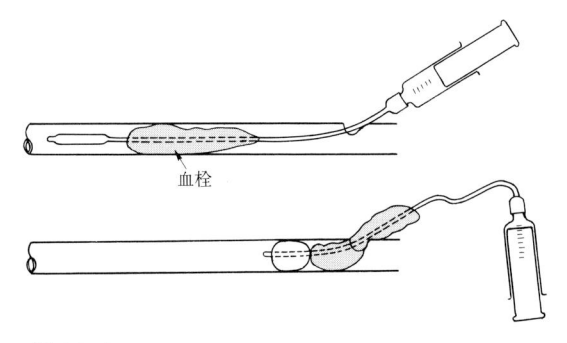

図 8.3 Fogartyバルーンカテーテル

てるようにする．長区間の閉塞性病変に対して，小さな動脈切開から剝離子や ring stripper を内腔に挿入して血栓内膜切除を行う方法もあるが，手技的に熟練を要する．

b) バイパス移植

閉塞性病変部を自家静脈や代用血管でバイパスする方法で，長区間の閉塞性病変に対する再建術式として用いられることが多い．代用血管として種々のものが開発されているが，四肢末梢部の血行再建では，病変がなく径の十分な自家静脈移植が現在のところもっともすぐれている．

c) 置換移植

動脈瘤切除後など血流を再建する場合に行われる．バイパス移植術と同様，末梢動脈再建では自家静脈移植がすぐれている．

(3) バルーン血管形成術，レーザー血管形成術

穿刺により経皮的にバルーンを動脈内に挿入して閉塞性病変部を拡張させる方法である．バルーンで拡張させるかわりにレーザーを用いて閉塞性病変部を焼灼除去する方法もしだいに普及してきている．

(4) 交感神経切断術

交感神経は血管を緊張・収縮させるので，これを切除することにより血管を拡張させ，血流の増加をはかるもので，下肢では，第 2, 3 腰部交感神経を切除することにより，また，上肢では星状神経節の下方 1/3 と第 2, 3 胸部交感神経節を切除することにより，皮膚血流量が増加して，足指や手指の小潰瘍の治癒促進が期待される．

〔矢野　孝〕

8.2 急性動脈閉塞，慢性動脈閉塞

A. 急性動脈閉塞 (acute arterial occlusion)

a) 病因・病理

急性動脈閉塞の原因としては動脈塞栓症（arterial embolism）がもっとも多く，そのほかの原因として動脈硬化症に続発する動脈血栓症（arterial thrombosis）や外傷性動脈血栓症（traumatic arterial thrombosis）があげられる．

動脈塞栓症は，心疾患によって心臓内に生じた血栓，細菌性疣贅，腫瘍などが栓子となって末梢動脈へ遊離することによって生じるものが多い．背景となる心疾患としてリウマチ性心疾患や急性心筋梗塞が多いが，細菌性心内膜炎や心臓腫瘍もしばしば塞栓症の原因となる．まれに静脈系からの栓子が心内の中隔欠損孔を通り，いわゆる奇異性塞栓症（paradoxical embolism）をきたすこともある．一方，動脈の粥状硬化斑の破片が末梢に遊離して生じる動脈動脈性塞栓症（arterioarterial embolization）も急性動脈閉塞の原因となる．急性動脈塞栓は動脈分岐部に生じやすく（図8.5），大腿動脈，膝窩動脈，総腸骨動脈，大動脈分岐部の順に頻度が多い[1]．大動脈分岐部において，栓子が両側総腸骨動脈にまたがって存在するものを saddle embolism と呼ぶ．

急性動脈血栓症は，血液凝固能や粘稠度の変化，血流変化，血管壁変化など全身・局所の要因が重なって生じるが，多くの場合，背景に動脈硬化性血管病変など血管壁の変化がすでに存在する．急性動脈血栓症は塞栓症と混同されやすいが，発症前に間欠跛行，患肢の冷感や皮膚萎縮などの閉塞性動脈硬化症の存在を示唆させる症状や外傷の既往などが認められることが多い（表 8.2）．心疾患を合併している場合は，塞栓症と血栓症の鑑別が困難である．

動脈血栓症の血栓は，血小板凝集塊が主体の白色血栓と赤血球の凝集塊が主体の赤色血栓がある．

b) 症　状

特徴的な症状として五つの P，すなわち疼痛 (pain)，運動麻痺 (paralysis)，感覚異常 (paresthesia)，蒼白 (pallor)，脈拍消失 (pulselessness) が知られている．時間の経過とともに皮膚に紅斑，水疱，壊死を生じる．骨格筋は発症直後に浮腫性で柔軟であっても，硬直が出現した場合は筋壊死

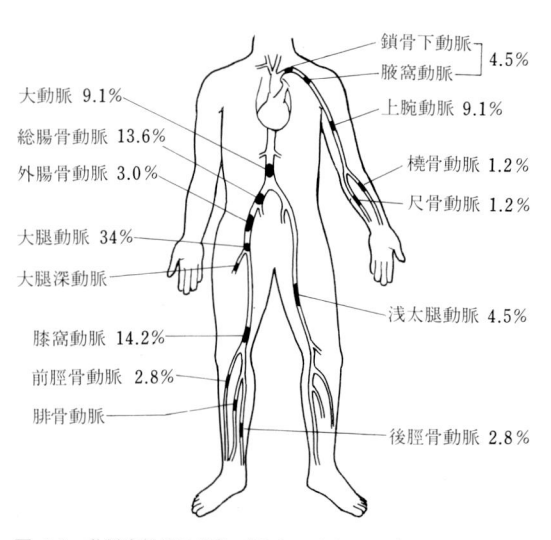

図 8.5　動脈塞栓症の部位（Haimovici, 1950）

大動脈 9.1%
総腸骨動脈 13.6%
外腸骨動脈 3.0%
大腿動脈 34%
大腿深動脈
膝窩動脈 14.2%
前脛骨動脈 2.8%
腓骨動脈
鎖骨下動脈
腋窩動脈 4.5%
上腕動脈 9.1%
橈骨動脈 1.2%
尺骨動脈 1.2%
浅大腿動脈 4.5%
後脛骨動脈 2.8%

表 8.2　急性動脈閉塞症の鑑別診断

	閉塞症	血栓症
病 例	心臓弁膜症 心筋梗塞 細菌性心内膜炎，心臓腫瘍，心房細動	閉塞性動脈硬化症 外 傷
発 症	急 激	急性あるいは亜急性
疼 痛	強 い	徐々に強くなる
動脈拍動	欠 如	欠 如
血管造影	急な途絶 meniscus sign	閉塞部周辺に側副血行路

の徴候と判断すべきである．側副血行路をすでに形成しているような血栓症の場合は，症状の発現はそれほど急激ではなく，徐々に進行し時間の経過とともに虚血症状が重篤となる．

閉塞による障害は閉塞の範囲，側副血行路の存在の有無，反射性血管収縮の程度や二次血栓の形成の程度によって影響され，完全な血行遮断の場合，神経は4〜6時間，筋肉は6〜8時間，皮膚は8〜12時間で不可逆的な変化を生じる．したがって，神経，筋肉あるいは皮膚に不可逆的な障害を生じた際には，それぞれ知覚・運動麻痺，筋硬直，皮膚の壊死を認める．

c) 診　　断

閉塞部位は，皮膚の色調・温度変化の範囲や脈拍の所見からある程度の推察は可能である．通常，皮膚の色調や温度異常を呈するレベルの上限より高位のレベルで実際の閉塞がみられる．

確定診断としては動脈造影がもっとも有用である．動脈造影には直接的動脈造影とdigital subtraction angiography（DSA）があるが，経静脈的な造影剤の投与によるDSAの場合，直接的動脈造影に比べて画像の鮮明度が劣ることがある．動脈穿刺が困難な症例ではDSAは診断に有用となる．

塞栓症では閉塞部近傍の動脈は壁の硬化所見は少なく平滑である場合が多いが（図8.6），動脈硬化症に起因する血栓症では造影上広範な動脈硬化性変化や側副血行路の発達などを認める．塞栓症と血栓症の鑑別は困難な場合もあるが，一応の鑑別の目安を表8.2に示す．治療の目的には，動脈造影による閉塞部位の正確な把握は重要であるが造影検査のため手術が遅れ不可逆的な虚血障害をきたすおそれがあり，検査に余裕がない場合は前述した理学所見から閉塞部位を推定し迅速に手術へ移行するべきである．

d) 治　　療

i) 早期治療
診断されたら二次血栓の進展を予防するためにただちにヘパリン1 mg/kgを静注し，4〜8時間ごとにこれを追加投与し，凝固時間を正常の2倍前後に維持する．

ii) 薬物療法
血栓溶解療法が主体である

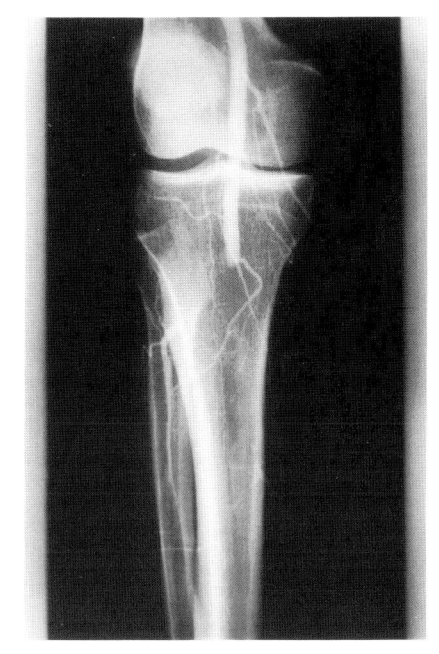

図 8.6 急性動脈塞栓症の血管造影像
血管の急な途絶を認める．副血行路や壁不整像はない．

ため，栓子が血栓である塞栓症や血栓症が本療法の対象となる．ウロキナーゼやtissue plasminogen activatorを経静脈的，もしくは直接動脈内に投与し，血栓の溶解をはかるが，本治療に固執するあまり不可逆的な虚血障害をきたす可能性もあり，本療法はごく小範囲の虚血例に症例を限定し適応とした方が安全である．

iii) 手術療法
筋壊死がはじまる発症後6〜8時間以内が手術のゴールデンタイムとされている．発症後24時間以上経過したものでは手術死亡率も高く，また肢切断率も高くなる．手術はFogartyバルーンカテーテルを用いる血栓・塞栓摘除術（thrombectomy, embolectomy）が基本となる（図8.3参照）．塞栓症と異なり血栓症では閉塞部に著明な血管の狭窄病変が存在することも多く，このような例ではFogartyバルーンカテーテルを閉塞部の先へすすめることが困難な場合もある．その際は，血栓内膜切除術やバイパス移植術が適応とされる．早期手術の時期を逸し広範な虚血壊死を生じたものでは肢切断術を余儀なくされる．なお，血流再開後，患肢に著明な浮腫が生じ，このためかえって動脈血の流入が障害されること

があり，これに対して減圧の目的で筋膜切開術(fasciotomy)を必要とすることがある．

e） 血流再開後の注意点と問題点

i） 再発の予防　急性動脈塞栓症の原因疾患として心臓弁膜症，細菌性心内膜炎や心臓腫瘍などの存在が確認された場合，塞栓症を反復して起こす可能性が強く，これらの基礎疾患に対する手術を考慮すべきである．一方，動脈血栓症の場合では再発防止のため抗凝血薬や血小板凝集抑制薬(aspirin, dipyridamole, ticlopidineなど)を術後継続して投与する．

ii） 血流再開後の代謝合併症　急性動脈閉塞症による虚血が高度でしかも血流再開術の時期が遅れた場合，血流再開後，ときとして心不全，腎不全，呼吸不全，出血傾向などの多臓器不全をきたすことがある．これは虚血部での嫌気性解糖の進行の結果生じた乳酸やピルビン酸などの酸性代謝物質や筋肉をはじめとする組織の壊死によって生じたミオグロビン，遊離ヘモグロビン，クレアチン，ヒスタミンやカリウムイオンなどが血流再開後，急激にwashoutされ全身を循環するため諸臓器の機能不全をきたすことによるものとされ，myonephropathic metabolic syndrome (MNMS)とも呼ばれる[2]．最近，再灌流後，虚血部で生じた活性酸素基（free radical）がreperfusion後の障害に強く関与することが指摘されている．

f） 予　後

診断技術の進歩や本症に対する認識が向上し，早期手術の機会が増し，死亡率や肢切断率は減少してきている．近年，肢切断率は5%であり死亡率は15〜30%であるが，死因の多くは背景に存在する基礎疾患による[3]．

B． 慢性動脈閉塞

Buerger病，閉塞性動脈硬化症，大動脈炎症候群，膠原病，Behçet病や陳旧性外傷などで生じるが，多くの場合，四肢動脈の閉塞である．わが国においてはBuerger病と閉塞性動脈硬化症の頻度が高い．

a． 閉塞性血栓性血管炎（Buerger病, thromboangitis obliterans）

a） 病因・疫学

自己免疫，血液異常，喫煙，遺伝因子(HLA抗原)などが本症の原因として関与しうるとされているが，原因は明確ではない．20〜40歳の若年の男性に好発し，女性は数%にすぎない．喫煙が本症の発症と症状の増悪に強い関連があるのは諸家の指摘するところである．本症は欧米人には少なく日本人に多い．

b） 病　理

病変は初期には四肢末梢の主として中等度大以下の動脈に分節的な閉塞として起こる．血管の全層に病変がみられ，急性期では線維芽細胞，リンパ球や巨細胞の浸潤を認める．血栓は細胞成分に富み，しばしば巨細胞の存在がみられる．病変部の中枢側や末梢側の動脈は正常にみえることが多い．遊走性静脈炎(migratory thrombophlebitis)は四肢にしばしばみられ，発赤，熱感のある有痛性硬結や索状物として気づかれる．静脈炎の組織像は動脈の組織所見と類似する．器質化した閉塞部では部分的な再疎通を認めることもある．

c） 症　状

初期に皮静脈に沿った発赤，硬結，疼痛など遊走性静脈炎の症状を呈することがある．間欠性跛行も起こるが，動脈閉塞部が末梢側にあるので下腿筋に跛行を生じることが多い．本症では，動脈閉塞が末梢にあるため筋肉の乏血症状である間欠性跛行よりも皮膚の乏血にもとづく症状（下肢下垂位における虚血性発赤，指趾の潰瘍，壊疽）の方が強いことが多い．また，虚血性の神経炎のために安静時疼痛をしばしば認める．

d） 診　断

閉塞性動脈硬化症との鑑別がもっとも問題とされる（表8.3）．本症の診断基準として以下の項目が重要である．① 四肢の皮膚温度の低下，② 四

8.2 急性動脈閉塞，慢性動脈閉塞

表 8.3 Buerger 病と閉塞性動脈硬化症の比較

	Buerger 病	閉塞性動脈硬化症
人　種	日本人に多い	欧米人に多い 日本人でも最近増加
年齢・性	40歳以下に多い 98%男性	40歳以上に多い 90%男性
喫　煙	ほとんど100%	多　い
遊走性静脈炎	20〜30%	ま　れ
罹患動脈	中等大以下	中等大以上
上肢動脈罹患	30%	ま　れ
高血圧，狭心症 糖尿病，高脂血症 　の合併	）ま　れ	しばしばあり
動脈造影	急激な途絶 先細り corkscrew 像	壁不整，石灰化 内腔の大きさ不整

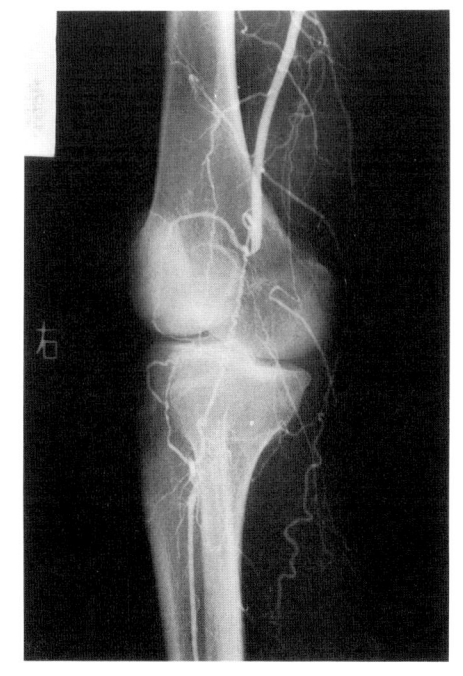

図 8.7 Buerger 病の動脈造影像
膝窩動脈に急な途絶があり，corkscrew 像がみられる．

肢動脈の拍動欠如，減弱，③ 高血圧，高コレステロール血症，蛋白尿，糖尿，動脈石灰化，心電図異常，眼底動脈硬化所見がみられない，④ 動脈造影で血管の突然の途絶や先細りがみられ，またcorkscrew 型の側副血行路の発達がある（図8.7），⑤ 原則的にアテロームの形成がみられないもの．

e）治　療

禁煙は必須である．交感神経節切除術は患肢の血管攣縮を除くうえで効果的であり，本症のほとんどすべての症例で適応となる．交感神経節の切除は上肢では第2〜4胸部，下肢では第2〜4腰部の神経節を切除する．

薬物療法として，血管拡張薬や血小板凝集抑制薬の投与も試みられているが，その効果は交感神経節切除術に劣る．

直達血行再建術は閉塞部の末梢の run-off 不良例が多いため，その有効例は多くはないが，病変が限局しているような場合は，血栓内膜摘除術や自家静脈片によるバイパス移植術が試みられる．虚血性壊死に至った場合には切断術を余儀なくされる．

f）予　後

長期追跡例では，動脈硬化症による変化が加わって症状が加速されることがあるが，一般的に閉塞性動脈硬化症よりも明らかに予後がよい．

b. 閉塞性動脈硬化症（arteriosclerosis obliterans, ASO）

a）病因・病態

本症は全身動脈硬化症の一部分症であり，四肢動脈とくに下半身の動脈に多くみられる．一般に動脈分岐部，弾性動脈から筋性動脈の移行部や外傷の加わりやすい部位（大腿内転筋管部，膝窩動脈，鎖骨下動脈胸郭出口部）に閉塞変化をきたしやすい．

高血圧，高脂血症や糖尿病は本症の促進因子である．本症は動脈硬化症が原因であるため，50歳以上の中高年の男性に多い．

b）症　状

間欠性跛行（intermittent claudication）は本症に典型的な症状であり，これは労作時の筋肉の酸素不足に起因し，疼痛，筋痙攣，疲労感，倦怠感として感じられる．この症状は休息によって軽快する．そのほか，四肢冷感，患肢脱毛，皮膚萎縮・爪脆弱化などの症状を呈することもあり，虚血が進行すると虚血性神経炎による安静時疼痛（rest pain）がみられる．終末状態では，潰瘍や壊疽（gangrene）をきたす．

なお，大動脈分岐部と両腸骨動脈に狭窄・閉塞がある場合は，殿部や大腿部の間欠性跛行とともに

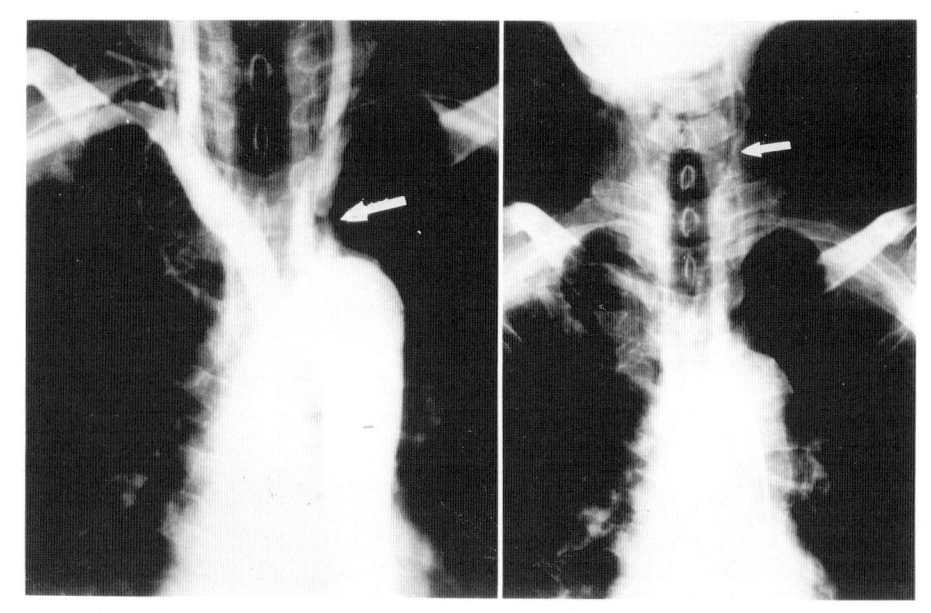

図 8.8 鎖骨下動脈盗血症候群の動脈造影像
左鎖骨下動脈起始部に閉塞がみられ（左），椎骨動脈を介しての脳底動脈領域からの逆流がある（右）．

に男性では impotence がみられ，これらの症状がそろったものを Leriche 症候群と呼ぶ．

上腸間膜動脈，腹腔動脈に動脈硬化性の閉塞が起こると食後の腹痛（abdominal angina）や下痢，血便，脂肪便などが起こる．

頸動脈や椎骨動脈に閉塞が生じると頭痛，視力障害，片麻痺をきたすことがある．また，鎖骨下動脈起始部に閉塞があると，脳血流が椎骨動脈を介して患肢へ逆流し（図 8.8），脳血行不全をきたすことがあり，これは subclavian steal syndrome（鎖骨下動脈盗血症候群）と呼ばれる．

c）診　　断

患肢の末梢動脈の拍動が欠如もしくは微弱となる．狭窄がある場合，収縮期雑音を聴取することがある．間欠性跛行の部位からもある程度の閉塞部位の推定が可能であり，大動脈腸骨動脈領域の閉塞では殿部や大腿部の跛行がみられ，浅大腿動脈の閉塞では腓腹筋部の跛行がみられる．

動脈造影はもっとも重要な検査であり，閉塞部の局在と範囲を正確に把握できる．動脈造影では閉塞部以外の血管にも壁不整，内腔の大きさの不整や石灰化所見がしばしばみられる（図 8.9）．

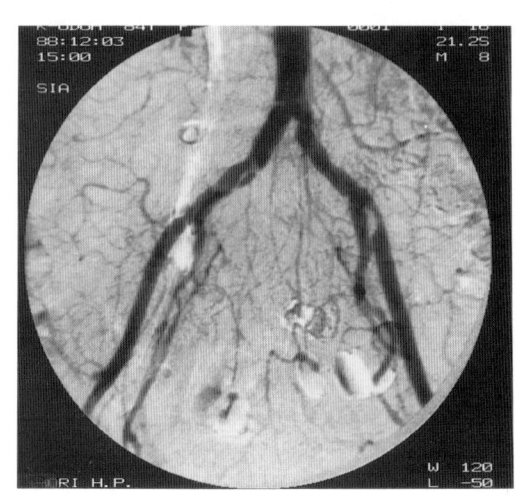

図 8.9 閉塞性動脈硬化症の動脈造影像（DSA）
両側総腸骨動脈に壁不整像を認め，左外腸骨動脈に不整な狭窄がある．

d）治　　療

本症に対する原因療法は困難であり，対症療法が治療の主体となる．禁煙，四肢の保護，運動訓練および血管拡張薬や抗凝血薬，血小板凝集抑制薬などによる薬物療法が基本的な保存療法である．外科療法としてバイパス移植術，血栓内膜切除術（thromboendarterectomy），交感神経節切除術がある．

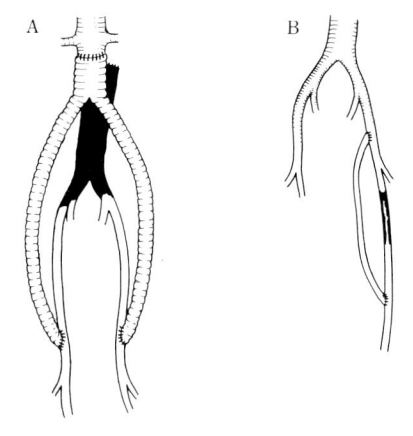

図 8.10 閉塞性動脈硬化症に対するバイパス移植術
　A．大動脈・大腿動脈バイパス術（人工血管使用）
　B．大腿動脈・膝窩動脈バイパス術（自家静脈使用）

i) バイパス移植術　人工血管もしくは自家静脈を用いて閉塞部中枢側の動脈と閉塞部末梢側の動脈の間にバイパスを移植するものである（図8.10）．バイパス移植術に用いる血管は大動脈腸骨動脈領域ではダクロンやテフロン延伸血管（EPTFE）などを主として使用する．大腿膝窩動脈以下の領域では動脈の口径が小さく，人工血管の移植では血栓による閉塞が少なくないので自家静脈片移植（主として大伏在静脈）がもっとも多く用いられる．

大動脈腸骨動脈閉塞の場合，間欠性跛行の存在のみでもバイパス移植術の適応となる．一方，浅大腿動脈の閉塞では保存療法でも跛行の状態から急性増悪して壊疽に至ることは少ないとされているが，現在，バイパス移植術は安全であり，跛行が社会生活に支障を及ぼしている場合は積極的にバイパス移植術を適応としてよい．

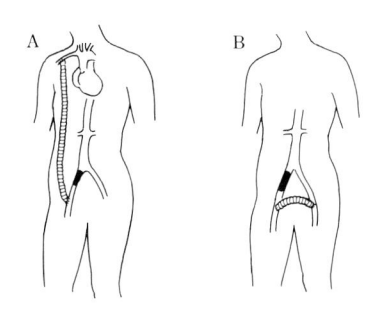

図 8.11 非解剖学的血行再建術
　A．腋窩・大腿動脈バイパス術
　B．大腿・大腿動脈バイパス術

全身状態が不良な症例や閉塞部およびその近傍に感染や著明な石灰化がある場合は，同部ならびにその周辺に対する直接の操作をさけて，非解剖学的血行再建術（extra anatomic revascularization）が適応とされる．すなわち，aortoiliac 領域の閉塞では，腋窩・大腿動脈バイパス術（axillofemoral arterial bypass grafting）や大腿・大腿動脈バイパス術（femorofemoral arterial bypass grafting）がなされる（図8.11）．

ii) 血栓内膜切除術（thromboendarterectomy）　閉塞の距離が短く限局性である場合に本法の適応となる．

本法は単なる血栓摘除術と異なり，閉塞をきたす要因となった内膜および中膜の一部分を随伴する血栓とともに切除するものである（図8.4参照）．縦切開した血管を直接閉鎖した場合，狭窄をきたすおそれがある場合には縫合部にパッチ片（自家静脈片，人工血管）を補填し拡大する．

iii) 交感神経節切除術　閉塞が大腿動脈より中枢であれば第1〜4腰部の，膝窩動脈以下なら第2〜4の腰部交感神経節切除を行う．本法では皮膚血行の改善は期待できるが，筋肉の虚血である間欠性跛行にはあまり有効でない．

iv) 肢切断術（amputation）　すでに壊疽を認めるものでは，切断術を余儀なくされる．

c. 特殊な慢性動脈閉塞
(1) 大動脈炎症候群

大動脈およびその主要分枝や肺動脈に狭窄あるいは閉塞，ときには拡張病変を形成する．弓部大動脈の分枝の閉塞では失神，視力障害をきたし，四肢動脈の閉塞では間欠跛行など種々の虚血症状を呈する．炎症の活動期ではステロイド治療が有効であるが，線維化が進行し閉塞病変が完成された場合にはバイパス移植術の適応となる．

(2) Behçet 病

血管型 Behçet 病ではしばしば多発性に血管がおかされ動脈瘤あるいは閉塞をきたす．しばしば細菌感染を伴うので，血行再建術を施行してもその成績はきわめて悪い．

〔宮内好正・後藤平明〕

文　献

1) Haimovici H : Peripheral arterial embolism. *Angiology*, **1** : 20, 1950.
2) Haimovici H : Muscular, renal and metabolic complications of acute arterial occlusions. *Surgery*, **85** : 45, 1979.
3) Hollier LH : Acute arterial occlusion. In Clinical Vascular Disease (ed by Spittel JA Jr), pp49～57, FA Davis, Philadelphia, 1983.

8.3 動脈瘤，動静脈瘻，機能性疾患

A. 動 脈 瘤

a) 定　　義

動脈瘤とは，動脈壁の一部が正常な解剖学的範囲を越えて局部的に拡張・拡大したものをいう．

b) 動脈壁の構造による分類

① 真性動脈瘤： 内膜・中膜・外膜の三層を保持しながら瘤を形成するものを真性動脈瘤という．

② 解離性動脈瘤： 内膜に亀裂が生じ，そこから血流が動脈壁内に入り中膜をひき裂きながら下行あるいは上行するものである．ときに解離性大動脈瘤が末梢動脈にまで到達することがある．

③ 仮性動脈瘤（外傷性拍動性血管腫）： 外傷により動脈壁が破綻し，しかも血流が血管外に流出しないで外膜または周囲組織に囲まれ，動脈瘤を形成するものを仮性動脈瘤または外傷性拍動性血管腫という．

末梢動脈瘤の好発部位は四肢では鎖骨下・大腿・膝窩動脈で，腹部内臓動脈では脾・腎・肝動脈にも発生する．

c) 病　　因

粥状動脈硬化，細菌感染，非特異性炎症，梅毒，Behçet 病に起因する．血管外傷に起因する仮性動脈瘤は鋭的血管外傷・鈍的外傷後に発生し，頻度も多い．医原性動脈瘤としては動脈カテーテル・IABP 施行後，動脈穿刺後に発生するものや，人工透析のため作製したシャントの閉塞・感染に起因するものもある．動脈硬化に起因する末梢動脈瘤は，大動脈瘤に比べて発生頻度は少ないが，近年わが国でも動脈硬化性疾患の増加傾向に伴い，粥状硬化に起因する末梢動脈瘤が増加傾向にある．

d) 症状・病態

多くの場合，無症状である．表在性の動脈瘤では，拍動性腫瘤が表面から触れることができ，発見は容易である．動脈瘤が大きくなると，周囲神経への圧迫症状として疼痛，静脈圧迫による静脈怒張，浮腫がみられ，また動脈瘤内血栓の流出による急性動脈閉塞，慢性閉塞性動脈硬化症（ASO）の合併による虚血症状がみられる．この虚血症状は，下肢では上肢に比べて側副血行路が少ないために症状が強く現れる．末梢動脈瘤は破裂により直接生命に危険を及ぼすことは少ないが，いったん破裂して手術時期を失すると救肢が不可能になることもまれではない．

e) 診断・検査

動脈瘤有無の診断は局所の拍動性腫瘤の触診のみで十分であるが，動脈瘤の中枢部動脈を圧迫すると動脈瘤は縮小し，拍動も消失することがある．これを von WAHL の徴候という．また，ときには血管雑音が聴取され診断の参考となるが，手術適応および予後の判定のうえでは，動脈瘤の大きさ（横径）・数・位置・瘤末梢部における動脈閉塞の有無，側副血行路の生成状態を把握することが重要である．このためには，動脈瘤中枢部から行う動脈撮影がもっとも良好な情報となる．

近年，低浸透圧造影剤の開発により，従来みられた造影剤注入時の血管痛・灼熱感はかなり緩和された．しかし，下肢動脈では動脈の走行距離が長く広範囲にわたり，また血流速度が遅いため，末梢部までの到達時間が延長し，撮影のタイミング，造影剤注入時間の設定は必ずしも容易でなく，かなり大量の造影剤と，ときには血管拡張薬の投与を必要とする．

また，大腿動脈瘤のように，直接動脈穿刺法を行うと破裂のおそれがある症例や，硬化性動脈瘤によくみられる多発性動脈瘤では，四肢のみならず全身にわたる動脈の検索が必要である．

8. 末梢血管

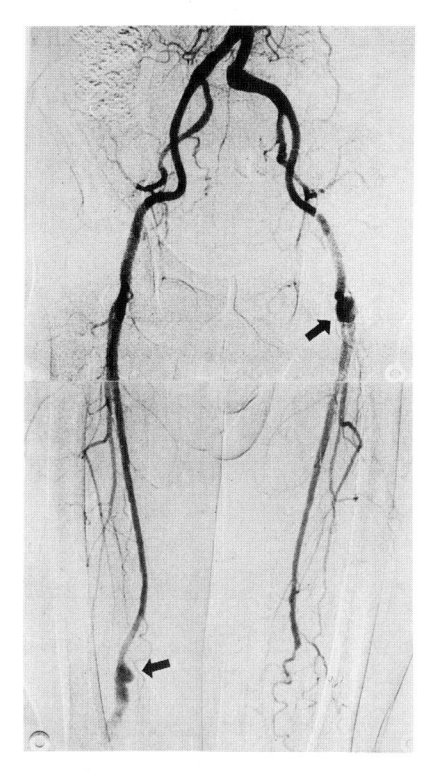

図 8.12 動脈瘤
左深大腿動脈瘤のほかに右膝窩動脈瘤と，左膝窩動脈閉塞症の異なった病変が二肢にわたってみられた症例のIVDSAである．このような症例では，はじめにおおよその血管病変を知ることができる．

また，高齢者や他の臓器疾患をもつ重症者に対しては，侵襲が少なく，経静脈的注入で広範囲の造影ができる経静脈性 IVDSA, RI angiography, enhanced CT, ultrasonic arteriography, MRI などの無侵襲検査法が有用である（図8.12）．

細小動脈瘤では，瘤中枢側の動脈穿刺法により鮮明な影像が得られる．

f) 手　術

動脈瘤は破裂するまで拡大する可能性が大きいので，診断した時点で切除を考慮すべきである．とくに動脈硬化性膝窩動脈瘤や炎症性動脈瘤では早期の破裂や末梢部位への塞栓の危険性が大きく，手術は延ばすべきではない．しかし，動脈硬化性動脈瘤は，高齢，虚血性心疾患，脳血管障害，高血圧症，糖尿病，慢性閉塞性動脈硬化症，腎機能不全，低肺機能，その他の危険因子を十分考慮に入れておく必要がある．

血管露出は上腕動脈瘤，大腿動脈瘤においては容易であり，良好な視野が得られる．膝窩動脈瘤ではそれほど良好な視野は得られない．よい視野を得るためには，仰臥位で大腿下部内側方で皮切を行い，内転筋管 Hunter's canal を通る部分で大腿動脈を露出し，テーピングを行う．次に下方の膝窩動脈・脛骨動脈・腓骨動脈にテーピングを行う．これら下方のテーピングのためには，膝関節背面から露出するとよい視野が得られる．しかし，術中の体位変換は煩わしいので，多少の視野の悪さを犠牲にして大腿下部から膝関節下部までの同一体位で皮切を行い，血行再建を行うことが多い．

動脈瘤切除後の血行再建に用いるグラフトは自家大伏在静脈を用いる．大伏在静脈が静脈瘤，静脈炎などのために健常な自家静脈が使用できないときには上肢の静脈グラフトを用いる場合もある[1]．再建すべき動脈が太く 6 mm 以上のときには，人工血管の使用も考えられる．仮性動脈瘤では外膜切開・血栓除去の後，まず直接側壁縫合または端々吻合を考え，これらが不可能の場合には自家静脈グラフトを用いて血管再建術を行う．血行再建術不能な細小動脈（肘動脈・前径脛骨動脈以下）では結紮術を行う．

g) 予　後

術後経過は多くの症例において良好であるが，両側大腿動脈瘤・両側膝窩動脈瘤をはじめ慢性閉塞性動脈硬化症を合併し，強い虚血性病変が認められ，血行再建が困難な症例では，救肢することが困難で切断術を行うこともまれではない．また，虚血性心疾患をはじめとする他臓器の合併症をもつ症例では，術中術後に合併症の進行をみることがあり，このような症例ではむしろ合併症の予防および進行に対する管理の方が重要である．

B. 動静脈瘻

a) 定義

動静脈間に直接または瘻(fistula)を介して交通ができ，動脈血が静脈系に流入するものを動静脈瘻(arteriovenous fistula)という．動静脈瘻には仮性動脈瘤を伴うことが多いので動静脈瘤(arteriovenous aneurysm)ともいわれる．

b) 分類

先天性動静脈瘻と外傷性動静脈瘻に分類される．先天性動静脈瘻は先天性動静脈間交通(congenital A-V communication)の一型で，血管腫(hemangioma)，静脈優勢型奇形(predominantly venous mulformation)，多発型動静脈瘻(mulfistulous A-V malformation)，単発型動静脈瘻(single fistula)に分類される[2]．

c) 病因

先天性動静脈瘻は動静脈の発生過程に異常をきたしたものであり，外傷性動静脈瘻は動静脈の同時損傷，仮性動脈瘤の静脈への破裂により生じるもので，鋭的・鈍的血管外傷，動脈穿刺および動静脈同時結紮などの医原性外傷が原因となる．

d) 病状・病態

血流は毛細管を通らないで，直接瘻を通って動脈から静脈へ短絡して流れ，病状・病態は短絡口の大小，動静脈瘻の数，瘻の存在部位が末梢部の細小動脈か，中枢部の太い血管かの差異により，また動静脈瘻発生から発見までの期間，瘻の発生時期が骨端線の閉鎖する以前に起こったものか，閉鎖以後であったかによって異なる．

i) 先天性動静脈瘻 外傷性に比べて動静脈瘻の構成が複雑である．患肢の血管腫，静脈瘤，portwine naevusがみられ，軟部組織のほかに骨組織にも動静脈瘻が形成され，血流が増加すると患肢が延長する．これら血管腫，静脈拡張，四肢の延長肥大をみるものをKlippel-Trenauney-Weber病という．またシャント量が多く，末梢部まで動脈血が流入しないものでは虚血性変化をみ，ときには壊死に陥る．

ii) 外傷性動静脈瘻 瘻孔を中心とした血

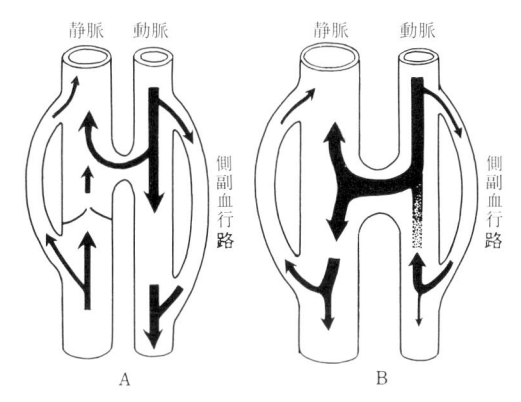

図 8.13 動静脈瘻
A. 動静脈瘻末梢部への側副血行路の形成
B. 動静脈瘻末梢部位の虚血性変化
瘻孔が大きく，側副血行路によって末梢部に到達した血流は血管抵抗の少ない瘻孔に向かって逆流し，末梢部位は虚血に陥る．

行動態は以下のように分類される．

① 側副血行路の形成： 末梢部の虚血に対応する防御機構として，瘻の末梢部に向かって側副血管が形成される(図8.13 A)．

② 末梢側の虚血性変化： 瘻孔が大きい場合には，側副血行路により末梢部位に到達した血流は，血管抵抗の少ない瘻孔に向かって逆流し，末梢部位の虚血は改善されず，冷感・虚血性潰瘍・壊死に陥る(図8.13 B)．

③ 静脈圧亢進： 瘻孔を通って静脈に入った動脈血が多量になると静脈圧は亢進し，静脈瘤・静脈怒張をみる．また，静脈還流障害によって色素沈着，うっ血性潰瘍，浮腫がみられる．

④ 患肢の肥大・延長：骨端線が閉鎖する以前に動静脈瘻が発生し，局所の血流が増加すると患肢の延長肥大がみられる．これは先天性動静脈瘻でも同様である．

⑤ 循環動態の経時的変化：初期には大量の動脈血が静脈中に流入するため，静脈圧の上昇・怒張がみられ，血圧は収縮期圧・拡張期圧ともに下降し，脈拍数は増加する．代償期に入ると収縮期圧は上昇するが，拡張期圧は依然低値にとどまる．また，シャント量が多く動静脈瘻存続年数が長くなると，心拡大・頻脈・心不全に移行する．シャ

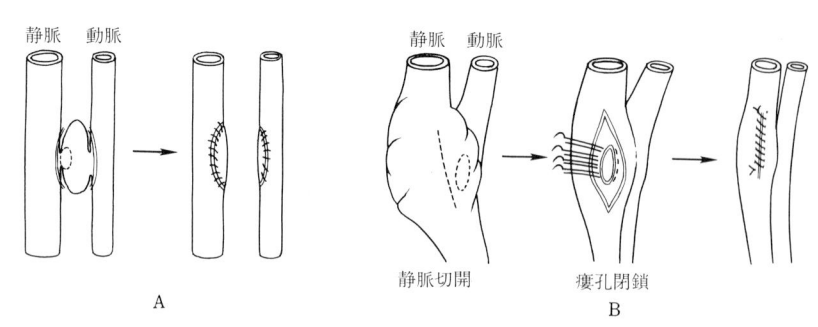

図 8.14　動静脈瘻の手術術式
A. 動静脈瘻切除し側壁縫合，またはパッチ閉鎖を行う．B. 動脈剥離が困難なときには静脈を切開して，経静脈的に瘻孔を縫合する．

ント量が少ない場合には代償期が長期間持続される．

e) 診　　断

先天性動静脈瘻では外傷の既往または外傷性瘢痕がないことが重要であり，外傷性動静脈瘻に比べて瘻の数が多く，複雑であることが特徴で，血管撮影でもすべての動静脈瘻の確認は困難である．後天性動静脈瘻では血管損傷を受けた部位に連続性血管雑音・スリル・拍動性腫瘤・静脈圧の亢進・静脈拡張がみられ，診断は比較的容易である．また，瘻への流入動脈を圧迫すると脈拍数が減少する．この症状を Nicoladoni-Branham の徴候といい，シャント量の比較的多い症例にみられる．

f) 鑑別診断

仮性動脈瘤では収縮期雑音のみを聴取し，静脈瘤では血管雑音を聴取しないので鑑別できる．

g) 検査所見

① 静脈圧の亢進．② 静脈血中酵素濃度の上昇．③ 血管造影ではシャント量の多いものは，造影剤が交通部へ早期に到達し，静脈相は早期に出現し，また長期間静脈相に残存する．瘻孔部の確認は，複雑な血管陰影にさまたげられ困難なことが多く，とくに先天性動静脈瘻ではこの傾向が強い．

h) 治療・予後

先天性動静脈瘻では動静脈の交通がきわめて複雑かつ広範で，肉眼的に認められる範囲すべての瘻を閉鎖しても，次々に残存した動静脈瘻が開口し，数次にわたって血管網を切除しても，根治は困難なことがあり，かえって四肢の血行を悪化させる結果となる．

後天性動静脈瘻では動静脈瘻が発見された時点で手術を考える．基本的には瘻孔切除，血行再建を行い，動脈および静脈を生理的な一方通行とすることである．

次のような術式がある．

① 動静脈瘻を切除し側壁縫合またはパッチ閉鎖を行う（図 8.14 A）．

② 瘻孔部中枢部・末梢部の動脈・静脈を切除し，端々吻合または自家静脈グラフトを用いて血行再建術を行う．

③ 動脈の剥離が困難な場合には瘻孔部の静脈を切開し，経静脈的に瘻孔部を縫合閉鎖する（図 8.14 B）．

④ その他の細小血管では，動静脈瘻中枢部および末梢部の結紮離断のみ行うこともある．後天性動静脈瘻術後の予後は多くは良好である．

C. 機能性疾患 ─ Raynaud 病

a) 定義・分類

基礎的疾患がなく四肢末梢部の小動脈が発作性に収縮し，皮膚蒼白・チアノーゼ・紅潮などの色調が変化するものを Raynaud 現象という．これらは寒冷にさらされたとき，精神刺激により発生し，色調の変化は可逆的・一過性である．このような機能的疾患を一次性 Raynaud 症候群または Raynaud 病という．これに対し，膠原病・振動エ

具病・外傷または手術後にみられる血管痙攣，神経疾患，重金属中毒，動脈閉塞症，胸郭出口症候群などの基礎疾患があり，Raynaud 現象をみるものを二次性 Raynaud 症候群という．

b) 病　　因

定説がなく血管性・神経性などがあげられる．

c) 病状・病態・診断

Raynaud 病では冷却時に指趾蒼白，冷感，青色症，しびれ感を主徴とし，加温・マッサージにより回復し，指趾は紅潮し冷感は消失する．進行したものでは夏期にも冷感を訴え，皮膚の肥厚・硬化さらに虚血性変化として指尖の潰瘍をみる．若年女性に多く二肢に相対性で，指に多くみられる．

診断は冷水浸漬試験で指尖脈波の平坦化，皮膚温の低下をみる動脈撮影で動脈の細小化をみる．二次性 Raynaud 症候群では基礎疾患の特徴とともに Raynaud 症状を示す．

d) 鑑別診断

Raynaud 病では慢性閉塞性動脈硬化症(ASO)・Buerger 病（TAO）などのように動脈に器質的変化をみない．

e) 治療・予後

① 寒冷曝露を避ける．禁煙，精神的安静を保つ．

② 薬物療法としては精神安定薬，ニコチン酸製剤などの血管拡張薬のほかに，最近抗血小板剤としてプロスタグランディン E_1 製剤のアロプロスタジル，リマプロストアルファデクス，またシロスタゾール，塩酸チクロピジン，トラピジル，赤血球変形能改善薬の投与も行われるが根治は望めない．二次性 Raynaud 症候群の中でも，とくに女性に多い膠原病によるものは予後が悪い．③ 手術：強い疼痛，潰瘍，壊死がみられるものに胸部交感神経節切除，腰部交感神経節切除を行うと症状が好転することがあり，これと同時に薬物療法を行い，青年期から壮年期までの間に自然治癒を待つ．しかし，この手術は効果が一定しないので漸減の傾向にある．

〔堀口泰良・藤原靖之〕

文　献

1) Bruyninckx CMA: The use of arm veins as peripheral vascular grafts. *Neth J Surg,* **40**(2): 41〜45, 1988.
2) Riles TS: Arteriovenous communications. In Vascular Surgery (ed by Rutherford RB), 3rd ed, pp1004〜1005, WB Saunders, Philaderphia, 1989.

8.4 外　　　　　傷

静脈外傷は容易に止血され，自然治癒をみることもあるので，この項では動脈外傷を主に述べる．

a) 動脈外傷の分類

動脈外傷後早期にみられる血管の変化を動脈外傷急性期とし，受傷後一定期間を経過して血管自体に形態的変化をきたしたものを陳旧性動脈外傷に分類する．

b) 原　　　因

交通災害・一般的傷害・産業災害などによる．また医原性血管損傷もかなりの数にのぼる．

c) 病状・病態・診断

① 急性期：　血管壁が完全または一部断裂した動脈外傷では，開放創からの拍動性出血，末梢側動脈拍動の触診不能および皮膚蒼白などの虚血症状，筋肉腫脹，動脈痙攣および筋肉痛，皮膚の部分的斑紋，皮下出血をみる．血管壁が残存しているものでも，動脈受傷部位の局所性痙攣，血管壁の内膜，中膜および外膜の部分亀裂，挫滅，出血，内膜損傷および血管痙攣などに起因する血栓形成，血管閉塞がみられ，また受傷後早期に仮性動脈瘤の形成をみるものもある．合併症として出血性ショック，四肢の循環不全，周囲組織の挫滅があり，受傷後長時間経過したものでは，感染した組織に湿性壊死がみられ，感染をみないものでは虚血性変化を経て乾性壊死（ミイラ化）に陥る．

② 陳旧性動脈外傷：　受傷後一定期間を経過した後に外傷性動脈瘤・外傷性動静脈瘻の発生をみるものや，動脈閉塞・狭窄により慢性血行不全へ移行するものもある．

d) 治　　　療

治療の主なものは，出血への対策・血行再建・再建後の四肢・身体機能の保持である．

① 出血への対策：　四肢においての止血は，出血部中枢の緊縛または圧迫を行い，同時に輸液・輸血により出血性ショックを予防し，感染予防のために抗生物質，抗破傷風血清の投与を行う．鎖骨下動脈，腸骨動脈においては致命的重傷ショックに陥ることがあり，早急な手術が必要である．

② 血管再建術：　新鮮血管外傷でも，汚染はまぬがれないので，抗生物質加生理食塩水を大量に用いて洗浄し，異物の除去・挫滅組織の débridement を行うと同時に一時的に血管鉗子を用いて止血を行い，損傷血管の中枢部および末梢部を露出する．中枢部および末梢部の血栓を除去するためにフラッシング，ミルキングを行い中枢側からの拍動性出血，末梢側からの逆流を確認する．逆流のないときには冷却ヘパリン加生理食塩水で動脈内に注入し，血管内を洗浄する．血行再建術としては，太い血管では裂開部直接縫合（側壁縫合），パッチ縫着法，端々吻合，自家静脈グラフトによ

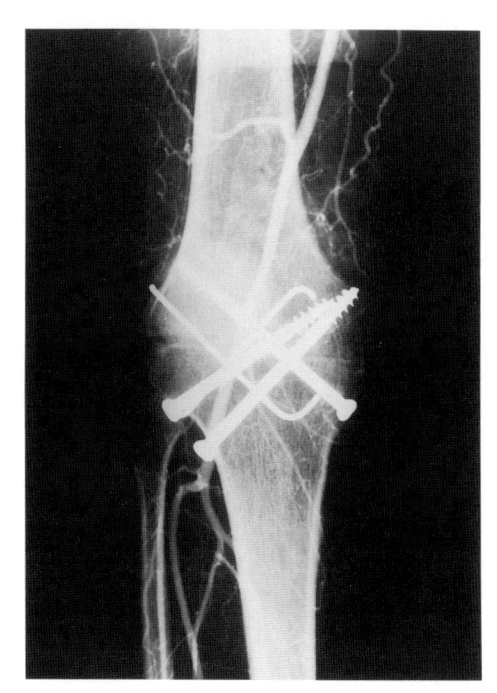

図 8.15　動脈外傷
図は動脈，静脈神経，骨を含めた完全離断症例で，動静脈をそれぞれ端々吻合を行うために骨短縮術を行い，短縮した大腿骨および下腿骨顆部を 15°屈曲位に K-wire cancerous screw で x 文字に固定し，切断筋・切断腱を各層に縫合を行った症例である．

る置換術，静脈を用いたバイパス法などを行う．血管吻合は端々吻合が良好であり，使用グラフトは自家静脈が良好であり，自家静脈の使用が不可能のときには人工グラフトの使用も可能である．動脈・静脈・神経・骨を含めた完全離断症例では，動脈・静脈の端々吻合，神経の吻合，骨には骨髄内固定を行う(図8.15)．術後は抗凝血薬を用いて血栓形成を予防し，抗生物質の使用により感染を予防する．

e) 予　　後

動脈外傷の予後を左右するものは受傷から血行再建までの時間，合併損傷，術前感染の有無，壊死組織の多少，術後血栓形成，感染，虚血性変化の有無である．末梢動脈外傷では多くは良好な結果をみる．　　　　　　〔堀口泰良・藤原靖之〕

9. 静脈，リンパ管

9.1 静　　　脈

A. 静脈血栓症

a. 表在性血栓性静脈炎

a）定　　義

何らかの原因により，静脈壁または内皮が損傷されて炎症が起こり血栓が発生したものである．

b）原　　因

化学的・器械的損傷，静脈瘤のうっ血，留置カテーテルなどの感染による．Buerger病に伴う下腿の発赤あるいは硬結は，逍遙性静脈炎（migrating phlebitis）と呼ばれる．中年男女の前胸壁・側胸部の皮下の有痛性索状硬結はMondor病と呼ばれる．

c）症　　状

発赤，腫脹，疼痛を伴う硬結または索状物として触れる．肺塞栓を起こすものはない．

d）治　　療

原因の排除もしくは原病の対策がもっとも必要である．局所に対しては抗炎症療法に準じヘパリン加軟膏を塗布し，その上より温湿布を行う．炎症症状の強いものは抗生物質の投与を行う．

b. 下肢深部静脈血栓症

a）疫　　学

手術後に発生するものが多く，その他，妊娠，分娩後，長期の臥床，外傷，腫瘍の圧迫などにより起こる．また，わが国では原因不明のものも多く，半数に及ぶ．手術後の発生頻度は欧米では2～5％，わが国では0.2～1.0％とわが国では少ない．発症年齢は中高年層に多く，男女比は1：1.3，左右差は左に多い．この理由としては，左総腸骨静脈は解剖学的に骨盤に沿い後方に強く屈曲して右総腸骨動脈と交叉し圧迫されるためiliac compressionをきたすことに起因する．

b）分　　類

i）部　　位

① 大腿・腸骨静脈血栓症（中枢型）
② 下腿筋静脈洞血栓症（末梢型）：　自覚症状に乏しいが血栓が遊離しやすい．

ii）重症度

① 有痛性白股腫（phlegmasia alba dolens）
② 有痛性青股腫（phlegmasia cerulea dolens）
③ 静脈性壊死（venous gangrene）

c）病　　因

1846年Virchowが説いた三因子が有名である．

① 血管壁因子：　血管壁が損傷されると血小板が付着して凝集が起こりフィブリンが形成され血栓形成が始まる．一方，第XII因子の活性化により内因系血液凝固機構，組織因子の流入により外因系血液凝固機構が発動する．

② 血流因子：　血流が遅延すると末梢側で活性化された各種凝固因子は停留し，血球成分が堆積して血栓形成を起こす．

③ 血液性状因子： 血小板機能増強,血液線溶能の低下など血液性状の変化があると血栓形成を起こす．

antithrombin III（AT III）の欠乏ないし分子異常，plasminogen（PLG）の分子異常，protein C 欠損症も血栓形成を起こす．

d) 病　態

血栓形成機構には以下の二種類がある[1]．

① 静脈壁の損傷に起因するもの： 三因子のうち血管壁および血流因子が関与する．血栓形成過程は四段階に分けられる．ⅰ）血小板凝塊，ⅱ）ヒアリン化血小板，ⅲ）層状赤色閉塞性血栓，ⅳ）脆弱赤色血栓．

② 乱流・渦流に起因するもの： 三因子のうち血流および血液性状因子が関与する．血栓形成過程は三段階に分けられる．ⅰ）フィブリン凝塊，ⅱ）混合血栓，ⅲ）赤色血栓．

e) 症　状

突然の下肢発赤・腫脹，不定の発熱，緊満痛（bursting pain），表在静脈の怒張，立位潮紅（dependent rubor）などを認める．このような著明な症状の前に下肢の違和感，疲労感があり，潜在性血栓（silent thrombosis）という．広範な血栓を起こすと血管痙攣を起こし，激しい疼痛を認め，皮膚温低下を生じて皮膚は白色調となり，有痛性白股腫を呈する．さらに感染などが加わると，高度な腫脹により動脈血行も障害され，青紫色を呈し，有痛性青股腫となる．10〜30％はさらに進行して表在静脈系にも血栓形成が進行し静脈血行が完全に途絶し微小循環は停止し組織壊死をきたす静脈壊死となる[2]．

f) 診　断

i) 一般臨床検査

Homans 徴候： 足関節を強く背屈し腓腹部に緊張を加えると膝関節から腓腹部に疼痛をみるものが陽性．陽性率は44〜92％である．

Lowenberg 徴候： 血圧測定用マンシェットを腓腹筋部に巻き100 mmHg 程度の低圧で疼痛をみるものが陽性．陽性率は50〜75％である．

ii) 特殊な臨床検査

静脈造影： もっとも信頼すべき診断方法である．撮影方法は臥位または半立位で行う．

RI 静脈造影： ^{99m}Tc-macroaggregated albumin（MAA）を利用する．新鮮血栓には ^{67}Ga-fibrinogen が使用される．解像力は静脈造影に劣るが反復施行できる．

^{125}I-fibrinogen test：下腿筋静脈洞血栓症の診断に有用である．診断率は90％であるが炎症性変化があると偽陽性を呈する．2週間以上の陳旧性血栓描出は不可能である．

容積脈波・プレチスモグラフィ： 診断率は鋭敏度，特異度とも90％．不完全な閉塞や十分な側副血行路の発達があると偽陰性となる．

ドプラー超音波検査： 呼吸性変動，測定部位より末梢の圧迫により深部静脈の開存状態を調べる．診断率は鋭敏度，特異度とも90％である．

リアルタイムBモード超音波検査： 診断率は鋭敏度，特異度とも95％である．

^{99m}Tc-プラスミンテスト： 5〜30分間の短時間に結果が得られる．診断率は鋭敏度，特異度とも97％である．

生化学的検査： thrombin antithrombin III 複合体（TAT）が増加していると凝血亢進状態であることを示唆する．

g) 治　療

i) 内科治療　目的は一次血栓を溶解し，かつ二次血栓を予防することにある．欧米では本療法を第一選択にしているが，わが国では後述する外科的治療法との間に議論が分かれる．

表 9.1　初期抗凝血療法例

---
1. full dose heparin 療法
    a．持続点滴静注法
        初回導入量5000単位を静注後，25単位/kg/h で持続点滴を開始，1時間後に活性化部分トロンボプラスチン時間（APTT）を測定する．
        APTT が60〜100秒（正常30〜35秒），または正常の1.5〜2倍に安定したら，注入速度を固定し，以後は1日1回のチェック．
    b．間欠静注法
        1日量25000〜30000単位の heparin を4時間ごとに1日6分割して静注する．APTT によるモニタリングが必要．
2. low dose heparin 療法
    ・5000単位の heparin を8〜12時間ごとに皮下注射する．
    ・APTT によるモニタリングは不要．

抗凝血療法：　目的は二次血栓，肺塞栓の予防である．病初期にはheparinを使用し数日後経口的抗凝血薬（warfarin）を使用する．heparinの投与量を表9.1に示す．投与期間は5～7日間である．経口的抗凝血薬はheparin終了3～4日前より投与する．投与量は6～10 mg/day，治療域はプロトロンビン時間（PT）で対照値の1.5～2.5倍，トロンビンテスト（TT）は8～15％である．

血栓溶解療法：　目的は一次血栓の溶解である．heparinとの併用で効果が期待される．urokinaseが用いられ投与量は24～48万単位/day，約1週間の投与が標準である．batroxobin（デフィブラーゼ®）は南米マムシの毒液から単離されたものでフィブリノーゲンのAr鎖16 Arg-17 Gly結合に選択的に作用しフィブリノペプチドAを遊離するものである．TPA（tissue plasminogen activator），Pro-UK（single chain plasminogen proactivator）はわが国では治験段階である．血栓に対して親和性の高い線溶剤であり，プラスミノーゲン活性は固相活性が強く液相活性は少ないと考えられている．

抗血小板薬：　aspirin, ticlopidine, シロスタゾールなどがある．治療効果は明らかでない．

副腎皮質ホルモン：　炎症に起因した血栓では他の療法と併用する．

ii）　外科治療（血栓摘除術）　わが国の適応としては，発症より1週間以内の有痛性青股腫で，側副血行路の発達促進のためである．中枢血栓に対してはFogartyカテーテルを用い，末梢血栓に対してはmilkingを併用し行う．iliac compressionがある場合は，血栓摘出が不完全となることがある．

c.　静脈血栓後遺症候群

a）　病　　態

血栓症に対する早期治療が適切でない場合，再管形成が不十分となり還流障害が残る．また，同時に瘢痕化した弁の機能不全のために逆流が起こる．

b）　症　　状

患肢の腫脹と緊満痛（bursting pain）および起立時の皮膚潮紅（dependent rubor）が半永久的に残存する．経過が長びくと二次性（続発性）静脈瘤から難治性下腿潰瘍[3]を合併する下肢うっ血症候群（lower limb stasis syndrome）に至る（図9.1）．

c）　治　　療

i）　保存的療法　下肢のうっ血を減らすような生活指導と患肢の衛生保持が主体である．弾力ストッキング，波動型マッサージなどが有効である．

ii）　手術治療　画一的な手術方法はない．閉塞に対してはPalma手術，sapheno-popliteal bypass，合成代用血管によるcrossover bypass（動静脈瘻併設を含む）（図9.2），逆流に対しては静脈弁形成術，弁移植術などがある．

d.　上肢静脈血栓症（Paget-Schroetter症候群）

外傷，感染，慢性の血管損傷による血管壁の異常による鎖骨下静脈の血栓症である．発生頻度は0.6～5.1％（静脈血栓症に占める頻度）．発症年齢は30歳代に多く，性差は5：1と男性に多い．患

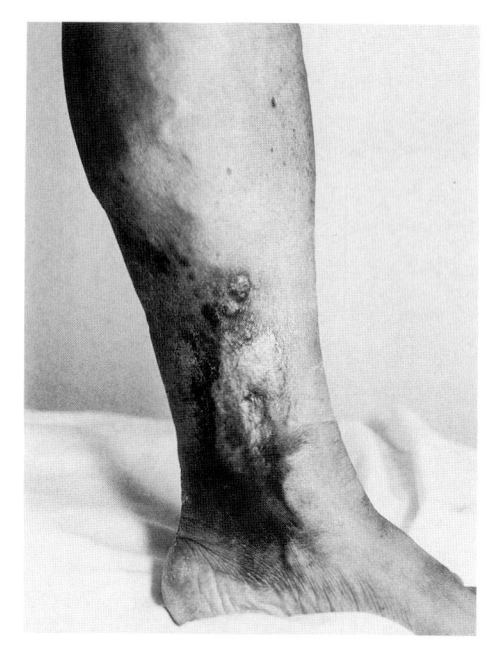

図9.1　静脈血栓後遺症候群
下腿に著明な色素沈着・難治性下腿潰瘍・二次性静脈瘤を認める．

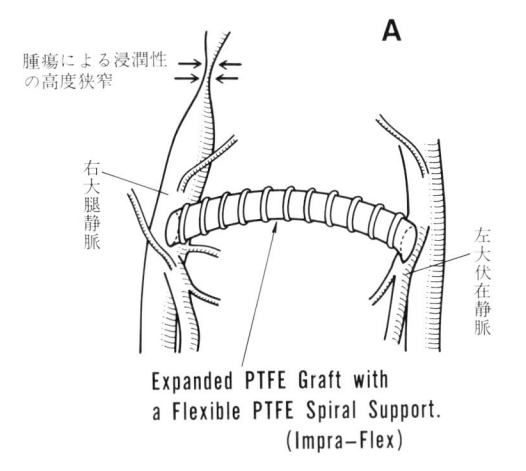

図 9.2 crossover femoro-femoral bypass
A：術式シェーマ，B：静脈造影
グラフト材料は 10 mm リング付き PTFE グラフトがよい．

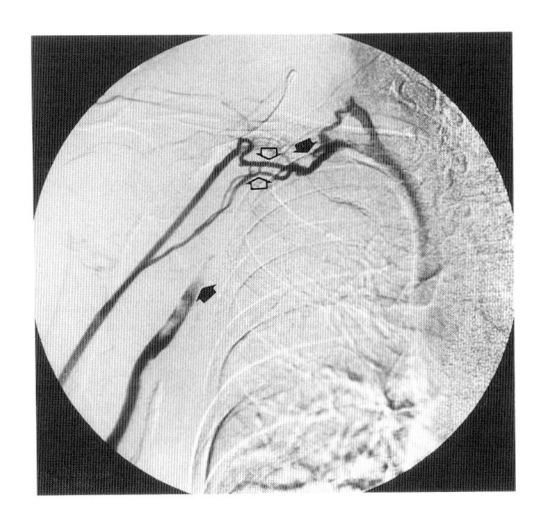

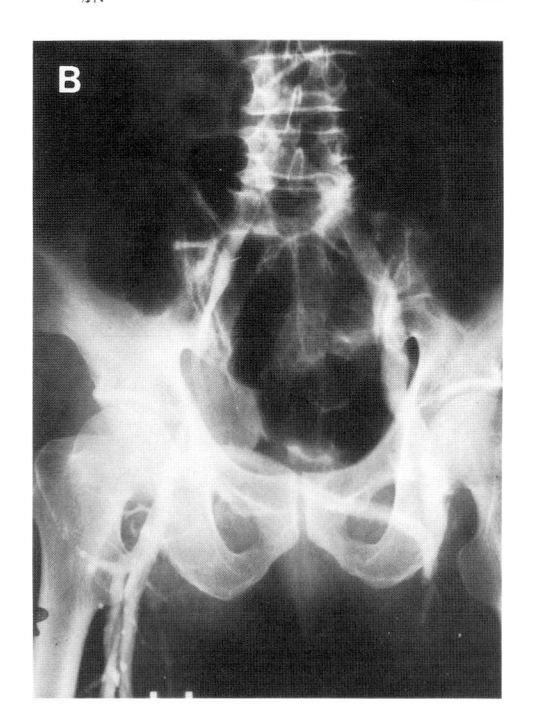

肢は右側に多い．症状は上肢の腫脹，疼痛，色調変化である．診断は静脈造影が必須である（図 9.3）．治療法の主体は内科治療である（「深部静脈血栓症」の項参照）．外科治療は 48 時間以内がもっとも成績が良好である．手術方法は血栓摘出術および血栓除去術を行う．

図 9.3 上肢静脈造影
閉塞部位（↑），側副血行路（⇧）．

B. 肺栓塞症（肺血栓塞栓症）

a) 定義

肺血栓症は，肺動脈に一次性に形成された血栓によって肺動脈が閉塞された病態である．肺塞栓症は，静脈で形成された血栓が遊離して塞栓子となり肺動脈を完全ないし不完全に閉塞した病態である．肺梗塞症は，血栓ないし塞栓子によって閉塞された肺動脈部位より末梢部位に出血性壊死の出現した病態である．肺血栓症と肺塞栓症とは病理学的には鑑別不可能であり，臨床的には肺血栓塞栓症と呼称する．

b) 疫学

発生頻度は欧米では 0.6〜0.03%，剖検例では 13〜25%，日本病理剖検輯報（1965〜1986 年）では 2.0% 前後であり，わが国では発生頻度は低いが年々増加傾向にある．年齢は各層に一様に分布し，性別は女性に多い傾向がある．

c) 病型

① 広範型：　二肺葉枝以上あるいはそれと同等以上の肺血管床が閉塞されたもの．

② 亜広範型：　一肺区域以上のもので広範型以下のもの．

③ 微小塞栓型： 反復して肺高血圧の原因となるもの．

④ 慢性反復性肺塞栓症： 急性肺塞栓症が反復し，解剖学的肺血管床の減少により持続的肺高血圧症を呈し，臨床的には右室肥大所見を示すもの．

d) 病　因

血栓形成には静脈血栓と同様，Virchow の三因子が重要である．90％以上が骨盤・下肢深部静脈血栓に由来する．外科手術では，① 血栓塞栓症の既往のある高齢者，② 骨盤部の悪性腫瘍，③ 下肢整形外科的大手術，の場合は危険性が高い．栓塞子としては血栓，脂肪，腫瘍などがある．

e) 症　状

無症状で経過するものからショック状態に陥り突然死するものまで多様である．古典的三主徴としては呼吸困難，胸痛，血痰がある．これらの症状は広範型，亜広範型に出現することがあるが，三主徴を満たす症例はむしろ少ない．重要な所見としては発熱，突然発症する多呼吸を伴う呼吸困難，syncope，血圧低下，深呼吸により増悪する胸痛がある．

f) 診　断

① 胸部単純写真： 肺浸潤陰影，肺血管陰影異常(末梢肺血管陰影の減少・消失，Westermark 徴候)，胸水などがみられる．

② 心電図： 頻脈，右室負荷所見(肺性 P 波，右脚ブロック，右室肥大，$S_I Q_{III} T_{III}$，移行帯の時計方向回転，胸部誘導における陰性 T 波)が認められる．

③ 肺シンチグラム： 肺血流スキャンに換気スキャンを加え血流欠損はあるが換気は正常である．いわゆる，$\dot{V}/\dot{Q}$ mismatch をみる．

ⓐ 肺血流スキャン（図9.4）：肺毛細血管に捕捉された ^{99m}Tc-MAA より肺血流分布をみる．発症後48時間以内に行う．血流欠損として認められ，経過追跡により血流欠損がすみやかに消褪すれば本症の可能性が高い．

ⓑ 肺換気スキャン：吸入した ^{133}Xe，^{81m}Kr より換気状態をみる．

④ 肺動脈造影： 肺血管床を閉塞した血栓は，

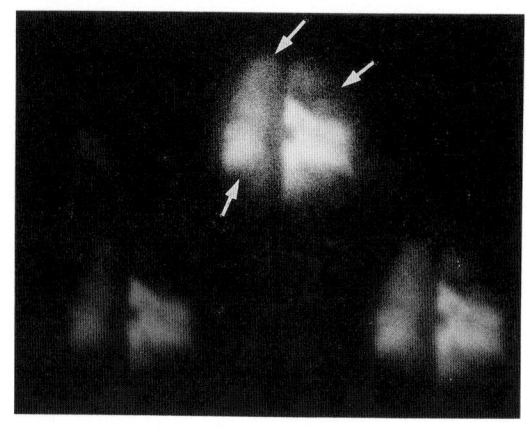

図 9.4 肺血流シンチグラム（LPO 30°）
右上肺野，左肺野（S_{1+2}, S_6, S_8）に血流低下を認める(↑)．

すみやかに fragmentation や融解を起こし縮小あるいは末梢へ移行するため，発症後可能な限り早期に行う（24～72時間以内が望ましい）．直接所見は血流途絶（cut off sign），造影欠損（filling defect），間接所見は局所的 hypovascularity，肺動脈の血流欠損・減少・遅延などをみる．

⑤ 動脈血ガス分析（PaO_2）： PaO_2 が 80 Torr 以下であると診断的価値が高い．反復性肺梗塞症では約85％の症例で低下を示す．区域性または亜区域性の場合は PaO_2 はあまり低下しない．

⑥ 生化学的検査： ビリルビン，LDH の上昇と GOT 正常は Wacker 三徴と呼ばれるが，診断的価値は低い．

g) 治　療

通常は内科治療を行う．

i) 内科治療

① 抗凝血療法（「深部静脈血栓症」の項＜p.386＞参照）： heparin の投与期間は血栓が安定する7～12日まで行う．経口的抗凝血薬（warfarin）の使用期間は素因がすみやかに消失するものでは4カ月程度使用する．

② 抗血小板薬（「深部静脈血栓症」の項参照）

③ 血栓溶解療法： urokinase は発症10日以内の急性肺塞栓症（広範型，亜広範型）に使用する．使用量は UPET（urokinase pulmonary embolism trial）のプロトコル[4]では 4400 単位/kg，10分間で静注し以後同量を1時間量として12時間点滴静注する．わが国では48～72万単位/

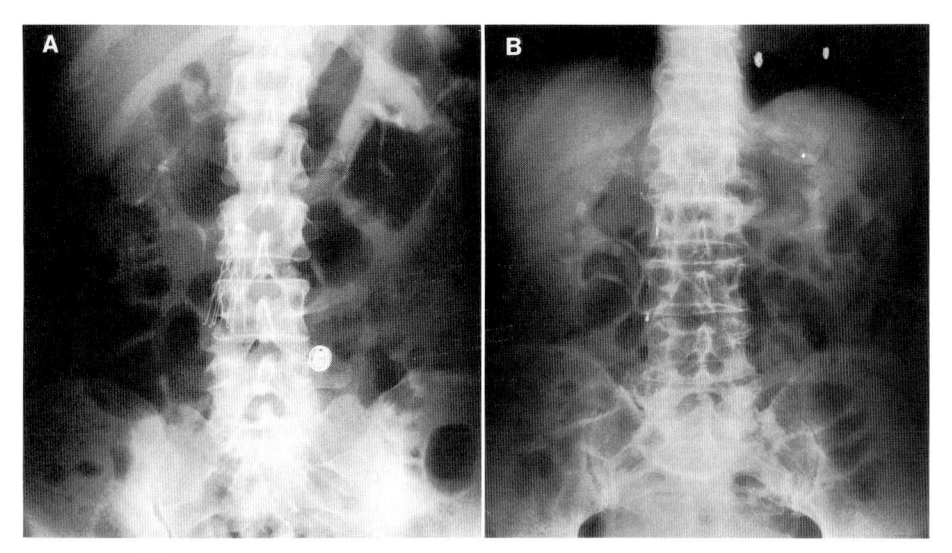

図 9.5 下大静脈フィルタ
A. Kimrary-Greenfield filter
B. Günther vena caval filter

day を5～7日間使用している施設が多い．TPA，Pro-UK，および batroxobin は「深部静脈血栓症」の項参照．

④ 右心不全： noradrenaline の点滴注入，または dobutamine，catecholamine 投与を行う．

ii) 外科治療

① 肺塞栓摘除術： 適応は，内科治療で血行動態を改善しえない広範型や肺動脈幹部の壁在血栓である．成功率は50％以下である．

② 下大静脈遮断術： 下肢静脈血栓症に起因する肺塞栓症反復予防の目的で行う．結紮術，plication，クリップなどの方法があるが，下肢の重篤なうっ滞症状や急性循環不全などの合併症がみられるため，近年では下大静脈フィルター挿入が主流である．フィルターとしては Kimrary-Greenfield filter，Günther vena caval filter などがある．フィルターは腎静脈分岐部直下の下静脈に設置する（図9.5）．

h) 予　後

i) 急性期　塞栓子の自然部分溶解は数日後からみられ，完全溶解は2週～数カ月を要するため，既存の循環機能障害の有無とその程度・発作時のショック症状の有無に左右される．

ii) 慢性期　ガス交換の障害，右心系の障害，肺組織の障害の程度により左右される．

C. 上大静脈症候群

a) 定　義

各種の原因によって上大静脈の閉塞・狭窄による上半身の静脈血還流障害が起こりそのため生じた上半身の浮腫を主徴とした疾患である．

b) 分　類

上大静脈の閉塞部位別に奇静脈上，奇静脈部，奇静脈下に分けると，それぞれ頻度は Stanford らの報告によると9，72，19％である．

c) 原因・頻度

McIntire（1949），神谷（1967），杉江（1966）の集計によると悪性腫瘍とくに肺癌によるものがもっとも多く，他に縦隔腫瘍，リンパ節腫脹などがある．肺癌における本症候群併発率は10～15％である．好発年齢は良性疾患によるものでは若年者（30～40歳），女性に多く，悪性腫瘍によるものでは高齢者（60～80歳），男性に多い．

d) 病　　態

上大静脈に閉塞や有意狭窄があるとその分枝である上肢や頸部の静脈圧は閉塞に応じ上昇するが，腫瘍などによる閉塞では閉塞までに時間を要するため側副血行路が形成される．側副血行路としては奇静脈，半奇静脈，副半奇静脈，内胸静脈，外側胸静脈などがある．このうち閉塞が奇静脈流入部に及んだものは重症である．病態の重症度は上肢肘静脈圧と相関性があり，重症になるほど静脈圧は上昇する．仰臥位安静時の肘静脈圧は正常時では $150\,mmH_2O$ 以下であるが，本症では $200～400\,mmH_2O$ 以上に上昇する．

e) 症　　状

静脈圧の上昇による上半身の浮腫，頸静脈や表在静脈の怒張と側副血行路の出現，頭痛，視力障害，難聴，失神発作などの中枢神経障害，腕部圧迫感，咳嗽，呼吸困難などの呼吸器症状がある．

f) 診　　断

上肢の静脈圧測定，静脈造影（図9.6），MRI，CT，胸部X線により原因疾患の検索，側副血行路の判定，閉塞部位の程度や状態についての情報を得る．

g) 治　　療

原因除去のために放射線療法，抗癌剤および外科治療があるが，その選択は原因疾患，閉塞程度，側副血行路の発達状態により判定される．悪性腫瘍によるものでは原則として放射線療法が第一選択となる．外科治療の適応は側副血行路形成が不良な例，放射線療法無効例などがある．手術法としては血栓内膜摘除術，ピッチ縫着術，切除＋人工血管置換術，バイパス術などがある．

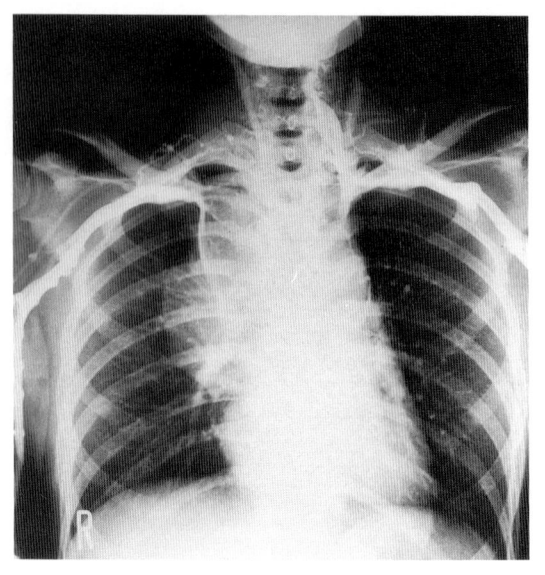

図 9.6 静脈造影
上大静脈の閉塞と側副血行路の発育を認める．

D. 肝部下大静脈閉塞症

a) 定　　義

下大静脈が炎症，血栓，腫瘍などが原因で閉塞，狭窄することにより下半身の静脈うっ滞を起こす疾患である．わが国では膜様閉塞ないし血栓による肝部下大静脈閉塞症が多く肝静脈閉塞を合併する場合が多いため，Budd-Chiari症候群として扱う．また，肝癌が肝静脈，下大静脈内に発育または壁外性に圧迫することによる二次性Budd-Chiari症候群をきたすこともある．

b) 原　　因

血栓性閉塞，膜様閉塞（先天的にはArantius静脈管の一部が膜様に遺残して起こる），悪性腫瘍などによる下大静脈の圧迫などである．

c) 症　　状

慢性に経過することが多く，急性症状としては悪心，嘔吐，腹痛，慢性症状としては浮腫，腹水，腹壁静脈怒張，肝腫，脾腫などがある．

d) 診　　断

経上大静脈性および下大静脈性に同時下大静脈撮影を行う（図9.7）．RI venography，下大静脈圧測定，肝シンチグラム，CTなどがある．

e) 治　　療

i) 内科治療　　急性期の血栓性閉塞には抗凝血，血栓溶解療法が行われ，一般的治療としては肝庇護療法が行われる．

ii) 外科治療

① 直達手術（直接閉塞部位を解除する）：　経

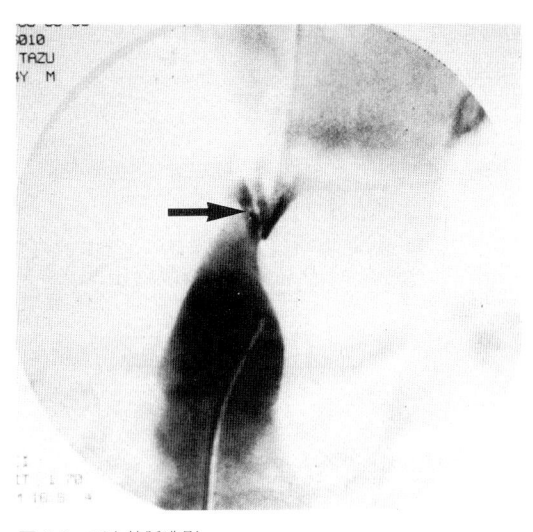

図 9.7 下大静脈造影
膜様閉塞を認める(→).

心的膜破砕手術,双指的膜様部破砕術,バイパス移植術,直視下パッチ移植術.

② 門脈・体循環シャント術(門脈系-下大静脈系の減圧を目的とする): 腸間膜静脈・下大静脈吻合,脾静脈・奇静脈吻合.

③ 経静脈性拡張術(膜様および小範囲の閉塞例に適応がある): Brockenbroughカテーテル裂開術,Grüntzigバルーンカテーテル拡張術,Fogartyバルーンカテーテル拡張術.

f) 予　　後

腫瘍性閉塞でも診断されてから数カ月～数年で肝硬変,肝不全,肝癌の発生経過をとることが多く,予後は悪い[5].

E. 下腿静脈瘤

a. 一次性(原発性)静脈瘤

a) 定　　義

静脈壁の遺伝的脆弱性のための表在静脈不全および穿通枝不全によって起こる表在静脈系の拡張・蛇行である(図9.8).

b) 病　　因

発生頻度は未開発地域では少なく,文明地域で多い.年齢は男女ともに50歳代に多く女性に多い.立位,遺伝(家族内発生率25～50%),妊娠(増大した子宮による圧迫,女性ホルモンの関与),密着衣服(コルセット)などの因子が複雑に関与して発生するものと考えられる.

c) 症　　状

下肢倦怠感,緊満感,浮腫,夜間痙攣などがある.放置すると種々の合併症に至る.合併症としては皮膚色素沈着,皮膚炎,難治性下腿潰瘍があり,遠位不全穿通枝の逆流による局所性高静脈圧症による.下肢うっ血症候群(lower limb stasis syndrome)[3]と呼ばれる.

d) 診　　断

診断は比較的容易であり,鑑別としては二次性静脈瘤がある.二次性では静脈の蛇行,拡張は軽く,浮腫,緊満感が著しい.

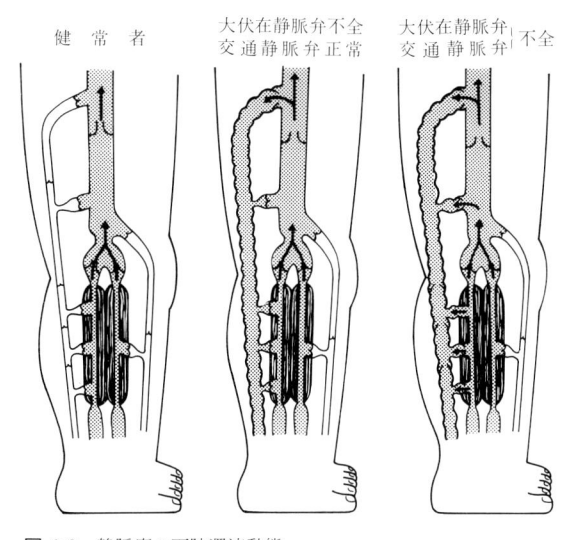

図 9.8 静脈瘤の下肢還流動態

i) **Brodie-Trendelenburg検査**　患肢を挙上させ大腿上部に駆血帯を装着させたうえで起立約15秒間後に観察する.静脈瘤が出現すれば穿通枝弁不全,駆血帯解除後に出現すれば表在静脈弁不全である.

ii) **Perthes検査**　患者を起立させ大腿中央部に駆血帯を装着し20回くらい足踏み運動させて筋・静脈ポンプ作用による同静脈からの排出

状態を観察する．一次性では静脈瘤が消失か減弱，二次性では静脈瘤は変化なくむしろ怒張が強まり疼痛がある．

iii) 静脈造影（静的静脈造影）　深部静脈の閉塞は認めず穿通枝の逆流が認められる．

iv) サーモグラフィ　静脈瘤は線状に，穿通枝は hot spot として描出される．

e) 治　　療

i) 保存的治療法　長時間の立ち仕事をさける，肥満の改善，弾力ストッキングを装着させるなどの指導を行う．

ii) 硬化療法　適応としては，① 還流不全の強くない下腿の限局した静脈瘤，② 美容上問題になる小静脈瘤，③ 手術時に取り残した静脈瘤，であり手術との併用は有用である．

iii) 外科治療

① 高位結紮・静脈抜去術（high ligation・stripping）：　一般的な術式である．鼠径部に切開を加え，大伏在静脈根部を剥離し，分枝を結紮・切離する．次に足関節内顆前方に切開を加え，大伏在静脈内に中枢へ向かい intramural stripper を挿入し，中枢断端で固定して末梢へ静脈を抜去する．

② 穿通枝結紮術（高度合併症を有する場合に行う）．

筋膜外手術（Cockett 手術）：　結紮・切離場所は筋膜上・皮下組織内である．不全穿通枝に対する結紮・切離が不確実である．

筋膜下手術（Linton 手術）（図 9.9）：　結紮・切離場所は筋膜・筋層間である．不全穿通枝に対する結紮・切離が確実である．

Dodd 手術：　下腿後方正中切開で，皮切はアキレス腱内側に延長する．

Lim 手術：　下腿後方正中切開で，皮切はアキレス腱外側に延長する．

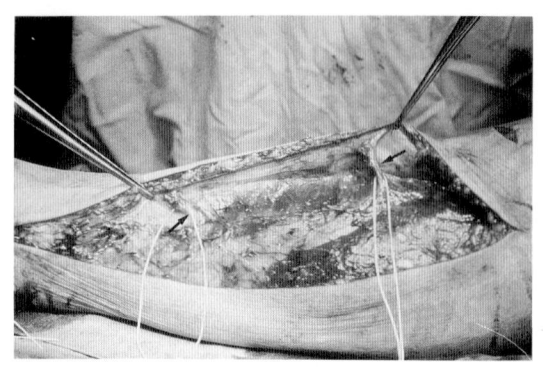

図 9.9　Linton 手術
不全穿通枝を認める（↑）．

b. 二次性（続発性）静脈瘤

深部静脈血栓症による静脈弁の破壊に伴う表在静脈への逆流で起こる．「静脈血栓後遺症候群」の項（p.388）参照．　〔吉﨑　聰・木村忠広〕

文　　献

1) Browse NL, Burnand KG, Thomas ML : The calf pump failure syndrome : pathology. Diseases of the Veins, pp307〜308, Edward Arnold, London, 1988.
2) Haimovici H : Ischemic venous thrombosis : phlegmasia cerulea dolens and venous gangrene. Vascular Surgery, 3rd ed, pp954〜970, Appleton & Lange, Normalk, Connecticut, 1989.
3) Browse NL, Burnand KG, Thomas ML : Venous ulceration : pathology. Diseases of the Veins, pp349〜369, Edward Arnold, London, 1988.
4) A Cooperative Study : Urokinase pulmonary embolism trial. *JAMA*, **214** : 2163〜2172, 1970.
5) Ono J, Sakoda K, Kawada T, Nishi S, Tabata M, Mizouchi J, Furukawa T, Nakamura M, Wada T, Katsuki T, Nakamura T, Sato E : Long-term follow-up result of portopulmonary shunt by splenopneumopexy on membranous obstruction of the inferior vena cava. *Surgery*, **95** : 116〜120, 1984.

9.2 リンパ管

A. リンパ浮腫（lymphedema）

リンパ管の異常によって，四肢の皮下にリンパ液が慢性的に貯留した状態をリンパ浮腫という．

a. Kinmonth分類

発生原因によって一次性と二次性に分けられ，一次性は発症の時期から，① 先天性（生下時より），② 早発性（35歳以下），③ 遅発性（35歳以上），に分けられる．また，リンパ管造影所見からの分類として，リンパ管の無形成型(aplasia)，低形成型(hypoplasia)，過形成型(hyperplasia)または瘤状拡張型(varicose dilated)に分けられる．先天性家族性で低形成のものをとくにMilroy病という．二次性は，原因により外傷性，悪性腫瘍，フィラリア症，細菌感染，炎症，放射線照射，その他などに分けられる（表9.2）．

b. リンパ管造影法

確定診断に必須な検査法である．末梢皮下のリンパ管より30G前後の針を刺入，油性造影剤をinfusion pumpを用いて注入する．下肢は注入開始より4〜5分で，骨盤は約10分，胸管は約30分で造影される．リンパ節は24時間後撮影が適切である．正常の場合，下腿で4〜5本，大腿で10本前後のリンパ管が造影される．油性造影剤を用いるため，肺梗塞の危険があるが，総量10 ml程度であれば問題ない．しかし本法には技術的に困難な場合があり，最近ではRI-lymphoscintigraphyによる診断法も行われる．

c. 一次性リンパ浮腫

a) 病態

リンパ管の種々の先天性形成異常によりリンパ管のうっ滞が起こり，これに外的な刺激が加わるとしだいに結合組織が増殖して皮膚の肥厚をきたす．そのため皮溝・毛孔がめだち，いわゆる象皮病（elephantiasis）の外観を呈する（図9.10）．

b) 症状・合併症

四肢の尖端より発症する浮腫で，下肢に多い．慢性の経過をとりながら中枢に向かって進行し，指圧痕を残さず，疼痛もない．自覚的には患肢の重量感を訴える．上肢の場合，手指の腫脹のため早期から機能障害がみられる．合併症では，悪寒，高熱を伴う蜂窩織炎を繰り返し，そのたびに浮腫は増悪する．静脈浮腫では指圧痕を認め，皮膚肥厚を伴わないことにより鑑別がつく．

表 9.2 リンパ浮腫の分類（Kinmonth分類）
1. 一次性リンパ浮腫
   A. 発症時期からの分類
      ① 先天性（家族性のものをMilroy病という）
      ② 早発性
      ③ 遅発性
   B. リンパ管造影上の分類
      ① 無形成型
      ② 低形成型
      ③ 過形成型または瘤状拡張型
2. 二次性リンパ浮腫
   A. 外傷性（リンパ節郭清を含む）
   B. 悪性腫瘍浸潤
   C. フィラリア症
   D. 感染または炎症性
   E. 放射線照射
   F. その他（静脈血栓に合併など）

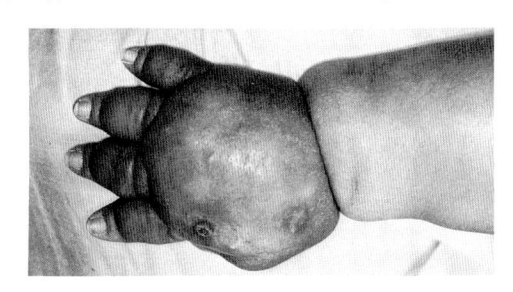

図 9.10 一次性リンパ浮腫（19歳，女性）

c) 診　　断

診断は上記の臨床症状とリンパ管造影による．

d) 治　　療

内科的には弾力靴下，弾力包帯の着用，波動型治療マッサージ器の使用，利尿薬，リンパ循環促進薬の投与のほか新しい方法としてリンパ球注入療法がある．外科的には以下の方法がある．

i) リンパ誘導術（drainage operation）

停滞するリンパを正常リンパ管領域まで誘する方法．

① Handley法：絹糸，ナイロン糸，ポリエチレン糸などを代用リンパ管として皮下に埋没，毛細管現象を利用する．

② Goldsmith法：大網を有茎性に患肢皮下に埋没する．

③ Kinmonth法：腸管の一部を鼠径部へ有茎移植する．

ii) 切除誘導法（excisional drainage operation）

① Kondoleon法：浮腫組織を切除，筋膜も切除して深部リンパ系との交通を図る．

② Thompson法：筋膜切除後，上皮を剥離した皮膚弁を下肢全長にわたって筋肉内に挿入する．

iii) 切除術（excisional operation）

Charles法：全周にわたって浮腫を切除して皮膚移植を行う．

iv) 直接再建法（reconstractive operation）

リンパ管と静脈の吻合およびリンパ節と静脈の吻合が行われる．リンパ管の拡張の強いものに適応が多い．

d. 二次性リンパ浮腫

a) 病　　態

多岐の原因により腋窩または鼠径部より中枢側においてリンパ流障害が起き，浮腫が生じる．

b) 症　　状

浮腫の性状は一次性と同じであるが，一般に中枢側の腋窩または大腿部から発症し，末梢に向けて進行する（図9.11）．乳癌根治手術後の上腕リンパ浮腫にリンパ管肉腫が合併することがあり，こ

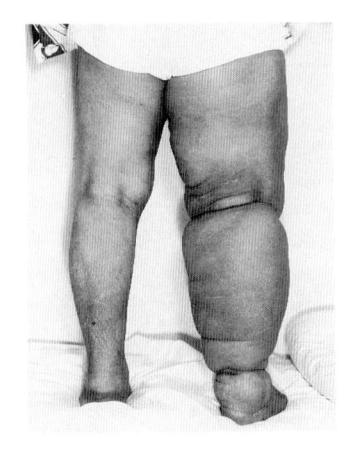

図9.11　子宮癌郭清術および放射線治療後に発生した二次性リンパ浮腫

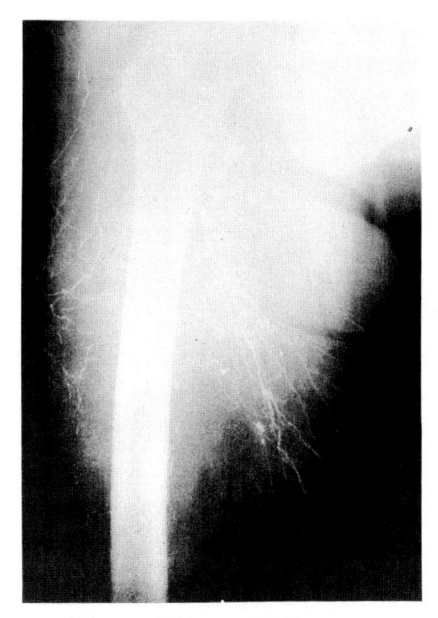

図9.12　二次性リンパ浮腫リンパ管造影
大腿内側に拡張したリンパ管網を示し，外側部には逆流リンパ管を認める．

れはStewart-Treves症候群といい予後不良である．

c) 診　　断

リンパ管造影においてリンパ管は下肢や前腕には著変なく，大腿・会陰部や上腕に多数の逆流リンパ管像がみられる（図9.12）．

d) 治　　療

治療は一次性リンパ浮腫に準じる．

〔吉﨑　聰・坂野哲哉〕

10. 外科的高血圧

A. 総論

　高血圧は心臓の拍出量の増加，末梢動脈の抵抗の増加，循環血液量の増加により惹起される．日常の臨床において遭遇する高血圧のほとんどのものは血圧調節機構の何らかの失調により，基礎血圧が高値に固定されたいわゆる本態性高血圧症であり，このものは薬物療法により対処されるべき疾患である．これに対して，上記の血圧上昇に関与するホルモンが過剰に産生されている状態，あるいは循環血液量や細動脈に対して血管作動性に作用する腎臓由来の物質の産生が，局所性変化による腎血流量，血流圧の低下により過剰に行われ，その結果として高血圧が生じている場合がある．このような症例は全高血圧患者の5〜15％ぐらいといわれており，けっして多いものではないが，その高血圧の原因となる疾患を手術的に除去したり，あるいは修復することにより永久治癒が得られる点で注目されている．

　大動脈弁閉鎖不全症や甲状腺機能亢進症の際にも高血圧がみられ，この高血圧も確かに原疾患の外科治療で治癒させることができるが，このような高血圧は症候性心拍出量増加による収縮期高血圧であって，ここで取り上げる外科的高血圧は原則として昇圧に関係する物質が関連しており，拡張期高血圧を呈する点からも別の範疇に入れるべきものである．

　子供や動脈硬化症のない若い成人に高血圧が認められる場合には一応，このような外科的高血圧を疑う必要がある．比較的急激な発症や血圧上昇に関連するホルモン過剰を思わせる症状のあることが診断を進める上で大切である．

　本態性高血圧にも，かつて種々の外科療法が試みられたことがあるが，現在では確実に原因を除去するための外科治療法はないので本稿では割愛する．

B. 副腎皮質疾患

　生命維持に必須の mineralocorticoid や glucocorticoid が無秩序に過剰生産されると高血圧が惹起される．その主なものについて略記する．

a. 原発性アルドステロン症

　副腎皮質の腫瘍，過形成，先天性代謝異常などでアルドステロンの過剰産生が行われるものであり，多くの疾患単位が知られているが，ここでは外科手術の対象としてもっとも多い副腎皮質の腺腫と結節性肥大（過形成）について述べる．本症は高血圧症患者の1〜2％を占めるといわれている．

a) 病態・症状

　アルドステロン過剰による Na^+ の貯留と K^+ や H^+ の尿への排泄増加が本態であり，その結果として水分貯留による循環血漿量増加で高血圧がみられる．さらに低カリウム血症，代謝性アルカローシス，さらにそれらにより惹起された二次的組織変化に伴う症状が認められる．

b) 診断

　図10.1にみられるような症状があり，高血圧，低カリウム血症，アルカローシス，それに低レニ

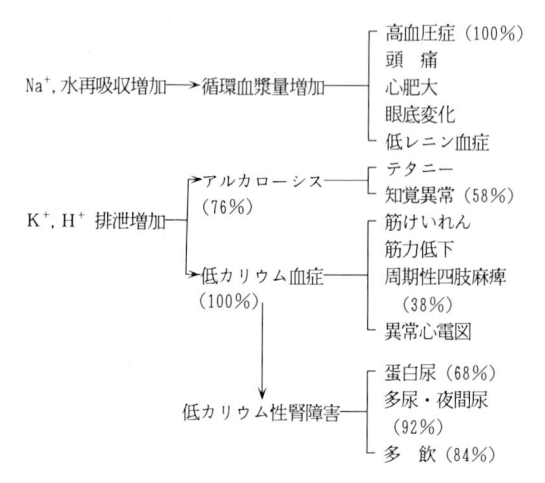

図 10.1 原発性アルドステロン症の病態と症状

ン血症があれば診断は容易である．発症後早期のもので低カリウム血症が不明瞭な場合には1日量2gの食塩制限食を4日間連続するか，サイアザイド薬の投与を行うと低カリウム血症が判然してくる．

原発性アルドステロン症の診断がついた場合に，手術適応を決定するためにも腺腫か過形成かの鑑別をすることが必須となる．腺腫は手術の絶対的適応であり手術の成績もよいが，過形成の場合には，たとえ両側副腎全摘除術を行っても血圧制御が十分にゆかないことがあるので，spironolactoneによる薬物治療を考えなければならない．一般にアルドステロン分泌は1/3が下垂体よりのACTHに，2/3はアンギオテンシンにより支配されるといわれている．腺腫はACTHに，過形成はアンギオテンシンに感受性の高いことを応用すれば，両者の鑑別はある程度可能となる．

アルドステロンの前駆物質である18-hydroxycorticosterone量が腺腫では過形成の場合よりも有意に多く鑑別によいという報告もある（図10.2，10.3）．

近年の画像診断技術の進歩により腺腫の検出は容易となった．CT，NMR，^{131}I-iodocholesterol scintigraphy，副腎静脈血採血と逆行性副腎静脈造影法などの詳細については第3巻「消化器外科学」7.3章「副腎」の項を参照されたい．

図 10.2 アルドステロン産生経路
＊，＊＊は球状帯のみに存在する．

c) 治療

　腺腫は摘出により完治しうる[1]．しかし，診断がつくまでに長期間が経過しており高血圧に続発する動脈の二次性変化が生じてしまっている場合には，術後の降圧効果は十分ではない．両側性副腎皮質過形成の場合には両側副腎摘除により約1/3の症例で高血圧の永久治癒が得られるが，残りの症例では電解質異常は矯正されるが高血圧は持続するという．両側副腎摘除後はglucocorticoidの補充が必須であるので，両側副腎摘除術はすべての過形成の患者に施行されるべきではないとの立場から，spironolactone 200～400 mg/dayで保存的治療をすすめる一派もある．

b. Cushing 症候群

　副腎皮質の腺腫，癌，結節性異形成などの自律性をもった病的組織によるcortisolの過剰産生が本態であるが，下垂体 microadenoma の ACTH 過剰産生あるいは異所性ACTH産生腫瘍による両側副腎皮質過形成でも同様の現象が生じるために，その鑑別が必要となる（図10.4）．

　過剰に産生されるcortisolのglucocorticoid作用，細動脈のカテコールアミンに対する感受性増強作用に加えてcortisolのNa$^+$保持，K$^+$排泄作用の結果として循環血漿量の増加から高血圧が惹起される．異所性ACTH産生腫瘍に続発するホルモン過剰状態の場合には，原疾患がきわめて悪性であり，かつ末期状態に近くなっていること

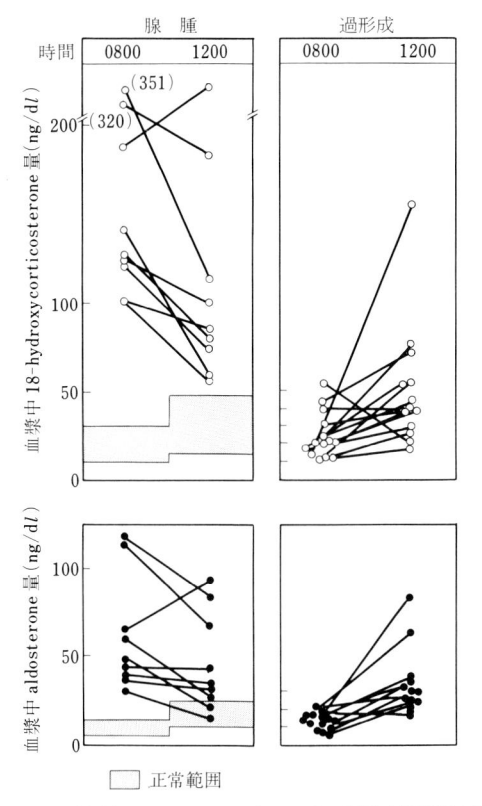

図10.3 原発性アルドステロン症における副腎皮質腺腫と副皮質過形成の鑑別
朝8時に臥床位で採血し，その後，絶飲食で立位を取らせておき正午に採血する．
午前8時のアルドステロン値は両疾患で多少重なるが，18-hydroxycorticosterone値は両疾患で重なりがない．
腺腫からのアルドステロン分泌はACTHに，過形成のもはレニン-アンギオテンシンに支配されることもこの図から明らかである．(Biglieri EG, Schambelan M, Hirai J, et al : The significance of elevated levels of plasma 18-hydroxycorticosterone in patients with primary aldosteronism. *J Clin Endocrinol Metab*, **49** : 87～91, 1979)

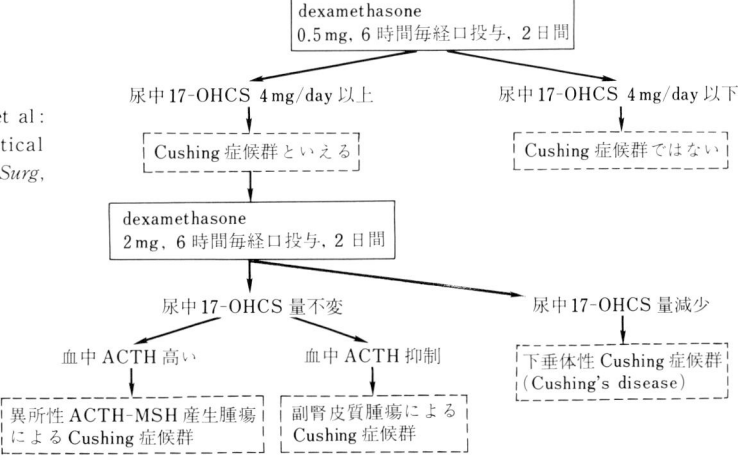

図10.4 Cushing 症候群の鑑別診断法
(Scott HW Jr, Foster JH, Rhamy RK, et al : Surgical management of adrenocortical tumors with Cushing's syndrome. *Ann Surg*, **173** : 892, 1971)

表 10.1 Cushing 症候群の臨床症状

躯幹に強い肥満	95%
高血圧	85
糖尿,耐糖能低下	80
月経異常	75
多毛,痤瘡	70
皮膚線条	70
筋力低下	65
骨粗鬆症	55
易出血性	55
創傷治療遷延	55
精神異常	50
浮腫,低カリウム性アルカローシス	40
多尿	15

(Harrison TS, Gann DS, Edis AJ, Egdahl RH: Surgical Disorders of the Adrenal Gland: Physiologic background and treatment, Grune & Stratton, New York, San Francisco, London, 1975)

が多いことも関係し,典型的な Cushing 症候群の臨床像はみられず,心不全,電解質不均衡の症状,精神障害が主体となることが多い. Na^+ 保持作用に関してみると cortisol は aldosterone の 1/500 の作用しかないが,正常で1日に副腎皮質より産生される cortisol は約 30 mg であり,aldosterone のそれが約 150 μg であることからみて,相当に強い mineralocorticoid 作用を生体に及ぼしていることがわかる (表10.1).

Cushing 症候群の診断と治療は第3巻「副腎」の項に詳述されるので,ここでは割愛する.

C. 副腎髄質および paraganglion 由来組織の疾患

発生時に神経櫛 (neural crest) に由来する細胞が自律神経節, APUD 系あるいは paraganglion と呼ばれる細胞に分化してゆく. この paraganglion は種々に分類される分化を示すものであるが,鰓原器官あるいは迷走神経に密接な関係をもつ群があり, これらは chemoreceptor への分化傾向を示す. 一方, 大動脈交感神経系と呼ばれるものは交感神経節や大動脈周囲の自律神経節と密接な関係がありカテコールアミン代謝に関係する傾向が強い. 副腎髄質はこの系に属する paraganglion の最大のものである. もう一つは内臓神経に関連する自律神経節と関連するグループである.

これら大きく三群に分けられる paraganglion より腫瘍が発生するが,第一のグループは副交感神経と関連するものが多く chemodectoma と呼ばれる腫瘍となる. その代表が carotid body tumor である. 第二のグループのものは交感神経と関連し,カテコールアミンを産生し,pheochromocytoma と呼ばれる腫瘍となる. 第三のグループも交感神経,副交感神経のいずれに関連するかによりそれぞれの分化傾向を示す腫瘍を発生する. 以上はあくまでも原則であって chemodectoma でもカテコールアミンの産生を示すことがある. ここでは paraganglioma の中でカテコールアミンを多量に産生し放出する褐色細胞腫 (pheochromocytoma) について述べる.

a. 褐色細胞腫

epinephrine の末梢血管収縮作用,収縮期圧上昇,心拍出量の増加作用, norepinephrine の収縮圧,拡張期圧の上昇作用, dopamine の心拍出量増

表 10.2 褐色細胞腫の臨床的分類とその対比

	発作性高血圧型	持続性高血圧型
症例数	35例	36例
男:女	1:1	1:2
平均年齢	43歳	29歳
高血糖症例	約50%	約70%
BMR 上昇症例	約50%	約90%
胆石 ⊕	1例/3例	2例/36例
頭痛	32例(91%)	27例(75%)
動悸	27 (77)	19 (53)
発汗	23 (66)	27 (75)
顔面蒼白	22 (63)	11 (31)
神経過敏	22 (63)	11 (31)
振戦	19 (34)	10 (28)
発見された腫瘍数	38個	49個
多発症例	2例	6例
両側または髄外性,または両方症例	3例	8例
悪性症例	2例	7例
腫瘍平均重量	83 g	117 g

(Priestley JT, Kvale WA, Fifford RW Jr: Pheochromocytoma. Clinical aspects and surgical treatment. Arch Surg, 86: 778〜790, 1963 より一部変更して引用)

加作用が相まってカテコールアミン過剰産生放出が起こる褐色細胞腫患者では高血圧がみられる．高血圧についてみると発作性のものが本症に特徴的であるかのような印象を与えているが，持続性のことが多く，とくに子供や若い女性に多い．また，持続性高血圧を示すものは両側性あるいは多中心性発生を示すことが多く，悪性である可能性も高い（表10.2）．従来，褐色細胞腫は10％病と呼ばれていたが，幼少期のものは両側性発生が高率にみられ30～70％に及ぶ．褐色細胞腫はときに家族性発生をみるものであり，Sipple症候群，多発性内分泌腺腫症 type II および type III 患者にみられる両側副腎髄質の多発性褐色細胞腫はきわめて重大な臨床的意義をもつ．また，von Recklinghausen病，von Hippel-Lindau病のような神経皮膚疾患と本症との合併も注意する必要がある[2]．妊娠と合併した褐色細胞腫は妊娠中毒症と混同されやすく，気付かずに放置すれば，母体，胎児ともに死亡率は約50％にも及ぶものである（表10.3）．

表 10.3 褐色細胞腫の母体および胎児に及ぼす影響

		母体数	母体死亡数	胎児死亡
妊娠中に	診断のついた例	22	4(18%)	11/22(50%)
	診断のつかなかった例	67	39(58%)	50/90(56%)
		89	43(48%)	
母体死亡の時期	妊娠中	10		
	分娩中	3		
	分娩後	30		
褐色細胞腫の胎児に及ぼす影響	胎児数	112		
	胎児死亡	62(55%)		
	流産	16		
	妊娠早期死	23		
	分娩中または直後死	23		

(Schenker JG, Chowers I: Pheochromacytoma and pregnancy. Review of 89 cases. *Obstet Gynecol Surg*, 26: 739～747, 1971 より一部変更して引用)

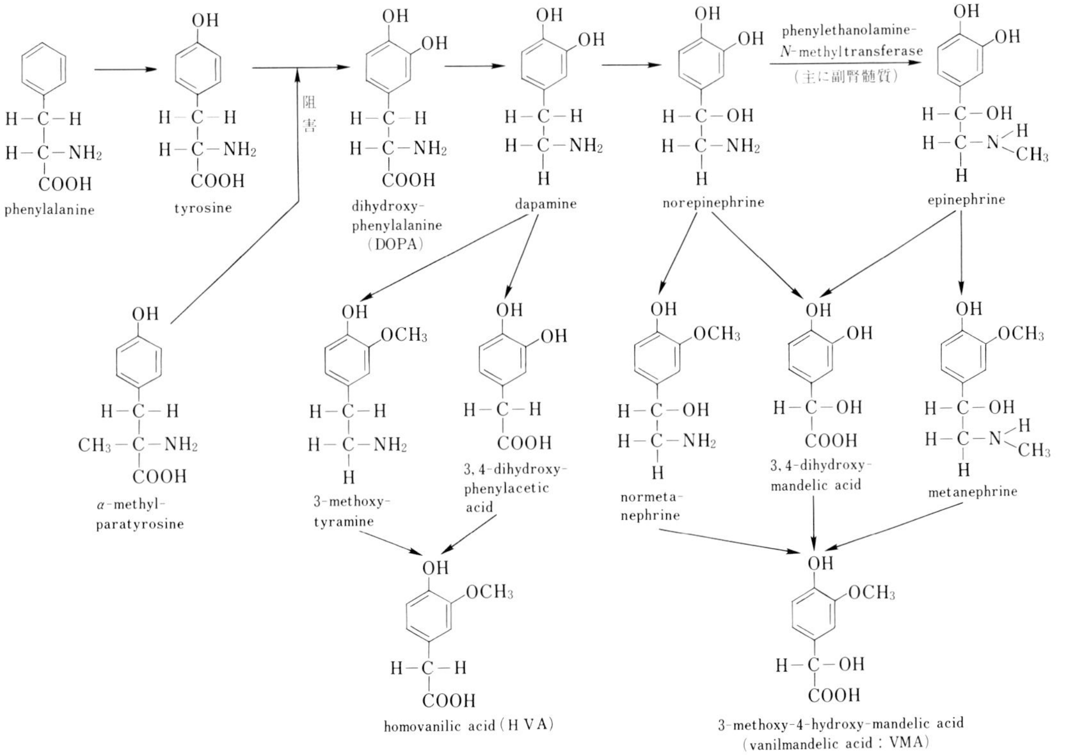

図 10.5 カテコールアミン代謝
　未分化な褐色細胞腫ほど反応は左側に近くとどまるようになり，産生されるカテコールアミンの中ではdopamineの比率が増す．
　神経芽細胞腫では，ほとんどdopamineどまりであり，HVAの排泄量が増加する．
　神経芽細胞腫はnorepinephrine産生までの分化を示すことはありうるが，epinephrineを産生することはないといわれている．

副腎髄質原発性の褐色細胞腫か髄外性のものかの鑑別に epinephrine と norepinephrine の比が問題となる．すなわち norepinephrine を epinephrine に変換する phenylethanolamine-N-methyltransferase は副腎皮質ホルモンで活性化されるので副腎髄質がもっとも能率よく epinephrine を産生する箇所であり，同部位から発生した褐色細胞腫も epinephrine を多量に産生することは確かであるが，この現象は必発ではなく，また Zuckerkandl 器官に発生した褐色細胞腫中にも多量の epinephrine の存在が認められた例もあるので絶対的な決め手とはならない（図 10.5）．

褐色細胞腫の診断，術前準備としての α, β 遮断剤の使用，血漿補充の問題，術中・術後の管理などは第 3 巻「副腎」の項を参照いただき，ここでは悪性褐色細胞腫の再発や転移による高血圧が最早や外科的に治療できない状態になった場合のことを簡単にふれておく．対症療法的に α, β 遮断剤に加えて tyrosine hydroxylase 阻害によりカテコールアミン合成を抑制する薬物として α-methylparatyrosine が使用されたが腎毒性が強く，また強い悪心嘔吐など副作用のために一般的ではない．streptozotocin あるいは化学療法剤の多剤併用も試みられているが，効果はいま一つである．画像診断に使用されている ^{131}I-metaiodobenzylguanidine の多量療法が新しい試みとして取り上げられつつある．

b. 神経芽細胞腫（neuroblastoma）

これも多量のカテコールアミンを産生するが，多くは未分化であるために，代謝的にも norepinephrine や epinephrine を産生することができず dopamine どまりである．dopamine も多量に産生される場合には心拍出量増加により高血圧をきたすこともある．dopamine 産生の多いときは下痢を伴うこともある．尿中 HVA や VMA の測定が診断上大切である．

D. 血管系の異常による高血圧

太い血管の限局性変化により高血圧が生じている場所があり，その局所の外科治療により治癒するものがある．

a. 大動脈縮窄症（coarctation of the aorta）

この疾患は，心臓大血管の発生異常に起因する幼児型と，大血管の二次性病変に起因する成人型とに分けると理解しやすいように思われる．前者は縮窄部の位置により管前型，傍管型，管後型に分けることもある．後者の代表は峡下型としてまとめられる．ほとんどの症例は前者である．

(1) 幼児型

胎児期においては卵円孔の開存により臍帯からの酸素の多い血流は主として脳や上半身に流れ，動脈管を介して静脈血が大動脈に流入し，胎盤へ運ばれている．左室より拍出された血流の約 2/3 は頭部上半身に流れ 1/3 のみが左鎖骨下動脈より遠位の大動脈に流入し動脈管の血流に合流する．したがって，左鎖骨下動脈と動脈管の間は血流量が少ないために細く峡部（isthmus）と呼ばれる．

左心や大動脈起始部の異常，卵円孔の狭小化などで左室の拍出量の減少している場合には峡部は一段と狭くなり，出生後の左室よりの拍出量が増加するようになっても正常のように十分に太くならないと考えられる．この型が管前型（preductal type）と呼ばれるものである．

左心の拍出量がもっと高度に低下すると動脈管よりの血液が左鎖骨下動脈に向かって逆流するようになり，血行動態の変化の結果として左鎖骨下動脈は遠側に引き寄せられ動脈管の対面に開孔するようになるといわれる．かかる状態にあった胎児に出生後の動脈管の閉鎖が起こると，動脈管の閉鎖収縮の結果として対面の大動脈壁がテント状に引き込まれて内腔が狭くなり，さらに大動脈内膜の二次的肥厚が加わって縮窄が完成するという．傍管型（juxtaductal type）あるいは管後型（postductal type）と呼ばれるものがこれである（図 10.6）．

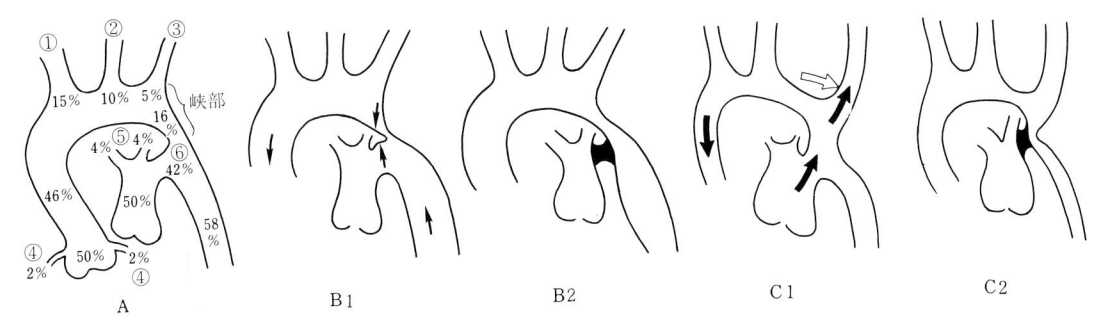

図 10.6 大動脈縮窄症の発生様式
A. 正常胎児の心臓より拍出される血流量の分布
① 腕頭動脈, ② 左総頸動脈, ③ 左鎖骨下動脈, ④ 冠状動脈, ⑤ 肺動脈, ⑥ 動脈管.
胎児では左鎖骨下動脈と動脈管の間は峡部と呼ばれて細いが, 出生後は, この部分を流れる動脈血量が増加するので太くなる.
↓：減少, ↓：非常に減少, ↑：増加, ↑：非常に増加, ⇨：左鎖骨下動脈の左方偏位
B1. 左心室よりの拍出量が何らかの原因で減少している場合には, 動脈管より下行大動脈への流出量が増加し, 峡部は普通よりも狭くなる.
B2. この状態で出生後に卵円孔や動脈管が閉鎖された左室より大動脈への血流量が増加しても峡部は十分に拡張しないので, 管前型大動脈縮窄症となる.
C1. 左心室よりの拍出量が非常に少ないときは動脈管を通る血流が非常に増加し峡部を通って左鎖骨下動脈に逆流する. このために, 同動脈の起始部は動脈管の方向に引き寄せられて, 動脈管の対側に開孔するようになる.
C2. 出生後に動脈管が閉鎖するとこの部分に大動脈の屈曲, 動脈索対側の大動脈壁のテント状の陥入が起こる. これに続いて, 大動脈壁に二次性変化が発生する. 傍管型, 管後型大動脈縮窄症と呼ばれるものはこのようにして形成される.
(Wdeldon CS : Congenital obstruction to left ventricular outflow, including coarction of the aorta. in Pediatric Surgery (ed by Ravitch MM, et al), 3rd ed, Chapter 56, pp 633〜649, Year Book Medical Publishers, Chicago & London, 1979 より一部変更して引用)

a) 症　　状

心不全のない患者では高血圧が明らかであるが, その特徴は上半身に著明で下半身はむしろ低血圧ということである. 高血圧の原因は上半身への血流量の増加, 下半身, とくに腎血流量の低下によるレニン-アンギオテンシン系を介するもの, 大動脈弓圧受容体の異常などがあげられているが, いまだ明らかな原因は不明である. 本症の70〜90%に他の心臓奇形があるともいわれており, そのための症状も加わる. 脳出血, 大動脈の解離性動脈瘤, 心不全, 亜急性心内膜炎などを併発し, 放置すれば20歳までに20%, 50歳までに80%の症例が死亡する.

胸部に特異な雑音を聴取し, また側副血行路の形成が著明なことも一つの特徴で広背筋部に拡張した側副血行路による脈拍を触知し, 胸部X線では肋間動脈の蛇行により肋骨下縁にnotchingと呼ばれる丸い骨吸収像を認める. このnotchingは本症に特異的なものである.

b) 治　　療

狭窄部を長軸方向に切離してパッチグラフトを縫着したり, 左鎖骨下動脈を切離し, その起始部を切開して短冊型の弁として縫着するなどの峡部形成術や, 狭窄部の切除を行い端々吻合あるいは人工血管移植が行われる.

c) 予　　後

高血圧は通常は手術でよくなるが, 5〜10%の例では術後2日目から2週間くらいして, 一度下がった血圧が再度上昇し, ときに持続することがある. その原因は不明であるが大動脈弓辺の圧受容体の変化によると想像されている.

(2) 成　人　型

峡下型 (subisthmic type) ともいわれるもので, 大動脈縮窄症の2%を占めるにすぎない. これはその発生部位により下部胸部大動脈型, 上部腹部大動脈型, 下部腹部大動脈型に分けられる. 前二者には高血圧が認められる. とくに上部腹部大動脈型では腎動脈が影響を受けるために高血圧は高度であり, 全身状態が強く障害される. これら峡下型のものは血管炎や動脈硬化症の特異型などの病変によるものが多い.

治療としての血栓内膜除去術やバイパス術を含

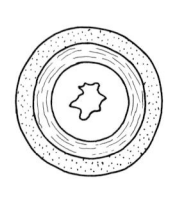

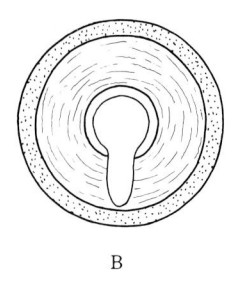

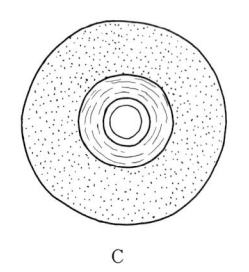

図 10.7 腎動脈線維筋異形成の種類と発生頻度
A：内膜型線維性狭窄（intimal fibrous stenosis）（5%）
B：中膜型線維筋性狭窄（medial fibromuscular stenosis）（85%）
C：外膜型動脈周囲型線維性狭窄（adventitial and periarterial fibrous stenosis）（10%）
Hunt JC, Harrison EG Jr, Kincaid OW, et al : Idiopatic fibrous and fibromuscular stenosis of the renal arteries associated with hypertension. *Proc Staff Meet Mayo Clin*, **37** : 181〜216, 1962.

めた血流改善策が取られて，それなりの効果をあげている．

b. 腎動脈異常による高血圧

腎動脈に狭窄が起こり糸球体輸入動脈の血流量および流入圧が低下すると傍糸球体装置（juxtaglomerular apparatus）よりレニンの放出が増加し，アンギオテンシンIIの産生が起こる．これは強い血管収縮作用をもつと同時に副腎皮質よりのアルドステロン産生を促進する．その結果，両者相まって高血圧が発生する．外傷による腎動脈の損傷，栓塞，解離性動脈瘤などによる動脈血行障害，膠皮病や血管炎による細動脈の変化などでも同様の病態生理によりレニン-アンギオテンシン系の活性化が起こり高血圧が惹起されるが，外科的に治療しうる腎動脈性高血圧症の代表は動脈硬化症と腎動脈の線維筋異形成症（fibromuscular dysplasia）である．人種によりそれぞれの発生頻度は異なるが，欧米では動脈硬化症が約80%，線維筋異形成症が約18%を占めるという．

動脈硬化症は老人男子に多く，その1/3の症例では両側性の腎動脈狭窄が認められる．粥状変性による内腔の狭窄は腎動脈の腹部大動脈からの分岐部から大動脈側1/3の部分に発生することが多い．

線維筋異形成症では腎動脈の vasa vasorum が消失していることが多く，また子供や若い女性に多いことから外傷，とくに妊娠による腎臓の変位，遊走腎による変位などで腎動脈に伸展などの外傷による損傷が加わり，主として中膜の平滑筋，弾性板の変性と線維の増生が生じるものと考えられる．本病変はしばしば多中心性に発生し，中膜の変性から小動脈瘤の発生にいたることがある．

本症の85%は右側に起こり，狭窄部は腎動脈の腎側2/3に多く，ときに腎動脈の分枝に及ぶこともある（図10.7）．

a) 診　　断

心窩部に血管雑音を聴取するときは腎血管性高血圧症が考えられる．特殊検査として次に示すものがある[3]．

i) 排泄性腎盂撮影　患側では腎杯への造影剤の排泄が遅れ，造影晩期の撮影で患側の造影剤が濃くなり（水，Na^+の再吸収による），尿管に側副血行による圧痕がみられ，患側の腎臓が小さくなっている．通常，右腎は左腎より小さいことが多いので右腎の長径が左腎のそれよりも2cm以上小さいときは右に，左腎が右腎より1cm以上小さいときは左腎に血行障害があるといえる．しかし，両側性の病変はみつけにくい．成人では比較的信頼性のある方法であるが，幼児ではあてにならないことが多く，他の尿路系異常を発見する手段として用いられる．

ii) 放射性同位元素によるrenogram　^{131}I標識馬尿酸塩を静注すると，患側では最高値への到達時間が遅れ，排泄が遅延し，また全体として曲線が低くでる．

iii) **腎動脈造影** もっとも確実な方法で病変を直視しうる．

iv) **腎静脈レニン活性測定** 左右の腎静脈よりカテーテルにて別々に腎静脈血を採血し，そのレニン活性を（それぞれの腎静脈血レニン活性）−（全身静脈血レニン活性）/（全身静脈血レニン活性）の式で測定するものであり，患側で高くでる．健側に比し 1.4〜1.5 倍以上のレニン活性がある場合には動脈再建術により降圧効果を得られる可能性が高いといわれている．

v) **分腎機能検査** 両側の尿管にカテーテルを挿入し分腎機能をみるもので現在ではあまり行われない．

① Howard 試験: 患側で尿量が健側より 50% 以上少なく，健側より Na^+ が 15% 以上低く，健側よりクレアチニンが 15% 以上多い．

② Rappaport 試験: (左腎尿の Na/クレアチニン)÷(右腎尿の Na/クレアチニン)．この値が 0.6 以下ならば左腎動脈，1.6 以上ならば右腎動脈に狭窄がある．

③ Birchall 試験: 高張食塩水を点滴し左右の分腎尿の Na/クレアチニン比をだす．その大きい値が小さいものの 2 倍以上あれば小さい値の腎に異常がある．

④ Stamey 試験: 尿素などで浸透圧利尿をつけ，パラアミノ馬尿酸を負荷する．患側では尿量が 1/3 以下となり，パラアミノ馬尿酸量は 2 倍以上となる．

vi) **腎生検** 糸球体は正常で，細動脈に器質的変化がなく，傍糸球体装置の細胞の増加，細胞質内顆粒の増加が認められれば腎動脈関連のよい指標となるが，この手技自体には危険も伴うので一般的な検査とはいえない．

b) **術前準備**
腎動脈性高血圧症では血管床が収縮し循環血液量が減少しているので，その補正が大切であり，また，それまでの投薬により低カリウム血症が起きていることも多いので，その補正も必要である．動脈硬化症の症例では冠状動脈の血行不全を伴うことも多いので，急速な体液の補充は危険である．アンギオテンシン変換酵素阻害薬の使用も有効と考えられる．

c) **手術**

i) **経皮的血管拡張術**（percutaneous transluminal angioplasty, PTA） Grüntzig バルーンカテーテルを経皮的に腎動脈の狭窄部に挿入し，バルーンを膨らませて狭窄部を拡張する方法で侵襲は少ない．しかし，軽度の動脈硬化症の症例にしか行えない．有効率は 2 年までの観察で 10〜15% である．再発率の高いのが欠点であるが繰り返して行えることは長所でもある．線維筋異形成症では中膜型には有効であるが，内膜型，中膜周辺型には無効といわれている．

ii) **血管手術** 血栓内膜摘除術，パッチグラフト，バイパス手術をはじめ種々の血管再建術が行われておりすぐれた成績をあげているが，長期間高血圧が持続した例では対側に二次性の変化が高度に生じており，血管再建に加えて対側の腎摘出術が必要となることもある．線維筋異形成症では病変が細い分枝に波及していることもあり，血管修復操作が行いにくいことがある．このような場合には腎移植の際の手技に準じて腎臓を体外に取り出して冷却後，体外で修復を行い，再度体内に移植する方法が取られる．

E. 片腎疾患による高血圧

Wilms 腫瘍の 60% に高血圧がみられるという．腎癌のような腫瘍，腎盂腎炎で一側の腎臓が萎縮した場合，膿腎症，先天性の種々の腎形成不全，外傷後の萎縮腎などで腎動脈に狭窄のない場合にも高血圧が起こることがあり，患側腎摘出術がときに有効とされている．

悪性腫瘍はさておき，片側性腎疾患で高血圧を合併している場合に腎摘を行うべきかどうかが大きい問題となってきている．すなわち，片側腎摘出後の降圧効果は 26〜37% と必ずしも満足するものではないからである．

腎疾患の結果，患側腎全体あるいは局所的な血

流不全によりレニン-アンギオテンシン系の賦活化が高血圧の原因と考えられたのであるが,このような腎実質性疾患の多くは対側も潜在性に障害されていることが多いので,たとえ患側腎静脈のレニン活性が対側より高くでたとしても,患側腎摘出術後には対側腎の潜在性病変によるネフロンの減少のためにNa$^+$排泄が十分に行われず水分停留が起こるためと考えられている.

したがって,前述のStamey試験などで患側に明らかに虚血性変化が起こっていることを確認してから摘出を行えば,満足すべき効果が得られる.このような腎臓には細動脈の変化と傍糸球体装置の細胞の過形成が組織学的に証明されるという[4].

F. レニン産生腫瘍

非常にまれではあるが腎臓の傍糸球体装置より発生した腫瘍やWilms腫瘍からのレニン過剰産生,あるいは異所性レニン産生腫瘍が報告されている[5].この場合には高レニン血症によるアンギオテンシンおよびアルドステロンの増加による高血圧があり,腫瘍の摘出で高血圧が消失するという.異所性ACTH産生腫瘍に比較すると症例数は少ないものではあるが,将来は注目される疾患となってくるであろう.　　　〔金澤曉太郎〕

文　献

1) Mackett MCT, Crane MG, Smith LL: Surgical management of aldosteone-producing adrenal adenomas. A review of 16 patients. *Am J Surg*, **142**: 89〜95, 1981.

2) Levine SN, McDonald JC: The evaluation and management of pheochromocytoma. In *Adv Surg*, Vol 17 (Shires GT ed), pp 281〜313, Year Book Medical Publishers, Inc., Chicago, 1984.

3) Vaughan ED Jr, Bühler FR, Laragh JH, Sealey JE, Bear L, Bard RH: Renovascular hypertension: renin measurements to indicate hypersecretion and contralateral suppression, estimate renal plasma flow, and score for surgical curability. *Am J Med*, **55**: 402〜414, 1973.

4) McDonald DF: Renal hypertension without main arterial stenosis. Function tests predict cure. *J Am Med Ass*, **203**: 130〜134, 1968.

5) Lee MR: Renin-secreting kidney tumours; a rare but remediable cause of serious hypertension. *Lancet*, **2**: 254〜255, 1971.

小児外科学

1. 小児外科の特性

a. 形態と機能の発育
(1) 身長，体重の発育
a) 成熟児

満期産で出生した正常児の平均的な男児・女児の体格は体重 3.2 kg・3.1 kg，身長 50 cm・49.2 cm，頭囲 33.5 cm・33.1 cm，胸囲 33.0 cm・32.5 cm であるが，生理的範囲内でも児によってこの数値には幅がある（表1.1）．

表 1.1 乳幼児身体発育値　　　　　　　　　　（厚生省調査，1980）

年　月齢	男							女						
	身長 (cm)		体重 (kg)		頭囲 (cm)		胸囲 (cm)	身長 (cm)		体重 (kg)		頭囲 (cm)		胸囲 (cm)
	M	SD	M	SD	M	SD		M	SD	M	SD	M	SD	
出生時	50.0	1.8	3.2	0.4	33.5	1.4	33.0	49.2	1.8	3.1	0.4	33.1	1.4	32.5
1～3月	56.5	2.6	5.1	0.7	37.9	1.7	38.8	55.4	2.6	4.6	0.6	37.1	1.7	38.0
2～3	59.9	2.4	6.1	0.7	39.7	1.5	41.1	58.5	2.7	5.5	0.7	38.7	1.8	39.8
3～4	62.9	2.2	6.8	0.8	41.0	1.5	42.5	61.3	2.4	6.2	0.8	39.9	1.3	41.0
4～5	65.1	2.6	7.4	0.9	42.1	1.6	43.4	63.5	2.3	6.8	0.7	40.9	1.4	42.1
5～6	66.8	2.4	7.8	0.8	43.0	1.3	44.0	65.3	2.0	7.3	0.3	41.9	1.3	42.9
6～7	68.3	2.5	8.2	0.9	43.8	1.4	44.4	66.8	2.3	7.6	0.8	42.7	1.4	43.5
7～8	69.6	2.6	8.5	0.8	44.4	1.3	45.0	68.1	2.4	8.0	0.9	43.4	1.6	44.0
8～9	70.9	2.4	8.8	0.9	45.0	1.5	45.5	69.4	2.5	8.2	0.9	43.9	1.3	44.4
9～10	72.1	2.6	9.0	0.9	45.5	1.5	46.0	70.6	2.6	8.5	0.9	44.3	1.5	44.7
10～11	73.3	2.4	9.2	0.9	45.9	1.5	46.4	71.8	2.3	8.7	0.9	44.6	1.4	45.0
11～12	74.4	2.6	9.4	1.0	46.2	1.4	46.7	73.0	2.5	8.9	1.0	44.9	1.5	45.4
1年0～1月	75.6	2.3	9.6	1.0	46.4	1.5	46.7	74.1	2.5	9.1	0.9	45.2	1.4	45.7
1～2	76.6	2.7	9.8	1.0	46.6	1.6	47.1	75.2	2.3	9.3	0.9	45.4	1.4	46.0
2～3	77.6	2.5	10.0	1.1	46.8	1.6	47.3	76.2	2.7	9.5	1.0	45.6	1.5	46.2
3～4	78.5	2.5	10.1	1.0	47.0	1.5	47.5	77.2	2.7	9.7	1.0	45.9	1.4	46.4
4～5	79.4	3.1	10.3	1.1	47.2	1.5	47.7	78.2	2.6	9.9	1.1	46.1	1.7	46.7
5～6	80.2	2.8	10.5	1.0	47.4	1.5	47.9	79.1	2.7	10.1	1.1	46.3	1.8	46.8
6～7	81.1	2.9	10.7	1.1	47.6	1.5	48.2	79.9	2.6	10.3	1.1	46.4	1.4	47.0
7～8	81.9	2.4	10.9	1.0	47.7	1.6	48.5	80.7	2.7	10.4	1.0	46.5	1.7	47.3
8～9	82.7	2.8	11.1	1.1	47.9	1.6	48.8	81.6	2.9	10.6	1.1	46.6	1.4	47.6
9～10	83.6	2.8	11.3	1.1	48.0	1.5	49.0	82.4	2.5	10.8	1.2	46.8	1.6	47.8
10～11	84.5	3.1	11.5	1.3	48.2	1.6	49.2	83.1	3.0	11.0	1.2	46.9	1.4	48.0
11～12	85.4	2.9	11.7	1.2	48.3	1.7	49.4	83.8	2.9	11.2	1.1	47.1	1.5	48.2
2年0～6月	87.1	3.4	12.3	1.6	48.6	1.7	50.1	86.2	3.3	11.8	1.3	47.4	1.6	48.8
6～12	91.1	3.4	13.2	1.4	49.1	1.5	51.0	90.1	3.7	12.9	1.6	48.1	1.6	49.8
3年0～6	94.8	3.7	14.2	1.5	49.5	1.7	51.9	93.0	3.5	13.9	1.6	48.7	1.6	50.7
6～12	98.2	4.0	15.1	1.7	50.0	1.6	52.8	97.5	3.7	14.8	1.6	49.1	1.6	51.4
4年0～6	101.5	4.3	16.0	2.0	50.3	1.7	53.5	100.9	4.0	15.6	2.1	49.5	1.5	52.2
6～12	104.6	4.0	16.8	2.0	50.6	1.5	54.2	104.0	4.0	16.4	2.0	49.8	1.6	52.9
5年0～6	107.7	4.4	17.7	2.0	50.9	1.7	55.0	107.0	4.2	17.2	2.2	50.0	1.6	53.6
6～12	110.7	4.5	18.6	2.4	51.1	1.6	55.9	109.9	4.4	18.1	2.3	50.2	1.5	54.3
6年0～6	113.8	4.4	19.6	2.4	51.2	1.7	57.1	112.9	4.3	18.9	2.5	50.4	1.5	55.1

注）1. 出生時から満2年までの各年月齢の標本数は，およそ250～300人である．
　　2. 例えば月齢3～4カ月とは，生後3カ月から4カ月未満のものを示す．
　　3. 50パーセンタイル値（M）と，標準偏差（SD）を示してある．この50パーセンタイル値は，実測平均値をグレビルの係数によって平滑化したものである．
　　4. 体位の分布を正規分布と仮定したとき，平均値±SD の間に，全例数68.3%が含まれる．

表 1.2 乳児期の1日あたり体重増加

月　齢	1〜3	3〜6	6〜9	9〜12
1日の体重増加 (g)	30〜25	25〜20	20〜15	15〜10

乳児期では，身体の発育状態をもっとも容易に把握しうる指標は体重であり，日常的に体重を測定することは児の状態を把握するのに有用である．出生直後の3〜5日間には，150〜300 g（平均200 g）の体重減少（生理的体重減少）を認めるが，これは皮膚や肺からの水分蒸散が原因である．この時期を過ぎると健康児では一定の割合で体重増加がみられる．すなわち，月齢1〜3カ月の間は1日25〜30 gの，3〜6カ月の間は1日20〜25 gの，6〜9カ月の間は1日15〜20 gの，9〜12カ月の間は1日10〜15 gの体重の増加がみられる（表1.2）．生後4カ月で出生時の約2倍，12カ月で約3倍となる．しかし，生後満1年を過ぎて幼児期に入ると体重の増加は比較的ゆるやかとなり，その増加曲線は図1.1のようになる．身長の増加率も乳児期は著しく，特に生後6カ月までの前半期の増加は著しい．

b) 未　熟　児

上記成熟児に対して出生時体重が 2500 g 以下の児は未熟児または low birth weight infant と呼ばれ，1500 g 以下の児は極小未熟児，1000 g 以下の児は超未熟児と呼ばれて，出生児の体重が正常より少ないことを表現すると同時に，児の各種臓器の形態，機能の発育が未熟であることを表現している．

(2) 循環器系の発育

循環系は出生を境にして胎児期と新生児期で著しく変化する．

a) 胎児期の循環（図1.2）

胎児期には胎盤を通過した母体の動脈血が臍帯静脈から左門脈-肝静脈管（Arantius管）を通って下大静脈から右心房に流入する．肺が呼吸を行っていないため肺血管抵抗は高く，したがって肺動脈圧，右心室圧が高いため，右心房へ流入した血液は開存している卵円孔から左心房を経て左心室へ流入して大循環に回るか，右心房から右心室へ流入した血液も高い肺血管抵抗のために，開存している動脈管（Botallo管）を通って大動脈へ流れ

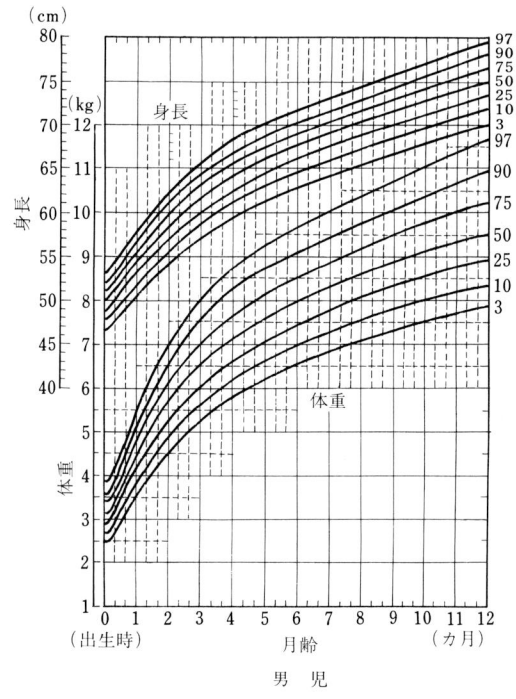

図 1.1 乳児身体発育パーセンタイル曲線 (1980) (林路ほか：小児保健研究，**40** (4)：396, 1981)
身長と体重について，それぞれ7本の線は，下から 3, 10, 25, 75, 90, および 97 の各パーセンタイル値を示す．

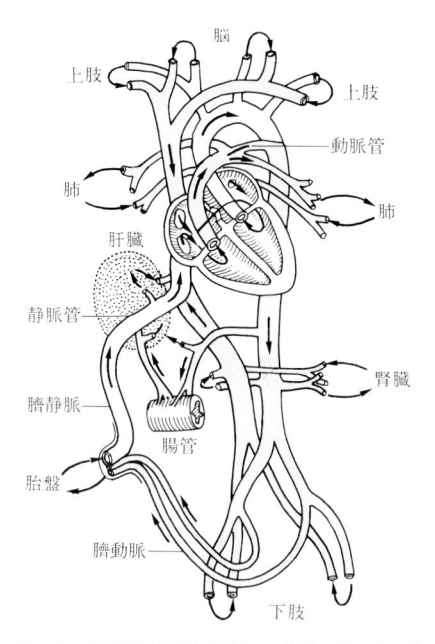

図 1.2 胎児期の循環（Nelson WE: Textbook of Pediatrics より）

表 1.3 血圧

	新生児（生直後）	乳児	幼児	学童
最高血圧	70〜80	80〜90	90〜100	100〜110
最低血圧	35〜50	約60	60〜65	60〜70

るので，肺循環がほとんど行われない．したがって，胎児期には胎児のガス交換，栄養の補給，老廃物の排泄など，胎児の生育に必要なほとんどすべての機能が胎盤を通して行われている．

b）新生児期の循環

分娩が始まり，胎児が娩出されると同時に胎盤剝離が進み，胎児は一過性に低酸素状態となる．この低酸素状態が刺激となって児は肺呼吸を始めるため，肺は拡張し肺の血管抵抗は急激に下がり，右心房に環流した血液は右心室へ流入する．右心室から拍出された血液は血管抵抗が低下した肺にほとんど全量が流れ，この血液は酸素化されて，左心房へ環流する．左心房圧が上昇するため，右心房から左心房へ向けて弁状に開いた卵円口はただちに機能的に閉鎖する．また，動脈管は呼吸開始とともに収縮するため血液は流れなくなるが，完全に閉鎖するわけではなく，胎児期とは反対に大動脈から肺動脈への血流が残る．血中の酸素濃度の上昇と肺血管抵抗の低下により生後数時間から数日間のうちには，動脈管は完全に閉鎖する．しかし，重症横隔膜ヘルニア児や呼吸窮迫症児（respiratory distress syndrome）などで出生直後に肺血管抵抗がふたたび上昇すると，卵円孔の閉鎖は遅れ，また血中酸素濃度が上昇しないので動脈管の閉鎖が起こらず開存したままとなり，右左短絡が生じ，persistent fetal circulation（PFC）の状態となる．

c）循環機能の発育

出生後は，大循環に加えて肺循環も行われるため血圧は徐々に上昇するが，成人と比較すると，動脈壁は弾性に富み，相対的には大動脈径も大きいため，表1.3のように成人より血圧は低い．

娩出直後は低酸素状態の影響で徐脈であるが，呼吸や啼泣が始まると頻脈になる．肺循環や体循環が完成して胎外生活に適応する生後1カ月までの期間は脈拍数は多いが，成長につれて漸減する．脈拍数の平均値は新生児120〜140/分，乳児100〜130/分，2〜5歳90〜120/分，6歳以上になると90/分以下となる．

一方，新生児で90/分以下の場合には徐脈と考えるべきで，さまざまな原因によるショック状態（敗血症など），呼吸器合併症による低酸素状態，頭蓋内出血などの合併症を鑑別する必要がある．60/分以下の場合には房室完全ブロックを考えなければならない．

新生児期には期外収縮や洞性不整脈などが多くみられる．乳児期の睡眠中にみられる不整脈，幼児，学童の不整脈はほとんどが一過性の洞性不整脈であり，身体発育に伴った一時的な現象である．

(3) 呼吸器系の発育

胎生期には胎盤を通して母体によって行われていたガス交換を，出生後は児自身の肺によって行うことになる．児自身の肺によるガス交換を支障なく行うためには，空気が鼻孔から気管，気管支を通って肺胞まで支障なく入り，酸素が肺動脈血中に拡散しなければならない．そのためには，出生時に気管，気管支，肺胞，肺血管が呼吸機能に対応できる状態に発育している必要がある．

呼吸系は胎生の第4週に原始咽頭の腹側壁の尾

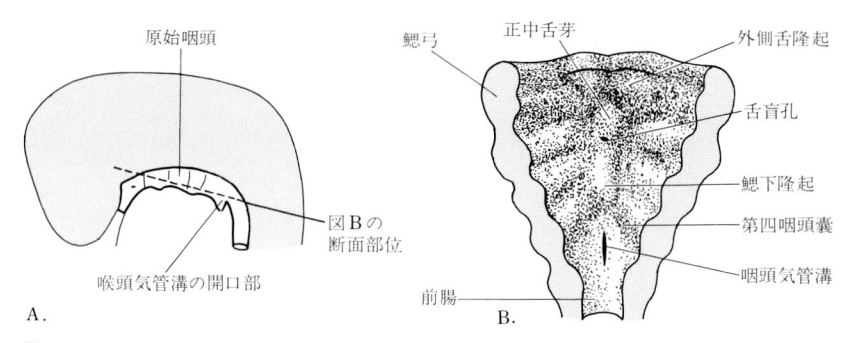

図 1.3 呼吸器系の発生[1]
A：胎生の 4 週の胚子，B：原始咽頭の水平断面図．

方端にある正中咽頭気管溝から発生し始める（図 1.3）[1]．第 5 週には気管食道中隔によって気管は食道と分離し，第 7 週には第二次気管支が分岐し始め 24 週に完成する．肺胞は第 24 週に終末気管支から発生し，出生するまで発育を続け，さらに出生後も 8 歳頃までは肺胞の数は増加し続ける．肺血管系は気道系とほぼ同様の発育をし，胎生 29 週頃に肺毛細血管と肺胞上皮が接触し，air blood barrier が完成する．出生後にガス交換が行われるためには，出生時に呼吸器系の構造的な発育が十分であると同時に，肺胞表面における表面活性物質の存在が必要である．表面活性物質は，胎生第 26 から 28 週に肺胞表面に存在するようになるといわれているが，胎生 34 週以前では量的に不十分である．また，低酸素状態，アシドーシス，低体温，肺血流障害は肺胞の代謝障害をきたし，表面活性物質の生成を抑制する．この物質が不足することによって肺胞の虚脱―無気肺が発生し，新生児の特発性呼吸窮迫症候群（idiopathic respiratory distress syndrome, IRDS）が発生する．

(4) 消化管（食道・胃・腸管）の発育

a) 形態の発育

消化管は原始腸より発生し，前腸から食道，胃，十二指腸，肝臓，膵臓，胆道が，中腸から小腸，盲腸，虫垂，上行結腸，横行結腸の右側 1/2 から 2/3 が，後腸から横行結腸の左側 1/3 から 1/2，下行結腸，S 状結腸，直腸，肛門管の上部が発生する（図 1.4）[2]．

呼吸系の発育で述べたように，胎生第 5 週に気管食道中隔によって食道は気管と分離し，上部の

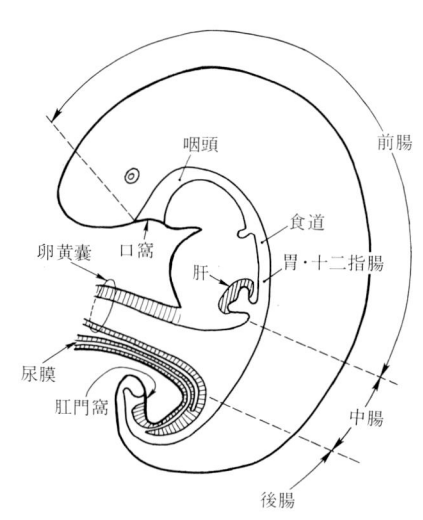

図 1.4 胎生 4 週間の胚子の前腸・中腸・後腸[2]

1/3 の筋層は鰓弓にある間葉から発生する．下部 1/3 の筋層は周辺の内臓間葉から発生し，いずれも迷走神経の支配を受ける．体幹の成長によって食道は細長くなり，第 7 週には胃の方向に向けてその長さも発育する．この間の食道の発育に異常があると，食道閉鎖や食道狭窄が発生する．

胃は第 4 週の半ば頃，前腸より発生し，第 6 週には大彎が形成され，第 7 週に胃の長軸を中心として時計方向に 90°回転する．この回転により，胃の元来左であった部分が腹側に，右であった部分が背側に回る．その後胃は出生まで大きさの発育を続けるが，新生児期や乳児期では胃底部の発育が悪く，全体として円柱状の形態をしている．胃の容積は新生児では 50〜60 ml と少ないが，1 カ月頃になると 100〜120 ml，1 歳になると 120〜300 ml となる．

小腸は胎生第4週に発生し，第6週に臍帯近位部の胚外体腔の残位部内に突出して生理的臍帯ヘルニアの状態となる．さらに小腸は上腸管膜動脈の軸を中心に胚子の腹側面からみて反時計方向にまず90°回転して，第10週に腹腔内に復帰する．このときに腸が腹腔内に戻らないと臍帯ヘルニアが発生する．腹腔内に復帰した腸は，さらに180°反時計方向に回転し，合計270°の回転が完了する．この回転が正常に行われないと腸回転異常症が発生する．成熟新生児の小腸の長さは通常200〜250 cmである．

b) 消化と吸収

乳児におけるミルク摂取時の消化と吸収について述べる．

i) 蛋白質 ミルクの蛋白質は胃の中の胃液によってカゼイン凝乳となり十二指腸に移行する．十二指腸で膵液のトリプシンおよび小腸で腸液のエレプシンにより，カゼイン凝乳はアミノ酸およびオリゴペプチドに分解される．分解されたアミノ酸およびオリゴペプチドは，小腸の絨毛から吸収されて腸管膜血流に入り，オリゴペプチドもアミノ酸の形に分解されて肝に運ばれる．

ii) 脂質 ミルクの脂肪は膵液のリパーゼによりグリセリン（β-monoglyceride）と脂肪酸に分解され，小腸絨毛から吸収される．グリセリンや脂肪酸として吸収された脂質は，腸管壁においてふたたび中性脂肪に再合成され，エステル化されてリンパ管を経て門脈血行中に入り，肝に運搬される．

iii) 糖質 ミルクの糖質は乳糖で，小腸ですべて分解されて小腸絨毛より吸収され，腸管膜血行に入り，肝に運ばれる．

(5) 腎臓の発育

a) 形態の発育

腎の原基である前腎は胎生の第4週に発生するが，まもなく退行し，第4週の終わりに中腎が発生する．中腎は永久腎ができるまでの暫定的腎として働き，卵巣や精巣に分化する．第5週に永久腎に発育する後腎が発生し（図1.5）[3]，第11週には機能を開始する．胎生期の腎は腎葉（lobe of the kidney）に分かれており，溝で境され隆起として

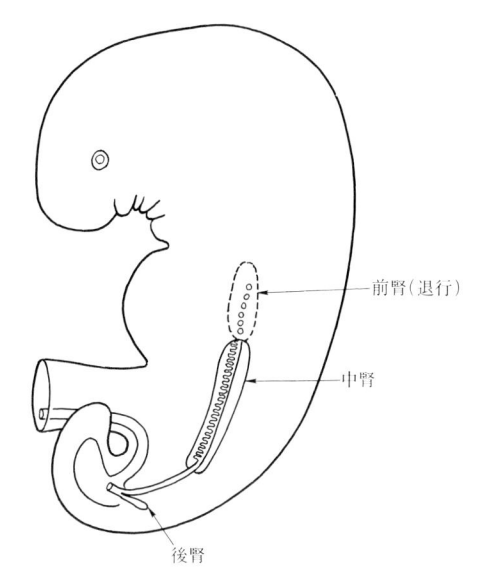

図 1.5 胎生5週の胚子の腎・尿管の発生[3]

腎の表面からみることができる．腎葉は胎生が進むにつれて減少し，小児期に消失する．新生児期には，胎生期の腎糸球体Bowman囊に存在する立方細胞が残っており，糸球体の形態は小さく，腎血管系の発達も未熟である．生後6カ月から2歳の間にBowman囊の立方細胞は成人と同じ扁平細胞となり，糸球体は増大し，血管系も発達する．

b) 腎機能

前述したように胎生期の腎は第11週から機能を開始し，胎生期を通じて活発に尿を生成するが，その尿は羊水の重要な成分となっている．しかし，形態学的な未熟性とともに，腎は新生児期，乳児期では機能も未熟であり，体の恒常性（homeostasis）を維持するのにはいまだ不十分である．腎機能のうち，尿濃縮能がとくに未熟であり，成人は約 1400 mOsm/l まで尿を濃縮できるが，新生児では 400〜700 mOsm/l と成人の1/2の濃縮能である．新生児では抗利尿ホルモン（ADH）の血中濃度が低く，さらにADHに対する尿細管の反応が未熟であるため，濃縮能が低いと考えられている．生後2〜3カ月以降に濃縮力は発達する．希釈能は新生児において比較的よく保たれており，成人とほぼ同様で 50〜30 mOsm/l まで希釈することができる．

水分摂取量が少ない生後1週間以内の新生児では，尿の比重は1.015前後となるが，生後1〜2週では，水分摂取量の増加によって尿比重は低下し，1.005となる．その後濃縮能の向上によって乳児期には1.010くらいとなり，学童になると1.012〜1.015くらいとなる．

b. 主要症候と病態生理
(1) ショック
a) 低体温によるショック

体温調節機能は新生児では未熟であるが，とくに未熟児においては外界の温度の影響を受けやすく，低い温度下では低体温に，高い温度下では高体温に陥りやすい．これは，単位体重あたりの体表面積が新生児では大きく外界の温度の影響を受けやすいこと，熱産生組織である褐色脂肪組織の発育が不十分である[4]こと，などによるものである．低体温になると，児はエピネフリンの分泌が亢進し，このエピネフリンが末梢の血管を収縮させ，組織灌流不全に基づく代謝性アシドーシスを引き起こし，肺胞の血管壁の平滑筋も収縮してガス交換が障害され低酸素血症を起こし，さらにアシドーシスが悪化し，ショック状態となる[5]．この状態では薬剤の効果が薄れるため，治療に難渋し，悪循環に陥る．

新生児および未熟児のX線透視，内視鏡，血管造影などの検査時や長時間の手術時などに低体温に陥りやすいので，環境温度を下げないこと，児の四肢を綿包帯で包み，さらにその上をアルミホイールで包むなど保温につとめることが大切である．

b) 脱水，電解質異常によるショック

新生児では細胞外液の体重に対する含有率が40%と乳児期以降の20%に比較して高く，1日の水の出納が多い．しかも前記のように腎機能が未発達で尿の濃縮力が未熟なため，嘔吐や下痢などによる水分喪失により脱水や電解質異常に陥りやすい．脱水状態では，児は発熱し，頻脈となり，皮膚の緊張，大泉門の緊張が低下し，体重が低下する．電解質異常を合併すると，けいれんなどの神経症状を伴うこともある．

(2) 呼吸障害

新生児，乳児では口腔の大きさに比して舌が大きく，下顎が未発達で舌根沈下が容易に起こる．また，甲状軟骨と舌骨が著しく接近しており，喉頭の位置も第4頸椎と高く，上気道の最狭部が気管輪状軟骨の部分であること，さらに気道が狭小であることなど，気道閉塞を起こしやすい条件をもっている．また，胸壁の筋群は未発育で，肋骨はほぼ水平に走行し胸郭は円筒に近い形であり，呼吸運動は横隔膜によって行われる腹式呼吸である．したがって，腹部腫瘤や腹膜炎，腹水貯留などによって横隔膜が圧迫されると容易に呼吸運動が障害される．

表1.4に新生児と成人の肺機能検査値の比較を記載したが，新生児期の呼吸機能の特徴は，肺コンプライアンスは$6 ml/cmH_2O$で成人（$185 ml/cmH_2O$）の1/30と低く，気道抵抗は$30 cmH_2O/l/$秒で成人（$3 cmH_2O/l/$秒）の10倍と高いことである[6]．また，前記したように肺の表面活性物質が新生児期には少ないので，機能上も呼吸障害を起こしやすい条件を備えている．

新生児の呼吸数は成熟児では35〜50/分，未熟児では30〜40/分である．未熟児では無呼吸発作を認めるため呼吸数が成熟児より若干少ない．新生児期は，換気量を増加させるためには1回換気量よりも呼吸数を増加することで代償する傾向にある．呼吸数の異常な増加は，気道抵抗の増加，換気面積の減少，呼吸筋の運動障害など呼吸に関する末梢性の原因による呼吸障害において発生する症状である．これに対して呼吸数の減少は，頭蓋内出血，高度の低酸素症，低体温による呼吸中

表 1.4 新生児と成人の肺機能検査値[6]

	新生児 (3 kg)	成人 (70 kg)
1回換気量 VT (ml)	20	500
肺活量 VC (ml)	120	4000
機能的残気量 FRC (ml)	80	3000
全肺気量 TLC (ml)	160	6000
死腔換気率 VD/VT	0.3	0.3
肺コンプライアンス CL (ml/cmH$_2$O)	6	185
CL/FRC	0.05	0.05
気道抵抗 R$_A$ (cmH$_2$O/l/秒)	30	3
酸素消費量 V$_{O_2}$ (ml/kg/分)	6	3.5
FRC/V$_{O_2}$	4	10

(3) 嘔 吐

新生児期および乳児期では食道と胃噴門部のHis角の形成が未熟で、噴門の逆流防止機構が未熟であり、また胃包部分の形成が不十分なため、しばしば胃内容の吐出（溢乳）が生理的にもみられる。しかし生後6カ月以上になるとHis角も形成され胃包の形成も十分となるため溢乳は少なくなる。一方、小児外科学会が5年ごとに集計している外科的新生児疾患の統計によれば、1964年以来、鎖肛と先天性腸閉鎖狭窄が1位と2位を占める。そのほかにも、臍帯ヘルニア、腹壁破裂、肥厚性幽門狭窄、Hirschsprung病、先天性食道閉鎖、消化管穿孔、腸回転異常など、何らかの機転によって消化管が閉塞することによって嘔吐を主訴とする疾患が10位以内に報告されている。嘔吐はこれら外科的な疾患のほかに、ウイルス性腸炎、他臓器の感染症、頭蓋内圧亢進、代謝性疾患などさまざまな小児科的疾患において認められるので、このような保存的な治療で対処する小児科的な疾患と手術を必要とする外科的な疾患を鑑別する必要がある。

吐物に胆汁が混じっていなければ消化管の閉塞機転が幽門より口側にあり、混じっていれば十二指腸以下と考える。

消化管が閉塞する疾患では立位腹部単純X線写真で消化管ガス像の水準面形成（niveau）を認める（図1.6）。閉塞する部位が上位であるほどniveauの数が少なく、十二指腸閉鎖症では二つでdouble bubble signと呼ばれる（図1.7）。

〔河原﨑秀雄・中條俊夫〕

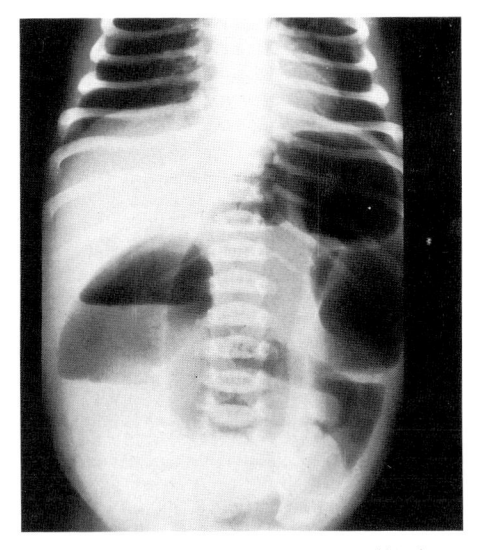

図 1.6 空腸閉鎖症の立位腹部単純X線写真 niveauを多数認める．

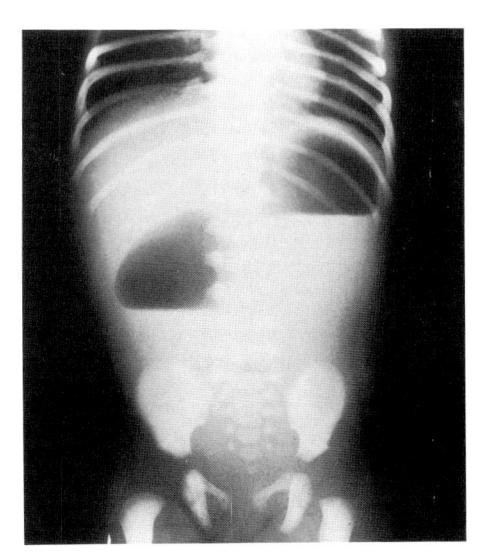

図 1.7 十二指腸閉鎖症の立位腹部単純X線写真 niveauを二つ認める（double bubble sign）．

文 献

1) Moore KL：呼吸系．MOORE人体発生学（星野一正訳），pp 213～223, 医歯薬出版，1990.
2) Moore KL：消化器系．MOORE人体発生学（星野一正訳），pp 224～252, 医歯薬出版，1990.
3) Moore KL：尿生殖器系．MOORE人体発生学（星野一正訳），pp 253～293, 医歯薬出版，1990.
4) Dawkins MJR, et al：Brown adipose tissue and the newborn rabbits to cold. *J Physiol,* **172**：216, 1964.
5) Hey EN：The relation between environmental temperature and oxygen consumption in the newborn baby. *J Physiol,* **200**：589, 1969.
6) 島田康弘：手術後の処置1呼吸管理．標準小児外科学（鈴木宏志，横山穣太郎，岡田 正編），pp 5～9, 医学書院，1985.

2. 手術前後の処置

a. 術前検査

術前検査は手術を安全に施行し，術後経過を順調にするため，手術の適応となっている病変以外の全身的な状態を把握し，異常があれば必要に応じて術前に対処できるようにすることを目的とした検査であり，個々の患児に必要最小限の検査を選択して行うことが重要である．必要な検査選択の指標は問診から得られる．

(1) 問　診

i) 一般状態　感冒に罹患していないか．発熱，咳嗽，発疹，下痢などはないか．あったとすれば何日前までか．

ii) 伝染性疾患　麻疹，水痘，流行性耳下腺炎などに罹患していないか．これらの疾患と接触して潜伏期にあるのではないか．罹患の既往があれば何日前に発症したか．予防接種を受けたとすれば何日前か．

肝炎に罹患していないか．既往はないか．家族歴はどうか．

iii) アレルギー　気管支喘息，アトピー性皮膚炎，アレルギー性鼻炎などに罹患していないか．気管支喘息の既往があれば最後の発作は何日前か．食物アレルギー，薬物アレルギーはないか．

iv) 心疾患　心疾患(主に先天性)を指摘されていないか．治療中であればどのような治療が行われているか．

v) 出血性素因　皮下出血を生じやすいか．血友病と診断されていないか．血友病の家族歴はないか．特発性血小板減少性紫斑病，アレルギー性紫斑病などの既往はないか．

vi) 免疫異常　免疫異常疾患の家族歴はないか．化膿しやすくないか．化膿創が治りにくくないか．予防接種後に異常な副反応はなかったか．免疫不全疾患と診断されていないか．抗悪性腫瘍療法を受けていないか．

(2) 一般検査

術前ルーチンに行われるべき検査である(表2.1)．

a) 体温，脈拍数，呼吸数の測定

入院後定期的に測定し，手術室出棟直前に最後のチェックを行う．

b) 血液検査

① 血液型：　ABO式ならびにRh式血液型．

② 血球算定：　貧血の有無，白血球の数の異常，血小板数の異常などをチェックする．

③ 血液像：　顆粒球，リンパ球，好酸球，単球，網状赤血球などの各百分率，好中球分画などの異常をチェックする．

④ ウイルス性肝炎抗原，抗体価の測定．

c) X線検査

胸部正面単純撮影：肺野の異常，心陰影の異常などをチェックする．

(3) 特殊検査

問診などから疑われる異常を評価するための検

表2.1　術前一般検査

体温，脈拍数，呼吸数
手術室出棟直前に最終チェック
末梢血
血液型，血球算定，血液像，ウイルス性肝炎抗原・抗体価
X線検査
胸部正面単純撮影

表2.2　術前特殊検査

アレルギー性素因がある場合
使用が予測される薬剤へのアレルギー反応の有無
心疾患の既往・心雑音がある場合
心電図，心エコー検査
出血性素因がある場合
血液凝固系の検査
免疫異常が疑われる場合
液性免疫，細胞性免疫，好中球機能検査

査である．どの程度詳細に行うかは個々の患児で異なるが，以下は必要最少の検査項目と考えられる（表2.2）．

① アレルギー性素因，とくに薬物アレルギーの既往がある場合： 使用が予測される薬剤（抗生物質，局所麻酔薬，鎮痛薬，皮膚消毒薬など）へのアレルギー反応の有無を皮膚テストなどで確認する．

② 心疾患の既往や心雑音がある場合： 心電図，心エコー検査などを行い，心機能異常の有無を把握する．

③ 出血性素因がある場合： 血液凝固系を検索して出血性素因の原因を明らかにする．

④ 免疫異常が疑われる場合： BCG接種後のツベルクリン反応，IgA, IgG, IgM 値などの液性免疫能および T-cell/B-cell 百分率，T-cell subpopulation などの細胞性免疫能，NBT テストなどによる好中球機能検査などを行って免疫異常が潜在しているか否かを検索する．

b. 術前管理
(1) 予定手術前管理
a) 患児への説明

小児は注射を極端に怖がったり，検査や手術など未体験のことに想像以上の不安を抱いていることがある．患児への説明はややもすれば忘れがちとなるので注意を要する．年齢あるいは理解力の程度に応じてこれから行う手術の必要性，安全性，無痛性などをわかりやすく説明して不安感を取り除くようにすることも術前管理の重要な事項の一つである．

b) 術前検査で明らかになった異常に対する処置

i) 感冒，呼吸器感染，下痢症など　小児が罹患しやすい一般的な疾患が明らかな場合，症状を呈している間はもとより，発熱，咳嗽，下痢などの症状消失後7日ないし10日は手術を待機する．これは，消耗した体力の回復と投与された薬剤の薬理作用の消失を待つとともに，術中術後の合併症を予防するためである．

ii) 伝染性疾患　発症後3ないし4週間手術を待機する．全身的影響が長く残るためである．

iii) アレルギー疾患　食物アレルギーがあれば，入院時から特別食とする．アトピー性皮膚炎，アレルギー性鼻炎などだけであれば特別な術前処置を必要としない．気管支喘息発作後は治療を継続しながら1カ月程度は手術を待機する．発作がなくても胸部理学的所見に異常があれば，術前数日間抗ヒスタミン薬を中心とした治療を行う．ハウスダストあるいはダニなどが原因であれば3日間程度の術前入院期間を設ける．

iv) 心疾患　心不全はもとより心機能の低下があれば，できるだけその改善を図る．新生児外科疾患に先天性心疾患が合併する場合は注意を要する．とくに，先天性食道閉鎖症に心房中隔欠損症（ASD），心室中隔欠損症（VSD），動脈管開存症（PDA），大動脈縮窄症などの肺血流量増加疾患が合併すると呼吸循環障害は重篤になる[1]．循環器内科，循環器外科と密にカンファレンスを行い，心疾患に対する同時手術も含めて術前から十分に治療方針を検討しておく必要がある．

v) 出血性素因

① 血友病： 第VIII因子欠乏症（血友病A）が大多数を占め，第IX因子欠乏症（血友病B）がこれに次ぐ．欠乏する凝固因子を明らかにして術前に補充する．補充にはそれぞれの因子の濃縮製剤を用いるのが計算ができて便利である．

血中第VIII因子活性の上昇期待値は体重1kg当たり1単位の第VIII因子を輸注した場合に2％である．手術は第VIII因子活性を正常の少なくとも50％以上に補充して行う．第VIII因子の生物学的半減期は8～12時間とされるので，第VIII因子活性が100％となるように計算された単位を手術直前に投与し，以後は初回投与量の1/2量を12時間ごとに，創傷治癒が完成する7～14日間投与する．

第IX因子の上昇期待値は体重1kg当たり1単位を投与したときほぼ1％とされ，生物学的半減期は24時間とされる．手術時の止血に最小限必要な活性値は正常の30％と第VIII因子に比し低い．術前の投与法は第VIII因子欠乏症と同様であり，術後は24時間ごとに50 U/kg程度を7～14

表2.3 主な欠乏凝固因子と補充製剤

欠乏因子	補充製剤	半減期(時間)	1 U/kg 投与の上昇期待値(%)	止血のための最低必要量(対正常%)
第VIII因子	第VIII因子濃縮製剤	8〜12	2	50
第IX因子	第IX因子濃縮製剤 新鮮凍結血漿	24	1	30
血小板	濃厚血小板液	72	70000〜100000/mm³	25000〜40000/mm³

日間投与するが,術後4〜5日目より第IX因子レベルをみながら血漿にかえてもよい[2,3](表2.3).

② 血小板減少疾患: 血小板減少が白血病,癌化学療法など造血機能障害による場合は術前に血小板を補充する.手術時の止血には末梢血血小板数が最低2.5万〜4万/mm³とされる(表2.3)[2].濃厚血小板液1パック/kgの輸注で7万〜10万/mm³になる.原発性免疫不全症候群の一つであるWiskott-Aldrich症候群は血小板減少を伴い,本疾患児の術前にも血小板の補充を要する.

特発性血小板減少性紫斑病や脾機能亢進症などに対する脾摘出術前の補充は意味がない.術中(とくに脾摘出後)および術後に備えて濃厚血小板液を準備し,さらに,当日いつでも採血できるように新鮮血提供候補者を用意してあらかじめ必要な検査をすませておく.

vi) 免疫異常 Wiskott-Aldrich症候群については前述した.免疫異常で感染巣がある場合には化学療法などを行ってできるだけ鎮静化しておく.免疫不全状態にある患児への輸血による移植片対宿主病(graft versus host disease, GVHD)を予防するため輸血は濃厚赤血球液や保存血液を用い,さらに輸血液すべてにそれぞれ15 Gyの放射線照射を行う.

c) 消化管管理

i) 体表の手術 麻酔前処置としての管理でよい.筆者らは乳児では手術6時間前までミルクを与え,幼児以上では前日の夜食以後禁飲食とし,ともに手術4時間前に10ml/kg程度の糖水を与えている.

ii) 開胸手術 呼吸器および縦隔の手術では前日の夕食以後絶食とする.食道の手術でも基本的には同様である.ただし,食道狭窄症,アカラジアなど下部食道の嚥下障害を伴う疾患では食物が貯留するので流動食にしたり絶食期間を長く

表2.4 術前消化管管理

体表の手術
 乳児:6時間前までミルク,4時間前糖水10 ml/kg
 幼児以上:前日夜食以後禁飲食,4時間前糖水10 ml/kg
開胸手術
 前日の夕食以後禁飲食
開腹手術
 非消化管の手術:前日の夕食以後禁飲食
 胃・小腸の手術:前日の昼食以後禁飲食
 結腸の手術:2, 3日前から禁飲食.この間前日の夕方まで1日1,2回の洗腸.polyethylene glycol電解質液を用いた全腸管洗浄法も小児に応用されている.

したりする必要がある.

iii) 開腹手術

① 非消化管の手術: 前日の夕食以後絶食.

② 胃および小腸の手術: 前日の昼食以後絶食.

③ 結腸の手術: Hirschsprung病に対する一期的ならびに二期的根治手術(術後に人工肛門を残さない)や人工肛門が造設されていない直腸肛門奇形の根治手術あるいは人工肛門閉鎖術などでは2, 3日前から絶食とし,前日の夕方まで1日1, 2回生理食塩水を用いて洗腸(人工肛門がある場合にはその口側を)する.

術後人工肛門が残る場は,前日昼食以後絶食とし,当日朝人工肛門口側を浣腸する.近年,術前消化管管理としてpolyethylene glycol電解質液(Golytely液)を用いた全腸管洗浄法が開発され,小児に対する応用も報告されつつある[4](表2.4).

d) 体液管理

手術前後の体液管理は水分・電解質輸液と酸塩基平衡障害の是正である.水分・電解質輸液はその目的により三種に大別できる.

① 是正輸液(deficit infusion therapy): 輸液開始前に失われた欠乏量を補うもの.

② 補充輸液(replacement infusion therapy): 異常喪失量を補うもの.

表2.5 水分・電解質維持投与量 (/kg/day)

	低出生体重児	新生児	乳児	幼児	学童
水分(ml)	40〜70	80〜100	100〜120	70〜90	50〜70
Na(mEq)	1〜2	2〜4	2〜4	2〜4	2〜4
Cl(mEq)	1〜2	2〜4	2〜4	2〜4	2〜4
K(mEq)	1〜1.5	1〜2	1〜2	1〜2	1〜2

表2.6 人工呼吸開始の指標

$PaO_2 \leqq 50$ mmHg
$PaCO_2 \geqq 60$ mmHg
pH<7.2
著しい努力性呼吸

③ 維持輸液（maintenance infusion therapy）： 毎日の必要量を補うもの．

予定手術前は絶食の期間に応じて維持輸液を行う．投与水分量および電解質量を表2.5に示す．市販の維持用電解質輸液剤（ソリタT_3など）で必要水分量を投与すれば電解質もほぼ維持量が投与される．術前6時間程度の絶食の場合は一般的に輸液は不要であるが，乳幼児ではこの間に発熱することもあり，かかる際には5％糖水あるいは維持液を10 ml/kg/h程度の速度で輸液して解熱を待って手術を開始する．

予定手術前に酸塩基平衡の是正を要することはほとんどない．

e) 栄養管理

予定手術患児は全身状態が比較的良好に保たれていることが多く，術前に栄養管理を要する例は少ない．先天性食道狭窄症ではときに長期の摂取障害から栄養が著しく低下しているものがあり，このような患児にはまず胃瘻を造設して経腸栄養を行い，状態の改善を待って根治手術を行うのがよい．悪性腫瘍のdelayed primary operationなどにおける栄養障害には高カロリー輸液による栄養の維持が必要である．手術時の血中総蛋白値は5 g/dl以上であるのが望ましい．

Prader-Willy症候群のような肥満児の場合には摂取カロリーを調節し，肥満度を軽減させる配慮も必要である．

(2) 緊急・準緊急手術前管理

a) 患児への説明

予定手術と同様である．

b) 問診で疑われる異常に対する処置

i) 感冒，呼吸器感染症　術中の体温管理に留意し，術後は肺合併症の防止につとめる．

ii) 伝染性疾患　γ-globulinや抗水痘ウイルス薬の使用を考慮する．

iii) アレルギー　喘息が懸念されれば術前から抗ヒスタミン薬やステロイドホルモンの静脈内投与を行う．

iv) 心不全　輸液量に注意し，ジギタリス，利尿薬の投与を開始する．

v) 出血性素因　血友病で欠乏因子製剤が間に合わなければ，新鮮凍結血漿ならびに新鮮血を用意する．新鮮血は信頼できる提供者を集め，クロスマッチが適合すれば使用する．必要な検査結果は後でわかればよい．

血小板も濃厚液がなければ新鮮血で代用する．

vi) 免疫異常　免疫不全が明らかなときは輸血に15 Gyの放射線照射を行って使用する．

c) 呼吸管理

i) 肺に器質的病変がない場合　胸腔内のspace occupying lesion (SOL)，腹部病変による胸腔の圧迫，新生児消化管穿孔に代表される腹膜炎ショックなどが主な対象疾患である．$PaO_2 \leqq 50$ mmHg，$PaCO_2 \geqq 60$ mmHg，pH<7.2のいずれか一つでも該当すれば人工呼吸の適応になるが，臨床的に著しい努力性呼吸がみられれば人工呼吸を開始する（表2.6）．気管内挿管し，従来の人工呼吸器で陽圧換気を行う．$PaO_2 \geqq 100〜150$ mmHg，$PaCO_2 \leqq 40$ mmHgを目標に換気条件を調節する．

ii) 肺に器質的病変を伴う場合　ほとんど新生児例が対象である．嚢胞性肺疾患（気管支性嚢胞，先天性嚢胞状腺腫様形成異常，congenital cystic adenomatoid malformation of the lung, CCAMなど），肺葉性気腫などで罹患肺葉の著しい過膨張により呼吸障害をきたす．また，両側肺の低形成を伴うような重症のBochdalekヘルニアは生後早期から心肺危機に陥る．このような病変に対する陽圧呼吸は膨張を助長したり，barotraumaから気胸を発症したりして病態をますます悪化させるので禁忌となることが多く，これに

表2.7 換気条件の設定

陽圧換気
　$PaO_2 \geqq 100 \sim 150$ mmHg, $PaCO_2 \leqq 40$ mmHg を目標に FiO_2, 換気回数, 吸気圧, PEEPを調節する.
HFO
　FiO_2 1.0, MAP 15 cmH_2O, 振動回数 15 Hz, 振幅 5 ml/kg で開始
ECMO
　灌流血液量を徐々に増加させる. $80 \sim 100$ ml/kg/min 程度以上で効果的に酸素化できる

かわって低い気道内圧でガス交換ができる高頻度振動換気法（high frequency oscillation, HFO）あるいは膜型人工肺（extra corporeal membrane oxigenation, ECMO）による呼吸管理が始められている.

HFOはPaO_2をFiO_2および平均気道内圧（mean airway pressure, MAP）で, $PaCO_2$を振動回数および振幅（stroke volume, amplitude）で別々に調節することができる. FiO_2 1.0, MAP 15 cmH_2O, 振動回数 15 Hz（900回/min）, 振幅 5 ml/kg 程度で開始する.

ECMOは体外灌流血液量でoxigenationを調節する. $80 \sim 100$ ml/kg/min 程度の流量で有効な酸素化を得られることが多い（表2.7）.

d) 体液管理

種々の原因で失調した体液環境をできるだけ生理的状態に近く回復させることを目的とする是正輸液と, 酸塩基平衡障害の是正がある. 原因（疾患）が生命にとって大きな危険となっている場合には一刻も早く除去（外科手術）しなければならず, ただちには生命を脅かすものでなければ体液環境を含めて病態を十分に回復させた後に手術する方が好結果を得られる. したがって, 術前の体液管理は失調の病態と手術の緊急度の両者を考慮して計画されなければならない. 全身状態, 発症前後の体重の変化, 皮膚のツルゴールなどから脱水の程度を推測できるが, 脱水の質の推測は困難である. 小児外科救急疾患では嘔吐や細胞外液の非機能層への逸脱などによる低張性脱水にあることが多く, 高張性脱水はほとんどない. 筆者は嘔吐の有無, 嘔吐の質（消化管閉塞の部位）, 循環不全（ショック）の有無などの病態別に術前輸液の基準を設けている（表2.8）.

i) 循環不全（ショック）症例に対する輸液

高度の呼吸障害, 主に嘔吐による高度の（単純な）脱水, 消化管穿孔性腹膜炎, 腸回転異常症に伴う中腸軸捻転壊死のような広範囲の腸管循環障害などが主たる病因である.

呼吸障害に起因するショックには適切に呼吸管理を行う. 単純な脱水によるショックは欠乏が是正されるにつれて軽快する.

消化管穿孔による腹膜炎におけるショックの病態は血漿と同じ電解質組成をもつ細胞外液が腹腔や腸管壁などへsequestrateすることによる循環血漿量ならびに電解質の極度の減少に, エンドトキシンショックが加わって形成されている. 循環血漿量ならびに電解質の修復には細胞外液と同じ組成液を輸注するのが理論的であるが, 無尿あるいは乏尿状態にあるショック児ではK投与をひかえるべきである. また, 循環血漿量の急速な回復には血漿が有効で, 水分, 電解質と平行して新鮮凍結血漿を投与するのがよく, 筆者は電解質液

表2.8 是正輸液基準

		水分とNa, Cl		K (mEq/l)	備考
		輸液速度 (ml/kg/h)	組成（生理食塩水：糖水）		
ショック症例	腹膜炎	$20 \sim 40$	2:1 + プラズマ	0	$1 \sim 2$ ml/kg/h の排尿があれば手術. 4時間以内に手術開始
	腸壊死				できるだけ早く開腹する 血圧60 mmHgになれば手術
嘔吐症例	上部閉塞	10	2:1	40	$2 \sim 3$ ml/kg/h の排尿があれば輸液速度を5 ml/kg/h程度に減じ, $24 \sim 48$時間後に手術
	下部閉塞	$10 \sim 20$	1:1		2 ml/kg/h の排尿があれば手術. 8時間以内に手術開始
非嘔吐症例		4	1:3	20	酸塩基平衡, 体温などが正常化されれば手術可能

とプラズマをほぼ1:1の割合で投与しているが，排尿の状態，血圧，脈拍などから病態の変化を把握して適宜加減する．電解質液とプラズマの合計量を輸液量と計算する．輸液速度20～40 ml/kg/hの急速輸液を行う．

血圧を維持するとともに組織のoxigenationを改善するうえで輸血は効果的である．術前10～30 ml/kgを輸血する．輸液量が過剰になる場合は濃厚赤血球液を用いる．

ショックには代謝性アシドーシスを伴うので酸塩基平衡をチェックして炭酸水素ナトリウムで是正する．その必要量は過剰塩基(base excess, BE)から求める．

必要量 (mEq)＝BE(mEq/l)×細胞外液量 (l)
≒BE(mEq/l)×体重(kg)×0.2(年長児)～0.4(新生児)

8.4%炭酸水素ナトリウム(メイロン液，HCO_3^- 1000 mEq/l)を用いると必要量がそのまま投与量(ml)である．

7%メイロン液(HCO_3^- 833 mEq/l)を用いると，投与量(ml)＝必要量×1000/833(≒6/5)となる．

まずこの1/2～2/3量をone shotで静脈内に投与し (half correct)，その後base excessを再検しながら追加する．

dopamineは血圧の維持と利尿に有効で，筆者は術前から中心静脈カテーテルを挿入して5～15 μg/kg/minで投与している．

消化管穿孔の場合には腹部膨満により呼吸が傷害されるので，穿刺あるいはドレナージにより腹腔内容を排除し，要すれば人工呼吸を行う．

1～2 ml/kg/hの排尿が得られれば手術を開始する．術前管理にかける時間は4時間以内が一般的である．

腸壊死によるショックの病態は完成時には腹膜炎ショックと同様で体液管理の考え方も基本的に同じであるが，その始まりが広範な腸管の循環障害にあることが重要な相違点である．腸管が壊死に陥ると，心筋抑制因子(myocardial depressant factor, MDF)をはじめとする有害物質が放出され，病態の悪化はきわめて速い．また，壊死腸管は出血するのみならず，体循環から隔絶された血液を停滞させ，多量に失血したと同様の結果をもたらす．さらに，軸捻を解除することによって腸管の循環障害を改善し，壊死の範囲を縮小せしめうる可能性がある．以上の理由で本症を疑えばできるだけすみやかに開腹すべきであり，輸血(新鮮血がよい)により貧血が改善し，血圧が60 mmHg以上に維持できるようになったらただちに手術を開する．水分，電解質の是正は術中に行う感覚でよい．

ii) 嘔吐・脱水症例に対する輸液

① 上部消化管閉塞症：肥厚性幽門狭窄症，十二指腸閉塞症，上部空腸閉塞症，中腸の循環障害を伴わない腸回転異常症などが主な疾患である．

胃液中のHClを多量に失うことから低クロール性アルカローシスとなる．アシドーシスを呈するものは脱水が進行した重症例である．

電解質はCl優位に是正する．筆者はNa 100 mEq/l，Cl 140 mEq/l，K 40 mEq/l程度の組成で投与するが，これは生理食塩水2容と糖水1容の混合液1 lに1 M KCl液40 mlを加えてつくることができる．

10 ml/kg/h程度の速度で開始し，2～3 ml/kg/hの排尿が得られれば5 ml/kg/h程度に減量して手術を待機する．この間，胃吸引量は6時間ごとに集計し，同量を補正する．補正液は生理食塩水1容と糖水1容混合液1 l当たり1 M KCl 20 mlを加えたものを用いている．

酸塩基平衡は脱水が是正されるにつれて正常化する．

上部消化管閉塞は胃吸引による減圧が有効で閉塞上部の腸穿孔などを併発する危険が少ないことから，24～48時間かけて体液管理を行うのがよい[5]．

肥厚性幽門狭窄症では入院時の検査所見から以下のように欠乏量を計算して輸液する．患児の入院時体重4 kg，血清Na 120 mEq/l，Cl 70 mEq/l，K 3.5 mEq/lとすると，

細胞外液量：体重の30%として1.2 l．
Na欠乏量：(140－120)mEq/l×1.2 l＝24 mEq．

Cl欠乏量：$(105-70)\text{mEq}\times1.2\,l=42\,\text{mEq}$.
24時間で是正するなら1日分の維持投与量それぞれ$4\,\text{mEq/kg/day}(=16\,\text{mEq})$を加えて

Na投与量：$24+16=40\,\text{mEq}$.
Cl投与量：$42+16=58\,\text{mEq}$.

Kの欠乏量は血清値からは算出できないが，アルカローシスにおいてはK欠乏をきたすので維持量より多い$4\,\text{mEq/kg/day}$を投与するとK投与量は$16\,\text{mEq/day}$となる．水分を$150\,\text{m}l/\text{kg/day}$投与するとして，

 10% NaCl液 $24\,\text{m}l$
 1M KCl液 $16\,\text{m}l$
 糖水 $560\,\text{m}l$

の混合液を作成してこれを24時間で投与する．

② 下部消化管閉塞症： 下部空腸以下の腸閉塞症（先天性閉塞，癒着性閉塞など），直腸肛門奇形（とくに無外瘻病型），Hirschsprung病（ブジー，浣腸が無効のもの）などが主な対象疾患である．

拡張肥大した腸管内腔や腸管壁に sequestrate する水分および電解質が欠乏の主体をなすもので，上部閉塞に比し電解質欠乏は軽度である．相対的にNa喪失が多くなり，アシドーシスに傾く．

表2.8に示す組成液を用い，アシドーシスが明らかであれば炭酸水素ナトリウムで補正する．

胃吸引による減圧が期待できず，拡張した腸管の穿孔や捻転絞扼，あるいは重篤な腸炎などを併発する危険が高い．$10\sim20\,\text{m}l/\text{kg/h}$の速度で輸液をはじめ，利尿をみたら$5\sim10\,\text{m}l/\text{kg/h}$に減量し，$2\,\text{m}l/\text{kg/h}$程度の排尿があれば手術とする．8時間以内の手術を心がける．

iii） **非嘔吐・非脱水例に対する輸液** 新生児の先天性食道閉鎖症，Bochdalek ヘルニア，臍帯ヘルニア，腹壁破裂などである．これらの疾患では水分・電解質の喪失は軽度のことが多いが，ほとんどは呼吸障害や低体温などに起因した高度のアシドーシスを伴う．術前の体液管理はアシドーシスの是正が要点で，酸塩基平衡を頻回にチェックしながら炭酸水素ナトリウムで是正するが，呼吸管理，体温管理を平行してすすめる必要がある．

水分・電解質は維持量程度の投与で十分の場合が多い．アシドーシスの場合，高カリウム血症に傾き，また，乏尿，無尿となることも少なくないので，その投与は，尿量，全身状態などをみながら慎重に行う．

酸塩基平衡，体温などが正常化されれば手術可能である．

iv） **急性虫垂炎，観血的整復を要する腸重積症，嵌頓鼠径ヘルニア，絞扼性イレウスなど** これらはいずれも手術を急ぐ疾患である．体液管理の基本的考え方は下部消化管閉塞症と同様で，生理食塩水1容と糖水1容混合液あるいはソリタT_1，フィジオゾール1号（いずれもNa $90\,\text{mEq}/l$，Cl $70\,\text{mEq}/l$，lactate $20\,\text{mEq}/l$を含む）のような高電解質液を$10\sim30\,\text{m}l/\text{kg/h}$の速度で開始する．排尿があればKを$20\,\text{mEq}/l$の割合に加える．$2\sim3\,\text{m}l/\text{kg/h}$の排尿が得られれば手術．

e） **体温管理**

新生児では体温が低下している場合が少なくない．とくに，破裂性臍帯ヘルニア，腹壁破裂例では気化熱を奪われ，著しい低体温となることがある．インファントウォーマーに収容して加温する．35℃以下であれば38～40℃に加温した滅菌生理食塩水で温浴させ，36℃前後に上昇したらインファントウォーマーに戻す．急速な体温上昇により，呼吸抑制をきたすことがある．37℃になれば手術を開始する．

乳児期以降では発熱が問題となることが多い．脱水による発熱は輸液が十分となるに伴って解熱する．

急性虫垂炎などの炎症性疾患では炎症による発熱を伴い，輸液のみでは解熱しないことがある．氷枕，氷嚢を用いて冷却する．全身麻酔後には10℃前後に冷した輸液，冷却水の胃内注入，全身のアルコール清拭なども行える．38℃以下で手術を開始する．

f） **消化管管理**

最後の経口摂取がいつであるかを必ず確認する．できれば摂取後6時間以上を経て手術を開始する．やむなき場合は，麻酔開始前に胃内容を十分吸引し，嘔吐を防止する．

消化管閉塞を伴う疾患はもとより，Bochdalek

ヘルニア，臍帯ヘルニア，腹壁破裂などにおいても胃吸引はきわめて重要である．

c. 術後管理
(1) 術後検査
術後ルーチンにしておいた方がよいと思われる検査をあげる（表2.9）．

① 末梢血血球算定： 術後1日，3日，7日，以後7日ごと．10 ml/kg以上の術中出血があれば術直後にHt値．

② 血清電解質： 術後1日，3日，7日，以後7日ごと．

③ 肝機能： 術後1日，7日，14日，1～2ヵ月目．

④ 胸部単純X線撮影： 開腹手術では術後1日目．開胸手術では胸腔ドレーン抜去の翌日まで毎日，術後7日，14日．人工呼吸を行う場合は，術直後に撮影して気管チューブの位置を確認する．

(2) 体液管理
a) 一般的管理
十分な経口摂取ができるようになるまでの維持輸液と胃吸引や腸瘻排液などの異常喪失に対する補充輸液が中心である．

i) 維持輸液　術前，術中に適正な体液管理が行われた場合，術後の水分，電解質の維持与量は術前と同様である（表2.5）．ただし，術後早期では新生児を含めて小児においても水分，Naの排泄が抑制されるので，術後12～24時間においては維持量の1/2～2/3程度の投与が安全である[5]．

経口摂取の増量に従って輸液量を減じ，新生児，乳児では70～100 ml/kg/dayのミルク，幼児以上では3分～5分粥程度が経口摂取できるようになれば中止する．

Ca，Mg，Zn，リン酸などは通常の術後輸液期間では投与の必要はない．保存血の大量急速輸血時には予想される高カリウム血症あるいは低カルシウム血症を予防する目的でCaを輸血量に応じて投与する．

ii) 補充輸液　種々の誘導管や消化管瘻から失われる体液を補充する．理論的には喪失液の量のみならず電解質組成も測定して補充すべきであるが，実際には表2.10に示されるような測定値[6,7]を参考に，近似の組成液を作成して投与すればよい．筆者は，胃吸引液の補充には1/2生理食塩水1 l当たりK 20 mEqを含む液を作成して用い，腸液の補充にはソリタT_2 1容と生理食塩水1容混合液を用いている．

腸瘻例では排液を採取し，それを下部消化管に注入できればよい．

胸水や腹水などには蛋白の喪失も多いことに留意し，プラズマや蛋白製剤で補充する．

b) 人工呼吸下の体液管理
人工呼吸下では通常全体の1/3を占める肺からの不感蒸泄量が加湿器の効果で著しく減少し，さらに，陽圧呼吸による胸腔内圧の上昇は胸腔内血流量の減少をもたらしてADH分泌を増加させる．このため人工呼吸初期には尿分泌が減少し，水分貯留に傾いてdilution hyponatremiaを招く．また，hypercapniaはHCO_3^-を増加させて低クロル血症による代謝性アルカローシスをきたし，代謝性アルカローシスは細胞外液中のKを減少させる．利尿薬やジギタリス薬の使用時にはKの尿中排泄が増加して低カリウム血症を促進し，代謝性アルカローシスを増悪させる．このアルカ

表2.9　術後一般検査

末梢血血球算定
　術後1日，3日，7日，以後7日ごと
　10 ml/kg以上の出血例は術直後にHt値
血清電解質
　術後1日，3日，7日，以後7日ごと
肝機能
　術後1日，7日，14日，1～2ヵ月目
胸部単純X線撮影
　開腹手術：術後1日
　開胸手術：胸腔ドレーン抜去の翌日まで毎日，7日，14日

表2.10　消化液の電解質濃度（mEq/l）

	Na^+	K^+	Cl^-	H^+	HCO_3^-
胃液	20～80	5～20	100～150	40～60	
胃吸引液[7]	75±28	13.5±4	113±19		
胆汁	120～140	5～15	80～120		30～50
膵液	120～140	5～15	40～80		70～110
小腸液	100～140	5～15	90～130		20～40

ローシスは肺胞低喚気を招き，hypercapnia を悪化させる悪循環に陥る．

このようなことから，人工呼吸中の体液管理では正確な水分出納の把握と同時に電解質の頻回のチェックが重要で，呼吸条件，尿量などを考慮しながら輸液量を加減するとともに，KCl の補給を中心とした代謝性アルカローシスに対する治療を積極的に行わねばならない．

気管チューブ抜管前後には気道内分泌分を減少させるため輸液を減量する．筆者らは原則的に抜管前 12 時間，後 12～24 時間の輸液を維持量の 1/2～2/3 程度としている．

(3) 消化管管理

i) 体表の手術 原則的に麻酔の影響がとれれば経口摂取を始めてよい．

ii) 開胸手術 小児では成人に比し，胸部手術による消化管への影響が強いようであり，開胸手術後の腸蠕動の回復は遅れる傾向がみられる．このため開胸例には経鼻胃管を挿入し，排液の状態をみながら食事を始めるようにする．排液がほとんど胆汁を含まなくなれば胃管を 20～30 cm の高さに吊るし，逆流が認められなければ抜去して経口投与を開始する．

iii) 開腹手術

① 腸吻合を伴わない場合：腸蠕動音を聴取し，胃管からの排液に胆汁を含まなくなれば経口投与可能である．リンパ節郭清のような後腹膜腔の操作後には蠕動回復に数日を要することがある．

短時間の小手術であれば胃管は必ずしも必要なく，多くは術翌日から経口可能である．

② 腸吻合を伴う場合：経口投与の開始時期は基本的に腸吻合をしない場合と同様である．ただし，吻合部への配慮から，上部消化管吻合で 3 ないし 4 日，下部小腸吻合で 5 日，結腸吻合で 7 日程度の絶食期間を設けるのが一般的である．

胆道閉鎖症に対する葛西原法手術後には上行性胆管炎防止の観点から，蠕動の十分な回復を待つ意味で，術後 7 日以上経口投与を行わないことが多い．

(4) 呼吸管理

開胸手術，全麻下の頸部手術ならびに 2 時間以上の開腹手術後には酸素マスク，head box などにより FiO_2 0.3～0.4 程度で over night の酸素投与を行う．

手術終了時呼吸不全にあるものあるいは術後呼吸不全に陥ったものには当然人工呼吸が考慮され，その開始の条件は基本的に術前と同様である．

筆者らは 1979 年から，主に新生児症例を対象にして術後呼吸不全へ進展する可能性があるいくつかの条件を考慮し（表 2.11），これらの条件例に 24～72 時間程度の予防的人工呼吸を行って好結果を得ている（表 2.12）．表 2.11 の諸条件の中で，4，5，6 などについては新生児以降例にも適応があると考え，近年対象年齢を学童まで拡大している．

表 2.11 新生児予防的人工呼吸の適応

1. 胸部手術
   先天性食道閉鎖症，嚢胞性肺疾患など
2. 肺低形成疾患
   Bochdalek ヘルニア
3. 術後腹圧が上昇する疾患
   臍帯ヘルニア，腹壁破裂など
4. ショック症例
   穿孔性腹膜炎，腸軸捻壊死など
5. 術中大量輸血
   100 ml/kg 以上の輸血
6. 長時間手術
   1 時間/kg 以上の手術
7. 重篤な心疾患の合併

表 2.12 新生児術後人工呼吸と手術死亡率（国立小児病院）

	1965～1978 年			1979～1989 年		
	症例数	人工呼吸数(率)	手術死亡率*	症例数	人工呼吸数(率)	手術死亡率*
食道閉鎖症	83	30 (36%)	35% (29/83)	34	29 (85%)	6% (2/34)
消化管穿孔性腹膜炎	73	22 (30%)	52% (38/73)	28	25 (89%)	18% (5/28)
Bochdalek ヘルニア	30	4 (13%)	13% (4/30)	23	23 (100%)	22% (5/23)
臍帯ヘルニア・腹壁破裂	63	7 (11%)	41% (26/63)	41	26 (63%)	12% (5/41)
計	249	63 (25%)	39% (97/249)	26	103 (82%)	13% (17/126)

* 術後 30 日以内の死亡

(5) 栄養管理

栄養は経腸あるいは経静脈的に投与できる．経腸栄養法には，経口栄養法と経管栄養法があり，経静脈栄養法には中心静脈栄養法と末梢静脈栄養法がある．

a) 経腸栄養法

i) 経口栄養法 もっとも自然な栄養投与法である．体表の小手術や局麻下手術などを除けば消化管機能の回復状況や腸吻合の有無などにより食事の開始時期を決める．一般的に，普通食を摂取していた患児では流動食のような軟らかい食事から始め，新生児，乳児など哺乳児では10～30 ml/回程度の少量から開始して数日をかけて年齢相応の質，量を摂取させるようにする．

ii) 経管栄養法 経鼻胃管や胃瘻，腸瘻などからの流動物注入による栄養投与法である．消化管機能は経腸栄養に耐えられないほどには障害されていないが，嚥下障害や極度の食欲不振などから経口摂取ができない場合に適応となる．

哺乳児では経口摂取相当量のミルクを注入すればよいが，普通食児では普通流動食のみで必要栄養を投与しようとすると水分投与量が過剰になるため，多くはそれぞれの施設で調製した高カロリー流動食（1 kcal/ml程度）が用いられる．

経管栄養は強制的な経腸栄養投与であるため下痢に陥りやすい．化学的に明確な成分で調合されている成分栄養剤（chemically defined diet, CDD；elemental diet, ED）は，脂肪の含有量が少なく，消化酵素はほとんど必要とせず消化液の分泌を増やすことなく消化，吸収されることから治療栄養剤として用いられる．また，天然の食品を種々の程度に分解した低残渣食（low residual diet, LRD）は，脂肪の含有量が成分栄養剤より多く，N源として蛋白を用いているものであるが，吸収されやすい．

b) 経静脈栄養法 (高カロリー輸液)

各栄養素，電解質，ビタミン，微量元素を静脈投与する方法である．経腸栄養法が適用できない場合，経腸栄養法のみでは必要量を投与できない場合などとともに，筆者は術後の栄養状態を少しでも悪化させないことを目的に，術後7～10日の絶食を要する場合にも適応としている．

i) 中心静脈栄養法 鎖骨下静脈，内外頸静脈およびその分枝などを介して上大静脈にカテーテル先端を留置して輸注する方法である．高カロリー輸液薬は浸透圧がきわめて高いため末梢の静脈内に注入すると容易に静脈炎を発症して輸液が継続できなくなる．血流量の多い中心静脈に輸注すれば輸液薬が瞬時に希釈されるためこれを避けることができ，長期に輸液を継続できるのである．

糖質は通常グルコースで投与する．蛋白質は必須アミノ酸と非必須アミノ酸比がほぼ1：1に調製されたアミノ酸液で投与する．脂肪は主として大豆油の乳化薬が，必須脂肪酸欠乏の予防と熱量補給の目的で用いられるが，必ずしも毎日投与する必要はない．投与量は，グルコース15～20 g/kg/day，アミノ酸2～3 g/kg/day，脂肪2～3 g/kg/day程度が一般的である．微量元素やビタミンなどの経静脈栄養時の必要量は現在必ずしも明らかでない．筆者らの投与量の基準を表2.13に示す．体内環境の動的平衡（homeostasis）の破綻を招かないように，糖濃度7.5～10％程度の液から開始して2～3日で予定濃度（full strength）にする．

経静脈栄養法はカテーテルにかかわるものはも

表2.13 経静脈栄養投与量基準（/kg/day）

	新生児	乳児	幼児	学童
熱量(kcal)	80～100	90～110	70～90	50～70
水分量(ml)	100～130	100～140	80～120	50～70
糖質(g)	20	15～20	15～18	8～15
アミノ酸(g)	2～2.5	2～3	2	1.5～2
脂肪(g)*	2～3	2～3	2～3	1～2
Na(mEq)	4	4	4	4
K(mEq)	4	4	4	4
Cl(mEq)	4～6	4～6	4～6	4～6
Ca(mEq)	0.5～1	1	0.5	0.5
Mg(mEq)	0.5	0.5～1	0.5	0.5
リン酸(mEq)	1～2	2	2	2
Zn(μmol)	2	2	2	2
Cu(μg)	20	20	20	20
Fe(mg)	0.2	0.2	0.2	0.2
I(μmol)	0.1	0.1	0.1	0.1
ビタミン類	水溶性ビタミンは経口所要量より多く投与．脂溶性ビタミンは欠乏症ないかぎり経口所要量を越えない**．			

* 1～2回/w．必須脂肪酸欠乏発症時は毎日．
** 市販の高カロリー輸液用複合ビタミン製剤を体重1 kgあたり1/10～1/15セット．上限1セット．

表 2.14　経静脈栄養法の主な合併症
1. 中心静脈カテーテル挿入に関する合併症
   気胸
   動脈穿刺
   上腕神経叢ならびに胸管損傷
2. カテーテル留置に関する合併症
   静脈血栓
   カテーテルの正常位置からの逸脱
   カテーテル熱
   敗血症
   末梢静脈では静脈炎，皮下の炎症
3. 代謝性合併症
   脱水症：高浸透圧（高血糖）性利尿
   高血糖，低血糖
   高アンモニア血症，血清アミノ酸インバランス
   必須脂肪酸欠乏症，高脂血症
   肝機能障害
   電解質の過不足
   微量元素過不足（欠乏症が多い）
   ビタミンの過不足

とより，栄養素の代謝経路が生理的でないことに関連した高血糖，肝機能障害などに代表される種々の異常を発症する危険があり，とくに，低出生体重児ではその頻度が高く，注意を要する．常に留意しておくべき合併症を表2.14にあげる．

ⅱ) **末梢静脈栄養法**　末梢静脈から高カロリー輸液を行う方法である．栄養素，電解質，ビタミン，微量元素の投与量は中心静脈栄養法とかわりないが，輸液剤の浸透圧を低下させるために（糖濃度の上限が10%程度）多量の水分を投与する必要がある．

d. 一般的な術後合併症とその対策

個々の疾患や手術術式に関連した合併症についてはそれぞれの項に譲り，ここでは小児外科手術後に共通する合併症について記す．

(1) 呼吸器合併症

術前から呼吸器合併症があることの多い先天性食道閉鎖症や胃食道逆流症例を除けば，小児では呼吸器感染症罹患下や直前の既往時の手術でないかぎり術後肺炎の併発はほとんどない．無気肺，とくに，右上葉の無気肺がもっとも頻度の高い合併症である（図2.1）．口腔，咽頭吸引による咳嗽誘発，胸部のtapping，年長児では深呼吸の励行（紙風船を膨らまさせるなど）など積極的な胸部理学療法で多くは軽快する．無気肺が広範囲であったり，軽快しにくい場合は気管内挿管をして気道内分泌物の吸引や洗浄を行う．

開胸術後，肺の再膨張不全があっても完全に膨張するまで胸腔ドレーンを留置しておく必要はなく，ある程度再膨張したら積極的に抜去して理学療法をより効果的に行えるようにする方がよい．

呼吸障害を呈する例にに関しては，c.(4)「呼吸

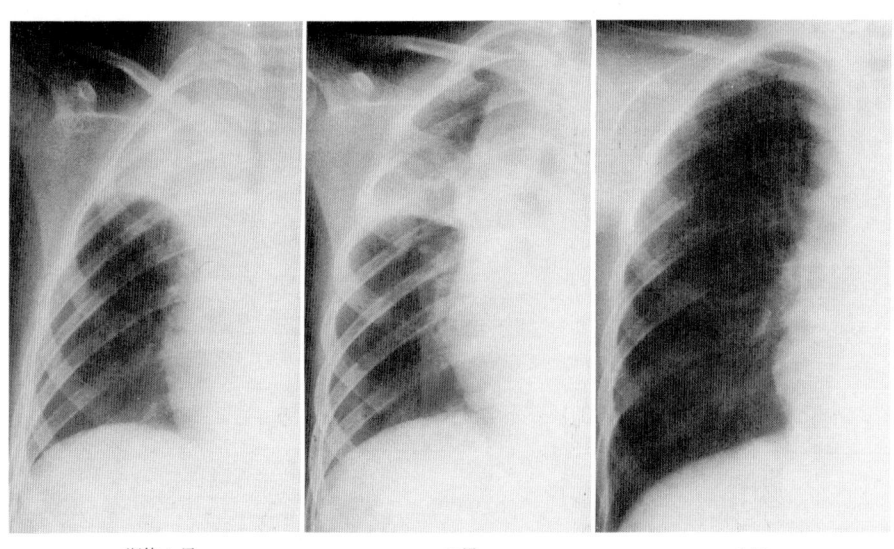

術後1日　　　　　3日　　　　　6日

図 2.1　術後無気肺
開腹術後1日目に右上葉無気肺を合併．胸部理学療法で3日目より含気が認められ，6日目には完全に再膨張している．

管理」の項（p. 424）に記した．

(2) 循環器合併症

通常の手術であれば，循環器合併症を生じることはまずない．術前から心機能が低下していたり，術中に重篤な循環障害（血圧低下，徐脈，心停止など）があった場合，少しでも心不全の徴候があれば，躊躇なく強心薬や利尿薬を使用する．水分投与量は過剰にならぬよう減量する．

(3) 消化器合併症

a) 麻痺性腸閉塞症

腸蠕動は通常2, 3日で回復するが，腹膜炎併発時や後腹膜腔に操作が及ぶ手術後などでは腸蠕動の回復が遅れ，麻痺性腸閉塞の状態が続くことも多い．さらに最近，鎮痛目的で術後に morphine を用いることが多くなってきており，これも腸蠕動を低下させる．浣腸や蠕動亢進薬などを積極的に用い，早期の回復をはからねばならない．

b) 胃炎・胃十二指腸潰瘍

小児のどの年齢層においても術後早期にいわゆるストレスに起因する胃炎や潰瘍を併発することは少なくないようである．多くは術後数日の間に胃管からの血液排出で気づかれる．微温あるいは冷生理食塩水による胃洗浄で軽快することが多いが，H_2-blocker のような制酸薬の投与を要することもある．内視鏡的あるいは外科的止血の適応となることもあり，経過，全身状態，出血量などを注意深く観察して機を失わないようにすることが大切である．

c) 開腹術後腸重積症

術後早期，多くは5～7日頃に腸閉塞症状を呈して発症する．ほとんどが小腸-小腸（空腸が多い）の重積である．血便を伴うことは少ない．術前の診断確定は困難であるが，癒着性腸閉塞にしては早すぎる閉塞症状の場合には本症も念頭において観血的整復のための再開腹を積極的に考慮する必要がある．

(4) 腎機能障害

腹膜炎例や術前，術中ショックに陥った症例などでは術後急性腎不全を発症することが多い．時間尿量をチェックして水分出納を把握し，過剰投与を避けねばならない．乏尿あるいは無尿時に水分や血漿を負荷して利尿を得ようとするのは諸臓器の浮腫を憎悪させ，機能を著しく障害する結果となるので試みるべきでない．

腎不全時には尿量の2倍程度の輸液にとどめ，furosemide や dopamine などにより利尿をはかりつつ尿量の変化に応じて輸液量を増減する．

敗血症を伴う場合，循環血液の絶対量が少ない新生児，乳児では生菌，エンドトキシンおよび種々の有害物質の除去，各種凝固因子ならびに免疫物質の補給などを目的とした新鮮血による交換輸血が効果的である．動脈ならびに静脈ラインから同量ずつ平行して排血と輸血を行う．交換量は循環血液量の2倍（150 ml/kg程度）を目安とし，2時間前後で交換する．

年長児では吸着フィルターを用いた血液透析や血漿交換が試みられている．

(5) 肝機能障害

術後2週ないし1カ月頃よりトランスアミナーゼが軽度上昇することがある．麻酔，輸血などに関連したものと思われ，他に異常な検査所見がなければ放置してよい．2, 3カ月の間に正常化することが多い．

胆道閉鎖症児のように術前から肝機能障害がある場合，術後早期に急性肝不全に進行することがある．肝庇護薬を用いるとともに頻回に肝機能を検査してその徴候の早期の把握につとめ，血中アンモニア値に上昇傾向がみられたり，上昇が予測される場合には肝性脳症改善アミノ酸注射液を用いる．肝機能障害が進行すれば血漿交換の適応もある．

〔佐伯守洋〕

文　献

1) 佐伯守洋, 秋山洋, 中條俊夫, 他：新生児主要外科疾患における心・大血管異常合併例の治療成績. 小児外科, **13**：1607～1614, 1981.
2) Sherwin VK: Surgical implications of hematologic disorders. In Pediatric Surgery (ed by Welch KJ, et al), 4th ed, pp109～116, Year Book Medicl Publishers, Chicago, 1986.
3) 飯塚敦夫：血友病の治療（補充療法と包括医療）. 小児外科, **14**：733～740, 1982.
4) 藤本隆夫, 横山清七, 添田仁一, 他：小児外科領域における polyethylene glycol 液を用いた全腸管洗浄法の検討. 日小外会誌, **25**：1080～1083, 1989.

5) 佐伯守洋：新生児術後の水分電解質代謝と輸液. 日小外会誌, **13**：857〜874, 1977.
6) Cooke RE, Clowley LG: Replacement of gastric and intestinal fluid losses in surgery: A preliminary report. *N Engl J Med*, **246**：637〜641, 1952.
7) 中條俊夫：乳幼児手術後の水分電解質代謝—特に輸液量について. 日小外会誌, **3**：305〜333, 1967.

3. 顔面・頸部疾患

a. 正中頸嚢胞・正中頸瘻（甲状舌管嚢胞・瘻）(median cervical cyst, fistula〈thyroglossal cyst, fistula〉)

胎生期の甲状舌管（thyroglossal duct）の遺残物から発生したものである。頸部の正中線上に発生して嚢胞を形成するが、約半数は自潰して皮膚に瘻孔を形成する。

a）発　生

胎児が2mm大の胎生3週頃、甲状腺原基が第1鰓弓と第2鰓弓の間で出現し、甲状舌管によって舌盲管と連絡する。その後、甲状腺原基は頸部を下降して、胎生2カ月後半には甲状舌管は舌骨により二分され消失する。この甲状舌管が吸収されないまま遺残すると甲状舌管嚢胞となる。

b）病　理

頸部正中線上に舌骨・甲状軟骨上像の間にもっとも多くみられる。小指頭大から拇指頭大の円形腫瘤として発生し、感染を起こすと自潰して瘻孔を形成し、粘液性・膿性の分泌物を排出する。

正中頸瘻の主管は舌骨の正中前面の骨膜または骨膜近くを通過して舌盲孔に開いており、小さな分枝や分泌腺を伴っている。

c）症　状

頸部正中線上に半円球状の無痛性、弾性軟の腫瘤が認められ、皮膚との癒着はなく、後方の舌骨と接合して嚥下運動時に一緒に移動する（図3.1）。

感染を起こすと発赤腫脹を認め、自潰して瘻孔を形成し、粘性、膿性の分泌物を排出する。

d）診　断

頸部正中線上の腫瘍または粘液性の分泌物を排出する瘻孔として認められる。超音波診断が有用である。

鑑別診断としては、頸部正中線上に発生する腫瘍としては皮様嚢腫、リンパ節炎、異所性甲状腺との鑑別を要するが、疑わしいときには手術時に試切を行って診断する（図3.2）。

e）治　療

頸部中央横切開で腫瘤または瘻孔の摘出を行う。瘻管は舌骨骨膜に接して存在するので舌骨中

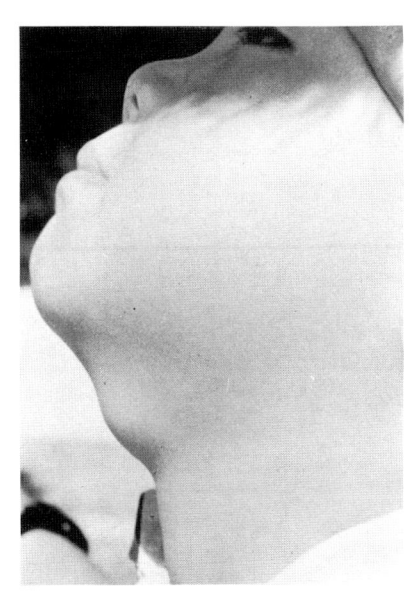

図3.1　正中頸嚢腫（7歳、男子）

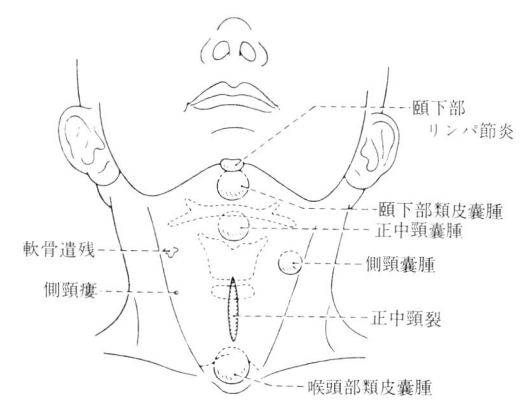

図3.2　頸部先天性瘻および腫瘤の好発部位

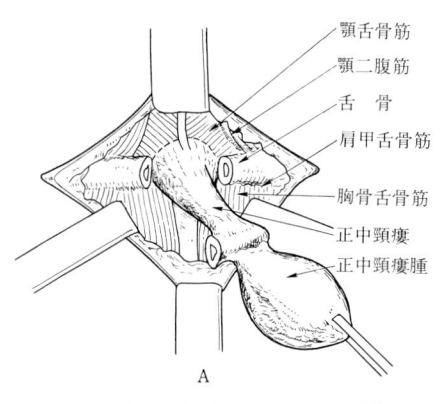

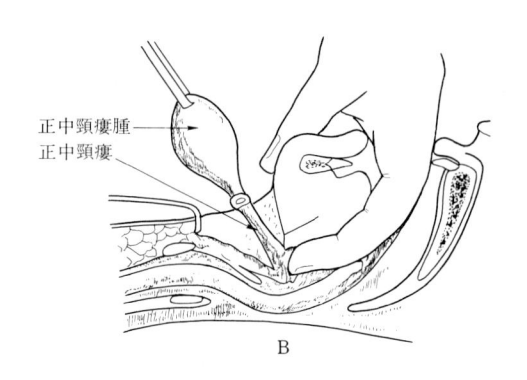

図 3.3 正中頸瘻胞に対する Sistrunk 手術
A：舌骨中央部を瘻管とともに合併切除し，上方は瘻管周囲の筋肉を含めて円柱状に切除して舌盲孔部に至る．
B：助手が食指を口腔内から挿入し，舌盲孔部を支持すれば，手術が容易となる．

央部約 1 cm を瘻孔とともに切除する方法（Sistrunk 法）[1]が再発防止上大切であり，腫瘤，瘻孔だけを舌骨前方で切除すると再発することが多い．さらに上方は瘻孔周囲組織を含めて舌盲孔部に至り，瘻孔をできるだけ残さぬように摘出する（図 3.3）．

b. 側頸嚢胞，側頸瘻（鰓裂性嚢胞・瘻）(lateral cervical cyst, fistula 〈bronchiogenic cyst, fistula〉)

胎生期の鰓裂の遺残として発生し，側頸部の胸鎖乳突筋前縁に沿って好発する（図 3.4）．

a） 発生病理

第 1 鰓裂から第 4 鰓裂に至る各鰓裂から発生する．

第 2 鰓裂性のものがもっとも多く，第 1 鰓裂性や第 3 鰓裂性のものに比べ約 6 倍に達する．

第 2 鰓裂性の走行は，胸鎖乳突筋前縁部で下 1/3〜1/4 の皮膚開口部から胸鎖乳突筋前縁部に沿って上行し舌骨大角部で内方に向かい，内外頸動脈の間を通って口蓋扁桃上窩付近に開口する．

第 1 鰓裂性のものは，顎下腺付近から下顎に沿って上行し，耳下腺下部を貫通し，顔面神経の外側でこれと交叉し外耳道軟骨部に達する．

第 3 および第 4 鰓裂性のものは，内瘻孔としていずれも下咽喉の梨状窩に開口している．

b） 症　　状

第 2 鰓裂性のものは，胸鎖乳突筋の下 1/3 前像

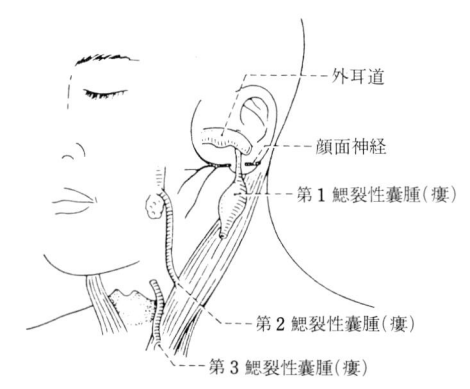

図 3.4 鰓裂性嚢腫（瘻）の発現部位
胸鎖乳突筋の前縁の皮膚には瘻は開口する．

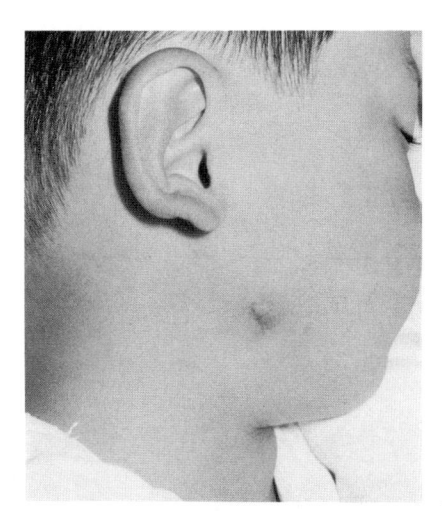

図 3.5 右頸部第 1 鰓裂性瘻（6 歳，男子）
右顎下部の比較的高位に瘻孔を認め，外耳道に向かう硬結を触れる．

に小さな瘻孔として開口し，粘液性または膿性の液を分泌する．片側性が多いが両側性も約1/3に認められる．また，軟らかい囊胞を形成するが，感染すると発赤腫脹がみられる．

第1鰓裂性は顎下部に小さな瘻孔の開口がみられる．感染すると外耳道に向かう硬結を生じ，慢性の外耳炎として外耳道から膿性の排泄がみられる（図3.5）．

第3または第4鰓裂性の先天性梨状窩瘻孔は反復する急性化膿性甲状腺炎[2)]，側頸部膿瘍として発見される．

c）診　断

乳幼児期に認められるものが多く，もっとも多い第2鰓裂性のものは胸鎖乳突筋の前縁に沿って発生するのでその特有な発生部位からして診断は容易である．両側性は左右対称性に発生する．瘻孔の認められるものは瘻孔造影を行い走行を確かめる．梨状窩瘻孔は食道造影により確認される．左側に好発する．

d）治　療

瘻孔を含む横切開により瘻管または囊胞を全摘出する．この際，色素液を瘻孔内に注入して走行を確かめる．

第2鰓裂性では口腔内近くまで十分に瘻孔を摘出するが，手術野が狭いときにはさらに1本の横切開を下顎部におく．

第1鰓裂性では顔面神経，大耳介神経や血管を損傷しないように注意して外耳道近くまで瘻孔を切除する．

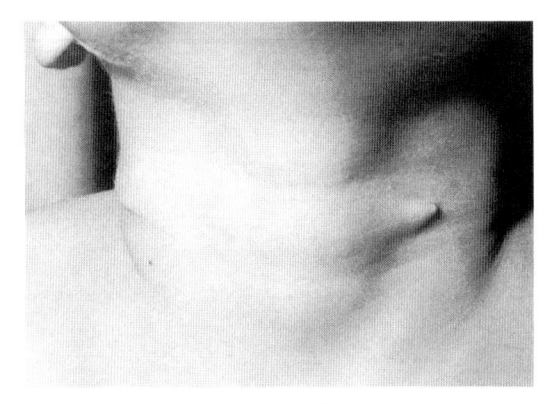

図3.6　左頸部鰓裂性軟骨遺残（5歳，男子）

梨状窩瘻孔では，色素注入，バルーンカテーテルの内視鏡的挿入などの補助手術下，外頸切開による瘻孔切除術を行う．

鰓裂性軟骨遺残も側頸部の胸鎖乳突筋前縁によくみられる．皮膚から筋膜に至るが，深部に接続することはない．摘出は容易である（図3.6）．

c．頸部リンパ管腫（cervical lymphangioma）

小児良性腫瘍として血管腫とともにもっとも多い．とくに頸部囊胞性リンパ管腫（cervical cystic hygroma）として好発する．

a）頻　度

男女ほぼ同数で，出生時に約50％が発現し，左右ほぼ同数である．頸部に50％がみられるが，その他顔面，四肢，腋窩の体表面に多く，舌下，咽頭，縦隔，腹腔などの内部にも発生する．

b）発生・病理

胎生2カ月には5個の原始リンパ嚢（primitive lymph sac）があり，嚢胞性リンパ管腫（cystic hygroma）はこの遺残物として発生する．

リンパ管腫は病理学的に毛細管リンパ管腫（capillary lymphangioma，小さなリンパ管の集合），海綿状リンパ管腫（cavernous lymphangioma，拡張したリンパ管腫からなり海綿状を呈する），囊胞状リンパ管腫（cystic lymphangioma (hygroma)，嚢状に拡張した数mmから数cmのリンパ管腫からなり，嚢は互いに交通する），全身リンパ管腫（systemic lymphangiomatosis，全身各所に同時に見られたり，身体の一領域に広範に生じるもの）に分けられる．顔面，四肢には海綿状リンパ管腫が，頸部，腋窩部，縦隔，後腹膜には囊胞性リンパ管腫が好発する．囊胞性リンパ管腫は多房性または単房性の囊胞で，一層の上皮細胞性の囊胞を結合組織が包み，黄色透明でリンパ球を含む液に満たされている．ときに内腔に出血して血性を示す．

c）症状・診断

側頸三角（posterior triangle，前方は胸鎖乳突筋，後方は僧帽筋の前縁，下方は鎖骨上縁）が頸部リンパ管腫の好発部位である（図3.7）．その他，耳介後部や頸部から鎖骨下，腋窩に及ぶもの，頸

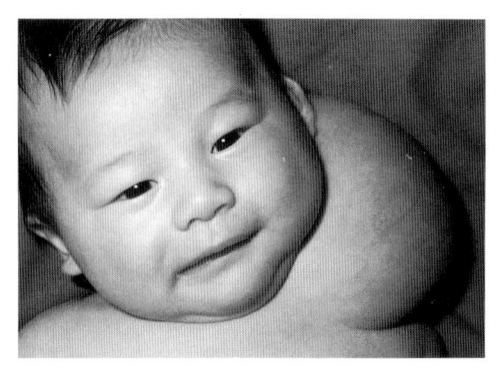

図 3.7 左頸部嚢胞性リンパ管腫（51日，男子）
生下時から成人手拳大の腫瘤がみられた．

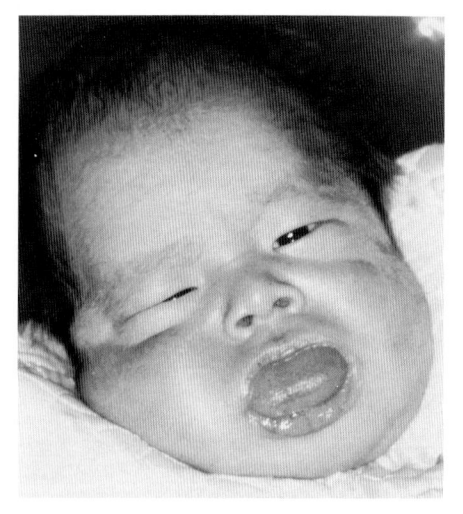

図 3.8 舌，口腔底，咽頭，喉頭部の浸潤性の海綿状リンパ管腫（1ヵ月，男子）
巨舌症を呈し，呼吸困難がある．

部から舌，口腔底，さらに咽頭，喉頭部に浸潤性に海綿状リンパ管腫として及び呼吸困難を訴えるもの（図3.8），頸部から縦隔に及び上大静脈気管を圧迫するものなどがある[3]．CT，胸部X線から診断される．

視診で生下時から嚢胞を認め，触診で表面半球状の柔軟な波動性の腫瘍を触れることが多いが，生後しだいに増大するものがある．感染，出血などのときには急激な増大を示す．

d）治　療

生後3ヵ月以降に摘出するのを原則とするが，感染，出血によって急激な増大を認めるときには新生児期に手術を要する．耳介後部に広範に浸潤した形では顔面神経麻痺を起こしやすいので，神経走行部位は残して保存的に行う．頸部から舌，口腔底，咽頭，喉頭部に浸潤するリンパ管腫は気管食道を圧迫して呼吸困難，嚥下困難をきたすが，全摘は困難なため，神経を損傷せぬよう部分切除にとどめ，気管圧迫例では気管切開を行う．残存腫瘤に対してはbleomycinやOK-432の注入が有効である．内皮細胞を破壊して縮小効果がある．また，側頸部から上部縦隔にのびる型で循環障害，気道圧迫がみられるものに対しては開胸して血管神経を損傷しないように注意して腫瘤摘出を行う．

d. 顔面，頸部血管腫 (facial, cervical hemangioma)

小児の血管腫には，単純性血管腫(hemangioma simplex, portwine stain, ポートワイン母斑；自然治癒傾向はない)，イチゴ状血管腫(strawberry mark；自然治癒傾向あり)，海綿状血管腫(cavernous hemangioma；自然治癒傾向はない)が多く，このほかに乳児毛細血管拡張症（salmon patch），Kasabach-Merritt症候群(血小板減少を伴う)，Sturge-Weber病（脳膜血管腫を合併）などがある．もっとも多くて重要なのはイチゴ状血管腫である．

a）発生・病理

イチゴ状血管腫は，生下時または生後1～2週で発現し，隆起して表面は顆粒状，鮮紅色でイチゴ状を呈する．イチゴ状血管腫とはその外見上からの臨床診断名であるが，病理組織学的には毛細血管腫ないし良性血管内皮腫に属する．鏡検では，内皮細胞の増殖が著明で，重層ないし多層を示し，管腔が狭く充実性の細胞巣を形成し，一見悪性腫瘍を思わせるが，まったくの良性である．

b）症状・診断

イチゴ状血管腫は耳下腺に好発し，浸潤発育して耳下腺の構造は血管腫によって置換されて散存し，発育奇形の像を示す（図3.9）．

イチゴ状血管腫のもっとも興味深い特性は自然治癒(spontaneous regression)の傾向があることである．もっとも大きくなる極期は，通常型で生後3～4ヵ月，巨大腫瘤型で生後6～8ヵ月である

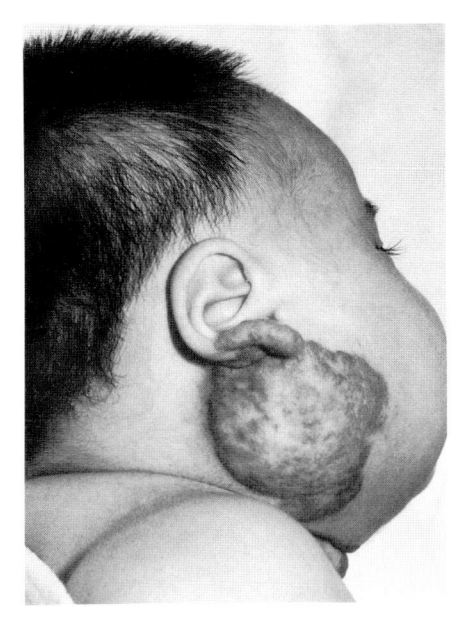

図 3.9 右耳下腺部イチゴ状血管腫（4ヵ月，女子）

が，1歳以降には縮小して4～5歳で消失する．

c) 治　療

イチゴ状血管腫の治療では，よく観察して病型が普通型か，気道などの圧迫をきたす危険のある巨大腫瘤型かを決定する．

小腫瘤型，とくに顔面の限局型では待機観察療法（wait and see policy）を行い，2～3ヵ月ごとに観察して，4～5歳で消失するのを待つ．

他方，急速発育型，巨大腫瘤型，気道発育の呼吸困難例などに対しては，ステロイドを投与して，発育抑制，縮小をはかる．少量の放射線療法も有効であるが，最近，小児の甲状腺癌の発生と既往における放射線照射の関係が深いことが判明したので，咽頭部照射は行うべきでない．

e. 頸部リンパ節疾患

頸部リンパ節の腫脹では炎症性腫瘤のものが大部分を占めるが，ときに悪性腫瘍のものもあるので両者の鑑別を常に考慮する．直径1～2cmの小さな頸部リンパ節腫脹または炎症所見（発赤，腫脹，疼痛など）の備わったものでは，炎症性腫瘤を考える．他方，直径3cm以上の無痛性，増大性の頸部リンパ節腫脹のときに悪性腫瘍を考慮する．また炎症性か否か不明のときには，抗生物質を1～2週間投与して経過を観察し，増大の傾向のあるときに悪性を疑う．リンパ節を一括切除し病理学的検索を行う excisional biopsy（切除生検）が必要となる．

(1) 非特異性反応性リンパ節腫大

日常もっとも多い疾患で，2～6歳の幼児で反復する上気道感染によって多数の移動性小指頭大の比較的堅い腫瘤を触れる．無痛性で白血球は正常のことが多い．悪性腫瘍を疑って来院するものが多いが，とくに処置は必要でなく，経過観察にとどめる．

(2) 急性リンパ節炎

鼻咽頭，口腔，頸部などに細菌性感染源が認められ，頸部のリンパ節は発赤，疼痛，発熱，白血球増加などの炎症所見を示す．抗生物質を投与し，進行例では切開排膿を行う．

(3) 組織球性壊死性リンパ節炎

10歳以降に発生し，女性に多く，通常直径1.5cm以下の数個のリンパ節腫大を主に頸部にみる．半数以上に39℃以上40℃以下の発熱や腫大リンパ節に疼痛がみられる．白血球数は減少傾向をみることが多い．組織学的に大形化Tリンパ球と組織球の増生がみられ，壊死を伴うのを特徴とする．病因は明らかでないが，一部はトキソプラ

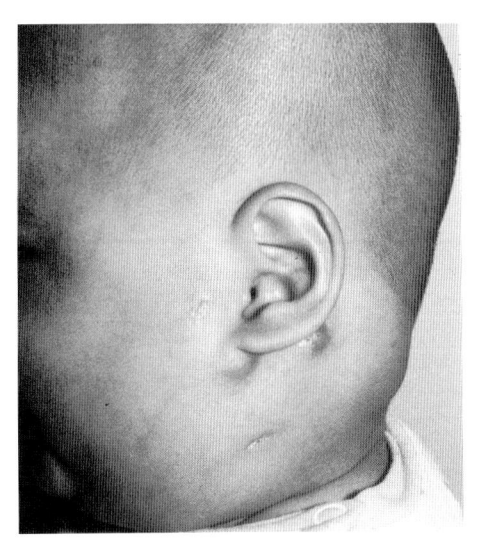

図 3.10　左頸部結核性リンパ節炎（7ヵ月，男子）
大小不同，硬軟不同の腺塊と，難治性の瘻孔を多数認める．

ズマ感染が関係すると考えられる．予後は良好で数ヵ月以内に治癒する．

(4) 結核性リンパ節炎

最近は急激に減少した．慢性の経過をとり，大小不同，硬軟不同の腺塊（packet formation）を形成し，難治性の瘻孔をつくることが多い（図3.10）．ツベルクリン反応は陽性を示すが，胸部X線像では異常のないことが多い．血沈は亢進する．抗結核薬の投与を行い，膿瘍や瘻孔を形成したものでは，頸部の系統的リンパ節郭清を行う．

(5) ウイルス性その他によるリンパ節炎

i) 猫ひっかき病（cat-scratch disease）
猫にひっかかれたり，咬まれたりした場所に，1～2週間後に発赤，腫脹，局所リンパ節腫脹が現れる．まれに結膜炎，脳炎などをきたすことがあるが，予後は一般に良好である．

ii) 全身性ウイルス感染症　頸部を含めた全身性リンパ節腫大をきたすものが多い．上気道を侵入門戸とするものは後頸部や側頸部リンパ節の左右対称的な腫大をきたす．麻疹，風疹，伝染性単核症は全身性のリンパ節腫大を示す代表的なものである．

iii) 川崎病　原因不明で発熱，四肢の硬性浮腫，紅斑，不定型発疹，結膜の充血，口唇の紅潮，イチゴ舌，口腔の粘膜の発赤を伴う疾患であるが，急性期には非化膿性頸部リンパ節腫脹がみられる．

(6) 悪性リンパ腫

小児の頸部悪性腫瘍でもっとも多い．頸部の無痛性，進行性，弾性軟，癒合しない鶏卵大に及ぶリンパ節腫脹をみたら，まず本症を考えて切除生検を行う．

わが国では，小児悪性リンパ腫の23%はHodgkin病であり，non-Hodgkin病は77%であるが，Hodgkin病の約80%は頸部に原発しており，non-Hodgkin病の頸部原発率約40%に比べて頸部での原発率は高い．すなわち，Hodgkin病の大部分は頸部原発である．

治療法としては，早期例では摘出，放射線，化学療法が行われ，進行例では化学療法（VEMP＝VCR, EDX, 6MP, prednisolone）（MOOP＝VCR, HN_2, procarbazine, prednisolone）と放射線の併用が行われる．

予後は頸部原発性は他の部位よりも発見が早いためか比較的良好であるが，Hodgkin病では5年以上の治療と追跡調査が必要である．

(7) 悪性腫瘍転移によるリンパ節腫大

頸部リンパ節転移の悪性腫瘍としては神経芽腫と甲状腺癌がある．

神経芽腫では副腎原発の転移が多くIV期に相当する．組織型は神経芽腫の花冠線維型が多く，尿中VMAの陽性率が高く，化学療法を強力に行っても予後不良のことが多い．

小児甲状腺癌の約70%は転移による頸部リンパ節腫で発見され，初診時すでに約25%に肺転移がみられる．甲状腺亜全摘と系統的リンパ節郭清を行う．分化型（乳頭腺癌）では転移例でも長期生存が可能である．

f. 頸部奇形腫

類皮嚢胞（dermoid cyst）と奇形腫（teratoma）があり，後者には成熟奇形腫と未熟奇形腫が多い．

類皮嚢胞は毛嚢，皮脂腺，汗腺などの皮膚付属器を含む表皮におおわれた嚢胞で，内容として皮脂，角化質，毛，骨，軟骨なども含む．皮膚では胎生期の体裂閉鎖時に迷入すると考えられ，頭蓋，顔面の癒合線上に発生する．目や鼻の周囲とくに外眼裂角の上側方，耳後部，口腔底，顎下部，喉頭部の正中線上に好発する．

奇形腫も成熟奇形腫や未熟奇形腫が頸部正中線上に認められる．まれであるが，新生児にみられる巨大な頸部奇形腫は気道，食道を圧迫して無呼吸発作あるいは呼吸困難で重篤な症状を呈する．最近の出生前超音波診断で前頸部腫瘤として診断されることが多く，かかる例では出生直後の待機緊急手術により気管切開を必要とすることが多い．前頸部の巨大腫瘤としては，本症と頸部嚢腫性リンパ管腫が双璧であり，いずれも良性腫瘍ながら気道圧迫，窒息死をきたすことがあるので，呼吸困難時には緊急手術を考慮する．

g. 頸部神経芽腫

頸部の神経芽腫には，原発性のものと，転移性のがある．

頸部に原発する神経芽腫は，腹部原発性に比べて，組織型で神経節芽腫の占める率が高い．腹部の副腎原発性では神経芽腫のことが多い．また，尿中のVMA反応の陰性例が多い．頸部に原発したものは，頸部の腫瘤として早期に発見されることが多く，したがって予後も比較的良好である．副腎原発性が生存率約30％に比べ，頸部原発性は80％が治癒する．

治療としては，原発巣および転移巣を摘出して，VCR，EDX，CDDPなどの化学療法を行う．

h. 小児期甲状腺癌

小児期の甲状腺腫としては，良性の腺腫様甲状腺腫や橋本病（慢性甲状腺炎）が多い．小児の腺腫様甲状腺腫は大小不同の結節，濾胞が認められ，甲状腺の過形成であり，真性の腫瘤ではない．

甲状腺腫の約20％は甲状腺癌である．甲状腺癌の約70％は頸部リンパ節腫大で発見され，初診時約25％に肺転移がみられる（図3.11）．

初期の甲状腺癌は発育が緩慢で腫瘤以外の自覚症状に乏しく，また腫瘤も限局性柔軟で可動性があり，良性と間違われやすく，軟性撮影，シンチグラム，超音波でも診断困難である．触診上良性と考えられても，穿刺吸引細胞診（aspiration biopsy)[4]を数カ所で行い確診につとめる．

予後は組織型と関係があり，分化型（乳頭腺癌）では，肺転移例でも長期生存が可能である．乳頭腺癌が60％の頻度を占めるが，20年生存率は約60％，濾胞腺癌は35％の発生頻度で20年生存率は20％である．これに比べて未分化癌は5％の発生頻度であるが，悪性で20年生存率は約10％である．

治療法としては，甲状腺亜全摘と系統的リンパ節郭清を行うとともに，上皮小体の保存，反回神経，声帯の損傷のないようにつとめる．肺転移のときは，正常甲状腺を摘出して腫瘤における^{131}I採取率を高めるようにして^{131}I治療を試みる．未分化癌に対しては強力な化学療法（ADM＋CDDP，またはADM＋5FU）と放射線療法の併用が行われる．

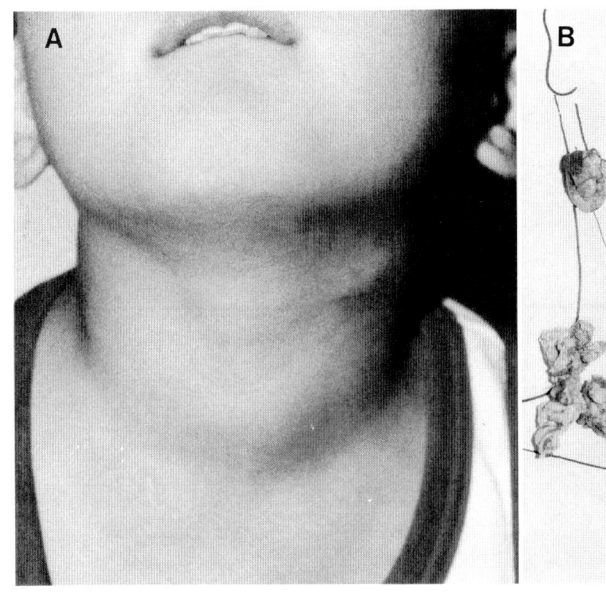

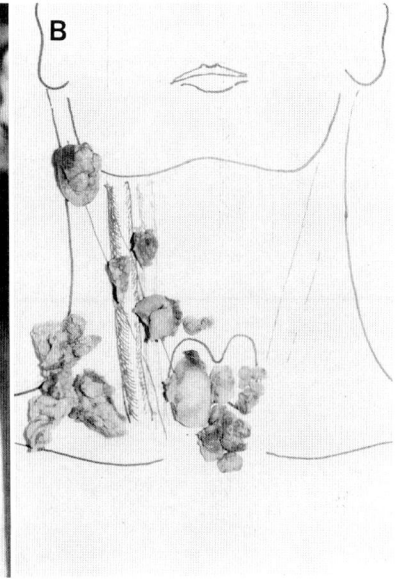

A. 頸部リンパ節腫大　　B. 甲状腺亜全摘＋右頸部リンパ節群郭清

図3.11　甲状腺癌（6歳，女子）
胸部異常陰影に気づき，粟粒結核の疑いで治療されていたが，頸部リンパ節腫大に気づき，生検の結果，甲状腺乳頭腺癌と診断された．

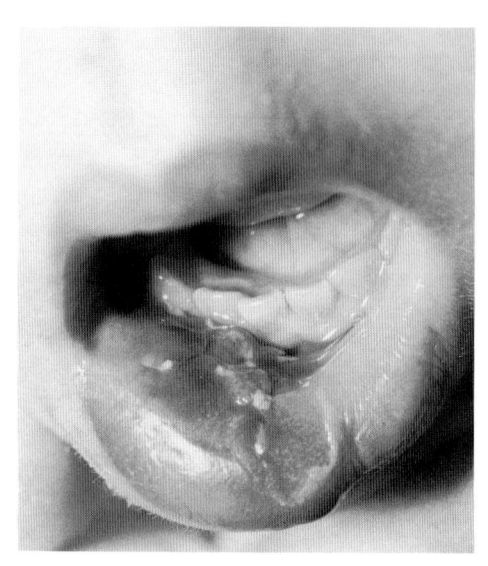

図 3.12 口唇部横紋筋肉腫（2歳，男子）
化学療法と放射線療法を併用して治癒した．

i. 横紋筋肉腫

軟部腫瘍としては，繊維肉腫と横紋筋肉腫があり，舌，口腔に好発する（図 3.12）．

診断は局麻下に試切を行う．

治療は腫瘍部を切除し，化学療法を併用する．

〔池田惠一〕

文　献

1) Sistrunk WE: The surgical treatment of the thyroglossal tract. *Ann Surg*, **71**: 121〜124, 1920.
2) 北村龍彦，他：発生学的立場から見た甲状腺関連疾患．小児外科，**17**: 741〜745, 1985.
3) Ikeda K, Suita S, Hayashida Y, Yakabe S: Massive infiltrating cystic hygroma of the neck in infancy with special reference to bleomycin therapy. *Z Kinderchir*, **20** (3): 227〜236, 1977.
4) 東権　広：穿刺吸引細胞による甲状腺腫瘍の診断．日外会誌，**84**: 612〜622, 1983.

4. 肺・縦隔疾患

A. 先天性肺囊胞性疾患

a. 一般的概念

先天性肺囊胞性疾患 (congenital cystic disease of the lung) とは，肺葉性気腫，気管支性囊胞，congenital cystic adenomatoid malformation，および肺分画症など，出生時から呼吸器症状を表す囊胞性の疾患をいう．これらの発生学，分類は混乱していたが，最近では胎生期に，肺気管支の原基 (lung bud) の発達が障害を受けたために発生した奇形であると理解されている[1,2]．

胎生4週，前腸の一部から膨隆した肺溝 (tracheal gloove) はしだいに尾側に伸びて二つに分かれ，lung buds となる（図4.1）．lung buds はさらに分枝を繰り返し無数の気管支を形成して，胎生24～28週には終末肺胞囊をつくり，肺の発生は完了する．もし主気管支や区域気管支の壁内軟骨に形成異常があり，狭窄のために一方弁となった気管支を通じて空気が入ると肺葉性気腫が発生する．気管支内腔が完全に閉塞すると気管支閉鎖症となる．気管支系が完成する以前に lung bud の一部が分離して，不完全に成長して囊胞をつくると，気管支性囊胞となる．

もし lung bud の成熟過程が中断され，間葉組織が過剰に増殖し，顕微鏡的には腺腫様にみえた場合，congenital cystic adenomatoid malformation と呼ばれる囊胞性肺ができあがる．一方，肺分画症は胎生期のごく早期，体血流と肺血流が分離する以前に，lung bud の一部が正常肺から分かれたものである．このため分画肺の動脈血流は胸部大動脈，腹部大動脈から供給され，静脈血は隣接する肺の肺静脈に還流する．

b. 先天性肺葉性気腫 (congenital lobar emphysema)

先天性肺葉性気腫とは，外部からの圧迫がなく，気管支自体の異常により内腔が閉塞した結果，肺葉あるいは区域葉が気腫様になっているものである．大血管，腫大したリンパ節，および気管支囊胞による圧迫などの結果発生した二次的な肺葉性気腫は本症から除外される．しかし肺葉性気腫のうち，気管支の低形成などの形態学的な異常が発見されるのは約25%にすぎない．最近，本症の成因の一つに，気腫肺の肺胞の数が正常児の3～5倍もみられる polyalveolar lobe の存在が明らかになった．この場合，気管支の数，形態および血管などには異常がみられていない．

発生部位は左上葉，次いで右中葉に多くみられる．拡張した気腫肺によって健常肺，心大血管が圧迫される結果，患児の多くは新生児期から喘鳴，多呼吸，チアノーゼなどの症状を表す（図4.2）．

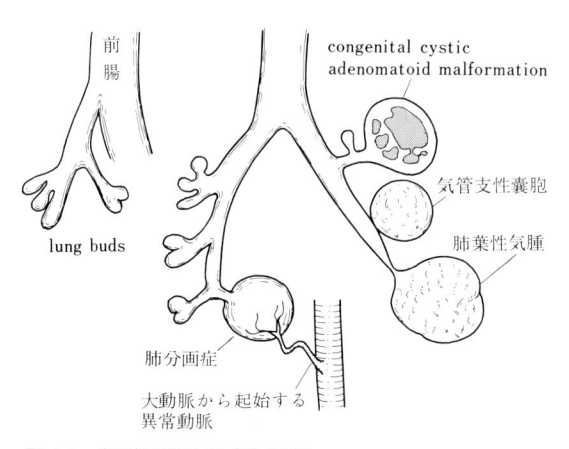

図 4.1 先天性肺囊胞性疾患の発生

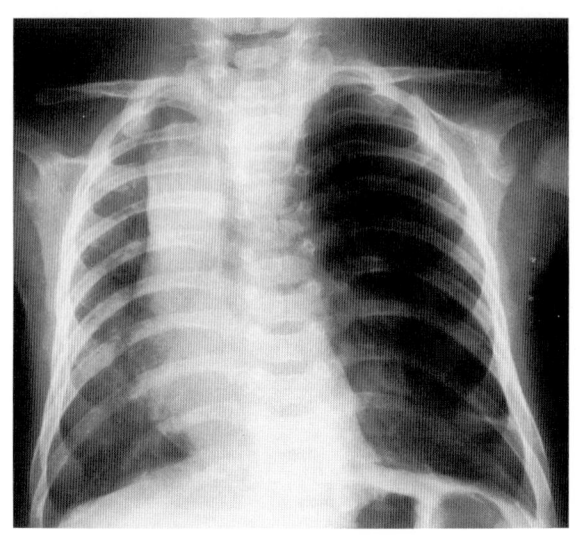

図 4.2 先天性肺葉性気腫（生後2ヵ月）
左上葉の気腫により縦隔，気管は右側に圧排されている．
呼吸困難のため左上葉切除を行い，症状は消失した．

診断は胸部X線写真，CTによって行う．単純X線写真では罹患肺は明るく血管影はみられない．CTでは気腫肺の周囲に圧迫偏位した健常肺の血管影をみることができる．気管支鏡，造影は必要なことがある．

治療としては，気腫となっている肺葉を切除するのが一般的に行われている．急いで開胸して，膨張した肺を創外へ出すと，圧迫されていた健常肺，対側肺が拡張することができ，呼吸困難は軽減する．こののち系統的に血管，気管支を結紮切断し，気腫肺を摘出する．本症の予後は良好で，たとえ乳児期に肺の一葉が切除されても成長発育には障害とならない．

気管支閉鎖症は気管支内腔の連続性が完全に消失したもので，肺葉性気腫の極型と考えられる．新生児期には液体で満たされていた肺には，周辺の健常肺のKohn孔を通して空気が流入し，気腫肺となる．気管支閉鎖部のすぐ末梢側には液体が貯留し，mucoceleを形成する．胸部X線写真やCTでは気腫肺の肺内部に液体の貯留した嚢胞が認められる．治療としては肺葉切除あるいは区域肺切除が行われている．

c. 気管支性嚢胞（bronchogenic cyst）

lung budの一部が嚢胞を形成したもので，気管周囲，気管分岐部などの縦隔あるいは肺内に単房性または多房性の嚢胞としてみられる．肺内のものはしばしば気管支と交通している．これは気管支系が完成する以前に，嚢腫がlung budの一部から形成されたことを示している．組織学的には嚢胞壁は線毛円柱上皮あるいは円柱上皮におおわれ，薄い筋肉，結合組織よりなっている壁内には，軟骨，分泌腺がみられることがある．しかし感染により上皮構造が破壊された場合には，後天性の肺嚢胞と鑑別が困難である．

嚢胞による病態は縦隔にあるものと肺内のものでは異なっている．縦隔の気管支性嚢胞は気道を圧迫し，新生児期から発症するものが多く，呼吸困難が急速に進行することがある．肺内の嚢胞はspace-occupying lesionとして肺を圧迫し，乳児や年長児では感染を契機として発見されることが多い．ときには肺内の嚢胞がバルーニングをきたし，破裂し，緊張性気胸となることがある．

診断には胸部単純X線写真，CTが有用である．治療は嚢胞肺を含む肺葉切除，あるいは区域肺切除が行われている．

d. congenital cystic adenomatoid malformation（CCAM）

発生学的にはlung budの分化成熟がある段階で停止したために生じた奇形である．adenomatoidという名称は，嚢胞の内腔に粘液産生細胞がみられ，小腸粘膜に似た組織像がみられるためつけられている．また嚢胞がなく実質性のものもあり，cysticという名称はすべての病態を表していない．この奇形は一つの肺葉全体にみられることが多い．まれに一側肺全体あるいは両側肺にみられる．肉眼的には大小さまざまな大きさの嚢胞が混在した肺や，完全に実質性の腫瘤を形成しているものがある．組織学的には，嚢胞の内腔は線毛円柱上皮あるいは立方形上皮におおわれ，未熟な肺胞に似ている．そのほかに，気管支軟骨はみられない，"adenomatoid"様の構造がみられる，などの特徴がある．

4. 肺・縦隔疾患

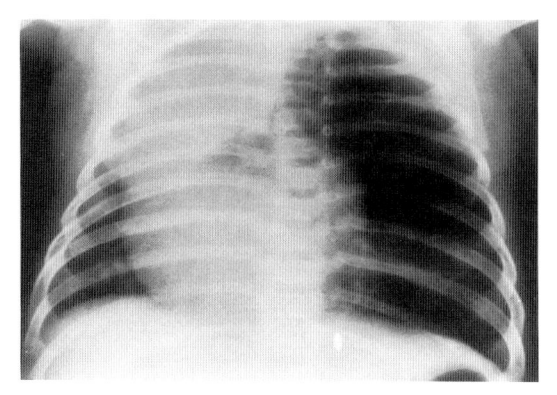

図 4.3 congenital cystic adenomatoid malformation
生後3カ月．喘鳴，多呼吸，陥凹呼吸などの症状を呈した．胸部X線写真では左肺上部に囊腫状陰影がみられる．

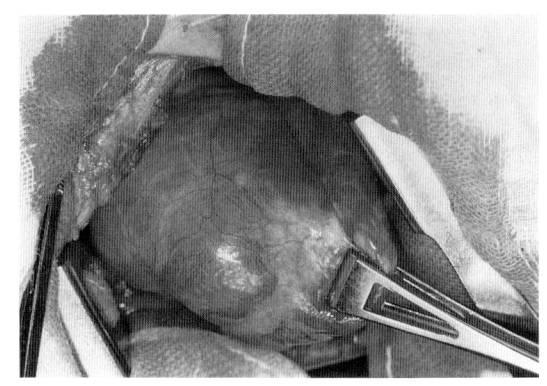

図 4.4 図4.3と同一症例の術中所見
左上葉の大部分は囊胞状肺によって占められている．

病理学的所見と臨床像からStockerらは本症を三つのグループに分類し，予後との関係を示した．成熟児で大きな囊胞をもっている患児では，手術によって良好な結果が期待される．一方，未熟児で小さな多数の囊胞がみられる場合や完全に実質性である場合，予後は悪い．後者では胎児水腫で死産となったり，母体に羊水過多がみられるのが特徴である．

患児は出生直後から呼吸困難を呈する．年長児では肺炎を繰り返し発見される．胸部X線写真では大小のいくつかの囊胞，あるいは実質性腫瘤が心臓や対側肺を圧迫している所見がみられる（図4.3，4.4）．出生後まもない新生児で著明な呼吸困難がみられ，胸部X線写真で多数の囊胞が腸管様にみえる場合，しばしば横隔膜ヘルニア（Bochdalekヘルニア）と誤って診断され，手術が行われ

ることがある．CTでは囊胞と実質性部分の関係や小さな囊胞などが明瞭に描出される．

治療としては病変部を完全に摘出する肺葉切除が標準的な手術法である．

e. 肺分画症（pulmonary sequestration）

肺分画症あるいは分画肺とは，正常の気管気管支系とは交通をもたず，呼吸に関係していない肺組織のことである．分画肺は胸部大動脈あるいは腹部大動脈から血流を受け入れ，静脈血は隣接する肺の肺静脈に還流する．正常肺内にみられるものを肺葉内肺分画症（intralobar sequestration）といい，正常肺の外にあり固有の胸膜に包まれているものを肺葉外肺分画症（extralobar sequestration）と呼んでいる．発生学的には肺葉内分画肺は異常なlung budが正常肺の内部で発育したものか，あるいはそれに接して発育したもの，肺葉外分画肺は正常肺から離れて発育したものと推測されている．分画肺の発生部位は左下葉，次いで右下葉に多い．まれに上・中葉に発生する．異常動脈は75%が胸部大動脈から，15%が腹部大

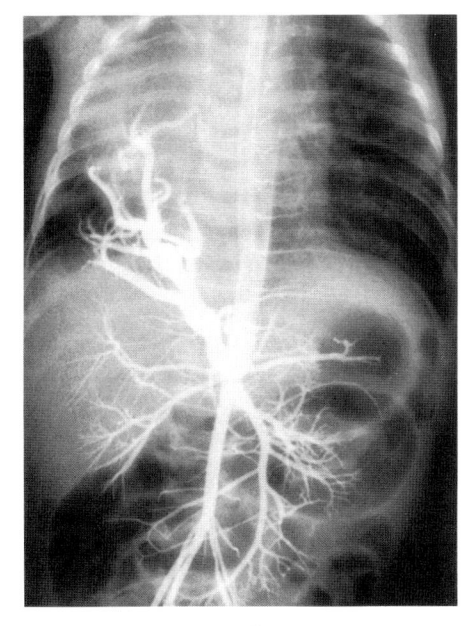

図 4.5 肺葉内肺分画症（生後3カ月）
高度の呼吸困難，心不全がみられた．大動脈造影では腹部大動脈から分岐した異常動脈が分画肺に流入している．異常動脈から肺静脈への大きなシャントのため心不全となった．

動脈から起始する．

肺葉内肺分画症の臨床症状は反復性の肺炎，肺化膿症などの呼吸器感染である．感染の原因は気道との交通がないことから，血流を通じてのものと考えられる．新生児期にみられる本症のなかには，異常動脈から肺静脈への大きなシャントのため心不全になるものがある（図4.5）．肺葉外肺分画症では健康診断で発見されたり，他疾患の開胸手術時に偶然発見されることが多い．

X線学的診断はCT，大動脈造影が有用である．血管造影によって大動脈から起始し，分画肺に流入する異常動脈が造影されるとともに，その静脈相で，分画肺の静脈の還流異常が描出される．とくに右肺の分画肺の場合，還流静脈が正常肺の肺静脈と合流して下大静脈へ流入することがあり，手術時に正常肺の肺静脈を損傷しないように注意を払わなければならない．

治療は，分画肺を全摘出するために，肺葉切除が行われる．

f. 小児の肺切除術の予後

肺区域切除および肺葉切除では，患児の成長発育および肺機能にはほとんど影響を与えない．残存肺は肺胞の肥大あるいは肺胞数の増加によって，その肺機能を代償しているのであろう．事実，気管支の分岐は胎生16週で停止するが，肺胞の数は8歳頃まで増加することが確認されている．反対に一側肺の切除は，発育と肺機能に影響を及ぼすことが経験されている．

B. 気管気管支狭窄症

a. 先天性気管狭窄症

先天性気管狭窄症には，狭窄範囲が限局性のものと（図4.6），気管全長の50%以上に及ぶ広範囲型のものがある（図4.7）．狭窄部気管では，その全周を軟骨がリング状にとり囲んでいる．

症状は生後2〜3カ月頃からみられる喘鳴，肺炎などである．気管支喘息と誤って診断されることもある．呼吸困難がすすむとレスピレーターによる呼吸管理が必要になる．狭窄の高度なものでは換気不全は改善されず，緊急手術が必要である．診断はxeroradiography，CTなどの侵襲の少ない検査を行ったのち，気管支鏡によって診断を確定する．気管支造影は狭窄の範囲，気管分岐部以下の気道の開存性を描出することができる情報量の多い検査法である．しかし造影剤によって気道内腔が閉塞することがあり，呼吸困難の高度な症例には省略した方がよい．

手術方法は限局性狭窄と広範囲狭窄では異なる．限局性狭窄には狭窄部の切除，端々吻合が行われている．胸骨縦切開あるいは右開胸で気管に達したのち，狭窄部を切除し，末梢側の気管に術野から気管内チューブを挿入，換気を行いながら，上下の気管断端を吻合する．小児ではどれくらいの長さの気管切除が可能であるかは明らかでないが，山本や筆者らの経験では気管全長の50%まで切除吻合することができた．

小児の先天性気管狭窄症のかなりの部分を占める広範囲狭窄症では，切除吻合術式の施行は不可能である．このため狭窄部を縦切開して内腔を拡大したのち，欠損となった気管前壁を肋軟骨，心

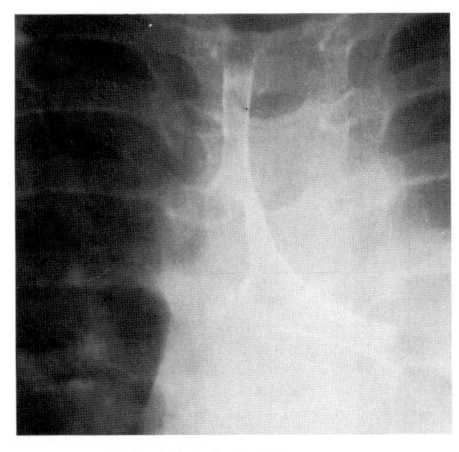

図4.6 先天性気管狭窄症（4歳）
乳児期から喘鳴がみられ，3歳のとき上気道炎を契機に呼吸困難が生じ，気管内挿管，レスピレーターによる呼吸管理が行われた．気管支造影では胸腔内気管は細く，tracheal bronchusが気管中部から分岐している．この直下の気管がもっとも細くなっている．

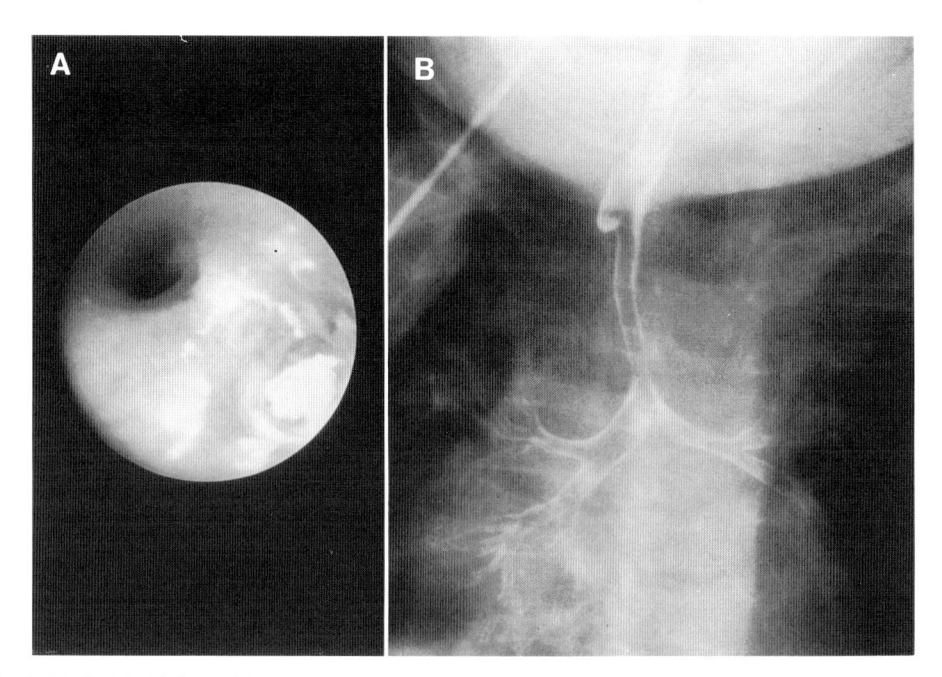

図 4.7 先天性気管狭窄症（生後 8 カ月）
A：気管支鏡では，頸部気管から胸腔内気管に移行する部分から狭窄がみられる．正常径の気管の一部は袋状に終わり，そこに造影剤の貯留が認められる．
B：気管支造影では気管全長の約 50% に狭窄がみられる．気管支の内径は正常である．

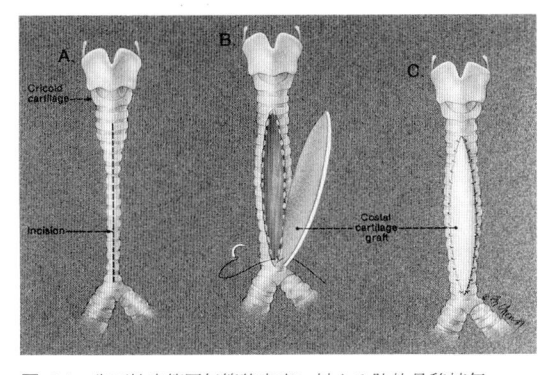

図 4.8 先天性広範囲気管狭窄症に対する肋軟骨移植気管形成術
A．狭窄部の気管の前壁を縦切開する．
B, C．切開によって気管内腔が拡大される．欠損となった気管前壁には肋軟骨を縫着する．

膜，骨膜あるいは食道壁によって被覆する術式が一般に行われている（図 4.8）．現在までに世界中で三十数例の手術報告があるが，肋軟骨を使用したグループに救命例がもっとも多くみられている[3]．

b. 気管軟化症

小児の気管軟化症とは，気管壁における管腔支持構造が弱くなり，壁の虚脱によって内腔が閉塞したものをいう．先天性気管狭窄症と違って気管内チューブは軟化部気管を圧排しながら容易に通過することができる．気管軟化症の成因としては気管軟骨の形成異常が考えられる．気管軟化症を合併する頻度の高い食道閉鎖症では，その 75% に気管軟骨の形成異常や気管膜様部の幅が広すぎるのが報告されている．

気管軟化症の症状は喘鳴，反復する肺炎，犬吠様の咳および突然の換気不全などで，生後 2, 3 カ月から発症する．診断に際しては胸部単純 X 線写真で異常がみつかることは少ない．気管支鏡はもっとも確実な診断手段である．気管分岐部の口側 1〜2 cm，あるいは分岐部気管内腔が扁平になっている，気管前壁が内腔に膨出したり，膜様部が異常に幅広くなっているなどの所見がみられる（図 4.9）．

治療法としては症状の軽度なものでは，成長とともに軽快することがあるため，保存的に経過を

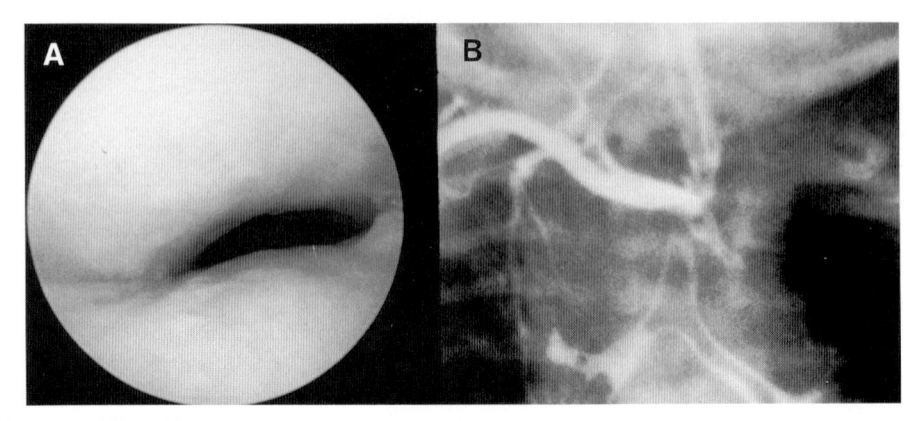

図 4.9 気管軟化症（生後 1 カ月）
喘鳴，呼吸停止発作のため気管支鏡を行った．
A. 気管分岐部の 1.5 cm 直上の気管内腔が扁平になっている．膜様部の幅が広く，前壁には動脈性の拍動を認めた．
B. 右橈骨動脈から逆行性に造影剤を注入し，同時に気管造影も併用すると，無名動脈と交差する気管が虚脱しているのが判明した．

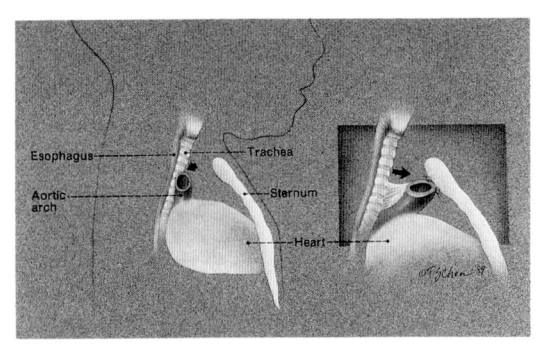

図 4.10 気管軟化症に対する大動脈胸骨固定術
大動脈を前方へ牽引し胸骨に固定すると，大動脈裏面と気管前壁の間の結合組織によって，気管前壁も前方へ牽引され，内腔が拡大する．

観察する．呼吸停止発作を起こすもの，肺炎を繰り返すもの，人工呼吸を必要とするものなどでは外科治療が必要になる．本症に対する手術法としては，大動脈胸骨固定術（aortopexy）[4]および外ステント手術が行われている．大動脈胸骨固定術では，大動脈を前方へ牽引すると，大動脈後壁と気管前壁の間に存在する結合組織によって，気管前壁も前方へ牽引され内腔が拡大する（図 4.10）．外ステント術では，弾力性をもったシリコンシートを気管の外壁に縫いつけることによって，気管内腔の虚脱を防いでいる．

外科治療の予後は良好で，筆者らの経験では，aortopexy を行った気管軟化症では劇的な症状の改善が得られ，また再発例も認められていない．

c. 気管支狭窄症

小児の気管支狭窄症の成因としては，先天的に気管支軟骨に形成異常がみられる先天性気管支狭窄症，気管支腺腫によるものなどがある．先天性気管支狭窄症は気管狭窄症の病変が気管支にまで及んだもの，気管支単独にみられるものがある．治療法は狭窄部気管支の切除，端々吻合である．気管から連続している病変では狭窄部を縦開し，肋軟骨，心膜および血管茎をもった肋骨グラフトなどを用いて，内腔の拡大をはかる手術が行われている．気管支腺腫は良性の腫瘍で，組織学的には carcinoid と呼ばれるものが大部分を占める．腫瘍は主気管支あるいは区域気管支に発生し，それ以下の気道を閉塞して，肺炎，無気肺を起こす．診断には胸部断層撮影，CT が有用で腫瘤陰影を描き出すことがある．治療は腫瘤を完全に摘出することであり，肺葉切除あるいは肺切除術が行われている．最近では気管支の sleeve resection によって犠牲となる肺を少なくする努力が行われるようになった．

C. 縦隔腫瘍

縦隔は心膜より前方で胸骨までの前縦隔，心，心嚢，上行大動脈および気管気管支のある中縦隔，交感神経幹などがある後縦隔に区別される．小児の縦隔腫瘍は腫瘤の占拠部位によって，その診断が決まる場合が多い．前縦隔には胸腺の腫瘍，リンパ系腫瘍，奇形腫など，中縦隔にはリンパ嚢腫，気管支性嚢腫，後縦隔には神経原性腫瘍，腸管嚢腫，腸管重複症などがみられる[5]．発生頻度の多いものを列挙すると，兵庫県立こども病院の経験では，神経原性腫瘍（31%），胸腺の腫瘍（21%），奇形腫（10%）などであった．

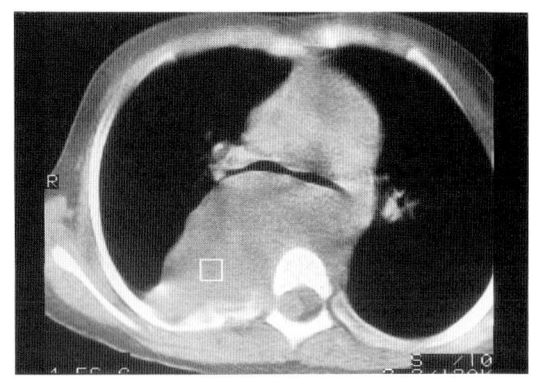

図4.12 図4.11と同一症例
CTでは，腫瘍は右後縦隔から発生し，心臓を左方へ圧排している．また，脊椎管内への侵潤がみられる（dumb-bell型）．

a. 神経原性腫瘍

このグループには神経芽細胞腫，神経節芽細胞腫などの悪性のものと（図4.11），良性の神経節細胞腫，von Recklinghausen病に伴う神経線維腫がある．前者は乳幼児期に発生し，咳嗽，呼吸困難をきたして発見される．脊椎管内に腫瘍が侵展すると（dumb-bell型），脊椎神経圧迫による下肢の麻痺が現れる．胸部X線写真では縦隔から胸部に半球状に突出する陰影がみられる．CTは腫瘤の局在性，脊椎管内，椎体，肋骨への浸潤の有無を明らかに描出する（図4.12）．一方，良性の神経節細胞腫は学童期の子供に多くみられ，無症状で学校検診などで発見される．

治療は開胸ののち，腫瘍を大動脈，食道，脊椎などから剥離して摘出する．dumb-bell型では椎弓を切除し，脊椎管内へ入り腫瘍を摘出する．神経芽細胞腫，神経節芽細胞腫では術後，化学療法を行う．全体の治癒率は腹部の腫瘍と比較するとすぐれている．新生児，乳児早期例では腫瘍の一部をとり残しても治癒例がみられている．

b. 胸腺腫瘍

胸腺に発生する腫瘍としては，悪性胸腺腫，悪性リンパ腫（T-cell lymphoma）などがある．T-cell lymphomaは胸腺由来のT-cellが増殖する腫瘍で，学童期以上の子供に多くみられる．症状は胸痛，咳嗽，仰臥位での呼吸困難などである．また頸部のリンパ節腫大を主訴とすることもある．診断にはCTが有用である．治療としては頸部リンパ節転移のみられる病期の進行した症例には生検を行い，診断を確定したのち，化学療法を行う．胸腺内に限局した症例では胸腺の切除と化学療法を行う．

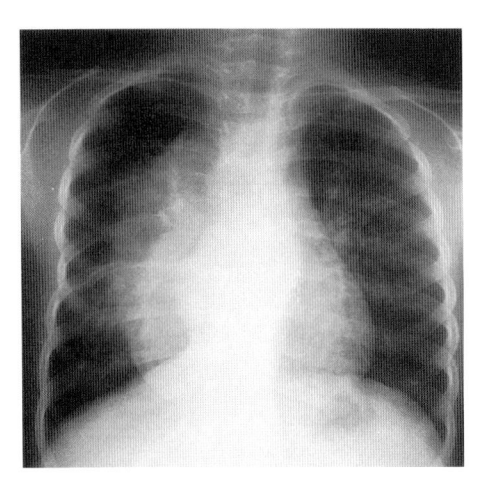

図4.11 縦隔神経節芽細胞腫（4歳）
胸痛，呼吸困難のため発見された．右縦隔に巨大な陰影が認められる．

c. 奇　形　腫

組織学的に成熟型と未熟型があり，後者は腫瘍を完全に切除しても局所再発，転移の可能性がある．筆者らの経験した5症例は全例成熟型であった．多呼吸，喘鳴などの呼吸器症状のため胸部X線撮影を行い，発見されることが多い．腫瘍は大きなことが多く，心肺を圧迫する．手術では全摘出できることが多いが，横隔膜神経の損傷を起こさないよう注意することが大切である．

〔津川　力〕

文　献

1) Haller JA, Gollady ES, Pickard LA, et al: Surgical management of lung bud anomalies: Lober emphysema, bronchogenic cyst, cystic adenomatoid malformation, and intralobar pulmonary sequestration. *Ann Thorac Surg*, **28**: 33～43, 1979.
2) Luck SR, Reynolds M, Raffensperger JG: Congenital bronchopulmonary malformations. *Current Problems in Surgery*, **23**: 251～314, 1986.
3) Tsugawa C, Kimura K, Muraji T, et al: Congenital stenosis involving a long segment of the trachea: Further experience in reconstructive surgery. *J Pediatr Surg*, **23**: 471～475, 1988.
4) Schwarz MZ, Filler RM: Tracheal compression as a cause of apnea following repair of tracheoesophageal fistula: Treatment by aortopexy. *J Pediatr Surg*, **15**: 842～848, 1980.
5) Black CT, Andrassy RL: Mediastinal masses. In Swenson's Pediatric Surgery (ed by Raffensperger JG), 5th ed, pp407～415, Appleton & Lange, Norwalk, 1990.

5. 食道・横隔膜疾患

a. 食道閉鎖症（esophageal atresia）
この疾患は新生児外科的疾患の中でも頻度も高く重要な疾患の一つである．

a）病因・病型分類
発生学的に気管と食道の分離が行われる時期に発症するものであり，このために種々な型の気管食道瘻を形成する．病型分類としては通常 Gross 分類[1]が広く用いられている（図 5.1）．この病型中気管食道瘻のみの E 型は通常 H 型気管食道瘻と呼ばれるもので真の食道閉鎖症ではない．もっとも頻度の高い病型は下部食道気管瘻を有する C 型でありほぼ 90％ を占める．次いで気管食道瘻のない A 型で 10％ 前後の頻度であり，その他の B 型，D 型はきわめてまれである．

b）症　状
本症の症状は口腔内に常に唾液や口腔内分泌物が貯留し，口から泡を出している状態を示すことであり，もちろん糖水など経口摂取を行えば嘔吐とともに誤飲によるチアノーゼ，呼吸障害が出現する．本症は出生後できるかぎり早期に診断されなければ肺合併症が増悪する．もちろん経口投与が行われる以前に本症の疑いをもつことが重要である．

c）診　断
i）出生前診断　近年，胎児超音波検査法の進歩に伴い外科疾患をもつ胎児の診断が可能になってきている．本症の胎児超音波検査所見は胃が正常より小さいか胃が明らかにされないという点であるが，本症の特徴である口側食道の拡張を直接とらえることは困難のことが多いようである．本症の妊娠中の特徴として羊水過多症があげられ，羊水過多症が存在する場合に詳細な検査が行われれば出生前診断の確率は高くなる．

ii）出生後診断　本症を出生後早期に診断するためには経鼻的に胃内にチューブを挿入し，

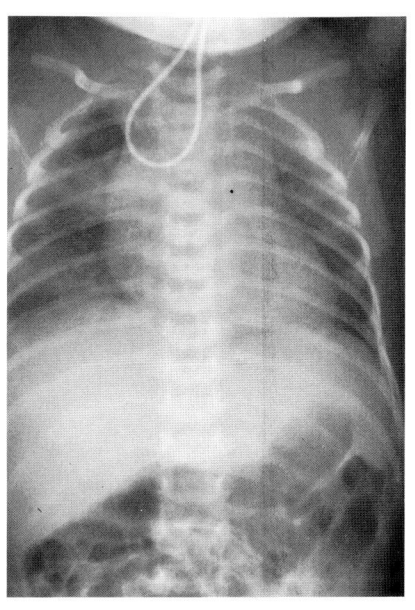

図 5.2　C 型食道閉鎖症
口側食道の coil up と腹部消化管にガスがある．

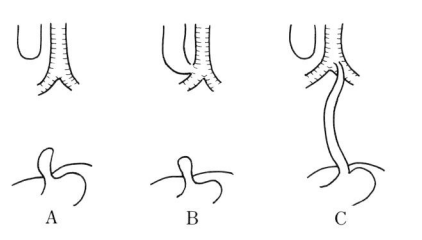

図 5.1　食道閉鎖症の病型（Gross による）

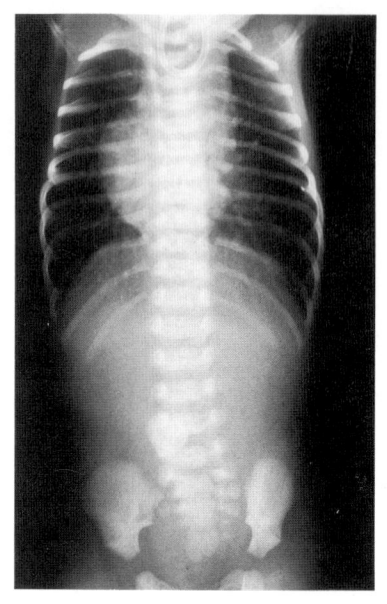

図 5.3 A 型食道閉鎖症の胸腹部単純 X 線写真

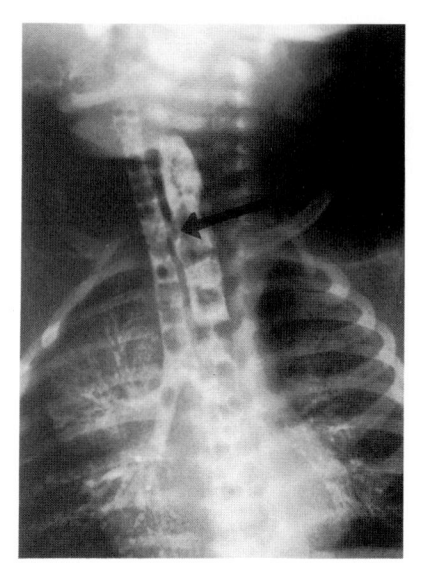

図 5.4 H 型気管食道瘻の食道造影

胃内までチューブが挿入できなければ本症が強く疑われる．確定診断は，挿入したチューブが胃内に入らず口側食道盲端で coil up する所見を X 線写真でとらえることにある（図 5.2）．このチューブの coil up する位置を椎体の高さで診断しておく必要があり，これは後の治療面で食道吻合の指標となる．

胸腹部の単純 X 線像は多くの情報を呈供してくれる．腹部消化管内にガスが存在することは下部食道気管瘻を有している Gross C, D 型で大多数は C 型である．逆に消化管ガスを欠如するときには下部食道気管瘻をもたない A, B 型であり，多くは A 型である（図 5.3）．本症の診断には通常造影剤を用いて口側食道を造影することはないが，口側食道気管瘻の存在（B, D 型）が強く疑われるときには造影を行う必要があり，この場合にはごく少量の水溶性造影剤を用いることが大切で Ba を使用してはならない．

胸腹部 X 線像によって肺野の所見から肺合併症の有無と程度，心陰影から心大血管異常の有無，脊椎の異常，腹部消化管ガスの形態から他の消化管異常の有無などを知ることができる．

本症は新生児外科疾患の中でも合併奇形の多い疾患であり，したがって合併奇形の診断もきわめて重要である．合併奇形の種類は染色体異常，心大血管異常，消化管奇形，泌尿生殖器奇形，脳神経異常，外表奇形など多種にわたっておりいくつかの奇形を合併することもまれではない．なかでも VATER association[2]（脊椎異常，鎖肛，腎または橈骨異常の合併）は有名である．染色体異常は Down 症候群，18 または 13 トリソミーなどがあり，心大血管異常では PDA, VSD などの肺血流量増加群，Fallot 四徴症などのチアノーゼ群などの疾患がしばしばみられる．消化管異常では十二指腸閉鎖，鎖肛などの合併が多くみられる．

E 型（H 型気管食道瘻）は食道閉鎖がみられないためにその発見はかなり遅れる．発見の動機となる主な症状は哺乳時にみられる咳嗽発作，チアノーゼなどの出現と反復する肺炎様症状である．気管食道瘻の好発部位は頸椎下部，胸椎上部の高さに好発しまれには複数存在することもある．診断では食道造影（図 5.4）やビデオによる撮影を行い直接気管食道瘻を造影することがしばしば行われる．また，胃内チューブを用いたり，直接食道鏡を挿入し気管内麻酔で有臭ガスを用いて加圧すると強い臭いのガスもれが食道内にみられること，気管支ファイバーを用いて直接気管膜様部に存在する瘻孔を直視するなどが検査として行われるが，食道鏡による瘻孔直視は不可能のことが多

d) 治　療

i) C型の治療　肺合併症の有無，合併奇形の存在，出生体重など多くの因子によって治療方針をかえていかなければならないが，この病型に対してもっともよい治療方針は一期的根治手術である．

診断後手術までの術前管理は，気管食道瘻を介して胃内容が気管内に逆流しないように上体を高位に保ち，十分な水分補給，口腔底に鼻腔よりカテーテルを挿入し分泌物を持続的に吸引する，肺合併症によるアシドーシス，感染防止などが重要なポイントとなる．

① 胃瘻造設：　C型本症に対して胃瘻造設を行うかには異論があるが，来院時に肺合併症が存在する症例に胃内減圧を行い数日根治手術を待機しうること，術後も経口投与の十分でないときに栄養補給路となること，吻合部縫合不全に対処しやすい，ブジーなどが行いやすいなど多くの利点があり，通常はルーチンに行うべきものと考えた方がよい．

② 一期的根治手術：　経胸的ルートにより気管食道瘻を閉鎖し上下食道を端々吻合するものであり，胃瘻造設を同時に行う場合と胃瘻造設後数日待機して行われる方法とがある．気管内挿管による全麻下で左側臥位とし，皮切は標準開胸に用いられる後側方切開，または腋窩切開法があるが，最近では後者を用いる方が多い．第4肋間または第4肋骨床から胸膜外到達法（extrapleural approach）により食道に達する．この胸膜外到達法は術後の肺合併症の防止，縫合不全併発時に開胸法よりはるかに有利な点が多い．奇静脈は下部食道と気管の交通部に近いため通常は結紮・切断される．下部食道にテープを通し牽引しながら気管と食道の部を切離し，気管は05〜06号のナイロン糸，タイクロン糸を用いて結節縫合する．次いで下部食道と口側食道を端々吻合するが，口側食道の位置によって食道吻合の困難性が異なるが，術前のcoil up下端が第4，5胸椎にまで達している例では上下食道は重なるようになっているため吻合は容易である．一方，口側食道が胸部に存在

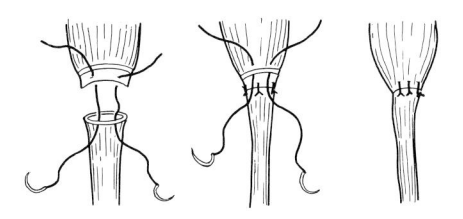

図5.5　telescope型食道吻合法

していないときにはかなり吻合に緊張がかかり縫合不全となりやすい．胸部手術創より口側食道が確認しえないときには麻酔医によってNélatonカテーテルを口腔より挿入し口側食道盲端を押してもらうとその確認は容易である．食道吻合はtelescope型吻合（口側食道の粘膜と下部食道の全層縫合を行い次いで口側食道筋層と下部食道筋層を一層目の縫合を被覆するように吻合するもの，図5.5），追層吻合，二層吻合，一層吻合があるが通常広く用いられる方法は一層吻合であり，使用される縫合糸は05, 06号のデキソン糸が用いられる．

この食道吻合はどのくらいの緊張まで安全であるかという点については定説はなく術者の経験と判断によることが多いが，上下食道のgapが長く吻合が不可能と判断された場合には下部食道は閉鎖して次の分割手術とせざるをえない．

③ 一期的根治手術後の合併症：　一期的根治手術後の合併症には吻合部縫合不全，狭窄，気管食道瘻の再開，GER（gastroesophageal reflux）が存在する．

吻合部縫合不全に対しては十分にドレナージし口腔内吸引を行い，胃瘻は開放とし，抗生物質を投与し，栄養は中心静脈栄養を行い，自然閉鎖を待機する．縫合不全は後に狭窄が必発と考えてよい．

吻合部の狭窄は無端ブジーまたはバルーンを用い胃瘻を通して拡張を行う．通常，吻合部は食道造影上狭くみえるが，このような症例に対して全例ブジーによる拡張を必要とするかは異論がある．

気管食道瘻は，気管閉鎖部と食道吻合部は近接して存在するために食道吻合部に小さな縫合不全が生じ，再発することになる．気管食道瘻再発の症状は，胃瘻よりの空気流出が多いこと，気道内

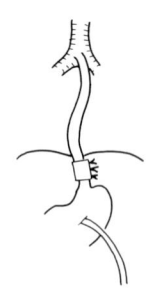

図 5.6 下部食道バンディング法

表 5.1 食道閉鎖症の RISK 分類（Waterston による）

Group	出生体重	肺炎	合併奇形
A	>2.5 kg	(−)	(−)
B	1) 1.8〜2.5 kg	(−)	(−)
B	2) >2.5 kg	(+)	(+)
C	1) <1.8 kg	(−)	(−)
C	2) 体重を問わず	(#)	(#)

への消化液の流入による肺合併症などであり，可能なかぎり早く再手術によって閉鎖しなければならない．

GER は下部食道，胃食道移行部の機能障害によって胃内容が食道内に逆流するもので，頻回の嘔吐，反復性呼吸器症状などの症状をきたす．高度の症状を示す場合には逆流防止手術が必要である．

④ 分割手術 (staged operation)： 重症の肺合併症，重症合併奇形，低出生体重児などに行われる方法であり，気管食道瘻のみを閉鎖し二次的に食道吻合を行うものである．この気管食道瘻閉鎖の方法としては胸部手術により直接切離を行う方法（一期的根治手術の中で食道吻合を行わないもの），下部食道をバルーンによって閉鎖する方法，下部食道バンディングなどの方法がある（図 5.6）．

ii) A 型の治療　　A 型の本症は気管食道瘻がないために新生児期には通常胃瘻造設のみを行い，口腔の持続吸引により分泌物を除去する．この病型では上下食道盲端間の距離が長い long gap であり，このために上下食道盲端をそのまま端々吻合することはできないことがふつうである．したがって食道再建のためには食道延長法を行うか他の消化管を用いて食道再建を行うかいずれかの方法が行われる．

① 食道延長法： long gap の本症に対して種々の食道延長を行い食道吻合を行おうとするもので，小児の場合には可能なかぎり食道吻合による再建が好ましい．食道延長法には次のような方法がある．

ⓐ ブジーによる延長法[3]：口側盲端，下部食道をもとにブジーで押すことにより延長を試みるもので，下部食道は口側に比し延長はしやすいがブジーによる穿孔の危険も大きい．

ⓑ Rehbein 法[4]：上下食道盲端に糸を通し，金属性球を用いて上下食道を延長する方法．

ⓒ Livaditis 法[5]：食道盲端部よりやや離れた部位に筋層のみに環状切開を加えて延長を試みるもので，上下食道ともに応用され，現在手術時に食道吻合に緊張がかかる場合にこの方法は広く用いられている方法である．

② 他の消化管を用いる食道再建法： 食道吻合による再建が不可能な場合にはこの方法を用いて食道再建術を行わなければならない．現在までに結腸（胸骨後ルートによる）を用いた再建術，有茎空腸間置術，胃管を用いた再建術などの報告がみられている．

iii) E 型（H 型気管食道瘻）の治療　　診断確定後早期手術を行うが，手術は経頸的ルートと経胸的ルートがある．瘻管の存在部位が第 2 胸椎までの症例が多く，ほとんどの症例が経頸的ルートによって気管食道瘻の切離閉鎖が行われる．

e) 予　　後

本症の予後は重症合併奇形，肺合併症の有無，出生体重の三つの因子によって左右され，古くから Waterston の RISK 分類[6]（表 5.1）によって予後が異なることはよく知られている．現在，成熟児であり肺合併症のない，重症合併奇形の存在しない症例は 100% 救命されなければならない．また，従来より診断面での進歩に伴い早期発見例が多くなり重症肺合併症例はきわめて少なくなり，この因子によって死亡する例はほとんどなくなっている．また，低出生体重児であっても極小未熟児以外は救命率も高くなっている．しかし，重症合併奇形例，重症染色体異常，心大血管異常例などは現在でも予後不良のグループといえる．

〔秋山　洋〕

文　献

1) Gross RE: The Surgery of Infancy and Childhood, p76, WB Saunders, Philadelphia & London, 1953.
2) Quan L, Smith DW: The Vater association, *J Pediat*, **82**: 104, 1973.
3) Howard R, Mayers NA: Esophageal atresia: A technique for elongating the upper pouch. *Surgery*, **58**: 725, 1965.
4) Rehbein F: Reconstruction of the esophagus without colon transplantation in cases of atresia. *J Pediatr Surg*, **6**: 746, 1971.
5) Livaditis A: Esophageal atresia: A method of overbridging large segmental gaps. *Z Kinderchir Grenzgabiete*, **13**: 289, 1973.
6) Waterston DJ, et al: Oesophageal atresia, tracheoesophageal fistula. A study of survival in 218 infant. *Lancet*, **1**: 819, 1962.

b. 食道裂孔ヘルニア，胃食道逆流症（GER）

食道裂孔ヘルニア（hiatal hernia）は食道裂孔より胃が脱出した状態を呼び，胃食道逆流症（gastroesophageal reflux, GER）は食道胃接合部の機能不全に伴い胃内容が食道に逆流する病態を指し，食道裂孔ヘルニアのもっとも多い滑脱型の多くがGERと同じ症状を示すことから，ここでは同一の項として取り扱ったが病態的には同一のものではない．

a) 分類・病態

食道裂孔ヘルニアは胃食道接合部（gastroesophageal junction）が横隔膜上に挙上する滑脱型（sliding type），食道胃接合部は腹腔内にとどまり胃の一部が食道裂孔を介して胸腔内に脱出する傍食道型（paraesophageal type），両者の混合する混合型（combined type）（図5.7）の三型に分類されているが，実際には滑脱型が80～90%ともっとも頻度が高い．滑脱型のほとんどが胃食道逆流を伴うが，食道裂孔ヘルニアがあってもGERを伴わない例もあり両者は必ずしもequalではない．

食道胃接合部にはlower esophageal sphincter（LES）と呼ばれる括約筋機構が存在し，噴門部の開口と閉鎖の両機能を有している．この閉鎖機能が生理的にみられない状態がいわゆるchalasia（噴門弛緩症）と呼ばれる状態であり，新生児，乳児期初期にはこの括約筋機構は未発達であり嘔吐をきたしやすい状態にある．このような状態は発育とともに軽快するもので，病的なGERとはいえない．

LES機能は単一の機構によって構成されているものではなく下部食道括約筋，食道胃前庭部の粘膜による弁状機構，食道横隔膜靱帯，食道裂孔脚，His角，腹部食道の長さなど多くの解剖学的状態が関与しているといわれている．

b) 症　状

滑脱型食道裂孔ヘルニアがもつ症状はGERの症状とほぼ同様である．

吐乳，嘔吐，体重増加不良，貧血，反復する呼吸器感染症状など多彩な症状を示す．また，反復する逆流により食道下部粘膜にびらん，潰瘍形成を起こし瘢痕性食道狭窄の原因となる．小児とくに乳児期においては反復性呼吸器症状，貧血，発育障害のみが前面にでることがあり，注意すべき症状である．また，近年GERの存在はSIDS（sudden infant death syndrome）の一因としても注目されるようになってきている[1]．

c) 診　断

食道裂孔ヘルニア，GERの診断に用いられる検査は食道造影，食道胃内圧検査，下部食道内24時間pHモニタリング，食道胃シンチグラフィ，食道内視鏡などが現在用いられている．

i) 食道胃造影検査　食道裂孔ヘルニアの診断は食道胃造影により食道胃の形態，位置，食道胃接合部の位置，His角の形態など多くの情報から診断が行われる．滑脱型の食道裂孔ヘルニアの造影所見では胃および食道胃接合部は胸部横隔膜上方に存在する（図5.8）．しかし新生児，乳児初

図5.7　食道裂孔ヘルニアの病型
（滑脱型　傍食道型　混合型）

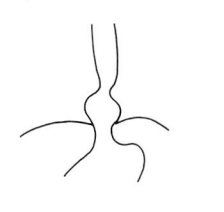

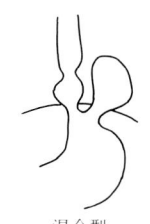

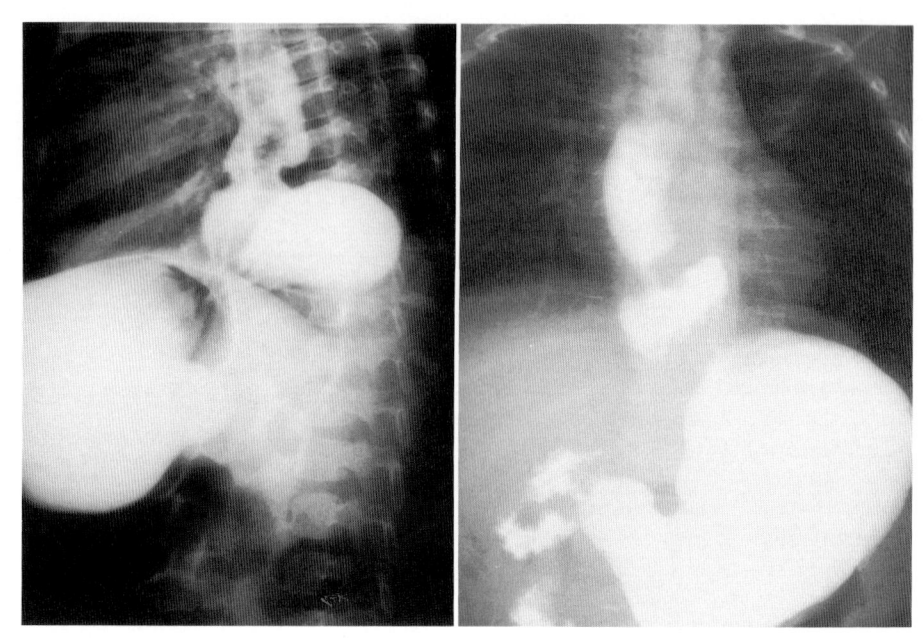

図 5.8 滑脱型食道裂孔ヘルニアの食道造影

期でわずかに sliding を示す例では所見をとらえにくいことがあり，Trendelenberg 体位，吸気，呼気時の撮影を行うなどの工夫が必要である．

GER については胃内に入った造影剤が食道内に逆流する状態を観察するが，腹圧や体位変化によって食道のどの高さまで逆流がみられるか逆流の程度を知ることも重要である．

ii) 食道・胃内圧検査 食道・胃内圧，それに関連しもっとも重要な食道胃接合部，LES 機能を生理学的に検査する方法であり，現在は広く用いられている．通常は open tip による胃内の引き抜き曲線を行い，下部食道に昇圧帯が LES 圧として描出される．LES 圧は昇圧帯の tone (高さ) と長さで表現される (図 5.9)．この LES 圧の高さと長さは年齢によって異なるが，GER 例では異常に低く短い．最近では冷水注入による食道運動と LES 圧の弛緩，腹圧上昇による LES 圧の反応など多くの所見が参考にされる (図 5.10)．この内圧検査は術前の GER 診断のみならず術後の効果判定にも用いられる．

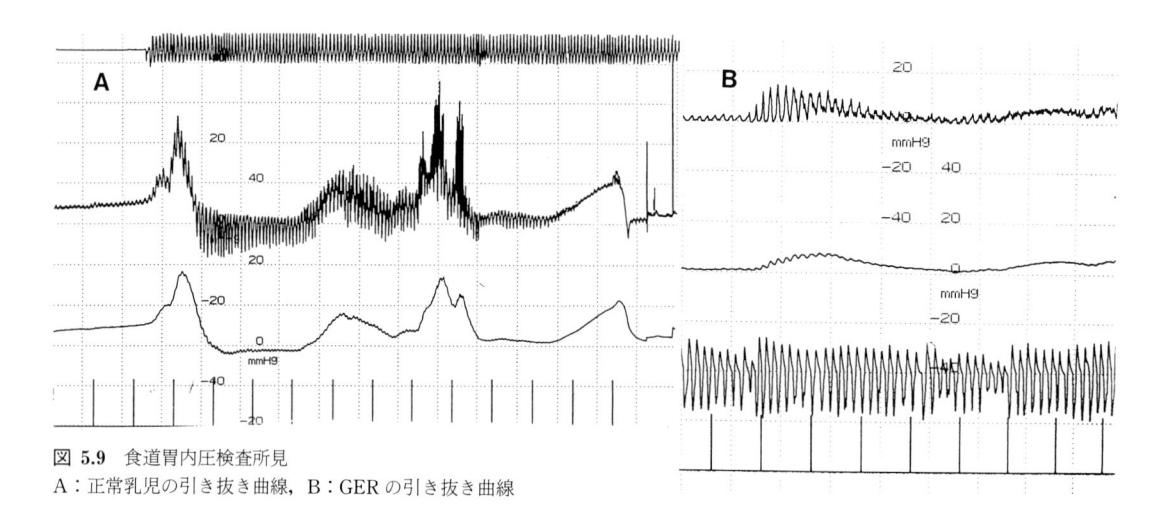

図 5.9 食道胃内圧検査所見
A：正常乳児の引き抜き曲線，B：GER の引き抜き曲線

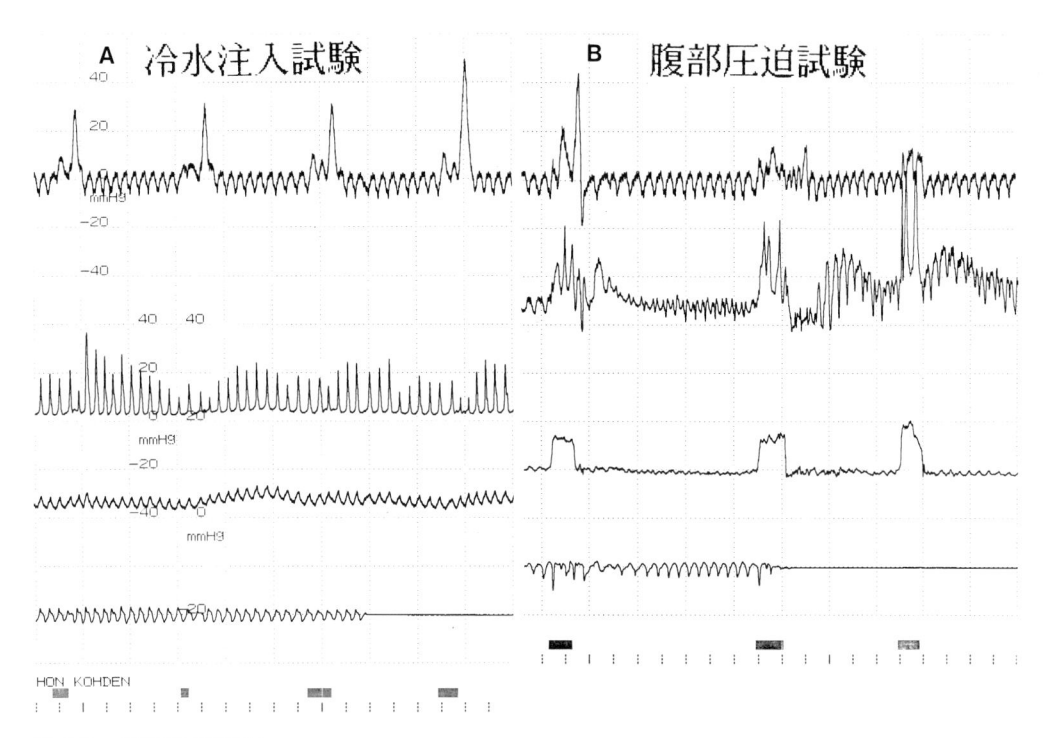

図 5.10 食道胃内検査所見
A：冷水注入試験．冷水注入により上部食道に蠕動波出現するも LES の弛緩はみられない．
B：腹部圧迫試験．腹圧により LES の上昇はあるが食道内圧も上昇する（GER 症例）

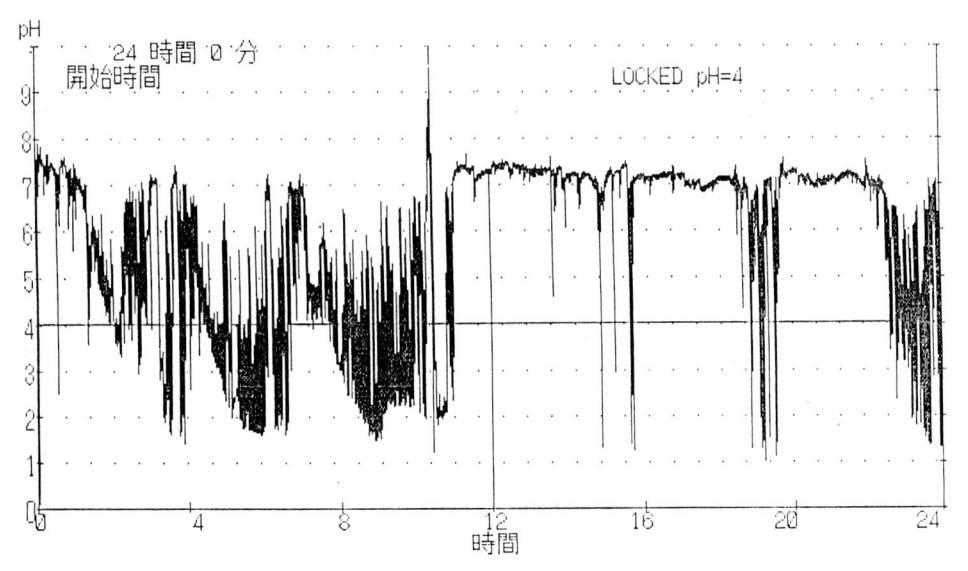

図 5.11 下部食道 24 時間 pH モニタリング（GER 症例）

iii）下部食道 24 時間 pH モニタリング 小児の GER の診断にはきわめて有用な検査法であり，下部食道内に pH 電極を固定して 24 時間にわたって食道内 pH を測定する．判定には pH 4.0 以下になる回数，時間，持続時間によって GER の質，量の診断を行う（図 5.11）．最近ではコンピュータによる解析が行われる．

iv）食道内視鏡所見 食道内視鏡による直接噴門部の閉鎖，開口機能を直視するとともに下部食道にびらん，発赤，潰瘍形成など GER による

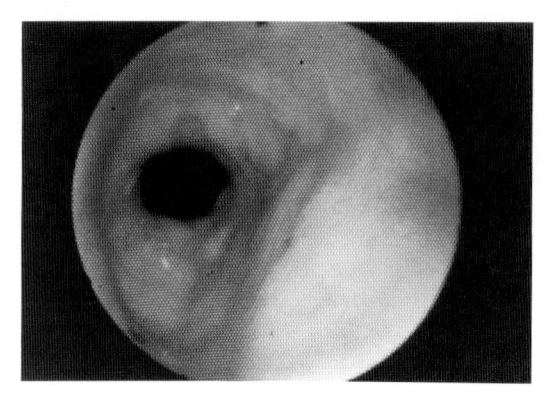

図 5.12 GER の食道内視鏡所見
下部食道びらん，噴門部は開いたままとなっている．

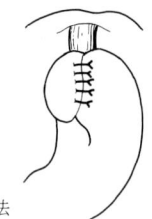

図 5.13 Nissen の Foundoplication 変法

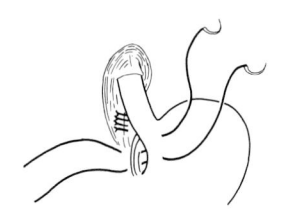

図 5.14 Hill の posterior gastropexy

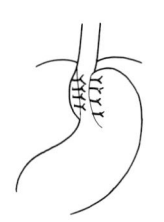

図 5.15 Dor-Nissen 法

食道炎の変化を知る必須の検査である（図 5.12）．

v) **RI 検査**（食道胃シンチグラフィ）　胃内容の逆流状況をシンチグラフィによって知る目的で行われるもので，^{99m}Tc-sulfer colloid, ^{99m}Tc-spheroidal hydoxyl apatite-methylene diphosphonate（^{99m}Tc-SHA-MDP）をミルクまたは生理食塩水に溶かして胃内に注入し，これが食道内に逆流することをシンチグラムとして描出診断するものである．この検査は前四者に比しルーチンには行われていない．

d) **治　療**

食道裂孔ヘルニアの治療法には保存的治療法と手術療法があり，前者には姿勢療法，食事療法，薬物療法の三つの方法がある．

i) **保存的療法**　小児の食道裂孔ヘルニア，GER においてまず行われるべき治療法であり，軽度の食道裂孔ヘルニアや GER は保存的治療のみで治癒することも多い．

① 姿勢療法：　逆流を起こしにくい姿勢を持続的にとらせておく方法で，60°の upright position, 腹臥位の姿勢がよいとする報告が多い．head up prone position などの姿勢をとらせ，この姿勢は覚醒，睡眠時にかかわらず常時とらせておく必要がある．

② 食事療法：　食事の内容，投与法の改良によって GER を防止することを目的とし，ミルクの濃度をかえ少量頻回の投与が乳児では一般的に行われる．幼児以上では食道粘膜を刺激したり胃に停滞する食物は避けることが行われる．

③ 薬物療法：　薬物療法には胃酸を中和する薬剤（maalox など），胃酸分泌を抑制する薬剤（cimetidine, ranitidine など），LES 圧を高め，上部消化管蠕動を亢進せしめる薬剤（bethanechol domperidone など）などが使用される．

ii) **手術療法**　保存的療法の効果が少なく嘔吐が持続したり，貧血が治らず，呼吸器症状が反復し，無呼吸発作をみたり，SIDS の危険の多いもの，食道炎所見が改養されないものなどが手術の適応となる．

手術法では古くから知られている解剖学的裂孔修復を目的とした Allison 法が傍食道型の裂孔ヘルニアには有効であるが，小児で多い GER を伴う滑脱型裂孔ヘルニアや GER のみの患児には機能的に逆流を防止する手術が行われる．

この機能的逆流防止手術には多くの手術法が行われているが，一般的に多く用いられている方法は次の四つである．食道裂孔ヘルニアが存在する場合には裂孔脚の縫縮は当然行われる．

① Nissen 変法（fundoplication）[2]（図 5.13）：腹部食道に胃底部で 360° wrapping を行う方法．

② Hill 法[3]（図 5.14）：　食道裂孔脚の縫縮に posterior gastropexy を行う方法．

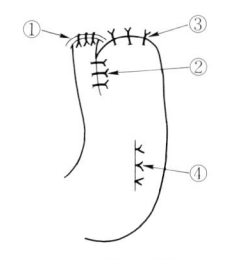

図 5.16 Filler-Boerema 法（変法）
① 下部食道固定，② His 角形成，③ 胃底部固定，④ 前腹壁固定

③ Dor-Nissen 法[4]（図 5.15）： 腹部食道を胃底部によって 180〜270° wrapping を行う方法．

④ Filler-Boerema 法[5,6]（図 5.16）： 裂孔右脚の縫縮，下部食道の固定，His 角の形成，前腹壁の固定を行う方法．

〔秋山 洋〕

文 献

1) Herbot JJ, et al：Gastroesophageal reflux in "near miss" sudden infant death syndrome. *J Pediatr*, **92**：73, 1978.
2) Nissen R：Gastropexy and fundoplication in surgical treatment of hiatal hernia. *Am J Diag Lis*, **6**：954, 1961.
3) Hill LD：An effective operation for hiatal hernia；A eight year appraisal. *Ann Surg*, **166**：681, 1967.
4) Ein SH, et al：Partial gastric warp-around as an alternanative procedure in the treatment hiatal hernia. *J Pediatr Surg*, **14**：343, 1979.
5) Filler RM, et al：Esophageal hiatus hernia in infants and children. *J Thorac Cardiovasc Surg*, **47**：551, 1964.
6) Boerema I, et al：Fixation of the lesser curvature of the stomach to the anterior abdominal wall after reposition of the hernia through the esophageal hiatus. *Arch Chir Neerl*, **7**：351, 1955.

c. 先天性横隔膜ヘルニア
a) 病因と名称

膜性横隔膜は胎生 9 週頃に，横中隔，背側腸間膜，外周皺襞，胸腹膜皺襞の四つの要素が癒合してできる．そしてその後で，筋肉組織がはびこるように発生して横隔膜が完成する．この癒合に失敗したり，筋組織の発生が不十分であると横隔膜のいろいろな部位に欠損孔が生じ，そこから腹腔臓器が胸腔に脱出する．この状態を横隔膜ヘルニアと呼んでいる．そして，欠損孔の位置によって

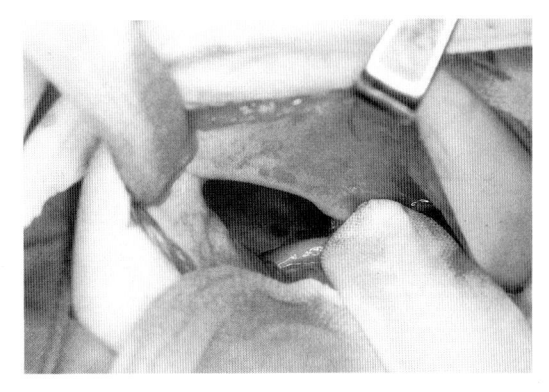

図 5.17 横隔膜ヘルニア（Bochdalek 孔ヘルニア）
底辺を外側に向けた三角形の欠損孔を認める．

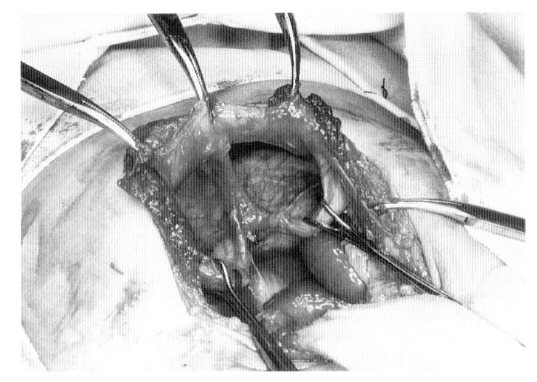

図 5.18 Morgagni 孔ヘルニア（両側）
胸骨のすぐ後面に小さな欠損孔を認める．

呼び方が異なっており，後外側に図 5.17 のような外側に底辺をもつ三角形の欠損孔ができると，これを後外側ヘルニア（別名として，胸腹裂孔ヘルニア，Bochdalek 孔ヘルニア）と呼んでいる．そして，胸骨剣状突起のすぐ後面で，左右どちらか，まれには両側（図 5.18）に欠損孔があると，これを胸骨後ヘルニア，または Morgagni 孔ヘルニアと呼んでいる．左に限り Larrey 孔ヘルニアと呼ぶことがある．しかし，欠損孔の位置や大きさは各症例で異なっており，必ずしもそれを限定できないので，一般的には Morgagni 孔ヘルニア以外のすべてを狭義の横隔膜ヘルニアと呼ぶことが多い．ここでもその慣例に従っていく．

b) 病 態

発生頻度は，かつては 2000 から 3000 人に 1 人とされてきたが，近年の出生前診断法の進歩などによって診断能力が向上するにつれて，それより

も高いことが明らかにされてきている．ヘルニア嚢をもつもの（有嚢性）と欠くもの（無嚢性）がある．左右どちらにも発生しうるが左の方が圧倒的に多い．性差はとくにない．無嚢性の場合には腸回転異常を高率に合併する．生後24時間以上を経てから発症する症例はとくに問題となる病態をもたず，全例を救命しうるが，24時間未満に発症する例には二つの独特な病態があり，それらのためにいまだ60％前後の救命率にとどまっている．筆者らの症例でも，生後24時間以上を経てから発症した57例は全例を救命できたのに比べ，24時間未満に発症した63例では21例（33.3％）が死亡した．その一つの病態とは，肺の低形成であるが，これは胎生期から腹腔臓器が胸腔内に脱出し，肺を圧迫するために生じるもので，その程度は症例によって異なっている．中には，低形成が患側肺にとどまらず対側肺に及ぶ高度なものがあり，それらの中には，いかなる呼吸補助を行っても自らの肺のみでは必要な換気を行うことができないほどの重篤な例もある．いま一つの病態は胎児循環の持続（persistent fetal circulation, PFC）であるが，これは胎生期にその循環を維持するために存在し，出生直後に解除される肺動脈の機能的な攣縮が解除されなかったことと，肺の低形成にもとづく肺動脈の数の不足と中膜の肥厚という物理的な要素が重なって，肺血流をさばききれず，そのためにいまだ閉鎖していない動脈管や卵円孔を介した右左短絡が生じ，大循環系の低酸素血症を招くものである[1]．筆者らの生後24時間未満63例のうち39例（61.9％）がPFCに陥り，うち7例が死亡している．以上のような肺における換気と循環の両面での病態が重なって，生後24時間未満例の成績を不良にさせている．

c) 症　状

症状の種類と程度は発症の時期によって異なる．出生直後から発症する重症例では，高度のチアノーゼを伴った多呼吸を呈し，胸部は樽状に膨隆し，腹部は反対に舟状を呈している（図5.19）．呼吸障害が強いために，出生後間もなく呼吸停止に至り，人工換気法を必要とする例も少なくない．それに対し，出生直後には何ら症状をもたず，あ

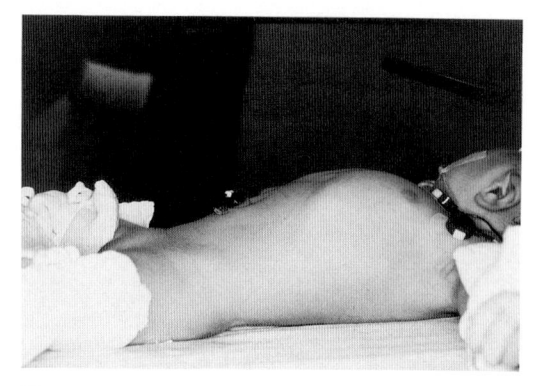

図5.19　横隔膜ヘルニアの患児の体型
胸部は樽状に膨隆し，腹部は舟状に陥凹している．

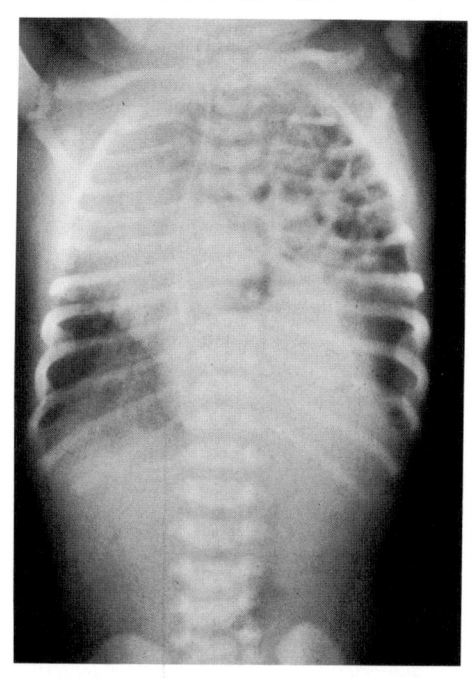

図5.20　左横隔膜ヘルニアの胸腹部X線単純像
心陰影が右に偏位し，左胸腔内に腸管陰影を認める．

る年齢に達した後で，風邪を引きやすいとか，吐きやすいといった不定の愁訴で受診し，胸部写真から偶然に発見される例もある．

d) 診断と鑑別診断

胸部に腸雑音を聴取できる例もあるが，胸部単純写真で，胸腔内に腸陰影（図5.20）を証明したらそれで診断は成立する．重症例では診断のためにそれ以上の検査を行う必要はない．

鑑別を要する疾患としては横隔膜弛緩症と肺の嚢胞性疾患ぐらいである．前者との鑑別に関しては後述の横隔膜弛緩症の項に記す．肺の嚢胞性疾

表5.2 生後24時間未満発症例の分類

分類	条件
I 群	術前の $AaDO_2$ が 500 mmHg 未満
II 群	術前の $AaDO_2$ が 500 mmHg 以上で，術直後に PaO_2 の上昇を認める
III 群	術前の $AaDO_2$ が 500 mmHg 以上で，術後も PaO_2 の上昇を認めない

患のうちとくに鑑別を要するものはCCAMであり，胎児診断のときに誤りやすい．出生後での鑑別は容易である．

e) 分 類

生後24時間未満例のすべてが同じ病態を示すわけではなく，中には24時間以上の例と同様に安定した経過を示すものもいる．したがってどのような例が重症で術後にPFCに陥りやすいのかを推定し，そこから異なった管理法を行うのが賢明である．そのために筆者らは生後24時間未満例をpostductalでの血液ガス分析から表5.2のように3群に分類している[2]．$AaDO_2$ とは肺胞気動脈血酸素分圧較差の略で，

$$[760-(PaO_2+PaCO_2+47)] \text{ mmHg}$$

で計算され，500 mmHg を境に重症度が分けられている．

f) 管 理 法

生後24時間以上を経た症例での管理法には，とりたてて問題にすることはないので省略し，24時間未満に発症する例での管理法について記す．

i) 患児の輸送 患児の紹介があった時点で治療は開始されるべきである．搬送用の保育器をもって紹介医まで出向き，必要があれば，気管内挿管して人工換気を用手的に行いつつ搬送する．

ii) 術前管理 入院したら体重のみを測定し，ただちに人工換気法を継続する．その設定条件は $PaCO_2$ の値を参考にして調節する．X線撮影をポータブル撮影機で行い診断を確認する．経鼻胃管を解放留置したうえで，臍帯動脈カニュレーションを行う．そこから採血した血液のガス分析結果から $AaDO_2$ を計算する．そして，その値が500 mmHg 未満であればI群に入り，PFCの状態でもないので，その後の処理は急がなくてもよい．一方，500 mmHg 以上であった場合にはII群かIII群に入るので，その後の処置を急がねばならない．すなわち，右上肢からも動脈ラインを確保し，そこからも採血してPFCの診断を行う．そしてできるだけ早く手術する．

iii) 手術と術中管理 I群の例ではGOF全身麻酔を用いるが，IIとIII群の例では筋弛緩薬を使用したうえで100％酸素で bagging を行い，局所麻酔で鎮静をうる．左右とも経腹的に到達し，脱出臓器を還納したのちに胸腔ドレーンを挿入する．欠損孔はできるかぎり筋肉縫合で閉鎖する．筋肉縫合が困難な欠損孔であれば，人工布を用いて閉鎖するが，それを必要とする例はきわめて少ない（筆者らの120例中わずかに14例）．合併する腸回転異常に対して Ladd 手術を追加する．近年，手術を緊急で行うことなく，一定時間待機し，PFCなどに陥る危険期を脱してから手術しようとする試みが行われている[3]．PFCに対する一つの取り扱い方として注目されるが，筆者らは緊急手術の体制を崩していない．それは術前にはPFCの状態にあったものの，手術することによってそこから脱する症例（筆者らのII郡の症例）が確実に存在するからである．

iv) 術後管理

① 手術による循環動態の変化： 脱出臓器による肺の圧迫という条件を手術的に解決した結果が循環動態にどのように影響したのかを診断する．術前から安定しているI群では問題ない．術前の $AaDO_2$ が 500 mmHg 以上であった例では，手術によって PaO_2 が上昇し $AaDO_2$ が 500 mmHg 未満に下降するもの（II群）と，手術によっても PaO_2 が上昇しない例（III群）とがある．その後の管理は各群によって異なる．

② I群の管理法： この群の例はいわば生後24時間以上を経て来院するものと同じ病態にあるので，PFCに陥ることもなく安定している．したがって術後管理にも特別な配慮は必要なく，通常の開腹術に順じて行えばよい．

③ II群の管理法： この群の例は術前には悪かったが，手術によってPFCから脱することができた症例である．したがって術後管理として重要なことはいったん上昇した PaO_2 を極力維持し，再びPFCに陥らせないよう予防することで

表2.13 経静脈栄養投与量基準 (/kg/day)

	新生児	乳児	幼児	学童
熱量(kcal)	80〜100	90〜110	70〜90	50〜70
水分量(ml)	100〜130	100〜140	80〜120	50〜70
糖質(g)	20	15〜20	15〜18	8〜15
アミノ酸(g)	2〜2.5	2〜3	2	1.5〜2
脂肪(g)*	2〜3	2〜3	2〜3	1〜2
Na(mEq)	4	4	4	4
K(mEq)	4	4	4	4
Cl(mEq)	4〜6	4〜6	4〜6	4〜6
Ca(mEq)	0.5〜1	1	0.5	0.5
Mg(mEq)	0.5	0.5〜1	0.5	0.5
リン酸(mEq)	1〜2	2	2	2
Zn(μmol)	2	2	2	2
Cu(μg)	20	20	20	20
Fe(mg)	0.2	0.2	0.2	0.2
I(μmol)	0.1	0.1	0.1	0.1
ビタミン類	水溶性ビタミンは経口所要量より多く投与．脂溶性ビタミンは欠乏症ないかぎり経口所要量を越えない**．			

* 1〜2回/w．必須脂肪酸欠乏発症時は毎日．
** 市販の高カロリー輸液用複合ビタミン製剤を体重1kgあたり1/10〜1/15セット．上限1セット．

ある．そのための方法を表5.3に示した．すなわち，人工換気法としては筋弛緩薬(pancuronium)を連続的に使用したうえで，hyperventilationを行い，pHを7.50以上のアルカローシスに傾ける．これはその方が肺動脈の攣縮能を弱めるとされるからである．また，最近では特殊な器具を用いた high frequency oscillation (HFO) によって呼吸を補助する方法も報告されている[4]．次にPFCという病態が右心不全そのものであることを根拠に心機能の補助も重要な予防手段となる．そのために表に示したことを行っていく．さらに，患側肺の膨張不全のために，術後時間を経るにつれて患側胸腔がより陰圧になり，それを補うように対側肺が過膨張することがある．対側肺の過膨張は換気と循環の妨げになり，ひいてはPFCへの引金にもなりかねないので，このような場合には，ドレーンから空気を患側胸腔に注入して胸腔内圧を調節する必要がある．

以上の方法でPFCを予防するが，それでもこの群の約半数がやがてPFCに逆行する．PFCの治療については後述する．

④ Ⅲ群の管理法： この群の例は術後もPaO_2が上昇せず，低酸素血症を持続する症例である．その原因には二つの病態がある．一つは手術によってもPFCから脱することができなかった場合であり，いま一つは極端な肺の低形成の場合である．両者の区別は術直後にはなかなかむずかしいが，preductal $PaCO_2$の値が参考になる．すなわち高い設定の人工換気法でも$PaCO_2$が飛ばない (60 mmHg以上) 場合には肺の低形成に伴った換気に原因があると考えられ，逆に$PaCO_2$が飛んでくる場合は，PFCが主体であると判断できるからである．もし，前者であった場合には，その後の治療をいくら試みても，現時点では肺の低形成を短期間に成長させる方法がないので，救命は困難であろう．それに対して，後者の場合には，PFCに対する治療を積極的に行う必要がある．

v) **PFCの管理法** 低酸素血症の原因がPFCにあることを正しく診断してから，Ⅱ群の管理法の項で記したPFCの予防法を継続しつつそれに対処することが重要である．

① 薬物療法： 肺動脈の機能的な攣縮を解除させることを目的に，種々のα遮断薬を投与する．α遮断薬としてはtolazolineが第一選択されるが，その他にchlorpromazine, acetylcholineなどがある．tolazolineの投与法は0.5〜1.0 mgをoneshotで与えてみてその効果を血液ガス分析から判定し，有効であれば，0.5〜1.0 mg/kg/hを連続的に投与する．投与経路に関しては，初期には肺動脈内に直接注入していたが，最近では頭皮静脈を用いており，それで満足できる結果を得ている．心房内での血流の方向から，下肢の静脈からは注入しない方がよい．筆者らは薬物療法を1980年から臨床に導入し，現在までに18例の重症例に使用した．全例で横隔膜ヘルニアの術後に使用された．tolazolineの投与量は最高で6 mg/kg/hまでであったが，実際には2 mg/kg/hまでが限界でそれ以上は増量しても効果的ではなかった．薬物療法の効果に関しては，投与直後こそ著効を呈するものが多く，とくにⅡ群の症例にはきわめて効果的であったが，持続効果という点では必ずしもそうではなく，18例中7例で有効であったにすぎなかった．しかも，薬物療法の副作用も無視できず，α遮断薬の作用が肺動脈内にとどまらず，大循環

系にも及び，低血圧を招きやすいことや，ヒスタミン遊離作用にもとづく消化管出血や血小板減少症などはそれ自体が致命的になりうるものである．したがって，その使用には目的を正確に定め濫用を慎むべきであると考えられたが，臨床的には利用しにくい治療法であるという印象であった[5]．

② ECMO：人工換気法の工夫や薬物療法によって相当なPFCでも克服できるようになったが，それでも頑固に抵抗する重症例がある．それらの例を対象にして，アメリカを中心にECMO (extracorporeal membrane oxygenation) による治療が盛んに行われ，よい成績が報告されている[6]．筆者らも1986年からこの治療法を臨床に導入した[7]．そして現在までに20例の重症例に使用した．この治療法の目的は，心拍出量の80％近くの血液を体外に誘導し，そこで人工的にガス交換させてやることによって呼吸機能を補助し，その間，人工換気法の設定を極端に落として患児の肺の安静を保ちつつ，PFCなどの病態から脱却するのを待つところにある．PFCが肺循環不全そのものであり，その意味で患児は右心不全の状態にもあるといえ，そこに静脈-動脈方式のECMOを装着することは，肺のみならず心機能をも補助してやることになり，病んでいる二つの臓器を同時に休ませて治療できる点が画期的なところである．筆者らのECMOの方法は頸動静脈を用いた静脈-動脈方式である（図5.21，5.22）．ECMOは20例中14例で横隔膜ヘルニアの術後に開始されたが，6例ではそれに先駆けて開始され，安定したところでECMO下に手術された．ECMOの開始時間は生後2から78時間，平均で34.3時間であった．ECMOの運転時間は6から422時間までであり，平均では96.3時間であった．そして，20例中13例を救命できた．これらのいずれもが，きわめて重症でほかに救命させる方法がないと判断されたものばかりであったことを考慮したとき，その威力をはっきりととらえることができた．とくにPFCの克服が目的とされた11例は全例が救命されており，ECMOによってPFCという病態はほぼ克服できた．

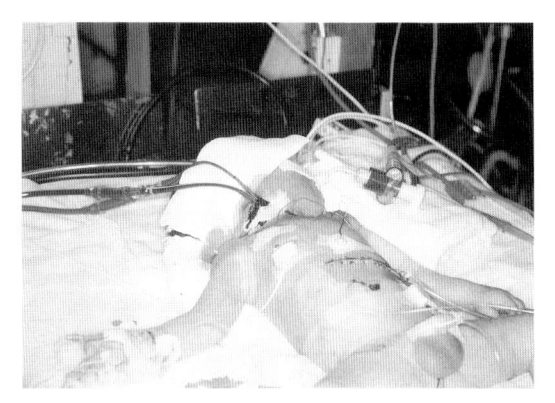

図 5.22 ECMOをうけている患児
頸部から出入する2本のカテーテルがECMO回路に連絡されている．

g）予　後

生後24時間以上を経た症例は全例を救命させることができる．24時間未満例での予後は各群によって異なっている．筆者らの63例のうち資料の整った61例でみてみると，I群は20例でPFCには1例のみが陥ったが，全例を救命できている．II群は17例で10例がPFCに陥り，6例(35.3％)が死亡した．III群は24例で，全例がPFCに陥り，14例(58.3％)が死亡した．そして全体では63例中21例(33.3％)の死亡率になっている．

上述したPFCの管理法によって，それがもとで死亡する例は少なくなってきている．筆者らの施設でも1984年以降の42例で，PFCに陥った症例は30例あったが，それで死亡した症例はなかっ

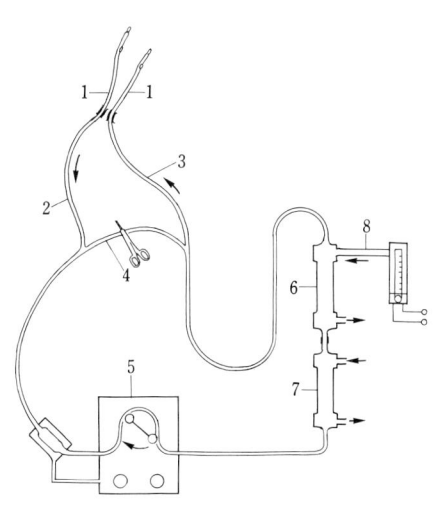

図 5.21 ECMO回路

た．したがって，PFC そのもので死亡する例は極端に減少したが，それで全体の死亡率も著しく改善されたわけではない．それは，胎児診断法などの発達によって，より早期に診断され小児外科医に手渡される症例が増えており，それらの中にはいままではそこに到達する以前に死亡していたと思われる染色体異常例などの生存が困難な例も含まれるようになってきたところにある．

〔長屋昌宏〕

文　献

1) Murdock AI, Burrington IB, Swyer P : Alveolar to arterial tension difference and venous admixture in newly born infants with congenital diaphragmatic herniation through the foramen of Bochdalek. *Biol Neonate,* **17** : 161～172, 1971.
2) 長屋昌宏, 伊藤喬広, 山田　昂, 他：生後24時間未満に発症する横隔膜ヘルニアの分類と，それにもとづく管理法．日小外会誌, **20** : 1161～1169, 1984.
3) 宮坂勝之, 三川　宏, 中條俊夫, 他：先天性横隔膜ヘルニアの患者管理—緊急手術は本当に必要か—．小児外科, **16** : 1417～1422, 1984.
4) Bohn D, Tamura M, Perrin D, et al : Ventilatory predictors of pulmonary hypoplasia in congenital diaphragmatic hernia, confirmed by morphologic assessment. *J Pediatr,* **111** : 423～431, 1987.
5) 津田峰行, 長屋昌宏, 近藤倉生, 他：横隔膜ヘルニアにおける薬物療法．小児外科, **19** : 892～900, 1987.
6) Bartlett RG, Toomasian J, Roloff D, Gazzaniga AB, Corwin AG, Rucker R : Extracorporeal Membrane Oxygenation (ECMO) in neonatal respiratory failure, 100 cases. *Ann Surg,* **204** : 236～245, 1986.
7) 長屋昌宏, 津田峰行, 近藤倉生, 他：ECMO による横隔膜ヘルニアの治療．小児外科, **19** : 906～915, 1987.

d. 横隔膜弛緩症

a) 名　称

横隔膜弛緩症は何らかの理由によって横隔膜の緊張が低下したために，その全体が挙上した状態に対してつけられた名称で，他に横隔膜挙上症と呼ばれることもある．したがって，有囊性の横隔膜ヘルニアとは横隔膜の全体が挙上しているか，その一部が挙上しているかで区別されるが，中には鑑別が困難な場合もある．文献のうえでも部分的横隔膜挙上症などという名称もみられ，ますます混乱してくる．

b) 病　因

横隔膜の緊張が低下する原因には先天的な要素と後天的なものとがある．先天的な原因としては，膜性横隔膜が完成した後，正常では筋層が発達してくるが，これが不十分であったために，筋肉が全体に不足した場合と，筋層は発達したものの，横隔神経の分布が不十分であった場合がある．後天的な原因としては分娩時の外傷（Erb の麻痺）と小児麻痺などによる横隔神経麻痺，さらに胸部や頸部の手術時や交通外傷などによる横隔神経の損傷などがある．

c) 病態・症状

男児にやや多く，左側が優位である．発症は緩やかで，呼吸器や消化器症状を呈するが，中には，新生児初期から重篤な呼吸困難を認めるものもある．とくに，両側の挙上症においては，より重篤な症状が早期から認められる．

d) 診断・鑑別診断

診断は胸部単純写真から挙上した横隔膜（図5.23）が証明されれば成立するが，ときに横隔膜

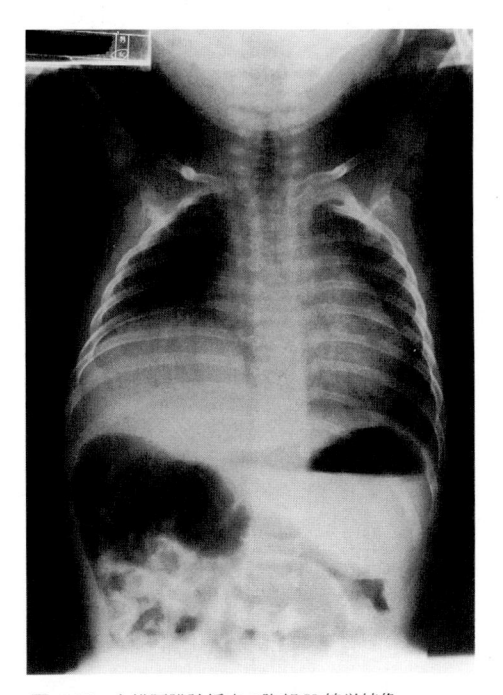

図 5.23　右横隔膜弛緩症の胸部 X 線単純像
右横隔膜全体が挙上している．

ヘルニアとの鑑別が必要となる．とくに正面像のみでは，横隔膜ヘルニアでも一見横隔膜全体が挙上しているようにみえることがあるので，両者の鑑別は困難であり，必ず，側面像もあわせて撮影し，横隔膜欠損部の辺縁を検討し，そこから鑑別することが重要である．この点が見逃されるあまり，実際には横隔膜ヘルニアでありながら，挙上症として管理されている症例がかなりあると思われる．

e）治療法・予後

治療は呼吸器や消化器症状が重篤でなければ，できるかぎり保存的に管理する．とくに，分娩麻痺に伴う例などでは，高率に回復するので，手術を急ぐ必要はない．一方，重篤な症状を伴った例では，手術的に対処される．左右どちらとも経胸的に到達し，弛緩した横隔膜を縫縮する．横隔神経の走行が複雑なので，縫縮に際しては，横隔膜を切除しない方がよい．予後は一般に良好である．

〔長屋昌宏〕

6. 胃 疾 患

a. 肥厚性幽門狭窄症（hypertrophic pyloric stenosis）

a）定　　義

幽門輪状筋の過形成様肥厚による幽門部の通過障害で，生後2～3週目より噴水（射）状の無胆汁性嘔吐で発症する．右上腹部にオリーブ様腫瘤（幽門部腫瘤）を触知し，治療が遅れると脱水，低カリウム性低クロール性代謝性アルカローシスをきたす．内科治療で治癒することもあるが，多くは幽門筋切開術（Ramstedt手術）にて治癒し，予後は良好である．

b）疫　　学

出生1000人当たり1～4人の割合で発症するが，わが国での発生率は欧米の白人に比べ低い．女児に比べ4～5倍，男児に多く，また，出生序列別発生頻度では第1子に多い．遺伝的素因は否定できないがあまり濃厚なものではない[1]．

c）病因・病理

病因については原発性筋原説（先天的な幽門筋の肥厚が哺乳により増大する），原発性神経原説（神経節細胞の未熟性，数の減少や神経線維の変性などが原因となる）など種々の説があるが，見解の一致はみられていない．また，ガストリンの分泌が何らかの関係を有するのではないかともいわれているが不明である．

肉眼的には幽門部に表面が白色の長さ2.0～2.5cmの軟骨様の硬い腫瘤を認め，組織学的には幽門輪状筋層の肥厚と神経節細胞の変性，未熟性がみられる．

d）症　　状

生後2～3週目頃より嘔吐が始まり，しだいに増強し，噴水（射）状となり，吐物はミルクがほとんどで胆汁を含まないのが特徴である．嘔吐が激しくなると吐物にコーヒー残渣様のもの（血液）を認める．治療が遅れると脱水が進行し，栄養障害が現れ，体重の減少，乏尿，貧血，黄疸がみられるようになる．右上腹部にオリーブ様の表面平滑，硬の腫瘤を触知するとともに，腹壁を通して十二指腸側へ向けての胃の蠕動波をみる．

e）診　　断

生後2～3週目頃より始まる噴水（射）状の無胆汁性嘔吐と右上腹部のオリーブ様腫瘤の触知でだいたい診断がつく．腫瘤の触知は90％以上に可能である．腫瘤触知のコツは，患児を泣かせないこと，柔らかく，そっと，そして，深く触知することで，触知がむずかしいときには経鼻胃管を挿入し，ミルクを飲ませながら一方では経鼻胃管から胃内容を吸引し触知するとよい．確診を得るためには胃・十二指腸造影と超音波検査を行う．最近

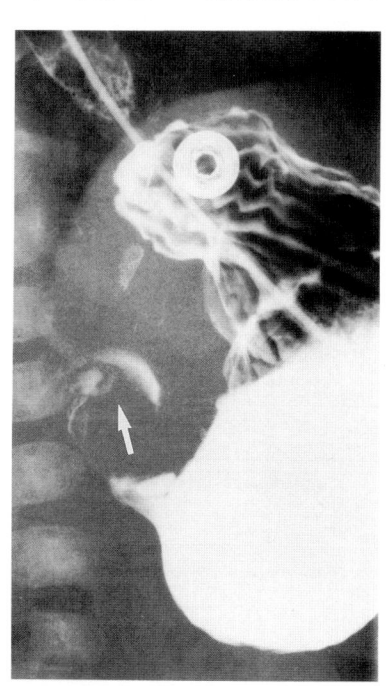

図 6.1 胃・十二指腸造影
umbrella sign をみる（矢印）．

6. 胃 疾 患

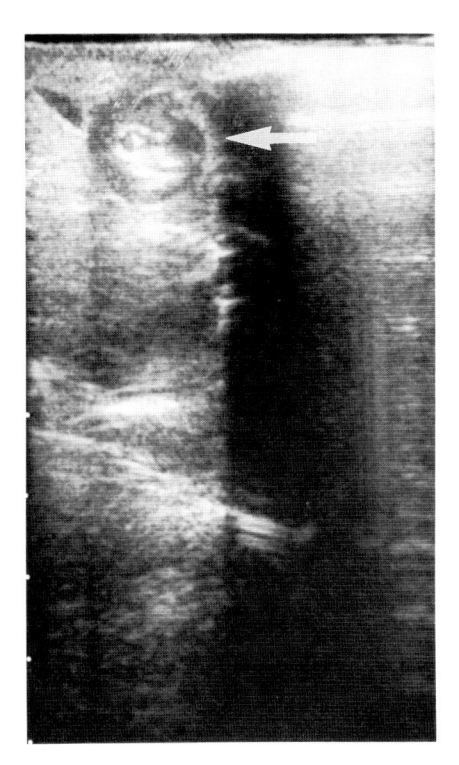

図 6.2 超音波検査
doughnut sign をみる（矢印）．

では手軽で，障害が少ない後者が繁用されている．胃・十二指腸造影では，① 造影剤の十二指腸への排出遅延，② 幽門部に特徴的な閉塞所見（umbrella sign, mushroom sign, beak sign, string sign, shoulder sign, railroad sign, double track sign）を認める（図 6.1）．

一方，超音波検査では幽門部横断面で肥厚した筋層が sonolucent に，内部粘膜層が echogenic に描出され，全体ではドーナツ状の特徴的な所見を呈する．これを doughnut sign とか，target sign と呼ぶ（図 6.2）．筋層の厚さが 4 mm 以上，直径が 15 mm 以上の場合本症と診断することが多い．また，幽門部腫瘤矢状面では狭小の幽門管の延長を認める[2]．

f) 鑑 別 疾 患

i) 先天性幽門閉塞症 先天性に幽門部に離断型，索状型または膜様型の閉鎖が認められるもので，出生直後より無胆汁性嘔吐がみられる．胃・十二指腸造影で十二指腸への造影剤の流出がみられないほか，造影や超音波検査で肥厚性幽門狭窄症にみられる特徴的な所見はみられない．胃・十二指腸吻合，または膜様部の切除を行う．

ii) 食道胃逆流現象 食道胃接合部の生理的括約筋機構の機能不全のため，lower esophageal sphincter（LES）の圧が低く，胃内容が食道へ逆流し嘔吐する．p 449「GER」の項参照のこと．

iii) 胃軸捻（症） 胃が胃の長軸または短軸を中心に捻転するもので嘔吐，腹部膨満がみられる．胃の固定靱帯の弛緩や癒着，異常腔の存在などにより胃の一部または全部が捻転するもので，遊走脾を伴う．保存的治療で治癒するが，手術的に捻転の整復を必要とすることもある．

g) 検 査 所 見

一般血液所見では赤血球数の減少，Hb の低下など貧血を認めるほか，脱水が著しくなると尿量が減少する．血清電解質では嘔吐に伴い，胃酸の HCl が失われ Cl 値が低下する一方，HCO_3^- が増加し，また，K は細胞内に移行するとともに腎よりの排泄が増加し，K 値も低下する．血液ガス分析では pH の上昇，BE が（＋）に傾き，低クロール

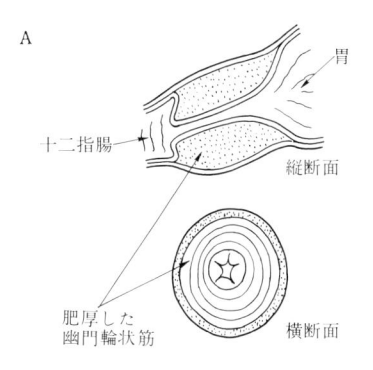

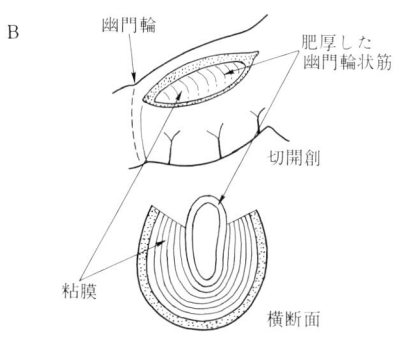

図 6.3 肥厚性幽門狭窄症の Ramstedt 手術
A. 手術前の形態
B. 手術後の形態

性低カリウム性代謝性アルカローシスを呈する．間接ビリルビンの上昇がみられることもある．

h) 治療・予後

まず，保存的に治療を行う．① 0.1% 硫酸 atropine 1～10 滴/day を内服させる．② ミルクは少量を頻回に与える．③ 輸液：脱水とアルカローシスを改善するために 5% グルコース液に生食液を加え（NaCl 30～75 mEq/l），さらに KCl（30～40 mEq/l）を加え 100～150 ml/kg/day の輸液を行う．④ 輸血：貧血がみられる場合には 10～20 ml/kg の輸血を行う．⑤ 時には鎮静薬を投与する．

保存的治療で体重の増加が得られず，腫瘤が確実に触れる場合には手術の適応となる．手術は幽門筋切開術-Ramstedt 手術を行う（図 6.3）．手術は右上腹部に横切開を加え，開腹し，幽門部腫瘤を創外に引き出し，腫瘤の avascular area に小彎側に沿い，2.0～2.5 cm の筋層切開を加え，Benson 鉗子または無鉤鉗子を用い，その筋層切開創を粘膜下まで鈍的に広げる．粘膜の膨隆がみられたらそこで操作を中止し，止血および粘膜の穿孔がないことを確認し，創面に大網膜を被覆し閉腹する．

術後 12～24 時間で，10% 糖水 15 ml を経口的に与え嘔吐がなければ増量し，ミルクへと変更する．術後合併症としては幽門筋切開創からの出血，粘膜穿孔による腹膜炎，低血糖，嘔吐などがある．予後は良好である．

b. 胃破裂 (gastric rupture)

a) 定義

胃壁の一部の脆弱性，胃内圧の上昇，胃壁への血流障害などが原因となり，多くの場合，大彎側に破裂をきたすもので，新生児消化管穿孔による腹膜炎の代表的疾患である．多くは出生後 2～3 日目に突然発症し，治療が遅れると急速にショック状態となり，敗血症より DIC を併発し，死亡する．予後はいまだ不良である．

b) 疫学

発生頻度は新生児外科疾患の 1～3% で[3,4]，性別では 2:1 で男児に多く，また，未熟児に多い．胃の大彎側が長軸方向に広範囲に破裂する型と小彎側に小さい punched out の穿孔をきたす型に大別される．

c) 病因・病理

胃大彎側筋層の先天的な脆弱性（欠損？）や低酸素症（新生児仮死，RDS など），それに胃内圧の上昇などが誘因となる[5]．ヒトは低酸素の状況では重要臓器である脳への血流を増加させ，末梢組織，腸管への血流量を減少させるので（diving reflex），結果的に低酸素症では胃への血流が障害されると考えられている．また，胃内圧を上昇させる原因としては胃より肛門側の消化管の閉塞状態（十二指腸閉塞，腸閉鎖，腸軸捻，横隔膜ヘルニア），胃噴門の機能障害や人工換気中の酸素の胃内への流入などが考えられる．しかし，実験動物で胃内圧を上昇させ胃壁破裂を惹起させた場合，そのほとんどが胃の小彎側に発生することより[6]，本症の原因を胃内圧の上昇にのみ求めることはできない．

胃は胃体部より胃底部にかけ大彎側に沿い長軸方向に大きく破裂し，局所は広範囲にわたり漿筋層が欠損し粘膜のみが伸びきった状態で残っている．punched out の胃穿孔は，これらの所見と異なり小彎側に発生し，潰瘍が併存していることが多い．

d) 症状

出生直後より仮死や哺乳不良，嘔吐などの症状がみられ，2～3 日目に突然，腹部膨満をきたし呼吸困難に陥り，全身蒼白，チアノーゼから急速にショック状態へと移行する．時間が経過すると腹膜炎のため腹壁には発赤，浮腫を認め，血圧の低下，体温の低下，乏尿をきたし，重症例は敗血症より DIC を併発し死亡する．

e) 診断

腹部単純 X 線像（立位）では横隔膜下に集積した腹腔内遊離ガスが肝臓で左右に分けられ，下腹部には腹水とガスで形成された鏡面像がみられる（saddle bag sign）（図 6.4）．また，背臥位像では前腹壁下に集積した遊離ガスが楕円形に認められ，その正中部を縦に臍静脈索が走る（football sign）．下部消化管のガス像がみられない場合には

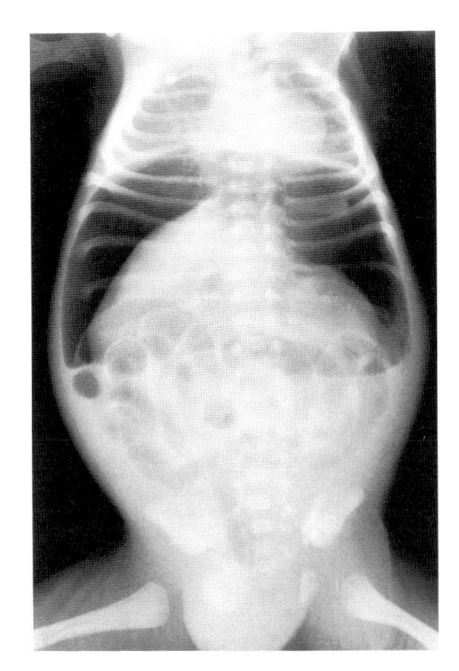

図 6.4 腹部単純 X 線像（立位）
saddle bag sign をみる.

十二指腸など上部消化管の閉塞が疑われる.
　本症には十二指腸閉鎖, 食道閉鎖, 横隔膜ヘルニア, 臍帯ヘルニアなどが合併することがある.
　f） 鑑別疾患
　i） air leak phenomenon　人工呼吸器を装着している場合にみられ, 気腹のほかに気胸や気縦隔を伴う. 鏡面像は認めない.
　ii） 穿孔性壊死性腸炎　低出生体重児に多くみられ, 多くは生後 7 日以内に哺乳不良, 胆汁性嘔吐, 腹部膨満, 血性下痢などの症状で発症する. 免疫能が不十分なうえ, そこに低酸素状態が続くことで発生すると考えられている.
　iii） 新生児消化管穿孔　小腸閉鎖, Hirschsprung 病, 直腸肛門奇形（鎖肛）, 腸軸捻などの疾患のほか, 注腸造影, 浣腸などの操作で穿孔が起こる. 腹部単純 X 線像で上部小腸の穿孔では比較的大量の遊離ガスが認められるが, 結腸穿孔では少ない.
　g） 検査所見
　血液検査では白血球数は初期には増加するが, 進行するとむしろ減少する. Ht は重症例で増加する. 血液ガス分析では pH の低下, P_{O_2} の低下な

ど代謝性のアシドーシスに加え強い呼吸障害がみられる. リムルステストによるエンドトキシン（> $1\,\mu g/ml$）の測定, 腹水や血液の培養による *E. coli, Klebsiella, Pseudomonas* などの同定, そして DIC の判定のため血小板数（< $5\times 10^4/mm^3$）, FDP（> $20\,\mu g/ml$）, CRP の測定を行う.
　h） 治療・予後
　i） 全身状態の評価　体重, 体温, 呼吸, 脈拍, 血圧, 尿量の測定.
　ii） 体温, 循環, 呼吸管理
　① 腹部膨満による呼吸障害を改善させるために経鼻胃管を挿入し, 腹腔穿刺を行う.
　② 輸液路を確保する：細胞外液に近い組成の輸液剤にアルブミンを加え, 20～40 ml/kg/h で点滴を開始する.
　③ 酸素を投与し, 呼吸障害が強い場合には人工換気を行う.
　④ 保育器, またはインファントウォーマーにより保温する.
　⑤ 導尿により尿量を測定する.
　iii） 感染対策
　① 薬剤の投与：抗生物質, protease inhibiter など.
　② 交換輸血
　iv） そのほか　ビタミン K_2, 炭酸水素ナトリウム（メイロン）, dopamine, hydrocortisone, 利尿薬の投与.
　v） 各種検査　血液型, 一般検血, 血液生化学, 血液ガス分析, リムルステスト, FDP など.
　vi） 手　術　利尿がみられてから手術を行う（無尿の場合は急速輸液を行い 4 時間まで待機する）.
　① 上腹部に横切開を加え開腹し, 腹水を吸引しその一部を培養検査に提出する.
　② 十二指腸以下の消化管に閉塞がないか検索し, 閉塞を認めたらそれに対する手術も行う.
　③ 胃破裂部の débridement を行い, 4-0 polyglycolic acid 吸収糸を用い連続一層縫合にて閉鎖する. この際, チューブ胃瘻を造設することもある. 脾臓は温存する（脾臓の摘除は重症な感染症を惹起することになるので行ってはならない）.

④ 腹腔内を温い生理食塩液にて洗浄する．腹膜鞘状突起が開存し腹腔内感染が陰嚢，陰唇にまで及んでいることがあるので注意する．

⑤ Penroseドレーンを腹腔内に挿入し，腹壁を閉じる．

punched out の胃穿孔の場合は穿孔部を二層に縫合，閉鎖する．

新生児の場合，胃破裂による汎発性腹膜炎は容易に敗血症となり，エンドトキシンショック，DICを併発し死亡するなど予後は不良である．とくに発症前に経口的にミルクが投与されている場合や，低酸素症が存在する場合には予後が悪いことが報告されている．

本症の死亡率は 35～40％ である[3,4]．

c．胃・十二指腸潰瘍（gastric ulcer, duodenal ulcer）

a）定　　義

小児の消化性潰瘍の成因は新生児・乳幼児期と学童期で異なる．

新生児・乳幼児期には胃潰瘍が多く，急性潰瘍の形をとり発症する．循環障害，種々のストレス，ステロイドやアスピリンなどの薬剤が原因や誘因となると考えられ，潰瘍部穿孔による腹膜炎，潰瘍からの出血で発症することが多い．一方，学童期には十二指腸潰瘍が多く，慢性潰瘍の形をとり，これは一般的には消化性潰瘍といわれている．原因は心因性のものがもっとも考えられ，腹痛，悪心，嘔吐，吐・下血，貧血などの症状で発症する．

b）疫　　学

腹痛や吐・下血で内視鏡検査を受けたもののうち本症と診断される率は 13～16％ といわれる[7-9]．男児に多く，新生児期前半と学童期に多くみられ，学童期では加齢とともに増加する．成人例に対する小児例の割合は約 2％ である．内視鏡の普及と小児を取り巻く社会的環境が複雑で変化が早いため症例は増加しているが，手術例は減少している．

c）病因・病理

成人の消化性潰瘍の成因と同じく，胃酸を主体とする攻撃因子の増強と粘液，粘膜の防御因子の減弱によると考えられている．胃液の酸度は生後 24～48 時間で最高値となり，以後しだいに低下，6～12 カ月で最低値となり，その後再び上昇し成人値となる．

新生児では胃液の高酸，周産期の低酸素状態や低体温などによる循環障害のほか，熱傷，中枢神経系障害，重症感染症などによるストレスが誘因になると考えられ，一方，乳幼児では敗血症，中枢神経系障害，熱傷，手術，外傷，ある種の薬物（ステロイド，サリチル酸製剤，非ステロイド系消炎薬）などが誘因としてあげられる．学童期では家庭環境や学校生活での精神的緊張，種々の情緒面でのストレスが誘因となる．

新生児・乳児の潰瘍は成因の明らかな二次性潰瘍が多く，急性の経過をとるのに対し，学童期の潰瘍は成因が不明な一次性潰瘍が多く，慢性の経過をとる．

遺伝的素因の有無についてみると患児の両親，祖父母を含めた家族内での本症の発症率は 36～68％ といわれ，とくに父親との関係が強いと報告されている[7]．

d）症　　状

新生児例では潰瘍穿孔によることが多く，突然の吐・下血，腹部膨満，チアノーゼ，嘔吐，呼吸困難などで発症する．一方，新生児メレナとして発症する例も多い．

乳幼児例では腹痛，嘔気，嘔吐，吐・下血で発症し，食欲不振，体重減少などもみられる．

学童では 10 歳以降に腹痛で発症する例が多く，約半数で心窩部痛，臍周囲痛がみられるほか，夜間の腹痛，周期的腹痛がみられる．このほか，悪心，嘔吐，貧血，食欲不振，体重減少などが認められる．

e）診　　断

全身麻酔下において内視鏡検査を行う．10 歳以上では麻酔は必要としない．新生児内視鏡は必ずしも容易ではない．急性潰瘍は浅い不定形のことが多く，ときに多発する．

学童では胃・十二指腸造影も行われる．胃潰瘍は胃角部小彎側に円形，または楕円形のニッシェとして認められるほかニッシェに向かう粘膜ひだ

の集中像がみられる．十二指腸潰瘍は球部小彎側後壁に，ニッシェとともに球部の変形を認める．診断率は内視鏡検査の方が高い．

f) 鑑別診断

胃破裂，反復性心因性腹痛，急性胃粘膜病変，急性胃炎，総胆管拡張症，急性膵炎，急性虫垂炎の初期，鉄欠乏性貧血，食道静脈瘤，Meckel 憩室，腸重積などとの鑑別を行う．

g) 検査所見

① 一般検血で Hb の低下を認める．

② 血清生化学検査で低蛋白血症，血清鉄の低下を認める．

③ 便潜血反応が陽性となる．

④ 胃液検査：テトラガストリンやアドレナリン刺激にて胃液酸度上昇と胃酸分泌量の増加を認める．

h) 治療

新生児，乳幼児の非穿孔，出血例に対しては全身的には禁食，輸液，輸血，薬剤の投与(止血薬，ビタミン K_2，H_2 受容体拮抗薬)を行い，局所的には冷たい生理食塩水による胃内洗浄，トロンビン末の注入，緊急内視鏡下における ethanol の局注などが行われる．多くは同時に原因となっている疾患や障害を取り除くことが必要である．

穿孔例に対しては潰瘍穿孔部を単純閉鎖し，腹腔内洗浄とドレナージを行う．胃切除は行わない．

学童に対しては，① 安静，ときには入院，② 食事療法，③ 薬物療法(制酸薬，粘膜保護薬である sucralfate，H_2 受容体拮抗薬，潰瘍修復促進薬など)，④ 心身にかかわる要因の除去，など保存的療法が有効で，多くは治癒する．H_2 受容体拮抗薬の投与法は 1 日 3 回，1〜2 カ月間投与し，徐々に漸減し，その後は就寝前のみの投与とする．

以前は手術適応としては，① 痛みの強いもの，② 出血がみられるもの(大量出血例，高度貧血例)，③ 幽門狭窄症状の強いもの，④ 穿孔性腹膜炎を惹起したもの，⑤ 再発を繰り返すもの(難治性)などが手術適応とされ，とくに学童例では ①③⑤ の割合が多く認められたが，H_2 受容体拮抗薬が本症の治療に導入されてからは手術適応の範囲が狭まり，穿孔以外はほとんど手術されなくなった．H_2 受容体拮抗薬が治療に導入される以前と以後での手術施行率を比較してみると以前は 34.8％，以後は 3.1％ で，8 週投与後の治癒率は 88％ と報告されている[10]．

手術術式は潰瘍の発生部位，胃酸分泌の多寡により，① 広範囲胃切除術，② 幽門洞切除兼選択的胃迷切術，③ 選択的近位胃迷切術(兼幽門形成術) などが行われてきたが，最近は胃をできるだけ温存させることを心がけており，術式②ないし③がよいとされている．穿孔による緊急手術ではまず穿孔部を単純閉鎖し，術後，胃液検査を行い，さらには保存的治療が反応するかを観察した後，手術を行うかどうか，行うとすればいかなる術式を行うか決定する[11]．

i) 予後

新生児，乳幼児の潰瘍は急性の経過をとり致命的となることも多い．しかし，治癒した場合は再発はほとんどみられない．一方，学童では 10 歳未満での発症例は内科治療による再発率は低いが，13 歳前後で発症する，いわゆる潰瘍症患児(家族内素因を有する)は内科治療で一時的には治癒するが，その後 40％ 以上が再発する傾向があり，とくに内科治療中止後年月が経過するにつれ再発例は増加すると報告されている．

手術後の愁訴としてはダンピング症候群，貧血，下痢，骨代謝障害，体重減少などが報告されている．

〔岩渕　眞〕

文　献

1) Benson CD: Infantile hypertrophic pyloric stenosis. Pediatric Surgery (ed by Welch KJ, et al), 4th ed, vol 2, p 811〜815, Year Book Medical Publishers, Chicago, 1986.

2) 川波　喬：肥厚性幽門狭窄症とその周辺疾患．画像診断，**9**(11)：31〜38, 1989.

3) 斎藤純夫：昭和 58 年度新生児外科の現況．日小外会誌，**20**(6)：1113〜1120, 1984.

4) 中條俊夫：1988 年度新生児外科の現況．日小外会誌，**26**(1)：35〜49, 1990.

5) 岩渕　眞：胃破裂，胃穿孔．標準小児外科学(鈴木宏志ほか編), pp 91〜92, 医学書院，東京，1990.

6) 大沢義弘：新生児胃破裂の成因と術前治療に関する実験的研究．日小外会誌，**22**(3)：493〜504, 1986.

7) 岩渕　眞：小児の消化性潰瘍．小児外科，**21**(10)：

7〜9, 1989.
8) 桑原春樹ほか：小児における上部消化管内視鏡検査の臨床的検討．小児科臨床, **39**(9)：165〜169：1986.
9) 芦戸　潔, 大柴三郎：小児の潰瘍. Common Disease Series 消化性潰瘍(高久史麿編), pp 151〜157, 南江堂, 東京, 1988.
10) Tam PKH, Saing H: The use of H_2-receptor antagonist in the treatment of peptic ulcer disease in children. *J Pediatr Gastroenterol Nutr*, **8**: 41〜46, 1989.
11) 大沢義弘ほか：小児消化性潰瘍の治療方針．小児外科, **2**(10)：57〜62, 1989.

7. 腸管疾患

a. 先天性十二指腸閉鎖・狭窄症
a）発　　生
成因としてTandlerの発生異常説（再開通障害説）[1]，Louwの血行障害説[2]などが考えられている．

① 再開通障害説（Tandler）：正常腸管では，胎生4週頃腸粘膜上皮の増殖がはじまり，腸管内腔は上皮で完全に閉塞する．次いで上皮内に空胞形成が起こり，たがいに癒合して腸管内腔は再開通する．空胞の癒合が障害されると，膜様の隔壁が遺残し，膜型閉鎖となる．

② 血行障害説（Louw）：胎生期の腸管が何らかの原因で血行障害に陥って腸管壊死を起こし，その修復過程で腸閉鎖が発生する．

十二指腸膜型閉鎖の成因については，再開通障害説によって説明されることが多い．

十二指腸閉鎖の発生頻度は出生6000〜20000に1人といわれ，性差はみられない．高率に合併奇形がみられ，未熟児の頻度も高い．合併奇形として，Down症候群，心大血管奇形，腸回転異常が多く，先天性食道閉鎖，鎖肛などもみられる．

b）病型分類
十二指腸閉鎖は膜型の他，離断型や索状型，輪状膵などがあるが膜型閉鎖がもっとも多い．膜型の特殊型として，膜様物が肛門側に大きく吹き流し状に伸びるwind-sock型がある（図7.1）．以前，輪状膵は外因性十二指腸閉塞と考えられていたが，十二指腸閉塞症状を有する輪状膵では，内因性の先天性閉鎖あるいは狭窄を合併することが確認された．輪状膵が十二指腸閉塞の原因とするよりは，むしろ十二指腸の発生異常に伴って現れた膵の腹側原基と背側原基の癒合異常と理解されるようになった．膜型閉鎖の場合，総胆管の開口部が膜様部にみられたり，膜様部の口側および肛門側の両方にみられることがあり，手術中，胆管開口部を損傷しないように十分注意しなければならない．

c）症　　状
嘔吐，腹部膨満，胎便排泄異常が三主徴である．

① 嘔吐：生後数時間よりみられる．閉鎖部が十二指腸乳頭部より肛門側にあれば胆汁性，口側にあれば非胆汁性となる．口側にある頻度は約1/3である．頻回の嘔吐は水，電解質の喪失をきたし，放置すればhypovolemic shockに至る．脱水は高ビリルビン血症を助長する．誤嚥すれば肺炎の原因となる．

② 腹部膨満：上腹部に限局する．

③ 胎便排泄異常：必発症状ではなく，閉鎖下位にあった胎便が排泄されることがある．

十二指腸狭窄例では狭窄の程度により症状が遅れて発現する場合もある．

d）診　　断
臨床症状と腹部立位単純写真にて閉塞部位診断が可能である．

① 腹部立位単純X線像：胃と十二指腸に二つの大きな鏡面像をもった気泡（二泡性像，double bubble sign，図7.2）を認める．また同時に，下部腸管のガス像の有無から，閉鎖か狭窄かの鑑別がつく（図7.3）．

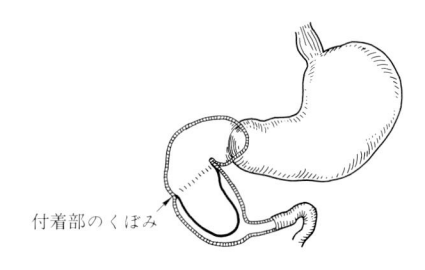

付着部のくぼみ

図7.1　先天性十二指腸閉鎖（wind-sock型）
膜様物が肛門側へ吹き流しのように垂れている．

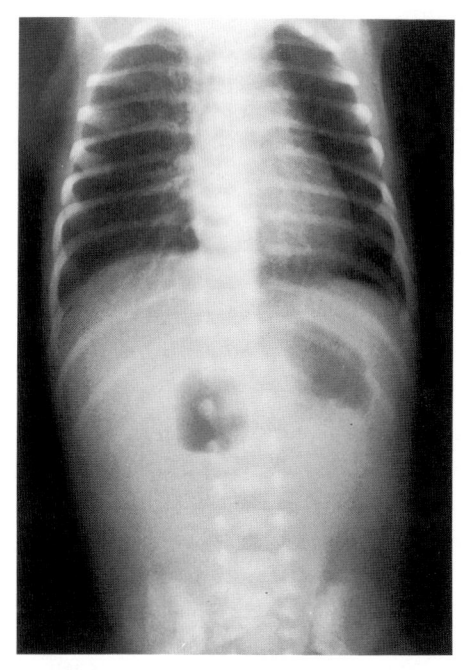

図7.2 先天性十二指腸閉鎖の腹部立位単純X線像
double bubble signがみられる．

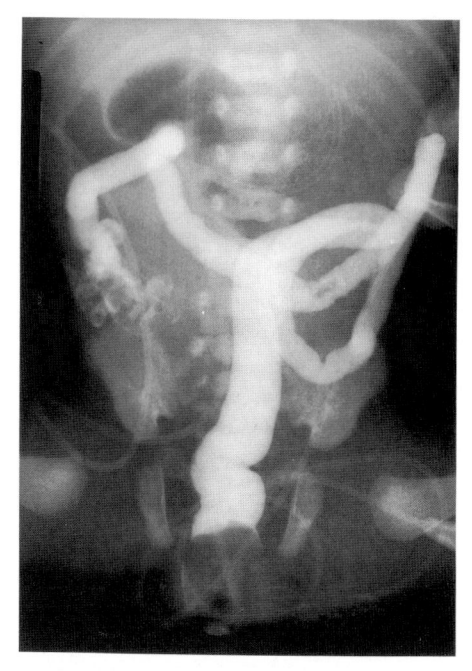

図7.4 先天性十二指腸閉鎖の注腸造影像
小結腸がみられるが結腸の走行異常はみられない．

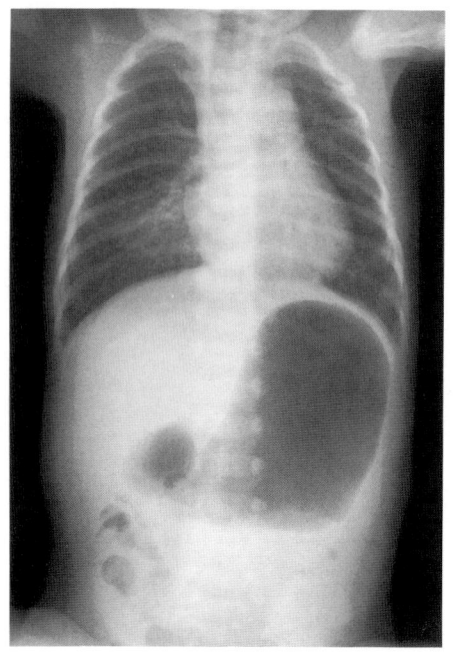

図7.3 先天性十二指腸狭窄症の腹部単純X線像
胃と十二指腸に二泡性ガス像を認め，十二指腸以下に少量のガス像を認める．

② 注腸造影： 小結腸（microcolon）を示す（図7.4）．結腸の太さ，走行，caliber changeの有無より，腸回転異常，Hirschsprung病などの腸閉塞との鑑別が可能なことが多い．

胎児超音波診断，羊水造影などで出生前診断が可能な場合が多く，母体搬送のもとで生直後から全身管理を行うことができる．

e）治　療

i）術前管理　胃減圧，輸液管理，全身管理が主なものである．水分，電解質の不均衡を十分に是正し，尿量を参考に循環状態の改善を待ち手術に臨む．とくに生直後より頻回多量の嘔吐があり体重減少が著明な場合，肺合併症や高ビリルビン血症を併発しやすく，十分な輸液管理と合併症への対処を要する．また合併奇形，未熟児の頻度も高く，重症合併奇形では綿密な治療計画と，極小未熟児ではさらにきめ細やかな輸液，呼吸管理が必要となる．

ii）手　術

① 膜型閉鎖および膜型狭窄：　膜様物付着部で腸切開し，膜様物を切除する．腸壁は縦切開横縫合とするのが一般的である（図7.5）．総胆管開口部の位置あるいは形態異常がしばしばあり，術中胆嚢を圧迫して胆汁の流出部位を直視下に確認し，開口部を損傷しないよう注意する．

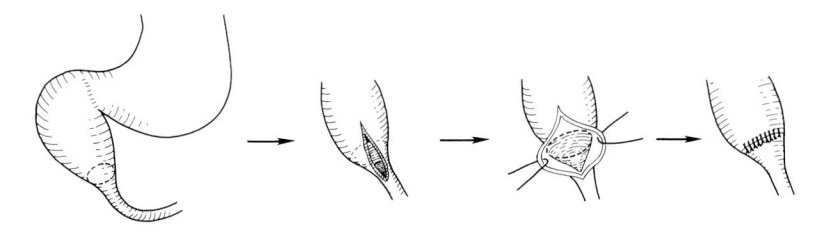

図 7.5 十二指腸膜型閉鎖の手術
膜様物付着部の十二指腸前壁に縦切開をおき，膜様物を切除し，十二指腸前壁を横縫合する．

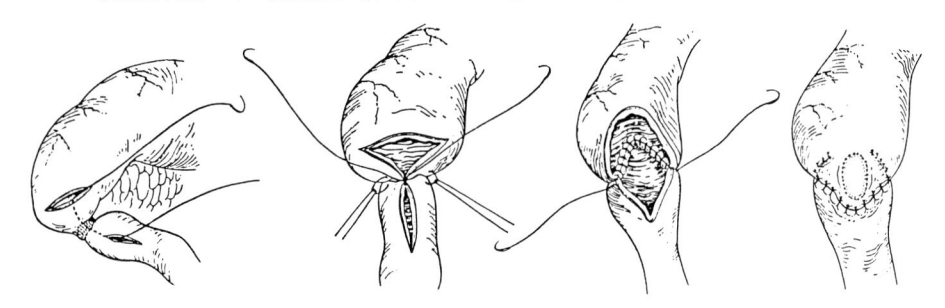

図 7.6 十二指腸ダイヤモンド吻合
(Kimura K, et al : Diamond shaped anastomosis for congenital obstruction. *Arch Surg,* **112** : 1262, 1977)

最近，小児内視鏡の進歩により内視鏡下の膜様物切除も試みられている．

② 索状型，離断型（輪状膵を含む）：十二指腸・十二指腸吻合（ダイヤモンド吻合）が一般的である（図7.6）[3]．総胆管開口部を確認し損傷したり縫い込まぬよう注意する．また，他の腸閉塞の合併の有無についての確認を行う．

f) 予　後

本症の治療成績は合併奇形の有無により左右されるが，合併奇形がない症例では良好であり90％以上が救命されている．長期追跡調査でも本症自体が患児の精神身体発育に影響することは少ない．しかし，重症合併奇形例では，いまなお，成績不良である．　　　　　　　　　　〔木村　茂〕

文　献

1) Tandler J : Zur Entwicklungs-geschete des menschlichen Duodenum in frühen Embryonalstadien. *Gegenbauer Morph Jahrb,* **29** : 187～215, 1902.
2) Louw JH : Congenital intestinal atresia and stenosis in the newborn : Observation on its pathogenesis and treatment. *Ann Roy Coll Surg Engl,* **20** : 208～234, 1959.
3) 木村　茂：十二指腸閉塞の手術．現代外科手術学大系 3 A, pp 177～193，中山書店，東京，1980．

b. 先天性小腸閉鎖・狭窄症
a) 発　生

十二指腸閉鎖の項で述べたように，再開通障害説，血行障害説の二つが考えられるが，後者で説明されることが多い．すなわち胎生期の腸管が腸軸捻転，腸重積症などの原因によって血行障害に陥り，その修復過程で腸閉鎖が発生する．しかし多発離断型および多発膜型閉鎖についてはいまだ

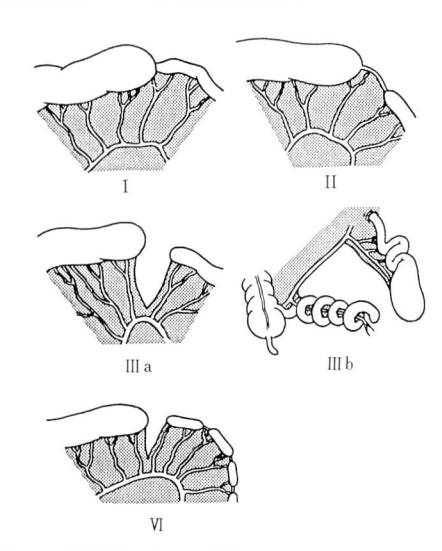

図 7.7 腸閉鎖の Louw 分類
I：膜型，II：索状型，IIIa：完全離断型，IIIb：apple peel 型，IV：多発型．

その発生原因は不明である．

発生頻度は出生 2000〜3000 に 1 の割合である．十二指腸閉鎖と比べ合併奇形は少なく成熟児に多い．性差はみられない．

b) 病型分類

図 7.7 のごとく 4 型に分類される．閉鎖が多く，狭窄は少ない．

① 膜型（I 型）： 腸間膜，腸管は正常で膜様物により腸管内腔が閉鎖している．高位空腸閉鎖の原因として多い．

② 索状型（II 型）： 拡張した口側盲端と萎縮した肛門側盲端が索状物で連絡した型である．腸間膜は正常である．

③ 離断型（III 型）： 腸管が完全に離断し，腸間膜欠損を伴う単純な型（IIIa）と，腸間膜の広範な欠損を伴い一本の回結腸動脈枝により栄養される肛門側小腸が幅の狭い腸間膜を軸としてコイル状に巻きつく apple peel あるいは Christmas tree と呼ばれる型（IIIb）とがある．

④ 多発型（IV 型）： 2 カ所以上に上記各型の閉鎖が存在する．狭窄のほとんどは内腔を閉ざす膜様物の中心に小孔を穿った型である．

c) 症　状

胆汁性嘔吐，腹部膨満，胎便排泄異常からなる新生児腸閉塞症状である．

① 嘔吐： 生後 24 時間以内に胆汁性嘔吐をもって発症し，しだいに腹部膨満が増強していく．空腸閉鎖では嘔吐は頻回で激しい．回腸閉鎖では嘔吐は遅れて出現し，空腸閉鎖と比べ激しくない．

② 腹部膨満： 生後 12〜24 時間以内に生じる．空腸上部閉鎖では，上腹部膨隆が特徴的であり，胃の蠕動不穏がみられる．空腸下部，回腸閉鎖では，腹部全体が膨隆する．

③ 胎便排泄異常： ときに淡緑色の胎便，壊死組織の排泄がみられる．

d) 診　断

腹部立位単純 X 線像，注腸造影にて診断が可能である．

① 腹部立位単純 X 線像： 上位空腸閉鎖では胃と十二指腸，空腸の三つの鏡面形成像（tripple bubble sign）がみられる（図 7.8）．閉鎖が下位に

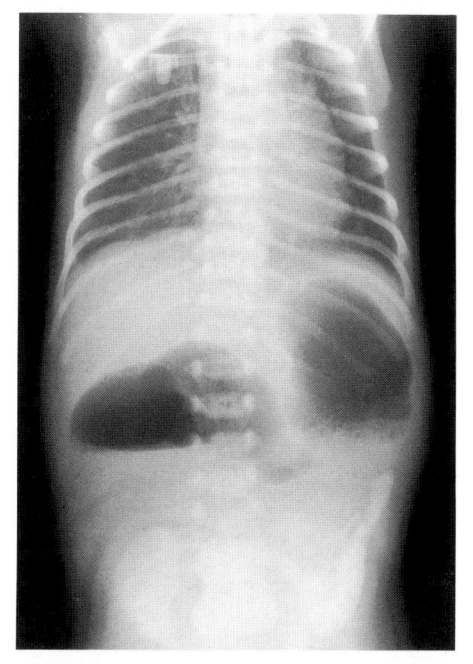

図 7.8　先天性空腸閉鎖の腹部立位単純 X 線像　tripple bubble sign を認める．

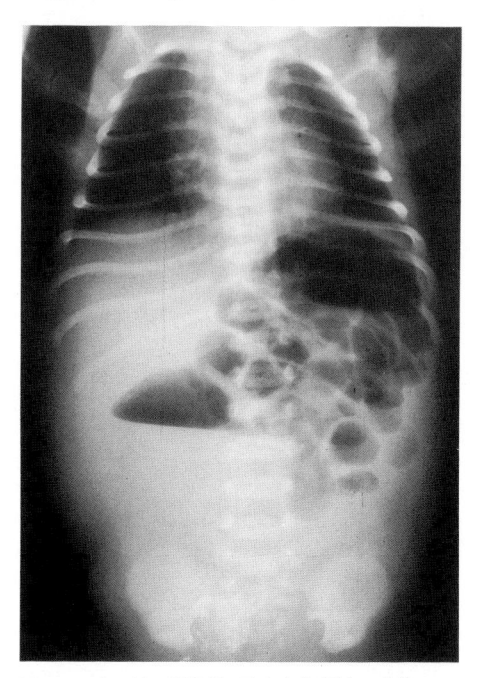

図 7.9　先天性回腸閉鎖の腹部立位単純 X 線像　下部小腸まで多泡性の鏡面像を認める．

なるほど気泡（bubble）の数は増加して多数の鏡面形成像がみられる（図 7.9）．また同時に，下部腸管のガス像の有無から，閉鎖か狭窄かの鑑別がつく．

② 注腸造影： 小腸閉鎖では小結腸（microcolon）を示す．また，同時に腸回転異常の合併もあわせて調べる．caliber change の有無より Hirschsprung 病（extensive aganglionosis）の鑑別も検討する．

胎生末期に発生した腸閉鎖では，小結腸の所見を欠くことがある．

e） 治　療

i） 術前管理　胃管による消化管減圧，輸液管理，呼吸管理などの全身管理を行う．下位小腸閉鎖ほど消化管穿孔を起こしやすいので手術を急がなければならない．

ii） 手　術　一期的吻合が原則であるが，腸穿孔，腹膜炎合併例（図 7.10）で，一般状態がきわめて不良な場合は腸瘻を造設し，二期的に腸吻合を行うことも考慮する．

空・回腸（II, IIIa 型）（図 7.11）： 虚血状態の口側盲端の高度拡張部（10〜15 cm）を切除し，端背吻合（end-to-back anastomosis），端々一層吻合（Gambee 法，Halsted 法，Olsen 法，全層吻合）が行われる．しかし，Treitz 靱帯に近い高位腸閉鎖では口側の拡張腸管の切除に限界があり，腸管膜付着部反対側の部分切除により tapering を行って吻合する tapering jejunoplasty（Thomas, 1969)[1] が普及しつつある．術後早期経腸栄養の目的で TAFT（transanastomotic feeding tube）を吻合部を越えて挿入し，また吻合部減圧の目的で吻合部の直上に減圧 tube を留置することがある．二期的再建ではまず腸瘻を造設し，口側腸管の縮小，肛門側腸管の拡張を待ち二期的に再建する．腸瘻の種類を図 7.12 に示した．apple peel 型（IIIb 型）ではもともと腸管が短いので回盲弁を含め腸管の可及的温存が必要である．

iii） 術後の問題点と対策

① 縫合不全： 口径差，血行の問題でときに縫合不全がみられる．腹膜炎の程度によりドレナージ，再吻合あるいは腸瘻造設を考慮する．

② 吻合部通過障害： おもに高位空腸閉鎖術後に問題となる．中心静脈栄養，TAFT を駆使して辛抱強く開通を待つ．

③ 短小腸： apple peel 型（III b 型），多発型

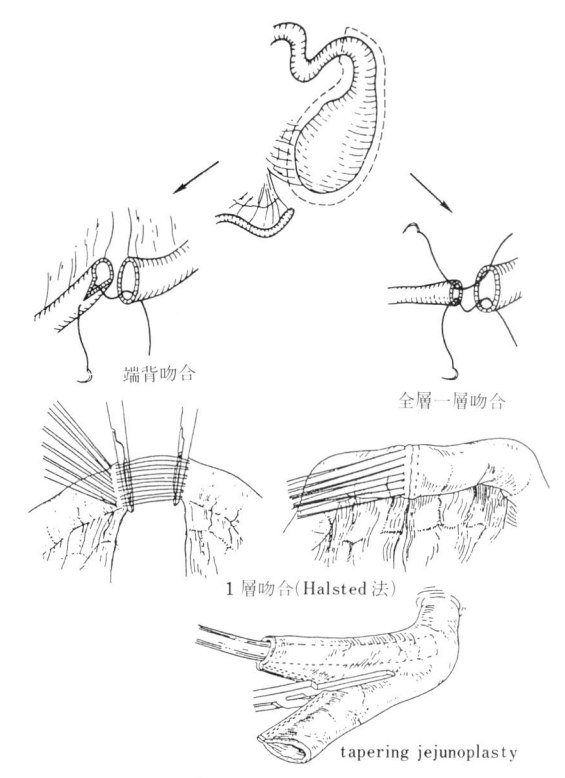

図 7.11　腸吻合術式

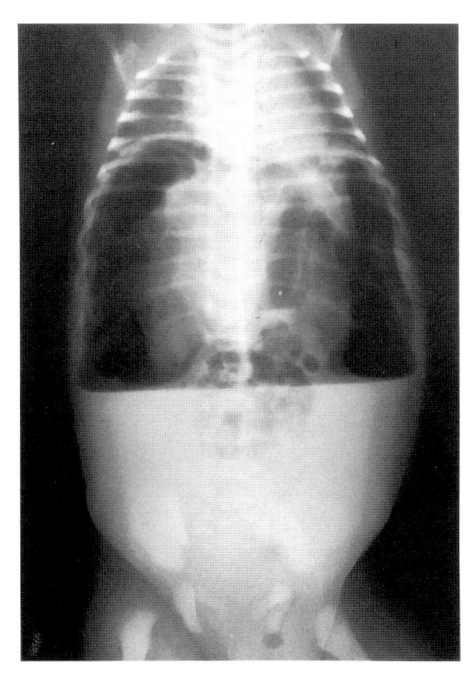

図 7.10　先天性回腸閉鎖症の腸穿孔の腹部立位単純 X 線像
腹腔内に多量の free air を認める．

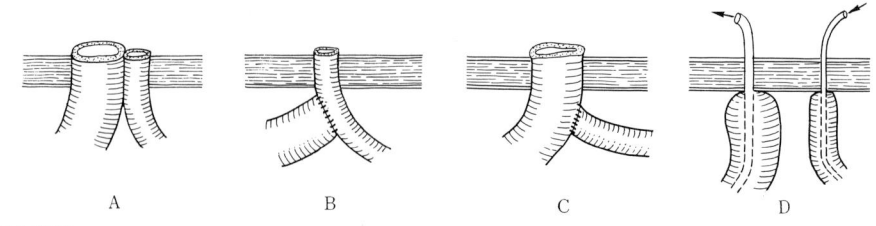

図 7.12 腸瘻の種類
A：二連銃 (modified Micklicz), B：Bishop-Koop (distal chimney) (1957), C：Santulli (proximal chimney) (1961), D：分離型 (岩淵, 1980)

(IV型) では短小腸 (小腸75 cm未満) を伴うことも少なくなく, 中心静脈栄養を主体とした長期栄養管理が必要となる. 中心静脈栄養から経腸栄養へ移行不可能な例では中心静脈栄養に起因する肝不全, 敗血症で死亡することも少なくない.

f) 予　後

幸い本症の治療成績は良好であり, 80%以上が救命されている. 上位空腸閉鎖では合併奇形の頻度が高くなるため, 救命率が低下する.

〔木村　茂〕

文　献

1) Thomas CG Jr: Jejunoplasty for correction of jejunal atresia. *Surg Gynecol Obstet*, **129**: 545, 1969.

c. 腸回転異常症

a) 発　生 (図7.13, 7.14)

腸回転異常症とは, 胎生期に腸管が正常な回転をせずに不完全な回転のままとどまっている状態である.

腸原基は前腸(胃, 十二指腸上部), 上腸間膜動脈で栄養される中腸(十二指腸下部〜横行結腸), 後腸(横行結腸左1/3〜直腸)の三部分からなる. 腸回転異常で問題となるのは中腸の発生である. 中腸の発生過程において, 腸管が腹腔外(臍帯内)で発育する, いわゆる生理的臍帯ヘルニアの時期 (5〜10週), ならびに腹腔内に還納する時期(10週以降)の二期に分けられる.

胎生5〜6週に中腸は急速に発育し, 腹腔容積が小さいため, 臍帯内に脱出し, intestinal coil を形成し(中腸上部), 延長発育しながら, 前方からみて上腸間膜動脈を中心に反時計回りに90度回転する.

胎生10週には腹腔の発育も追いつき, 中腸の口側から腹腔内に順次還納される. それと同時に中腸上部 (duodenojejunal loop), 続いて中腸下部 (cecocolic loop) が反時計回りにさらに180度(合計270度)回転し, 11週終わりに十二指腸空腸係蹄は上腸間膜動脈の下をくぐり Treitz 靱帯が形成され, 空腸の大部分は左腹腔に, 回盲部は右上腹部に位置し腸回転が終了する.

その後盲腸は尾側へ移動し, 最終的には右下腹部に固定される[1〜3]. 腸回転異常とは上記の腸回転が90〜180度で停止した状態で Treitz 靱帯の形成はなく, 十二指腸空腸係蹄が上腸間膜動脈の右側に位置し, 回盲部は上腹部中央, 胃の下に位置

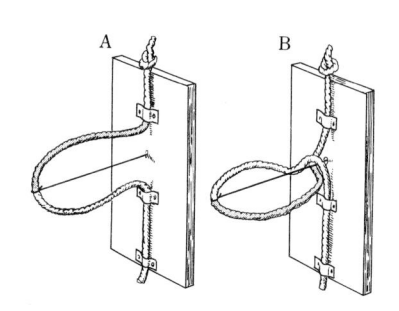

図 7.13 腸回転模型
ワイヤーを上腸間膜動脈, 上半分のロープを十二指腸空腸係蹄, 下半分のロープを盲腸結腸に見立てる. A は原始腸管で腸回転前, B はワイヤーを中心にそれぞれのロープが反時計方向に270度回転し, 腸回転が終了したところを示す.
(Bill AH: Malrotation of the Intestine. Pediatric Surgery, pp912〜923, Year Book Medical Publishers, 1979)

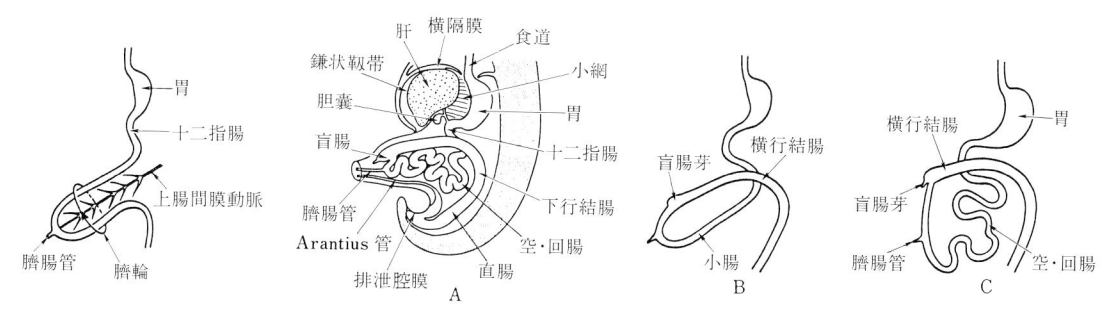

図 7.14 腸管の回転（Langman J：Medical Embryology, pp222〜228, Williams & Wilkins, Tokyo, 1969）
A：臍帯内で90度反時計方向回転（胎生5〜10週），B：180度反時計方向回転（胎生11週初め），C：270度反時計方向回転（胎生11週終わり）

する．腸回転の停止時期，腸固定の異常により種々の病型が発生しうる．

本症の発生頻度は出生10000に1例みられ，男女比は2：1で男児に多い．他の先天異常（横隔膜ヘルニアや腹壁異常）に合併することが多い．

b) 病 態

① Ladd靱帯による十二指腸狭窄： 腸回転異常症では盲腸〜上行結腸から右側腹部に走る膜様物（Laddの靱帯）が存在し，この靱帯により十二指腸第二部が圧迫され閉塞する．

② 中腸軸捻転（50〜70％に合併）： 十二指腸空腸係蹄と盲腸，上行結腸は，上腸間膜動静脈をはさみ並列密着し狭い腸間膜根部（茎，pedicle）を形成しているため，腸軸捻転を容易に起こしうる．軸捻転はほとんど時計方向に360〜720度回転している．

c) 腸回転異常の分類（図7.15）

① 無回転（non-rotation）： 90度回転にとどまったもので横隔膜ヘルニアに合併しやすい．

② 180度回転（malrotation）： 回盲部は正中上腹部，胃幽門部の下にあり，十二指腸は回盲部より右側腹膜に延びるLadd靱帯に圧迫され，また中腸軸捻転を起こしやすい．臨床上もっとも重要な病型である．

③ 逆回転（reversed rotation）： 中腸係蹄が時計方向に回転するもので，きわめてまれである．

d) 症 状

① 胆汁性嘔吐： 生後数日して授乳後急激に発症することが多い．

② 中腸軸捻転に起因する絞扼性腸閉塞： 下血，吐血など消化管出血を招き，さらに腸管の壊死，穿孔，腹膜炎をきたしショック状態となる．

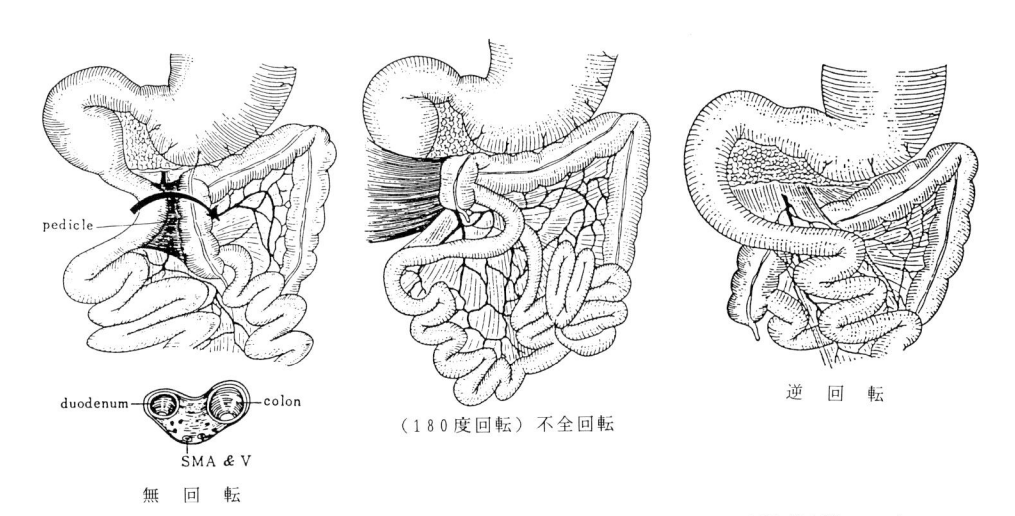

図 7.15 腸回転異常の分類（平井慶徳：腸回転異常．新生児外科学，pp 225〜265，医歯薬出版，1979）
矢印のように捻転が起こりやすい．

7. 腸管疾患

③ 腹部膨満：中腸軸捻転が進行すると腹部全般に及び，腹壁の炎症性変化も認める．捻転した腸管は塊をなし腫瘤状にふれることもある．

e) 診　　断

上記症状より本症を疑診し，X線診断にて確診を得る．

① 腹部単純X線像：　非定型的 double bubble sign（十二指腸狭窄と比べ胃泡の拡張が特徴的）およびそれより肛門側の腸管に少量のガス像を認める（図7.16）．軸捻転を併発していれば下部腸管の種々の異常ガス像も認める．

② 注腸造影：　回盲部が上腹部正中付近に存在すれば本症と確診される（図7.17）．この際，結腸内造影剤の不整なとぎれや回腸，結腸のらせん状走行の所見を認めれば軸捻転合併と診断される．小結腸はみられない．

③ 十二指腸造影：　十二指腸の狭窄像，閉塞，Treitz靱帯部の屈曲の無形成がみられる．軸捻転を併発すれば十二指腸空腸係蹄の不整なとぎれやらせん状走行（corkscrew sign）をみる（図7.18）．

f) 治　　療

i) 術前管理　　腸閉塞症一般の術前管理に準じる．早急に循環状態を改善し緊急手術を原則とする．腸壊死，穿孔例では敗血症に対する強力な

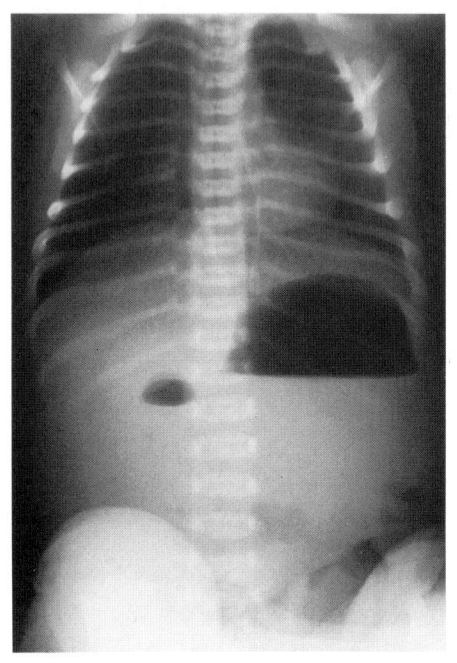

図 7.16　腸回転異常症の腹部立位単純X線像
非定型的 double bubble shadow を示す．拡張した胃泡が特徴的で下位腸管に小量のガス像を認める．

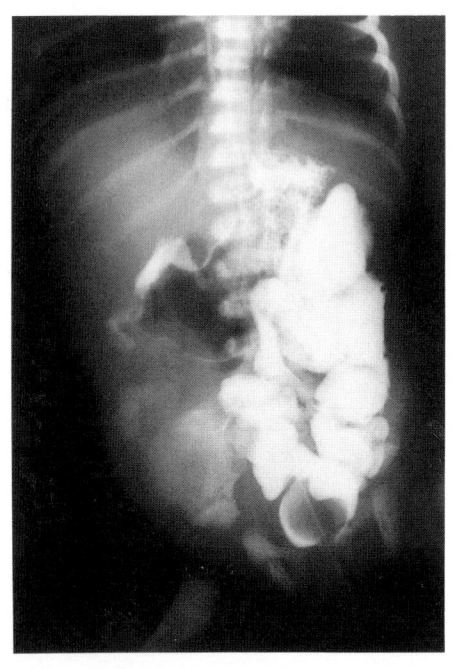

図 7.17　腸回転異常症の注腸造影
結腸の走行異常がみられ，回盲部が上腹部正中に位置している．

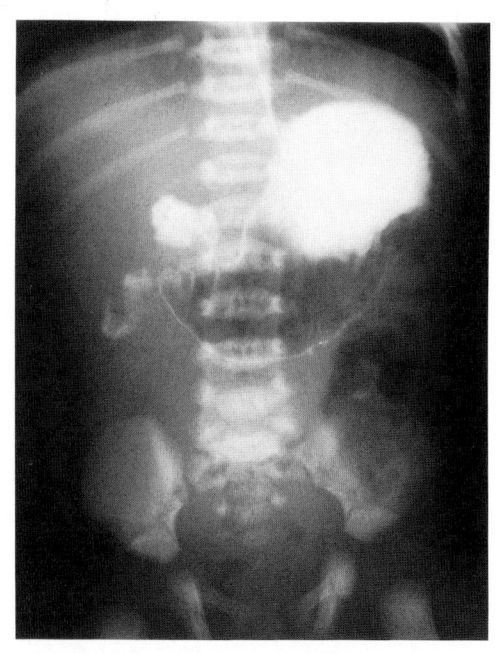

図 7.18　腸回転異常症の十二指腸造影像
Treitz靱帯部屈曲の無形成および十二指腸空腸係蹄の不整ならせん状走行を示す（corkscrew sign）．

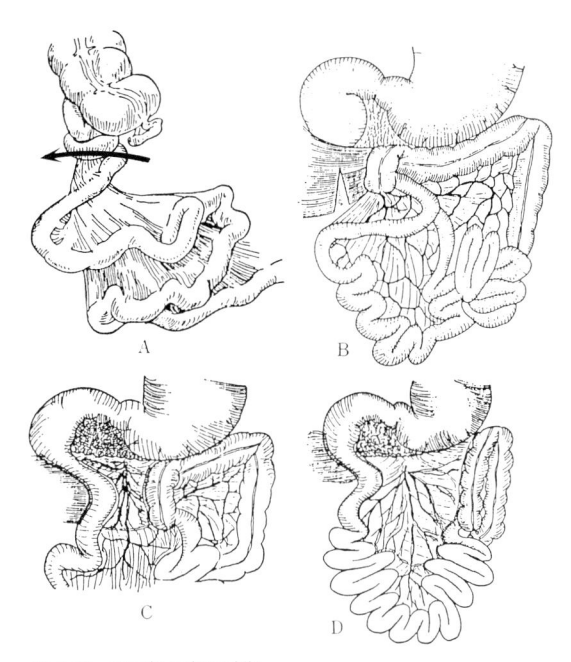

図 7.19 腸回転異常の手術
A. 反時計方向に軸捻転を解除
B. Ladd 靱帯の切離
C. 茎を形成している十二指腸空腸係蹄と上行結腸の間を剝離する．
D. 上腸間膜動静脈を露出し，十分開大し軸捻転を予防する．

治療を行いつつ緊急手術に臨む．

ii) 手 術（図 7.19）

① 中腸軸捻転解除： 開腹後，全腸管を創外に出し，中腸軸捻転があれば反時計方向に解除する．

② Ladd の靱帯の切離（Ladd の手術）： Ladd 靱帯を切離し，十二指腸下行脚の圧迫を解除する．

③ 腸間膜根部の剝離，開大： 茎（pedicle）を形成している十二指腸空腸係蹄と上行結腸とを十分に剝離し上腸間膜動静脈を露出し，開大する．この際，十二指腸の内因性閉塞の有無を検索し，もしあれば手術操作を加える．最終的に小腸を腹腔の右側，結腸を左側において，non rotation の状態にする．虫垂切除については賛否の意見がある．

④ second look operation： 軸捻転解除後も腸管の血行が改善しない場合，あるいはすでに穿孔性腹膜炎を併発している例では，腸管の血行改善を期待し，いったん閉腹する．12～24 時間後に再開腹し，壊死腸管のみ切除し，切除腸管を最小限にとどめ，できるかぎり回盲部を温存する．腹膜炎では穿孔壊死腸管を切除し一時的外瘻とする．全身状態が比較的良好で 60 cm 以上の小腸が残せる場合には，壊死腸管切除，端々吻合を施行する．

iii) 術後管理と予後
腸管の血行障害がみられなかった症例，あっても血行の改善した例，あるいは壊死腸管の小範囲切除にとどまった例の予後は良好である．穿孔性腹膜炎例では敗血症，DIC に対し強力な治療を行うが，来院時すでに endotoxin shock に陥っている症例，術後敗血症併発例では現在でもなお，予後は不良である．短小腸となった例では長期の中心静脈栄養を余儀なくされるが，中心静脈栄養から離脱できない場合はその合併症で死亡することも少なくない．

小腸の長さが回盲弁のない場合で 40 cm 未満，回盲弁があっても 15 cm 未満では現時点での救命は困難である．　　　　　　　　　　〔木村　茂〕

文　献

1) Bill AH : Malrotation of the intestine. Pediatric Surgery, pp912～923, Year Book Medical Publishers, 1979.
2) 平井慶徳：腸回転異常．新生児外科学, pp 225～265, 医歯薬出版，東京，1979．
3) Langman J : Medical Embryology, pp222～228, Williams & Wilkins, Tokyo, 1969.

d. メコニウムイレウス

メコニウムイレウス（meconium ileus）は，cystic fibrosis（mucoviscidosis）を基礎疾患とする胎便の異常による新生児腸閉塞症である．欧米での報告はしばしばみられるが，わが国ではまれな疾患である．

a) 病因・病態

cystic fibrosis では膵のみならず種々な分泌機能の異常がみられ，とくに肺，汗腺，腸などで著しい．このうち，膵や腸の分泌障害は胎生期に発生し，早期に胎便の異常をきたし腸閉塞状態を引き起こす．この cystic fibrosis は常染色体劣性遺伝性疾患であり，家族発生がみられ，欧米では 1800～2500 の出生に 1 人の割合でみられるがそ

のうちメコニウムイレウスが発症するのは1/8〜1/9ぐらいである．膵液分泌の欠如，腸管の分泌異常が胎便を濃縮し腸閉塞を起こす一方，肺病変をきたすようになるが，肺病変は生後すぐにはみられず徐々に進行する．

胎便は非常に粘稠度が高く，異常な濃度のアルブミンやmacroproteinを含んでいる．この状態は非常に強固で，腸管を手でもんでも胎便を移動できないほどであり，これがイレウスを引き起こす原因となっている．

b) 分類・症状

メコニウムイレウスには二つの型がみられる．

単純性メコニウムイレウス：合併症やそれにもとづく奇形がみられないもので全体の2/3の症例が単純性である．閉塞は回腸中央部にみられ，それより口側の異常な拡張，壁の肥厚が著しい．しかし肛門側腸管は細く，結腸はしばしば小結腸（microcolon）を示し，便も灰白色粘液便である．

複雑性メコニウムイレウス：軸捻転症，腸閉鎖症，胎便性腹膜炎，偽嚢胞形成，結腸穿孔などの合併症や，それにもとづく奇形を有したもので約1/3の例にみられる．これらの状態はいずれもメコニウムイレウスにもとづくもので，それが胎生期に起こるか生後起こるかで，種々な病態を呈してくる．

症状は腹部膨満，胆汁性嘔吐，排便異常が主体をなす．複雑性イレウスの場合にはそれぞれにもとづく症状もみられるが，本症に特異的なものはない．本症では未熟児は少ないが，複雑性では未熟児の例もみられる．

c) 診断・鑑別すべき疾患

家族歴にcystic fibrosisのある場合には本症が強く疑われる．上記症状のみられる新生児において腹部に腸輪郭がみられ，とくに右下腹部にやや固く拡張した胎便に満たされた腸管を触れることが有力な手がかりとなる．

腹部単純X線像においてはガスで拡張した種々なサイズの腸管がみられ，ガスと胎便とが入りまじったスリガラス状陰影が特徴的とされているがこれは本症特有のものではないとの意見もある．複雑性イレウスの場合にはその状態に応じた

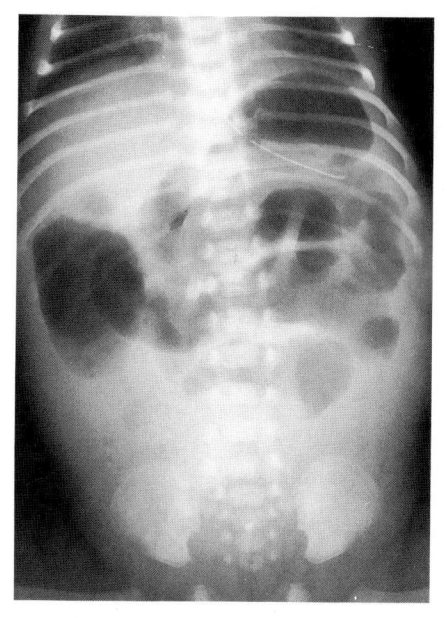

図7.20 胎便性腹膜炎，回腸閉鎖症を伴ったメコニウムイレウス

本例ははじめ腸閉鎖症として手術され，その後も腸閉塞状態が続き汗の電解質やトリプシンなどの検査ではじめて本症と診断された．

像がみられ，石灰化像や鏡面形成像がみられる（図7.20）．注腸造影は通常ガストログラフィンが用いられる．これは所見を得るとともに浸透圧の高いガストログラフィンによる胎便排出の有無を調べるためでもある．注腸造影では本症特有の所見はないが小結腸状態が観察される．

重要なのは汗の電解質検査である．汗のNa，Clが60 mEq/l以上を示せばcystic fibrosisと診断される．その他，胎便や十二指腸液中のトリプシンの欠乏も参考になる．

鑑別すべき疾患としてはmeconium plug syndrome[1]と，meconium disease[2]がある．前者は主として下行結腸の胎便による塞栓で，胎便の排出を行えば症状が消失する．後者はmucoviscidosisを伴わない粘稠胎便による腸閉塞でメコニウムイレウスと酷似しており，治療は手術が主体をなす．これらとの鑑別は主として汗の電解質検査やトリプシン活性の測定によりなされ，またガストログラフィンによる注腸も利用される．

d) 治療・予後

単純性イレウスに対し，保存療法が行われる場

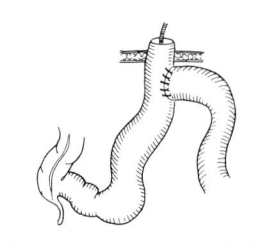

図 7.21 Bishop-Koop 型腸瘻

合にはガストログラフィン注腸療法が行われる．浸透圧が高く，腸管内に細胞液をださせ，蠕動を亢進する作用を利用したもので，浣腸を繰り返すことで改善される例がある．

手術療法は現在では Bishop-Koop 型の腸瘻造設が行われる（図 7.21）[3]．これは拡張腸管を切除し，末梢側腸管の切断端より数 cm 肛門側に口側腸管を端側吻合し，末梢側断端を腸瘻としてだす方法であり，手術後腸瘻からガストログラフィンや膵酵素薬などで洗浄する方法である．

本症の予後はまだ良好とはいえないが，肺合併症の予防や排便管理により多くの例が生存できるようになった．　　　　　　　　　　〔千葉庸夫〕

文　献

1) Clatworthy HW, Howard WHR, Lloyd J : The meconium plug syndrome. *Surgery*, **39** : 131〜142, 1956.
2) Rickham PP, Boeckman CR : Neonatal meconium obstruction in the absence of mucoviscidosis. *Am J Surg*, **109** : 173〜177, 1965.
3) Bishop HC, Koop CE : Management of meconium ileus : Resection, Roux-en-Y anastomosis and ileostomy irrigation with pancreatic enzymes. *Ann Surg*, **145** : 410〜414, 1957.

e. 胎便性腹膜炎

胎便性腹膜炎（meconium peritonitis）は胎生期に発生した原因により胎便が腹腔に流出し，発生した腹膜炎である．出生後の穿孔性腹膜炎とはまったく異なった病態を示す．

a) 病因・病態

胎生期の腸管穿孔の原因は種々なものがある．中でも腸閉鎖症にもとづくものが多く，そのほか腸重積症，腸回転異常による小腸軸捻転，Meckel 憩室穿孔，メコニウムイレウスなどがあげられる．

本症は発生時期によりその形態が著しく異なる．胎生早期に発生すれば線維性の膜がメコニウムのまわりにでき，偽嚢胞を形成する．早期に発生しても穿孔部が塞がれば液が吸収され，強い癒着をきたす．出生直前に起こればメコニウム色をした著明な腹水がみられる．本症ではほとんどの例でメコニウム由来の石灰化がみられるようになる．

b) 分　類

本症では従来 Lorimer の cystic type, fibroadhesive type, generalized type の三型が用いられていた[1]が，ここではその改正として出された Martin の分類[2]を示す．

① meconium pseudocyst : 穿孔部を含めた大きな線維性嚢胞状構造が腹腔内にみられるもの．Lorimer の cystic type に相当する．

② generalized adhesive meconium peritonitis : 病変部が腹腔内全体に及び，癒着が強いもの．穿孔部は閉鎖している場合が多く，腹水がみられない場合もある．この型の例では生後すぐには異常に気づかれない場合もある．Lorimer の fibroadhesive type に相当する．

③ meconium ascites : 出生数日前に穿孔したもので大量の腹水貯留がみられるもの．これに Lorimer の fibroadhesive 例のうち，腹水が大量に貯留したものも含まれる．

④ infected meconium peritonitis : 穿孔が胎生期に起こり，孔が塞がらずに，出生後の細菌感染を伴ったもの．各型の頻度は，① が約 1/5，② が約 2/3 で，残りが ③④ となっている．

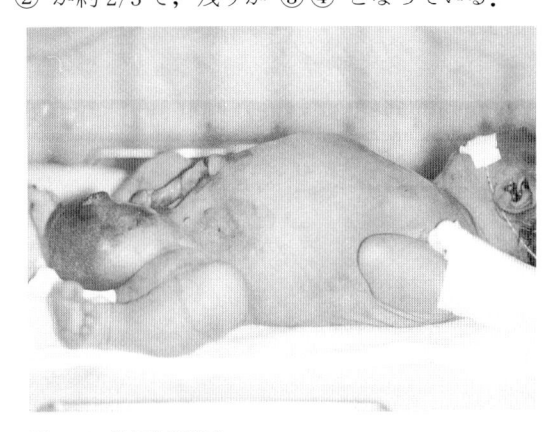

図 7.22　胎便性腹膜炎
著明な腹部膨満と，陰嚢部の腫大がみられる．

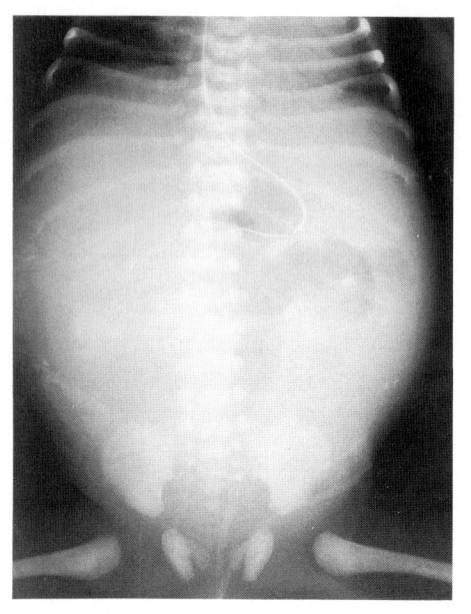

図 7.23 胎便性腹膜炎の腹部 X 線像
明瞭な石灰化像がみられる．

c) 症状・診断

症状としては腹部膨満，胆汁性嘔吐，排便異常が主なもので，それにもとづく呼吸困難がみられる．これらは特異的ではないが，出生時にすでに腹部の皮膚の色が赤紫調で，男児の陰嚢腫大や，女児の陰唇腫大がみられる場合は本症が強く疑われる（図 7.22）．

診断は，上記症状のほか，X 線単純像で石灰化像が証明できれば確実であるが（図 7.23），meconium ascites で出生直前に生じたものでは石灰化像がみられない場合が多い．腸管内ガス像，鏡面形成像，あるいは腹腔内遊離ガス像は，発生時期や型により異なり必ずしも一様ではないが，これらに異常がある場合は参考となる．注腸造影は必ずしも必要ではないが，腸閉鎖症や腸回転異常の診断は可能である（各項参照）．

鑑別すべき疾患としては出生後に起こる新生児腹膜炎（胃破裂，胃穿孔，壊死性腹膜炎）や，新生児腹水症などであるが，それぞれ X 線学的な特徴があり，ほとんどの場合は困難ではない（各項参照）．

d) 治　　療

本症は緊急手術を要する疾患ではあるが，穿孔部がすでに閉塞した例では消化管の通過も保たれ，無菌的ともいえるので経過観察すべきともいわれている[2]．しかし，症状のある例に対してはこの限りではない．

手術は病型により異なる．meconium ascites のように穿孔部が確認でき，腸管の剝離が容易な場合には腸吻合，ドレナージが可能であるが，ほとんどの場合には腸管同士の癒着が高度で剝離が困難で，穿孔部を見いだしその部を腸瘻として出し，後日腸吻合を行う方法がとられる．しかし，この方法も必ずしも容易ではなく，筆者らは①③④の型に対しては単にドレナージを行い，1 カ月をすぎた時点で腸吻合を行っている．術後は完全静脈栄養法で管理する．この方法ではドレーンを介しての腸瘻状態となるが，ほとんどの場合排出される液の量はごく少量である．腸閉鎖症以外の疾患はそれぞれに応じた治療を施行する．

e) 予　　後

西欧ではメコニウムイレウスにもとづくものが相当の例を占めるため，その予後は必ずしもよくはないが，わが国ではメコニウムイレウスは少ないため適切な治療が行われれば予後は比較的良好である．現在では約 9 割の例が救命されている．

〔千葉庸夫〕

文　　献

1) Lorimer WS, Ellis DG : Meconium peritonitis. *Surgery,* **60** : 470～475, 1966.
2) Martin L : Meconium peritonitis. In Pediatric Surgery (ed by Ravitch MM, et al), 3rd ed, pp925～955, Year Book Med Pub, Chicago, London, 1979.

f. 腸 重 積 症

腸重積症（intussusception）は，腸管の一部がその肛門側腸管内へ入りこみ（嵌入）閉塞状態をきたす疾患で，同時に血管を巻きこむためにその程度により種々な症状，病態を引き起こす（図 7.24）．

a) 病因・疫学

本症の発生機序についてはあまり報告されていないが，腸管の痙攣説があげられており，腸管の

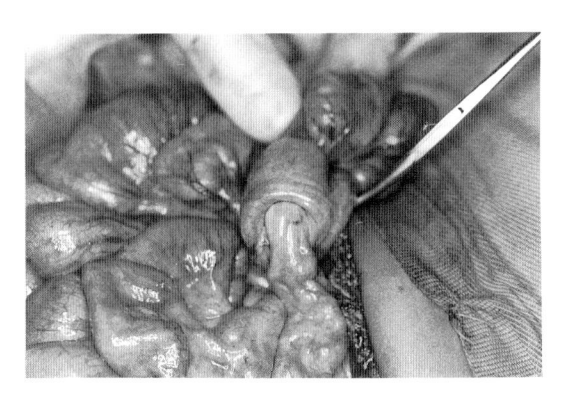

図 7.24 腸重積症
腸管がその肛門側腸管内に嵌入している．

輪状収縮とその肛門側の弛緩との間に重積を起こすとされている．本症の腸管にはその原因となるものが存在しない場合が9割以上を占めるが，器質的病変が存在し，それが原因となる場合の原因としてはMeckel憩室，ポリープ，重複腸管症，リンパ組織増生などがあげられている．その他の原因となる重要なものは手術操作があげられる．とくに腫瘍切除や，大動脈手術など腸管に関係のない手術後にも発生がよくみられ，また術後数日で発症するという特徴を有する．

本症の頻度は地域や人種により異なっているがだいたい1000出生に2～4人みられる．男児に多く，女児の1.5～2倍みられる．本症の好発年齢は5～9カ月で，よく太った子供にみられるのが特徴である．季節的には春から夏にかけてと冬に多いとされるが，それほど差はみられない．

b) 分 類

本症は重積の形により以下の型に分類される．
① 小腸・小腸型（空腸・空腸，回腸・回腸）
② 回腸・結腸型
③ 回腸・盲腸型
④ 回腸回腸・結腸型
⑤ 回腸回腸・盲腸型
⑥ 結腸・結腸型

もっとも多くみられるのは回腸・結腸型である．

c) 症 状

腹痛，嘔吐，粘血便が主なものである．前述したようによく太った子供が夜中に突然泣き出すといった状態で発症する．はじめは腹痛が主体で嘔吐はないが，しだいに腹満が生じ，胆汁性嘔吐がはじまる．乳児の場合，腹痛を的確に伝えることができないために，これらの突然の泣き出し，嘔吐は重要な所見である．粘血便は，乳児の95%以上，幼児の約2/3にみられる．杯細胞から分泌された粘液に血液が混じってできるもので[1]イチゴゼリー状（currant jelly）と表現される．自然排便で血液がみられなくても，浣腸により血便を指摘されることが多い．その他の症状としては，痛みや嘔吐によるショック症状や脱水症状がみられる．腫瘤の触知も重要な所見である．ソーセージ様腫瘤を右上腹部や上腹部正中付近に触知する．右下腹部で腫瘤を触れないことをDance徴候という．

d) 診 断

上記症状によりほとんどは診断が可能である．腹部単純X線像では，早期にはガス像が少ないが時間の経過とともに増加し，イレウス像（鏡面形成）を呈する．注腸造影は治療をかねて行われる．静脈麻酔下に行った方が確実である．3，4倍に薄めたバリウムを用いて患者から約1mの高さよ

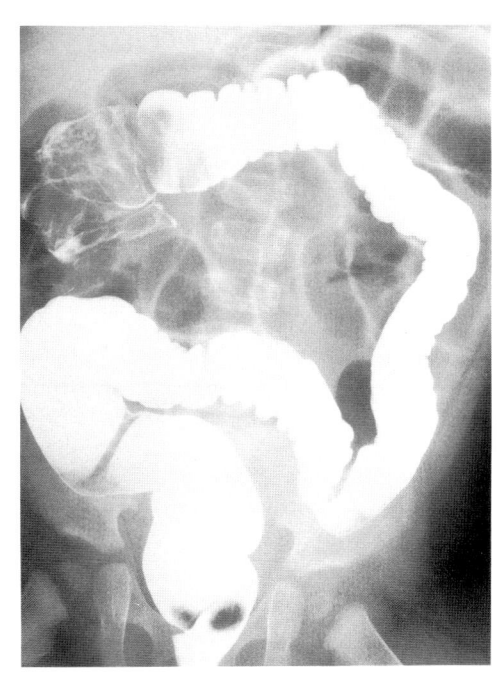

図 7.25 腸重積症の注腸造影像
重積の先進部が造影されている．通常治療を兼ねた造影がなされる．

り注腸を行う．すると重積部の先進部が造影され，それが押しもどされてゆく．先進部の像はいろいろで蟹爪，円形欠損，手風琴などと表現される（図7.25）．バリウムが回腸内に流入されれば整復されたことになるが，ときには回腸回腸重積が残っていることもあり慎重に判断する．小腸小腸重積症の診断は困難で，イレウスとして開復され発見される場合が多い．他の手術後の腸重積症は，術後発症までの期間が短く数日から10日の間にみられることが多い．重積部位はほとんどが小腸で，空腸空腸重積が多い．確実な診断法はないが，術後早期の外科的イレウスの場合には本症を疑って手術を施行する．その他の腸重積症の診断法としては最近では超音波診断が有用とされており，無侵襲性で確実に診断できる例も多いので試みるべきである．

e) 治療・予後

保存療法は診断の項で述べたようにバリウムを用いる方法と，空気を一定の圧で注入する方法がある．成功率は発生後の時間に関係があり，24時間以内であれば9割以上で成功する．手術療法は保存療法の不成功例や，経過の長い例，穿孔が疑われる例などで行われる．手技は，腫瘤の肛門側腸管を把持し，内筒を口側にゆっくりと押す方法でけっして口側からひっぱってはならない（Hatchinson法）．これにても解除されない場合は切除，端々吻合を施行する．治療が遅れなければ本症の予後は非常に良好である．保存療法では再発例がときどきみられ，繰り返す例や，年長例の一部には器質的異常を伴った例があり，慎重に判断する必要がある． 〔千葉庸夫〕

文　献

1) Ravitch MM : Intussusception. In Pediatric Surgery (ed by Ravitch MM, et al), 3rd ed, pp989～1003, Year Book Med Pub, Chicago, London, 1979.

g. 腸管重複症

腸管に近接し，腸管構造を有する（粘膜および平滑筋層を壁内に有する）先天性形成異常を腸管重複症（duplication of the intestine）と称する．本症は以前に enteric cysts, enterogenous cysts, diverticula, ileum duplex などといわれていたものを Ladd が duplication として命名したものである[1]．腸間膜側にみられ，後述の Meckel 憩室とはまったく逆の位置関係にある．

a) 発生・病理・病態

現在もっとも有力な説は，脊椎腸管分離障害説（split notocord syndrome）である．胎生初期に脊索の entoderm からの分離が不完全なために entoderm が憩室状に原腸から引き出され囊胞状の重複症となる．胎生期の血行障害説もみられるが，まだはっきりとした病因は解明されていない．

本症はあらゆる管状消化管（口から肛門まで）に発生をみるが，回腸，結腸，食道の順に多い．

本症の形態は，① 球状，② 管状，③ 壁内囊胞状に分けられる（図7.26）．いずれも内面に消化管粘膜を有し，その外側に平滑筋を有する．球状のものはほとんどが腸管に接しており，多くが筋層を共有している（図7.27）．消化管とは非交通性であることが多い．管状のものでは交通性の場合も多く，筋層を共有しているが，ときには枝分かれ

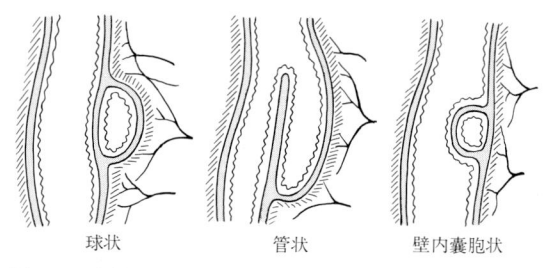

図 7.26　腸管重複症の型

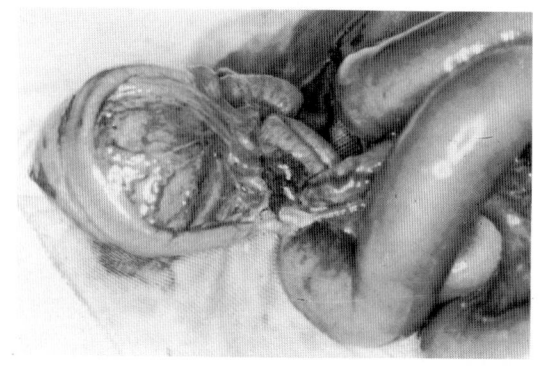

図 7.27　回腸にみられた球状重複症

の状態で伸びている場合もある．腸管に接するのは腸間膜付着部であり，同じ血液供給を受けている．ときには腸管壁内に囊腫として存在する．

本症の中には異所性胃粘膜を有する例が約15％みられる．このような例では後述のMeckel憩室と同様，潰瘍や出血をきたしやすい．

本症には消化管奇形の合併のほか脊椎の異常がみられ，また結腸から直腸に至る完全な管状重複症では同時に泌尿器系，生殖器系などの重複がみられる．

b) 症状・診断

本症の症状はその発生部位により異なる．その基本的な症状としては圧迫による腸閉塞症状，重複症が先進部となる腸重積症による閉塞や出血，異所性粘膜の存在による潰瘍形成が原因となる出血や穿孔，球状重複症部の移動による腸捻転による閉塞，出血あるいは穿孔，食道部や頸部での圧迫による呼吸障害などがみられる．これらによる症状は腹痛，嘔吐，下血，呼吸困難，腹部腫瘤の触知などである．小さな重複症では症状がない場合が多いために診断はほとんど不可能である．

食道の重複症では，X線撮影で偶然発見される場合もある．呼吸障害のほか胃粘膜を有することが多いため，炎症，潰瘍形成，出血などがみられ，また胸部のものでは脊椎奇形が多くみられることから本症を疑うことは可能である．

胃の重複症は少ないが，非常に巨大となり，また潰瘍形成や出血を起こし，発見される．また十二指腸の重複症も少なく，術前診断は困難なことが多い．

回腸の重複症はもっとも多くみられ，腸重積症を起こしたり，穿孔，出血を起こすが，超音波診断により診断される場合が多い．また，異所性胃粘膜が存在する例ではシンチグラムでの診断が可能である．

結腸の球状重複症は無症状で，腹部腫瘤を触知してはじめて異常に気づかれるが，管状重複症では注腸造影で診断される場合もある．

その他の診断法としては，CT，超音波検査などが用いられる．しかし，いずれの場合も本症の存在を考慮しなければ診断しえないため，開腹してはじめて診断される場合が少なくない．

c) 治療・予後

本症の治療は，原則として重複した部分を含めて全摘することにある．これは，筋層を共有している場合が多く，分離が困難であること，重複症とその付着した部の正常腸管が同じ血管支配を受けていることなどの理由による．

食道重複症の場合，筋層共有部を残して重複食道を切除し，その後，筋層部の処理（切除を含む）を行って食道を修復する．結腸にみられることの多い管状型においては泌尿器系，生殖器系の検査を必ず行い，その他の重複症の有無を調べる必要がある．肛門側が尿管，膀胱，尿道と瘻孔を形成していることがあり，切除の際には十分に注意するべきである．切除範囲が大きくなる場合には共有した筋層部のみの切除を行う場合もある[2]．

術後の合併症や，合併奇形がなければ予後は良好である．

〔千葉庸夫〕

文　献

1) Ladd WE：Duplications of the alimentary tract. *South Med J*, 30：363, 1937.
2) Ravitch MM：Duplication of the alimentary canal. In Pediatric Surgery (ed by Ravitch MM, et al), 3rd ed, pp923〜932, Year Book Med Pub, Chicago, London, 1979.

h. Meckel憩室

臍腸管遺残のうち，回腸側のみが憩室として残ったもので，臍腸管遺残にもとづく異常の約90％を占め，一部には臍との連絡（開存または索状）があるものもみられる．

a) 病因・病態

臍腸管（omphalomesenteric duct）は，胎児が5〜8 mm頃（胎生8週頃）に腸から分離消失するが，これが遺残することにより種々な形成異常を生じる．回腸側が残った場合，これをMeckel憩室（Meckel's diverticulum）と称し，もっとも多くみられる．

Meckel憩室は常に腸間膜と反対側にあり，先に述べた重複腸管症とは反対側である．本症は，全人口の約1.5％にみられ，性別では男児に多く，

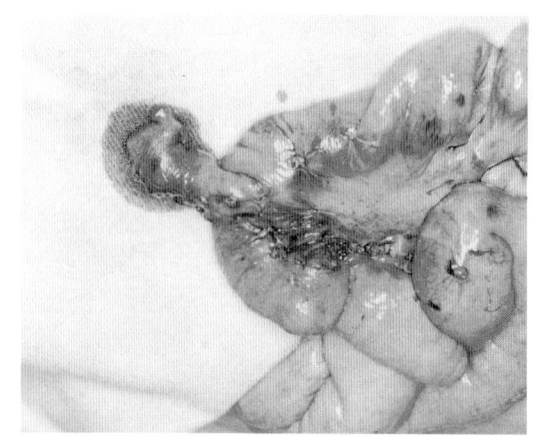

図 7.28 Meckel憩室
腸間膜と反対側に突出し，しばしば異所性粘膜を有する．

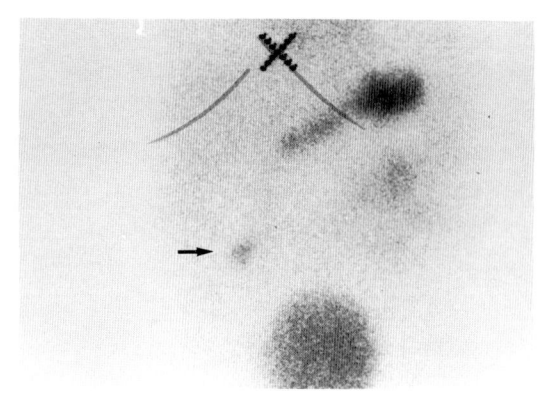

図 7.29 ^{99m}Tc-pertechnetateによるMeckel憩室像
胃胞および膀胱以外に集積部がみられる．

女児の2〜3倍多くみられる．本症の発生部位は，回腸末端より1m以内にほとんどの例がみられ，40〜60cmの部位がもっとも多い．憩室の長さは多くが2〜6cmである（図7.28）．本症の存在そのものが，腸管重複症と同様に腸管側に反転し腸重積症を起こしたり，炎症を引き起こし，あるいはその粘膜に異所性組織を有して，二次的にいろいろな症状を引き起こす．異所性組織は本症の約半数にみられ，そのほとんどが胃の粘膜組織で，次いで膵組織，十二指腸組織の順となっている．

b) 症状・診断

Meckel憩室ではまったく無症状に経過し，他の疾患で開腹し，あるいは死後剖検の際に発見される場合が多い．小児外科で対象となるMeckel憩室はこのような無症状なものではなく，次にあげる種々の合併症にもとづく症状のみられるもので，約20%の例を占めている．

i) 出血 異所性組織として胃の粘膜が存在する場合に胃酸の分泌により，腸組織との間に潰瘍を形成し，これが原因で大量の出血を起こす．下血として現れるが，必ずしも鮮血ではなく暗赤色の場合もある．急に大量の下血が起こり，それが自然にとまり，患児はそれでいて元気である．しばらくしてまた繰り返す，といった特徴ある症状がみられる．通常痛みは伴わない．これらの特徴ある症状と，注腸造影や内視鏡でその他の異常が発見できないときにはMeckel憩室の存在が疑われる．とくに異所性胃粘膜の存在を描写できる^{99m}Tc-pertechnetateによるシンチグラム診断が有効である[1]（図7.29）．ただし，前述した腸管重複症でも描写されるので臨床症状を注意深く聴取して判断すべきである．

ii) イレウス Meckel憩室がイレウスを起こすことが多いのは種々の病態がみられるからである．① 憩室が先進部となり腸重積を起こす．② 臍腸管遺残の索状物の周りに巻きついたり入りこみ，内ヘルニアの状態となる，③ 潰瘍や憩室炎のため癒着する，④ 鼠径ヘルニアの内容となり絞扼される，などが主なものである．Meckel憩室によるイレウスは，他の原因によるイレウスとは鑑別しにくく，多くは手術時に発見される．

iii) 憩室炎 炎症過程が徐々に行われるために比較的年長児にみられる．その症状は急性虫垂炎に類似しており鑑別はむずかしい．疼痛，発熱，嘔吐など腹膜刺激症状がみられ，多くは虫垂炎として開腹される．

iv) 穿孔 憩室炎の著しいものでは穿孔を起こしやすいが，穿孔例の症状は虫垂炎の穿孔と同様で鑑別しにくい．この際，後述の虫垂炎の項で述べるが注腸造影を行えば虫垂が正常に保たれているので鑑別はできる．しかし明らかな穿孔例に注腸造影を行うことはその他の穿孔であった場合に危険であり行うべきではない．異所性粘膜を伴った潰瘍形成例でも穿孔を起こすが多くは出血を伴っているので本症を疑うことは可能である．

v) 臍からの分泌 臍腸管瘻が開存している場合にみられるが，腸内容物（便のこともある）がみられ，造影により明らかにできる．尿膜管瘻との鑑別は造影により可能である．

c) 治　療

本症の治療の手順および考え方は合併症の種類により異なっている．つまり，出血例であれば，輸血をし，その後に原因を追及する余裕がある場合が多い．イレウスの場合には緊急手術となる場合が多く，開腹してはじめて本症を発見され，その原因も種々あるのでそれぞれに応じた治療がなされる．憩室炎や穿孔の場合もそれぞれに応じた術前処置，手術が行われる．憩室そのものの処理法は，炎症や穿孔などがなければ楔型切除を行い，腸壁縫合を行う．しかし，約 1/4 の例では憩室を含め回腸の部分切除が必要である．

他の手術時に本症が発見された場合，その処置をどうするかについては切除すべきとする意見と反対の意見がある．本症の約 1/5 の例のみが合併症を起こすこと，年長児以降ではほとんど合併症がないこと，などの点と術中所見で索状物や癒着，変形がみられない場合にはあえて切除手術をすべきではないと思われる．

本症の予後は合併症によるが一般に良好である．

〔千葉庸夫〕

文　献

1) Jewett TC, Duszynski DO, Allen JE : The visualization of Meckel's diverticulum with ^{99m}Tc-pertechnetate. *Surgery,* **68** : 567, 1970.

i. 壊死性腸炎

壊死性腸炎（necrotizing enterocolitis）は新生児，とくに未熟児にみられ腸管の重篤な壊死性，炎症性変化を伴うもので臨床的病態から命名された疾患である．腸管の未熟性，低酸素血症にもとづく虚血，細菌感染などが関係し，増加傾向にあるが，環境衛生にも関係しているといわれ，その発生は国別，地域別に差がみられる．新生児腹膜炎の代表的疾患の一つである．

a) 病因・病態

本症は欧米では新生児患者の 1% 未満から 7% の発生があるとされているが，わが国では 1% 前後である．本症は未熟児に多く，ほとんどが 1500 g 以下の例にみられ，発生の頻度は授乳の方法，NICU などに勤務する医師の本疾患に対する認識度，臍動脈へのカテーテル挿入の頻度などが関係しているとされている．

本症を引き起こす要因には腸管の未熟性，腸間膜血管不全（虚血），高浸透圧のミルク，細菌感染，および腸管免疫の変化などがあげられる．腸管の未熟性や虚血は腸粘膜の障害を受けやすく，また未熟児の腸管は分泌性の IgA が未発達で細菌の侵入に対する抵抗力が小さい．腸管の虚血の原因は妊娠中の胎児切迫仮死，出生後の低酸素血症をきたす新生児仮死，臍帯血管のカニュレーションや交換輸血，先天性心疾患など多くのものがみられ，腸管内の小さな血管に血栓を起こし，粘膜の壊死や出血を起こす．この状態で高浸透圧のミルクが投与されると粘膜下層や筋層の壊死状態を増強させやすくなり，細菌の感染も受けやすくなる．事実，母乳栄養の未熟児には少ないという報告もみられる．母乳ではとくに初乳に分泌型 IgA が多量含まれると同時にマクロファージが含まれ免疫作用を有することが発生が少ないことに結びつくと考えられている．

本症は消化管のすべての部位に発生するが，回腸や結腸に多い．全層性の炎症であるが粘膜側が所見が強く壊死状である．好中球などの浸潤が乏しいという特徴がある．本症に特有な pneumatosis は漿膜下，ときには粘膜下にみられる．

b) 症状・診断

本症の発症は生後 10 日以内が大部分であるが，授乳にも関係するため開始の遅れる極小未熟児では比較的遅い発症ではじまる．前述したような腸管の虚血をきたすような環境（RDS，低酸素血症，交換輸血，臍のカテーテル挿入など）や未熟児であることは本症の発症が十分考えられるので注意深く観察すべきである．症状はイレウスの症状で，元気がなくなり，ミルクを摂取せず，無呼吸発作がみられ，腹部膨満が出現する．嘔吐はしだいに

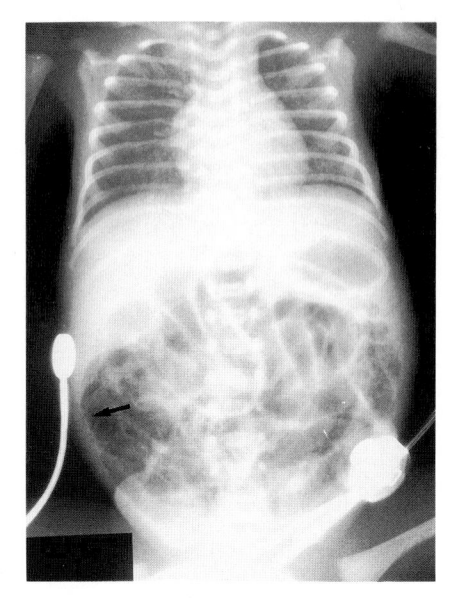

図7.30 壊死性腸炎のX線単純像
腸管の拡張に伴ったpneumatosis intestinalis（矢印）がみられる．

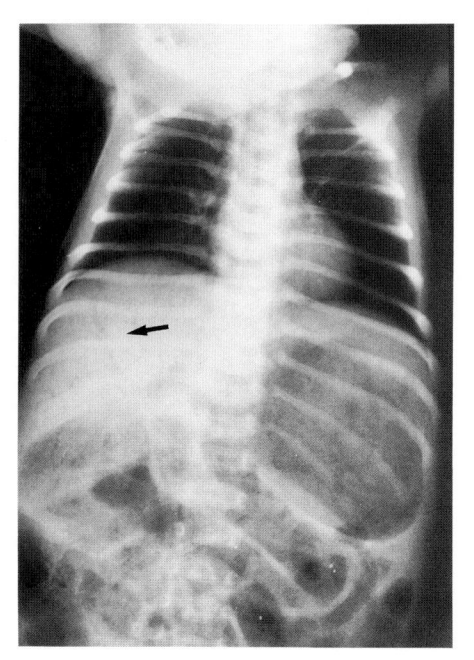

図7.31 壊死性腸炎のX線単純像
門脈内ガス像（矢印）がみられる．

胆汁性嘔吐となり，一方では血便がみられるようになる．病状が進めば腹膜炎の症状を呈してくる．
　本症の診断は前述の虚血的環境，未熟児などで推測可能であるが，単純腹部X線像が重要である．腸管拡張像がみられ，本症に特有な所見として腸管壁内ガス像（pneumatosis intestinalis）がみられる．これは粘膜下や漿膜下にガス像がみられるものでガス産生菌が関与しているといわれる．拡張腸管にそって線状または泡状にみられる（図7.30）．もう一つの重要な所見は門脈内ガス像である．これはかなり病状が悪化した場合にみられ，腸壁内のガスが入るか，ガス産生菌が関与しているといわれ，予後不良の徴候である（図7.31）．気腹像は，腸穿孔を示し，やはり進行した例にみられる．X線撮影は経時的に行い注意深く読影する必要がある．腸管拡張像や気腹像は新生児のその他の疾患との鑑別上経過や所見を参考に行う必要があるが，腸管壁内ガス像や，門脈内ガス像がみられれば鑑別すべき疾患はあまりない．

c) 治　　療

　本症の治療は保存療法と手術療法がある．気腹像がみられた場合には緊急手術が行われるが，その他の場合にはまず保存療法が行われる．療法と平行して病態に関連した環境の改善，治療などを行うことはいうまでもない．保存療法は，胃管を挿入し胃吸引，絶食とし，完全静脈栄養，抗生物質の投与を行う．腸内細菌を減らすために非吸収性の抗生物質を経口摂取させるという報告もある．これらの療法を行いながら経時的な観察を行い，改善の傾向がみられれば胃管を抜去し，経口投与を開始するが抗生物質はしばらく投与する．
　手術適応となるのは保存療法で改善がみられない場合，気腹像がみられる場合，イレウス状態の進行，状態の悪化などの場合である．手術法は，原則としては罹患部を切除し，腸瘻とすることであるが，最近では一期吻合の報告も多くなった．また，非常に状態の悪い例や広範な壊死の場合にはドレナージでsecond look operationとする方法が取られる．

d) 合併症・予後

　本症の合併症としては腸管狭窄や閉鎖が多く報告されている[1]．とくに保存療法後に発生することが多く，本症発生後数週から数ヵ月での発生が多い．発生は結腸に多く，その範囲は短いものが多い．

本症の治療成績は，保存療法で約8割，手術療法で7～8割の成績が得られており，年々向上している．
〔千葉庸夫〕

文　献

1) Bell MJ, Ternberg JL, Askin FB, et al : Intestinal stricture in necrotizing enterocolitis. *J Pediatr Surg*, **11** : 319～327, 1976.

j. 腸管ポリープ・ポリポーシス

腸管の限局性隆起性病変をポリープ（polyp）と称し，多発性のものをポリポーシス（polyposis）（腺腫の場合は100個以上のもの）と称する．症候群をなすもの，家族発生がみられるもの，悪性化しやすいものなど種々なものがみられる．

(1) 分　類

小児の消化管ポリープは口腔から肛門部まで至るところに発生する．ここでは主として小腸以下のポリープ，ポリポーシスについて述べる．小児期においてみられるものは以下のようなものがある．

① 過誤腫性：若年性ポリープ・ポリポーシス
　　　　　　Peutz-Jeghers症候群
② 腫瘍性：　腺腫
　　　　　　家族性大腸ポリポーシス
③ 炎症性：　炎症性ポリープ・ポリポーシス
④ その他

(2) 若年性ポリープ・ポリポーシス

a) 頻度・病理

本症は10歳以内にほとんどの例が発症する過誤腫性の隆起物で，小児の約3％に発生する．男児にやや多く，発生部位としては約70％が直腸，15％がS状結腸，残りもほとんどがその他の結腸に存在する．多発性のこともまれにみられる．ポリープは表面がやや不整ではあるが平滑で，光沢があり，赤色で有茎，あるいは無茎である．組織学的には疎で粘液腺腔を有し（小嚢胞を形成），炎症性細胞浸潤を伴う．浮腫状で，表面は被覆上皮を欠如するため出血しやすい．腺腫との組織学的鑑別が重要である[1]．

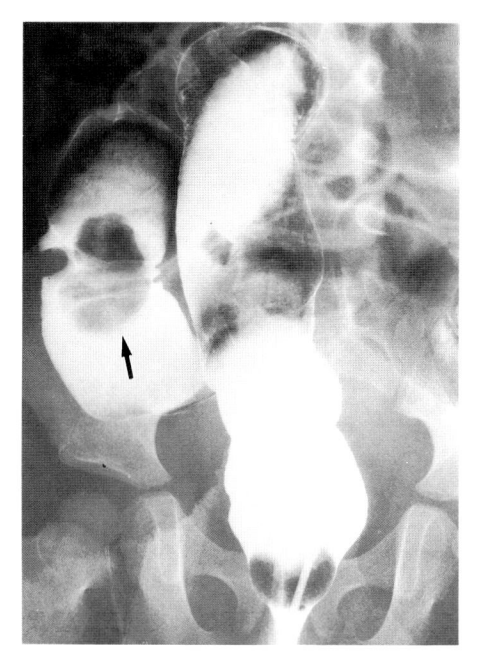

図 7.32　若年性ポリープ例の注腸造影
ポリープは肛門より23cmのS状結腸部にみられ，5mmの茎を有し，重積して肛門より突出した．内視鏡的に切除した．

b) 症状・診断

ポリープの炎症，潰瘍形成にもとづく出血が主要症状で，排便時出血を特徴とする．出血は少量で，鮮血で，便の表面につく．ポリープが肛門より脱出する場合は診断は容易である．ときには自然脱落したポリープに気づかれる場合もある．ポリープの移動（重積）や捻転などにより腹痛を起こしたり，多発性の場合には下痢を伴うことがある．

本症の診断は，ポリープの脱出があれば容易であるが，多発性のことがあり，必ず検査を行う．直腸指診，注腸造影（図7.32），内視鏡検査を行う．後述するように家族性のポリープや遺伝性のポリープがあるので家族歴の聴取も重要である．

c) 治療・予後

本症では自然脱落する場合があり，10～19％の報告がある．多くは内視鏡的切除が行われるが，ときには手術的に切除される．

予後は良好であるが，まれには再発の報告もみられる．

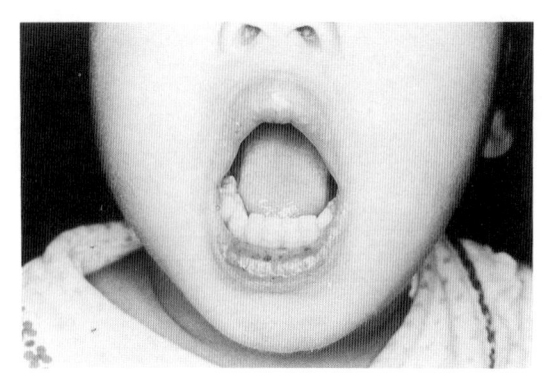

図7.33 Peutz-Jeghers症候群
下口唇にメラニン色素斑がみられる．本例の母親も同様の色素斑があり直腸癌で死亡している．

(3) Peutz-Jeghers症候群

a) 頻度・病理

比較的まれな疾患であり，50％が家族性で，常染色体優性遺伝性である．男女差はみられない．胃，小腸，大腸の至るところに発生するがとくに小腸に好発する．多発性のことが多く，ポリープは大小種々で，散在性にみられる．組織学的には過誤腫で，粘膜筋板の増生と粘膜の増生がみられるが，一部には悪性のものもみられる．

b) 症状・診断

唇，口囲，口腔粘膜，あるいは指趾のメラニン色素斑が特徴的である（図7.33）．この色素斑が初期症状であり，これがみられた場合に消化管のポリープの検索を行う．消化管症状としては重積による腹痛，貧血，便の潜血（ときには下血）などがみられるが，これは年長児になってからのことが多い．検査法は，消化管透視（注腸造影を含む），内視鏡検査が中心となる．

c) 治療・予後

診断が確定すれば保存療法が取られる．手術は，重積状態が改善しない場合，消化管出血がひどい場合などである．内視鏡的切除も試みられるが，小腸での切除は困難で，多発のことが多くすべての切除は不可能である．本症では悪性化はきわめてまれであり，むしろ重積の状態でその経過が決まる場合が多い．しかし，悪性化を考慮しつつ注意深く経過観察する必要がある．

(4) その他のポリープ

腺腫が小児期にみられることはまれである．大腸に好発し，悪性化がみられる腫瘍である．無症状のことが多く，症状があるものは下血を主訴として来院する．若年性ポリープとは発症年齢や組織学的に区別できる．内視鏡的，あるいは手術的に摘出する．

家族性大腸ポリポーシスは常染色体優性遺伝で，小児期でも10歳前半に発症する．症状としては初期には下痢や便の回数が多いことではじまり，下血，腹痛，貧血などが現れる．無症状なこともあり家族に本症がみられれば検査を行う．生検などの検査にて本症と診断されれば10～15歳の間に大腸切除を行う．悪性化する腫瘍であるので注意深い経過観察が必要である．

〔千葉庸夫〕

文献

1) Santulli TV : Polypoid diseases of the gastrointestinal tract. In Pediatric Surgery (ed by Ravitch MM, et al), 3rd ed, pp976～988, Year Book Med Pub, Chicago & London, 1979.

k. 虫垂炎

小児外科疾患として鼠径ヘルニアに次いで多くみられる疾患である．虫垂内腔の閉塞による内圧上昇，血行障害，虫垂粘膜の防御機構の破綻が引き起こす炎症である．

a) 頻度・分類

虫垂炎の発生頻度は明らかではないが，15人に1人は一度は虫垂炎様の状態を経験するといわれ

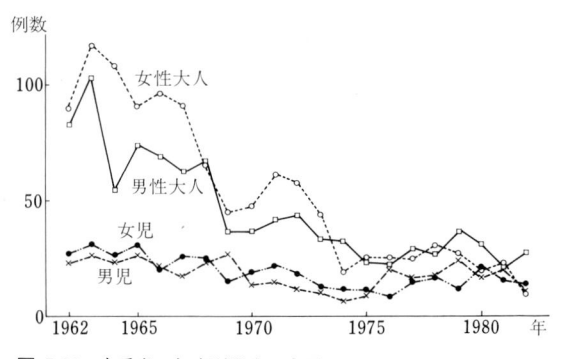

図7.34 虫垂炎の年度別発生の変遷

る．その発生頻度は成人では急速に低下しているが，小児ではほとんど変わらず，増加しているとの報告もみられる（図7.34）．男女比はほとんどないが，穿孔例は男に多い．家族発生がみられるが，遺伝関係はない．本症は新生児期に発症することはまれで，また乳幼児期の発生も少ない．学童期以後の発生がもっとも多く，成人も含め10～30歳の発生がもっとも多い．そのため，新生児，乳幼児の虫垂炎はほとんどが穿孔を起こしてから気づかれる．

本症は病理学的所見から以下のように四型に分類される．

① カタル性（局所性）虫垂炎
② 蜂窩織炎性虫垂炎
③ 壊疽性虫垂炎
④ 穿孔性虫垂炎

これらの型は互いに移行するとの考えもあるが，現在では独立して考えられている．

b) 症状・診断

本症の三主徴としては腹痛，嘔吐，発熱があげられる．腹痛ははじめ上腹部あるいは臍部痛ではじまることが多く，しだいに右下腹部に限局してくる．しかし，幼児期以上では表現することが可能であるが，乳児期以前では泣き出したり泣きやまないことで判断せざるをえない．嘔吐や嘔気は腹膜刺激症状で起こる．イレウス状態となり胆汁性嘔吐をきたすこともある．発熱は病型と関係を有し，程度がひどくなるほど高温を示す傾向がある．39℃以上の例では穿孔例が多い．しかし平温でも虫垂炎のことや，穿孔例もあり，経過をよく聴取する必要がある．発熱や下痢は小児で多い症状である．

小児では筋性防御を触知することは必ずしも容易ではない．啼泣時には診断がむずかしい．診断に際しては成人と同様に現症のほか，白血球数測定，X線単純撮影，超音波診断，注腸造影などが行われる．白血球数は年齢が小さいほど多い傾向にあるが，穿孔も関係している．X線単純像では腸管内異常ガス像がみられ，イレウス像や腸管の集積像があり，ときには結石形成，腰椎側彎がみられる．超音波診断も虫垂の壁の肥厚や炎症性膨瘤，あるいは周囲膿瘍などの所見を得ることができ有用である．注腸造影は，明らかな遊離ガスがある場合や，穿孔が明瞭である場合には行わないが，虫垂炎では内腔閉塞が原因であるためにバリウムが腹腔内に漏れることはないといわれ，診断の確認のために行われる場合には穿孔例でも行われる場合がある．その所見は虫垂が造影されなかったり，途中で断裂していたり，不規則な形態，あるいは膿瘍形成例では圧迫像が示される[1]．

小児ではしばしば他の疾患と鑑別が困難である．とくに新生児，乳幼児では本症の発生が少なく，また患児の表現力が乏しいために誤診しやすい．風邪，胃腸炎，自家中毒症などが主なものである．いずれも種々な検査を行えば誤診を防止できる．

c) 治療・予後

治療の原則は手術的治療である．本症では新生児や乳幼児では穿孔率が高く70%を越える．そのため迅速な処置が必要である．虫垂切除の手技は成人の方法と変わらない．ドレナージに関しては，小児では感染に対する抵抗力が弱く，必ず入れるべきであるという意見と，特別な場合以外は不要で，とくに新生児期には排液の補正のための管理がむずかしく入れるべきではないとの意見がある．実際のところは症例により判断され，術者にまかされているのが現状である．

虫垂炎の合併症としては創感染，遺残膿瘍，横隔膜下膿瘍，腸瘻形成などがあり，術後イレウス，女児での卵管炎などの併発による不妊症などもみられる．合併症に対しては適切な治療を行う必要がある．

本症の予後は上記合併症がみられなければ良好であり，死亡例はほとんどみられなくなった．

〔千葉庸夫〕

文　献

1) 板垣和夫，石原通臣，岡部郁夫，他：小児虫垂炎（腹膜炎）の診断—X線特にBa注腸造影を中心に—．小児外科，**16**：541～547，1984．

l. Hirschsprung 病

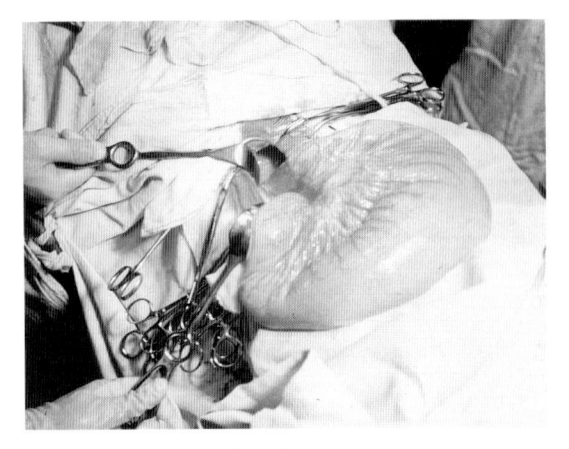

Hirschsprung 病は腸管の腸壁内神経細胞の先天的欠如によって起こる．この事実が判明し，同時に根治的手術法が発見されたのは今世紀の中頃，Hirschsprung の最初の報告[1]以来60年後のことである．病因の解明，治療法の発見により本症の病態生理が明らかになったが，それは腸壁内神経叢の形態と機能に関する旧来の常識をことごとくくつがえすところとなった．

(1) 沿　　　革

1886年，Herald Hirschsprung（当時コペンハーゲン大学小児科教授）がベルリンの小児科医会に招かれ，新生児期に発症し，8カ月と11カ月で死亡した本症二例の患児の詳細な臨床経過と剖検所見を発表した．Die Stuhlträgheit Neugeborener infolge von Dilatation und Hypertrophie des Colons がそのときの演題名で，2年後，同名の論文として学会誌に掲載された[1]．この演題名からもうかがえるように，彼は結腸の拡張・肥大に原因があるとしたために，本症は別名先天性巨大結腸（congenital megacolon）とも呼ばれ，その後多くの研究者がこの先入観にまどわされ，本症の真の原因および治療法が発見されるまでに長い年月を要することになった．

1900年代に入って本症結腸の壁内神経細胞が欠如しているとの報告が散見されるようになった．Robertson と Kernohan（1938），少し遅れて Tiffin ら（1940）は壁内神経細胞を欠如する結腸部分で蠕動運動が欠如するのが原因であるとの正しい指摘をしているが，ほとんど注目されるところとはならなかった．この新しい病因論を決定づけたのは，1948年，シカゴの小児外科医 Swenson と Bill[2]が，神経細胞を欠如する遠位側の結腸を切除することにより，本症患児を根治せしめうることを報告してからである．

かくして Hirschsprung の最初の報告以来60年目にして，ようやく病因と治療法が明白となった．それ以来本症の研究が急速に進展し，幾多の新しい知見が続々と現れることになった．

(2) 無神経節腸管の自律神経支配形態

典型的な Hirschsprung 病では結腸は著しく拡

図 7.35　Hirschsprung 病の結腸

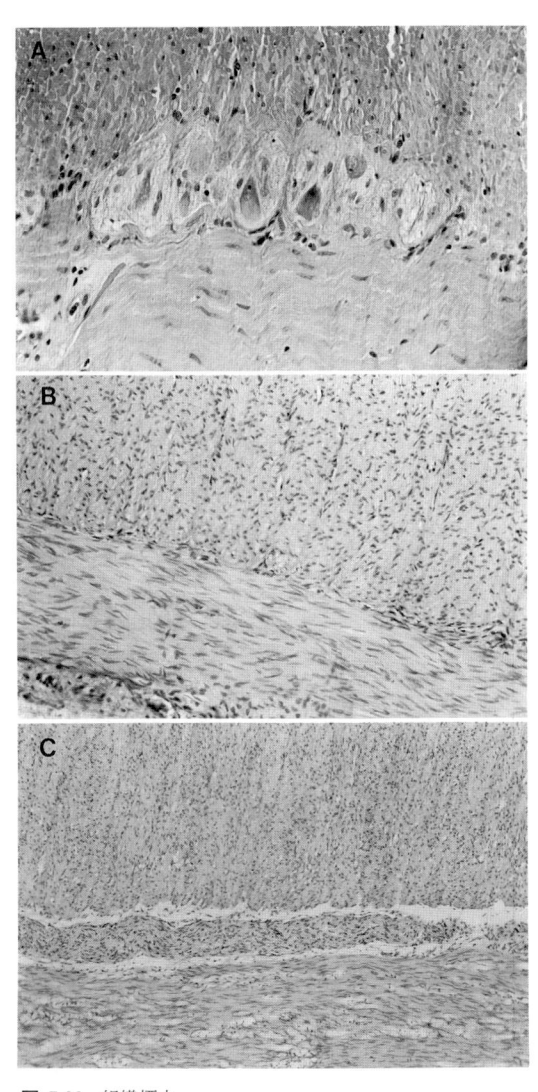

図 7.36　組織標本
A：正常，B：無神経節腸管，C：無神経節部の太い神経束

張・肥大し，いわゆる巨大結腸 (megacolon) を呈する．その遠位側は一見正常な外観を呈する結腸部分があり，この部は注腸X線上狭小を呈するので狭小部 (narrow segment) と呼ばれるが，開腹時，決して器質的な狭窄があるわけではない（図7.35）．

病理組織学的には巨大結腸部の筋層は著しく肥厚しているが，内外両筋層の間にはよく発達したAuerbach神経叢 (A神経叢) があり，大型神経細胞の集団が見られる（図7.36 A）．

一方，狭小部ではAおよびM神経叢とも神経細胞をまったく欠如しており，A神経叢を欠く両筋層間隙は密着し，しばしばそこに，あたかも欠如したA神経叢に代わるごとく，太い神経束が出現する（図7.36 B, C）．巨大結腸部は次第に径を減じて狭小部に続くので，この部は移行部と呼ばれるが，神経細胞数は次第に減少して無神経節部へ移行するので神経節減少部 (oligoganglionic segment) とも呼ばれる．

腸壁内神経叢の全貌を観察するため，腸粘膜に平行な切片として鍍銀染色標本で観察し，再構築して模式図的に表現したのが図7.37である．筋層間のA神経叢および粘膜下層に分布するM神経叢は多数の神経細胞とそれから出た無数の神経線，それにさらに外来の交感・副交感線維が入り混じって，一大網状神経装置を形成して腸管壁を二重にとり巻いている．図では省いてあるが，神経網から出た神経線維はさらに微細な二次・三次神経網となって筋層内に分布し，最後は終網を形成している．

無神経節腸管では神経細胞の欠如とともにAおよびM神経叢の網目構造も完全に消失している．しかし壁内神経を欠如する直腸壁にも外来性の交感・副交感線維は正常に進入分布してくる．これらの外来神経線維は接続相手である壁内神経細胞を求めて，正常では入っていかない両筋層の深部にまで叢状に進入分布するが，その末梢では正常標本で認められた終末構造は見当たらない．また粘膜下層では粘膜筋板，さらに粘膜固有層にまで叢状に進入分布している．その様相はacetylcholine esterase染色，あるいはadrenalineの蛍光組織化学的手法を用いて染色すると，コリン作動性およびアドレナリン作動性神経線維の異常な増殖性変化としてとらえうる（図7.38 A, B）．この特徴を利用して今日では粘膜バイオプシーが本

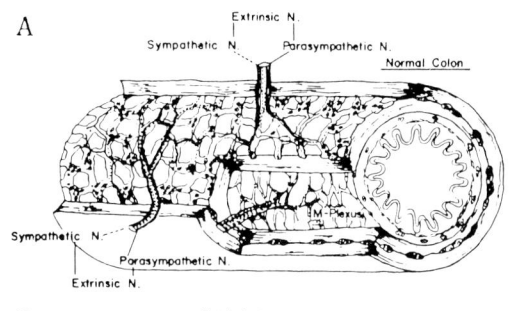

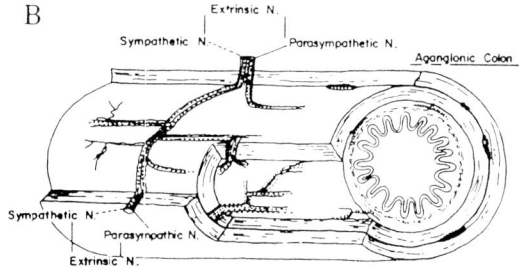

図7.37 腸管の自律神経支配
A：正常腸管，B：Hirschsprung病腸管

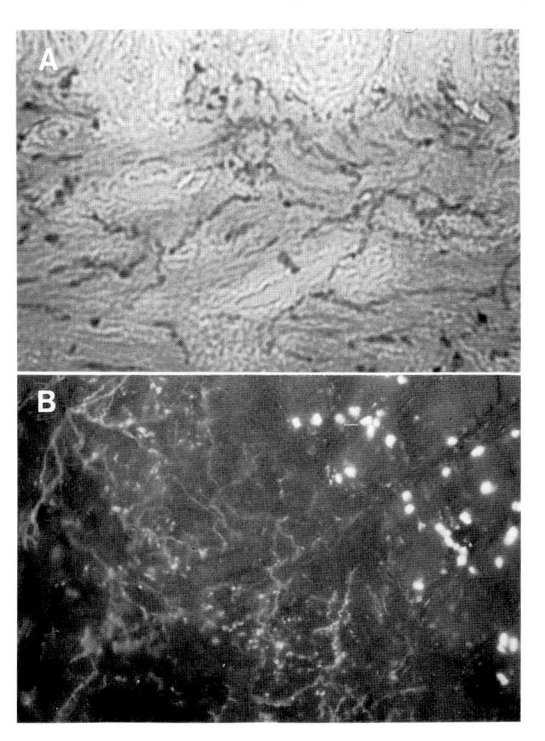

図7.38 組織化学標本
A：AChE染色，B：カテコールアミン蛍光染色

症の有力な診断手段となっている．

なお，直腸を除く骨盤内臓器すなわち膀胱や子宮の近傍にある骨盤神経叢配下の神経節はまったく正常に分布しているし，また脊髄神経に属する知覚終末も正常に分布している．

(3) Hirschsprung 病の発生学的背景

本症における神経細胞の欠如は常に直腸下端より起こって口側へ向かって種々の長さに及ぶので，distal bowel aganglionosis とも呼ばれる．全国統計で1562例で神経細胞欠如域の長さとその頻度をみると[3]，直腸以内 25.5%，S字結腸以下 53.8% と，直腸・S字結腸に限局するのがもっとも多く 79.3% を占める．S字結腸を越えて口側に及ぶ長節無神経節症は残り 20.7% を占め，うち全結腸以上 8.6%，小腸口側に及ぶ広域 extensive aganglionosis は 3.6% となっている．ではなぜこのように腸管の遠位端から神経細胞欠如が起こるのか．これには腸壁内神経叢の発生学的特異性が関与している．

一般に，内臓器官の内部や近傍に存在するいわゆる visceral ganglia は副交感神経系に属し，発生学的には節前線維である迷走または骨盤神経核付近に起源を有するとされてきた．消化管壁内神経叢もその例外でなく，Cannon 点より口側腸管へは迷走神経によって，遠位側へは，膀胱や子宮と同じく，骨盤神経によって中枢から運ばれてきた neural cell が神経叢の形成に当たると理解されてきた．古典的 Hirschsprung 病のように，aganglionosis が結腸遠位側にとどまっている間はこの発生学的概念で一応理解できたが，前述のように，骨盤神経の支配域を越え，結腸右半から小腸に及ぶ long segment aganglionosis の出現はとうていこの概念では説明しえない．その上，前述のように，壁内神経叢を欠如する本症直腸・S字結腸にも，外来交感・副交感線維は正常に入ってきており，また同じく骨盤神経支配下にある膀胱や子宮に分布する visceral ganglia はまったく正常に見いだされることもこの学説では説明できない．

以上述べた古典的な二元説（dual vagal and sacral origin thesis）に対し，筆者らはヒト胎児

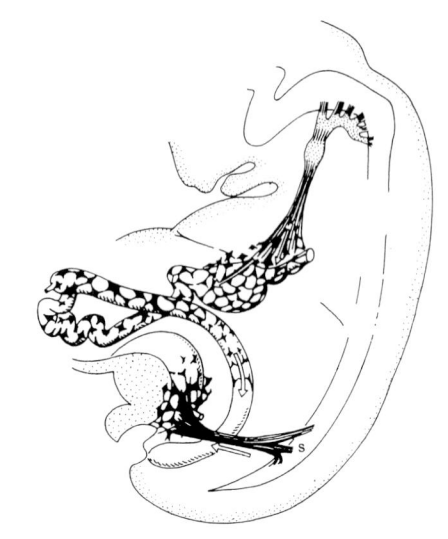

図 7.39 ヒトにおける visceral ganglia の発生模式図

を用いて visceral ganglia の発生過程を再検討し[4,5]，消化管壁内神経叢の起源は一つ，つまり single vagal origin thesis を実証した（図 7.39）．すなわち，内臓器官に分布する visceral ganglia のうち，消化管壁内神経叢のみは，迷走・骨盤両神経の支配下にまたがって存在するが，その neuron は頭側迷走神経側からのみ受け，胎生初期，消化管の口側から肛門側へ下行性に遊走するのである（cranio-caudal migration 学説）．Hirschsprung 病，つまり aganglionosis はその遊走過程の途中で停止したものであり，その時期が早ければ早いほど long segment の aganglionosis が起こる．結腸下部・直腸はもっとも遠位側に当たり，したがって分布欠如が起こりやすい．これが古典的 Hirschsprung 病に相当する．また，本症において aganglionic な直腸の直前にある膀胱や子宮などの骨盤内臓器の壁内神経叢がまったく intact である事実も，これによって十分納得されると思う．

(4) Hirschsprung 病における腸不通症の機序

狭小部，つまり無神経節腸管の腸運動を multiple balloon kymograph 法，あるいは腸活動電位を記録して調べると，同部において推進性の蠕動が欠如しており，これが通過障害の主たる原因と解されている．いいかえれば腸壁内神経叢が腸蠕動の発現に重要な役割を演ずるといえる．

また本症においては直腸伸展刺激に対する内肛

7. 腸管疾患

MK. 7M. M. Chr. constipation

rectum

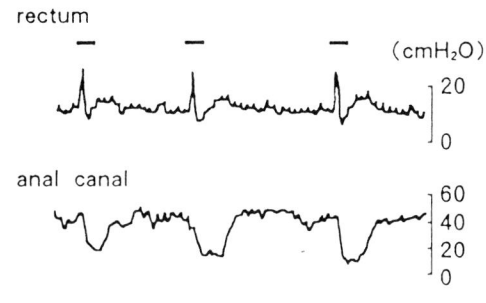

anal canal

MK. 4M. M. Hirschsprung's disease

rectum

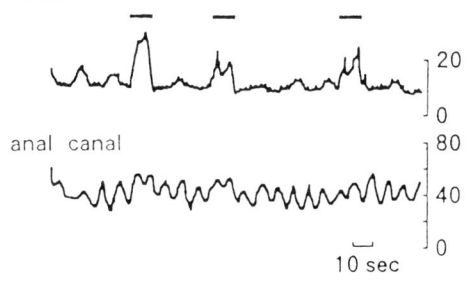

anal canal

— rectal distention

図 7.40 直腸内肛門括約筋反射
上：対照（壁内神経正常な慢性便秘症）では直腸の伸展刺激によって反射的に肛門管（内肛門括約筋）の弛緩が起こる．
下：Hirschsprung 病では直腸に伸展刺激を与えても肛門管の反射的弛緩は起こらない．

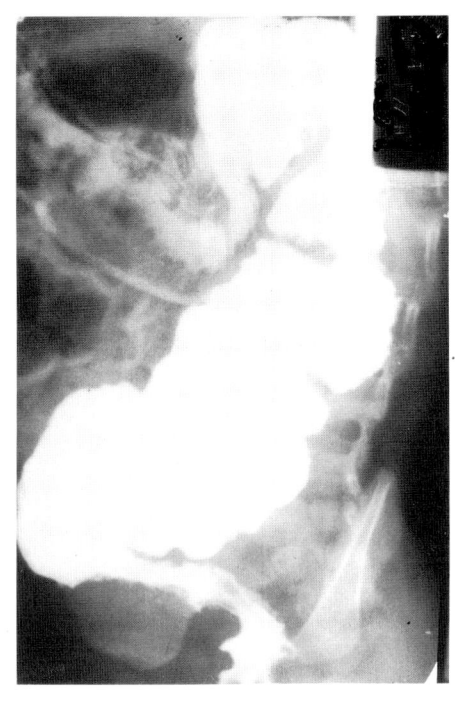

図 7.41 注腸 X 写真

門括約筋の反射的弛緩，すなわち直腸内肛門括約筋反射が欠如する（図 7.40）．本反射の中枢は直腸壁内神経叢にあることがつきとめられており，これが直腸壁内神経叢を欠如する本症において本反射が欠如する理由である．直腸内肛門括約筋反射の欠如は肛門の反射的開口欠如（anal sphincter achalasia）を意味し，蠕動の欠如と並んで本症における腸不通症-便秘の重要な機序を構成するものである．本反射の有無は本症の重要な診断上の根拠となる．

(5) 無神経節腸管の病態生理

本症において壁内神経細胞を欠如する腸管が狭小となることは前述した．これはなにも遠位側結腸（直腸・S 字結腸）に特異性があるのではなく，無神経節腸管の範囲に一致する．全結腸 aganglionosis では結腸全体が狭小化し，Hirschsprung 病のイメージとは逆に microcolon を呈する（図 7.41）．また腸管の狭小化は壁内神経を先天的に欠如する場合に限らず，後天的に変性・消失した場合にも起こる．その好例が食道アカラシアである．

無神経節腸管の状態を "spastic" あるいは "constricted" と表現する人もいるが，術中の観察では同部は決して正常より著しく細小なわけではなく，また筋層が固く攣縮してもいない．切除した組織標本でみると同部の粘膜や筋固有層は正常よりむしろ atrophic であり，不用性萎縮を思わせる．ほかに適当な用語がないので狭小化や狭小部と表現するが，むしろ "undilated" や "collapsed" の表現の方が妥当である．

それでは無神経節腸管はなぜ狭小となるのか．本症の病因が判明した今世紀中頃，腸壁内神経細胞は副交感神経の節後ニューロンとされていた．外来性の副交感神経は節前線維としてこれに接続するが，交感神経はすでに節後線維として腸壁に入って直接筋細胞に接続するというのが一般的通念であった．この通念に従うと，腸壁内神経を欠如する本症の無神経節部は当然交感神経優位となり，拡張（抑制）することはあっても，このよう

に狭小化することはとうてい説明することができなかった．

その後間もなく，FalkとHillarp（1962）によってカテコールアミンの組織化学的手法が発表され，ヒトおよび多くの哺乳類の腸管では血管壁に分布するものを除いて，交感線維はすべて壁内神経細胞にシナプスをもって接続することが証明された．続いて腸壁内神経細胞の中には興奮性ニューロンばかりではなく，非コリン-非アドレナリン作動性の抑制ニューロンの存在も証明された．かくて腸壁内神経叢は腸を支配する副交感系の一部ではなく，それのみで独立した神経系であり，交感・副交感に次ぐ第三の神経系として，その機能は中枢神経に匹敵するとまでいわれるにいたった．

腸壁神経叢を先天的に欠如する本症のaganglionic segmentでは興奮性神経を欠くのみでなく，同時に抑制性神経支配も欠如するので，同部の筋細胞は文字通り筋細胞本来のtonusにもどった状態にあり，これが無神経節腸管の狭小化の本態であると考えることができる．

Hirschsprung病の無神経節部にも外来交感・副交感神経は腸壁に到達し，その終末相手（terminating target）である壁内神経細胞が存在しないので無制限に伸長・増生し，正常では入っていかない筋固有層や粘膜筋板，さらに粘膜固有層にまで侵入分布することは前述した．この現象は末梢神経線維が「胎生期から運命づけられた（genetically determined）targetを求めて伸長を続け，到達するまで止まらない（Jacobson）」という普遍的な性質に基づくもので，本症の無神経節部に特異的なものではない．

問題は，この増生肥大した外来神経線維が無神経節腸管の病態生理にいかなる意義をもっているかであり，現在もっともホットな論争の焦点となっている．多くの人たちはこの増生所見をもってcholinergicならびにadrenergic hyperinnervationの状態と考え，腸管筋の狭小化に重要な役割をもつとしている．しかしcholinergic fiberはともかく，そのantagonistであるadrenergic fiberのhyperinnervationが無神経節腸筋の攣縮狭小化にどう関与しているかに関しては明快な説明がない．

筆者はaganglionic segmentに入ってきた筋前線維（交感線維も含めて）が，欠如した節後ニューロン（壁内神経）に代わって，直接効果器に終末し支配作用を及ぼしうるかどうか大いに疑問に思っている．無神経節腸管の自律神経支配形態の項で述べたように，鍍銀法で詳細に観察しても，無神経節腸管内で伸長増生した外来神経線維がその末梢で同部の筋細胞に直接終末する所見はまったくない．また長節の無神経節症で検索すると外来神経の増生肥大現象は直腸に最強であり，口側にはほとんど外来神経分布をみない．このことは外来神経の増生肥大は無神経節腸管の狭小化に必須でないことを明白に示している．さらに筆者らは神経筋接合部電位の記録，神経細胞伝達物質とそのレセプターの定量，あるいは走査電顕を用い，節前線維である交感・副交感神経が無神経節腸管の筋細胞との間に直接的な神経・筋接合部（neuromuscular junction）を形成していないことを明らかにした[6]．つまり両神経線維の増生は接続相手である壁内神経が欠如するために起こった二次的現象であり，本症腸管の狭小化の病態には関与していない．

(6) 疫　　学

本症の出生数に対する発生頻度は日本，欧米を通じ，4500〜5000人に1人の割合である．男女比は3：1で男児に多いが，長節になるほど女児の占める率が高くなり，小腸広域に及ぶものでは0.8：1と女児がやや多くなる．

家族発生率はわが国の統計では3.0％であり，一般人口の発生率が4700人に1人の発生率に比べ140倍の発生率を示す．無神経節域が長いほど家族発生の傾向が強く，普通のHirschsprung病（S字結腸まで）の1.8％に対し，全結腸以上に及ぶ広域無神経節症では12.3％と高率で，8人に1人の割合で本症が出現している．

遺伝形式は常染色体劣性遺伝とされ，最近本症の染色体異常も報告されている．

実験動物にも本症を発現する種が作出されており，Jackson LaboratoriesのPiebold mouse，あ

るいは筏井の発見した Hirschsprung 病ラットがある．

(7) 症　　状

多くの患児は新生児期に機能的腸閉塞症状で発症する．胆汁を混じた嘔吐，著明な腹部膨満と排便障害が主症状である．ほとんどの患児で胎便排泄の遅延がある．

浣腸やブジーによって爆発的な排ガス，排便をみ，症状軽快するが，一過性である．次第に慢性の便秘に移行し，排便は頻回の浣腸やブジーに頼るようになり，腹部は慢性的に膨満するようになり，肋骨弓が開大し，典型的な本症患児の様相を呈するにいたる．

注意深く直腸診を行うと肛門管は常に正常時に比し緊張があり，直腸は空虚であるが，指を抜去するとき，しばしば爆発的な排ガスとともに胎便や便の排出を伴う．

頻回で定期的な排便処理により患児はよくコントロールされ，根治手術に適する 6 カ月頃まで成育させることができるが，それまでの間もっとも危険な合併症は大腸炎である．これを併発すると著しく臭気を伴う泥状水様下痢を起こしてくる．処置が遅れると発熱は必発で，嘔吐・下痢による脱水に陥り，重篤な敗血症からエンドキシンショックを起こす．

以上が典型的な Hirschsprung 病（無神経節域が S 字結腸以下）の症状と経過であるが，無神経節腸管が長い症例は一般に発症も早く，症状も重篤になる傾向がある．反対にごく短い無神経節症では乳児期になって症状著明となり，注腸で巨大結腸を発見されて初めて診断されるケースもある．

(8) 診　　断

典型的 Hirschsprung 病の診断は，その特有の臨床症状，注腸 X 線上，巨大結腸とその肛門側に狭小な無神経節腸管の像を描出することにより決して困難ではない（図 7.41）．しかし，aganglionic segment の短い症例では，注腸 X 線上，狭小部を証明することがむずかしい場合がしばしばである．生後すぐに発症する新生児 Hirschsprung 病では逆に結腸の肥大，拡張が著明でなく，明瞭な caliber change を認め難いことが多い．また新生児症例の中には，まれに全結腸以上に及ぶ長い aganglionosis が含まれており，これらでは結腸が全部狭小にみえ，先天性小腸閉鎖と鑑別が必要となってくる．

従来はこのような場合には最終的に rectal biopsy によって確定されてきた．しかし本法では直腸筋の全層を要し，かつ歯状線を越えて十分上方より採取しなければならないなど，年長児ではともかく，もっとも急を要する新生児や乳児には侵襲過大で向かない．

本症の病態生理学に関する治験の進歩は本症の診断にも応用されている．その代表的な方法が，組織化学的診断法と直腸肛門内圧測定法である．

a） 組織化学的診断法

前述したように，aganglionic segment では壁内神経細胞の欠如とともに，外来神経線維が著しく増生し，正常にはほとんど分布のみられない粘膜筋板や粘膜固有層にまで進入し，それらが，コリンエステラーゼ活性線維，あるいはカテコールアミン活性線維として組織化学的に検出される（図 7.38 A, B）．本法は Hirschsprung 病のこのような組織化学的特徴所見を利用したものである．

直腸生検のように，全身麻酔の必要がなく，歯状線を約 1 cm 越えた直腸の粘膜壁のところで小組織片を採取するか，suction biopsy の器具があれば，それでも十分である．粘膜固有層のみでなく，粘膜筋板を含むことが望ましい．

b） 直腸肛門内圧測定法

本症においては，内肛門括約筋がアカラシア状態にあり，直腸加圧刺激によって内括約筋の反射的弛緩が起こらないという特質を診断に応用したものである（図 7.40）．

測定法は大別して balloon 法と open tip 法に分けられ，前者は圧変化に対して，後者は絶対圧測定に有利とされているが，要は圧変化を的確にとらえることであり，両者の特色を十分理解して行えば，基本的には大差ない．

本反射の欠如は Hirschsprung 病に特異的であり，しかも生検のように患児に障害を与えない安全な方法として，本症を疑われる患児のスクリ

ニングに有用である．

筆者らは少なくとも5 cmH$_2$O以上の下降を反復して示すものを陽性としているが，本症で陽性を示した例は1例も経験していない．したがって，はっきりと本反射が陽性に出たものはHirschsprung病を除外してよいであろう．しかし陰性ないし偽陽性を示したものの中に，経過を追って反復するうちに陽性を示したものがあり，陰性即本症と断定することは危険である．ことに新生児や未熟児では正常でも本反射の出現は安定しないので注意を要する．

(9) 根治手術法

1948年SwensonとBill[2)]は，本症に対し，S字結腸直腸切除をabdominoperineal pull-through法で初めて行った．本法の成功は本症に対する最初の合理的な根治手術法の発見となり，その後多くの新しい手術法や改良法の出現をみたが，原理は無神経節腸管の切除と肛門管のアカラシア状態の解除にある．

a) **Swenson法**（図7.42 A, B）

まずS字結腸と直腸をその全周にわたり腹腔側から内肛門括約筋の高さまで剥離，遊離する．S字結腸，直腸の境界で切断し，口側端は縫合閉鎖し，直腸のみを肛門より反転させて引き出す．一方腹腔側では，膨大結腸を遊離し，狭小部と膨大部の境目より少なくとも10 cm口側のnormoganglionicな結腸を含めて切除する．結腸の切除口側断端を縫合閉鎖し，その糸を肛門側より挿入した鉗子で挟んで，反転直腸の中を通して引き下ろす．これで肛門外において，aganglionicな反転

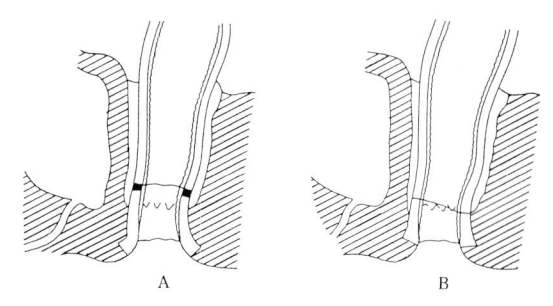

図7.42 Swenson法—原法と新法
A：原法，B：新法

直腸と正常な神経叢を有する口側結腸が重積することになる．こうしておいて，反転直腸の粘膜面からみて，肛門皮膚境界線（anocutaneous line）より2〜3 cm口側のところで，結腸肛門吻合を二層に行い，残余の腸管を切除して，肛門内に押し戻す．内肛門括約筋は全部保存され，その直上で吻合されている．

Swenson手術で最も大切なことは，直腸の剥離にある．直腸・膀胱窩の両側で直腸に接して骨盤神経叢が密に取り巻いており，これを損傷すると術後に排尿障害が残る．それを防ぐためには，直腸を取り巻く脂肪を含んだ粗な結合組織層を全部残し，直腸筋層にじかに接して剥離する必要があり，meticulousな技術が要求される．

1967年，Swensonは約400例の手術成績をかえりみて，他の追試者によってしばしば起こる膀胱神経障害は1例もないが，術後enterocolitisを合併する症例が多いことを指摘している．これより先，この腸炎がsphincterotomyの追加によって軽快することから，内肛門括約筋の緊張（tight-

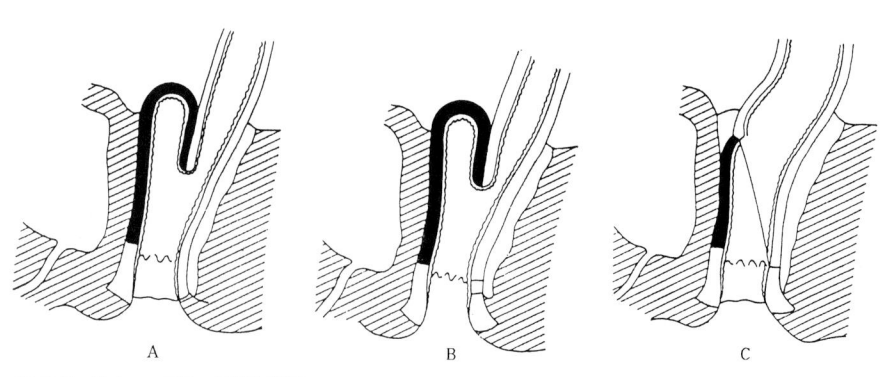

図7.43 Duhamel法—原法と変法
A：原法（1956），B：Grob変法（1959），C：岡本変法（1967）

ness）がその原因であると洞察し，途中から直腸の切除下縁をさらに下げ，前方で肛門皮膚境界線から1.5～2.0 cm，後方は1.0 cm以下とする斜吻合とした．これがSwenson法の唯一の改良点であり，一般にSwensonの新法[7]と呼んでいる．

b) Duhamel法（図7.43 A, B, C）

1956年Duhamel法[8]は独特の一新手術法を発表した．すなわち，Swenson法と同様，直腸をその口側端で切断したのち，それを縫合閉鎖する．直腸後腔のもっとも剥離しやすいところを鈍的に下端まで剥離したのち，肛門皮膚境界線上で肛門後半周に切開を入れる（これで内肛門括約筋は完全に切れる）．この切開口より，直腸後腔を通して引き降ろしてきた正常結腸を引き出し，切開口の下縁と結腸後半周を吻合後，切開口より二本の鉗子を挿入し，直腸後壁と結腸前壁を挟み，切開口上縁を底辺として二等辺三角形状に腸壁を圧挫脱落させると，直腸後壁と結腸とのあいだに，長い側々吻合ができ上がる．

本法は剥離がもっとも容易で安全な直腸後腔に限られるので，時間が節約でき，かつ，もっとも重大な骨盤神経損傷がない．また圧挫鉗子を用いるので縫合不全の危険が少ない，直腸近くが温存されるなどの多くの利点のために，今日もっとも普及をみた．しかし原法そのままではなく，原法のもつ重大な欠点を改良した多くの変法としてである．

肛門皮膚境界線上に切開部を開けて吻合すると，内肛門括約筋の後半周が完全に切除されることになり，術後便の失禁をきたす欠点がある．そのためスイスのGrobは切開線を高くし，内肛門括約筋を全部温存するGrob変法を発表した．Duhamel自身も切開線を肛門皮膚境界線より1 cm口側に開けるようにし，内肛門括約筋の1/2～1/3が温存されるようにした．したがって直腸後方の切除線については，Swenson新法と同じところに落ち着いたわけである．

Duhamel法にはいま一つの不快な合併症がある．それは残存させた直腸盲腸端に宿便がたまり，巨大なblind rectal pouchを形成するに至ることである．blind rectal pouchを除去するために種々

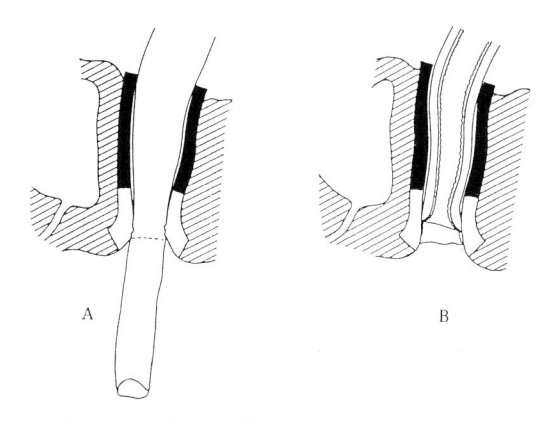

図7.44 Soave法とその変法
A：原法（1963），B：伝田変法（1966）

の工夫がなされてきたが，根本的には直腸盲端を残さないことであり，わが国では池田式Z吻合，岡本法として知られる方法がある．

c) Soave法[9]（図7.44 A, B）

本法は直腸粘膜のみを抜去し，筋層のみの筒とした直腸内を通して，口側正常結腸を肛門外に長く引き出しておき，直腸筋筒と結腸との癒合を待って，二次的に過剰の結腸を電気メスにて焼灼切断する方法である．

骨盤内で直腸周囲の剥離をまったく行わないので神経損傷は起こらない．肛門挙筋や外肛門括約筋の障害がない．引き出した結腸は切らずに長く出しておくので縫合不全の心配がないなどの利点があげられる．

原法には上述のごとき数多くの利点があるが，吻合筋層が二重となり，かつ外筒はaganglionicな直腸筋層からなり，術後の狭窄をきたしやすいとの批判があり，欧米ではあまり一般化していない．

吻合部の狭窄を予防するため，原法の二次的吻合の安全性を捨て，一次的吻合に切り変えたのが伝田変法である．また，直腸筋筒はできるだけ短くすることによって本法の欠点が補われている．

〔岡本英三〕

文　献

1) Hirschsprung H: Stuhlträgheit Neugeborener infolge von Dilatation und Hypertrophie des Colons. *Jahrb Kinderheilk*, **27**: 1, 1988.
2) Swenson O, Bill AH: Resection of rectum and

rectosigmoid with preservation of the sphincter for benign spastic lesions producing megacolon: an experimental study. *Surgery,* **24**: 212, 1948.
3) 池田恵一：第20回日本小児外科学会会長講演—ヒルシュスプルング病の診断と治療；全国集計を中心として．日小外会誌，**19**：803，1983．
4) Okamoto E, Ueda T: Embryogenesis of intramural ganglia of the gut and its relation to Hirschsprung's disease. *J Pediat Surg,* **2**: 473, 1967.
5) Okamoto E, Satani M, Kuwata K: Histologic and embryologic studies on the innervation of the pelvic viscera in patients with Hirschsprung's disease. *Surg Gynecol Obstet,* **155**: 823, 1982.
6) 岡本英三：無神経節腸管の病態生理．日平滑筋誌，**19**：397，1983．
7) Swenson O: Sphincterotomy in the treatment of Hirschsprung's disease. *Ann Surg,* **160**: 540, 1964.
8) Duhamel B: Une nouvelle operation pour le megacolon congenital: l'abaissement retrorectal et transanal du colon, et son application possible au traitment de quelques autres malformations. *Presse Med,* **64**: 2249, 1956.
9) Soave F: Die nahtlose Colonanastomose nach extramucöser Mobilierung und Herabziehung des Rektosigmoids zur chirurgischen Behandlung des M. Hirschsprung. *Zbl Chir,* **88**: 31, 1963.

8. 直腸肛門疾患

a. 直腸肛門奇形
a) 発生因・発生頻度

胎生初期に泌尿器系の原基である allantoic duct は後腸の末端と交通し，汚溝 (cloaca) を形成し，汚溝膜 (cloacal membrane) によって外界と境されている (図 8.1 A)．汚溝は胎生 5〜8 週の間に尿直腸中隔 (urorectal septum) の尾側への発育によって，尿生殖洞 (urogenital sinus) と肛門直腸管 (anorectal canal) に分離される．尿生殖洞と肛門直腸管は cloacal duct によって交通しているが (図 8.1 B)，胎生 7 週までにこの交通はなくなる．汚溝膜は尿生殖膜 (urogenital membrane) と肛門膜 (anal membrane) に分かれているが，胎生 7〜8 週までに両者とも消失して外界との交通ができる (図 8.1 C)．こうした発生過程が障害されると，直腸肛門奇形が生じる．

直腸肛門奇形の発生頻度は出生 5000 例に 1 例といわれ，男女比は 6：4 と男児に多い．

b) 病型分類

直腸肛門奇形の分類には，古典的なものとして Ladd-Gross の分類があるが，臨床的にみてこの分類には不都合なところが多い．

1970 年に Stephens と Smith[1] は挙肛筋群の一つである恥骨直腸筋 (puborectal muscle or sling) が排便機能保持に重要な役割を果たしており，直腸肛門奇形患児では，内・外肛門括約筋の形成不全があっても恥骨直腸筋は十分に発育していて，これが唯一の括約作用を示す筋である症例も少なくないことから，直腸末端と恥骨直腸筋の位置関係にもとづいた病型分類を提唱した．これ

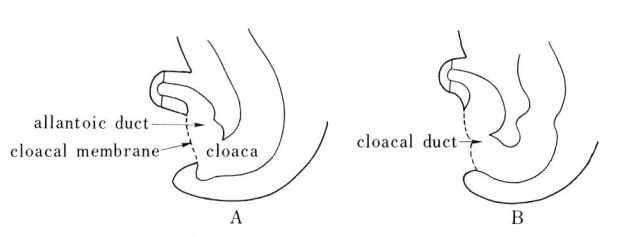

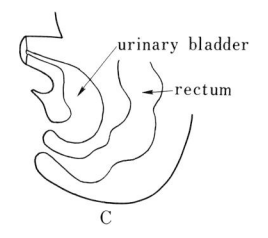

図 8.1 直腸肛門の発生

表 8.1 直腸肛門奇形の分類 (Wingspread 試案)

男児：	女児：
高位型	高位型
anal agenesis	anal agenesis
with rectoprostatic fistula	with rectovaginal fistula
without fistula	without fistula
rectal atresia	rectal atresia
中間位型	中間位型
rectobulbar urethral fistula	rectovestibular fistula
anal agenesis without fistula	rectovaginal fistula
	anal agenesis without fistula
低位型	低位型
anocutaneous fistula	anovestibular fistula
anal stenosis	anocutaneous fistula
	anal stenosis
	総排泄腔 (cloaca)
まれな病型	まれな病型

によると，基本的には，① 直腸末端が恥骨直腸筋の頭側で終わっている高位型（supra-levator type），② 直腸末端が恥骨直腸筋を貫いてその尾側，肛門窩付近にまで達している低位型（trans-levator type），および ③ 直腸末端自体は高位型と同じく恥骨直腸筋の頭側にあるが，これに続く瘻管（たとえば直腸尿道球部瘻）は恥骨直腸筋を通過している中間位型（intermediate type），の3型に分類される．この基本病型分類は現在広く受け入れられるに至っているが，それぞれの基本病型に属する亜型の分類が繁雑すぎ，また発生学的見地から分類がなされているために臨床例の所見と合わない場合もあることも指摘されている．このことから，1984年には直腸肛門奇形の病型分類を見直すワークショップが Wingspread Convention Center（Racine, WI, USA）で開かれ，いわゆるWingspread新分類（表8.1）が提案されるに至っている．

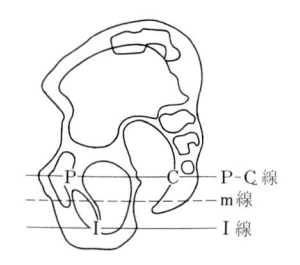

図 8.2 bony landmark

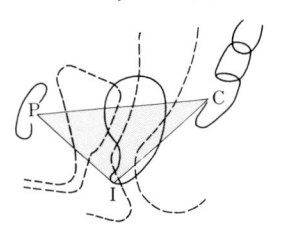

図 8.3 bony landmark と挙肛筋（網掛けで示す）の位置関係

c) 病型診断

直腸肛門奇形を正しく治療するためには，その病型を正しく診断し，病型に見合った，的確な治療方針を立てる必要がある．病型診断の基本的事項は，新生児期または乳児期に会陰側からの到達のみによる肛門形成が可能な低位型と新生児期には人工肛門造設にとどめ，成長を待って，仙骨・会陰到達，あるいは腹・（仙骨）・会陰経路による肛門形成を行うべき中間位あるいは高位型を正しく鑑別することにある．

i) 肛門部の外観による病型診断
男児の場合，会陰から胎便が排泄されるものは低位型である．外尿道口から胎便の排泄をみるものは，直腸と膀胱あるいは尿道との間に交通（瘻孔）があり，中間位または高位である．女児の場合，外陰部の視診によってある程度の病型診断が可能である．すなわち，前庭瘻をもつ三孔のものはほとんどが低位型である．外尿道口，腟口の二孔のものは中間位か高位型であり，一孔のものは cloaca である．

ii) X 線診断

① bony landmark：直腸肛門奇形のX線診断では，図8.2に示す bony landmark が病型判定の基準となる．肛門挙筋をこの bony landmark に投影すると図8.3のように，恥骨中央のP点，尾骨上端のC点を結ぶP-C線と座骨下端のI点からなる三角に一致し，恥骨直腸筋はP点とI点を結ぶ線にある．したがって，P-C線より頭側で直腸が終わっていれば高位型，I点付近，あるいはこれより尾側に直腸末端があれば低位型と診断される．P-C線と平行してI点を通るI線を引き，P-C線とI線の中間にm線を引くと，m線付近に直腸末端のあるものが中間位型となる．

② 倒位撮影（invertography）：表8.2に示す鎖肛研究会の試案[2]にみられるように，体表に瘻孔をもたず，生後12時間以上を経たものが適応となる．患児を倒位として直腸末端に腸管内ガスを移行させ，これによって描出される直腸末端と bony landmark の関係から病型を判定する（図8.4）．

③ 瘻孔造影：会陰に瘻孔がある場合は，これ

表8.2 倒位撮影施行の注意点（直腸肛門奇形研究会試案）

1. 体表に瘻孔をもたない病型が適応となる．
2. 生後12時間以後に行う．
3. 撮影前3分間倒立位をとる．
4. バリウム泥による肛門窩，会陰部のマークを行う．
5. 正しい側面撮影を行う．
6. 股関節は約70°屈曲位とする．
7. 左右の坐骨陰影が重なるようにする．
8. 管球・フィルム間の距離を1m以上とする．
9. 撮影枚数は1回の検査で条件を変え，3枚以上とする．

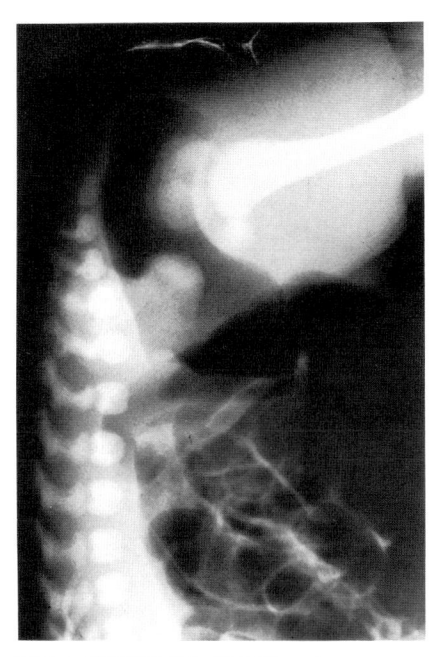

図 8.4　直腸肛門奇形（低位型）の invertogram

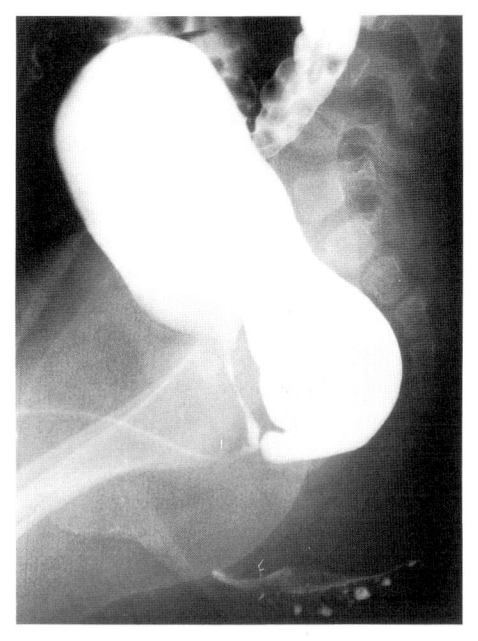

図 8.5　直腸肛門奇形（中間位型）の尿道膀胱造影

からの瘻孔造影によって病型の診断を行う．Foley カテーテルを瘻孔から挿入し，バルーンを膨らませて軽く牽引しながら造影を行うと直腸末端の位置が鮮明に描出される．

④ 人工肛門からの造影：　新生児期に人工肛門が造設されている場合は，これからの造影によって正確に病型を判定することができる．

⑤ 尿道膀胱造影：　直腸肛門奇形では，直腸と尿路の交通をみることが多く，また，仙骨の異常に伴う神経因性膀胱をみることも少なくないので，尿道膀胱造影（図 8.5）および仙椎の X 線撮影は必須の検査である．

⑥ そのほかの補助診断法：　外肛門括約筋の位置，発育程度をみるのに筋電図が用いられる．会陰・前庭瘻をもつ例ではこれから挿入した probe を用いて内圧を測定し，括約能を評価することも可能である．超音波検査法，CT-scanning，MRI なども病型診断に応用が試みられている．

d）　合併奇形

直腸肛門奇形に他の奇形を合併する頻度は約 50％ といわれ，とくに高位型では合併奇形をみる頻度が高い．

合併する奇形としては，心・大血管の異常，泌尿生殖器の異常，四肢の異常，消化管の異常が多い．仙骨の異常は肛門挙筋，膀胱の機能に重大な影響を与えることが多いので注意を要する．鎖肛（anal aresia），食道閉鎖（気管食道瘻），tracheo-esophageal fistula），椎骨異常（vertebral anomaly），橈骨異常（radial anomaly）（腎異常 renal anomaly のこともある）の合併は VATER association といわれ，これに心奇形（cardiac anomaly）を加えて VACTER association ということもある．

e）　治　　療

直腸肛門奇形の治療を行うにあたっては，正確な病型診断を行い，病型によって適切な手術法と手術時期を選択することによって，できうるかぎり正常に近い排便機能を付与するよう努めなければならない．正常に近い排便機能を付与するには，恥骨直腸筋を最大限に利用することが必要である．恥骨直腸筋は低位型ではよく発育しており，新生児期に会陰式肛門形成を行ってもこれを損傷する危険はない．これに対して，中間位型あるいは高位型では，男児を例にとると恥骨直腸筋は尿道の周囲に恥骨尿道筋の形で存在しているため，新生児期にはその同定がむずかしいだけでなく，

これを拡張して直腸を通し，肛門形成を行おうとすると恥骨直腸筋を損傷する危険が大きい．

したがって，直腸肛門奇形の治療方針としては，低位型に限って新生児期あるいは乳児期に会陰式肛門形成を行い，中間位あるいは高位型では新生児期の治療は人工肛門造設にとどめ，中間位型では体重6〜7 kgになったところで仙骨・会陰式肛門形成を行い，高位型では体重が7〜10 kgになるのを待って腹・会陰式あるいは腹・仙骨・会陰式肛門形成を行うべきである．新生児期の人工肛門造設部位としては，根治手術に際して十分に余裕をもった引き下ろしができるように，中間位型ではS状結腸，高位型では横行結腸が選択される．

肛門形成後には肛門が十分に軟らかくなるまで指ブジー，坐薬などによる排便訓練を行うことも大切であり，これを半年ぐらい続けないと便秘，巨大直腸，失禁（overflow incontinence）などをみることが多い．

さらに，合併奇形をもつ症例では，合併する奇形の重篤さに応じて適切な処置を行わなければならない．以前は重症心奇形を合併する例のほとんどが心不全で死亡していたが，最近では直腸肛門奇形の処置とともに心奇形の処置も積極的に行うことによって救命される機会が多くなっている．

i) **会陰式肛門形成**： 低位型が適応である．これには cut-back 手術または anal transplantation のいずれかが行われる．

cut-back 手術（図8.6）は新生児期にも簡単に行うことができて，術後の肛門機能も良好であるが，外見が見劣りするので，anal transplantation を好む人も多い．anal transplantation は生後2〜3カ月以降が手術時期に選ばれる．

ii) **仙骨・会陰式肛門形成** 中間位型が適応となる．

患児はジャックナイフ体位とするが，これに先立って尿道カテーテルを確実に膀胱まで挿入しておく．仙尾関節を頂点とする弧状切開あるいは仙尾関節から肛門窩付近にかけての縦切開をおき，仙尾関節を切離して挙肛筋を下方に反転すると直腸が直視される（ここで直腸の直視ができないようであれば，病型は中間位でなく，高位型であり，病型診断を誤ったと考えられる．この時点で後に述べる腹・仙骨・会陰式肛門形成に切り替えるべきである．無理な剝離を強行して仙骨・会陰式肛門形成を行おうとすると直腸周囲の盲目的な剝離操作で神経損傷をきたし，排尿障害を招く危険が大きい）．直腸を剝離し，末端までたどって直腸尿道瘻を同定し，これを処理する．直腸と尿道の剝離は瘻孔に近い部分では炎症などによる癒着があることが多いので，瘻孔から離れたところからはじめるとよい．挙肛筋の最下端に恥骨直腸筋を求め，その係蹄の中心から，あらかじめ肛門窩においた皮膚切開によって確かめておいた外肛門括約筋の中心に向かい，尿道に接して剝離鉗子を静かに通す（図8.7）．肛門に出た鉗子を用いて太めのPenroseドレーンを恥骨直腸筋係蹄に通しておく．このPenroseドレーンの中をHegarの拡張子を次々と通して，恥骨直腸筋を徐々に拡張する．恥骨直腸筋が十分に拡張されたならば，直腸が無理なく肛門まで引き下ろせるかどうかをみ，必要なら直腸の剝離を追加する．直腸の剝離が十分で

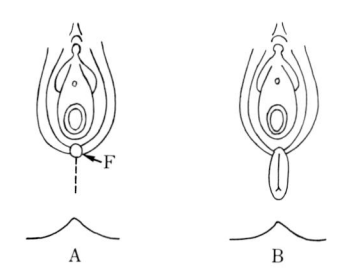

図8.6 肛門・腟前庭瘻（低位型）に対する cut-back 手術
図AにFで示す外瘻孔から破線の部分を切開し，図Bのような形の肛門を形成する．

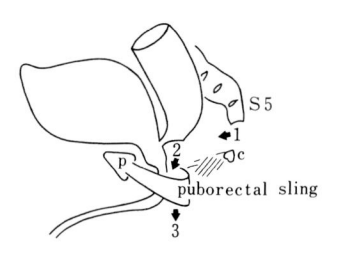

図8.7 仙骨経路による恥骨直腸筋の同定
第5仙椎（S5）と尾骨（C）の間を切離して，尿道に接して矢印の方向に鉗子をすべらせ，恥骨（P）に付着して尿道を取り巻いている恥骨直腸筋を同定する．

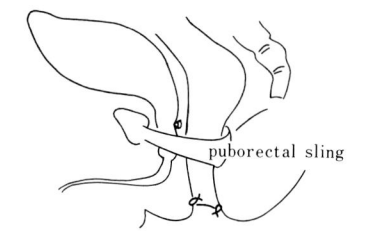

図 8.8 仙骨・会陰式肛門形成
直腸末端は恥骨直腸筋の中を通して肛門部に引き下ろされ，肛門に縫着された．直腸尿道瘻はすでに処理されている．

あれば Penrose ドレーンに長い鉗子を通し，この鉗子を用いて直腸を肛門に引き下ろす（この一連の操作では，恥骨直腸筋係蹄を通るトンネルをつくったならば，そのトンネルに通した Penrose ドレーンの中でのみ操作を行うということが恥骨直腸筋を損傷しないために大切である）．肛門形成は直腸の外膜と外肛門括約筋，直腸の全層と肛門皮膚の二層に行う．細い Penrose ドレーンをおいて仙尾部の創を縫合閉鎖する．これによって直腸は正しく恥骨直腸筋を通って肛門に引き下ろされたことになる（図 8.8）．

iii) **腹・仙骨・会陰式肛門形成** 本質的な操作，すなわち恥骨直腸筋の同定と拡張，恥骨直腸筋係蹄を通して直腸を肛門に引き下ろし，肛門形成を行うことは仙骨・会陰式肛門形成と何ら変わるところがない．

術前に高位型と診断されているか，術中に中間位ではなく高位型であることが明らかになった場合，仙骨経路の操作は恥骨直腸筋の係蹄に Penrose ドレーンを通すところまでとし，仙尾部の創は閉鎖して仰臥位または砕石位とし，開腹する．直腸周囲の神経を温存するように直腸壁に接して剝離を進めながら直腸を十分に遊離したならば，さきに恥骨直腸筋係蹄を通しておいた Penrose ドレーンを腹腔側に引き出し，これをガイドとして，直腸を確実に恥骨直腸筋を通して肛門に引き下ろし，肛門形成を行う．

術前診断が確実に高位型であった場合は，会陰操作と開腹操作のみで恥骨直腸筋を同定し，直腸の引き下ろしと肛門形成を行う腹・会陰式肛門形成が行われてもよい．

直腸の剝離による神経損傷をおそれて，直腸の粘膜のみを抜去し，直腸筋筒の中を肛門まで結腸を引き下ろす方法もある．

直腸，直腸・尿道瘻に到達する方法としては，尾骨から肛門窩にいたる縦切開をおいて，恥骨直腸筋を含めて挙行筋を切開する，いわゆる Pena の手術もあり，最近はこの到達法を好む人も多い．

f) 治療成績

直腸肛門奇形そのものが死因となることはほとんどなく，直腸肛門奇形をもつ患児の死因は，合併する他の重篤な奇形によるものである．直腸肛門奇形の治療成績は，したがって，術後の排便機能の良否によって判定される．

術後排便機能の臨床的評価法として，排便のコントロール，便による下着の汚染，直腸指診による肛門の収縮能の三項目について採点する Kelly のスコア[3]があるが，主観の入りやすい肛門収縮

表 8.3 直腸肛門奇形術後排便機能の臨床的評価法試案

便 意	ない	0
	常にある	2
	上記以外のもの	1
便 秘	浣腸，摘便を要する	1
	毎日浣腸，坐薬を要する	2
	なし	4
	上記以外のもの	3
失 禁	毎日失禁あり	0
	週2回以上	1
	下痢時のみ失禁	3
	失禁なし	4
	上記以外の頻度で起こるもの	2
汚 染	毎日汚れるもの	0
	汚染なし	2
	上記以外のもの	1

記 載 要 項

本評価法は4歳以上の症例に適用することが望ましい．

各項の得点を合計して評価ランクを決定する．ただし便秘と失禁の二項目については両者の得点のうち，いずれか低い方のみを得点とする．

たとえば，便秘の項が「便秘なし」の得点4，失禁の項が2点であれば，便秘の項の4点を捨て，失禁の項の2点のみをとり，これに便意，汚染の各得点を加えたものを合計得点とする．したがって最高合計点は8点となる．

便意1，便秘3，失禁4，汚染1の場合の合計得点は5点である．また「便秘」とは定期的に意識的かつ十分な排便ができずに糞便の貯留する状態．

「失禁」とは便をもらすこと．

「汚染」とは下着を便汁または粘液でわずかに汚すことを意味する．

その他ガス・液体の識別，便性，肛門およびその周囲の状態，肛門管収縮力，排尿状態，性的機能，知能などの項は参考資料としてchartに加える．

能を指標の一つとしているなどの難点があることから，わが国では直腸肛門奇形研究会[4]によって，便意，便秘，失禁，汚染の四項目について評価する試案が提唱されている（表8.3）．術後排便機能を直腸肛門内圧測定によって客観的に評価しようとする報告も多く，直腸と肛門の内圧差，直腸コンプライアンス，直腸肛門反射などが指標として用いられている．

一般に，低位型あるいは中間位型では，良好な術後排便機能が期待されるが，高位型では，恥骨直腸筋を確実に，損傷を与えることなく利用することのむずかしさと，仙骨異常などによる神経障害を伴いやすいことなどから術後の排便機能は不満足なことも少なくない．外国の最近の報告（1989）でも，高位型では30%にしか満足すべき排便機能が得られておらず，80%で良好な排便機能の得られた中間位型，ほとんど全例で満足しうる排便機能の得られた低位型と明らかな差がみられている．

術後排便機能不良例に対しては，恥骨直腸筋が利用されていなかった例では，これを利用するようにpull-throughをやり直す再手術，あるいは大腿薄筋を用いた括約筋強化手術あるいは骨盤底の筋を縫縮してこれを強化するKottmeier手術などが行われ，また，最近ではbiofeedback治療などが試みられているが，その成績にはまだ不満が残る．

b. 肛門周囲膿瘍・乳児痔瘻
a) 発生因

肛門周囲膿瘍は肛門輪，肛門管，直腸などの周囲の組織間隙に細菌感染が起こり，膿瘍を形成することによって起こるが，小児例では肛門部皮膚の発疹，引っかき傷の感染から起こることも多い．乳児痔瘻の大部分は肛門周囲膿瘍が自潰したのちか，または切開，排膿後に発生する．いずれも1歳以下の乳児で，男児に多くみられる．乳児では肛門腺が成人よりよく発達しており，肛門腺の感染が起こりやすいことが，この年齢の乳児に肛門周囲膿瘍，痔瘻の多くみられる原因と考えられている．

b) 症状・診断

肛門周囲，多くは3時または9時の位置に発赤，腫脹，硬結，圧痛などを認める．

乳児痔瘻は瘻管が直線的で，皮下の浅い部位にあることが多く，ほとんどは低位筋間痔瘻の形をとっているので，外瘻孔（二次孔）から挿入したゾンデは容易に肛門管内の一次孔から現れる．

c) 治療・治療成績

乳児の肛門周囲膿瘍は必要に応じて切開，排膿を行うが，多くは自潰してそのまま治癒する．乳児痔瘻も多くは1～2カ月の経過で自然治癒するが，治療に抵抗して，再発を繰り返す場合は手術を考慮する．乳児痔瘻では瘻管が直線的に走っており，成人例にみられるような複雑痔瘻はほとんどみられないので，手術は瘻管の摘除と一期的創閉鎖を行うことができるが，症例によっては瘻管を開放し，肉芽を切除して，創はlay openとする．いずれの場合でも治癒後に肛門機能障害を残すこともない．

〔鈴木宏志〕

文　献

1) Stephens FD, Smith ED: Anorectal Malformations in Children, Year Book Medical Pub, Chicago, 1971.
2) 直腸肛門奇形病型分類検討会報告．日小外会誌，**13**：1181～1184，1977．
3) Kelly JH: The clinical and radiological assessment of anal continence in childhood. *Aust NZ J Surg,* **42**：62～63, 1972.
4) 直腸肛門奇形研究会：直腸肛門奇形術後排便機能の臨床的評価法試案．日小外会誌，**18**：1458～1459，1982．

9. 肝・胆道・膵・脾疾患

a. 胆道閉鎖症 (biliary atresia)

a) 定　義

胆道閉鎖症（以下本症）とは生来または生後間もなく肝外胆管の部分的あるいは大部分が閉鎖する疾患で，外科治療を行わなければ治癒は得られない．手術非施行例あるいは手術不成功例では肝内胆汁うっ滞の持続から胆汁性肝硬変が進行し，肝不全や感染症，食道静脈瘤破裂で死亡する．

b) 疫学・分類

i) 発生頻度　本症は出生約1万人に1人の割合でみられ，女児にやや多い（男児：女児＝0.64：1）．人種差はなく，遺伝性もみられない．

ii) 病型分類　後に述べる症状，徴候はほとんどの症例でほぼ同様であるが，肝外胆管の解剖学的所見は多様である．そこで肝外胆管の手術時肉眼的所見および直接胆道造影所見から本症は以下のように分類されている[1]．

症例を
1. 基本型分類：　肝外胆管の閉塞部位による，
2. 下部胆管亜型分類：　閉塞部位以下の胆管形態による，
3. 肝門部胆管亜型分類：　肝門部での胆管形態による，

によって系統的に分類する（図9.1）．

基本型はI型：総胆管閉塞型，II型：胆管閉塞型，III型：肝門部閉塞型とに分類され，それぞれ約10，2，88％の頻度である．さらに下部胆管亜型はa型：総胆管開存型，b型：総胆管閉塞型，c型：総胆管欠損型，d型：その他の特殊型とに分けられ，それぞれの頻度は約19，63，14，4％である．つづいてもっとも手術術式と関連する肝門部胆管亜型にはα型：拡張肝管，β型：微小肝管，γ型：bile lake，μ型：索状肝管，ν型：結合組織塊，o型：無形成とがみられる．その頻度はそ

分類	分類名	頻度
基本型分類	I型：総胆管閉塞型	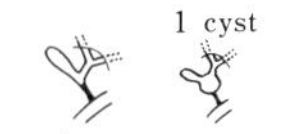 10%
	II型：肝管閉塞型	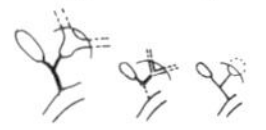 2%
	III型：肝門部閉塞型	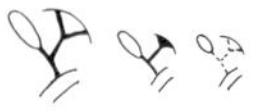 88%
下部胆管亜型分類	亜型a：総胆管開存型	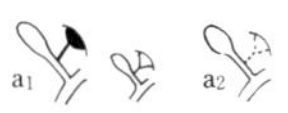 19%
	〃b：総胆管閉塞型	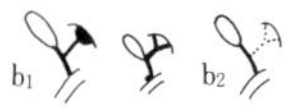 63%
	〃c：総胆管欠損型	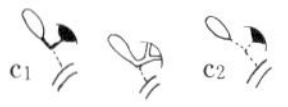 14%
	〃d：特殊型	4%
肝門部胆管亜型分類	亜型α：拡張肝管	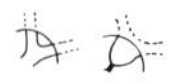 5%
	〃β：微小肝管	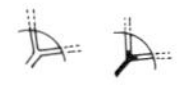 4%
	〃γ：bile lake	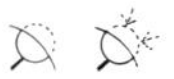 3%
	〃μ：索状肝管	15%
	〃ν：結合組織塊	67%
	〃o：無形成	6%

図 9.1　胆道閉鎖症の分類

れぞれ約5，4，3，15，67，6％である．

なお，基本型分類I型，II型で肝門部胆管亜型分類がα型のものを吻合可能型，それ以外のものすなわち肝門部に腸管との吻合が可能な胆管を見いだせないものを吻合不能型と呼ぶが，吻合不能型

表 9.1 胆道閉鎖症の病因

1. 器官発生異常説
2. 炎症説とくにウイルス感染説
3. 血行障害説
4. 胆汁酸障害説
5. 膵管胆道合流異常説

が全体の約 90% を占める．

c) 病因・病態

i) 病因　本症の病因には諸説（表 9.1）あるがいまだ不明である．以前は器官発生異常説すなわち胎生期の胆管内腔再疎通障害説が有力であったが，肝外胆管の肉眼的あるいは病理組織学的所見，さらに本症は死産児にはみられないこと，生後しばらく便が黄色を呈している本症患児がみられることなどから，いまでは一度完成した肝外胆管が何らかの障害を受けて発症するものと考えられている．障害因子としては炎症とくにレオ 3 型ウイルスなどの感染，胆汁酸代謝異常，血行障害，膵胆管合流異常などがあげられているが明らかではない．また，本症には他奇形を合併することが少ないが，まれに十二指腸前門脈，多脾症候群などを伴うことがあり，先天的な器官発生障害から生じる症例の存在も完全には否定はできない．

ii) 病態

① 肝外胆管の病態：　本症における肝外胆管はその広い範囲あるいは全長にわたって閉塞しているが（図 9.2），その閉鎖索状胆管の周囲には軽度から中等度の炎症性癒着をみることが多く，分

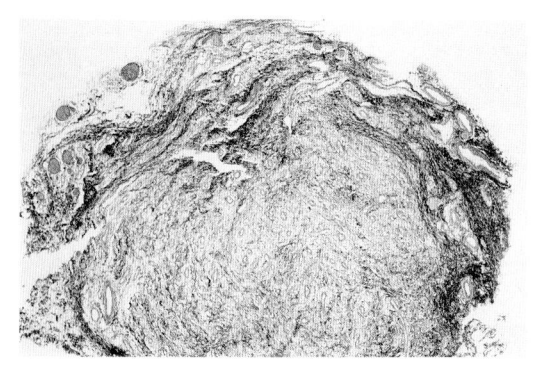

図 9.3　閉鎖胆管の病理組織像
陳旧性の瘢痕組織であり内腔は完全に閉鎖している．

類の項で述べたように胆管は肝門部で一塊となり結合組織化していることが多い．その閉塞病変部は組織学的には円形細胞浸潤と多くの毛細血管を含む陳旧性の瘢痕組織であり（図 9.3），内腔はまったく消失している．また肝門部結合組織塊部分もほぼ同様な所見であるが，その中に障害を受け変性しているものの，肝内胆管と連続すると考えられる径数百ミクロンの微小な胆管が散見される．

② 肝の病態：　肝外胆管閉鎖期間の違いによってその程度は異なるが，肉眼的には肝は腫大するとともにその硬度を増し，暗褐色から緑色を呈する．肝被膜はリンパ管の怒張を伴って細顆粒状を呈する．病理組織学的にはごく軽度から高度にわたる胆汁性肝硬変の像を呈する（図 9.4）．主な所見は肝小葉間，あるいは肝小葉内の線維化，胆

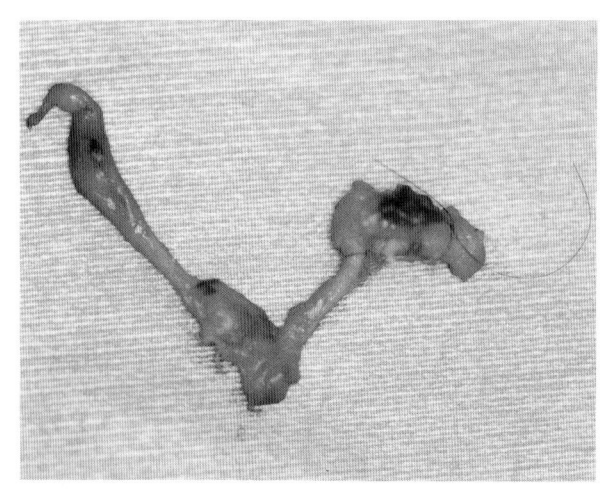

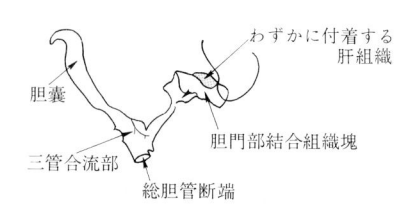

図 9.2　肝外胆管の切除標本
萎縮しているが胆嚢には内腔が存在．

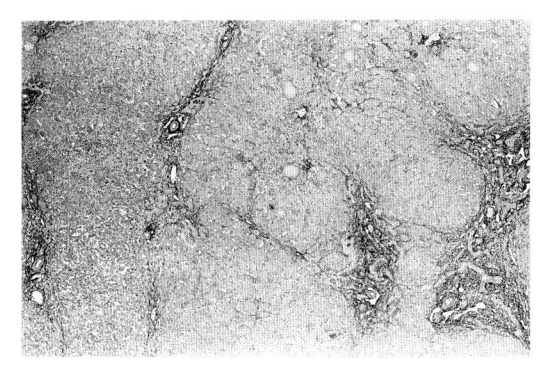

図 9.4 肝の病理組織像
肝線維化，胆管増殖がみられ，肝細胞の変性所見もある．

汁うっ滞，細胞浸潤がみられさらに肝細胞の変性，巨細胞化と肝細胞索の乱れ，さらにもっとも特徴的な所見は門脈域内の胆管増殖である．門脈域中心部では既存の胆管が増殖し，辺縁部では marginal bile duct proliferation がみられる．既存の増殖胆管が環状に配列を示すものを ductal plate malformation と呼ぶ．肝内胆汁うっ滞が長期間持続すると既存の胆管も変性，消失しもはや肝内の胆汁輸送能が失われる[2]．

d) 症状・徴候

主症状は黄疸，灰白色便，肝腫大である．黄疸は新生児黄疸に引き続いてみられる場合とそれがいったん消褪したあとに出現する場合とがあるが，黄疸発現後はごく軽度変動することはあるが持続性かつ増強性である．胎便の色は不明のことが多いものの，確認された症例では正常であることが多い．移行便以後の便色は程度の差こそあれ，約半数の症例で生後いったん便が黄色を示す．胆汁うっ滞の持続期間を反映して肝の腫大がみられるようになり，その硬度も増し，肝辺縁も鈍化する．それに遅れて脾腫大も加わる．ビタミンK欠乏から出血傾向を示し，頭蓋内出血をきたす症例もある．

患児は生後2～3カ月までは発育もほぼ正常であり，元気であるが，それ以後高度の肝障害，脂肪吸収不全から成長発育障害が現れる．門脈圧亢進症，脾機能亢進症から貧血，低蛋白血症，腹水が，脂溶性ビタミン吸収障害から低プロトロンビン血症，くる病が進行し，放置すれば非代償性肝硬変から肝不全，あるいは食道静脈瘤破裂でそのほとんどが2歳未満に死亡する．

e) 診断（鑑別診断）・検査

新生児期，乳児早期に黄疸をきたす疾患は数多くみられる（表9.2）．これらの中でも新生児肝炎（neonatal hepatitis）と肝内胆管形成不全症（paucity of interlobular bile duct）は一般肝機能検査上で閉塞性黄疸所見を示し，本症との鑑別がきわめて困難である．なお，肝内胆管形成不全症には特異な顔貌，大血管異常，椎体異常などを伴う syndromatic なもの（Alagille症候群）と，そうでない non-syndromatic なものとがある．また鑑別

表9.2 新生児，乳児の閉塞性黄疸疾患

1. 胆道閉鎖症（biliary atresia）
2. 新生児肝炎（neonatal hepatitis）
3. 肝内胆管形成不全症（intrahepatic biliary hypoplasia）
    1) syndromatic（Alagille症候群）
    2) non-syndromatic
4. 先天性胆道拡張症（congenital dilatation of bile duct）
5. その他
    1) 尿路感染症
    2) 溶血性疾患後の胆汁塞栓症
    3) ウイルス性疾患：伝染性肝炎，血清肝炎，ヘルペス，風疹，コクサッキー，サイトメガロ
    4) 肝硬変
    5) toxoplasmosis
    6) 代謝異常疾患：galactosemia, hereditary fructose intolerance, α_1-antitrypsin deficiency, cystic fibrosis
    7) 梅毒

表9.3 新生児，乳児閉塞性黄疸疾患鑑別のための検査法

1. 一般検査法
    1) 腹部理学的所見（肝腫，脾腫）
    2) 便，尿の色調．便，尿検査
    3) 一般肝機能検査
    4) 上記1)～3)を組み合わせたスコアテスト
2. 特殊検査法
    1) 生化学的検査法
        a. 血清リポプロテイン-X
        b. 血清胆汁酸分析
        c. ロイシンアミノペプチダーゼ
        d. ビリルビンおよびその抱合体
    2) 胆道の開存性を確認する検査法
        a. 十二指腸液検査
        b. 肝胆道シンチグラフィ
        c. 超音波検査
        d. 内視鏡的逆行性胆道膵管造影
        e. 試験開腹，直接胆道造影
    3) 経皮的針生検による病理組織検査

を要する疾患で欧米では重要な α_1-アンチトリプシン欠損症（α_1-antitripsin deficiency）はわが国ではみられない．

確定診断の困難性を反映して数多くの検査法が試みられている．表9.3に一般検査法と特殊検査法とをあげる．まず持続性の黄疸，灰白色（極淡黄色）便，濃褐色尿，肝腫大で本症を疑い，一般肝機能検査では直接ビリルビン値の上昇，GOT，GPT，アルカリホスファターゼ，γ-GTP値の上昇，尿中ビリルビン陽性，便中ビリルビン陰性などを示す．ごく単純な臨床経過および一般肝機能検査値を集めてスコア化し鑑別を試みようとするスコアテストもある．これらのみでは確定診断が困難であることは前述したが，さらに特殊な生化学的検査，画像診断が主となる胆道の開存性を確認する検査法さらに経皮的肝針生検による病理組織検査などが行われる．生化学的検査では血清リポプロテイン-Xの定量（300 mg/dl 以上），γ-GTP値（300 IU/l 以上），胆道の開存性確認では十二指腸液中の胆汁確認，超音波検査での胆嚢の存在とその収縮性確認，肝胆道シンチグラフィなどが有用視されている．needle biopsy も標本中に門脈域が含有されていれば，肝の線維化と胆管増殖所見とで診断可能である．以上の諸検査にても鑑別ができないときには，後にのべる本症における早期手術の重要性から躊躇することなく試験開腹し直接胆道造影を行うべきである（図9.5，9.6）．なお，乾燥血液沪紙の胆汁酸を分析する方法でのマススクリーニングが試みられているが，

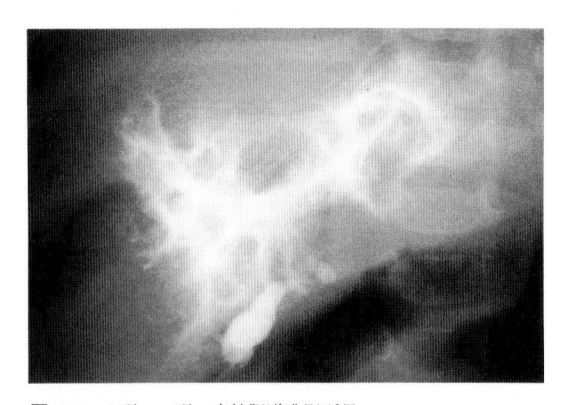

図9.5 I型，β型の直接胆道造影所見
肝内胆管は雲状陰影を呈している．

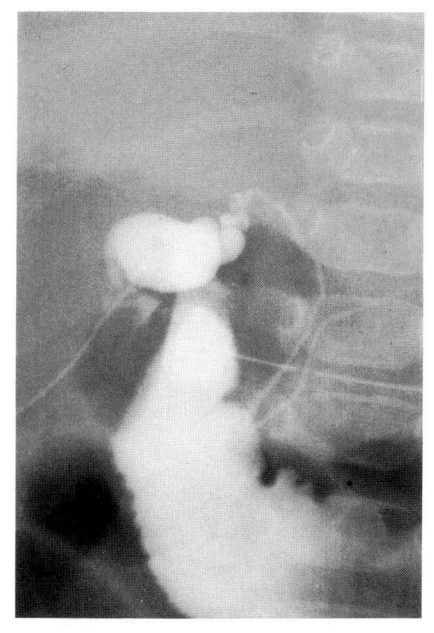

図9.6 III型，a型の直接胆道造影所見
胆嚢から十二指腸に交通がみられ，膵管も造影されている．しかし胆管と膵管の共通管が長いとはいえない．

いまだ確立には至っていない．

f）治　療

本症に対する根治的治療法は外科治療のみである．外科治療には，胆汁を肝から腸管に導くために胆道を再建する方法と胆道閉塞の持続から病変が進行した肝を交換する方法とがある．前者が肝門部（肝管）腸吻合術であり[3]，後者が肝臓移植である[4]．本症にはまず肝門部（肝管）腸吻合術を行い，これにて救命できなかった症例あるいは極端に診断が遅れ患児の肝が高度の胆汁性肝硬変に陥っている場合，肝臓移植の適応となる．

i）肝門部（肝管）腸吻合術（hepatic porto-enterostomy, hepatico-enterostomy）

1）手術

術前には低プロトロンビン血症からの出血傾向を改善するためにビタミンKを経静脈的に投与する．手術では開腹後胆嚢の存在，内腔および内容液を確認したあと，胆嚢にカニュレーションし直接胆道造影を行い最終診断を得る．そのあと胆嚢から系統的に剝離をすすめ，肝門部から十二指腸側総胆管までの閉塞肝外胆管を全摘除する．肝門部に腸管との吻合が可能な開存胆管が存在する

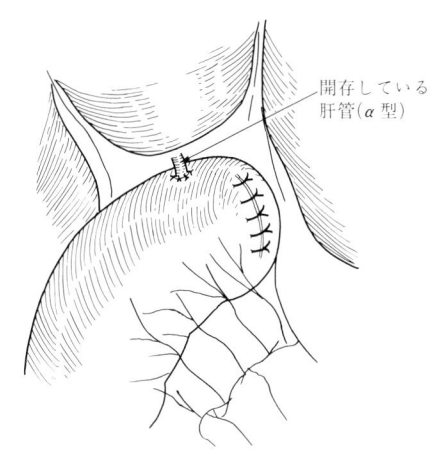

図9.7 肝管腸吻合術

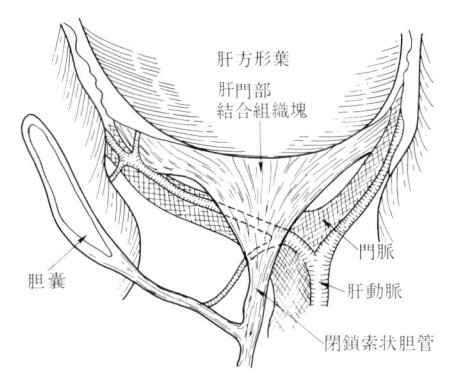

図9.8 肝門部腸吻合術における肝外胆管の剝離

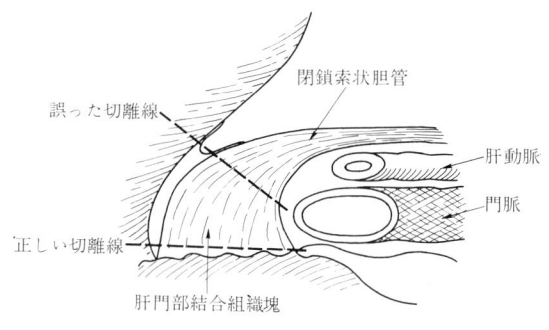

図9.9 肝門部の矢状断面図
肝門部結合組織塊の切離レベルを示す．

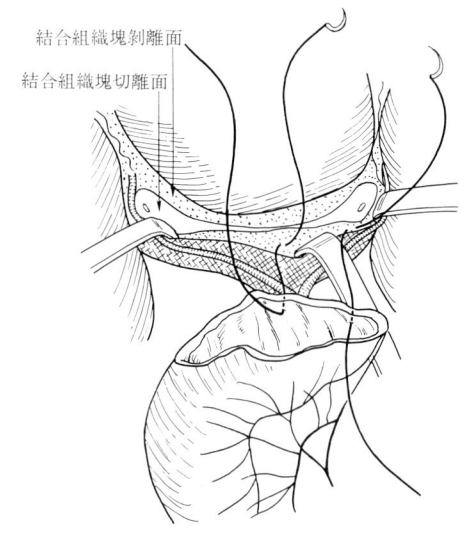

図9.10 肝門部腸吻合術

場合すなわち吻合可能型の場合には，それと腸管との間に肝管腸吻合術（図9.7）を行う．吻合不能型の場合には肝門部に存在する結合組織塊の剝離を左右に十分に行い（図9.8），それを門脈の後面のレベルで切離する（図9.9）．引き続き切離面をおおうように腸管を吻合，すなわち肝門部腸吻合術を行う（図9.10）．肝門部結合組織塊は肝内のGlisson鞘に連結する組織であり，その切離面には障害は受けているが肝内胆管に連続する微小な胆管が存在する．

2) 上行性胆管炎予防術式

肝門部腸吻合術術後には上行性胆管炎が頻発（40～60％）する．その理由は肝門部の胆管が微小であることと肝病変がある程度すすんでいることから，当初胆汁流出量が十分でないことおよび肝門部腸吻合術は胆管と腸管との間に粘膜-粘膜吻合が行われていないことによる．そこで何とか術後の上行性胆管炎を防止しようとの考えから，肝門部腸吻合術に付加する種々の上行性胆管炎予防のための腸管再建術式が考案されている[5]（図9.11）．それらは大きく分けて肝門脚腸管を空置するものとしないものとがある．すなわち腸瘻を増設する方法とそれ以外の方法である．現在はRoux-en-Y脚を単に60～70cmと長くとる術式，人工腸弁（腸重積型）付加Roux-en-Y吻合術式，および完全外瘻を増設し口側腸瘻から流出した胆汁を集め遠位側腸管に戻す駿河II法などが多く施行されている．これらの予防術式を採用しても必ずしも上行性胆管炎を完全には防止できない．したがって最近では患児が肝移殖術を余儀なくされたときに腸瘻の存在は不利であるとの理由から，腸瘻術式を採用する施設は減少している．

なお，下部胆管亜型a型すなわち胆嚢から十二指腸までの胆管が開存している症例には予防効果

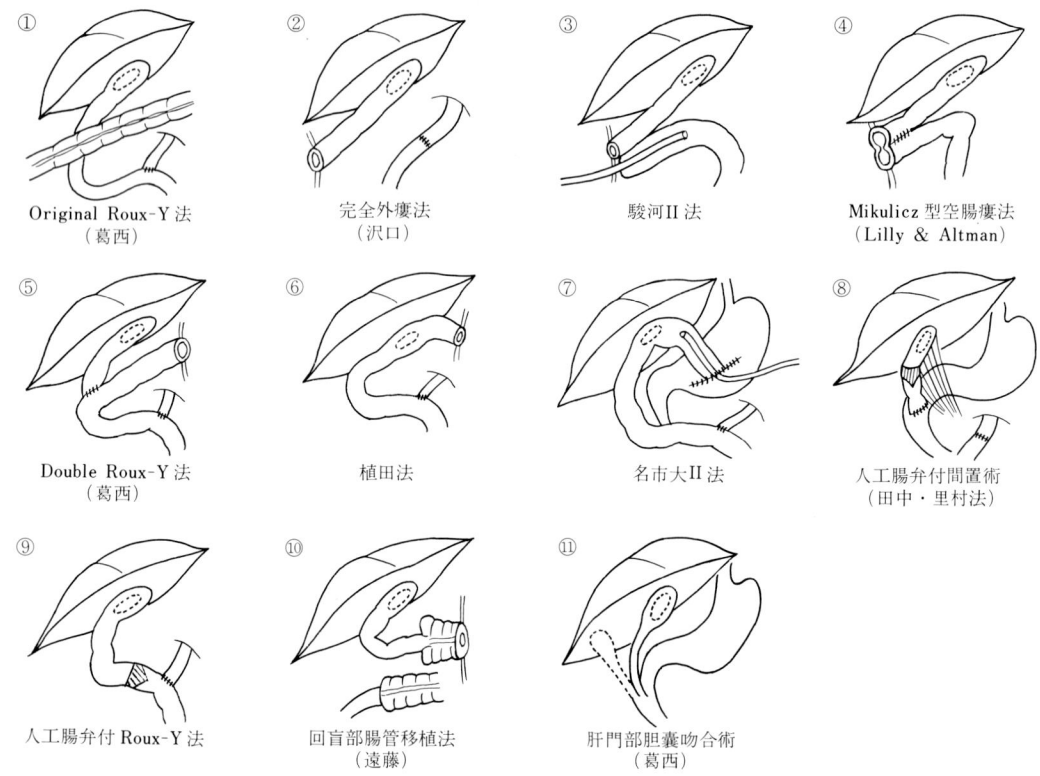

① Original Roux-Y法（葛西）　② 完全外瘻法（沢口）　③ 駿河Ⅱ法　④ Mikulicz型空腸瘻法（Lilly & Altman）
⑤ Double Roux-Y法（葛西）　⑥ 植田法　⑦ 名市大Ⅱ法　⑧ 人工腸弁付間置術（田中・里村法）
⑨ 人工腸弁付Roux-Y法　⑩ 回盲部腸管移植法（遠藤）　⑪ 肝門部胆嚢吻合術（葛西）

図 9.11 主な上行性胆管炎予防術式

が十分期待できる肝門部胆嚢吻合術が行われている．

3) 術後合併症

① 術後早期合併症： これには一般消化器外科術後にみられる出血，縫合不全，イレウスなどもみられるが，前述の上行性胆管炎が持続的な胆汁排泄の障害となるという点でもっとも重篤であり，まれにこれを契機として敗血症にまで進展することもある．また，肝門部切離面組織の瘢痕形成から，たとえ胆管炎がなくても胆汁排泄が自然に停止することがある．自然にあるいは上行性胆管炎のため良好であった胆汁流出が停止した場合には再肝門部腸吻合術を余儀なくされることもある．

② 術後晩期合併症： これには黄疸消失例あるいは肝臓移植を必要としない程度の軽い黄疸持続例でも20～70％で食道静脈瘤を伴う門脈圧亢進症と，それに随伴して高度脾腫からくる脾機能亢進症がみられる．本症の食道静脈瘤には直達手術やシャント手術はなるべく避け，内視鏡的硬化療法（endoscopic injection sclerotherapy）で対処する．また，脾機能亢進症でも摘脾は避け部分的脾動脈塞栓術（partial splenic embolization）を行う．その他，脂質代謝，蛋白代謝，脂溶性ビタミン吸収障害，亜鉛などの微量元素代謝の異常もみられることがある．

ii) 肝臓移植（liver transplantation）　小児肝臓移植の対象のうちその約60％は本症患児である．通常は同所性肝臓移植すなわちrecipient患児の肝臓を摘出し，その場所にdonor肝を移植する．しかし小児の臓器提供が少なく，またそれに加えて小児のrecipientが小さいこともあり，全肝移植のみならず部分あるいは縮小（reduced size）肝移植も数多く施行されている．とくに脳死がヒトの死として認められていない国では，健康なdonorの一部を切除し患児に移植する生体部分肝臓移植が行われている．しかし，先進国でも脳死donorがあまりにも少ないために，本法を試行している施設もある．本症および不可逆性の肝不全患児にとって肝臓移植の導入は朗報ではある

が，必ずしも万能薬とはなりえず，移植された肝臓の primary nonfunction, 拒絶反応，肝動脈血栓症，感染症などの合併症が少なくない．また，小児肝移植の donor が少ないこと，小児期からの免疫抑制剤長期投与の影響など多くの問題点が残っている．なお肝臓移植手術に関しての詳細は他稿に譲ることにする．

g) 治療成績・予後

肝門部（肝管）腸吻合術による治癒とは，術後に良好な胆汁排泄が得られ黄疸が消失し，続発症なく長期生存することである．前者を術後早期成績，後者を長期遠隔成績といい直すことができる．現時点でわが国での術後早期成績は良好胆汁排泄率約 70%，黄疸消失率約 50% であるが，施設によってはそれぞれ約 90%，約 70% 得られているところがある．全国的にみて長期遠隔成績はほぼ正常が約 30%，続発症あるいは黄疸を有しての生存が約 30%，残りは長期生存を果たせず死亡している．一方，肝臓移植の成績であるが，一般に小児での肝臓移植成績は成人のそれより約 10% 良好といわれる．とくに免疫抑制薬 cyclosporin 導入後の移植成績は著しく向上し，欧米では現時点で移植後 2 年生存率が 70〜80% である．

〔大井龍司〕

文　献

1) 葛西森夫，澤口重徳，秋山　洋，他：先天性胆道閉塞（鎖）症の新分類法試案．日本小児外科学会雑誌，**12**：327〜331，1976．
2) Ohi R, Kasai M, Takahashi T: Intrahepatic biliary obstruction in congenital bile duct atresia. *Tohoku J Exp Med*, **99**: 129〜149, 1969.
3) 葛西森夫，鈴木宗三：先天性胆道閉塞症の"所謂手術不能"例に対する新手術術式；肝門部腸吻合術．手術，**13**：733〜739，1959．
4) Starzl TE, Marchioro TL, Von Kaulla KN, et al: Homotransplantation of the liver in humans. *Surg Gynecol Obstet*, **117**: 659〜676, 1963.
5) 大井龍司，渡辺　至，加藤哲夫，他：先天性胆道閉塞症に対する肝門部腸吻合術変法の治療成績，及び本症の手術時期についての検討．日本小児外科学会雑誌，**10**：365〜371，1974．

b. 先天性胆道拡張症（congenital dilatation of the bile duct）

a) 定　義

本症は肝外胆管が，症例によっては肝内胆管をも含めて囊胞状あるいは紡錘状の拡張をきたし，種々の症状・徴候を起こす疾患である．以前は胆管の拡張部と非拡張部の境界が比較的明瞭で，その拡張も総胆管に限局している囊胞状拡張症例が多く加療されていたこともあり，本症は特発性総胆管拡張症あるいは総胆管囊胞（choledochal cyst）と称されていたが，現在は胆道系の系統的拡張性疾患として理解されている．胆管の拡張を放置するといろいろな障害が生じてくるので，診断がつきしだい外科治療を行わなければならない．

b) 疫学・分類

i) 発生頻度ほか
本症は欧米に比べ東洋人に多くみられ，報告例の約 1/3 はわが国の症例である．また男女差が明らかで女児が男児の約 4 倍みられる．発症年齢は新生児から成人まで幅広いが，全体の約 60% は 10 歳以下で，うち半数は 4 歳以下の症例である．遺伝的素因はないが，同胞間の報告も散見される．

ii) 病型分類
以前は肝外胆管のみの形態分類である Alonso-Lej 分類[1]（図 9.12）が広く用いられていたが，最近ではそれを基本としさらに肝内胆管の形態をも含めた分類が一般的である．I 型は総胆管あるいは肝外胆管全体の拡張を示すものでもっとも多い．II 型は総胆管の憩室様拡張，III 型は総胆管末端部が小囊胞状に拡張し十二指腸内に突出するもの（choledochocele）である．ただし II 型，III 型は非常にまれである．Klotz はそれに肝内胆管の拡張を伴う症例を IV 型として

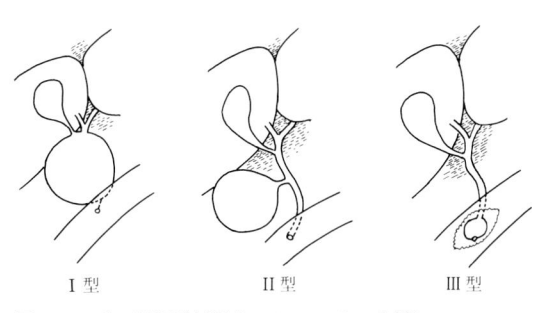

図 9.12　先天性胆道拡張症の Alonso-Lej 分類[1]

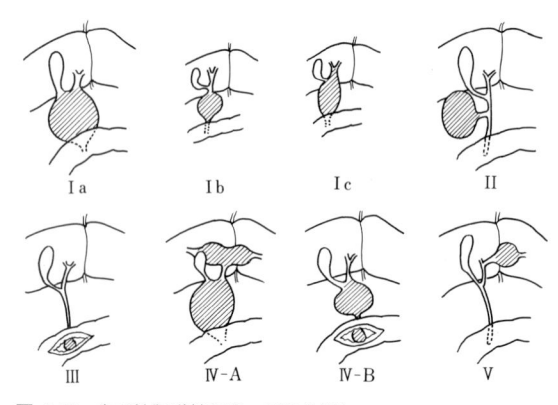

図 9.13 先天性胆道拡張症の戸谷分類[2]

いる．同様な考えの戸谷分類[2]（図9.13）もよく使用されている．なお，肝内胆管末梢部に限って多発するリンゴ実様の拡張症をCaroli病と呼ぶが，発生，病態とも本症とは区別すべき疾患である．

c) 病因・病態

i) 病因　以前は総胆管の発生異常すなわちその発生過程において粘膜上皮の増殖が上部と下部とで不均衡が生じ，旺盛な増殖をきたした上部の胆管内腔が再疎通後に拡張を，逆に下部胆管は狭窄をきたすと説明されていた．1968年Babbitt[3]により本症に膵胆管合流異常の存在することが報告されて以来，現在では十二指腸乳頭部括約機構が及ばない部位での膵管と胆管の合流が膵液の胆道内への逆流をきたし，そこで膵酵素の活性化が起こることにより胆管壁が障害を受け拡張の原因になるという膵胆管合流異常説が有力視されている（図9.14）．しかし，膵胆管合流異常があっても胆管の拡張を示さない症例もあることから，すべてが本説のみで説明しきれるものでも

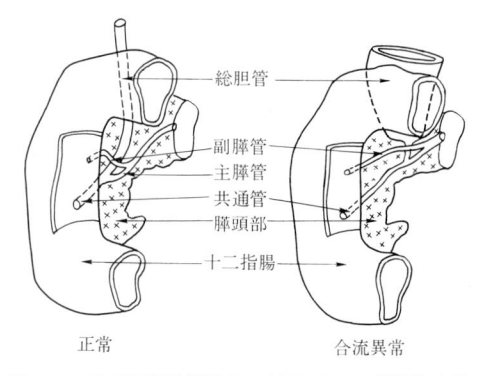

図 9.14 先天性胆道拡張症の病因としての膵胆管合流異常[3]

ない．

ii) 病態　肝外胆管の拡張程度は，軽度の紡錘状拡張を示すものから児頭大の囊胞状拡張を示すものまでさまざまである．その拡張胆管壁は，乳児例では比較的薄く炎症性所見に乏しいことが多いが，年長児以後では壁が炎症性に肥厚し，胆管粘膜上皮もほとんど脱落している．本症の肝内胆管は約60〜70％の症例で拡張を示し，うち30〜40％は先天性の拡張を否定しえない．また，本症の続発症としては化膿性胆管炎，胆汁性肝硬変，肝内結石，胆道系発癌，急性膵炎，胆道穿孔などがある．胆道穿孔の発症には膵胆管合流異常も関与していると考えてよい．

d) 症状

以前は右上腹部腫瘤，間欠的腹痛，黄疸の既往が本症の三主徴とされていた．腹部腫瘤，黄疸が主徴の一つであった理由は，以前では本症の診断が比較的困難であったこともあり，大きな囊胞状拡張胆管をもつ症例が多く診断されていた事実によるものである．最近ではごく軽度の肝外胆管拡張症例の増加に伴い，これを三主徴とは呼びにくくなり，これらを兼ね備える症例は20％程度である．それにかわって発熱，悪心・嘔吐，高アミラーゼ血症（急性膵炎症状），灰白色便の既往などがみられる．乳幼児期のこれら急性膵炎症状をみて自家中毒症と診断され加療されている患児が数多くみられる．

e) 診断・鑑別診断

超音波検査法をはじめとする画像診断法の進歩により本症の診断は比較的容易となった．しかし，手術にあたってはただ単に胆管が拡張しているという所見のみならず，総胆管と膵管の合流様式，肝内胆管の拡張，狭窄の有無などを把握しなければならない．

まず腹部の触診で触れる腫瘤は，球状，表面平滑，波動があり，上下よりも左右に可動性をもつという特徴がある．腫瘤として触れるほどの胆管拡張がなくても同部触診により抵抗を感じることができる．血液生化学的検査としては肝機能検査，血清ならびに尿アミラーゼ値を調べておく．胃・十二指腸造影側面像によって十二指腸下行脚の前

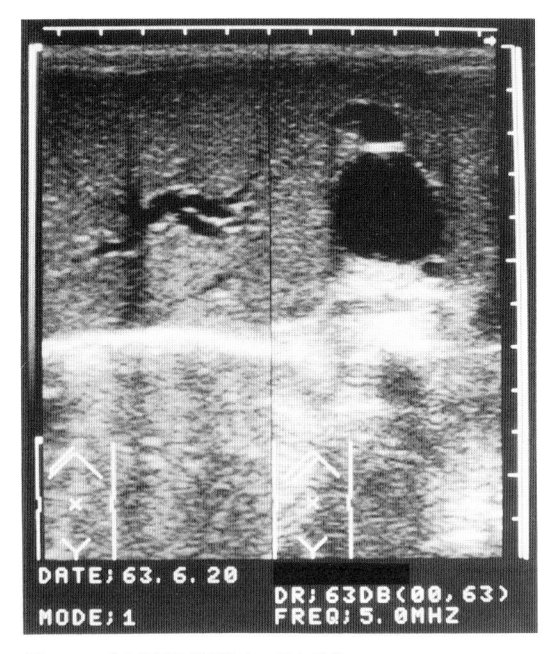

図 9.15 先天性胆道拡張症の超音波像

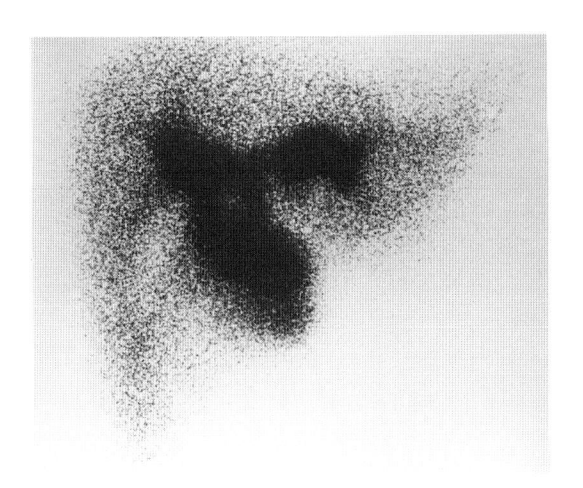

図 9.16 先天性胆道拡張症の肝胆道シンチグラム(^{99m}Tc-HIDA)
肝外のみならず肝内胆管の拡張も認める.

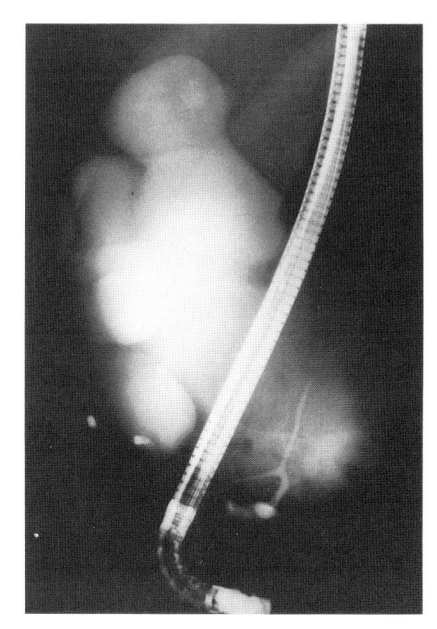

図 9.17 先天性胆道拡張症の ERCP 所見

方偏移を証明することは,他の画像診断機器がない場合有用である.また,閉塞性黄疸が強くない場合,経静脈性胆道造影 (DIC) は胆道系全体を把握できるのでいまだ有用なことがある.

① 超音波検査(図9.15): もっとも有力な診断手段であり,腫瘤を触れなくても肝外胆管の拡張を確認できる.腫瘤を触れた場合それが cystic であることを容易に証明できる.いまでは膵胆管合流様式まで診断しようと試みられている.

② 肝胆道シンチグラフィ(図9.16): 形態のみならず胆汁排泄輸送機能の評価もしうる検査として有用であり,^{99m}Tc-HIDA,^{99m}Tc-PMT,^{99m}Tc-PI などを静注し,胆管系への排泄,貯留をみる.総胆管末端部の狭窄が強く,黄疸があっても描出可能である.

③ 内視鏡的逆行性膵胆管造影 (ERCP) (図9.17): 胆管の拡張のみならず膵胆管合流異常その他の随伴病態も直接診断できるので有用であるが,小児では麻酔を必要とすることと膵炎などの合併症の危険性を考えると,乳幼児期の本症診断に必須な検査とはいえない.ただし,典型的な症状を有するにもかかわらず他の画像診断で胆管拡張がきわめて軽度な場合は膵胆管合流異常検索のため必要となる.

④ その他 CT スキャン,MRI などの検査は診断のため必須とはいえないが,それぞれ肝内胆管拡張の有無あるいは周囲臓器との関連検索には有用である.なお,侵襲性を伴う経皮経肝的胆管造影は小児期には必要ではない.

なお,本症と鑑別すべき疾患には腫瘤を触れた場合には先天性水腎症,Wilms 腫瘍,神経芽細胞腫,肝芽細胞腫,膵嚢胞,その他の後腹膜腫瘍など,腹痛が主なときには膵炎,胆管炎,尿路感染

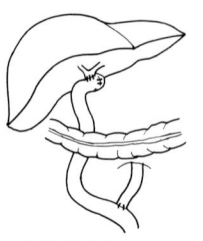

肝外胆管切除
Roux-en-Y 肝管空腸吻合術

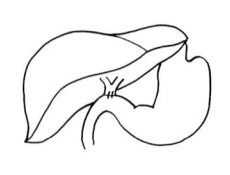

肝外胆管切除
肝管十二指腸吻合術

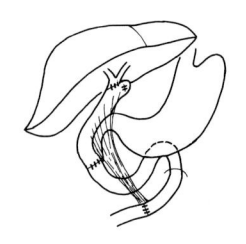

肝外胆管切除
肝管十二指腸間
有茎空腸間置術

図 9.18 先天性胆道拡張症に対する肝外胆管切除肝管腸吻合術

症など，乳児早期で黄疸高度なときには胆道閉鎖症などがあるが，前述の各種画像診断法の進歩によりその診断は比較的容易となった．

f) 治療・予後

i) 治療方針 本症は放置すると症状を繰り返すばかりでなく，病態の項で述べた続発症がみられるようになるので診断がつきしだい外科治療を行う[4]．小児期には複雑な続発症が少ないので，むしろ小児期での手術が望ましいとさえいえる．外科治療の原則は拡張した肝外胆管を胆囊を含めて全摘除し胆道を再建することにより，胆道と膵管との分流をはかることにあるが，ごく限られた症例で内瘻あるいは外瘻手術がとられることもある．また，胆管の拡張がきわめて軽度あるいはほとんどみられない症例でも膵胆管合流異常が証明されれば，胆道癌（とくに胆囊癌）の発生を考慮し分流手術を行うべきである．

なお手術のタイミングであるが，急性の胆管炎，膵炎症状があるときには，それらの寛解を待って行うべきである．

ii) 肝管腸吻合術 (hepatico-enterostomy, 図 9.18) 術前に貧血，出血傾向の有無をチェックして対処しておく．開腹後直接胆道造影にて肝外胆管の形態のみならず，肝内胆管形態，膵内胆管と膵管との合流形態を確認しなければならない．胆囊を含めて肝外拡張胆管を出血を最小限にくいとめながら摘除する．肝外胆管の肝側切離は肝側に狭窄を残さないように肝門部近くで，すなわち肝からの胆汁フリードレナージがはかられるようにする．肝内胆管の拡張を示す症例では肝内胆管第1次分枝まで切り上げて，いわゆる肝門部肝管腸吻合を行う．

一方，十二指腸側では膵内の総胆管を膵胆管合流部近くまで剝離後膵管損傷をきたさないように切離する．肝内胆管拡張に対しては初回手術でのフリードレナージで経過をみることでよいが，慎重な follow-up が必要である．

胆道再建には十二指腸，Roux-en-Y 脚空腸，有茎空腸などが用いられるが，いずれにしても肝管腸吻合部に狭窄を生じないよう注意をしなければならない．そのためには吻合吸収性縫合糸による結節縫合を行うべきである．

iii) 姑息的手術 患児の全身状態が極端に悪かったり，高度黄疸が持続している場合などでは外瘻術式（外胆囊瘻，胆管 T チューブドレナージなど）あるいは内瘻術式（囊胞十二指腸吻合術，Roux-en-Y 囊胞空腸吻合術）が行われることもあるが，これらはあくまでも一時的な治療で，最終的には前述の分流手術を行わなければならない．

とくに内瘻術式では囊胞が縮小するとともに吻合口も狭窄化したり，さらに膵胆管合流異常が残存することから，黄疸再発，化膿性胆管炎，胆石形成，胆管癌発生などをきたすので，根治手術として採用してはならない．

iv) 予後 肝外拡張胆管切除，肝管腸吻合術の予後はきわめて良好である．ただし，まれに肝管腸吻合部の狭窄のため再手術を，また肝内胆管の高度の囊胞状拡張を呈していた症例での肝内結石形成に対して肝内結石摘出あるいは肝葉切除を余儀なくされることがある[5]．最近長期遠隔時でのこれらの続発症報告が増加してきており，本症術後長期 follow-up の重要性が増している．

〔大井龍司〕

文　献

1) Alonso-Lej F, Rever WB, Pessagno DJ : Congenital choledochal cyst, with a report of 2, and an analysys of 94 cases. *Int Abstr Surg,* **108** : 1～30, 1959.
2) 戸谷拓二, 岡島邦雄, 田淵勝輔, 他：先天性胆道拡張症, その分類と手術方法および癌発生例について. 手術, **29** : 875～880, 1975.
3) Babbitt DP : Congenital choledochal cysts : new etiological concept based on anomalous relationships of common bile duct and pancreatic bulb. *Ann Radiol,* **12** : 231～240, 1969.
4) Kasai M, Asakura Y, Taira Y : Surgical treatment of choledochal cyst. *Ann Surg,* **172** : 844～851, 1970.
5) Ohi R, Yaoita S, Kamiyama T, et al : Surgical treatment of congenital dilatation of the bile duct with special referene to late complications after total excisional operation. *J Pediatr Surg,* **25** : 613～617, 1990.

c. 小児門脈圧亢進症

小児門脈圧亢進症は比較的まれな疾患であり, その病態において成人のそれとは異なる部分が多く, 治療方針においても観点を変えてみる必要がある. すなわち, 患児の成長を考慮した病態の把握と治療方針の決定が重要となる. 病態として肝臓に起因するものと脈管自体に起因するものがあり, 本項ではそれらを対比しつつ解説することとする.

a) 分　類

小児に限らず門脈圧亢進症は成因により以下の二つに大別される.

① 門脈血流増加に起因するもの (increased flow portal hypertension, forward portal hypertension)：動静脈シャントにより門脈血流が増加して生じる.

② 門脈血流抵抗の増加に起因するもの (increased resistance portal hypertension, backward portal hypertension)：門脈末梢または門脈より心臓側の血流抵抗の増大により生じる. 門脈圧亢進症のほとんどがこれに含まれ, 血流抵抗増大部の解剖学的部位によりさらに以下のように分類される.

A) 肝外性　　extrahepatic
　　a. 肝前性　　prehepatic
　　b. 肝後性　　posthepatic
B) 肝内性　　intrahepatic
　　a. 類洞前性　presinusoidal
　　b. 類洞後性　postsinusoidal
C) 混合性　　mixed form

b) 病　因

肝内性, 肝外性 (肝前性, 肝後性) に分けて列挙すると表9.4のようになる. 小児においては肝後性の門脈圧亢進症はきわめてまれで, 肝前性と肝内性がほとんどである. 以前ではその割合が欧米の報告によると肝前性が多く, 全体の60～70%を占め, Ehrlich らの報告[1]では59例中47例 (80%) が肝前性であった. しかし近年, 胆道閉鎖症の手術成績の向上に伴い長期生存例において肝内性が増加し Alagille と Odievre[2] の報告では72%が肝内性であった.

i) 肝外性門脈圧亢進症 (とくに肝前性) の原因

① 線維性遺残物, ② 器質化した凝血, ③ 膜様構造物などによる門脈本幹ないし脾静脈の閉塞があ

表9.4　小児門脈圧亢進症の原因

I. 肝外性	II. 肝内性
1. 肝前性	1. 肝硬変となるもの
a. 新生児・乳児期	新生児肝炎
先天性奇形	肝炎 (ウイルス性)
臍静脈カテーテル	Alagille 症候群
臍　炎	胆道閉鎖症
門脈炎	Byler 病
敗血症	Wilson 病
腹膜炎	囊胞性線維症
下痢, 脱水	α_1-antitrypsin 欠乏症
特発性 (原因不明)	ガラクトース血症
	果糖不耐症
b. 幼児期以後	遺伝性チロシン血症
膵　炎	
十二指腸潰瘍	2. 肝硬変を伴わないもの
腹部外傷	先天性肝線維症
寄生虫迷入	Gaucher 病
腫瘍性病変による圧迫	糖原病
	Hodgkin 病
2. 肝後性	白血病
Budd-Chiari 症候群	肝血管腫
veno-occlusive disease	日本住血吸虫症
収縮性心外膜炎	Felty 症候群
右房粘液腫	門脈硬化症
原発性肺動脈圧亢進症	遺伝性毛細血管拡張症 (Rendu-Osler-Weber)

げられる．しかし，もっとも典型的なものは門脈本幹が小血管束で置換されているもので，これを海綿状血管腫様変化（cavernomatous transformation）という．この変化の原因には血栓形成後の再疎通と発生異常の二つが考えられている．門脈の血栓をきたす原因としては新生児，乳児では臍炎，腹膜炎，敗血症，脱水，臍静脈カテーテル挿入があり，年長児では腹部外傷，十二指腸潰瘍，膵炎，寄生虫迷入などがある．

　ii) **肝内性門脈圧亢進症の原因**　近年では胆道閉鎖症に起因する肝硬変症が増加している．しかし，肝硬変症の原因としてこのほかに，新生児肝炎，B型肝炎，Wilson病，ガラクトース血症，果糖不耐症などのほかに嚢胞性線維症，α_1-antitrypsin欠乏症があるがわが国では皆無に等しい．この他，肝硬変症をきたさない肝内性門脈圧亢進症もある．

c) 症　　状

肝外性門脈圧亢進症における初発症状は吐血，下血が主体であり，通常初回吐血は10歳以前に発生し，その80%は2年以内に再発する．脾腫はほとんどの症例にみられ，その約半数に脾機能亢進症を認める．その他，肝腫，発熱，腹水など多彩である．肝内性においては肝腫がもっとも多く，次いで脾腫，吐血，黄疸，貧血などである．肝外性門脈圧亢進症において肝硬変が高度となると肝性脳症を呈する場合もある．

d) 診　　断

肝外性，肝内性ともに全年代を通して吐下血を主訴として来院する場合が多く，脾腫および腹壁における静脈怒張を認めれば，その診断は比較的容易である．しかし，治療法を考慮した場合，門脈圧亢進症の程度が問題となり種々の検査法の必要性が生じる．

門脈圧亢進症において治療の対象となる病態は食道静脈瘤による出血であり，検査の主眼もその程度の把握に向けられている．

　i) **理学的検査**　視診上，顔面，胸壁におけるくも状血管腫は肝内性においてみられる．腹壁の静脈怒張は肝内，肝外性ともに認められる．触診上，肝脾腫，および肝硬変の存在を知る．

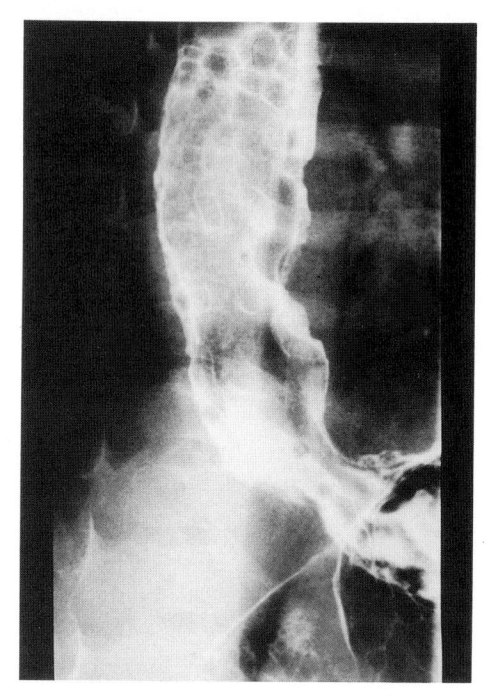

図9.19　肝前性門脈圧亢進症例における食道造影像
（1歳，男児）
中下部食道から胃噴門部における蛇行した食道静脈瘤を認める．

　ii) **X線検査**　腹部単純写真ではあまり特徴的なものはなく，上部消化管造影では蛇行する静脈瘤の陰影が食道および胃噴門周囲に認められる（図9.19）．

　iii) **血管造影（門脈造影）**　門脈の造影は診断と治療方針決定に有意義であり，門脈の閉塞や狭窄，側副血行路の把握に必要不可決である．成人においては種々の方法（表9.5）が試みられる．小児においては臍静脈からのカテーテル挿入による方法もあるが，経動脈性の門脈造影が安全性も

表9.5　門脈圧亢進症における血管造影

1. 肝動脈造影（hepatic arteriography）
2. 門脈造影（portography）
   a. 経動脈性門脈造影（arterial portography）
   b. 経皮脾門脈造影（percutaneous splenoportography）
   c. 経皮経肝門脈造影（percutaneous transhepatic portography, PTP）
   d. 経臍静脈性門脈造影（umbilical portography）
   e. 術中門脈造影（operative portography）
3. 肝静脈，下大静脈造影（逆行性門脈造影）
   （hepatic venography & cavography, retrograde portography）

9. 肝・胆道・膵・脾疾患

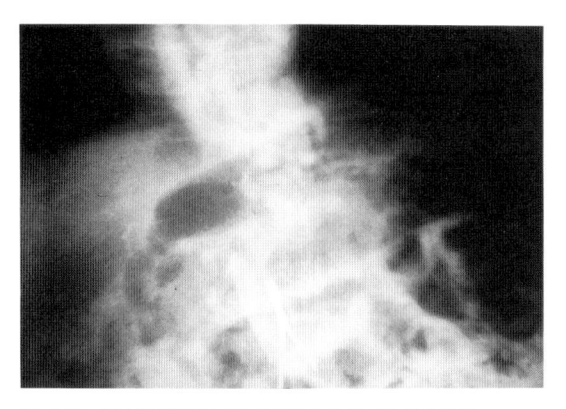

図 9.20 肝前性門脈圧亢進症例における経動脈性門脈造影像（1歳，男児）
上腸間膜静脈は門脈幹を形成せず蛇行し噴門周囲から食道下部を介し縦隔を上行する.

高く一般的である．造影は全身麻酔下に大腿動脈から挿入したカテーテルを脾または上腸間膜動脈に留置し 1 mg/kg の造影剤を注入し 25 秒後まで撮影する（図 9.20）．血管拡張薬（prostaglandin E_1 0.5 μg/kg）の併用も有効である．また，最近では digital subtraction angiography（DSA）を用い造影剤の量を 1/3～1/4 に減らすことも行われている[3]．

iv）門脈圧測定 門脈造影法の種類により直接的または間接的に測定できる．小児において

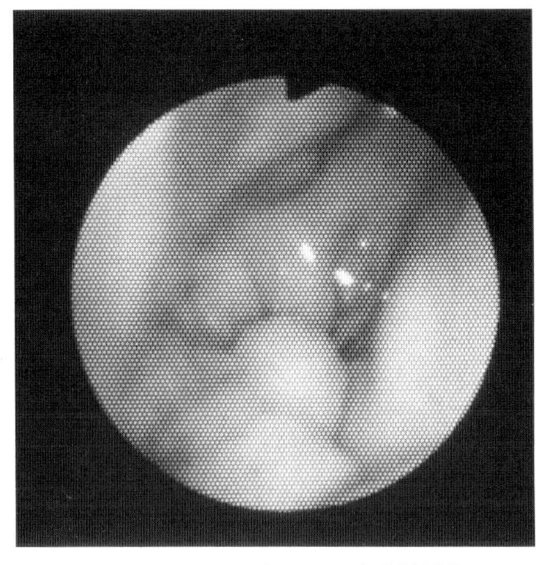

図 9.21 肝前性門脈圧亢進症例における食道内視鏡像（1歳，男児）
一部に粘膜の発赤をみる蛇行した静脈瘤を認める.

臍静脈から，または術中に直接測定されることが多い．肝静脈造影における喫状圧の正常範囲は 40～150 mm 水柱であり，修正門脈圧は正常では 100 mm 水柱以下とされている．また，200 mm 水柱以上では，食道静脈瘤からの出血の危険性が高いとされている．

表 9.6 食道静脈瘤内視鏡所見記載基準[4]

判定因子	記号	細分
基本色調 (color)	C	C_W：白色静脈瘤 C_B：青色静脈瘤
発赤所見 (red-color sign)	R-C sign	RC(−)：発赤所見をまったく認めない静脈瘤 RC(+)：発赤所見を認める静脈瘤で，下記のごとく細分する． ① ミミズ腫れ様所見（red wale marking） 　（+），（++），（+++） ② cherry-red spot 様所見（cherry-red spot） 　（+），（++），（+++） ③ 血マメ様発赤所見（hematocystic spot） ④ び漫性発赤所見（diffuse redness） ※付記事項： 　teleangiectasia が高度で静脈瘤上にはい上がったもの，および fibrin 塞栓があれば付記する．
形　態 (form)	F	F_1：直線的拡張，蛇行した静脈瘤 F_2：連珠状静脈瘤 F_3：結節状静脈瘤
占拠部位 (location)	L	Li：下部食道 1/3 に限局した静脈瘤 Lm：中部食道に及ぶ静脈瘤 Ls：上部食道まで認める静脈瘤 ※付記事項：胃静脈瘤があれば Lg として付記する．
随伴食道炎	E	びらん，白苔などの明らかな所見があれば E と略して付記する．

v) 食道内視鏡検査 内視鏡検査は食道静脈瘤の程度の把握，再出血の可能性の判断に重要であり，治療の前後を通して行う必要がある（図9.21）．食道静脈瘤の内視鏡的所見に対する分類は種々あるが，1980年に日本門脈圧亢進症研究会[4]は食道静脈瘤の色調，発赤所見，形態，占拠部位，随伴食道炎というすべての要素を加えた記載基準を報告している（表9.6）．客観性をもった経過観察が必要と思われるので，小児においてもこの基準がよいと思われる．

e) 治療法

門脈圧亢進症における治療法はその主病変である食道静脈瘤に対し直接治療を行うか，門脈内圧の減少をはかるかの二点に分かれる．また，この点において肝外性門脈圧亢進症と，肝内性門脈圧亢進症では併存する肝障害の有無により治療の方針が大きく異なる．肝外性とくに肝前性においては，いわゆるシャント手術が主体であり，また一方では自然に軽快する症例もあるともされている．しかし近年，増加してきた胆道閉鎖症術後に

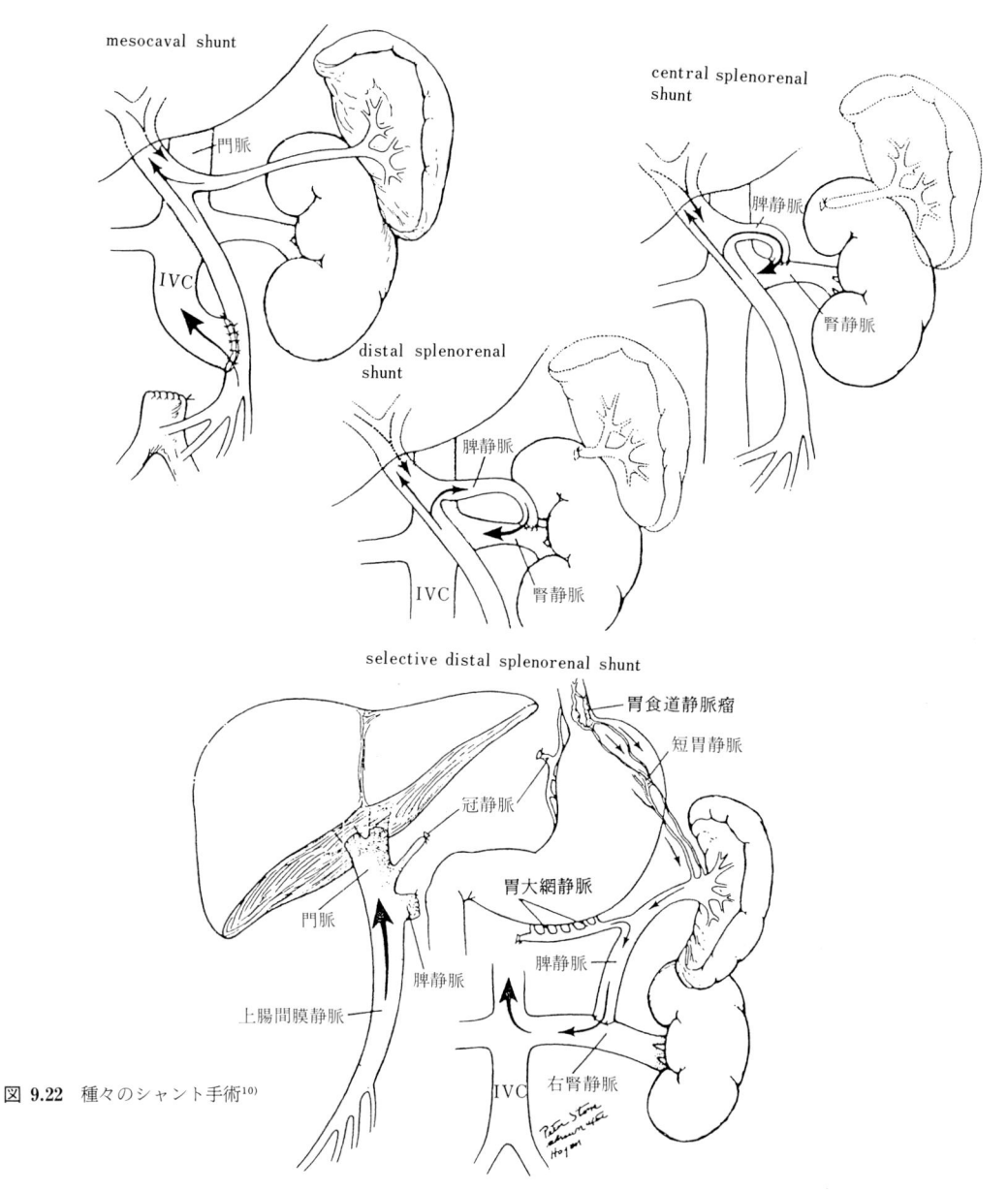

図 9.22 種々のシャント手術[10]

おける門脈圧亢進症を含めた肝内性門脈圧亢進症に対しては，シャント手術では術後にEck瘻症候群の危険性が大として食道静脈瘤の硬化療法，食道離断術，摘脾術が主体となっている．また，最近では部分的脾動脈栓塞術も行われる．

i) シャント手術（図9.22）

① 上腸間膜静脈・下大静脈吻合術（mesocaval shunt, Clatworthy[5]）： シャント手術の中でももっとも古い（1955）ものであるが，吻合孔は大きく，小児肝前性の場合にもっとも多く用いられる．シャント血流量は多く，そのぶん門脈血が直接，体循環に流入し肝性脳症と同様の症状を呈するEck瘻症候群を発症しやすく，肝障害を伴う症例には用いられない．

② 脾腎静脈吻合術： Warren[6]のdistal splenorenal shuntとClatworthy[7]のcentral splenorenal shuntがある．小児においては脾摘を加えないこと，吻合径が大きくとれることからcentral splenorenal shuntの方が有用性が高い．

③ 左胃静脈・下大静脈吻合術： 井口により報告された選択的シャントである．術後のEck瘻症候群の発生頻度は肝硬変症例においても少ないが，吻合径が小さくなり小児において用いられることは少ない．

ii) 内視鏡的食道静脈瘤硬化療法および栓塞療法 薬剤を血管内に注入し血栓形成を期待する方法（intravasal injection）と，薬剤を血管周囲に注入し，周囲の線維化や血管壁の硬化による閉塞を期待する方法（perivasal injection）がある．すなわち，前者は内視鏡的栓塞療法であり，後者は内視鏡的硬化療法である．栓塞療法には栓塞薬として長鎖不飽和脂肪酸のアルカリ塩であるethanolamine oleateが用いられ，小児においては1カ所5ml程度の注入が適当とされている．薬剤の全身への流出による副作用を防止するために注入箇所より中枢側をバルーンにより圧迫する方法が行われる[8]．

iii) 直達手術（食道離断術） 肝内性門脈圧亢進症では肝障害を合併しており，いわゆるシャント手術ではEck瘻症候群の発生が問題となり，肝細胞機能低下防止を考慮して直達手術として食道離断術が用いられることもある．

iv) 摘脾術 摘脾術は門脈血流量の減少と脾機能亢進症による汎血球減少に有効であり，以前より門脈圧亢進症の治療として行われてきている．しかし，小児においては摘脾術後の重症感染症（OPSI）の発症頻度が肝障害合併症例においてとくに高いことからその適応が見直されてきている．最近では，動脈内カテーテル挿入による部分的脾動脈栓塞術（partial splenic embolization, PSE）が摘脾術と同等に脾機能亢進症に対して十分な効果をあげ，しかも脾の免疫能の温存がはかれる[9]として用いられるようになってきている．

〔橋本 俊・由良二郎〕

文 献

1) Ehrlich F, Pipatanagul S, Sieber WK, Kiesewetter WB: Portal hypertension: Surgical management in infants and children. *J Pediatr Surg,* **9**: 283～287, 1974.
2) Alagille D, Odievre M: Portal hypertension. In Liver and Biliary Tract Disease in Children, pp262～295, Wiley-Flammarion, New York, Paris, 1978.
3) 荒木 力：小児門脈圧亢進症の血管造影．小児外科，**16**：397～404，1984．
4) 日本門脈圧亢進症研究会：食道静脈瘤内視鏡所見記載基準．肝臓，**21**：779～783，1980．
5) Clatworthy HW, Wall T, Watman RN: A new type of portal-to-systemic shunt for portal hypertension. *Arch Surg,* **71**: 588～599, 1955.
6) Warren WD, Zeppa R, Fomon JJ: Selective transsplenic decompression of gastro-esophageal varices by distal splenorenal shunt. *Ann Surg,* **166**: 437～455, 1967.
7) Clatworthy HW, Boles ET: Extrahepatic portal bed block in children: Pathogenesis and treatment. *Ann Surg,* **150**: 371～383, 1959.
8) 高瀬靖広，岩崎洋治，南風原英夫，他：内視鏡的食道静脈治療法．*Progress of Digestive Endoscopy,* **12**: 105～108, 1978.
9) Spigos DG, et al: Partial splenic embolization in the treatment of hypersplenism. *Am J Roentgenol,* **132**: 777～782, 1979.
10) Altman RP: Portal hypertension. Pediatric Surgery (ed by Ravich MM, Welch KJ, Benson CD), 3rd ed, p847, Year Book Medical Publishers, Chicago, 1979.

d. 脾摘の対象となる疾患
(1) 特発性血小板減少性紫斑病 (idiopathic thrombocytopenic purpura, ITP)

a) 定　義
特発性血小板減少性紫斑病 (ITP) は血小板数が減少して出血傾向を示すが，骨髄巨核球数が正常または増加することを特徴とする疾患で，血小板減少をきたす原因疾患や遺伝的素因が認められないものとされる．IPT はいわゆる自己免疫疾患と考えられており，抗血小板自己抗体が血小板表面および骨髄の巨核球の細胞膜に結合し，巨核球の成熟および流血中への血小板の放出が妨げられ，末梢血中の血小板減少をきたすと考えられている．

b) 分　類
急性型，慢性型，再帰型に分けられ，小児におけるITPの80〜90％は急性型で，その発症1〜3週間前に何らかのウイルス感染の先行を認めることが多い．急性型は発症から6カ月以内に末梢血液中の血小板数が正常化し，出血症状も消失し以後再発を認めないものと定義されている．慢性型は発症時期が明らかでなく，先行する感染症状も認められないことが多く，出血症状をきたしてからの経過が6カ月以上と長い．出血症状，血小板減少の程度は一定ではないが，血小板数15万/μl以上を呈することはない．小児におけるITPの10〜20％を占める．再帰型はまれであり急性症状で発症し，血小板数はまもなく正常化するが，3カ月以上正常値が持続した後，再び症状の発現をみる．これが繰り返される病型が小児ITPの2〜3％を占める．

c) 臨床症状
小児では四肢に多くみられる点状から斑状の大小さまざまな紫斑が出現する．鼻出血，血尿，血便，性器出血などの出血症状を伴うこともある．症状の程度と血小板減少の程度は必ずしも一致せず，病型間における差異も明らかではない．

d) 診　断
厚生省特定疾患特発性血小板減少性紫斑病調査班の小児における診断基準を表に示す (表9.7)．鑑別診断としては血小板減少をきたす他の疾患で

表9.7　小児特発性血小板減少性紫斑病の診断基準

A．スクリーニング条件
 1．皮膚粘膜に出血症状ことに点状出血や紫斑その他の出血症状を認める
 2．血小板数：8万/μl以下
 3．赤血球：失血による貧血を除き通常貧血を認めない
 4．白血球：正常ないし軽度の白血球減少
 5．脾腫は存在しないか，少し触れることがある

B．確認または他疾患除外のための条件
 6．骨髄所見
　 1) 低形成を示さない
　 2) 巨核球数：正常ないし増加
　 3) 巨核球像では，血小板非生成型が主で，血小板生成型が少ない
 7．血小板寿命短縮
 8．血小板抗体陽性（ことに輸血歴のない場合）
 9．血小板減少に関係する凝血異常
　 1) 出血時間延長
　 2) 毛細血管脆弱
　 3) 血餅退縮不良など
10．血小板減少をきたす原疾患の存在を認めない
11．先天性血小板減少症を除外する

注) 1) 通常1〜6および10，11の項目で診断する．7，8，9があれば，より確実である．
　　2) 血小板数は，小児の急性型においては，発病数日後には8万/μlを越えることがある．
　　3) 小児期では，ウイルス感染症やウイルス生ワクチン接種後に発病することが多いので，かかる既往に注意する．

あり，白血病，悪性リンパ腫，神経芽細胞腫，histiocytosis X，再生不良性貧血，脾腫および脾機能亢進症に伴う血小板減少，薬剤性血小板減少，Kasabach-Merrit症候群，先天性血小板機能異常症などがある．診断における特異的な検査法はないが，最近ではplatelet associated IgGが高値を示すことが知られている．その他，臨床上に必要な検査は，血液凝固能，出血傾向の程度を示す諸検査が含まれる．

e) 治　療
急性型では程度の軽いものは安静と血管強化薬の投与のみでよいが，血小板数が5万/μl以下で出血症状の激しいものは副腎皮質ステロイドホルモンの経口投与，免疫グロブリン大量投与などが適用とされる．摘脾の対象となるのは慢性型で種々の薬物療法に抵抗性を示し，長期の薬物の連用，日常生活の制限が強い場合に適応が考えられている．しかし，その効果は成人において67〜82％と報告[1]されており，とくにステロイドの投与が有効であった症例ほど脾摘の効果が高いとさ

れている．小児における脾摘は5歳未満では免疫能の低下に伴う重篤な感染症 (overwhelming postsplenectomy infection, OPSI) をもたらす[2]とされており慎重な検討が必要である．5歳以上であっても脾摘後は感染に対する予防管理が必要である．感染防止をふまえて部分的脾塞栓術，脾摘後の脾部分自家移植の報告もあるがITPの病因を考慮した場合，いまだ検討を要するものと考えられる．

(2) 遺伝性球状赤血球症 (hereditary spherocytosis, HS)

先天的に赤血球膜に異常があり，球状を呈した赤血球が主に脾で破壊されるために，貧血および溶血性黄疸を呈する疾患である．赤血球破壊の場である脾を除去することにより確実な効果が得られる[3]とされ，摘脾術の代表的対象疾患の一つである．常染色体優性遺伝形式をとるとみなされているが，山崎の報告では65％に，Kruegerの報告[4]では75％に家族発現が確認されており，30％前後の症例が常染色体劣性遺伝形式または突然変異により発症していると考えられている．性差はなく，発生頻度はアメリカでは人口10万人に対し22人で黒人にはまれと報告され，わが国ではアメリカ白人の1/7～1/10と推定されている[5]．

a) 病　　態

遺伝性球状赤血球症 (以下HS) の原因は赤血球自体にあることは古くから知られていたが，赤血球膜における分子レベルでの異常の全貌はまだ明らかではない．HSにおける溶血の機序は要約すると以下のごとくである[6]．

すなわち，赤血球膜においてNa+透過性が亢進した赤血球は膨化 (球状化) し変形能も減少して脾臓の髄索，内皮細胞間隙を通過できずそこに長時間とどまる．局所のグルコース濃度の低下や酸素分圧の低下によりさらに膨化し球状化が進行する．このような状態において赤血球はほとんどが大食細胞により貪食され溶血する．脾臓内での貪食をまぬがれた球状赤血球も他の細網内皮系で貪食されるか，浸透圧抵抗の減弱により溶血する．

b) 症　　状

貧血，黄疸，脾腫が三大症状である．黄疸例の内，新生児高ビリルビン血症のため光線療法，交換輸血を受けた既往を有するものもある．また，溶血発作 (hemolytic crisis) または骨髄機能低下による無形成発作 (aplastic crisis) により，発熱，重症貧血をみる場合もある．脾腫は著明であり，軽度ではあるが肝腫大を認める場合もある．

c) 臨 床 検 査

貧血，網状赤血球の増加，高ビリルビン血症，尿中ウロビリノーゲンの増加，血清ハプトグロブリンの低下，骨髄の正赤芽球過形成像が認められ，直径が小さく中央の淡明部を欠き全体が濃染した球状赤血球が観察される．この他，浸透圧脆弱性検査，自己溶血検査も有用である．また，自己免疫性溶血性貧血との鑑別のために直接Coombs試験も必要である．

d) 胆石症の合併

HSに限らず溶血性貧血では胆石症の合併が多く，治療に際しあらかじめ超音波検査などにより胆道系を検索しておく必要がある．HSにおける胆石保有率は加齢とともに増加し，Rutkow[7]の報告では4歳以下には認められず，5～9歳で6％，10～14歳で29％，15～19歳で33％，20歳以上で50％に胆石の合併を認めている．

e) 治　　療

HSに対する脾摘の効果は著明とされ[7]，巨大脾腫を放置すると，外傷性脾損傷の危険も多いとのことで，その治療法として脾摘がすすめられている．しかし，小児においては他の脾摘適応症と同様術後の重症感染症 (OPSI) を考慮する必要がある．Einは小児HS 61例における摘脾後のOPSIは1例 (1.6％) と報告[8]しており，サラセミアやHodgkin病におけるOPSIの発生頻度と比べるとはるかに少ないが皆無ではないので，やはり5歳以上となるまで可能なかぎり待機する方がよい．手術に際しては，HSの17～39％に存在するといわれる副脾は摘出しておく方が手術の効果を高める．また，術中に胆嚢を含めた胆道系の精査を行い胆石存在の有無を確認することが望ましい．脾摘後は，急激な血小板増加による血栓形成も危惧されるが，小児においては成人に比しはるかに少なく特別な予防策は不要である．OPSIの

予防としては抗生物質の投与や起炎菌の過半数を占める肺炎球菌(*Streptococcus pneumoniae*)に対する多価ワクチンの接種も行われる.

〔橋本　俊・由良二郎〕

文　献

1) Akwari OE, Itani KM, Coleman RE, et al : Splenectomy for primary and recurrent immune thrombocytopenic purpura (ITP). *Ann Surg,* **206** : 529～541, 1987.
2) Eraklis AJ, Kevy SV, Diamond LK, et al : Hazard of overwhelming infection after splenectomy in childhood. *N Engl J Med,* **276** : 1225～1229, 1967.
3) Croom RD, McMillan CW, Sherldon GF, et al : Hereditary spherocytosis. *Ann Surg,* **203** : 34～39, 1986.
4) Krueger HC, Burgert EO : Hereditary spherocytosis in 100 children. *Mayo Clin Proc,* **41** : 821～830, 1966.
5) 三輪史朗, 野見山一生, 青木国雄, 他：溶血性貧血に関する全国疫学調査. 日本医事新報, 2746：24～31, 1976.
6) 松本　昇, 三輪史朗：遺伝性溶血性貧血. 新版日本血液学全書4, pp 85～100, 丸善, 1980.
7) Rutkow IM : Twenty years of splenectomy for hereditary spherocytosis. *Arch Surg,* **116** : 306～308, 1981.
8) Ein SH, Shandling B, Simpson JS, et al : The mobidity and mortality of splenectomy in childhood. *Ann Surg,* **185** : 307～310, 1977.

10. 腹壁疾患

a. 臍帯ヘルニア
a) 定義・頻度
羊膜および腹膜よりなる半透明の被膜におおわれた腹腔内臓器が出生時に臍部より脱出しているものを臍帯ヘルニアという．発生頻度は出生4000～5000例に1例とされている．

b) 発生病理
腹壁形成不全説と腸管還納不全説とがある．

i) 腹壁形成不全説 胎生3～4週頃に胚板周辺の羊膜は臍襞となり，四方から伸びて胎児の腹腔および臍輪を形成するが，その障害により前腹壁の形成不全が起こり，各種の腹壁異常を呈するとする説である（Duhamel[1]）．

ii) 腸管還納不全説 胎生6～8週頃，胎児側の臍帯は拡張して臍帯内体腔を形成し，この中に中腸および卵黄腸管が嵌入している（生理的臍帯ヘルニア）が胎生10週頃に中腸は腹腔内に還納され，卵黄腸管および胎外体腔は縮小して臍輪を形成する．この生理的ヘルニアの腹腔内還納が障害されて，腸管が臍帯内に残ったまま出生したとする説である．

c) 病型分類
i) 大きさあるいは成因による分類

① 通常型（omphalocele proper）： 直径がおよそ5cm以上のもので，ヘルニア内容は小腸の他に胃，肝臓などを伴う．腹壁形成不全によるとされている（図10.1）．

② hernia into the umbilical cord： 直径5cm以下の比較的小さなもので，ヘルニア内容はほとんどが腸管のみである．腸管還納不全によるとされている（図10.2）．

ii) 形状による分類

① 広基型（widely based form）： ヘルニア嚢の基底部が広く，大きいもの．

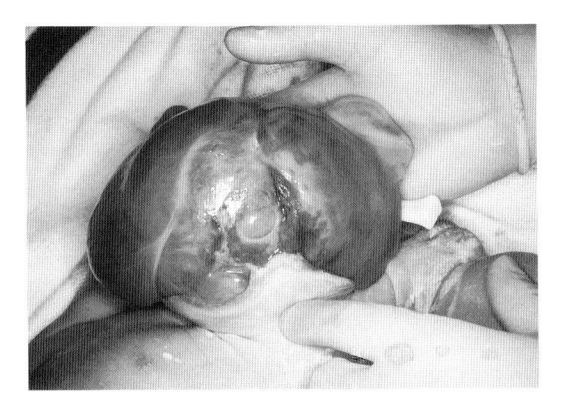

図 10.1 臍帯ヘルニア
ヘルニア嚢は破裂していない（ヘルニア嚢正常型）．ヘルニア嚢の最大径は5cm以上（通常型）であるが，ヘルニア門は狭く基底部でくびれている（狭基型）．肝臓の脱出が透見できる．

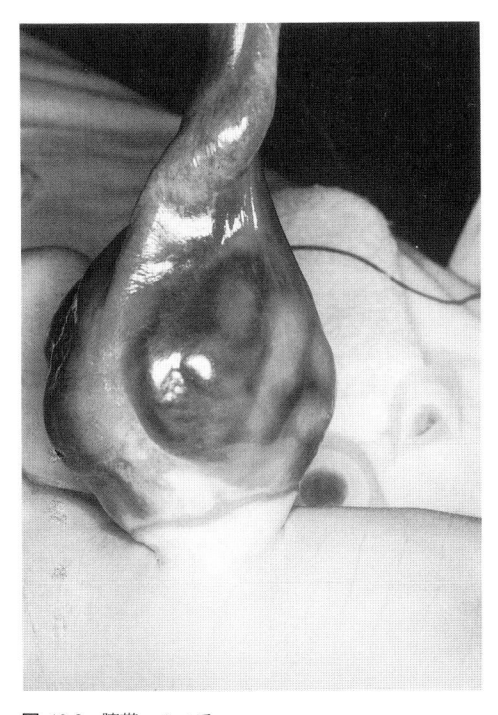

図 10.2 臍帯ヘルニア
ヘルニア嚢の最大径は5cm以下で，内容は腸管のみである（hernia into the umbilical cord）．

② 狭基あるいは有茎型（pediculate form）：ヘルニア嚢の大きさに比べ，基底部の狭いもの．

iii）ヘルニア嚢破裂の有無による分類

① ヘルニア嚢正常（intact omphalocele）

② ヘルニア嚢破裂（ruptured omphalocele）

ⓐ 出生前破裂（antenatal rupture or intrauterine rupture）：胎生早期にヘルニア嚢が破裂したもので，腸管は長期間羊水に曝されているために，著明な浮腫状肥厚と短縮がみられ，互いに強く癒着し，膠質様膜におおわれ一塊となっている．ヘルニア嚢の残存は明らかでなく，腹壁破裂との異同が問題となる．

ⓑ 出産期破裂（perinatal rupture）：出産時に，ヘルニア嚢が破裂したもので，腸管の変化は軽微である（図10.3）．

iv）体壁欠損部位による分類

① 臍上部型（upper celosomia）：　頭側皺襞の形成不全によるとされるもので，臍帯ヘルニアの他に横隔膜ヘルニア，胸壁破裂などの上腹壁の欠損を伴う．この型の70〜80％が後述のCantrell五徴症の完全型あるいは不全型を呈する（図10.4）．

② 臍部型（middle celosomia）：　側方皺襞の形成不全によるもので，臍帯ヘルニアが単独で存在する．臍帯ヘルニアの80〜90％を占める（図10.1, 10.2）．

③ 臍下部型（lower celosomia）：　尾側皺襞の形成不全によるもので，臍帯ヘルニアの他に膀胱外反，膀胱腸裂，後腸形成不全などを伴う（図10.5）．

d）合併奇形

本症は高頻度に合併奇形を伴う疾患として知られている．合併奇形全体の発生頻度はおよそ40〜80％で，生命に危険を及ぼす重症合併奇形の頻度は35〜40％であり，合併奇形の有無が本症の予後を決定する重要な因子となっている．

i）心奇形　　心奇形の合併率は15〜25％である．Fallot四徴症がもっとも多く，次いで心室中隔欠損症，心房中隔欠損症が多い．また，臍上部型臍帯ヘルニアでは心奇形の合併率が非常に高く，その多くは後述のCantrell五徴症を呈する．

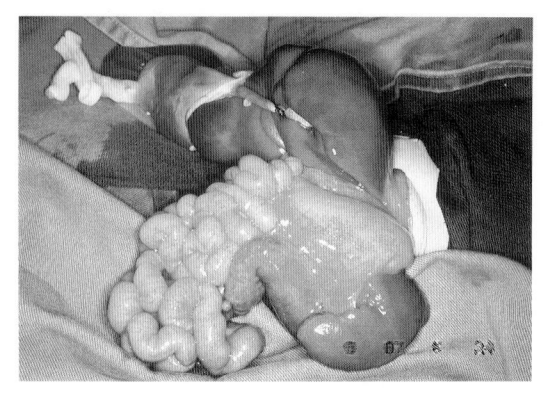

図10.3　臍帯ヘルニア
破裂したヘルニア嚢が認められ，脱出臓器の変化がないことより出生時にヘルニア嚢が破裂したことがわかる（出産期破裂型）．

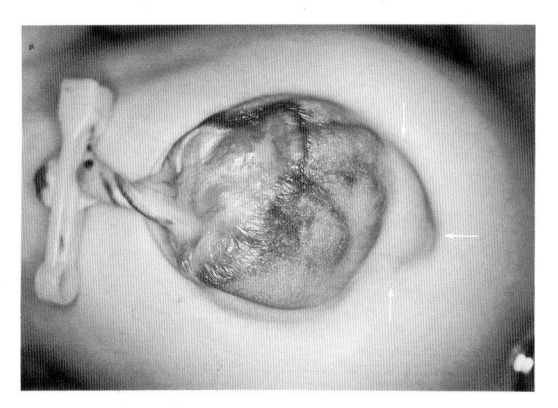

図10.4　臍帯ヘルニア
小さな臍帯ヘルニアの頭側（右）に腹壁の欠損が認められ（臍上部型），さらにその頭側（↓）に胸骨下端欠損，心嚢および横隔膜の部分欠損により前方に偏位した心臓（左室憩室）の拍動がみられる（Cantrell五徴症）．

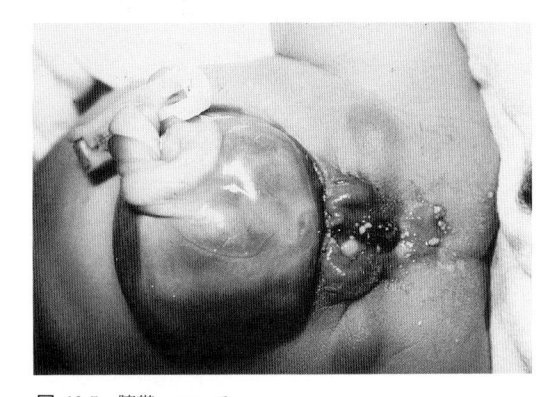

図10.5　臍帯ヘルニア
臍部から下腹部（右）にかけてのヘルニア（臍下部型臍帯ヘルニア）である．膀胱外反，鎖肛の合併が認められる．

臍帯ヘルニアの根治術後に腹腔内圧が著しく上昇することや合併する心疾患が重症であることなどにより心疾患が合併する本症の予後は悪く，死亡率は80％前後とされている．

ii) **腸管奇形**　腸回転異常症の合併頻度がもっとも高く，通常型では全例に，hernia into the umbilical cord ではほぼ80％に認める．次いでMeckel 憩室，卵黄腸管遺残症，先天性腸閉鎖症・狭窄症が臍部型ヘルニア，とくに hernia into the umbilical cord に多く合併する．臍下部型では膀胱腸裂（vesicointestinal fissure），後腸形成不全（短結腸，鎖肛，短小腸）などが高頻度にみられ，重複虫垂などもまれではない．

iii)　**Cantrell 五徴症**（pentalogy of Cantrell, 図10.4）　臍上部の正中部腹壁欠損に下部胸骨欠損，前部横隔膜欠損，横隔膜部心膜欠損および心奇形を伴うものを Cantrell 五徴症という．臍上部の腹壁欠損としては臍上部型臍帯ヘルニアがもっとも多く，次いで腹直筋離解（diastasis recti abdominis）が多い．心疾患としては心室中隔欠損がもっとも多く，左心室憩室，Fallot 四徴症，右胸心，右軸偏位なども多くみられる．五徴すべてを備えている完全型と不完全型とがある．

iv)　**EMG 症候群**（exomphalos-macroglossia gigantism syndrome）**または Beckwith-Wiedermann 症候群**　exomphalos（臍帯ヘルニアあるいはその他の臍異常），macroglossia（巨舌）および gigantism（巨人症）を三主徴とする症候群である（図10.6）．わが国の報告では前二者はほぼ95％に，後者はほぼ75％にみられ，次いで耳介変形，火焔状母斑および内臓肥大が多い．その他，泌尿生殖器の奇形，半身肥大，小頭症，化骨異常，心疾患，心肥大，悪性腫瘍などの合併が報告されている．悪性腫瘍は本症の約10％にみられ，腎芽腫がもっとも多く，次いで副腎皮質癌が多い．また，本症の約30％に膵過形成によると考えられる新生児低血糖症がみられ，血糖管理は巨舌による呼吸障害あるいは哺乳障害とともに本症の出生直後あるいは術後管理上の重要な問題となる．

e)　**診　　断**

臍帯ヘルニアの出生後における診断上の問題は少ない．一方，最近は出生前に超音波検査によって診断される症例が増えつつある（図10.7）．また，超音波による胎児診断は合併奇形に対する情報を与えるので，周産期の管理上きわめて有用である．一方，出生前診断される症例には，脊椎の高度の変形を伴い胸腔や腹腔が狭小な症例が多く，これらの症例は肺低形成を伴うことが多く，予後はきわめて不良である．

f)　**合　併　症**

i)　**ヘルニア嚢破裂**　ヘルニア嚢が破裂すると合併症の発生頻度が高くなり，術後管理を困難にする．出生前に診断されている場合には出産に際して十分な配慮が可能となる．

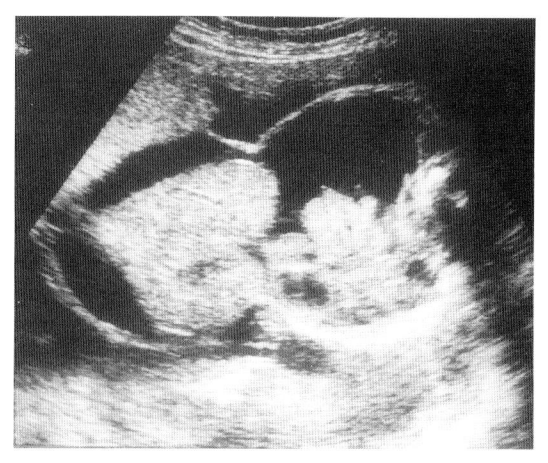

図 10.7　臍帯ヘルニアの胎児超音波所見
ヘルニア嚢におおわれて腹腔内に脱出している腸管および肝臓を認める．

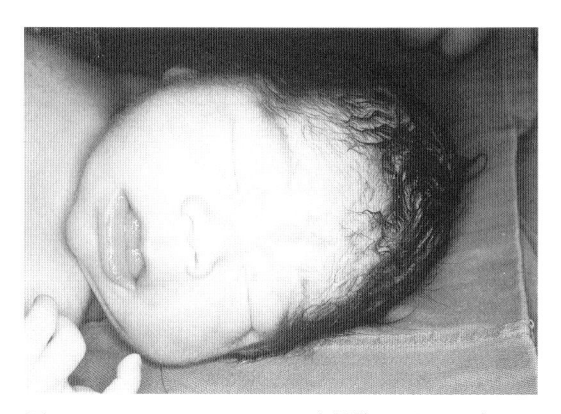

図 10.6　Beckwith-Wiedemann 症候群にみられる火焔状母斑および巨舌
患児は出生時体重 4650 g の巨大児であった．

ii) 腸閉塞

① 機械的腸閉塞： 治療まで時間がかかっている場合あるいは保存的治療中には癒着による腸閉塞をきたすことがある．また，手術後は癒着あるいは屈曲による腸閉塞を起こしやすい．

② 麻痺性腸閉塞： 感染あるいは低体温をきたした場合には麻痺性腸閉塞もみられる．

iii) 浸透性腹膜炎　出生後時間が経つと薄いヘルニア嚢を通して外部からの細菌感染が起こり，浸透性腹膜炎をきたす．マーキュロクロム塗布による保存的治療時にも化学的刺激による浸透性腹膜炎を起こすことがある．

iv) 低体温　とくにヘルニア嚢が破裂し内臓が露出している場合には体温の喪失はきわめて大きい．低体温およびこれによる代謝性アシドーシスは本症術前におけるもっとも重大な合併症である．

v) 感染　ヘルニア嚢破裂により露出された内臓への直接感染，あるいは人工膜を使用した場合の感染が問題となる．

vi) 脱水　脱出臓器からの血清成分の漏出は脱水ばかりでなく低蛋白血症をもきたす．

g) 治療

i) 術前管理　破裂臍帯ヘルニア症例，重症奇形 (major anomalies) を合併した症例あるいは重症の合併症を伴う症例においては術前管理がきわめて重要であり，本症の予後を左右する．

① 消毒，清潔保持： 出生前診断がついていて帝王切開された場合には，ただちに滅菌ガーゼでおおい，汚染を防ぐ．そうでない場合にはただちにヘルニア嚢・脱出腸管および周囲の皮膚を温めた 0.025〜0.05% ヒビテン液で消毒し，滅菌ガーゼでおおい，さらに滅菌したナイロン袋に入れる．

② 保温： 出生後ただちにヘルニア嚢および脱出腸管をナイロン袋に納めるか silver swaddler でくるんで，保育器に収容する．搬送は輸送用保育器を用いる．来院後はインファントウォーマーあるいは加温器で保温する．低体温があれば 40℃ のヒビテン液あるいは抗生物質を含んだ生理食塩水に全身を漬けて直腸温が 37℃ になるまで温める．

③ 腸管の減圧： 出生後可及的早期に経鼻胃管を挿入し，胃内容を吸引し腹腔内容の縮小をはかる．軽い麻酔をかけて気管内挿管を行うと啼泣による空気の嚥下を最小限に抑えられる．また，浣腸によって可及的多くの胎便を排泄させておく．

④ 輸液療法： 脱出腸管からの血清成分の喪失が大きいので，水・電解質の補正あるいは体液の補充療法を積極的に行う必要がある．乳酸リンゲル液とプラスマネートあるいは凍結新鮮血漿をそれぞれ 5〜10 ml/kg/h で輸液する．感染の可能性がある場合には免疫グロブリンを 150 mg/kg を投与する．アシドーシスがみられる場合には炭酸水素ナトリウム（メイロン）による補正をする．輸液ルートは術後の腹圧上昇を考えて上肢に行う．

⑤ 薬物療法： ⓐ 抗生物質投与；術前からアミノ配糖体 (GM　4 mg/kg) および ABPC 100 mg/kg の投与を行う．ⓑ ビタミン K_2；1 mg/kg を輸液内投与する．ⓒ γ-globurin 100 mg/kg を点滴静注する．ⓓ その他適宜利尿薬，カテコールアミンなどを投与する．

ii) 術中・術後管理

① 橈骨動脈圧測定，動脈血ガス測定： 術中・術後の呼吸循環管理に不可欠である．

② 呼吸・循環管理： 脱出臓器還納に伴う腹腔内の著しい上昇は，横隔膜の上昇とこれによる肺コンプライアンスの低下をきたし，また下大静脈の圧迫・偏位は静脈還流を阻害し，腎血流量を減らす．これらによる呼吸，循環，腎障害を防ぐためには，術中術後を通して筋弛緩を十分効かせて調節呼吸を行い，適宜利尿薬，カテコールアミンの投与を行う．

③ 下大静脈圧測定： 腹壁閉鎖による腹腔内圧上昇に伴う下大静脈圧の変化をモニターし，術式の選択，呼吸・循環管理の助けとする．また，術後の体液管理（輸液量の決定）に有用である．

④ 中心静脈栄養： 術後は腹腔内圧上昇により経口あるいは経腸栄養は暫く不可能であり，ときには数週間にわたって困難な場合があり，中心静脈栄養は必須である．カテーテルは上大静脈内

に留置する．

iii) 手術法

1. 一期的腹壁閉鎖術

ヘルニア内容を還納して，一期的に腹壁を閉鎖する方法である．術後の癒着，感染の機会が少ないこと，入院期間が短くなることなどの利点があり，一期的に閉鎖可能であればもっとも望ましい方法である．

① 適応： ヘルニア囊および脱出臓器が比較的小さく腹腔内に還納できるもので，還納によっても腹腔内圧上昇による静脈血の高度の還流障害，呼吸障害の現れないものが適応になる．

② 手術手技： ヘルニア囊・皮膚移行部より数mm皮膚外側で全周にわたって皮膚切開を加え，腹壁筋膜が十分みえるところまで剝離した後，ヘルニア囊を筋膜付着部から数mm離して切除する．この際，臍帯動静脈および尿膜管を結紮切離する．また，卵黄腸管あるいは尿膜管の開存があればこれを処理する．次いで腹腔内を検索し腸閉鎖，Meckel憩室などの異常の有無を確認する．ヘルニア囊正常型で腸回転異常があり（多くはnon-rotationである），かつ腹圧亢進が軽度の場合には虫垂切除をする．虫垂切除は無菌的方法を用いる．すなわち，虫垂間膜処理後，虫垂を盲腸内に反転し，断端をZ縫合で閉鎖する．腹壁を用手的に伸展させておくと脱出臓器の還納を容易にすることができる．腸管だけの還納はあまり問題はないが，肝臓の還納に際しては肝静脈あるいは下大静脈の屈曲閉塞をきたすと急激な肝腫大あるいは静脈血の還流障害によって突然死をきたすこともあり，無理な還納は避けなければならない．腹壁閉鎖は，太い非吸収糸による腹膜筋層および皮膚の二層縫合によって縦方向に行う．

2. 多次手術

一期的腹壁閉鎖が不可能な場合は多段階閉鎖を行う．これには皮膚を用いて行う方法と人工膜を用いて行う方法とがある．前者では感染の危険は少ないが，腸管と皮膚との高度の癒着あるいはおおった皮膚が伸展してしまうなどの問題がある．後者では感染の危険はあるが，巨大なヘルニアにも用いることができ，また方法によっては治療期間を短くすることができる．

① 皮膚被覆法（Gross手術あるいはLadd手術）： Gross手術は，ヘルニア囊の上から皮膚でおおい，腹壁の発育を待って二次的に腹壁閉鎖を行う方法である．ヘルニア囊を切除しないので腹腔内臓器の癒着が起こらない利点があるが，腹腔内臓器の合併奇形を検索できないことと被覆された皮膚が伸びて腹腔容積の発育が十分得られない欠点がある．Ladd手術はヘルニア囊を切除して脱出臓器を直接皮膚でおおう方法である．この方法は腹腔内の検索はでき，破裂型にも用いられる利点がある．欠点として，腹腔内臓器と皮膚とが強く癒着して二次手術が困難になること，またGross手術同様被覆皮膚が伸展するため腹壁の発育が遅れ，二次手術まで時間がかかることがあげられる．

ヘルニア囊と皮膚移行部の全周および正中線上を上下に皮膚切開を加え，皮膚を皮下組織を付けたまま頭側は胸骨中央部まで，尾側は恥骨結合部まで，側方は背筋に至るまで十分に剝離する．Ladd手術では，ヘルニア囊皮膚移行部より数mm外側を全周性に切開後，臍動静脈を結紮切離してヘルニア囊を切除する．次いで腹直筋前縁を皮膚弁皮下に縫合し，腹直筋の後退あるいは発育遅延を防ぐ．皮膚縫合は正中線上で非吸収糸を用いてマットレス縫合によって行う．二次手術は6カ月～1年後に行うが，腹壁の発育が不良の場合には被覆した皮膚を段階的に切除したり（Boles），腹帯を用いて腹腔を圧迫する方法などがある．腹壁閉鎖は一期的腹壁閉鎖法に準じて行う．腹壁の発育の遅い症例では二次手術として以下に述べる人工膜を使用する方法を行ってもよい．

② Schuster法： 後述のAllen-Wrenn法と同様新生児期に人工膜を用いる腹壁閉鎖法である．

巨大な臍帯ヘルニア，腹壁破裂が適応になるが，皮膚被覆法の二次手術にも用いられる．伸縮性のない人工膜で腹壁欠損部が規制されるので，腹壁の発育が早く，治療期間は皮膚被覆法に比して短い．欠点は人工膜を用いるので感染の危険性が高

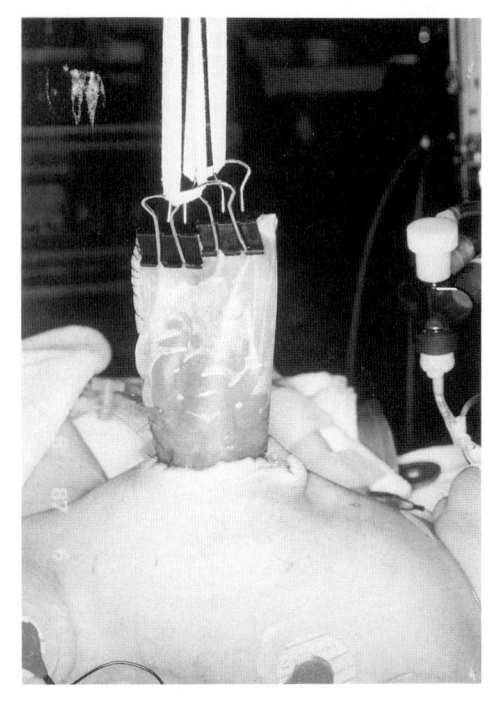

図 10.8 Allen-Wrenn 法
腹壁欠損部の辺縁に silastic sheet を縫着し，一期的に還納できなかった腸管をこれに入れ，silastic sheet は上方に牽引し腹壁の発育を促す．

いことと縫縮のために数回の手術操作が必要なことである．

　ヘルニア嚢皮膚移行部から 2〜3 mm 離れて皮膚切開を加え，皮膚を上下方向はそれぞれ胸骨中央部および恥骨結合まで，側方は背筋に至るまで十分に剝離した後，臍帯動静脈を結紮切離しつつヘルニア嚢を切除し，腹直筋辺縁を露出させる．左右の腹直筋辺縁に polyethylene film（癒着防止のため）と teflon mesh あるいは silastic sheet からなる二層の人工膜をそれぞれ縫合し，正中線上でこれを縫合閉鎖する．この上を皮膚でおおい正中線上で縫合閉鎖する．ほぼ 1 週間ごとにこの人工腹壁の中央部を縫縮し，徐々に腹壁欠損部を狭くする．数回の縫縮の後，人工膜を除去し腹壁閉鎖を完成させる．

　③ Allen-Wrenn 法（図 10.8）：　腹壁欠損部あるいはヘルニア嚢皮膚移行部の外側 2〜3 mm の皮膚に切開を加え，腹直筋筋膜を十分露出させた後，これに円筒形の silastic sheet を縫着して腸管をおおい，円筒の頂上を上から吊るす．腹壁欠損孔が狭い場合には，欠損部の皮膚切開をさらに上下に延長して腸管の還納を容易にする．腹壁への牽引によりしだいに拡張してくるのと同時に，腸管は浮腫がとれて徐々に腹腔内に納まってくる．1〜2 日おきに sheet を縫縮し，腸管が完全に腹腔内に納まったら sheet を除去して腹壁を閉鎖する．ヘルニア嚢を切除しないで，ヘルニア嚢周囲の皮膚に局所麻酔だけで直接 mesh を縫着する方法（池田）などもある．

　本法の欠点としては，異物としての sheet が皮膚におおわれずに露出しているために感染の危険性が大きいこと，Schuster 法に比べ腹壁の発育が遅いので肝臓の脱出を伴った巨大なヘルニアには適応できないことがあげられる．しかし，皮膚の剝離が不必要なこと，局所麻酔でも可能であること，腹圧の上昇を加減できること，脱出臓器の観察や抗生物質の注入ができること，腸管との癒着がほとんどないことなどの長所があり，腸管だけが脱出した巨大な臍帯ヘルニアあるいは腹壁破裂にはきわめて有効な方法である．

　iv）　保存的治療法　　ヘルニア嚢を温存し，嚢の収縮および周囲からの上皮化による治癒を期待する方法である．

　① 適応：　ⓐ 重症合併奇形（心奇形，upper celosomia, lower celosomia, 鎖肛など）を有する症例，ⓑ 重篤な合併症あるいは未熟児のために手術に耐えられない症例，ⓒ ヘルニアが巨大で皮膚弁で被覆できないもので，かつ広基性のものが適応になる．しかし，以下のように合併症をきたす可能性もあり，適応決定には慎重を要する．

　② 禁忌：　ⓐ 腸閉鎖など開腹手術の絶対適応のあるもの，ⓑ ヘルニア嚢が破裂しているもの，ⓒ 感染しているもの，ⓓ ヘルニア門が狭く，ヘルニア内容の大きな有茎性のもの．したがって治療開始前，立位単純 X 線撮影を行い腸閉鎖のないことを確認しておく必要がある．

　③ 方法：　強力な化学療法を行いつつ，痂皮形成作用のあるマーキュロクロム（2% mercurochrome：現在は一般には市販されていない）あるいは三色素混合液（400 倍 gentian violet, 400 倍 briliant　green および 1000 倍 acryloriboflavin yellow[2]）を1日2〜3回ずつ塗布する．ヘルニア嚢は，乾燥硬化→痂皮化とその脱落→肉芽形成およびその瘢痕収縮→周囲からの上皮化の過程を経て治癒する．

④ 合併症および本法の欠点： ⓐ ヘルニア嚢の感染，潰瘍形成，壊死，ⓑ 浸透性腹膜炎，ⓒ 癒着性腸閉塞，ⓓ mercurochromeによる水銀中毒，などの可能性がある．水銀中毒に対しては，ヘルニア嚢の透過性が高い生後1〜2日間のmercurochrome塗布を最小限にすること，ノベクタン噴霧やnylon meshによる補強でmercurochromeの必要量を減らす方法などが報告されている．

h） 予　後

日本小児外科学会が5年ごとに行っている新生児外科のアンケート調査によると，1988年度の臍帯ヘルニアの死亡率は全体で26％であり，小児専門施設での死亡率はほぼ20％である．1968年の57％，1978年の33％に比べると明らかに改善している．治療成績の改善には手術法の改良，すぐれた人工膜の開発もあるが，術前・術後管理，とくに術後の呼吸管理，高カロリー輸液，感染予防の進歩によるところが大きい．

予後を左右する因子としては，① 重症合併奇形，② ヘルニア嚢の大きさ，③ 未熟性，④ ヘルニア嚢破裂の有無，⑤ 手術時期などがあげられる．本症にはそれ自体で生命の維持を不可能にする重症奇形の合併があり，本症の予後を決定する最大の因子となる．ヘルニア嚢が大きく還納後に腹圧が上昇するほど，また患児が未熟であるほど，脱出臓器還納後の腹圧上昇による呼吸，循環，腎機能への影響が大きく，予後を不良にする．とくに腹圧の上昇により余儀なくされる高圧の陽圧呼吸は未熟肺に不可逆的変化をもたらすことがある．また，ヘルニア嚢が破裂しており，手術までの期間が長いほど合併症をきたす機会が多くなり，予後を不良にする．〔窪田昭男・岡田　正〕

文　献

1) Duhamel B : Embryology of exomphalos and allied malformations. *Arch Dis Childh*, 38 : 142〜147, 1963.

2) 堀内　健，馬越文男，岡部郁夫，森田　健：臍帯ヘルニアの保存的療法における三色素の応用．小児外科・内科，4 : 1283〜1289, 1972.

b．腹 壁 破 裂

a） 定義・発生頻度

先天的に腹壁の一部が欠損し，内臓の一部，主に腸管が出生時に脱出しているものを腹壁破裂という．出生5000〜10000人に1人といわれているが，報告例は増加傾向を示している．

b） 発生病理

(1)腹壁奇形説(Moore)，(2)子宮内臍帯ヘルニア破裂説(Shaw)および(3)腹壁形成不全説(Duhamel)などがある．

Mooreは臍帯ヘルニアを臍帯の奇形，腹壁破裂を腹腔の奇形とし，腹壁破裂と出生前破裂型臍帯ヘルニアとを次のように鑑別している．すなわち，腹壁破裂では，① 正常の位置に正常の臍帯が存在する．② 腹壁欠損は臍帯とは別にあり，腹壁欠損部と臍帯との間に正常の皮膚（skin bridge）が存在する．③ 腹壁欠損部には，ヘルニア被膜またはその残存物をまったく認めない．しかし，実際には正常の臍帯があり，腹壁欠損部にヘルニア嚢をまったく欠きながら，skin bridgeがない症例も存在する．これらを出生前破裂型臍帯ヘルニアとするか腹壁破裂とするかは異論のあるところであり，それによって両者の発生頻度が大きく異なることになる．また，腹直筋の一部欠損を認める症例がないことにより，Mooreの説には疑問がもたれている．

Shawは，胎生6〜8週頃に中腸が生理的臍帯ヘルニアを起こしている時期あるいは臍輪の閉鎖が遅延している時期に臍帯の基底部で羊膜が破裂してできた子宮内破裂臍帯ヘルニアの一型が腹壁破裂と考えている[1]．この考えを裏づけるものとして，① 腹壁破裂では腹壁欠損孔が小さく，脱出臓器はほとんど腸管だけであること，② 胎生早期に左右二本ある臍静脈のうち右臍静脈はしだいに消退して左臍静脈だけが残り，臍帯の左側が補強され右側に嚢破裂を起こしやすくなることと腹壁破裂が必ず臍帯の右側にある事実が一致しているこ

となどがあげられる．

Duhamelの腹壁形成不全説では，胎児皺襞の内側皺襞の部分欠損によって腹壁破裂が生じ，他の部分の皺襞閉鎖は正常に行われるので臍輪が形成されると説明される．

臍帯ヘルニアと腹壁破裂との発生病理の異同について必ずしも明らかでない．

c) 診断・症状

i) 出生前診断（図10.9）　超音波検査あるいは羊水造影により，羊水腔に脱出したヘルニア嚢におおわれていない腸管を検出すれば診断は容易である．

ii) 肉眼的特徴（図10.10）　① 腹壁欠損は常に臍帯の右側にある．② 臍帯は正常である．欠損孔と臍帯の間に正常の皮膚（skin bridge）がみられることがある．③ 欠損孔の大きさはほとんど5cm以下と比較的小さい．そのため脱出臓器は小腸・結腸だけのことが多く，胃が脱出しているものはほぼ半数である．肝の脱出はあっても部分的であり，全脱出はない．④ 脱出腸管は著しい浮腫状肥厚と短縮を認め，相互に癒着して膠様膜でおおわれている．また，蠕動性に乏しく麻痺性イレウス状態を呈している．

iii) 未熟児　本症の60～80%が未熟児である．

d) 合併奇形

腸回転異常はほぼ全例に認められるが，重症奇形の合併頻度は約20%で，臍帯ヘルニアに比べ明らかに低率である．腸閉鎖がもっとも多く，次いで心奇形，腎奇形，Meckel憩室などがある．

e) 合併症

i) 低体温　脱出腸管からの熱放散が著しいため，容易に低体温およびこれによる代謝性アシドーシスをきたす．

ii) 感染　脱出腸管は汚染されやすく，容易に感染を受け，ときに敗血症を合併する．

iii) 腸閉塞　腸管は子宮内で長時間羊水に暴露されているためにacetylcholinesteraseなどの活性低下，腸管の短縮肥厚などが起こり，出生時にはすでに麻痺性腸閉塞症状をきたしている．また，出生前からの腸管同士の癒着と，術後の屈曲，癒着，腸管圧迫による機械的腸閉塞もきたしやすい．

iv) 腸管損傷　肥厚して一塊となって狭い腹壁欠損孔から脱出しているために，腸管は損傷，嵌頓，壊死，穿孔をきたしやすい．

v) 脱水症および低蛋白血症　子宮内で脱出腸管から血清成分が羊水中に流出しており，脱水とともに低蛋白血症をきたしている．また，出生後における脱出腸管からの水分喪失もきわめて大きい．

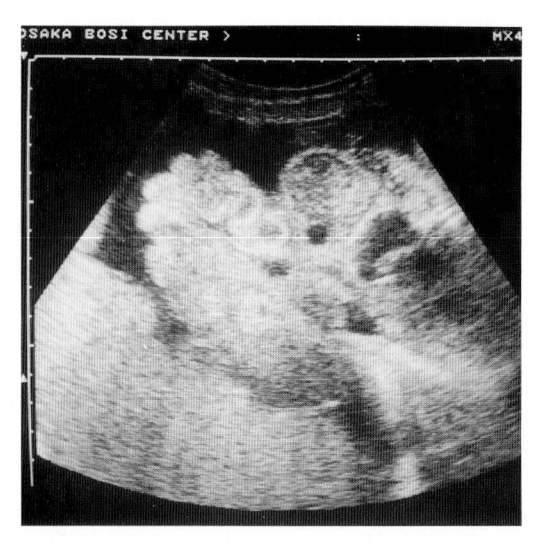

図10.9 腹壁破裂の胎児超音波所見
羊水腔に脱出した腸管が認められるが，ヘルニア嚢はみられない．

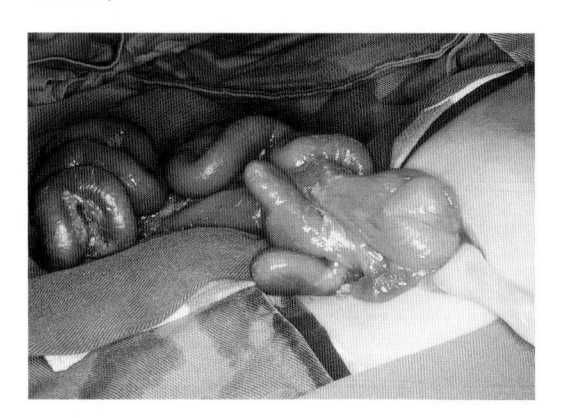

図10.10 腹壁破裂
正常な臍帯の右側に比較的小さな腹壁欠損があり，これより腸管のみが脱出している．脱出腸管は著しい浮腫状肥厚と短縮を認め，互いに癒着し膠状物質でおおわれている．

f）治　　療

i）術前管理　術前管理の適否は本症の手術後予後を左右する重要な問題である．本質的には前項の臍帯ヘルニアと同様である．

① 清潔保持・消毒：　腹壁破裂ではとくに脱出腸管の清潔保持，消毒が重要である．

② 保温：　脱出腸管からの体温の喪失が大きいので保温には特別の留意を要する．

③ 腸管の減圧：　出生後ただちに経鼻胃管を留置し，胃内容を吸引する．手術前に浣腸をする．

④ 輸液：　子宮内および出生後における脱出腸管からの血清成分の喪失に対して補充輸液を行う．一般に乳酸リンゲル液1容＋プラズマ1容からなる輸液を10～20 ml/kg/hで投与するが，アシドーシス，電解質異常，低蛋白血症に対してそれぞれメイロン投与，電解質補正，アルブミン輸液などを行う．

⑤ 薬物療法：　ⓐ 抗生物質：GM 4 mg/kg/day，ABPC 100 mg/kg/day，ⓑ ビタミンK_1 1 mg/kg，ⓒ γ-globurin 100 mg/kg，ⓓ 利尿薬，カテコールアミンその他を適宜用いる．

ii）術中・術後管理

① 呼吸・循環管理：　腸管の還納に伴う著しい腹圧上昇は呼吸，循環障害をきたしやすいので，術中より十分に筋弛緩を効かせて呼吸・循環管理を行う必要がある．

② 高カロリー輸液：　腸管の浮腫がとれて腹圧の亢進が消失し，腸管の運動性が回復するまでの間は経静脈栄養が必要である．

③ 中心静脈圧測定：　腸管還納時の下大静脈圧，術後の中心静脈圧をモニターする．

iii）手術法　腹壁閉鎖を一期的にする方法と多次的に行う方法とがある．脱出臓器が大きく一期的に閉鎖できないものが多次手術の適応になるが，腹壁破裂では脱出臓器が一見大きくみえても，腸管だけであれば腹腔の用手的拡張と腸管の減圧縮小を行えば多次手術を必要とするものは少ない．一期的閉鎖の可否は脱出臓器を還納したときの腹壁の緊張，下大静脈圧あるいは呼吸・循環への影響を見て判断する．

1．一期的腹壁閉鎖（one-stage operation or primary closure）

腹壁欠損孔辺縁から数mm離れて全周性皮膚切開および正中線上における上下の延長皮膚切開を加え，臍動静脈，尿膜管および臍帯を結紮・切離しつつ欠損孔辺縁部を切除し，腹壁筋膜層を露出させる．次いで腹壁を用手的に強く伸展させ，腹腔容積を可能な限り拡大させる．腸閉鎖，Meckel憩室の有無などを確認し，腸管に損傷を与えないように注意しつつ腸内容を可及的排除した後，脱出腸管をなるべく自然な形で腹腔内に納め，腹壁を腹膜・筋膜層および皮膚層の二層縫合により閉鎖する．この際，腸管の癒着剝離，虫垂切除，胃瘻造設などは行わない．腹壁に余裕がある場合には，臍帯を温存すれば，臍欠損が避けられる[2]．

2．多次的腹壁閉鎖法

巨大臍帯ヘルニアの多次手術と同様である．

① 皮膚弁を用いる多次手術（Ladd法）：　人工膜を用いないので，感染の機会は少なく，とくに汚染された症例に適応となる．欠点として，腹壁を発育させるには皮膚切除を繰り返す必要があること，根治術まで時間がかかること，皮膚と腸管との間に高度の癒着が起こることなどがあげられる．

② 人工膜（合成繊維）を用いる多次手術：　脱出臓器が大きく，一期的手術ができない症例に適応となり，腹壁の発育が比較的速い利点があるが，感染をきたしやすいので汚染症例には用いにくい欠点がある．

Schuster法とAllen-Wrenn法が代表的な方法である．両者の特徴，手術方法については前項「臍帯ヘルニア」で述べてある．

g）予　　後

本症の救命率は80～90％と臍帯ヘルニアに比べ良好である．予後を左右する因子としては，① 重症合併奇形，② 脱出臓器の大きさ，③ 出生時体重，④ 合併症，⑤ 手術時期などがあげられる．本症では未熟児の合併頻度が高いが，重症合併奇形の頻度が低いこと，脱出臓器が腸管だけのことが多いなどのため一期的腹壁閉鎖が比較的容易である．したがって，本症においては根治術までの

文献

1) Shaw A: The myth of gastroschisis. *J Pediatr Surg*, **10**: 235〜244, 1975.
2) Wesson DE, et al: Repair of gastroschisis with preservation of the umbilicus. *J Pediatr Surg*, **21**: 764〜765. 1986.

c. 臍ヘルニア（umbilical hernia）

臍ヘルニアは，臍帯ヘルニアとは成因，治療法ともまったく異なっており注意を要する．臍ヘルニアは本来出生時には閉鎖しているべき臍輪筋膜部が発育不全や不完全癒合のため抵抗減弱部となり，患児の腹圧上昇により主として腸管が腹膜，皮膚におおわれて突出した状態である．したがって臍帯脱落後，数日ないし2〜3週間経過してから発症する．

a) 臍部の発生[1]

embryonic disk（胚板）は腹側で yolk sac（卵黄嚢）と接しているが（図10.11 A），胎生4週頃に embryonic disk の腹側への屈曲と embryonic disk の背側にある amniotic cavity（羊膜腔）が yolk sac の頭側および尾側で陥入することから腹壁の形成がはじまる．胎児の体腔内 yolk sac は原始腸管を形成し，体腔外 yolk sac と中腸は yolk stalk（卵黄茎）により連続することとなる．後腸に開口する yolk sac の細い突起は，allantois（尿膜）として body stalk（付着茎）の中を chorion（絨毛膜）へ向かう（図10.11 B）．

yolk sac の退縮とともに胎児への栄養は chorion から血管を通じて供給されるわけであるが，yolk stalk および body stalk の中を各 vitelline artery and vein（卵黄動・静脈），umbilical artery and vein（臍動・静脈）が通っている（図10.11 C）．

これら yolk stalk と body stalk は原始間葉組織である Wharton's jelly を基質として癒合し，外側を amnion でおおわれることにより umbilical cord（臍帯）を形成することになる（図10.11 D）．

yolk stalk 内の体腔外 yolk sac と中腸とのつながりは vitelline or omphalomesenteric duct

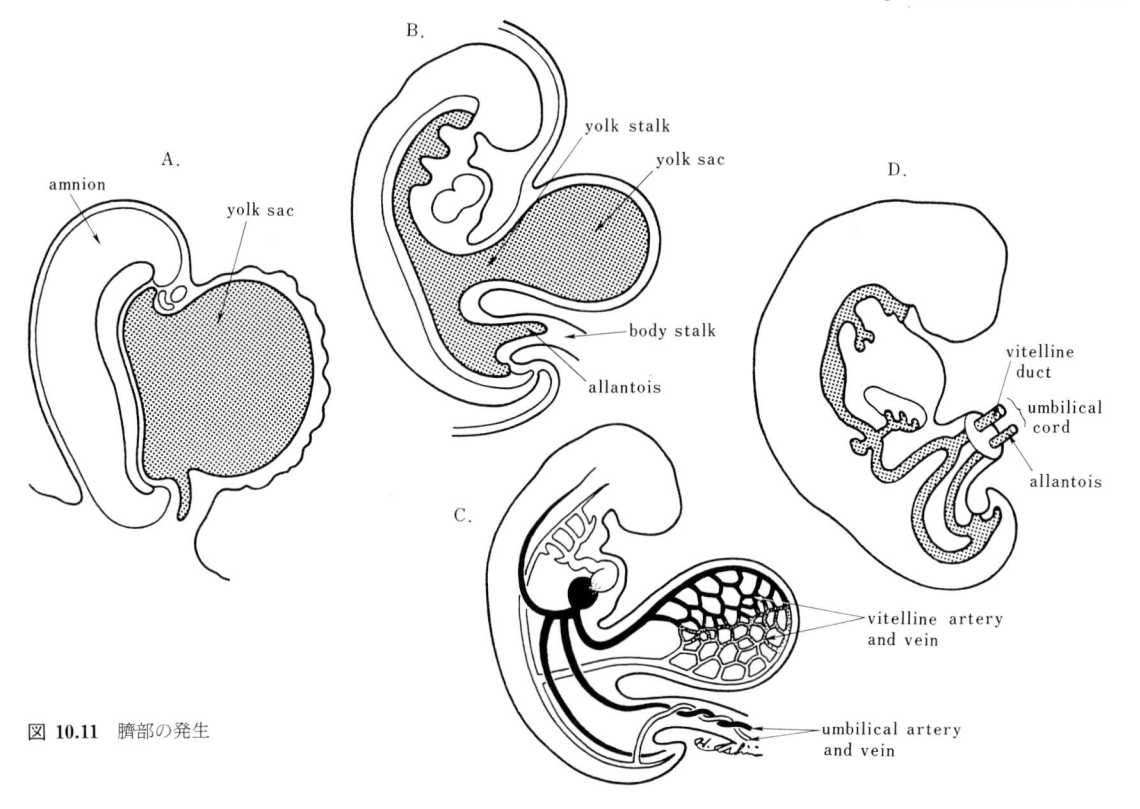

図 10.11 臍部の発生

（卵黄管あるいは卵黄腸管）と称されるが，胎生6週前後に消失する．vitelline duct の消失に伴い vitelline artery and vein も大部分消失するが，動脈の一部は上腸管膜動脈と連なり，静脈の一部は門脈を形成する．body stalk 内の allantois は後に膀胱となるわけであるが，遺残物として urachus（尿膜管）が残る．その他 umbilical artery and vein が含まれる．

出生時には，正常の umbilical cord は大部分が Wharton's jelly で，1本の umbilical vein と 2本の umbilical artery を含み，外側を amnion がおおっているが，腹壁を形成する腹側中胚葉の発育と呼応してその接点である臍輪部で筋線維性に瘢痕化し，腹壁形成が完成する．このような臍輪部での瘢痕形成が不十分であると臍ヘルニアとなる．

b) 頻　　度

未熟児や過熟児に多く，性別では男児に多い．人種別では，白人の4.1％に比し黒人の41.6％と圧倒的に多い[2,3]．

21トリソミー，gargoylism（ムコ多糖類症），Tay-Sack's disease（黒内障性家族性痴呆），cretinism（先天性甲状腺機能低下症），Beckwith-Wiedermann syndrome のような疾患に合併することが多く，また腎炎，肝硬変など腹水の増量する疾病で臍輪の閉鎖が障害されて発生することも多い．

c) 診　　断

臍帯脱落後しばらくして臍輪の開大と臍輪を通しての腸管や大網などの突出によって診断は容易である．臍部の膨隆の程度は患児が活発となり腹圧をかけるチャンスが多くなるにしたがって大きくなり，両親はびっくりして来院することになる．仰臥位で患児の頭部を持ち上げたり，啼泣させたりして腹圧をかけることにより，より容易に診断ができる．膨隆した皮膚は光沢を呈していることが多く，指圧によりグル音とともにヘルニア内容が腹腔内に還納される（図10.12）．

乳幼児ではときに臍疝痛を訴えることがあるが，必ずしも臍ヘルニアと関連するものではない．嵌頓やヘルニア嚢破裂などの合併症はきわめてまれとされている．しかし，年長児では大網の嵌頓

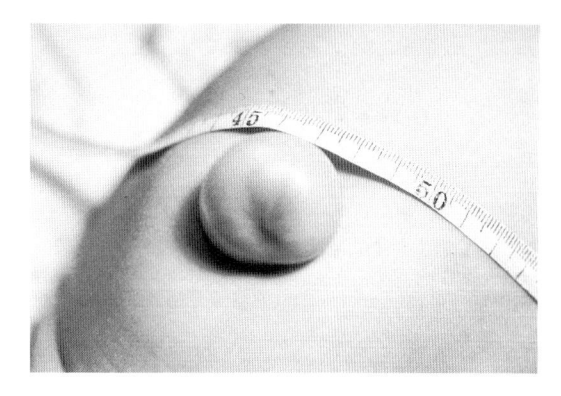

図10.12　臍ヘルニア（1カ月，男児）

によりさまざまな腹部症状を呈することがある．とくにヘルニア門が大きいよりは中等度（1.5cm以下）の方が嵌頓しやすいとの報告がある[4]．

d) 治　　療

自然治癒する可能性が高く，3～4歳までに閉じることが多い．そこで，臍部の膨隆以外症状のない症例では，両親に自然治癒する可能性の高いことをよく説明したうえ，経過観察する．生後6カ月以内に90％，1年以内に95％の自然治癒が期待できる．ヘルニア門が小さいほど早く治癒する傾向があるものの，突出の高さと治癒までの期間は平行しない．

i) 保存的治療　　保存的治療として絆創膏固定法が用いられる．ヘルニア内容を腹腔内に還納後，両側の皮膚を幅広の絆創膏で引きよせ，臍輪を閉じるように固定し自然治癒を待つものである（図10.13）．

一方，硬貨などをガーゼにつつみ臍部を圧迫する方法は，ヘルニア門を圧迫拡大して自然治癒を

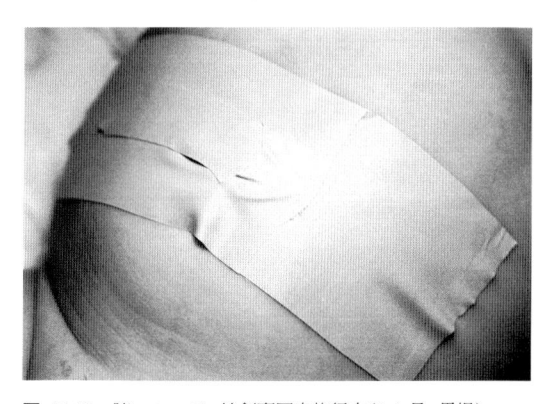

図10.13　臍ヘルニア，絆創膏固定施行中（2カ月，男児）

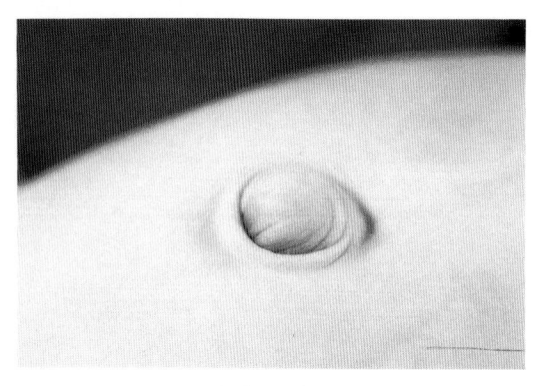

図 10.14 臍ヘルニア，保存的治療施行 40 日後（3 カ月，男児）

妨げることがあるので行わない．

絆創膏固定法に関しても，自然治癒を待って経過観察した場合と治癒期間に差がなく，むしろ絆創膏により皮膚がただれて炎症を起こしたり，潰瘍を形成しヘルニア破裂などの合併症をきたす可能性があるうえに，しめすぎによる死亡例も報告され[5]，反対する意見がある．筆者らは，ヘルニアの突出が大きくて，両親が経過観察に不安をいだくような場合に限り，帯締を絆創膏のかわりに用い保存的療法を行っているが，自然治癒傾向が認められはじめ両親の不安がとり除かれた時点では経過観察にきりかえている（図10.14）．

ii）**手術** 臍ヘルニアの穿孔，嵌頓および臍疝痛がヘルニアに起因していることが明らかな場合は絶対的手術適応となるが，きわめて少ない．その他，① 2〜3歳まで経過観察するもヘルニア門が縮小傾向になく，ヘルニア門が 2 cm 以上あるいは拇指が容易に通るような場合，② 年長児の臍ヘルニアはヘルニア門が小さくても症状のあることが多いので，5歳以上の場合，などは手術適応となる．

手術は全麻下に，臍の尾側に半周の弧状切開を行い，皮下組織を鈍的に剝離してヘルニア囊に達する．ヘルニア囊を切開し，内容を腹腔内へ還納した後，ヘルニア囊頸部でヘルニア囊を結節縫合にて閉鎖する．その上に腹直筋鞘を結節縫合する．

〔**大沼直躬・高橋英世**〕

文 献

1) Gasser RF: Atlas of Human Embryos (ed by Hagerstown MD), pp25〜44, Harper & Row, 1975.
2) Crump EP: Umbilical hernia: Occurence of the infantile type in Negro infants and children. J Pediatr, **40**: 214〜223, 1952.
3) Evans AG: The comparative incidence of umbilical hernias in colored and white infants. J Natl Med Assoc, **33**: 158〜160, 1941.
4) Lassaletta L, Fonkalsrud EW, Tovar JA, et al: The management of umbilical hernia in infancy and childhood. J Pediatr Surg, **10**: 405〜409, 1975.
5) Emory JL: Infant deaths associated with tight umbilical binders. Proc R Soc Med, **60**: 1003, 1967.

d. 先天性腹筋欠損症 (congenital agenesis of the abdominal musculature, prune belly syndrome, triad syndrome)

新生児期に腹壁筋層の欠損により腹壁が弛緩し，皺がよって外観上あたかも prune belly（乾アンズ）様であるので，1901年 Osler が prune belly syndrome と名づけ，本疾患の代表名として広く使われている．特異な外観に加えて，必ず泌尿生殖器系の異常を伴っており，1895年 Parker は，① 腹壁筋欠損，② 尿路系異常，③ 停留睾丸を本症の三徴とし，triad syndrome と別称した．

a) 成 因

従来いくつかの説が述べられているものの定説はない．

① 下部尿路系の閉塞による膀胱，尿管の拡張が腹筋を圧迫し萎縮や変性をきたす[1]．

② 腹部欠損は先天性発育不全で，それによる腹圧異常が二次的に尿路系の異常をきたす[2]．

③ 胎生学的異常説で，胎生 6〜10 週頃に間葉組織が分化する際，発育に抑制がかかることにより腹壁筋層の形成，尿管，膀胱の不均等な発育，腎形成不全などがほぼ同時に起こるとする[3]．

染色体は正常との報告が多く，家族性発生の報告はない．

b) 頻 度

男児に圧倒的に多いが，発生頻度はきわめて少ないものと考えられる．Williams（イギリス）は30年間に46症例を経験している[4]．

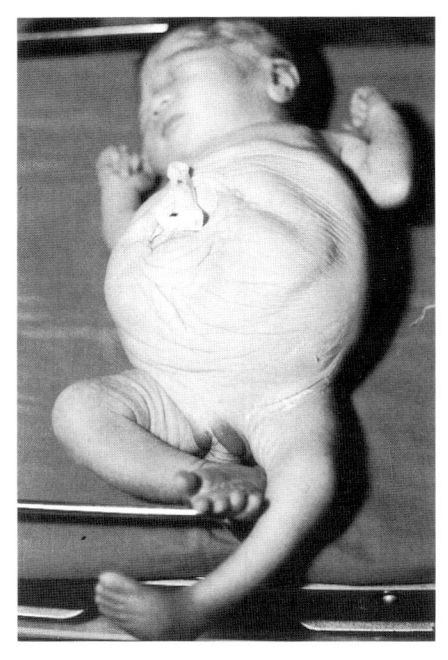

図 10.15 prune belly syndrome（0 日，男児）

c） 診　　断

筋欠損の程度によるが，一般に出生時腹部は弛緩し，多数の縦皺により乾アンズ状の外観を呈している（図 10.15）。

腹直筋や外腹斜筋は上腹部の方が下腹部より発達しており，下腹部は皮膚，皮下脂肪，線維性組織でおおわれるのみである。したがって，皮膚を通して腸係蹄の輪郭や腸蠕動が容易にみえ，内臓を触れることができる。もし，腹壁の弛緩に左右で差があるような症例では，弛緩のひどい側の尿路系疾患はより重篤であることが予想できる。

1歳をすぎると皮下組織が発達し，皮膚皺が消退し，下腹壁の膨隆のみが目立ち，いわゆる pot-belly（壺状腹）を呈する。

筋力の不足により腹圧が加えられず，排尿，排便困難を伴い，咳嗽反射が不十分なため，肺炎，無気肺などをきたしやすい。

本症では尿路系の異常を伴うが，腎の形成不全をはじめ，尿管の異常，尿路閉塞，膀胱の拡張，膀胱尿管逆流現象などがあり X 線検査，内視鏡検査などにより病状を把握することが治療方針を決定し，予後を予測するうえでもきわめて重要である。

d） 治　　療

腎の形成不全の程度により予後が決定される。そこで生後数週間は血中の尿素窒素，クレアチニン，電解質などを定期的に検索し，同時に尿路系の異常に関し，理学的検査を併用する。10日以内に血清クレアチニンの上昇する症例の予後は悪い。

尿管や膀胱の拡張は下部尿管の閉塞によるよりは，尿管，膀胱の平滑筋の先天的欠如が原因であることが多く，外科治療よりは抗生物質投与などによる予防的感染防止が治療の基本となる。早期の侵襲の大きい外科治療は害多くして易なしとする傾向にある。

腎機能が保持され患児の成長があれば，拡張尿管や逆流に対し，腎より下方へ向かう順序で根治術を多次的漸進的に行う。

腹壁の弛緩に対しては腹帯，コルセット装着による腹壁支持を行い，年長児では広筋膜紐移植や皮膚補強術が行われることもある。

予後は悪く，乳児期に 20％，2 歳までに 50％ が死亡するという[5]。　　〔大沼直躬・高橋英世〕

文　献

1) Moerman P, Fryns JP, Goddeeris P, et al : Pathogenesis of the prune belly syndrome : A functional urethral obstruction caused by prostatic hypoplasia. *Pediatrics*, **73** : 470〜475, 1984.
2) Wigger HJ, Blanc WA : The prune belly syndrome. *Pathol Annu*, **12** : 17〜39, 1977.
3) Stephens FD : Congenital Malformations of the Urinary Tract, Praeger, New York, 1983.
4) Williams DI : Prune belly syndrome. Pediatric Urology, 2nd ed, pp289〜297, Butterworths, 1982.
5) Williams DI, Burkholber GV : The prune belly syndrome. *J Urol*, **98** : 244〜251, 1967.

e．臍腸管遺残（卵黄腸管遺残）（omphalomesenteric duct remnant）

胎生期に yolk sac と中腸とを結ぶ vitelline duct は胎生 6 週頃には消失する。しかし，発生過程の異常から vitelline duct が残存した場合に，その残存の程度に応じて種々の臨床症状を呈する。

a） 分　類（図 10.16）

① 臍腸管洞（omphalomesenteric duct

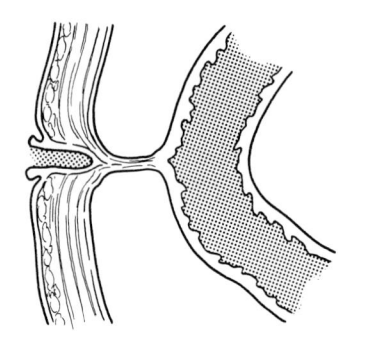

A. 臍腸管洞　　　　B. 臍腸管瘻

C. Meckel 憩室　　　D. 臍腸管嚢腫

図 10.16　臍腸管遺残の分類

sinus)：臍腸管の腸側のみが閉鎖し，バンドとして残り，臍側が開存している（10%）．

② 臍腸管瘻（omphalomesenteric duct fistula）：臍腸管全長にわたり開存し，臍と腸が交通している（6%）．

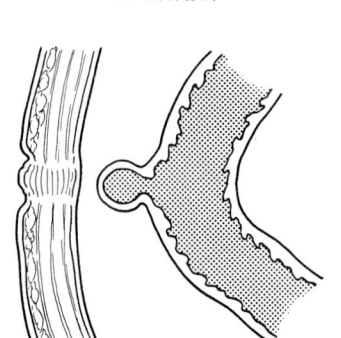

③ Meckel 憩室（Meckel's diverticulum）：臍腸管の腸側のみが開存し，臍側が閉鎖している（82%）．

④ 臍腸管嚢腫（omphalomesenteric duct cyst）：臍腸管の両端が閉鎖し，中央部のみが嚢腫を形成している（2%）．

b) 診　　断

臍腸管瘻では臍帯脱落後に腸内容が臍部より流出してくれば診断は容易である．瘻孔が大きい場合には，回腸が臍から翻転して脱出し，T字状を呈することがある（図 10.17）．

臍腸管瘻の臍側がポリープ状を呈して隆起し，赤く，湿潤しているも，粘液の排出も少量で，周囲の皮膚が赤く汚れる程度のことがある（図 10.18）．

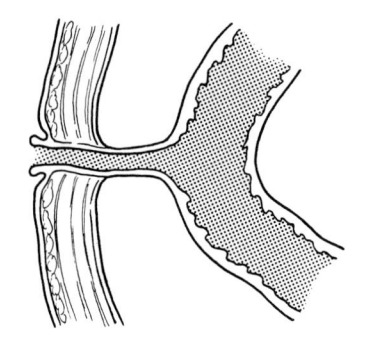

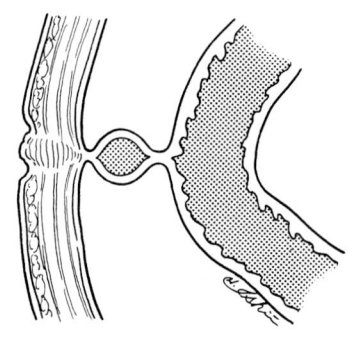

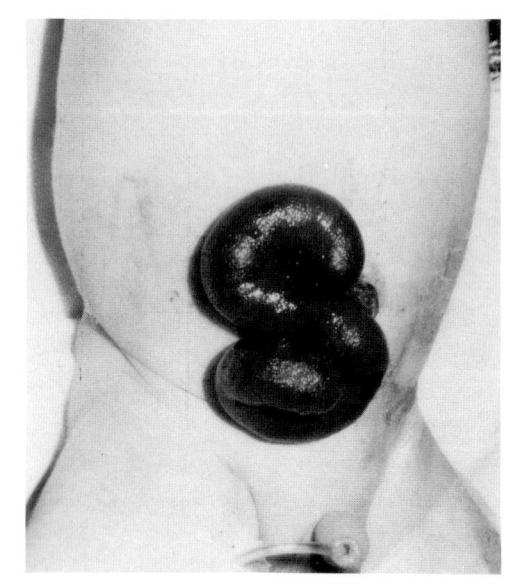

図 10.17　臍腸管瘻（14日，男児）
回腸が臍から翻転脱出している．

臍肉芽腫とまぎらわしいが，結紮などする前に硝酸銀で焼灼してみると，臍腸管瘻では粘液などの分泌が治まらない．超音波診断や瘻孔造影が有

10. 腹壁疾患

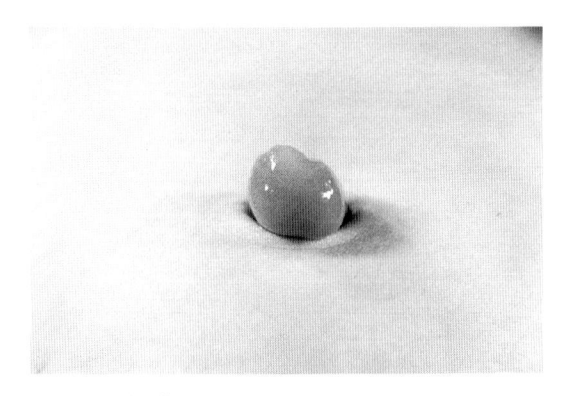

図 10.18 臍腸管瘻（4ヵ月，女児）

用である．

臍腸管洞では粘液の分泌のみであるので，臍尿瘻とまぎらわしいが，腸粘液は粘稠で尿とは異なる．また，線維性バンドが腹腔内にあるため，中腸軸捻転や内ヘルニアを引き起こすことがある．

臍腸管嚢腫は臍下部の腫瘤や腹壁膿瘍がある場合に疑われる．超音波診断が有用である．

なお，Meckel 憩室については p.481 を参照されたい．

c) 治療

全麻下に臍部で瘻管をくり抜くように切開を加え，臍腸管をたどりこれを腹腔外に出し，瘻管を摘除する．回腸欠損部は結節縫合で閉鎖する．筋膜を閉じ，臍形成する．

〔大沼直躬・高橋英世〕

f. 尿膜管遺残（urachus）

胎生期に原始膀胱形成に一翼をになった urachus は，胎生 8 週頃には内腔が閉鎖し，正中臍索となる．この発生過程に異常があると胎児性膀胱の形が残存する．

a) 分類（図 10.19）

① 尿膜管瘻（urachal fistula）
② 尿膜管洞（urachal sinus）
③ 尿膜管嚢腫（urachal cyst）

に分類される．

b) 診断

尿膜管瘻では，臍帯脱落後臍部より尿の排出がみられる．瘻管が太い場合には，尿道から排泄されるよりも多量の尿が臍より噴出することがある．尿膜管瘻がある場合には他の尿路系の異常を合併する可能性があり，排尿性膀胱造影や腎盂造影は必ず施行せねばならない（図 10.20）．

膀胱尿管逆流現象があったり，下部尿路系の閉塞があれば，尿膜管瘻を単純に閉じることができないからである．

尿膜管洞では臍部がいつまでも湿潤していて，硝酸銀による焼灼にも抵抗性で，ときに肉芽を伴うことがある（図 10.21）．

確定診断はなかなか困難であるが，膀胱造影がときに有用である．臍部の不可解な湿りや炎症が続くため，本症を疑って手術を行わざるをえない

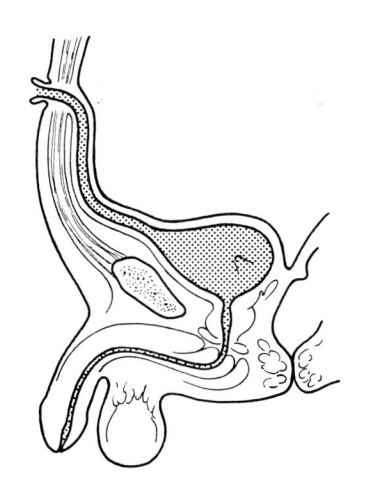

A．尿膜管瘻　　　B．尿膜管洞　　　C．尿膜管嚢腫

図 10.19　尿膜管遺残の分類

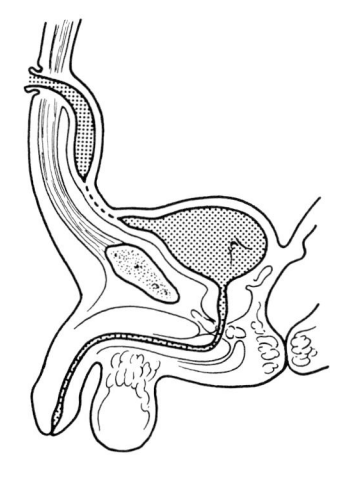

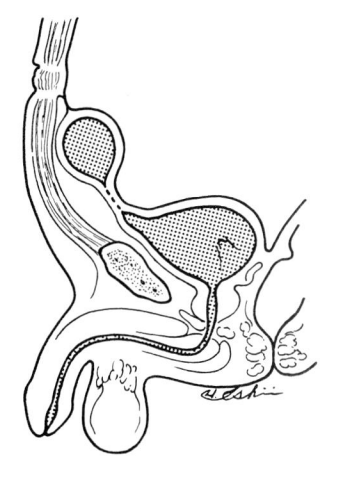

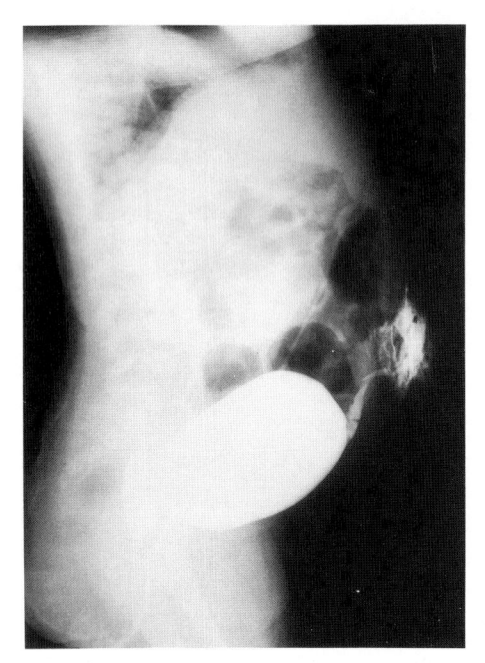

図 10.20 尿膜管瘻（1 ヵ月，女児）
膀胱造影にて尿膜管瘻および膀胱尿管逆流現象を認める．

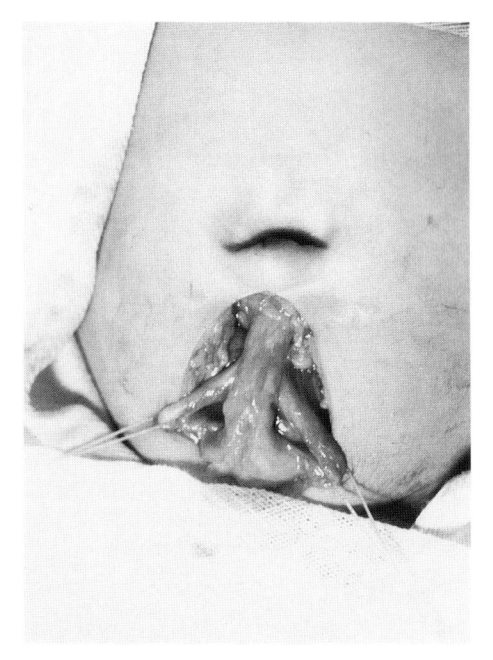

図 10.22 尿膜管瘻（1 ヵ月，女児）
経腹膜外に尿膜管瘻とそれに続く膀胱頂部示す．テーピングしているのは臍動脈索である．

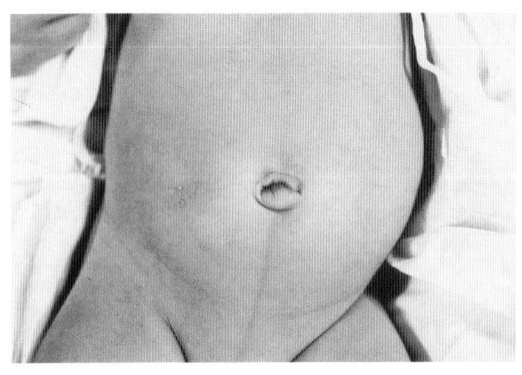

図 10.21 尿膜管瘻（1 ヵ月，女児）
小さな肉芽が臍にあり，臍周囲が湿潤している．

ことがままある．

尿膜管嚢腫は，臍とも膀胱とも交通がないので，下腹部正中部の炎症が発生した際に考慮しなければならない疾患である．

c) 治療

尿膜管瘻は他の尿路系の合併症がなければ，臍下部を横切開し，経腹膜外に尿膜管を膀胱頂部で切除する（図 10.22）．

尿膜管洞も同様の切除を行う．尿膜管嚢腫が感染で発見された場合，一次的に切開排膿を要するが，最終的には経腹膜外に嚢腫を摘出しないと，再発を繰り返すことになる．

尿膜管の悪性腫瘍もときに報告されているがきわめて予後が悪い[1]．ただし中年以降の男性に多いようである．　　　　　〔大沼直躬・高橋英世〕

文　献

1) Jacobo E, Loenings, Schmidt JD, et al : Primamy adenocarcinoma of the bladder : A retrospective study of 20 patients. *J Urol*, **117** : 54〜56, 1977.

g. 外鼠径ヘルニア

a) 疫学・臨床統計

有病率を，筆者の，小中学生を対象としたアンケート調査と，乳児検診の結果から推定すると，男児で 2.0％ 強，女児 1.4％ 強となる．

小児では，自然治癒がある．筆者の調査によると，男女とも 35％ が自然治癒している．

男児に多いのは昔とかわらないが，女児の占める率がだんだん高くなっていて，昭和 50 年代は 6 対 4 である．

発生側は，男児では右に多く，女児は，左右ほぼ同率である．両側性は男女とも 10％ 前後である．

10. 腹壁疾患

ヘルニアを認識する年齢は，男児は 34％ が生後3カ月までに，64％ が1歳までに，24％ が1～3歳，9％ が3～6歳であるが，女児は，生後3カ月以内は25％，1歳までに46％，1～3歳25％，3～6歳が23％，と認識がおくれる傾向がはっきりしている．

b) 病　因

胎生3カ月に入ると壁側腹膜は内鼠径輪に向けて突出しはじめるが，腹腔内にある睾丸がそこを通って鼠径管に出てくるのは胎生7カ月はじめとされる．突出した腹膜は，陰囊に向かって伸び(腹膜鞘状突起)，睾丸は，それに追随しながら下降し，ついには陰囊底に達する．睾丸は，その全周を，腹膜鞘状突起の先端の部分で包まれるが，やがてその部分だけを残して(睾丸固有鞘膜)，突起は離断し，しだいに退縮して，消失する．

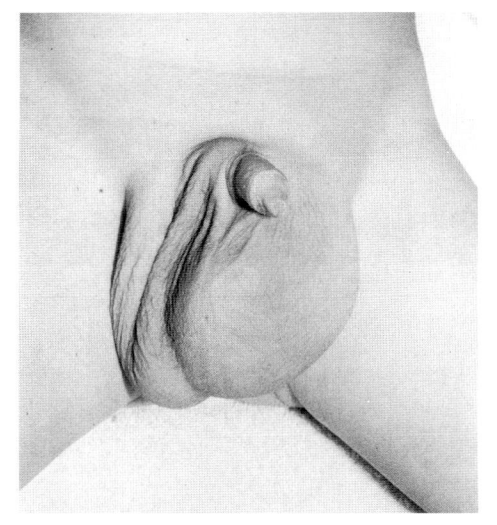

図 10.23 10カ月男児の左鼠径ヘルニア
ヘルニア囊は陰囊内に伸び，その中に小腸をいれて膨隆している．

上段：正常な胎生過程．
下段：胎生変化の停止で起こりうるいろいろな疾患を，胎生時相に関連させて示してある．

停留睾丸　　鼠径ヘルニア　　精索水腫　　陰囊水腫

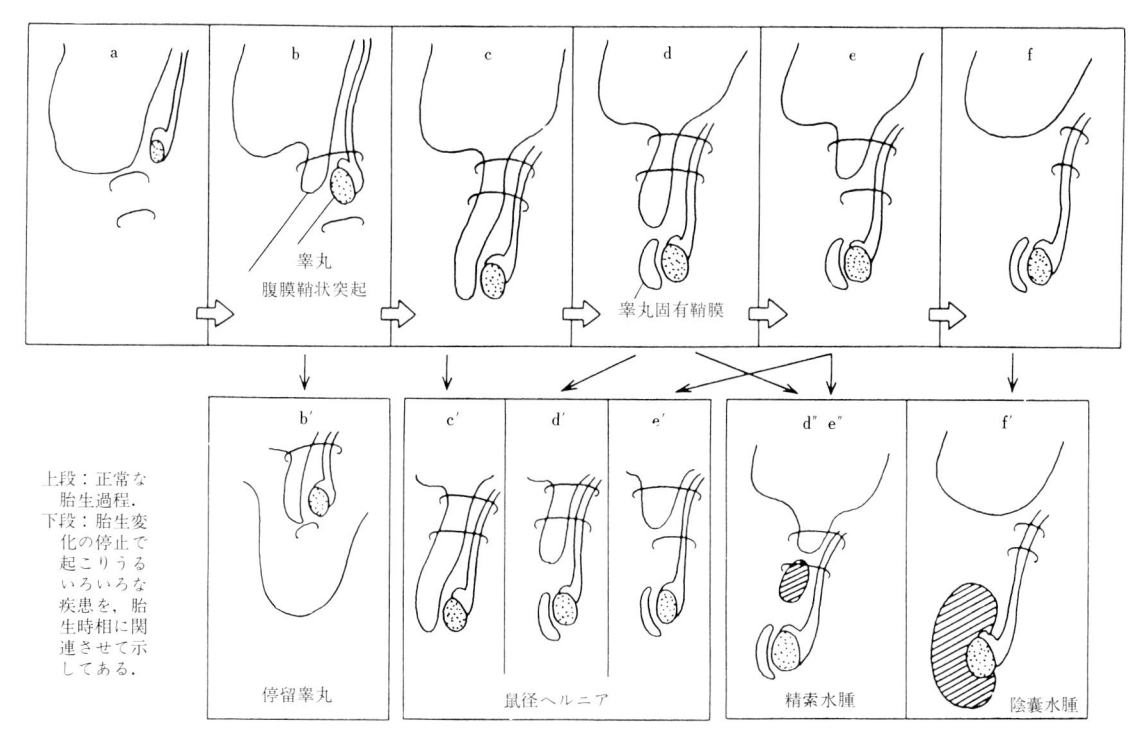

図 10.24 睾丸の下降，腹膜鞘状突起の消長，およびその胎生経過で発生する疾患
睾丸の下降に伴って，壁側腹膜が外側鼠径窩から突出(腹膜鞘状突起)する(a→b→c)．c は睾丸の下降が完了したときの形態を示す．c以前に睾丸下降が停止すると停留睾丸となる(b')．睾丸下降が完了すると，伴走してきた鞘状突起は睾丸を包んでいる部分を残して(睾丸固有鞘膜)離断し，しだいに退縮し(d→e)，ついには消失する(f)．もし，c, d, e の段階のどこかでこの胎生変化が停止すると，鞘状突起が開存したままで出生する．これは鼠径ヘルニアの素地であり，この突起内に腹膜内容が脱出すると鼠径ヘルニアとなる(c', d', e')．鼠径ヘルニアは d' または e' の形態が圧倒的に多く，c' のような離断前の形態はむしろ例外的である(完全ヘルニア)．鞘状突起の退縮の途次，その一部が取り残されて，囊腫をつくることがある．これが精索水腫(d", e")である．睾丸固有鞘膜内に液体が貯留すると陰囊水腫(f')になる．精索水腫では鞘状突起が開存している率が，陰囊水腫では交通性の頻度がそれぞれ高い．

この突起の消失は，ふつう出生前に完了するが，出生後にずれこむこともしばしばで，その現象は，およそ1歳まで続く．少なからぬ自然治癒がみられる背景には，この出生後も続く生物学的な形態推移が深くかかわっているのであろう．

しかし，ついには消失しない場合もある．そのとき突起内に腹腔内容が脱出した状態が鼠径ヘルニアであり，その突起はヘルニア囊となる（図10.23）．

鞘状突起退縮のどの時期で停止するかによって，ヘルニア囊の長さや睾丸との関係がちがってくる（図10.24）．

睾丸の下降が完了する前に胎生変化が停止すれば（停留睾丸），鞘状突起はまだ離断しておらず，その中に睾丸が包まれる．したがって，停留睾丸は，ヘルニアを合併することが多い．

鼠径ヘルニアのいちばん多い囊形態は，睾丸の下降が完了し，鞘状突起が離断したのちの，退縮に向かう途中での突起の遺残である．

鞘状突起が伸び，睾丸を包む部分を残して退縮してゆくという一連の胎生変化の前半を往路，後半を復路とすれば，鼠径ヘルニアの98.6%が復路での胎生停止によってもたらされたものである．

c）症状・診断

鼠径ヘルニアは，たいていは母親や祖母によって正しく診断される．膨隆が圧迫によって還納するかどうかをみる．腫脹がみられないときは立たせて，下腹部を平手で圧迫したりはなしたりを繰り返して膨出を誘う．ヘルニア囊を触診によって証明する方法として，silk sign テストがある．精索を指でこすると，そのいちばん表面に位置するヘルニア囊を，ちょうど絹をこするような触感（silk-rubbing sensation）でとらえることができるという検査法である．

鑑別の対象に，精索水腫，Nuck 囊腫，陰囊水腫がある．いずれも還納性がない，透光性がある，精索の肥厚を欠くことが多い，などが参考となる．

d）治　　療

今日では，手術がきわめて安全に行えるようになったことから，見つかり次第手術するという方針が一般的である．

e）手　　術

小児の鼠径ヘルニアは，胎生時，睾丸を保護する目的で伸長した腹膜性の突起が出生後も退縮することなく遺残して開存した状態がその本態であって，腹圧によって腹膜が膨出するという筋性支持の弱さに基づくのではないから，その手術法は，突起をその根部でしばり，それ以外に何もしない，というやり方がよい．

この方法を Potts 法，単純高位結紮法，あるいは simple herniorrhaphy と呼んでいるが，これらは同義と解してよい．

図 10.25　手術の手順

A. 皮膚切開と外腹斜筋腱膜の切離：皮切は，1.5 cm の横切開．皮下組織を裂開して外腹斜筋腱膜を現す．外鼠径輪を見つけ，そこから腱膜下に Kelly 鉗子を挿入して，それを1.5 cm 切離する．

B. 鼠径管の開放とヘルニア囊の切開：これで鼠径管が開放された．露出した精索の表面にヘルニア囊が存在する．ヘルニア囊だけをつまみ上げ，切開する．

C. ヘルニア囊の切開：ヘルニア囊の切開を広げて内景をみる．ヘルニア囊の長さも調べておく．

D. ヘルニア囊を精索から遊離する：ヘルニア囊を1カ所で精索から遊離する．精索を，その床からはがして挙上したうえでヘルニア囊の遊離操作をすすめるのはまちがっている．図のように精索には触れずにヘルニア囊の処理をするべきである．Ferguson は「精索はそのままとせよ．なぜならば，子孫を永久に存続させるのに不可欠な vital element の通る神聖なハイウェイであるからだ」といい，Potts は "surgical removal of the sac without elevating the structure of the cord" と述べている．

E. ヘルニア囊の分断：精索と接着しているヘルニア囊の後壁をはがし終えたら，離断する．末梢ヘルニア囊は，摘除する必要はない．断端を切開して拡げる必要もない．末梢囊を残してもさしつかえないことを最初に明言した人は波多腰で，「へるにあ囊ヲ切除シ，或ハ剝離シ，若シクハ之ニタンポンヲ挿入スル等一切ノ手段ヲ行フコトナク，唯夕，単ニ其ノ頸部ニ於テ切断スルノミニシテ其他ハ全然 Noli me tangere（註：touch me not）ニテ放置スルモノナリ」と述べた．

F. 高位結紮：腹膜前脂肪がみえるところで貫通結紮を2回行い，余分の囊を切り落とす．結紮糸を切ると断端は視野から消える．

G. 女児の滑脱ヘルニアの処理法：滑脱臓器が接着している部よりも末梢でヘルニア囊を切開する（i）．内容を調べ，貫通結紮する．臓器の付着部のすぐ末梢で針を刺入し，その対側はもっとヘルニア門寄りに刺入する．2回行う（ii）．このままでは高位結紮にはなっていない（iii）ので，断端を鉗子で内鼠径輪に向けて押し込む（iv）．それ以外の操作は加えない．

10. 腹 壁 疾 患　　　　　　　　　　　　　　　　　　　　　　　　　　　　539

A
　　　　　　　外腹斜筋腱膜
　　　　　　　外鼠径輪
　　　　　　　精索

B
　　　　　　　ヘルニア嚢
　　　　　　　切離した腱膜

C

D
　　　　　　　切離線

E

F

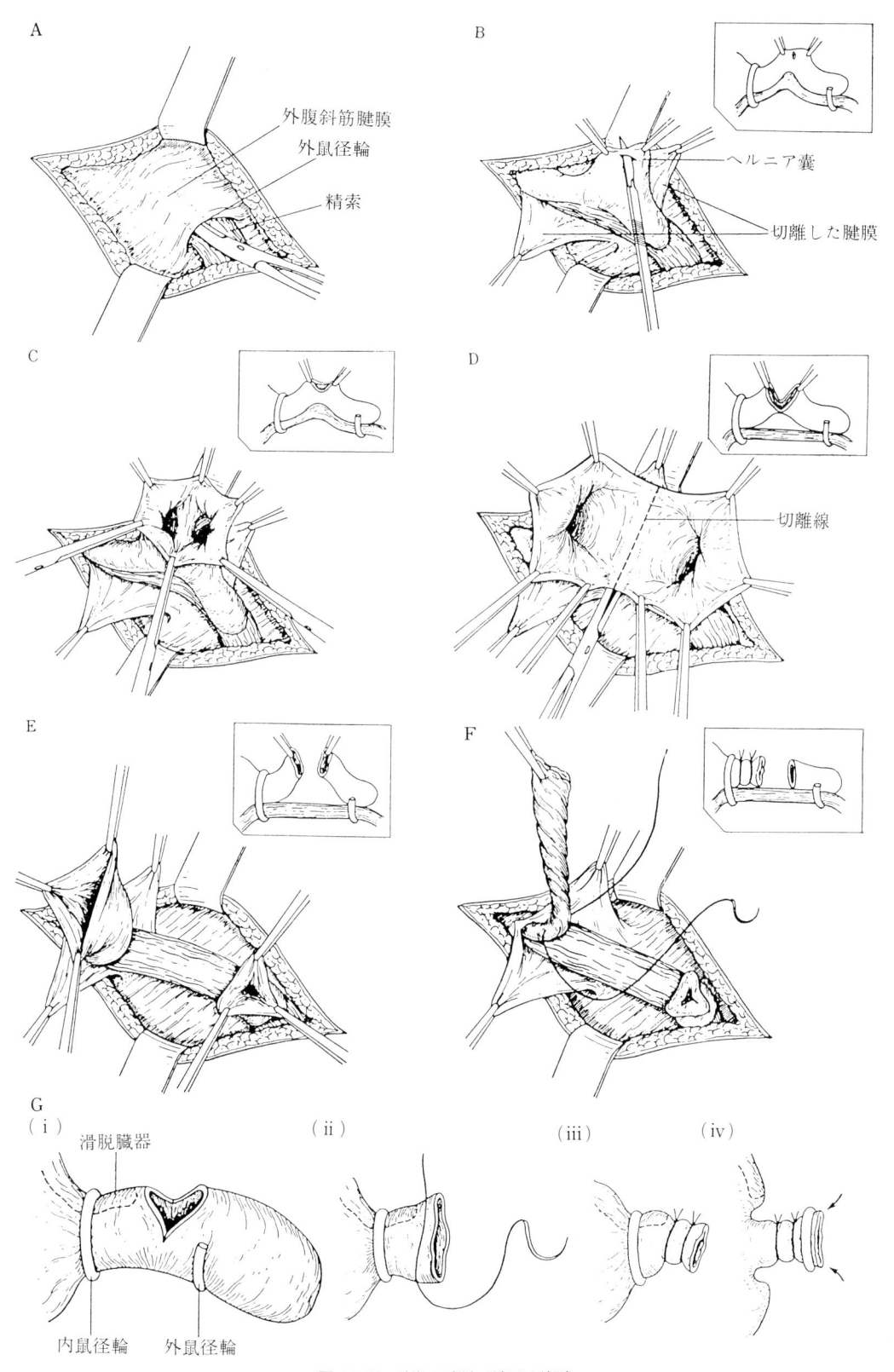

G
(ⅰ)　　　　　(ⅱ)　　　　　(ⅲ)　　　　　(ⅳ)

滑脱臓器

内鼠径輪　外鼠径輪

図 10.25　手術の手順（説明は前頁）

手術の展開は，図10.25で説明する．

i) **高位結紮** (high ligation) ヘルニア嚢を高位で（十分に頸部で）結紮することが，手術上の最重要ポイントであることは疑いない．しかし，日本ではこのことにこだわりすぎて，高位結紮の位置に何らかの指標を与えようとする傾向がある．しかし，筆者の，開腹の必要な疾患に伴った症例で，腹腔内からヘルニア嚢結紮後の断端の状況を見届けた経験によると，腹膜前脂肪が付着する位置での結紮は十分すぎる，ということができる．

高位結紮を念頭において手術するかぎり，高位結紮はなされているものである．要は，腹膜性突起がなくなればよいのであり，高位結紮にあまり神経質にこだわる必要はない，というのが筆者の意見である．

ii) **女児の滑脱ヘルニア** 女児の20ないし25%に卵管のいわゆる滑脱ヘルニアがある．それは，腹圧によってヘルニア嚢が伸展し，卵管の付着していた壁側腹膜が滑脱して嚢の一部を構成したもの，と一般には解釈されているが，正常児の外側鼠径窩（ここからヘルニア嚢が伸びてくる）と卵管の腹膜付着部との位置関係をみると，かなり隔てられていて，これが滑脱するとは考えられない．卵巣・卵管の胎生移動は女児のヘルニアの発生に深いかかわりがあり，滑脱ヘルニアというのはそのことに由来する生まれついての解剖位置の破格であると考えるのが妥当である．したがって，筆者は滑脱によって生じた現象とは考えておらず，その処理法は，図10.25 Gのように，卵管付着部のすぐ末梢で結紮し，当然残る腹膜性突起を腹腔に向けて押し戻すようにするだけの方法を採用している．これで再発はない．

iii) **嵌頓ヘルニア，非還納ヘルニア** ヘルニア内容が嚢内に脱出して腹腔に戻れない，あるいは戻りにくい状態を非還納ヘルニア，この状態でヘルニア内容がヘルニア門で締めつけられて循環が遮断した状態を絞扼性ヘルニアと呼ぶが，日本ではひっくるめて嵌頓といいならわされている．後者はまれである．

根気よく整復を試みる．還納したら，48時間以上の間隔をあけて根治手術を行うのがよい．すぐ手術すると非常に難渋するからである．

iv) **未熟児のヘルニア** 鞘状突起が退縮し，消失する前に出生する早期産児や低出生体重児のヘルニアの有病率は当然ながら高い．嵌頓率，両側性の率も高い．小児内科医が退院を許可したら手術を行う．術後の呼吸器系の合併症に注意する．

v) **鼠径ヘルニアを伴う停留睾丸** 停留睾丸が完全型の鞘状突起の開存を伴う率は，筆者の分析によると83.4%である．しかし，このうち，ヘルニアとして顕症化するのは10.9%である．

停留睾丸は，1歳になるまでは手術しないのが一般的な方針であるが，嵌頓を繰り返すときは，1歳未満であっても睾丸固定術とヘルニア根治術を同時に行う．

vi) **再発ヘルニア** 再発の80%は，術後1年以内に起こる．再発ヘルニアの自然治癒傾向はとぼしい．

再発例といわれる症例を手術してみると，ヘルニア嚢にまったくといってよいほど手がつけられていない場合が大部分である．

手術は早いうちに行う．

vii) **片側ヘルニアの術後の対側発症** 片側ヘルニアを手術したら，後日，対側に発症したということはよく経験する．その率は，5%からたかだか10%である．片側ヘルニアのときは，常に対側に注意を向け，もし疑わしいときは両側同時に手術するのがよいというのが，対側手術 (contralateral exploration) の考え方である．これによって再度の入院，手術を免れるという利点がある．

片側ヘルニアに対して，臨床的にはヘルニアのない反対側を無差別に手術して調べると，鞘状突起が開存している率は，30%台から60%ぐらいである．

これらの事実から以下のことがいえる．

① 片側例すべてに対して，対側手術を行えば，100人中90ないし95%は，無用な手術を対側に受けたことになる．② 反対側に将来，ヘルニアが発症する率と，対側鞘状突起の開存率とのあいだには，20ないし50%の開きがあるということは，開存がすなわちヘルニアではなく，開存例のうち

の一部がヘルニアに発展するにすぎないということを示す．③ contralateral exploration という概念は，ヘルニアの両側性ということに密接にかかわっている．片側例を，手術せずにある期間観察すると，両側ヘルニアになるものが少なからずある（8%）という事実も考慮に入れておく必要がある．④ いずれは，両側ヘルニアになるであろう片側ヘルニアについて，片側のうちに，対側のヘルニアの存在を予知する手段をさぐろうという考えに立てば，contralateral exploration は，そのもともとの概念を越えてあらためて評価されるであろう．

そこで，開存の可能性の高いときには，どんな所見，因子があるかといえば，対側の水腫，対側の精索肥厚や silk sign 陽性，左側ヘルニアの場合，濃厚な家族発生，未熟児，などをあげることができる．それらを考慮に入れた選択的対側手術を行えば，開存例だけを狙い打ちする効果があり，それだけはずれが減って無用な手術を回避することができる．

事実，筆者の経験でも開存率は，男児で 40.7% から 87.1% に，女児では 27.8% から 89.4% に向上している．

f) 予　後

小児麻酔に慣れている麻酔医の管理下に，乳幼児のヘルニア手術に習熟した外科医が手術を行うかぎり，生命の予後はまったくよい．

再発は，1% 以下である．　　　　〔梶本照穂〕

h. 陰嚢水腫，精索水腫

この両者は，類縁の疾患として一括して論ぜられるが，筆者らの分析によると，そうではなく，むしろ異質の部分が多く，したがって，治療方針もそれぞれにたてるべきと考えている．

これらの疾患は，単独でみられる場合と，鼠径ヘルニアに合併する場合とがある．単独例の手術所見から形態を調べてみると，次のようである．

陰嚢水腫では，交通性のもの 27%，鞘状突起開存を合併するもの 60%（そのうち突起長が 2 cm 以上のものは 21%），一方，精索水腫では，交通性のもの 14%，開存鞘状突起を伴うもの 83%（そのうち突起長 2 cm 以上が 33%）である．

交通性である頻度は，陰嚢水腫が有意に高率であり，鞘状突起の開存する頻度は，逆に精索水腫が有意に高率である．

陰嚢水腫は生後数カ月まではごくありふれていて，両側性のことが多く，この月齢ではむしろ生理的といえる．そして，そのほとんどは 1 歳までに消失する．したがって，乳児の本症は治療の対象とはならない．しかし，1 歳をすぎて発症した場合，あるいは乳児期からひきつづいて存在するときは，交通性である可能性が高くなるので，手術を考慮した方がよい．

一方，精索水腫は鞘状突起を高率に伴っており，potential hernia というべき突起長が 2 cm 以上のものも 33% にみられるので，将来，ヘルニアに発展する可能性は，陰嚢水腫に比べるとずっと高いから，年齢を問わず手術が適応となる．

水腫を外来で穿刺することは，効果が数時間しかないことや患児に恐怖感をもたせることから，好ましくない．

水腫の手術は，水腫嚢を 1 cm の長さに開窓するだけで十分である．嚢反転は小児では有害である．ヘルニア手術と同じように鼠径管を開いて，鞘状突起の存否を調べ，あれば高位に結紮しておく．
　　　　　　　　　　　　　　　　〔梶本照穂〕

i. 停留睾丸

停留睾丸とは，睾丸が陰嚢内に格納されていない状態で，睾丸の位置によって，高い方から腹腔内，鼠径管内，鼠径管外，に分類される．

有病率は，新生児がいちばん高く，そのうちでも低体重であるほど高率になる．

出生後も自然下降するポテンシャルは持続するが，1 歳までである．乳児期に手術しない理由がここにある．

本症は，睾丸の位置の異常だけでなく，組織学的な異常，副睾丸，精管の形態上の異常をしばしば合併し，それらは睾丸が高位であるほどその度合を増す．

治療上，もっとも重要な関連があるのは組織所見で，2 歳をすぎると精細管の変性が起こること

がわかってきている．精祖細胞は減り，精細管径が縮まって，妊孕性を下げる原因となっている．これは，陰嚢内よりも1～2℃も高い環境温度の影響である．

　睾丸を陰嚢内に固定する第一の意義は，将来の妊孕性を付与することにある．そのためには，上述の組織学的知見から，2歳までに手術をすることが望ましい．

　第二は，悪性腫瘍発生の予防である．その発生は正常睾丸の数十倍といわれるが，小児期に手術すれば，ほとんど防止できることが統計上明らかである．

　第三は，陰嚢に睾丸がないという劣等感を当人に抱かせないことにある．

　そのほか，鼠径ヘルニアを同時に手術できる，睾丸捻転の予防になる，外傷から睾丸を守る，などの意味がある．

　睾丸固定はたいていの場合，1回の手術で目的を達することができるが，血管が短くて，陰嚢にもちきたせないときは，とりあえず，おろせるところまでおろして，1年後に再手術して固定を完了する staged orchiopexy，精巣動静脈を切断する方法（この場合，副血行路となる精管動脈が温存されていることが前提条件になる），あるいは顕微鏡下に，精巣血管を腹壁の動静脈に吻合する microvascular orchiopexy などが試みられている．

　睾丸固定術の予後の判断は，まさに，妊孕性が獲得できたか否かにあるが，それはけっして明るいものではない．いくつかの報告によると，片側性の場合でも，25％，62％，68％，両側性では8％，10％の妊孕率であり，手術しなくても（片側）46％の妊孕率があるという報告もある．

〔梶本照穂〕

j. 睾丸捻転症

　これには，精索が睾丸固有鞘膜内で捻転するもの（鞘膜内型），精索全体が捻転するもの（鞘膜外型）とがある．前者が多く，比較的高年齢児（12歳以上）に多い．

　処置がおくれると睾丸壊死が必発する．発症後8時間以内なら回復するが，24時間を経過すると機能回復は望めない．

　急激に起こる持続的な激痛が特徴で，嘔吐することもある．発熱はなく，睾丸は挙上する．素早く診断して手術を行うことが大切であるが，とくに急性副睾丸炎との鑑別が重要である．手術を要せず化学療法で治癒するからである．

　診断の補助手段として超音波検査，Doppler stethoscope による動脈音聴取，^{99m}Tc-DTPA による cold area の証明，などがある．

　手術して，睾丸に機能が期待できないと判断したら除睾する．

　鞘膜内型では，対側も同じ所見を呈することが多いので，予防的に同時手術をすることがすすめられている．

〔梶本照穂〕

11. 小児腫瘍

a. 神経芽腫
a) 定 義

神経芽腫は小児悪性固形腫瘍の中でもっとも頻度が高い。悪性の神経芽腫，神経節芽腫，良性の神経節腫があり，一括して神経芽腫群腫瘍という．腹部に発生するものが多く，副腎・後腹膜・骨盤のほか縦隔・頸部などの交感神経節より発生する．腫瘍は骨・肝・リンパ節・眼窩・骨髄・皮膚・胸膜などに転移し，きわめて悪性である．

b) 疫 学

わが国では年間120〜130例が登録されている[1]．わが国での発生率は欧米よりやや多く，小児悪性新生物登録例の約10%を占めている[2]．発生年齢は1歳以下が多く，学童期以後の発生はまれである．

c) 病因・病理

神経櫛 (neural crest) より交感神経系細胞に至る神経芽細胞 (neuroblast) が腫瘍性増殖をきたしたものである．副腎に発生することがもっとも多く，また交感神経節細胞のある部位ではどこにでも発生する．

組織分類は以下のようである[3]．
① 神経節腫 (ganglioneuroma)
② 神経節芽腫 (ganglioneuroblastoma)
　　a. 分化型　b. 混成型　c. 低分化型
③ 神経芽腫 (neuroblastoma)
　　a. 花冠細線維型　b. 円形細胞型

d) 症 状

進行例では，腹部腫瘤や腹部膨満を呈することが多い（図11.1）．全身症状としては貧血，るい瘦，発熱，腹痛などをみる．遠隔転移として眼窩に転移して眼窩周囲の皮下出血や眼球突出，骨・関節の痛み，肝腫大を伴うこともある．縦隔や後腹膜原発の場合脊椎管内への進展をきたすことがあり (dumb-bell type)，下肢の麻痺や知覚異常により発症する．

最近，マススクリーニングが全国的に行われるようになり，1歳以下の例が多数発見されているが，これらの例ではほとんどが自他覚症状をもたない．

e) 診 断

i) **腫瘍マーカー**　非特異的腫瘍マーカーとしては血清LDH，IAP，フェリチンが上昇する．特異的腫瘍マーカーとしてはNSE (neuron specific enolase) がある．また，神経芽腫，とくに分化型のものはカテコールアミンを産生する．このため尿中VMA (vanillyl mandelic acid)，HVA (homovanillic acid) 高値が約70%にみられる．これらの腫瘍マーカーは，診断のみならず経過観察にも有用である．

ii) **画像診断**　腹部単純X線撮影では，20〜50%に石灰化像がみられる．経静脈性腎盂尿管造影では腫瘍により腎盂・腎杯が下方に圧排された像をみることが多い．超音波検査，CT，MRI，血管造影なども行われる．マススクリーニング例では原発巣が小さいことが多く，超音波検査，CT検

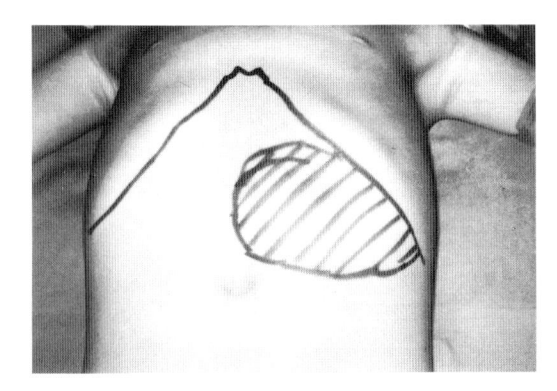

図11.1 神経芽腫患者の腹部所見
腹部腫瘤を示す．

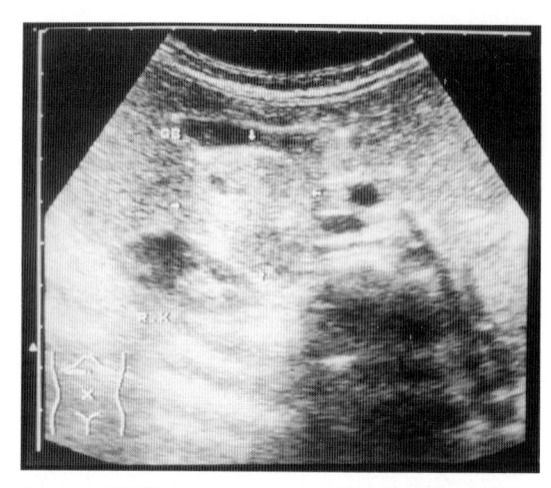

図11.2 神経芽腫マススクリーニング例の超音波像

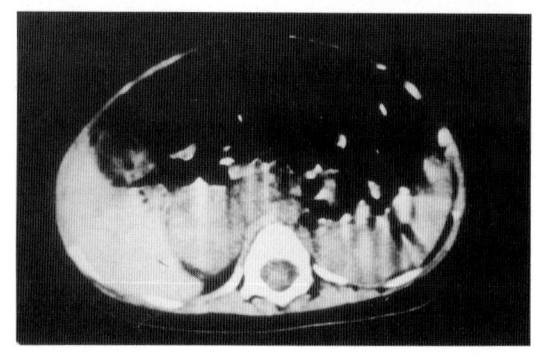

図11.3 神経芽腫マススクリーニング例のCT像

査のみが診断に役立つ（図11.2, 11.3）．

iii) 骨・骨髄検査　神経芽腫は骨・骨髄に転移することが多く，これらの検査は必須である．骨転移の有無を知るためには骨シンチ，全身骨X線像をとる．転移が疑わしい場合にはさらにCT，MRIを追加する．

骨髄転移の有無を知るために骨髄穿刺を行う．

f) 病　期

わが国では病期は以下のように分類されている．

病期 I：腫瘍が原発臓器に限局している．

病期 II：腫瘍が局所浸潤や局所リンパ節転移を伴っているが，正中線を越えない．

病期 III：腫瘍が正中線を越えて浸潤しているか，反対側のリンパ節転移を伴っている．

病期 IV A：骨，遠隔リンパ節，眼窩，頭蓋内，胸膜などへの遠隔転移を伴う．

病期 IV B：骨髄，肝，皮膚に転移を伴うが，原発巣は病期IIIにあたる．

病期 IV S：原発巣が病期 I あるいはIIで，遠隔転移が肝，皮膚，骨髄のみにみられる．通常6カ月未満の乳児である．

g) 治　療

治療法は病期により異なる．手術，化学療法，放射線療法を組み合わせた集学的治療が行われる．

病期 I，IIでは原発巣摘出とリンパ節郭清手術をまず行う．その後 James療法（vincristine (VCR)とcyclophosphamide (CPA)の交互投与）を6カ月間行うのが一般的である．

病期III，IVの進行例では化学療法が治療の主体となる．まず，強力な化学療法を行ってから手術を行う delayed primary operation や，初回の手術は生検にのみとどめ化学療法や放射線療法後に再度手術を行う second look operation が最近行われるようになった．化学療法薬としてはCPA，VCR，adriamycin（ADR），cis-platinum（CDDP），dacarbazine（DTIC），VP-16などが現在用いられている．

放射線療法は原発腫瘍，局所あるいは遠隔リンパ節転移，骨転移，肝転移などの治療に用いられる．

病期IV Sでは自然寛解がしばしばみられるので，一般的には積極的治療は必要がなく，肝腫大に対して少線量の照射や軽い化学療法が行われる．原発巣摘除の必要性についてはなお議論がある．

h) 予　後

治癒率は全体で30%前後と不良である．しかし，マススクリーニング例では治癒率は90%以上である．予後因子とし病期，組織型，年齢，発生部位などがあるが，最大の因子は病期であり，病期IV Sを除いた進行例の予後はきわめて不良である．組織型では神経芽腫の予後は悪く，神経節芽腫はそれよりよい．1歳未満の生存率は約80%であり，1歳以上では20%前後にすぎない．原発巣別では，頸部，縦隔発生例は他部位発生例に比し予後はよい．最近では血清フェリチン，NSE，

腫瘍細胞DNAパターン，N-myc遺伝子増幅，染色体形態と予後との関係が注目されている．

b．腎悪性腫瘍
a）病因

小児腎悪性腫瘍の大部分は腎芽腫である．腎芽細胞は胎生期の5週目頃に出現し，糸球体や尿細管に分化する後腎の構成細胞であるblastema elementより発生する．一方，後腎の未熟な間葉系成分より発生しnephron形成成分を含まず主として紡錘形の線維筋細胞よりなる腫瘍はcongenital mesoblastic nephromaと呼ばれ，多くは良性である．

b）病理

腎芽腫はWilms腫瘍とも呼ばれる．わが国では腎芽腫は組織学的には四基本型，すなわち，① 腎芽型（亜型として小巣亜型，大巣亜型，複合亜型，不全亜型にさらに分類されている），② 上皮型，③ 間葉型，④ 雑およびその他，に分類されている[3]．mesoblasticまたはmesonephric nephromaと認められるものは④に分類される．

予後の良好なfavorable typeと不良なunfavorable typeに分類され，後者はさらにanaplastic typeとsarcomatous type（malignant rabdoid tumorとclear cell sarcomaよりなる）に分けられる．最近では，malignant rabdoid tumorを非腎芽腫として独立した腫瘍とする考えもある[4]．

c）疫学
i）発生頻度 わが国では本腫瘍は悪性固形腫瘍中神経芽腫群腫瘍に次いで多い．年間30例前後の登録例がある[1]．

ii）年齢 発生年齢の頻度は1〜3歳がもっとも高い．わが国の集計例[1]では，1歳代が24.8％ともっとも発生頻度が高く，次いで2歳代，1歳以下となっており，学童期以降の発生は10％以下と少ない．

d）腎芽腫と合併奇形

腎芽腫は奇形を合併する頻度が高く，その頻度は10〜20％にのぼる．もっともよくみられるのは泌尿器系の奇形である．半身肥大（hemihypertrophy）が高頻度にみられる．虹彩欠損を伴う腎芽腫も多くみられ，泌尿器系の奇形，精神発達遅延も伴うことがある．虹彩欠損腎芽腫例では染色体の11番の短腕の部分的欠損が知られており，腎芽腫発生，虹彩欠損と何らかの関係があることが推定されている．

また，巨大児，巨舌，臍帯ヘルニアを合併するBeckwith-Wiedermann症候群に高率に腎芽腫が発生することが知られている．

e）臨床症状

臨床症状としては，腹部腫瘤がもっとも多い．母親などが偶然に子供の腹部膨満ないし腫瘤に気づいたり，検診や他疾患で診察中に医師によって発見される．腹痛は1/4くらいの例にみられる．通常は軽度の腹痛であるが，腫瘍破裂などのときには強い痛みを訴える．高血圧を約1/4のものに認める．肉眼的血尿がみられることがあるが，顕微鏡的血尿の頻度が高い．発熱，頻尿などをみることがある．

f）臨床検査

腎芽腫に特異的な検査成績はない．貧血，白血球増加，血沈亢進，LDHの上昇などをみる．

g）画像診断

i）単純X線像 腹部単純X線像で，腹部腫瘤陰影，変位圧排された腸管ガス像がみられる．石灰化の頻度は神経芽腫，奇形腫に比し低い．

初診時より肺転移を認めることがあるので，胸部単純X線像の所見は重要である（図11.4）．

ii）超音波検査 腹部腫瘤が存在するときにはまず行わなければならない検査である．肝と同程度かやや高輝度のechogenic massとして認

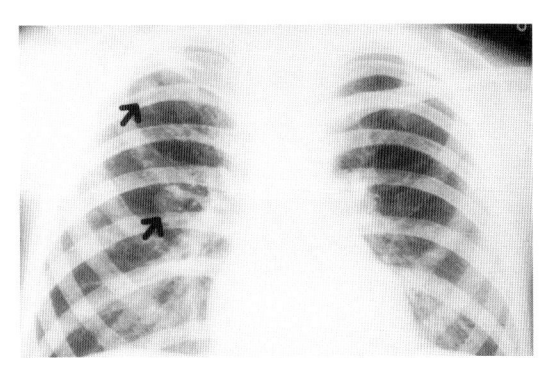

図11.4 腎芽腫肺転移の胸部X線像

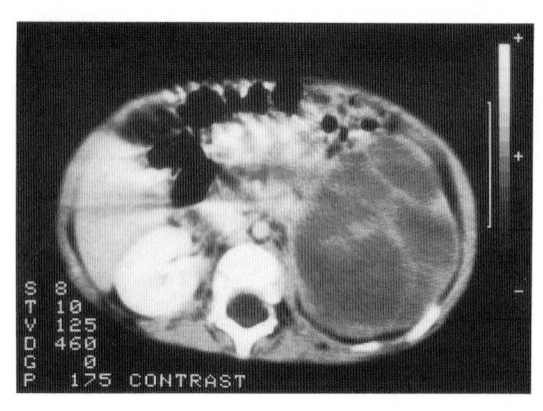

図 11.5 腎芽腫の CT 像

められる．腎・下大静脈内の腫瘍塞栓の発見に有用である．

iii) 経静脈性腎盂造影　腫瘍により腎盂・腎杯が圧排・伸展された所見が得られる．

iv) CT　対側腎腫瘍の有無，肝転移の有無，リンパ節転移の有無を知ることができる．胸部 CT は初期の肺転移巣の発見にも有用である．術前のみならず術後の follow-up にも施行すべき検査である（図 11.5）．

v) 血管造影　血管造影が適応となる症例は少ない．両側性腎芽腫，IVP で無機能の腎，非典型的な腎芽腫，巨大またはきわめて小さい腎芽

表 11.1　腎芽細胞腫の病期分類（日本小児外科学会悪性腫瘍委員会規約）

		腎芽細胞腫の原発腫瘍の局所進展度
		局所進展度
C 局所進展	C_0 C_1 C_2 C_3 C_x	腎被膜　正常* 腫瘍被膜　正常*　*図1を参照 腫瘍被膜を破って浸潤あり 腫瘍被膜を破って他の臓器に浸潤あり 不明

		腎芽細胞腫の転移の有無と程度
N リンパ節	N_0 N_1 N_2 N_3 N_x	リンパ節転移なし 腎動脈周囲リンパ節転移**（local） 大動脈周囲リンパ節転移**（regional）　**図2を参照 遠隔リンパ節転移（distant） 不明
V 血管侵襲	V_0 V_1 V_2 V_x	腫瘍血栓なし 腎静脈内に腫瘍血栓のあるもの 　または腎静脈壁に腫瘍の浸潤のあるもの 下大静脈内に腫瘍血栓のあるもの 不明
M 遠隔転移	M_0 M_1 M_x	遠隔転移　なし 肺転移，血行性肝転移，骨転移，腹膜播種性転移 不明
U 尿管侵襲	U_0 U_1 U_2 U_x	腎盂，腎杯，正常 腎盂，腎杯に浸潤のあるもの 尿管，膀胱，尿道に implantation のあるもの 不明

以上に顕微鏡的所見（c, n, v, m, u）を加える．

腎芽細胞腫の病期分類

病期	C	N	V	M	U
Ⅰ：腎に限局	C_0, C_1	N_0	V_0	M_0	U_0
Ⅱ：腎周囲に限局	C_2	N_1	V_1	M_0	U_1
Ⅲ：腹腔内の隣接臓器に限局	C_3	N_2	V_2	M_0	U_2
Ⅳ：遠隔転移あり		N_3		M_1	U_2
Ⅴ：両側性 Wilms 腫瘍					

注）両側性の場合は，その旨を明記し，上記の項目を，右の余白に記入する．
私注：病期分類は肉眼所見に顕微鏡所見を加えるが，大部分は肉眼所見（大文字の項）で決めうる．

腫などで動脈造影が考慮される．

腫瘍が腎静脈や下大静脈内に浸潤して内腔の閉塞が疑われる例では下大静脈造影が必要である．

h) 病　期

日本小児外科悪性腫瘍委員会による腎悪性腫瘍の病期分類がある[3]．局所進展，血管侵襲，腎盂・腎杯浸潤，リンパ節転移，遠隔転移により病期Ⅰ～Ⅳまで分類され，両側性のものは病期Ⅴとされている（表11.1）．

i) 治　療

まず外科的腫瘍摘除が行われる．術中に腫瘍細胞を播種しないように注意する．また，術中に対側の腎の検索も必ず行う．術後補助療法としては化学療法，放射線療法を病期に応じて行う．化学療法薬としては actinomycin D, VCR, ADR, CPA が用いられる．

j) 治療成績

病期Ⅰ，Ⅱの腎芽腫の2年生存率は70～90%と非常に良好である．病期Ⅲ，Ⅳでも15～75%と比較的良好である．遠隔転移は肺がもっとも多く，初診時あるいは腫瘍摘出後1年以内に発見されることが多い．化学療法，放射線療法が有効である．

予後因子として病理組織型が関与しており，予後のよい favorable type と悪い unfavorable type に分けられる．後者に属する sarcomatous type は転移することが多く，死亡率は約50%である．

c. 肝　腫　瘍

a) 頻　度

小児の肝腫瘍は良性のものから悪性のものまであるが，大部分は肝芽腫である．次いで悪性腫瘍としては成人型肝癌，間葉腫，血管肉腫，混合腫，未分化肉腫などがある．良性腫瘍としては血管腫，過誤腫，血管内皮腫，局所性増生，嚢腫，リンパ管腫などがある．

わが国の集計では，肝悪性腫瘍は神経芽腫，腎悪性腫瘍に次いで多く，年間で約40例の報告がある．肝悪性腫瘍のうち74.2%は肝芽腫であり，成人型肝癌は12.4%にすぎない[1]．

表11.2　小児肝癌の病理組織分類

1. 肝芽腫（hepatoblastoma）
    a) 高分化型（well differentiated type）
        （いわゆる胎児型，fetal type）
    b) 低分化型（poorly differentiated type）
        （いわゆる胎芽型，embryonal type）
    c) 未熟型　（immature type）
        （いわゆる未分化型，anaplastic type）
2. 成人型肝癌（liver-cell carcinoma, adult type）
3. 胆管細胞癌（cholangiocarcinoma）
4. その他の特殊型（miscellaneous types）

b) 病　理

小児肝癌は肉眼的には，塊状型，多結節型，び漫型に分類されるが，半数以上が塊状型である．

肝芽腫の割面は，肉眼的には灰黄色の肝実質に似た組織よりなるが，壊死巣，血液貯留巣，結合組織，その他間葉成分の増殖により多彩な像を示す．

病理組織学的には，小児肝癌は肝芽腫，成人型肝癌，胆管細胞癌，その他に分類される．また，肝芽腫はさらに高分化型，低分化型，未熟型に細分される[3]（表11.2）．

成人型肝癌は3歳以上の比較的高年齢児に発生し，約1/4に肝硬変を合併する．

c) 病期分類

小児肝悪性腫瘍病期分類[3]に則って病期分類が行われる．これは腫瘍の大きさ，局所進展度，血管侵襲，リンパ節転移，遠隔転移の状態によって決定される．

d) 臨床症状

小児肝悪性腫瘍の主訴は腹部腫瘤，腹部膨満，肝腫大であり，発熱，腹痛，食欲不振，体重減少，腹部不快感などを呈するものもある．ときに腫瘍の腹腔内破裂により失血性ショックに陥り発見されることもある．

e) 診　断

i) 臨床検査所見　　一般に末梢血では貧血を認めることが多い．高コレステロール血症のある例が肝芽腫の約半数にみられ，とくに高分化型に高率に認められる．

肝機能では GOT, GPT, LDH, アルカリホスファターゼが軽度上昇することがある．とくに LDH は悪性腫瘍で一般的に上昇することが知ら

れているが，原発性肝癌では LDH アイソザイム の $L_4>L_5$ が特徴的である．

男性化を呈する肝芽腫では血清，尿中 HCG の高値を示すことがある．

ii) **AFP** 肝芽腫，成人型肝癌いずれも全例血清 AFP は 1000 ng/ml 以上の高値を示す．AFP の測定は術前の診断のみならず，治療に対する反応，再発のモニタリングにも有用である．

f) 画像診断

i) **超音波検査** 超音波検査は非侵襲的であり，外来でも簡単に施行でき，肝腫瘍が疑われる場合まず行うべき検査である．成人型肝癌と肝芽腫では超音波検査上明瞭な差はなくモザイク型の echogenic mass としてみられ，isoecho 型は少ない．

ii) **CT** CT により肝における腫瘍の占拠部位，内部構造，周囲臓器との関係を知ることができる．また，囊胞，血管腫などとの鑑別に有用である．CT では一般に low density として認められるが，腫瘍の大きさにより，また同一腫瘍内でも density の異なることがある（図 11.6）．

iii) **血管造影** 血管造影は小児肝癌の診断，治療にあたっては必須の検査法である．すなわち肝腫瘍の鑑別診断に有用であり，肝内病変の広がりが脈管構造に則って診断可能となり，切除の可否を判定することができる．

血管造影所見は，異常先細り，分岐不明，血管侵食像などの形態をもつ腫瘍血管の増生がみられたり，腫瘍濃染像を認める．また，成人型肝癌と

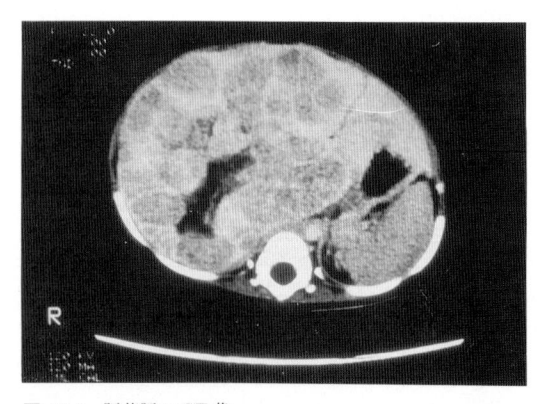

図 11.6 肝芽腫の CT 像

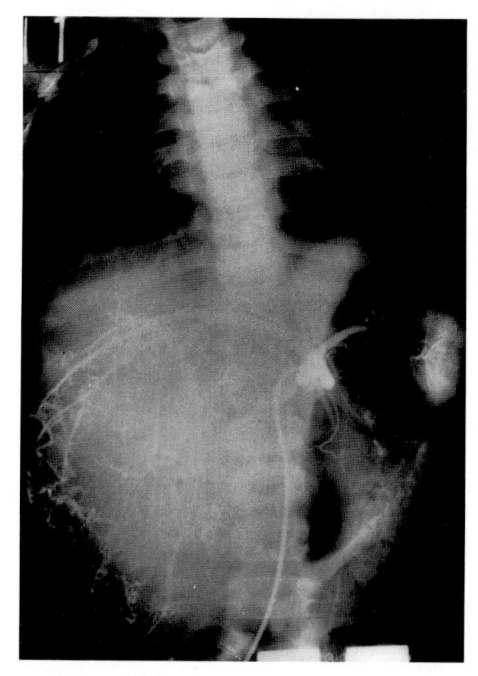

図 11.7 肝芽腫の動脈造影像

肝芽腫の比較では，成人型の方が腫瘍血管の形態的変化が著しく，動静脈瘻あるいは動脈門脈瘻，門脈血栓などがみられる（図 11.7）．

g) 治 療

i) **外科治療** 小児肝悪性腫瘍に対する根治的治療は肝切除のみである．小児は成人例と異なり硬変を伴うことはほとんどないので，肝予備能が問題となることはない．しかし，4 区域を占めるもの，下大静脈や肝門部脈管に著しく浸潤しているものなどは肝切除の適応とはならない．

ii) **化学療法** 術後補助化学療法としては AMD, VCR, ADR, CPA などが用いられる．最近ではとくに CDDP の有効性が知られ，ADR と併用されることが多い．

iii) **切除不能例の治療** 初診時切除不能とされる小児肝癌に対しては，肝動脈塞栓術（TAE），肝動脈内動注療法，肝動脈結紮術などが行われる．転移巣を有しているものでも動注化学療法を行うことにより転移巣が消失し，肝切除が可能となることがある．

h) 治療成績

わが国での治療成績は，tumor-free 2 年生存率でみると，全体では 32.2% であり，肝芽腫では

41.8％，成人型肝癌では 0％ である[1]．肝芽腫では，高分化型 56.1％，低分化型 22.9％，未分化型 25.0％ である[1]．すなわち，成人型肝癌より肝芽腫の方が予後は良好であり，肝芽腫の中では高分化型がもっとも予後がよい．

d. 奇形腫群腫瘍
(1) 発生頻度

奇形腫群腫瘍は，小児期に特徴的な腫瘍であり，悪性と良性がある．比較的頻度が高く神経芽腫，腎悪性腫瘍，肝悪性腫瘍に次いで多く[1]，年間の登録例は約 20 例である．

(2) 病理

奇形腫とは，外胚葉，中胚葉のそれぞれの組織に由来する成分を構成要素とする腫瘍である．3 胚葉性成分が全部揃わない例もあり，胎生初期の totipotency のある blastema または germ cell よりの発生が想定される腫瘍群とされる．

成熟奇形腫(Tm)，未熟奇形腫(Ti)，悪性奇形腫に分けられる．悪性奇形腫は多類胎芽腫(E)，胎児性癌(A)，卵黄嚢癌(Y)，絨毛癌(C)，精腫(S)，未分化胚腫(D)などに分類される[3]．小児外科領域では，卵黄嚢癌が悪性奇形腫のほとんどを占めている．

(3) 良性奇形腫群腫瘍
a) 頻度

奇形腫群腫瘍の約 70〜80％ は良性例と考えられる．

b) 発生部位

良性の奇形腫群腫瘍は睾丸，尾仙部，後腹膜，卵巣，縦隔，頭頸部などに発生することが多い．まれに松果体，口蓋，心嚢，心臓，胃，眼窩などに発生する．

c) 診断

奇形腫の鑑別診断は発生部位により異なる．頸部，尾仙部，睾丸などの体表に発生したものの診断は容易である．

画像診断では，単純 X 線像により骨・歯牙などの粗大な石灰化像が認められることが多く，これにより奇形腫が疑われる．超音波検査では，石灰化による高輝度の部分と嚢胞の部分や充実性の部分の混在がみられる．CT でも嚢胞状の部分や石灰化像や充実性の部分の存在した腫瘤として認められる．診断困難例では，さらに血管造影を行う．

d) 臨床像と治療

良性奇形腫は発生時期と好発部位が関係している(表 11.3)．尾仙部，頸部奇形腫は新生児期に発生する．後腹膜奇形腫新生児期から乳児期にみられる．卵巣例は学童期に多く，縦隔例は年長児にみられる．

i) 頸部奇形腫 頸部奇形腫の頻度は比較的少ない．奇形腫群腫瘍中 3％ 前後を占める．ほとんどの症例は 1 歳以下，とくに 1 カ月未満である．良性でも気管圧迫による呼吸困難やチアノーゼなどの重篤な呼吸障害をきたすことがあるので，時期を失せず手術を行う．

ii) 縦隔奇形腫 縦隔奇形腫は前縦隔に発生し，胸腺組織と密接なつながりをもつことが多い．CT などにより診断は容易である．

iii) 後腹膜奇形腫 奇形腫は後腹膜腫瘍と

表 11.3 奇形腫群腫瘍の発生時期と発生部位

年齢＼部位	0	1	2	3	4	5	6	7	8	9	10	11	12	13	14	15
頸部	○○					○										
前胸壁	○															
縦隔													○○	○		
後腹膜	○○	●		○	○											○
卵巣				○				○○			●		●	△		
仙尾部	○○○○ ○○○○ ○●	●●	●													
腟		●														

○良性奇形腫，●悪性奇形腫，△未熟奇形腫

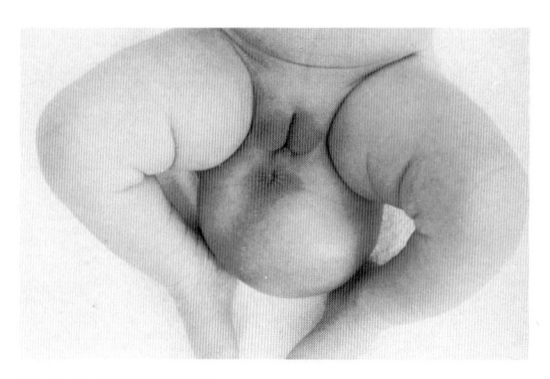

図 11.8 尾仙部奇形腫

しては，神経芽腫，腎芽腫に次いで多く，発症年齢は10歳以下の女児に多い．後腹膜奇形腫に特有の症状はなく，腹部腫瘤で発見されることが多い．

iv) 卵巣奇形腫 卵巣奇形腫は比較的頻度が高く，大多数のものは6～11歳の間にみられる．小児の卵巣奇形腫では悪性の占める頻度が比較的低い．

良性卵巣奇形腫の治療にあたっては，生殖機能を温存することが重要であり，切除にあたっては少しでも健存部を残存させる配慮が必要である．

v) 尾仙部奇形腫 尾仙部奇形腫は出生時より認められ，診断は容易である（図11.8）．しかし，仙骨前部の Altmann IV型では診断が困難なことが多く悪性度が高い．

(4) 未熟奇形腫

未熟奇形腫は，悪性奇形腫ではないが，浸潤，転移，再発などの悪性腫瘍類似の臨床経過をとることがしばしばある．とくに卵巣未熟奇形腫にみられることが多い．予後は比較的良好であるが，成熟度により再発，転移の頻度が異なる．

a) 病理

未熟奇形腫とは，「腫瘍構成成分が三胚葉由来の体細胞成分であることは判別できるが，分化が不十分な胎児期の組織に相応する組織成分を有するもの」である．実際には未熟神経成分がもっとも多くみられる．

b) 頻度

未熟部位別発生頻度は卵巣，後腹膜，尾仙部，睾丸，頸部，縦隔の順に多い．

c) 腫瘍マーカー

未熟奇形腫においても悪性奇形腫と同様に腫瘍マーカーが陽性となることがしばしばある．多くはAFPが陽性となり，臨床経過とよく相関する．HCG，CEAが陽性となることもある．

d) 治療・予後

未熟奇形腫の治療法は，病期I，IIは手術のみ，病期III，IVは手術とVCR，CPAまたはAMD，ADM，VCR，CPAの多剤併用療法を行う．予後は良好である．

(5) 悪性奇形腫

a) 診断

i) 腫瘍マーカー 悪性奇形腫の大部分を占めるのは卵黄嚢癌である．この腫瘍はα-フェトプロテイン（AFP）を産生し，鑑別診断上有用である．また，絨毛癌は human chorionic gonadotropin (HCG)を産生することから，これも診断に用いられる．さらに，非特異的ではあるが，LDH (lactate dehydrogenase)は悪性奇形腫で上昇する．とくに，卵巣嚢癌の場合LDH-1が特異的に上昇する．

ii) 画像診断 単純X線像，超音波検査，CTなどで奇形腫と診断される．しかし，悪性奇形腫特有の画像所見はなく，腫瘍マーカーを考慮して診断することが重要である．

b) 治療・予後

悪性奇形腫の治療成績はきわめて不良であった．しかし，PVB療法(CDDP, vinblastin(VBL), bleomycin(BLM))の導入以来，治療成績は向上した．

切除可能例ではまず手術を行う．切除不能例，遠隔転移を有する例では化学療法を優先するdelayed primary operationを行う．化学療法として前述のPVB療法，T_2療法（AMD, ADM, VCR, CAP），T-6療法（ADM, CPA, BLM, AMD, VCR, BCNU）などがある．さらに最近ではCDDP・BLM・etoposideなどの組み合わせが試みられている．悪性奇形腫のわが国でのtumor-free 2年生存率は59.3%である[1]．原発部位別では，卵巣，尾仙部例に比べ睾丸原発例の予後がよい．

e. 横紋筋肉腫

a) 頻度

横紋筋肉腫は小児軟部組織悪性腫瘍の半分以上を占める．わが国の集計例では小児の外科的悪性腫瘍1481例中127例（8.6%）が本腫瘍である[1]．神経芽腫，腎悪性腫瘍，肝悪性腫瘍，奇形腫群腫瘍に次いで多い．

わが国の発生数は，年間20～30例である．欧米でも，15歳以下では，横紋筋肉腫は悪性固形腫瘍の5～15%，小児悪性腫瘍全体では4～8%を占めている．

発生年齢は，欧米では5歳以下と15歳以上に発生が多い二峰性である．わが国の集計例では，59%は2歳以下の発症である．

b) 発生部位

本腫瘍は脳と骨以外の全身のどこにでも発生する．発生部位によりおおまかに眼窩，頭頸部，四肢，胸部，腹部，泌尿生殖器，その他に分類される．わが国の集計例では，10年間で眼窩3例（2.4%），頭頸部24例（19.2%），四肢8例（6.4%），胸部12例（9.6%），腹部31例（24.8%），泌尿生殖器47例（37.6%）となっている[1]．まれな発生部位として胆道，横隔膜，心臓，腎などがある．

c) 病理

横紋筋肉腫は組織学的に特異な好酸性を示す横紋筋芽細胞を認めることにより診断される．横紋筋肉腫の病理分類では胎児型（embryonal type），胞巣型（alveolar type），多形型（pleomorphic type）の三型に分類される[5]．

i) 胎児型 大部分は5歳以下の乳幼児で，腫瘍は眼窩，鼻咽腔，中耳などの頭頸部，後腹膜，胆道，泌尿生殖器などに好発する．腟，膀胱，鼻腔，胆道などの粘膜下に生じたものは内腔に向かってポリープ状に発育し，ブドウ状肉腫（sarcoma botryoides）と呼ばれる．

ii) 胞巣型 10～25歳に多くみられる．頭頸部，四肢，会陰に好発する．予後は胎児型より不良である．

iii) 多形型 発生頻度は三型中でもっとも少なく，ほとんどが成人である．四肢，とくに大腿の筋肉内に好発する．

表 11.4 横紋筋肉腫の IRS 病期分類

Group I.	localized disease, completely resected (regional nodes not involved)
	a) confined to muscle or organ of origin
	b) contiguous involvement — infiltration outside the muscle or organ of origin, as through fascial planes
Group II.	grossly resected tumor with microscopic residual disease (nodes negative)
	b) regional disease, completely resected (nodes positive or negative)
	c) regional disease with involved nodes, grossly resected, but with evidence of microscopic residual disease
Group III.	incomplete resection or biopsy with gross residual disease
Group IV.	metastatic disease present at onset

鑑別すべき腫瘍として，神経芽腫，悪性神経上皮腫，骨および骨外性 Ewing 肉腫，悪性リンパ腫，悪性黒色腫などがある．

d) 転移形式

横紋筋肉腫は周囲組織へ直接浸潤する．またリンパ行性に転移する．肺，骨，骨髄，脳，心臓などへ血行転移することもある．傍睾丸例では後腹膜リンパ節転移が多く，頭頸部例では転移は少ない．

e) 病期分類

横紋筋肉腫の病期分類はアメリカの Intergroup Rhabdomyosarcoma Study (IRS)[6] のものが用いられることが多い．局所進展度，リンパ節転移，遠隔転移の程度によりI～IVに分けられる（表11.4）．

f) 症状

横紋筋肉腫に特有の臨床症状はなく，腫瘍の発生部位により異なる．多くの部位では無痛性の腫瘤として認められる．眼窩では斜視，眼球突出，眼瞼下垂が，中耳では耳漏，難治性中耳炎が，副鼻腔では顔面腫脹が，膀胱では排尿障害，血尿が主訴となる．

g) 診断

本腫瘍では病理組織型，病期，部位診断が重要である．とくに病理診断は，本腫瘍に特有のマーカーがないことより重要であるが，診断が困難なことがある．このため生検が必要となることもある．

発生部位により行うべき画像診断は異なる．CTスキャン，超音波検査，血管造影などとともに，眼科，耳鼻咽喉科，泌尿器科，脳神経外科，整形外科的診断が必要となる．また，本腫瘍は骨髄転移をきたすことがあるので骨髄穿刺検査を行った方がよい．

h) 治　　療

治療は病期，発生部位により決められる．原則的には外科手術を行い，2年間 VAC 療法（vincristin, cyclophosphamide, actinomycin D）を行い，必要ならば放射線療法を追加する．頭頸部，眼窩，泌尿生殖器などでは腫瘍の全摘が不可能であったり，原発臓器摘出により大きな後遺症を残すものでは，可及的手術を避け，化学療法を先行させる delayed primary operation を行うか，放射線療法を行う．

i) 治　療　成　績

横紋筋肉腫の治療成績は，以前はきわめて不良であったが，しだいに良好になってきている．病期別の 2 年 tumor‐free 生存率は，Ia 75％，Ib 61.5％，II 21.4％，III 20.0％，IV 5.6％ である[1]．原発臓器別では，泌尿生殖器発生例の予後がもっともよく，四肢発生例の予後は不良である．組織型別では，胞巣型が胎児型に比し予後不良である．

〔内野純一・佐々木文章〕

文　　献

1) 日本小児外科学会 悪性腫瘍委員会：小児の外科的悪性腫瘍の予後追跡調査結果の報告（昭和 46-55 年度登録症例について）．日本小児外科学会雑誌, **21**: 1222～1251, 1985.
2) 別所文雄：小児がん，特に固形腫瘍の疫学．小児期の腫瘍―固形腫瘍―（小児科 Mook, 26), pp 1～15, 金原出版, 1983.
3) 日本病理学会小児腫瘍組織分類委員会：小児腫瘍組織分類図譜第 1 篇, 金原出版, 1980.
4) Bonnin JM, Rubinstein LJ, Palmer NF, et al: The association of embryonal tumors originating in the kidney and in the brain: A report of seven cases. Cancer, **54**: 2137～2146, 1984.
5) 日本病理学会小児腫瘍組織分類委員会：軟部組織腫瘍．小児腫瘍組織分類図譜第 2 篇, 金原出版, 1984.
6) Maurer HM: The intergroup rhabdomyosarcoma study: Update, November 1978, Nat Cancer Inst Mono, **56**: 61～68, 1981.

索引

和文索引

あ

亜急性甲状腺炎 18
悪性奇形腫 549
悪性胸腺腫 443
悪性神経鞘腫 83
悪性神経線維腫 83
悪性新生物年次別死亡数 112
悪性中皮腫 65
悪性リンパ腫 10, 26, 85, 434, 443
アジュバント病 34
アスペルギルス症 109
アフタ 12
亜鈴形腫瘍 83
$α_1$-アンチトリプシン欠損症 506
安定狭心症 297

い

異型狭心症 297
医原性気胸 62
遺残胸腔 60
胃軸捻症 461
胃　炎 427
胃・十二指腸潰瘍 464
移植後感染症 333
移植心冠状動脈病変 334
移植臓器の機能不全 333
胃食道逆流症 449
移植片対宿主病 418
イチゴ状血管腫 432
一次性リンパ浮腫 395
一時的バイパス法 341, 353
一期的腹壁閉鎖 525, 529
一側肺動脈閉塞試験 127, 153
遺伝性球状赤血球症 519
胃破裂 462
胃瘻造設 447
陰嚢水腫 541

う

右心不全 284
右心補助 328
右房粘液腫 317

え

H型気管食道瘻 445, 446, 448
鋭的外傷 309
栄養管理 419, 425
会陰式肛門形成 500
腋窩開胸術 138
腋窩リンパ節 30, 40
えくぼ症状 41
壊死性腸炎 483
壊疽性虫垂炎 487
エナメル上皮腫 13
炎症性動脈瘤 345, 360
炎症性乳癌 46
エンドトキシンショック 464
エントリー 343

お

横隔膜挙上症 458
横隔膜弛緩症 458
横紋筋肉腫 436, 551
オリーブ様腫瘤 460
温熱化学療法 132

か

開胸生検 100
外傷性気(血)胸 62
外傷性動静脈瘻 381
外鼠径ヘルニア 536
開腹術後腸重積症 427
開放音 170, 316
海綿状血管腫様変化 514
海綿状リンパ管腫 431
解離性大動脈瘤 343, 348
化学的心停止法 203
拡大胸腺摘出術 91
拡大大動脈再建法 256
拡大乳房切除術 33
拡張型心筋症 320
拡張期ランブル 210, 213, 216, 218, 316
拡張中期ランブル 214
鵞口瘡 12
下肢うっ血症候群 393
仮性心室瘤 307
仮性(大)動脈瘤 348, 367, 379
家族性大腸ポリポーシス 486
下大静脈奇静脈還流 253
下大静脈半奇静脈還流 253
下腿静脈瘤 393
下大動脈フィルター 391
カタル性虫垂炎 487
顎骨骨髄炎 13
褐色細胞腫 83, 400
滑脱ヘルニア 449, 540
化膿性心膜炎 312
化膿性胆管炎 510
下部消化管閉塞症 422
下壁心室瘤 307
カルチノイド症候群 113, 123
川崎病 319, 434
肝外性門脈圧亢進症 513
肝芽腫 547
肝管腸吻合術 512
冠血行再建術 295
間欠性跛行 368, 375
間欠的陽圧呼吸 174
カンジダ症 109
肝腫瘍 547
冠状静脈洞と左房の交通 261
管状重複症 481
冠状動脈狭窄 363
冠状動脈血行再建術 297
冠状動脈硬化 267
冠状動脈内膜剝離術 299
冠状動脈バイパス術 297, 320
冠状動脈攣縮 293
冠状動脈瘻 260
癌性胸膜炎 66, 113
感染性心内膜炎 210, 214, 264, 277
完全体外循環 340
完全大血管転位症 241
完全置換型人工心臓 329
肝臓移植 506, 508
嵌頓ヘルニア 540
肝内結石 510
肝内性門脈圧亢進症 514
肝内胆管形成不全 505
肝部下大静脈閉塞症 392
貫壁性心筋梗塞 310
顔面血管腫 432
顔面神経麻痺 4
肝門部結合組織塊 504
肝門部胆囊吻合術 508
肝門部腸吻合術 506

き

機械弁　289
気管気管支奇形　103
気管気管支狭窄症　440
気管気管支形成術　128,143
気管気管支結核　108
気管気管支軟化症　103
気管気管支吻合部合併症　161
気管狭窄　105
気管形成術　105
気管支拡張症　111
気管支狭窄症　442
気管支形成術　150
気管支性嚢胞　437,438
気管支性肺嚢胞　106
気管支腺腫　442
気管支粘膜下腺癌　123
気管支嚢腫　87
気管支肺手術術前術後管理　152
気管支肺腫瘍　112
気管支閉鎖症　438
気管軟化症　441
気管軟骨形成異常　441
気管分岐部再建術　150
気管膜様部固定術　104
気胸　60
偽腔閉鎖　349
奇形腫　444
奇形腫群腫瘍　549
器質性動脈疾患　367
気縦隔　68
気縦隔法　74
気道内吸引　154
気道の切除限界　144
気嚢腫　107
機能的残気量　97
奇脈　314
逆回転　473
逆短絡　210,214
逆流度基準　266
球状重複症　481
急性化膿性甲状腺炎　17
急性化膿性唾液腺炎　14
急性拒絶反応　333
急性縦隔炎　70
急性心タンポナーデ　302
急性心停止　182
急性膵炎　510
急性大動脈解離　345
急性動脈血栓症　370
急性動脈閉塞　372
急性乳腺炎　35
急性熱性皮膚粘膜リンパ腺症　319
急性膿胸　64
急性リンパ節炎　7,433

胸囲結核　54
胸郭形成異常　50
胸郭成形術　107
胸郭出口症候群　50
胸郭内甲状腺腫　89
胸管嚢腫　88
胸腔内水分移動　59
胸骨下甲状腺腫　89
胸骨正中切開　102
狭心症　277,292
胸水　62
胸腺カルチノイド　81
胸腺癌　80
胸腺腫　77
胸腺摘出術　91
胸腺嚢腫　87
胸部外傷　52
胸部大動脈瘤　345
胸壁欠損　58
胸壁再建法　57
胸壁腫瘍　55
胸膜外充填術　107
胸膜外到達法　447
胸膜腫瘍　65
胸膜心膜孔　312
胸膜中皮腫　90
胸膜嚢腫　90
胸膜肺切除術　65
巨細胞癌　123
挙上・下垂試験　369
拒絶反応　160
巨大ブラ　107
緊急手術前管理　419
緊張性気胸　438
筋膜外（下）手術　394
緊満痛　387

く

空洞切開法　107
駆出性収縮期雑音　213,218
駆出率　163

け

経管（口）栄養法　425
憩室炎　482
傾斜円板弁　269,289
経静脈栄養法　425
経静脈性拡張術　393
頸動脈狭窄　369
頸動脈小体腫瘍　9
頸動脈洞反射　361
経皮的冠状動脈形成術　296
経皮的血管拡張術　405
経皮的心肺補助法　194,330
頸部奇形腫　434
頸部血管腫　432

頸部神経芽腫　435
頸部リンパ管腫　431
頸部リンパ節疾患　433
頸部リンパ節転移　9
頸肋　50
外科的高血圧　397
血液性心筋保護液　202
結核性リンパ節炎　8,434
血管系の異常による高血圧　402
血管腫　90
血胸　62
血清リポプロテイン-X　506
結節縫合　141
血栓塞栓症　271,273,275,277,282,291
血栓・塞栓摘出術　370
血栓内膜切除術　370,377
血栓閉塞性大動脈炎　364
血栓溶解療法　388,390
腱索～乳頭筋断裂　310
原発性アルドステロン症　397
原発性上皮小体機能亢進症　26
原発性肺高血圧　262

こ

高位結紮・静脈抜去術　394
口蓋裂　3
硬化性血管腫　132
硬化性縦隔炎　71
硬化療法　394
高カルシウム血症　28
硬癌　39
交感神経切断術　371
睾丸捻転症　542
高ガンマグロブリン血症　78
抗凝血療法　269,273,275,281,291,388,390
抗胸腺細胞グロブリン　333
抗血小板剤　173,276
抗血栓療法　319
好酸性肉芽腫　16
高脂血症　170
甲状舌管　5
甲状舌管嚢胞　429
甲状腺炎　17,79
甲状腺癌　22
甲状腺機能亢進症　19
光線力学的治療　132
拘束型心筋症　321
後側方開胸術　135
高炭酸ガス血症　155
後中隔穿孔　303
後腸形成不全　523
口内炎　12
広範囲胃切除術　465
抗頻拍ペースメーカー　324
後負荷　163,176

和文索引

肛門周囲膿瘍 502
抗リンパ球モノクローナル抗体 333
呼吸管理 419, 424
呼吸器合併症 426
呼吸障害 414
呼吸性アシドーシス 178
呼吸性アルカローシス 178
呼吸不全 179
国際心肺移植学会基準 333
姑息的 Mustard 手術 243
骨腫 90
骨肉腫 13
骨膜外充填術 107
骨膜下吸収像 27
根治照射 130

さ

臍下部型ヘルニア 522
再肝門部腸吻合術 508
再灌流障害 206
細気管支肺上皮癌 122
細菌性動脈瘤 345
最小乳癌 40
臍上部型ヘルニア 522
鰓性癌 11
臍帯ヘルニア 521
臍腸管遺残 481, 533
臍腸管瘻 483
再入口部 343
臍ヘルニア 530
鰓裂性嚢胞 430
索状型閉鎖 467, 470
鎖骨下動脈フラップ法 256
左室右房交通症 215
左室拡張終期圧 264
左室拡張終期容積 264
左室駆出率 264, 277
左室収縮終期径 267
左室収縮終期容積 264, 277, 281
左室収縮終期容積係数 267
左室自由壁のパッチ再建 303
左室自由壁破裂 301
左心系ベント 332
左心室瘤 307
左心低形成症候群 222
左心バイパス法 341, 354
左心補助 328
左心補助循環装置 180
左房粘液腫 316
サーモグラフィ 394
左-右短絡 209, 214, 216
残気率 97
残気量 97
三叉神経痛 4
三者併用療法 333
三心房症 218

三尖弁逆流 274
三尖弁狭窄兼閉鎖不全症 284
三尖弁狭窄症 286
三尖弁交通切開術 286
三尖弁置換術 248, 286
三尖弁閉鎖症 225
三尖弁閉鎖不全 272, 284
三尖弁輪形成術 285
酸素療法 156, 190

し

自家静脈移植 371
刺激伝導障害 268
自己血輸血装置 309
自己免疫疾患 360
思春期乳腺肥大症 33
姿勢療法 449
刺・切創 309
自然閉鎖 210, 214
失神発作 361
脂肪腫 9, 90
若年性ポリープ・ポリポーシス 485
射創 309
シャント手術 517
縦隔開胸術 138
縦隔郭清 126
縦隔気腫 68
縦隔筋膜構築 129
縦隔血腫 70
縦隔腫瘍 72, 443
縦隔内甲状腺腫 89
縦隔肉芽腫 71
縦隔リンパ節腫大 86
充実腺管癌 39
収縮期駆出性雑音 216
収縮性心膜炎 313
周術期心筋梗塞 181
重症筋無力症 91
修正大血管転位症 247
絨毛癌 81
縮小肝移植 508
粥状硬化 293
出血性素因 417
術後合併症 178
術後性上皮小体機能低下症 27
術後中枢神経障害 182
術後肺高血圧クリーゼ 182
術後病期別生存率 128
出生前(後)診断 445
術中心筋保護法 201
術野挿管法 145
授動距離 149
腫瘍焼灼治療 131
腫瘍マーカー 543, 550
循環血液量 163
循環停止下開心術 200

循環不全 420
純型肺動脈狭窄症 223
純型肺動脈閉鎖症 224
純セミノーマ 81
消化管管理 418, 422, 424
消化管嚢腫 88
消化性潰瘍 464
上行性胆管炎 507
小細胞癌 123
上肢静脈血栓症 388
上大静脈症候群 72, 73, 113, 391
小児甲状腺癌 434
小児門脈圧亢進症 513
上皮小体嚢胞 27
上部消化管閉塞症 421
静脈血還流障害 391
静脈血栓後遺症候群 388
静脈血栓症 386
静脈性壊死 386
静脈-動脈方式 457
静脈瘤 172
逍遙性静脈炎 386
食道胃逆流現象 461
食道延長法 448
食道静脈瘤 503
食道静脈瘤破裂 505
食道穿孔 70
食道重複症 481
食道嚢腫 88
食道閉鎖症 445
食道離断術 517
食道裂孔ヘルニア 449
除睾術 46
女性化乳房症 34, 113
ショック 414, 420
徐脈性不整脈 321
腎悪性腫瘍 545
心外傷 309
心外膜電位マッピング法 171
腎芽腫 545
腎機能障害 427
心筋エネルギー代謝 164
心筋梗塞 277, 301, 326
心筋症 320
心筋保護液 203, 268, 331
神経芽細胞腫 83, 402, 443
神経芽腫 543
神経原性腫瘍 83, 443
神経鞘腫 9, 83
神経性動脈疾患 367
神経節(芽)細胞腫 83
神経節(芽)腫 543
神経線維腫症 83
心原性肺水腫 156
人工換気法 456
人工血管置換 349, 365

人工肛門造設　500
人工呼吸下の体液管理　423
人工呼吸器　175
人工心臓　326, 329
人工心肺装置　187
人工心肺離脱困難　326
人工腸弁付加 Roux-en-Y 吻合術　507
人工肺　190
人工弁感染　282
人工弁周囲逆流　282
人工弁置換　311
人工弁破損　282
心室性頻拍　322
心室性不整脈　271
心室大血管結合不一致　241
心室中隔欠損　209, 267
心室中隔穿孔　303, 309, 310
心室瘤切除術　320
腎静脈レニン活性測定　405
新生児肝炎　505
新生児腹膜炎　478
真性大動脈瘤　348
真性動脈瘤　367
心尖部切断術　304
心臓悪液質　284
心臓移植　262, 331
心臓マッサージ　183
心タンポナーデ　169, 179, 309, 311, 312
浸透性腹膜炎　524
腎動脈異常による高血圧　404
心内膜心筋線維性　321
心内膜電位マッピング法　171
心嚢切開後症候群　182
心嚢嚢腫　87
心肺移植　331
心肺蘇生　182
心肺ドナー　331
心肺バイパス　332
心肺保存液　332
心拍応答型ペースメーカー　324
心拍出量　163, 176
心破裂　310, 311
深部静脈血栓症　172, 386
心不全　169
腎不全　181
深部蜂窩織炎　7
心ヘルニア　312
心房化心室　227
心房細動　275
心房中隔欠損症　212
心房内血流転換手術　243
腎保護液　341
心補助装置　327
心保存液　332
心膜炎　312
心膜欠損　312

心膜腫瘍　315
心膜剝離　315
心膜摩擦音　313
唇　裂　3

す

スイス・チーズ型欠損　209
膵胆管合流異常　504
髄膜瘤　84
髄様癌　25
スピクラ　41

せ

精索水腫　541
成熟奇形腫　81, 549
生体弁　289
正中頸嚢胞　5, 429
正中頸瘻　429
正中皮様嚢腫　5
性的早熟症候群　33
癤　7
舌　癌　13
赤血球洗浄装置　197
切除誘導法　396
線維筋異形成症　404
線維腫　90
線維性縦隔炎　71
線維性不連続　250
腺　癌　122
穿孔性虫垂炎　487
仙骨・会陰式肛門形成　500
潜在性胸腺腫　79
潜在性血栓　387
全収縮期雑音　210
腺腫様甲状腺腫　22, 435
全身性エリテマトーデス　79
全身リンパ管腫　431
選択的近位胃迷切術　465
前中隔穿孔　303
穿通枝結紮術　394
先天性横隔膜ヘルニア　453
先天性気管狭窄症　440
先天性気管閉塞・狭窄症　103
先天性巨大結腸　488
先天性小腸閉鎖・狭窄症　469
先天性心臓弁膜症　220
先天性僧帽弁膜症　222
先天性大動脈狭窄症　220
先天性胆道拡張症　509
先天性動静脈瘻　381
先天性嚢腫　87
先天性嚢胞症　106
先天性嚢胞性腺腫様奇形　106
先天性肺嚢胞性疾患　437
先天性肺葉性気腫　104, 437
先天性腹筋欠損症　532

先天性幽門閉塞症　461
先天性梨状窩瘻孔　431
先天性十二指腸閉鎖・狭窄症　467
前壁心室瘤　307
前方開胸術　138
腺房細胞癌　125
腺様嚢胞癌　123

そ

早期興奮症候群　321
早期乳癌　40
総胆管嚢胞　509
総動脈幹症　234
総肺静脈還流異常症　237
象皮病　395
僧帽弁アーケード　223
僧帽弁逸脱　276, 310
僧帽弁狭窄症　272
僧帽弁形成術　223, 279
僧帽弁置換術　223, 275, 280
僧帽弁閉鎖不全症　272, 276
側頸三角　431
側頸嚢胞　6, 430
側頸瘻　6, 430
続発性自然気胸　60
続発性上皮小体亢進症　27
続発性心筋症　320
組織球性壊死性リンパ節炎　433

た

体液管理　418, 420, 423
体温管理　422
体外循環法　187
体外循環冷却法　200
大細胞癌　123
胎児性癌　81
代謝性アシドーシス　178
代謝性アルカローシス　178, 462
対側手術　540
大動脈炎症候群　358, 364, 377
大動脈騎乗　229
大動脈弓離断　256
大動脈胸骨固定術　442
大動脈遮断時間　281
大動脈縮窄　254, 402
大動脈中隔欠損症　219
大動脈内バルーンパンピング　180, 189, 291, 315, 326
大動脈パンチ　147
大動脈閉鎖症　222
大動脈弁拡大術　221
大動脈弁下心室中核欠損　251
大動脈弁逆流　211, 264
　——を伴った心室中隔欠損症　211
大動脈弁狭窄　263
大動脈弁成形術　212

和 文 索 引

大動脈切開術　221
大動脈弁置換術　212, 221, 263
大動脈弁閉鎖不全　363
大動脈瘤　343
体表面電位マッピング法　171
胎便性腹膜炎　477
大網充填術　65
ダイヤモンド吻合　469
多角形細胞　317
竹内法　260
唾石症　15
多発型閉鎖　470
多発性筋炎　79
多発性内分泌腺腫瘍症　27
多脾症　252, 504
胆管増殖　505
男子乳癌　46
胆汁性肝硬変　503, 504
単純血管腫　432
単純高位結紮法　538
単純性メコニウムイレウス　476
単純乳房切除術　32
単純浸漬冷却保存　159
弾性動脈　335
胆石症　519
胆道穿孔　510
胆道閉鎖症　503

ち

中心静脈圧　163
中心静脈栄養法　425
虫垂炎　486
中腸軸捻転　473
中毒性結節性甲状腺腫　20
中膜炎　359
中葉切除　139
腸回転異常症　472
腸管重複症　480
腸管ポリープ・ポリポーシス　485
腸重積症　478
聴診三角　134
超低体温下循環停止法　340, 353
重複大動脈弓　258
腸閉塞　524
直視下僧帽弁交連切開術　272, 275
直接再建法　396
直接側壁吻合　349
直達手術　517
直腸肛門奇形　497
直列循環　242
陳旧性心筋梗塞　297

て

低悪性度肺癌　123
低換気機能症　127
定型的乳房切除術　33

低酸素血症　155
低心拍出量症候群　179, 270, 232, 326
低体温法　199
停留睾丸　538, 541
デキソン結び　143
テタニー　27
電気的除細動　184

と

透過性肺水腫　156
同期方式デマンド型　323
洞結節回復時間　171
動静脈瘻　368, 381
橙皮様皮膚　41
洞不全症候群　321
洞房伝導時間　171
動脈外傷　384
動脈管開存症　213
動脈硬化性閉塞　383
動脈塞栓術　370
動脈閉塞症　367
動脈閉塞用バルーンカテーテル　357
動脈瘤　379
特発性血胸　62
特発性血小板減少性紫斑病　518
特発性自然気胸　60
特発性縦隔気腫　68
特発性食道破裂　69, 71
特発性心筋症　320
特発性胆管拡張症　509
特発性肥厚性大動脈弁下狭窄症　220, 263
トロンボテスト　276
鈍的外傷　310

な

内視鏡的硬化療法　508
内視鏡的食道静脈瘤硬化療法・栓塞療法　517
内臓錯位　241, 252
軟骨腫　90

に

II音亢進　170, 210, 214, 218, 220
II音分裂　170, 213, 216
肉芽腫性縦隔炎　71
二次性潰瘍　464
二次性リンパ浮腫　396
二次性 Raynaud 現象　368
二尖弁　220
ニッシェ　464
乳癌　39
乳管拡張症　35
乳管過形成　36
乳管区分切除術　38
乳管内乳頭腫　38
乳管乳頭腫症　36, 38

乳児痔瘻　502
乳児毛細血管拡張症　432
乳腺症　36
乳腺脂肪壊死　36
乳腺線維腺腫　37
乳腺肉腫　46
乳腺膿瘍　35
乳腺皮下切除術　32
乳腺部分切除術　32
乳頭癌　22
乳頭陥凹　33
乳頭筋機能不全　306
乳頭筋断裂　305
乳頭腫　133
乳頭状腺癌　122
乳頭腺管癌　39
乳糜胸　63
乳糜心膜症　312
乳房形成術　31
乳房形成不全　33
乳房切除術　32
乳幼児身体発育値　409
ニューマトセル　107
ニューロミオパチー　113
尿毒症心膜炎　313
二葉弁　289
尿膜管遺残　535
尿膜管瘻　483
妊娠期乳癌　46
妊娠期乳腺肥大症　33

ね

猫ひっかき病　434
熱交換器　192, 195
粘液腫　316
粘表皮癌　125

の

膿胸　64
嚢状大動脈瘤　343
脳分離体外循環法　353
嚢胞十二指腸吻合術　512
嚢胞状リンパ管腫　90, 431

は

肺移植　158, 262
──適応基準　158, 159
肺過誤腫　132
肺化膿症　109
肺癌　112
肺区域切除　140, 439
肺形成不全　104
肺結核　107
肺血管抵抗　127, 210
肺血管病変　210, 220
肺血栓塞栓症　110, 389

肺高血圧症　251
胚細胞性腫瘍　81
肺挫傷　105
橋本病　435
肺静脈閉塞　218
肺静脈瘤　111
肺真菌症　109
肺水腫　156
肺切除術　128,134,138
排泄性腎盂撮影　404
肺栓塞症　110,389
肺体血管収縮期圧比　210
肺体血管抵抗比　210
肺体血流量比　210
肺動静脈瘻　109
肺動脈楔入圧　163
肺動脈狭窄　251
肺動脈絞扼術　211,235,243
肺動脈脱血部分左心バイパス法　354
肺動脈閉鎖合併症　233
肺動脈弁下心室中核欠損　251
肺動脈弁切開術　224
肺動脈瘤　111
肺囊胞　106
肺剝皮術　65
バイパス術　363,371,377
肺分画症　104,439
肺保護液　332
肺保存法　159
肺葉外胚分画症　439
肺葉性気腫　437
肺葉切除　439
肺葉内肺分画症　439
肺裂傷　106
拍動性腫瘤　379
拍動流型血液ポンプ　188
白板症　12
パッチ縫着　349
鳩　胸　52
パラシュート弁　223
パルス療法　333
バルーン血管形成術　371
破裂性腹部大動脈瘤　356
反回神経麻痺　151
ハンモック弁　223

ひ

非開胸的動脈管閉鎖術　215
非還納ヘルニア　540
脾機能亢進症　505
肥厚性幽門狭窄症　460
微細石灰化像　41
非小細胞癌　123
非浸潤性小葉癌　39
非浸潤性乳管癌　39
非セミノーマ型胚細胞性腫瘍　81

肥大型心筋症　321
左下葉切除　140
左冠状動脈肺動脈起始　259
左上葉切除　140
左肺全摘除　140
非直視下交連切開術　275
非定型好酵菌症　108
非定型的乳房切除術　32
非特異性炎症性腫瘤　132
非特異性反応性リンパ節腫大　433
非Hodgkinリンパ腫　10,85
表在性血栓性静脈炎　386
標準開胸法　135
表面冷却法　200
病歴と喫煙歴　152
頻脈性不整脈　321

ふ

不安定狭心症　297
不完全右脚ブロック　213
複合奇形　229
副甲状腺腫　91
複雑性メコニウムイレウス　476
副神経節腫　83
副腎髄質疾患　400
副腎皮質疾患　397
腹・仙骨・会陰式肛門形成　500,501
副伝導路　322
副　乳　33
腹部大動脈瘤　345
腹壁破裂　527
不整脈　180,321
不整脈源性右室異形成　322
部分体外循環　341
部分的脾動脈栓塞術　508,517
部分肺静脈還流異常症　216
ブリッジバイパス　334
プレジット　148
プロタミンショック　198
吻合部狭窄　151
吻合部被覆　161
噴水状無胆汁性嘔吐　460
噴門弛緩症　449
分離体外循環　340

へ

閉鎖索状胆管　504
閉鎖式僧帽弁交連切開術　272
閉塞性血栓性血管炎　374
閉塞性細気管支炎　162,334
閉塞性動脈硬化症　375
閉塞性肥大型心筋症　220
並列循環　242
ペースメーカー　323
ベリプラスト　142
弁機能不全　271

弁周囲逆流　270
片腎疾患による高血圧　405
弁置換術　363
扁平上皮癌　122
弁輪拡大術　269,288
弁輪形成術　280

ほ

蜂窩織炎性虫垂炎　487
膀胱腸裂　523
房室結合一致　241
房室結節　164,283
房室ブロック　321
房室弁損傷　310
傍食道型ヘルニア　449
紡錘状大動脈瘤　343
放線菌症　109
蜂巣肺　111
補充輸液　423
補助換気　155
補助循環　189,326
保存的療法　449
ポートワイン母斑　432
ボール弁　289
ホルモンレセプター　45

ま

膜型人工肺　192,329
膜型閉鎖　467,470
マジックバッグ　151
末梢血管疾患　367
末梢静脈栄養法　426
窓状前胸壁開窓開胸術　102
魔　乳　33
麻痺性腸閉塞症　427
慢性関節リウマチ　79
慢性拒絶反応　162
慢性甲状腺炎　435
慢性縦隔炎　71
慢性唾液腺炎　14
慢性動脈閉塞　374
慢性乳腺炎　35
慢性膿胸　64
慢性反復性肺塞栓症　389
慢性リンパ節炎　8

み

右肺摘除　138,130,140
未熟奇形腫　549
未熟児動脈管　215
未分化癌　25
未分化胚細胞性腫瘍　81
脈なし病　358

む

無ガンマグロブリン血症　78

和 文 索 引

無気肺　155
無形成発作　519
無神経節腸管　491
無脾症　252
無脾多脾症候群　237

め

迷入性甲状腺腫　89
メコニウムイレウス　475
免疫異常　418
免疫監視　160
免疫抑制　160
免疫(抑制)療法　132, 333

も

毛細管リンパ管腫　431
門脈圧亢進症　505
門脈内ガス像　484

ゆ

有効肺血流量　242
右-左短絡　210
疣腫　266
有痛性青(白)股腫　386

幽門筋切開術　460, 462
幽門洞切除兼選択的胃迷切術　465
U字縫合　147

よ

葉間部剥離　139
溶血発作　519
腰部交感神経切除術　365

ら

卵円孔開存　212
卵黄嚢癌　81

り

リエントリー　343
リーク止め　143
離断型閉鎖　467, 470
立位潮紅　387
リムルステスト　463
良性線維性中皮腫　65
両大血管右室起始症　250
リング付きグラフト内没法　350
臨床病期分類　119
リンパ管腫　6, 85, 90

リンパ節結核　8
リンパ浮腫　395
リンパ誘導術　396

る

類皮様嚢胞　434

れ

レーザー血管形成術　371
レニン産生腫瘍　406
連合弁膜症　287
連続結節縫合　141
連続性雑音　214, 215, 220

ろ

漏斗胸　51
漏斗部切除　224
漏斗弁　223
肋間開胸　137
肋骨下縁侵蝕像　256
肋骨床開胸　136
濾胞癌　24
ローラー型血液ポンプ　187

欧文索引

A

ABC法　31
aberrant mediastinal goiter　89
accessory breast　33
ACD　196
ACT　197
activated coagulation time　197
acute arterial occlusion　372
acute cardiac arrest　182
acute lymphadenitis　7
acute mastitis　35
acute mediastinitis　70
acute supprative thyroiditis　17
adamantinoma　13
Adamkiewicz 動脈再建術　354
adenosis　36
ADH　113
AFP　83,548
air leak phenomenon　463
air-trapping 指数　96
Alagille 症候群　505
Allen 試験　369
Allen-Wrenn 法　526,529
ameloblastoma　13
Ann Arbor 分類　11
annuloaortic ectasia　268
anomaries of coronary arteries and veins　259
antegrade 法　206
anterior thoracotomy　138
anticoagulant therapy　291
aortic arch syndorome　358
aortic atresia　222
aortic overriding　229
aortic regurgitation　264
aortic septal defect　219
aortocaval fistula　346
aortopexy　442
aortopulmonary window　219
apex pulmonis　93
aphta　12
apical amputation　304
apple peel　470
AR　264
arbolization 異常　234
arterial occlusion balloon catheter　357
arteriosclerosis oblitarans　375
arteriovenous fistula　381
ASD　212
ASO　375
aspiratiton biopsy　435
assist circulation　189
assist device (system)　189
atrial isomerism　237
atrial septal defect　212
atrio-visceral concordance　252
atypical micobacteriosis　108
auscultatory triangle　134
Austin-Flint murmur　265
autotransfusion system　197
axillary thoracotomy　101,138
azygos continuation of inferior vena cava　253

B

Bainbridge 反射　95
balloon atrial septostomy　239,243
balloon mitral valvuloplasty　276
barotrauma　69
BAS　239
Basedow 病　19
basis pulmonis　93
BCP　202
Beck 三徴候　312
Beckwith-Wiedermann 症候群　523,545
Behçet 病　377
Bentall 法　268,352
bile lake　503
bileaflet 弁　290
biliary atresia　503
biofeedback 治療　502
bioprosthesis　289
Bishop-Koop 型腸瘻造設　477
Björk 手術　226
Blalock-Hanlon 手術　243
Blalock-Park 法　256
Blalock-Taussig 手術　231
Bland-White-Garland 症候群　259
blood cardioplegia　202
blood-gas interaction　192
Bochdalek 孔ヘルニア　453
bony landmark　498
Botallo 靱帯　140
branchiogenic cancer　11
breast abscess　35
breast cancer　39,46
Brock 手術　231
Brockenbrough 法　265
Brodie-Trendelenburg 検査　393
bronchial bud　93
bronchial tuberculosis　108
bronchiectasis　111
bronchoalveolar lavage　161
bronchogenic cyst　87,106,438
bronchoplasty　150
Budd-Chiari 症候群　392
Buerger 病　360,374
bulboventricular defect　229
bursting pain　387

C

CABG　297
Cabrol 法　352
caged ball 弁　289
Cantrell 五徴症　523
capillary lymphangioma　431
carbuncle　7
carcinoid　123
carcinoma of the tongue　13
cardiac arrhythmia　180
cardiac cachexia　284
cardiac protection　201
cardiac tamponade　179,312
cardiomyopathy　267
cardioplegic solution　201
Caroli 病　510
carotid body tumor　9
Carpentier リング法　285
Castleman 腫　86
cat-scratch disease　434
cavernostomy　107
cavernous lymphangioma　431
CCAM　438
CCP　202
CEA　43,83
cellulitis in the deep neck　7
Celoria & Patton の分類　256
centrifugal pump　188
cervical lymphangioma　431
cervical node metastases　9
chalasia　449
chemical cardioplegia　203
chemodectoma　83
chemoreceptor　400
choledochocele　509
chondroma　90
choriocarcinoma　81
chronic lymphadenitis　8
chronic mastitis　35
chronic mediastinitis　71
Chvostek 徴候　27
chylopericardium　312
chylothorax　63
circulation cooling　200
citrate-phosphate-dextrose　197
cleft lip　3
cleft palate　3
closed rupture　346

欧 文 索 引

coarctation of the aorta 254,402
Cockett 手術 394
cold nodule 21
Collett-Edwards 分類 234
combined valvular disease 287
complete transposition of the great arteries 241
cmposite graft 352
concordant atrioventricular connection 241
congenital agenesis of the abdominal musculature 532
congenital aortic stenosis 220
congenital cyst 87
congenital cystic adenomatoid malformation 438
congenital cystic disease of the lung 437
congenital dilatation of the bile duct 509
congenital lobar emphysema 104,437
congenital megacolon 488
congenital mesoblastic nephroma 545
congenital mitral valve disease 222
congental tracheal atresia 103
congenitally corrected transposition of the great arteries 247
congenital cystic adenomatoid malformation 106
composite graft 268
constrictive pericarditis 313
Cooper 乳房提靱帯 29,30
cor triatratum 218
coronary arterial fistula 260
coronary sinus 283
CPD 196
CR 150
Crawford 法 355
crystalloid cardioplegia 202
currant jelly 479
Cushing 症候群 73,81,399
cut-back 手術 500
cyst of alimentary tract 88
cystic fibrosis 111,475
cystic hygroma 90,431
cystic lymphangioma 431

D

d-loop 241
Damus-Kaye-Stansel 手術 243,245
Dance 徴候 479
Darling 分類 237
DCM 320
De Vega 法 285
DeBakey 分類 343,355
declamping shock 356

decortication 315
deep cervical emphysema 105
delayed primary operation 544
dependent rubor 387
dermoid cyst 434
dilated cardiomyopathy 320
dimpling sign 41
discordant ventriculoarterial connection 241
Dor-Nissen 法 453
DORV 250
double aortic arch 258
double bubble sign 467
double lumen tube 154
double-outlet right ventricle 250
duct papillomatosis 36,38
ductal hyperplasia 36
ductal plate malformation 505
Duhamel 法 495
dumb-bell tumor 83,543
duodenal ulcer 464
duplication of the intestine 480

E

early breast cancer 40
Ebstein 病 227
echo free space 302
ECMO 187,329,457
effective pulmonary flow 242
Eisenmenger 症候群 210,214,261
electrical defibrillation 184
electro-mechanical dissociation 171,302
elephantiasis 395
embryonal carcinoma 81
EMG 症候群 523
Empey 指数 144
empyema thoracis 64
end-to-back anastomosis 471
endoscopic injection sclerotherapy 508
endothoracic fascia 135
entry 343
ERCP 511
esophageal atresia 445
esophageal cyst 88
estrogen receptor 45
excisional drainage operation 396
extended aortic arch anastomosis 256
extended thymectomy 91
extracorporeal circulation 187
extracorporeal membrane oxygenation 187,329,457
extraperiostal plombage 107
extrapleural approach 447

F

facial palsy 4
Fallot 四徴候 229
fat necrosis in the breast 36
favorable type 545
fibroadenoma of the breast 37
fibrocystic disease of the breast 36
fibroma 90
fibromuscular dysplasia 404
fibrosing mediastinitis 71
Filler-Borerema 法 453
flail chest 53
flow plateau 144
flow reversal thromboexclusion 法 351
flow-volume 曲線 96
Fogarty バルーンカテーテル 370
Fontan 手術 222,226,254
football sign 462
free wall rupture of left ventricle 301
funnel chest 51
furuncle 7

G

ganglioneuroblastoma 83
ganglioneuroma 83
gastric ulcer 464
gastroesophageal reflux 447
GER 447,449
germ cell tumor 81
GIA 自動吻合器 139,140
giant bullae 107
Glenn 手術 227
Good 症候群 78
graft versus host disease 418
granulomatous mediastinitis 71
Gross 分類 445
Gross 手術 525
gynecomastia 34

H

Halsted リンパ節 30
hamartoma 132
Hancock conduit 245
Hardy 手術 228
Hatchinson 法 480
HCG 83
heat exchanger 192
hemangioma 90
hemiazigos continuation of inferior vena cava 253
hemodilution 196
hemothorax 62
hepatico-enterostomy 512
hereditary spherocytosis 519
Hering Breuer 反射 95

hernia into the umbilical cord　521
HFJV　145
high frequency oscillation　456
Hightower-Kirklin 法　251
Hill 法　452
hilus pulmonis　93
Hirschsprung 病　488
His 束心電図　171
Hodgkin 病　10, 85, 434
Homans 徴候　387
honeycomb lung　111
Horner 症候群　73
hot nodule　21
HS　519
HVA　85, 402, 543
hypertrophic pyloric stenosis　460
hyperviscosity syndrome　79
hypothermia　199

I

IAA　256
IABP　180, 189, 291, 303, 326
ICHD コード　323
idiopathic mediastinal emphysema　68
idiopathic thrombocytopenic purpura　518
inflammatory aneurysm　345
inflammatory breast cancer　46
inflexion point　144
intermittent claudication　375
interruption of the aortic arch　256
intimal flap　346
intraaortic balloon pumping　180, 189, 315, 326
intraductal papilloma　38
intrathoracic goiter　89
intussusception　478
invertography　498
ITP　518

J

James 療法　544
Jatene 手術　243, 244, 245
jet injection　145
juxtaductal type　402

K

Kartagener 症候群　111
Kasabach-Merritt 症候群　432
Kawashima 手術　251
Kay 法　285
Kelly のスコア　501
Kinmonth 分類　395
König 徴候　36
Kottmeier 手術　502

L

l-loop　241
Ladd-Gross の分類　497
Ladd 靱帯　473
Ladd 手術　475, 525, 529
Lambert-Eaton 症候群　113
Lami 法　353
Langer 皮膚割線　31
Larrey 孔ヘルニア　453
laryngotracheoesophageal cleft　103
lateral cervical cyst　6, 430
LDH　545
Lecompte 法　245
left ventricular-right atrial communication　215
Leriche 症候群　364, 376
LES　449
leukoplakia　12
lift-up test　30
Linton 手術　394
lipoma　9, 90
Livaditis 法　448
liver transplantation　508
LOS　179, 232
low cardiac output syndrome　179, 232
Lowenberg 徴候　387
lower esophageal sphincter　449
lower limb stasis syndrome　393
lumpectomy　32
lung abscess　109
lymphangioma　6, 90
lymphedema　395
lymphogenic tumor　85

M

male breast cancer　46
malignant lymphoma　10, 85
malignant neurinoma　83
malrotation　473
mammary duct ectasia　35
mammoplasty　31
Manouguian 法　269, 288
MAPCA　229
Marfan 症候群　264
marginal bile duct proliferation　505
mastectomy　32
mastopathy　36
mature teratoma　81
maximal ventilation volume　96
McGoon 手術　243, 245
MCLS　319
MCT　64
mechanical valve　289
Meckel 憩室　481, 534
meconium ascites　477

meconium ileus　475
meconium peritonitis　477
meconium plug syndrome　476
median cervical cyst　5, 429
mediastinal goiter　89
mediastinal granuloma　71
mediastinal lymphnode hyperplasia　86
mediastinal thoracotomy　138
mediastinal tumor　72
mediastinoscopy　75
membrane type　192
MEN　25
MEN 1　27
MEN 2a　27
meningocele　84
mesothelioma pleurae　90
microatelectasis　155
microcalcification　41
microcolon　468, 471
microporous hollow fiber type　193
migrating phlebitis　386
minimal breast cancer　40
mitral regurgitation　272
mitral stenosis　272
mitral valve prolapse　276
Mondor 病　36, 54
Morgagni 孔ヘルニア　453
MR　272
MS　272
mucocutaneous lymphnode syndrome　319
multidose 法　206
multiple endocrine neoplasia　25
Mustard 分類　242
Mustard 手術　243
MVP　276
MVV　96
mycotic aneurysm　345
myocardial squeezing　293

N

N-myc 遺伝子　545
necrotizing enterocolitis　483
neoadjuvant chemotherapy　131
nephrogenic pericarditis　313
neurilemmoma　8, 83
neurinoma　83
neuroblastoma　83, 402
neurofibroma　83
neurofibromatosis　83
neurofibrosarcoma　83
nuerogenic tumor　83
neuromyopathy　113
neuron specific enolase　543
Nicoladoni-Branham 徴候　368
nipple retraction　33

欧　文　索　引

Nissen 変法　452
non-seminomatous germ cell tumor　81
Norwood 手術　222
NSE　543

O

occult thymoma　79
omentopexy　151,161
open anastomosis　354
open rupture　346
opening snap　316
operative transluminal coronary angioplasty　299
OPSI　519
osteoma　90
osteosarcoma　13
OTCA　299
over-and-over 法　142
Overholt 法　142
overwhelming postsplenectomy infection　519
oxygenator　190

P

PA-banding　235
PA index　231
PAB　243
Paget 病　31,39
Paget-Schroetter 症候群　388
palliative Mustard procedure　243
Pancoast 腫瘍　113
papillary muscle dysfunction　306
paraganglioma　83
parathyroid tumor　91
parietal pleura　93
partial anomalous pulmonary venous drainage　216
partial mastectomy　32
partial splenic embolization　508
patent ductus arteriosus　213
Paulson 法　102
PCPS　194,330
PDA　213
peau d'orange　41
pectus carinatum　52
pectus excuvatum　51
PEEP　175
% fractional shortening　267
percutaneous cardiopulmonary support　194,330
percutaneous transluminal angioplasty　296,405
pericardial cyst　87
perioperative myocardial infarction　181
peripleural tuberculosis　54

persistent fetal circulation　454
persistent truncus arteriosus　234
Perthes 検査　393
Peutz-Jeghers 症候群　486
PFC　454
pheochromocytoma　83,400
phlegmasia alba dolens　386
phlegmasia cerulea dolens　386
Pick's cirrhosis　313
pigeon breast　52
plateau test　41
platelet associated IgG　518
pleuro-pericardial foramen　312
pleural cyst　90
pleural effusion　62
Plummer 病　20
pneumatocele　107
pneumatosis intestinalis　484
pneumomediastinography　74
Porstman 法　215
post-perfusion syndrome　199
posterior approach　239
posterior thoracotomy　101
posterior triangle　431
posterolateral thoracotomy　100,135
postpericardiectomy syndrome　312
postpericardiotomy syndrome　312
Potts 手術　231
Pp/Ps　210
precocious puberty　33
preductal type　402
primary hyperparathyroidism　26
primary pulmonary hypertension　262
primary tissue failure　291
protease inhibitor　463
protein losing enteropathy　314
pseudotruncus arteriosus　229,233
PTA　405
PTCA　296
PTF　291
PTH　113
PTH 様物質産生腫瘍　28
pull down 法　146
pull up 法　146
pulmonary agenesis　104
pulmonary aneurysm　111
pulmonary aplasia　104
pulmonary arterial banding　243
pulmonary arterio-venous fistula　109
pulmonary contusion　105
pulmonary embolism　110
pulnonary hypoplasia　104
pulmonary laceration　106
pulmonary mycosis　109
pulmonary sequestration　104,439
pulmonary thromboembolism　110

pulnonary tuberculosis　107
pulmonary venous obstruction　237
pulsatile flow type pump　188
pulsus paradoxus　309,312
pure pulmonic atresia　224
pure pulmonic stenosis　223
pure seminoma　81
PVB 療法　550
PVO　237
pyrolyte carbon　290

Q

quadrantectomy　32
Qp/Qs　210

R

Ramstedt 手術　460
Rashkind-Miller 法　243
Rastelli 手術　235,243
Raynaud 病　368,382
re-entry　343
reconstractive operation　396
Rehbein 法　448
reimplantation response　161
renal insufficiency　181
Rendu-Osler-Weber 病　109
reperfusion injury　206
reperfusion therapy　301
respiratory insufficiency　179
retrograde 法　206
reversed rotation　473
rid notching　256
RISK 分類　448
Roos 法　51,102
rotary roller pump　187
rotating disc type　191
Roux-en-Y 嚢胞空腸吻合術　512
Rp/Rs　210
rugger jersey spine　27
rule of ten　3
rupture of papillary muscle　305
ruptured omphalocele　522
Rye 分類　10

S

saddle bag sign　462
Salmon patch　432
salt and pepper　27
sarcoma of the breast　46
Schuster 法　525,529
schwannoma　83
scimitar 症候群　218
sclerosing mediastinitis　71
sealed rupture　346
second look operation　475,544
secondary parathyroidism　27

segmental approach 241
Sellers 分類 363
Senning 手術 243
Shone 複合 223
side-by-side great arteries 250
SIDS 449
silastic sheet 526
silent thrombosis 387
Sipple 症候群 25, 27
Sjögren 症候群 17
sliding type 449
SOD 162
spanplasty 104
split notocord syndrome 480
spontaneous hemothorax 62
Stanford 分類 344
Stewart-Treves 症候群 396
stomatitis 12
Sturge-Weber 病 432
subacute thyroiditis 18
subclavian steal syndrome 363, 376
subcutaneous mastectomy 32
subisthmic type 403
subpulmonary defect 229
substernal goiter 89
sudden infant death syndrome 449
supernumerary 26
superoxide dismutase 162
supralaryngeal release 149
surface cooling 200
Swan-Ganz カテーテル 303
Sweet 法 141
Swenson 法 494
systemic lymphangiomatosis 431
systemic pulmonary communication 94

T

T-cell lymphoma 443
T_3-toxicosis 21
TAP 285
tapering jejunoplasty 471
TAPVC(R) 237
Taussig-Bing 奇形 251
TB 術型 150

telescope 型吻合 447
terminal blood cardioplegia 208
terninal mediastinal tracheostomy 150
tetany 27
thoracic duct cyst 88
thoracic outlet syndrome 50
thoracotomy 100
thromboangitis obliterans 374
thymic cancer 80
thymic carcinoid 81
thymic cyst 87
thymic tumor 77
thymoma 77
Tietze 症候群 55
tilting disc 弁 289
tissue valve 289
TMT 150
TNM 分類 119
topical cardiac cooling 201
total anomalous pulmonary venous connection 237
toxic nodular goiter 20
TR 284
tracheal stenosis 105
tracheal tuberculosis 108
tracheobronchial malasia 103
tracheoplasty 150
traumatic hemothorax 62
tricuspid annuloplasty 285
tricuspid atresia 225
tricuspid regurgitation 284
tricuspid stenosis 286
tricuspid valve replacement 286
trigeminal neuralgia 4
tripple bubble sign 470
Trousseau 徴候 27
truncus arteriosus 234
TS 286
tuberculous lymphadenitis 8
TVR 286

U

ulnar nerve conduction verocity 51
umbilical hernia 530

undifferentiated germ cell tumor 81
unifocalization 234
UNOS 158
urachus 535
uremic pericarditis 313

V

VAC 療法 552
VAD 327
vago-vagal 反射 95
Valsalva 洞 263
valve prosthesis-patient mismatch 269
vascular ring 258
VATER association 446, 499
venous gangrene 386
ventricular aneurysma 307
ventricular assist device 327
ventricular septal defect 209
ventricular septal perforation 303
Virchow の三因子 386
visceral pleura 93
VMA 85, 402, 543
von Recklinghausen 病 83
VSD 209
VSD c̄ AR 220

W

Waldeyer 咽頭輪 9, 10
warm nodule 21
Warthin 腫瘍 15
water seal test 150
Waterston 手術 231
Williams 症候群 221
Wilms 腫瘍 545
wind-sock 型閉鎖 467
Wingspread 新分類 498
Wiskott-Aldrich 症候群 418
wich's milk 33
WPW 症候群 227, 321

Y

yolk sac tumor 81

臨床外科学 2
胸部外科学・小児外科学〔普及版〕　　定価はカバーに表示

1994 年 6 月 25 日　初　版第 1 刷
2006 年 6 月 30 日　普及版第 1 刷

編集者　森　岡　恭　彦
　　　　川　島　康　生
　　　　森　　　昌　造
　　　　水　戸　廸　郎

発行者　朝　倉　邦　造

発行所　株式会社　朝倉書店
東京都新宿区新小川町 6-29
郵便番号　162-8707
電　話　03(3260)0141
FAX　03(3260)0180
http://www.asakura.co.jp

〈検印省略〉

© 1994〈無断複写・転載を禁ず〉　　真興社印刷・関山製本

ISBN 4-254-36177-7　C 3347　　Printed in Japan